# 儿科临床手册

PEDIATRIC CLINICAL MANUAL


主 编 李 秋

副主编 于 洁 冉素娟 李映良 符 州

编 委 （按姓氏笔画排序）

于 洁 王 华 王 荞 王 墨 王付丽
冉素娟 朱 岷 朱朝敏 华子瑜 刘 岚
刘成军 刘泉波 刘恩梅 许红梅 李 秋
李 静 李奇志 李映良 李晓庆 杨 勇
肖剑文 何 玲 余加林 宋 萃 张高福
张鹏辉 陈应富 易岂建 罗雁红 周 昉
赵 平 赵晓东 胡 兰 胡 越 洪思琦
贾运涛 唐雪梅 黄延风 符 州 符跃强
蒋 莉 程 茜 温贤浩 雷培芸 詹 学
谭利平 翟 暄 熊 丰



人民卫生出版社

**图书在版编目(CIP)数据**

儿科临床手册/李秋主编. —北京:人民卫生出版社,2014

ISBN 978-7-117-18888-3

Ⅰ. ①儿… Ⅱ. ①李… Ⅲ. ①小儿疾病-诊疗-手册

Ⅳ. ①R72-62

中国版本图书馆 CIP 数据核字(2014)第 071126 号

| | | |
|---|---|---|
| **人卫社官网** | **www. pmph. com** | **出版物查询，在线购书** |
| **人卫医学网** | **www. ipmph. com** | **医学考试辅导，医学数据库服务，医学教育资源，大众健康资讯** |

**版权所有，侵权必究！**

**儿科临床手册**

**主　　编：** 李　秋
**出版发行：** 人民卫生出版社（中继线 010-59780011）
**地　　址：** 北京市朝阳区潘家园南里 19 号
**邮　　编：** 100021
**E - mail：** pmph @ pmph. com
**购书热线：** 010-59787592　010-59787584　010-65264830
**印　　刷：** 北京汇林印务有限公司
**经　　销：** 新华书店
**开　　本：** 850×1168　1/32　**印张：** 21. 5
**字　　数：** 722 千字
**版　　次：** 2014 年 6 月第 1 版　2015 年 7 月第 1 版第 2 次印刷
**标准书号：** ISBN 978-7-117-18888-3/R · 18889
**定　　价：** 65. 00 元

**打击盗版举报电话：010-59787491　E-mail：WQ @ pmph. com**
（凡属印装质量问题请与本社市场营销中心联系退换）

# 主编简介

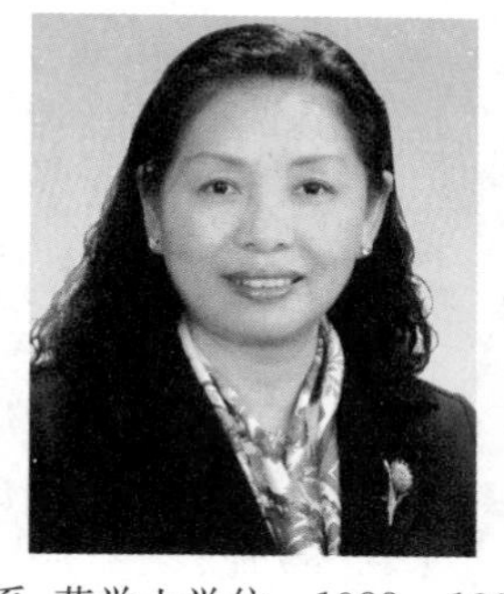

**李秋**，儿科学博士、教授、主任医师，博士生导师，重庆医科大学附属儿童医院副院长。

曾任中华医学会儿科分会肾脏专委会委员；现任重庆市医学会肾脏专委会副主任委员，《中华儿科杂志》通讯编委，《中国实用儿科杂志》编委，《重庆医学》编委等。

1984 年，毕业于重庆医科大学儿科系，获学士学位。1988～1991 年，攻读第三军医大学第三院儿内科在职研究生(获硕士学位)。1997 年，晋升为副教授。1996～1999 年，攻读小儿免疫学博士学位，获医学科学博士学位。2001 年 3～6 月，在香港大学医学院进修，学习临床免疫、肾脏知识及相关实验技术。2002 年 9 月，晋升教授、主任医师。2005 年 8 月～2006 年 8 月，作为国家教委访问学者公派到英国伦敦大学学院、皇家自由医学院进修 1 年。

主要从事小儿临床免疫、儿童肾小球疾病和儿童风湿性疾病的免疫发病机制研究。多次参与多项国家自然科学基金资助课题及国家卫生计生委、教育部、重庆市政府研究项目的研究。主持国家自然科学基金资助课题 4 项，教育部、重庆市科委及重庆市卫生局重点项目资助课题十余项，在国内外杂志公开发表论文二百余篇。参与的科研及教研项目多次获得重庆市政府奖，2013 年主持的科研项目获得教育部科技成果二等奖及重庆市科技成果一等奖。参与国家卫生计生委规划教材《儿科学》(第 7 版)、八年制《儿科学》(第 2 版)、《诸福棠实用儿科学》(第 7 版)的编写等。

在担任中华医学会儿科分会肾脏学组成员期间，一直积极参与学组的工作和学术交流，不仅组织本院专家参与学组工作，也组织地区成员开展工作，在学术交流、科学研究、继续教育、基层医师培养、学组会议经费资助方面都投入了极大的热情和资助。

# 前　言

随着现代技术和专业化的出现，医学诊断的准确性和及时性已经得到了很大的提高。但是，提高不意味着完美；高科技辅助检查设备促进了治疗技术的发展，然而不是每个患者都需要；临床医生仍然需要完整、仔细的病史体检和有选择的、必要的辅助检查。随着生物-心理-社会医学模式的发展，儿童医师还需要有人际沟通能力并承担儿童健康咨询的任务。

本手册从临床实用出发，汇集了儿科专业理论和编者们多年的临床实践经验，力求包括儿童保健、常见儿童急诊处理、儿科常见疾病的实用知识及儿童健康咨询等。为了更好地适合实际需要，在叙述方式上突破了其他同类手册的格式，每章节提出病史及体检要点、必要的辅助检查、临床观察、随访要点及防治措施等。该手册自 1979 年内部发行第 1 版、1986 年重庆科学技术文献出版社出版以来，备受各级医生欢迎。在原版本基础上结合国内外儿科医学的新进展，进一步作了充实、修订、改编，尤其在儿童营养保健、院前急救、儿童常见病及近阶段的多发病方面均增添了新内容；还增加了儿童健康指导、参考文献等。

该书以介绍儿科学的特色为初衷，所有的编辑和作者都是儿科各自领域中的专家。主要供实习医生、进修医生、住院医生以及儿童医疗工作者们阅读，希望能为读者提供一个完整而准确的诊治提纲和数据库。同时，也为有经验的医生提供参考。

本书虽有特点，但难博众长，为了进一步提高本书的质量，以供再版时修改，因而诚恳地希望各位读者、专家提出宝贵意见。

李　秋

**2014 年 4 月于重庆**

# 前言

# 目 录

第一章 儿科病史书写 …… 1
第一节 儿科病历 …… 1
一、住院病历格式与要求 …… 1
二、入院记录 …… 8
三、再入院记录 …… 9
四、转科及转院记录 …… 9
五、病程记录 …… 10
六、出院记录 …… 10
七、死亡记录 …… 11
八、病历封面、索引和排列次序 …… 11
九、门诊病历记录 …… 12
第二节 体格检查和一般测量 …… 13
一、儿科体格检查特点及注意事项 …… 13
二、一般测量方法及参考值 …… 16
第二章 儿童保健 …… 18
第一节 儿童体格生长规律与评价 …… 18
第二节 发育和行为 …… 41
第三节 营养和喂养 …… 45
第四节 预防接种 …… 49
第三章 儿童急救 …… 52
第一节 儿童院前医疗急救 …… 52
第二节 儿童重症医学 …… 54
一、小儿心跳呼吸骤停和心肺脑复苏 …… 54
二、小儿急性呼吸衰竭 …… 58
三、感染性休克 …… 61
四、过敏性休克 …… 64
五、心源性休克 …… 65

六、急性心力衰竭 …… 67
七、颅内高压综合征 …… 71
八、溺水 …… 73
九、急性中毒总论 …… 75
十、有机磷农药中毒 …… 77
十一、亚硝酸盐中毒 …… 79
十二、一氧化碳中毒 …… 80
十三、毒鼠强中毒 …… 82
十四、水电解质及酸碱平衡紊乱 …… 83
第三节　儿外科常见急诊 …… 96
一、小儿急腹症 …… 96
二、头皮损伤 …… 100
三、颅骨骨折 …… 101
四、脑损伤 …… 105
五、颅内血肿 …… 109
六、开放性颅脑损伤 …… 114
**第四章　新生儿与早产儿疾病** …… 116
第一节　早产儿与小于胎龄儿 …… 116
一、早产儿 …… 116
二、小于胎龄儿 …… 118
第二节　新生儿肺炎 …… 119
第三节　肺透明膜病 …… 122
第四节　新生儿缺氧缺血性脑病 …… 125
第五节　新生儿败血症与化脓性脑膜炎 …… 129
第六节　新生儿黄疸 …… 135
第七节　新生儿坏死性小肠结肠炎 …… 140
**第五章　感染性疾病** …… 144
第一节　传染病隔离消毒及报告制度 …… 144
一、传染病隔离制度 …… 144
二、常见传染病消毒法 …… 150
三、传染病报告制度 …… 154
第二节　病毒性疾病 …… 154
一、麻疹 …… 154

二、流行性腮腺炎 …… 157
三、流行性感冒 …… 159
四、水痘 …… 161
五、流行性乙型脑炎 …… 163
六、病毒性肝炎 …… 166
七、EB病毒感染 …… 169
八、巨细胞病毒感染 …… 172
九、获得性免疫缺陷综合征 …… 175
十、狂犬病 …… 178
十一、脊髓灰质炎 …… 180
十二、手足口病 …… 183
十三、流行性出血热 …… 186
第三节 细菌性疾病 …… 189
一、猩红热 …… 189
二、百日咳 …… 191
三、伤寒、副伤寒及其他沙门菌感染 …… 192
四、细菌性痢疾 …… 195
五、霍乱 …… 197
六、流行性脑脊髓膜炎 …… 199
七、淋球菌病 …… 202
八、结核病 …… 205
九、破伤风 …… 209
第四节 真菌性疾病 …… 211
一、隐球菌病 …… 213
二、假丝酵母菌病 …… 215
三、曲霉菌病 …… 218
第五节 螺旋体病 …… 220
一、钩端螺旋体病 …… 220
二、梅毒 …… 223
第六节 寄生虫病 …… 226
一、疟疾 …… 226
二、弓形虫病 …… 228
三、血吸虫病 …… 231

四、钩虫病 …… 233
五、蛔虫病 …… 236
六、蛲虫病 …… 238
七、黑热病 …… 239
八、肺吸虫病 …… 241

**第六章 营养性疾病** …… 245
第一节 蛋白质-能量营养不良 …… 245
第二节 维生素D缺乏性佝偻病 …… 247
第三节 儿童超重和肥胖 …… 249

**第七章 消化系统疾病** …… 252
第一节 儿童消化系统特点 …… 252
第二节 儿童消化道疾病常用检查方法 …… 254
一、胃肠影像学 …… 254
二、儿童胃镜 …… 255
三、儿童结肠镜 …… 256
四、食管24小时pH监测 …… 257
第三节 儿童消化系统常见疾病 …… 257
一、口炎 …… 257
二、胃食管反流 …… 259
三、慢性胃炎 …… 262
四、消化性溃疡 …… 265
五、儿童腹泻病 …… 268

**第八章 呼吸系统疾病** …… 274
第一节 总论 …… 274
第二节 急性上呼吸道感染 …… 282
第三节 急性感染性喉炎 …… 285
第四节 肺炎 …… 287
第五节 支气管哮喘 …… 291

**第九章 循环系统疾病** …… 297
第一节 总论 …… 297
第二节 先天性心脏病 …… 302
第三节 病毒性心肌炎 …… 306

第四节　原发性心肌病……308
第五节　感染性心内膜炎……311
第六节　心包炎……312
第七节　心律失常……315
第八节　高血压……320
第十章　血液系统疾病……323
第一节　小儿血象特点……323
第二节　小儿贫血……326
一、概述……326
二、缺铁性贫血……329
三、营养性巨幼细胞性贫血……331
四、再生障碍性贫血……333
五、溶血性贫血……336
六、遗传性球形红细胞增多症……336
七、红细胞葡萄糖-6-磷酸脱氢酶缺乏症……338
八、重型β地中海贫血……340
九、自身免疫性溶血性贫血……342
第三节　出血性疾病……345
一、概述……345
二、免疫性血小板减少症……349
三、血友病……352
第四节　肿瘤与肿瘤样疾病……354
一、急性白血病……354
二、淋巴瘤……363
三、朗格汉斯细胞组织细胞增生症……368
四、噬血淋巴细胞组织细胞增生症……371
第五节　弥散性血管内凝血……373
第十一章　泌尿系统疾病……379
第一节　总论……379
第二节　泌尿道感染……384
第三节　急性肾小球肾炎……388
第四节　肾病综合征……391
第五节　继发性肾炎……395

第六节　急性肾衰竭……398

第十二章　神经系统疾病……405
第一节　神经系统总论……405
第二节　化脓性脑膜炎……413
第三节　热性惊厥……417
第四节　癫痫……421
第五节　吉兰-巴雷综合征……426
第六节　瑞氏综合征……429
第七节　急性横贯性脊髓炎……431

第十三章　内分泌与遗传代谢性疾病……435
第一节　生长激素缺乏症……435
第二节　中枢性尿崩症……437
第三节　先天性甲状腺功能减退症……440
第四节　性早熟……443
第五节　先天性肾上腺皮质增生症……447
第六节　儿童糖尿病……451
第七节　低血糖症……454
第八节　21-三体综合征……459
第九节　苯丙酮尿症……461

第十四章　原发免疫缺陷病和免疫相关性疾病……465
第一节　原发性免疫缺陷病……465
第二节　无丙种球蛋白血症……471
第三节　高 IgM 综合征……473
第四节　严重联合免疫缺陷病……475
第五节　湿疹、血小板减少伴免疫缺陷综合征……478
第六节　慢性肉芽肿病……480
第七节　川崎病……483
第八节　过敏性紫癜……486
第九节　风湿热……489
第十节　幼年特发性关节炎……492
第十一节　系统性红斑狼疮……495
第十二节　幼年型皮肌炎……499

**第十五章 皮肤疾病** …… 501
第一节 细菌性皮肤病 …… 501
第二节 荨麻疹和血管性水肿 …… 503
第三节 特应性皮炎 …… 509
第四节 药物性皮炎 …… 512

**第十六章 儿科影像学** …… 515
第一节 普通X线 …… 515
第二节 CT检查 …… 523
第三节 MRI检查 …… 531
第四节 超声检查 …… 537

**第十七章 儿科常用诊疗操作** …… 548
一、股静脉穿刺术 …… 548
二、腰椎穿刺术 …… 548
三、硬脑膜下穿刺术 …… 549
四、胸腔穿刺术 …… 550
五、心包穿刺术 …… 550
六、骨髓穿刺术 …… 551
七、膀胱穿刺术 …… 552
八、腹腔穿刺术 …… 552
九、肝脏穿刺术 …… 553
十、肾脏穿刺术 …… 554
十一、胃管灌食法 …… 554
十二、中心静脉压测定 …… 555
十三、青霉素过敏试验 …… 556
十四、PPD皮试 …… 556
十五、淋巴结穿刺术 …… 557

**第十八章 儿科常用药物剂量** …… 558
附录1 处方管理办法 …… 624
附录2 常用药物的皮肤敏感试验 …… 632

**第十九章 儿童常规生物参考区间** …… 635
一、临床血液部分 …… 635
二、临床体液部分 …… 639

三、临床生化 …… 642
四、内分泌项目检测 …… 643
五、不同情况儿童临床生化常规项目 …… 644
六、凝血象 …… 651
七、免疫相关项目检测(儿童) …… 652
八、微生物相关检测项目 …… 656

**附录一 儿童体表面积** …… 657

**附录二 法定计量单位及新旧单位换算表** …… 659

**参考文献** …… 661

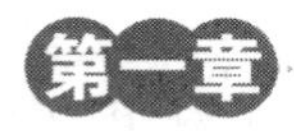


# 儿科病史书写

病史采集和体格检查，是临床医师的基本技能。完整和准确的病史、体检资料，是临床医师对疾病作出初步诊断并制订诊疗计划的重要依据，是先进的现代医学技术无法替代的。重点突出而及时、准确的病程记录，不仅反映病情变化、治疗效果，是医生对疾病认识、处置的思维过程的动态体现，是医生诊疗水平的体现，也是循证医学的要求。鉴于儿科疾病变化快、表现欠典型等特点，细致入微的病史、体检和及时的病程记录，对于确保临床医疗安全显得尤为重要，因此，它不仅是临床医师基本技能的要求，也是对患儿和医护人员自身负责的体现，应该受到医护人员的高度重视。

## 第一节　儿科病历

### 一、住院病历格式与要求

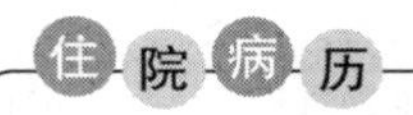


姓名：　　　　　　　　　　入院日期：
性别：　　　　　　　　　　记录日期：
年龄(实足年龄：婴儿准确到日数，其他年龄准确到月数)：
供史者(写明与患儿关系，病史可靠性)：
籍贯：　　　　　　　　　　住址：
民族：　　　　　　　　　　联系人(身份证、电话)：

**【主诉】**

就诊的主要原因(即主要症状或体征)，持续时间(尽可能包括频次)；多项主诉时，按发生顺序列出；一般在20字以内。不得涂改，不宜用诊断或检查结果替代。

【现病史】

作为病历的重要部分，记录应该重点突出、主次分明，注意逻辑性。内容包括：

1. 起病情况 准确的发病日期，起病缓急，有无诱因，起病前的健康状况。

2. 症状的出现及病情演变经过 按时间顺序，由远至近依次描述，对于重要的症状，应予详尽描写。以发热为例，应询问体温升高是突然还是隐匿，如何缓解，持续久暂，是否伴有其他症状，以往有无类似发作。

3. 入院前治疗情况 按时间顺序记录治疗经过、治疗方法、药物名称（不能正确叙述名称者，应描述药物的性状）、剂量、用法及效果。

4. 入院前所作的实验室检查及其他检查（如 X 线、超声检查等）记录。

5. 与现病史有关的阴性资料。

6. 常规询问饮食、精神状态、大小便、体重增减等情况。

【个人史】

注意儿童个人史不同于成人。

1. 生产史 年龄越小越重要，对疑有先天性疾病患者应详细询问。包括：母亲胎次、产次，孕期是否足月，分娩经过，顺产或难产，接生方式及地点，产重，有无窒息、产伤，母亲妊娠期间的营养、健康及用药情况。（可参考新生儿病历）

2. 喂养史 对 3 岁以下儿童应详细询问，消化功能紊乱、营养不良者尤为重要。哺乳期应询问纯母乳喂养、人工喂养或混合喂养，哺乳量估计，消化情况，断奶日龄，添加辅食的时间、种类、量及方法。年长儿应询问饮食习惯、食欲，有无偏食、挑食。

3. 生长发育史 ①体格发育：何时能抬头、翻身、独坐、爬行、站立、行走、出牙等。②智力发育：何时能笑、认人、讲单字和短句。已入学者，可询问学习成绩。应根据患儿年龄等具体情况询问不同内容。

4. 预防接种史 有无接受卡介苗、白喉、百日咳、破伤风、伤寒、麻疹、脊灰炎、乙脑等预防接种。记录接种时年龄、反应、效果，是否完成全程。根据病情、当时疾病流行情况询问，不要写“按卡接种”。

【过去史】

1. 既往健康状况 健康或是多病，是否常常发热、咳嗽、腹泻、惊厥等。

2. 既往患病史（包括手术） 肺炎、扁桃体炎等常见病，麻疹、水痘、腮腺炎、结核、肝炎、痢疾等传染病。

3. 药物过敏史。

【家庭史及生活环境】

1. 家庭成员健康状况 父母年龄、职业、收入及健康状况，是否近亲结婚。母亲妊娠次数，有无死胎、流产。有无兄弟姊妹、人数、健康状况，死亡者应记录死因及年龄。有无传染病(如肝炎、结核)、遗传性相关疾病、自身免疫性疾病患者。

2. 生活环境 是否潮湿拥挤、阳光充足，卫生条件如何，户外活动多少。

3. 传染病接触史 周围及集体儿童机构(幼儿园、学校)有无传染病流行或慢性传染病患者，是否有接触史，密切程度。

## 体格检查

【一般测量】

体温、脉搏、呼吸、体重，2 岁以下加测身长、头围、胸围，5 岁以上加测血压(<5 岁者，疑诊循环系统异常，应测定)。

【一般情况】

发育、营养(良好、中等、不良)、体位(主动、被动、强迫)、病容(急慢性病容、热病容等)、精神状态(灵活、呆滞、安静、烦躁、表情痛苦或自然)、神志(清醒、嗜睡、昏迷、恍惚)、面色、哭声、有无发绀、呼吸困难、脱水、水肿等。

【皮肤及皮下组织】

颜色(红润、苍白、青紫、黄染)、皮疹(形态、大小、分布)、瘀斑、瘀点、色素沉着、脱屑、瘢痕、弹性、皮下脂肪、毛发多少及分布情况。

【淋巴结】

注意全身淋巴结群(如耳后、枕部、颈前、颈后、颌下、颏下、腋下、肘上、锁骨上、腹股沟等)大小、数目、硬度、压痛、活动性、与周围组织的关系。淋巴结大小可用 cm 表示(直径)，具体描述，不可笼统地写为“无病理性肿大”或“绿豆大小”等。

【头颅及头部器官】

头颅形状、大小、囟门(前、后)大小，是否紧张、饱满、隆起或凹陷，颅缝是否闭合、重叠，有无增宽及程度[写明人字缝、冠状缝、矢状缝宽度(mm)]，有无颅骨软化或缺损，头发分布、颜色或光泽，有无枕秃，有无头癣，有无外伤、瘢痕、头皮水肿、头颅血肿(部位、范围、大小)。

1. 眼 外形，有无眼睑下垂、水肿，眼球(突出、震颤、斜视、眼眶凹陷),有无分泌物,瞳孔大小(mm)、形状、对称、对光反射,巩膜有无黄疸,结膜有无充血、出血、毕脱斑、滤泡、干燥,角膜有无混浊、软化、溃疡。必要时眼底检查。

2. 耳 外观有无异常,外耳道有无分泌物(性质、颜色、臭味),乳突有无压痛,听力。

3. 鼻 外观有无异常,有无鼻翼扇动、鼻塞、分泌物(性质、量)、前庭黏膜溃烂,年长儿鼻窦区有无压痛。

4. 口腔 气味,唇色(苍白、发绀、红润、樱红),有无干燥、皲裂、口角溃烂、疱疹、唇裂,口腔黏膜颜色(苍白、黄染)、溃疡、鹅口疮、麻疹黏膜斑(Koplik 斑)、腮腺管口情况,是否干燥,牙齿(数目、龋齿、缺牙),牙龈有无充血、红肿、出血、溃疡。舌部包括舌色、舌苔、舌刺、杨梅舌,舌是否常伸出口外,有无舌系带过短或溃疡,有无腭裂。咽部是否充血,扁桃体大小,充血程度,有无分泌物或假膜(是否易于拭去,拭去后有无出血)。吞咽情况,咽后壁有无充血、滤泡增生、分泌物等。悬雍垂有无偏移。

**【颈部】**

能否竖直、有无强直、偏斜、后仰、颈静脉充盈、搏动,气管位置(居中、偏斜),甲状腺是否肿大。

**【胸部】**

形状,是否双侧对称,呼吸运动是否受限,有无畸形(肋间隙饱满或凹陷、鸡胸、漏斗胸、佝偻病串珠、郝氏沟),乳房(对称、包块、乳晕)。

1. 肺

(1)视诊:呼吸频率、节律、深度,呼吸方式(胸式、腹式、胸腹式),是否伴三凹征或呻吟。

(2)触诊:胸壁有无压痛、语颤(婴儿用哭颤),皮下捻发感。

(3)叩诊:清音、浊音、鼓音。

(4)听诊:呼吸音(对称,增强、减弱)、啰音(分布、性质、数量),有无管状呼吸音及胸膜摩擦音(强弱、性质、部位)。

2. 心

(1)视诊:心前区有无隆起,是否可见心尖搏动(位置及强弱)。

(2)触诊:心尖搏动位置及强弱,震颤(部位、性质),心包摩擦感。

(3)叩诊:主要为心界大小(一般的,3 岁以内只叩心脏左右界),心脏病患儿或大于 3 岁者,应标明Ⅱ、Ⅲ、Ⅳ、Ⅴ、Ⅵ肋间心脏相对浊音界离前正中线的距离(cm)(图 1-1)。

(4)听诊:心率、心律、心音(增强、减弱,有无额外心音);有无杂音

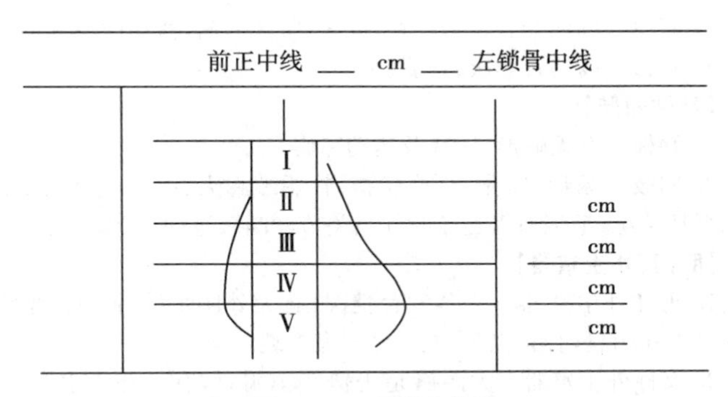


**图 1-1　心界的测量**

(部位、时间、性质、强弱，用Ⅰ～Ⅵ/Ⅵ级表示，有无传导)；有无心包摩擦音。

【腹部】

1. 视诊　外形(平坦、膨隆、凹陷)、对称、胃蠕动波、肠型、腹壁血管扩张，新生儿应注意脐部(出血、渗出、脐疝、脐轮及其周围皮肤有无红肿)。

2. 触诊　腹肌紧张、压痛、包块、条索感、柔韧感。肝和脾大小、质地、压痛、表面光滑度、边缘锐钝。肝右叶以锁骨中线肋缘下 cm 表示，左叶以剑突下 cm 表示。脾显著肿大者测量：①左锁骨中线上肋下缘到脾下缘的距离；②左锁骨中线与肋弓交点至最远脾尖的距离；③脾右缘至正中线的最大距离(图 1-2)。

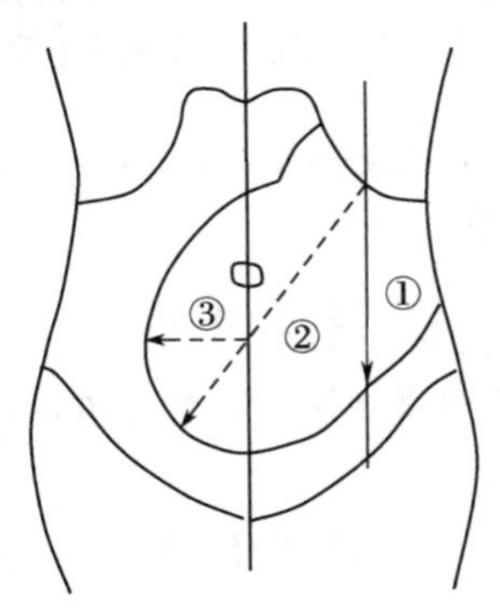


**图 1-2　脾大的测量**

3. 叩诊 肝浊音界是否存在，肝区、肾区叩痛，移动性浊音。

4. 听诊 肠鸣音频次、强弱。

【脊柱四肢】

1. 脊柱 有无畸形、压痛及运动障碍。

2. 四肢 畸形、肌张力、杵状指、骨骺端膨大、甲床（苍白、发绀）、末梢循环情况（毛细血管充盈时间）、关节（红肿、运动、压痛）。

【肛门、外生殖器】

1. 男性外生殖器 阴茎发育情况，有无外阴水肿、疝、鞘膜积液，睾丸是否在阴囊，有无包茎、先天性尿道下裂。

2. 女性外生殖器 大阴唇是否覆盖小阴唇，有无外阴水肿、阴道分泌物（颜色、性状、气味）、色素沉着，阴蒂有无增大。

3. 肛门 有无肛门，有无破裂、脱肛、痔。必要时，肛门指诊。

【神经系统】

深浅反射（腱反射、腹壁反射），病理征（Kernig 征、Brudzinski 征、Babinski 征）。必要时，感觉、运动等特殊神经检查。疑为低钙血症，应查面神经征（Chvostek 征）、陶瑟征（Trousseau 征）、腓反射征。

## 辅 助 检 查

三大常规（血、尿、大便）及其他特殊生化检查、影像学检查等。

## 摘要与讨论

1. 摘要 以短文形式描述，扼要总结病史、体检及实验室检查。内容包括：患儿姓名、性别、年龄、入院日期、主诉；现病史及有关的过去史、个人史、家族史；生命体征，有诊断及鉴别诊断意义的阳性、阴性体征及辅助检查结果。

2. 讨论 根据病史、体检及实验室检查资料，简要分析、讨论疾病诊断与鉴别诊断的依据。

## 诊 疗 计 划

根据初步诊断，提出进一步检查、治疗措施。常规检查不应列入计划。

## 初 步 诊 断

按诊断的重要性依次排列。

## 医 生 签 名

应完整、清楚地签名。

（注：病历资料一律用蓝黑墨水钢笔书写，上级医师用红色墨水钢笔修改。应在患者入院 24 小时内完成。）

附：新生儿病历格式与要求

**住院病历**

姓名：　　　　出生时间：

性别：　　　　联系电话：（很重要！新生儿病情变化快，应随时与其联系人保持联系。）

年龄：（＜24 小时者，准确到分钟；＞24 小时，准确到小时）　病史陈述者：

民族：　　　　家属姓名：（与患儿关系）

籍贯：　　　　出生医院：

入院时间：　　病历记录时间：

住址：

**【主诉】**

病程常常较短，应准确到小时。

**【现病史】**

生后 1 周内入院者，现病史应包括个人史（包括出生史、喂养史）内容。其余同一般儿科病历。

出生 1 周后入院者，现病史同一般儿科病历。

**【个人史】**

要求同一般儿科病历。

**【过去史】**

要求同一般儿科病历。

**【家族史及生活环境史】**

应重点书写母亲健康、妊娠和用药情况，如果与新生儿疾病有密切关系，应将其写入现病史。其他要求同一般儿科病历。

## 体 格 检 查

**【一般测量】**

体温，呼吸，心率，血压（循环障碍者应测量）。体重，身长，头围，胸围，最大腹围，过脐腹围。

【一般情况】

成熟、发育、营养情况，神志、反应、哭声，面色，皮肤有无水肿、瘀点、瘀斑、皮疹，黄疸（累及部位、程度、色泽），皮肤硬肿（累及部位、程度），腹壁皮下脂肪，皮肤弹性、毳毛。

【头部】

除一般儿科病历要求外，应注意：有无畸形或凹陷（警惕颅骨凹陷性骨折）、包块（部位、大小、性质，区别产瘤与头颅血肿），前囟大小、张力，后囟大小，矢状缝、冠状缝宽度；头发颜色、分条情况；有无巩膜黄染、球结膜下出血；有无“马牙”（牙龈切缘上、硬腭中线近旁有无上皮珠）。

【颈部】

同一般儿科病历。

【胸部】

注意乳晕、乳房结节大小，有无乳腺增大（大小、局部皮肤颜色、有无压痛）。叩诊心界：最大左心界左锁骨中线（外、内）cm。其余同一般儿科病历。

【腹部】

注意脐部情况（脐蒂是否脱落，脐轮有无红肿，脐窝有无分泌物、性状、气味），有无脐疝、腹裂、腹股沟包块。其余同一般儿科病历。

【脊柱及四肢】

注意指（趾）甲是否超过指（趾）端，有无硬肿。其余同一般儿科病历。

【肛门、外生殖器】

注意先天性无肛。其余同一般儿科病历。

【神经系统】

觅食反射、吸吮反射、握持反射、拥抱反射等原始反射情况。

辅助检查、摘要与讨论、诊疗计划等同一般儿科病历。

## 二、入院记录

入院记录是具有一定临床实践经验的医生，在全面细致地询问病史、体格检查的基础上，对入院患者所做的精炼、准确而重点突出的记录。其内容及要求如下：

1. 按住院病历要求，采集病史、体格检查，不得忽略。
2. 患儿一般信息、主诉、现病史要求，同住院病历。

3. 个人史、过去史、家族史及生活环境　重点记录与目前疾病相关的阳性及阴性资料，其余不必详细记录。

4. 体格检查　“一般测量”同住院病历；从一般状况起，按顺序写至神经系统止，重点记录阳性体征，与鉴别诊断相关的阴性体征。患儿的营养、发育、神志、精神反应，心、肺、腹及膝反射、Kernig征、Babinski征应常规记录。

5. 辅助检查、讨论、诊疗计划、初步诊断、签名等要求同住院病历。

## 三、再入院记录

格式及内容要求如下：

1. 一般信息　姓名、性别、年龄等，同住院病历。

2. 主诉　本次住院的主诉，宜注明第几次入院。

3. 第一次住院经过　第一次入院和出院日期、主诉、主要病情及体征、重要的辅助检查结果、接受的治疗及效果、出院诊断及医嘱。

4. 第一次出院后情况　前次出院后至此次入院前的健康状况，曾患病者应简述病情、诊疗经过，与本次入院疾病相关者，应记录这一阶段病情演变、随访治疗情况。

5. 现病史　本次患病经过，同住院病历。

6. 个人史、过去史、家族史及生活环境　可省略，与上次住院时不同者应补充。

7. 体格检查及以后各项要求同住院病历。

8. 2次以上住院者，分别记录每次住院及出院期间情况，其他各项要求同上。

## 四、转科及转院记录

1. 一般信息

姓名：　　　　　　　　住院号：
年龄：　　　　　　　　特殊检查编号(X线片、超声波等)：
性别：　　　　　　　　入院日期：
转科日期：

2. 目前诊断

3. 住院经过及转科(转院)时情况　病历摘要(主诉、病史、体检和辅助检查)，接受的治疗及效果，目前(转科或转院时)患儿情况。

4. 转科(转院)目的　转科(转院)前，所转入病房(医院)医生会诊，写明会诊医生、时间及意见。

5. 转出时间，转入医院、病房、床位，是否有人护送、护送方式（救护车、轮椅、氧气、输液等情况）。

6. 转科（转院）后注意事项。

## 五、病程记录

病程记录是患者住院期间病情变化、诊断治疗经过的记录。它既反映病情的动态变化，也反映医生在疾病诊疗过程中的思维活动和对疾病的认识过程，是医生诊疗水平和责任心的体现。因此，应结合患者具体情况有分析、有判断、有总结地记录，应该个体化，不能成为"流水账"、"千篇一律"。危重患者应每天记录，必要时数小时记录一次；慢性患者不必每天记录（新入院后连续 3 天，每天记录，以后根据病情 2～3 天记录 1 次），但 4～5 周应写阶段小结，病情有变化时随时记录。

病程记录包括以下内容：

1. 记录日期、时间。

2. 患者精神状态、饮食、睡眠情况，自觉症状及情绪。病情的发展、转变，新症状的出现，体征的变化，并发症的发生。医生对以上情况的分析、处理。有无修正诊断。

3. 上级医师查房，每周至少 2 次；疑难、危重患者，必要时，上级医师随时查房。记录上级医师意见应提行，以示醒目。

4. 特殊治疗的开始、结束时间，疗效、反应。

5. 诊疗操作记录（如胸穿、腹穿、骨穿、腰穿）。

6. 特殊检查及治疗告知情况。

7. 与患儿家属联系、沟通情况，一般每周 1～2 次医患沟通记录。

## 六、出院记录

出院记录为本次住院情况的总结，也是患者出院后继续治疗、随访的依据，应写入门诊病历、住院病史中。出院记录应包括：

1. 一般信息　入院日期、出院日期、住院号、各种辅助检查号（X 线片、超声波号、脑电图、心电图、CT 号、MRI 号）。

2. 入院诊断和出院诊断。

3. 入院主诉、简要病史及体征、辅助检查；住院诊疗经过，治疗效果，出院时情况，对抗生素、激素、化疗等主要药物及治疗应写明用法、疗程、效果。

4. 出院医嘱　出院后继续诊疗计划和随访建议。

## 七、死亡记录

死亡记录是患者死亡前病情转变、抢救经过的记录。内容包括：

1. 书写记录的准确时间。
2. 患者姓名、性别、年龄、住院号。
3. 简要病史、住院经过及治疗情况。
4. 详细记录病情转变、临终前情况及抢救经过，参加抢救的医护人员姓名(包括职称)。
5. 心跳呼吸最终停止的时间(死亡时间)，应记录时、分(与死亡证明一致)。
6. 死亡原因及最后诊断。

## 八、病历封面、索引和排列次序

排列次序：

1. 病案首页
2. 出院记录或死亡记录
3. 入院记录
4. 病程记录
5. 医患沟通
6. 临床路径表
7. 会诊记录
8. 疑难(死亡)病历讨论
9. 三大常规
10. 各种检验报告单
11. 各种检查报告单
12. 手术同意书
13. 术前小结及手术审批记录
14. 术前讨论记录
15. 麻醉同意书
16. 术前访视记录
17. 麻醉记录单
18. 手术安全核查表
19. 手术护理记录

20. 手术患者交接记录单
21. 术后接收记录
22. 手术记录
23. 各种同意书、通知书、抢救委托书
24. 护理记录
25. 长期医嘱
26. 临时医嘱
27. 体温单
28. 各种告知书
29. 外院病情介绍
30. 其他

## 九、门诊病历记录

门诊病历力求简明扼要，突出与主症有关的各项资料。

1. 就诊日期，危重患者应写明接诊时间。主诉、与主症有关的现病史、过去史、家族史、传染病接触史。

2. 按系统体检，扼要记录阳性体征及有意义的阴性体征。

3. 辅助检查，如三大常规等结果，由辅助检查部门直接记录于病历上，检验者签名。复诊医生应将特殊检查的编号及结果扼要记入病历。

4. 需要会诊时，应在病历上写明会诊要求，由会诊医生填写会诊意见。

5. 门诊医生应作出初步诊断，暂时诊断不明者应提出考虑到的可能诊断。急性传染病，需填写传染病报告卡片，在门诊病历的诊断处注明“(已报)”。

6. 处理项 药名、剂量、用药方法及时限，定期随访者写明随访时间、目的要求。

7. 留院观察患者，写明留院观察时间、目的，重点记录病情变化及处理情况。

8. 抢救患者，写明抢救时间、经过，死亡者应记录死亡时间。

9. 需要收入院者，填写入院单，写明诊断及病情缓急。病情危重的，由医护人员携氧气护送入院，并在门诊病历上注明。

## 第二节 体格检查和一般测量

### 一、儿科体格检查特点及注意事项

全面而细致的体格检查是确诊疾病的必要条件之一。在采集病史、体格检查时，医生应亲切、和蔼、耐心，消除患儿紧张情绪，取得患儿及家属的合作，进而获得准确、完整的体检资料。必要时，还可以采取喂奶、逗耍等方法取得患儿合作。检查的顺序不是一成不变的，应根据儿童年龄特点和合作程度灵活掌握。总的原则是：安静时，先做易受哭吵影响的项目，如心率、呼吸次数，心、肺听诊，腹部触诊等；容易检查的部位随时查，如躯干、四肢、浅表淋巴结；易引起儿童不适和抗拒检查，如口腔、喉部或直肠指诊等，放在最后。对不合作的患儿，一次检查结果有时不够准确，须反复检查，有时待患儿入睡后，才能获得全面、准确的体检结果。

与成人相比，儿科体格检查的操作和体征的意义不尽相同，略述要点如下：

1. 营养状况　一般通过望诊初步判断儿童营养状态，对不正常者需进一步检查和测量。皮下脂肪积聚过多，体重超过正常 20%或 2 个标准差以上者称为肥胖症。5 岁以下营养不良分型和分度的体格诊断指标如下：

(1)低体重：体重低于同年龄、同性别参照人群值的中位数 2 个标准差以上($-2s$)。体重<中位数$-(2\sim3)s$ 为中度；在中位数$-3s$ 以下为重度。

(2)生长迟缓：身长低于同年龄、同性别参照人群值的中位数$-2s$。身长<中位数$-(2\sim3)s$ 为中度；在中位数$-3s$ 以下为重度。

(3)消瘦：体重低于同年龄、同身高参照人群值的中位数$-2s$。体重<中位数$-(2\sim3)s$ 为中度；在中位数$-3s$ 以下为重度。

以上三项判断营养不良的指标，符合一项即可诊断。

既往，营养不良依病情轻重，婴幼儿分为三度，3 岁以上儿童分为轻度、重度，不够科学，但对临床治疗有一定指导作用(参考标准如表 1-1)。

以上是能量缺乏的消瘦型营养不良，另一种是以蛋白质缺乏为主的水肿型营养不良，即长期以淀粉类食品(米糊等)喂养，体重可能正常，但面色苍白，肌肉松弛无力，呈虚肿状，血浆白蛋白明显下降致下肢或全身可凹陷性水肿，精神烦躁或呆滞，生长发育迟缓，常伴有多种微量营养素缺乏症。

表 1-1 儿童营养不良分度参考指标

| 营养不良分度 | | 初生～3岁 | | | >3岁 | |
|---|---|---|---|---|---|---|
| | | 一度 | 二度 | 三度 | 轻度 | 重度 |
| 体重低于正常平均值 | | 15%～25% | 25%～40% | >40% | 15(20)%～30% | >30% |
| 皮下脂肪 | 腹部 | 0.8～0.4cm | 0.4cm以下 | 消失 | 减少 | 明显减少或消失 |
| | 臀部 | 无明显变化 | 明显变薄 | 接近消失或消失 | | |
| | 面部 | 无明显变化 | 减少 | 明显消失或消失 | | |
| 其他临床表现 | 精神委靡或呆滞 | 无或轻微 | 轻微或明显 | 严重 | 轻微 | 明显或严重 |
| | 肌肉松弛 | 轻微 | 明显 | 肌肉松弛或肌张力增高 | 轻微 | 严重 |
| | 皮肤颜色及弹性 | 正常或稍苍白 | 苍白、弹性差 | 多皱纹、弹性消失 | 苍白、弹性差 | 苍白明显、弹性很差 |

2. 囟门　新生儿及乳儿各颅骨间的骨缝及囟门均未闭合。后囟一般在生后6～8周闭合。多数儿童前囟在1～1.5岁闭合，部分可延迟到2岁左右闭合。额缝常在2岁内骨性闭合，其余颅缝多在20岁左右骨性闭合。先检查囟门是否已闭合，未闭者应查其大小(测量对边中点连线的距离，用“cm”表示)；再检查囟门紧张度(膨隆、凹陷、紧张)。儿童哭闹时可使囟门紧张、饱满或膨隆，故应在儿童安静时坐位检查。

3. 牙齿　牙齿的生长与骨骼有一定关系，在一定程度说明儿童发育情况。多数儿童4～10个月乳牙开始萌出，13月龄未出牙者，为萌牙延迟。3岁左右20个乳牙完全出齐。6岁左右第1恒齿萌出，乳牙开始脱落。体检时应注意牙齿的数目、形状、有无龋齿、牙釉质发育不全等。在6～24月龄间，儿童应有的牙齿数可按其月龄减4或6计算。

4. 心脏　儿童时期心脏相对较成人大，横膈位置较成人高，加之心脏处于不断发育状态，故各年龄期心尖搏动位置、心浊音界及心音均有其特点。

(1)心界(表 1-2)

表 1-2　各年龄期儿童心界

| 年龄 | 左浊音界 | 右浊音界 |
| --- | --- | --- |
| <1 岁 | 左乳线外 1～2cm | 沿右胸骨旁线 |
| 1～4 岁 | 左乳线外 1cm | 右胸骨旁线与右胸骨线之间 |
| 5～12 岁 | 左乳线上或乳线内 0.5～1.0cm | 接近右胸骨线 |
| >12 岁 | 左乳线内 0.5～1cm | 右胸骨线 |

(2)心音:儿童心音较成人响,新生儿及幼小婴儿第一心音及第二心音一样响亮;随年龄增长,心尖部第一心音较第二心音响,心底部第二心音较第一心音响。儿童肺动脉瓣第二音较主动脉瓣第二音响,有时出现吸气性第二心音分裂。

5. 肺　由于肋骨呈水平位,膈肌高位,腹腔器官相对大,所以新生儿和乳儿都呈腹式呼吸或膈式呼吸。从 2 岁起呈混合式呼吸;从 8～10 岁起,男孩主要表现为腹式,女孩则为胸式或腹式。儿童胸壁薄,肺部叩诊时应轻。听诊肺部时,为避免儿童目睹,减少害怕心理,可由背部开始;婴幼儿呼吸音较成人响、粗,注意肩胛区、肩胛下区及腋下,肺炎时这些部位易闻及湿性啰音。儿童啼哭深吸气时,注意有无细湿啰音。

6. 肝脏　腹部触诊应尽量争取患儿合作,如哭闹不止,可在其吸气时作快速扪诊。儿童肝脏较成人易于触到,年龄愈小扪及的机会愈多。正常时,肝脏边缘柔软、光滑而锐利,无压痛。肝脏下缘:正常婴幼儿可在右锁骨中线上肋下 2cm;4 岁以后多数在肋弓以内,少数在右锁骨中线肋下可扪及,一般不超过 1cm;7 岁以上儿童绝大多数肝在肋下触不到,极少数触及者亦不应超过 1cm。

肝脏肿大可分为轻、中、重和极重度:①轻度:肝下缘在剑突与脐连线中点水平线以上;②中度:肝下缘可达剑突与脐连线中点水平线以下,但在脐与髂嵴连线中点水平线以上;③重度:肝下缘在脐与髂嵴连线中点水平线以下,但尚未入骨盆;④极重度:已入骨盆并横过中线。

7. 神经反射　反射是神经活动的基础,各年龄期儿童神经反射的特点可参阅第十二章第一节。

## 二、一般测量方法及参考值

1. 体温　婴幼儿由肛门测体温较准确，体温计（肛表）尖端涂上凡士林后，插入肛门内 3～4cm，3～5 分钟，36.5～37.5℃为正常。合作的年长儿（＞6 岁）可测口温，将体温计（口表）置于舌下，紧闭口唇测量 3 分钟，37℃（36.3～37.2℃）为正常，较肛温低 0.3～0.5℃。无肛表而儿童又不能测口温时，可用口表测腋温，体温表放于腋窝顶部，紧紧挟住至少 5 分钟，口温约低 0.2～0.4℃。

2. 脉搏　儿童脉搏易受外界刺激、兴奋、哭吵等影响而增快，故数脉搏应数足一分钟。年龄越小，脉搏越快。体温每增加 1℃，心率可上升 15～20 次/分。不同年龄儿童正常脉率见表 1-3。

3. 呼吸　年龄越幼，呼吸越快，儿童每分钟呼吸频率见表 1-3。

**表 1-3　正常儿童的脉搏和呼吸（次数/分）和血压（mmHg）**

| 年龄 | 脉搏 | 呼吸 | 脉搏：呼吸 | 收缩压/舒张压 |
|---|---|---|---|---|
| 新生儿 | 120～140 | 40～45 | 3：1 | 80/50 |
| 1～5 岁 | 90～120 | 25～30 | 3：1～4：1 | 婴儿：90/60 |
| | | | | ＞1 岁用公式： |
| 6～9 岁 | 80～100 | 20～25 | 4：1 | 收缩压＝年龄×2＋80， |
| 10～13 岁 | 70～90 | 18～20 | 4：1 | 舒张压＝（2/3～1/2）收缩压 |

4. 血压　年龄越小，动脉压力越低。测量动脉压的方法与成人相同，注意袖带较成人窄，其宽度为上臂长度的 1/2～2/3。袖带过宽时测得的血压值偏低，袖带过窄时测得的血压值偏高。新生儿血压较低不易稳定，多采用 Goldring 潮红法、Doppler 超声监听仪或心电监护仪测量。年龄越小，血压越低。脉压参考值应为 20mmHg 以上。

5. 身高（长）　足月新生儿出生时身长约 50cm，生后 2 年内增长较迅速，1 岁时约 75～77cm，2 岁时约 85～87cm。此后增长减慢，每年增长约 6～7cm。至青春期身高增长又加速。2～12 岁儿童的身高可按下列公式估计：

身高（cm）＝年龄（岁）×7＋75

＜3 岁儿童，平卧量床上测量，称为身长。≥3 岁儿童立位测量身高，即在墙壁上钉一条软尺，让儿童赤脚并足直立，使枕部、肩胛、臀部及足跟部都接触墙壁，两臂下垂、挺胸，眼耳连线与墙壁垂直，用木板或三角板的下缘接触儿童头顶，一边垂直紧贴墙面，所指读数即为儿童身高，比仰卧位少 0.7～1.0cm。

6. 体重　一般足月新生儿出生体重3000～3300g，婴儿期体重增长很快，3～4个月时约为出生时的2倍，12月龄时达出生时的3倍(9.5～10.5kg)。下列体重粗略估计公式：

3～12月龄：体重(g)=[月龄×9]/2

1～6岁：体重(kg)=年龄(岁)×2+8

7～12岁：体重(kg)=年龄(岁)×3+2

7. 头围　头围的增长与脑和颅骨的生长有关。测量头围时应用软尺在枕骨粗隆和眉间的水平绕头一周。婴幼儿期连续追踪测量头围比一次测量更重要。新生儿头围平均33～34cm，1岁时增至46cm，2岁时达48cm，以后增长速度明显减慢，第3、4两年内共增加1.5cm，第4年后至10岁共增加1.5cm。

8. 胸围　胸围代表肺与胸廓的生长。出生时胸围比头围小1～2cm，它的前后径与横径几乎相等，呈圆桶形。约15月龄时胸围与头围大致相等，以后，胸围逐渐超过头围，同时横径渐超出前后径。

1岁至青春期：胸围(cm)≈头围(cm)+年龄(岁)-1cm。

测量方法：儿童两臂下垂，在两侧肩胛下方和两侧乳晕下缘水平上用软尺绕胸一周，让儿童平静呼吸，取呼气和吸气时所得读数的平均值，即为胸围。

9. 坐高(顶臀长)　头顶至坐骨结节的长度；3岁以下仰卧位测量称为顶臀长，3岁以上坐位测量称为坐高。坐高增加代表头颅与脊柱的生长。坐高(顶臀长)与身高(长)的比例，反映下肢生长的情况；随着年龄的增长，此比例逐渐缩小(出生时0.67，14岁时0.53)。

(华子瑜)

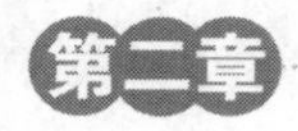

# 第二章 儿童保健

【概述】

儿科学的目标之一是使儿童生长发育的潜能得到最大限度的发挥，成为具备健康体魄和生活习惯、拥有良好心理状态和社会适应能力的人。儿童保健的中心任务就是维护0～18岁所有儿童健康，保证儿科学能够达成这一目标。儿科医生对儿童生长发育状况定期进行监测，了解正常的生长发育进程并进行正确评价，提供正确的养育指导，与家长讨论儿童的营养、发育、安全和行为问题，对儿童的健康成长将起到非常重要的作用。

生长发育是儿童不同于成人的重要特点，是遗传和环境因素共同作用的结果。遗传因素决定个体生长的潜力，环境因素对生长发育的各个阶段都有影响，既可能促进也可能阻碍正常的发育进程。对于个体来说，每个人的生长发育轨道都是独有的。生长是指儿童身体各器官、系统的长大，可以有相应的测量值表示其量的变化；发育是指细胞、组织、器官的分化成熟。但生长和发育密不可分，紧密相关。生长是发育的基础，生长的量的变化在一定程度上反映身体器官、系统的成熟状态。正常个体在生长发育过程中有自身的规律，掌握规律，判断异常，早期干预，促进儿童正常生长发育是儿科医生的责任。本章的第一、二节将涉及相关问题。

营养是保证儿童生长发育的基础，是促进疾病恢复的保障。本章将在第三节讲述归纳儿童营养特点与喂养的相关问题。

## 第一节　儿童体格生长规律与评价

儿科医生了解了儿童体格生长规律，才能进行正确的体格生长评价。正确的评价有利于早期发现异常，及时干预，或进行进一步检查确诊疾病，早期治疗。

【规律】

1. 出生后第一年是体格生长的第一个高峰，不论体重、身长和头围等体格指标增长都非常快。生后头几天由于体内水分丢失、摄入量少、胎脂脱落、胎粪排出等，使体重下降大约为出生体重的5%～10%，7～10天恢复，称为生理性体重下降。生后第一年前3、4个月的体重、身长和头围的增长值与后8～9个月的增长值相当。1岁时头围大约46cm，中国儿童头胸围交叉发生的时间在15个月左右。

2. 从2岁开始到青春期开始前，体格生长速度呈相对稳定的增长，体重每年增长约2kg，身长(高)增长约5～7cm，头围在2岁前增长迅速，2～15岁期间共增长7～8cm，说明大脑发育在此之前较快。因此，2岁前测量头围意义大。青春期前体格生长粗略估计方法见表2-1。

**表2-1　青春期前儿童体格生长粗略估计方法**

| 年龄 | 较出生体重增加(出生体重3.2kg) | 较出生身长增加(出生身长50.4cm) | 较出生时头围增加(出生头围34.4厘米) |
|---|---|---|---|
| 3～4个月 | 1倍 | 12～13cm | 7～8cm |
| 12个月 | 2倍 | 25cm | 12cm |
| 24个月 | 3倍 | 35cm | 14cm |
| 2岁～青春期前 | 2kg/年 | 5～7cm/年 | |
| 2岁～15岁 | | | 5～6cm |

3. 青春期是体格生长的第二个高峰。除身高突增外，以性征发育为突出特点。通常女孩在9～11岁乳房发育，男孩在11～13岁睾丸发育，标志进入青春期，身高开始加速生长，1～2年后达青春期发育高峰(peak height velocity，PHV)。女孩的PHV比男孩大约早2年。此时，女孩身高平均每年增长8～9cm，男孩平均每年增长9～10cm。青春期身高的增加值约占最终身高的15%。PHV提前者，身高的增长停止较早。青春期第二性征发育状况可以通过Tanner分期(Ⅰ～Ⅴ期)来描述，见图2-1。

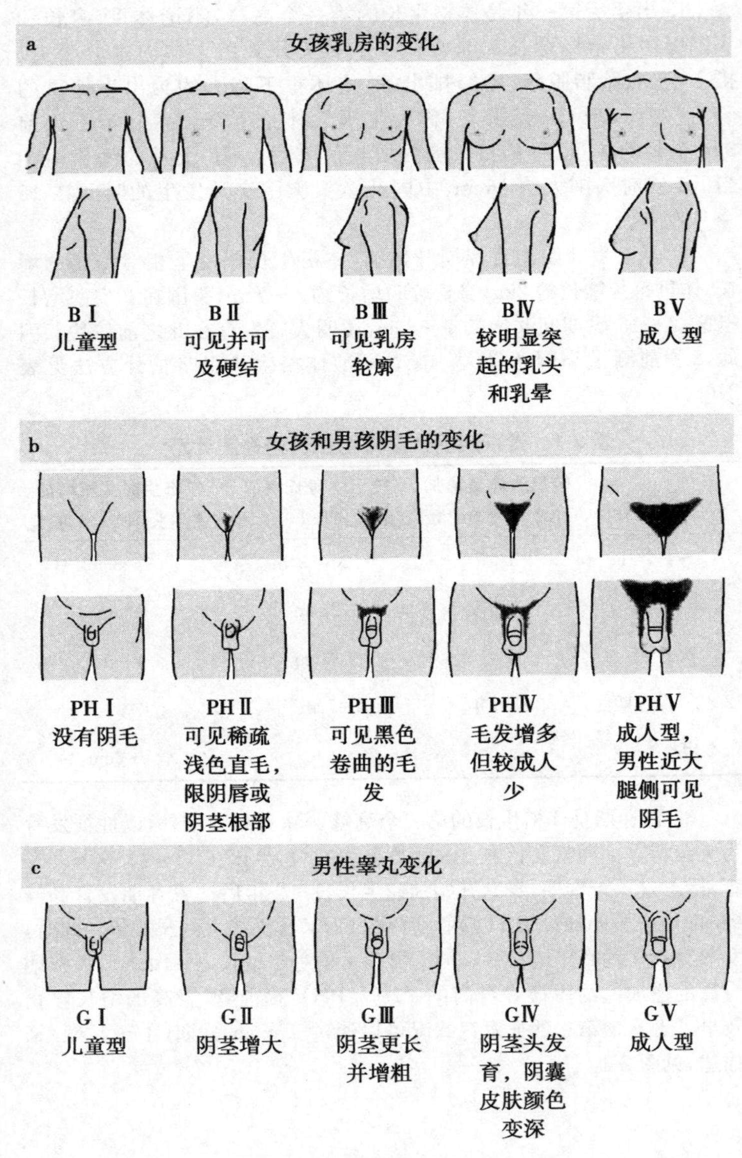


图 2-1 青春期性发育 Tanner 分期

【评价】

体格生长评价的作用在于及早发现体格生长偏离。体格生长的偏离可能是疾病最早期的征象之一。正确的评价有赖于准确的测量数据、定期的纵向监测和可靠的参照值。

数据的准确性必须有准确的测量工具、统一的方法、受过专门训练的测量者和准确的记录作为保证，定期的连续的体格生长监测要求儿童接受儿童保健的频次应该为：0～6个月婴儿每月一次，6～12个月每2～3月一次，1～3岁每3～6月一次，3岁以上每年一次。双胎、早产儿及低体重儿等高危儿可以增加儿童保健随访频次。参照值分别有0～18岁儿童年龄的体重、年龄的身长或身高、身高的体重、年龄的体质指数（body mass index，BMI）的参照值表和生长曲线。可以选用世界卫生组织（WHO）2007年公布国际标准，也可以选用中国卫生部推荐的2005年中国九省市儿童生长标准。表2-2～表2-11是2005年中国九省市儿童的体格生长值表，图2-2～图2-5是根据2007年WHO公布的儿童体格生长曲线，（WHO网站 http://www.who.int/en/；中国国家卫生和计划生育委员会官网 http://www.moh.gov.cn/）。表2-12是根据2007年WHO公布的儿童体格生长参照值的表格。参考值的范围均值离差法是$\bar{x}\pm2s$以内，百分位法是P3～P97以内。但是，当连续测量值变化超过$\pm2s$，相当于2条主百分位线时，应判断为异常（图2-6）。体格评价的内容包括生长水平、生长速度和匀称度。

**表2-2　7岁以下男童身高（长）标准值（cm）**

| 年龄 | 月龄 | $-3s$ | $-2s$ | $-1s$ | 中位数 | $+1s$ | $+2s$ | $+3s$ |
|---|---|---|---|---|---|---|---|---|
| 出生 | 0 | 45.2 | 46.9 | 48.6 | 50.4 | 52.2 | 54.0 | 55.8 |
| | 1 | 48.7 | 50.7 | 52.7 | 54.8 | 56.9 | 59.0 | 61.2 |
| | 2 | 52.2 | 54.3 | 56.5 | 58.7 | 61.0 | 63.3 | 65.7 |
| | 3 | 55.3 | 57.5 | 59.7 | 62.0 | 64.3 | 66.6 | 69.0 |
| | 4 | 57.9 | 60.1 | 62.3 | 64.6 | 66.9 | 69.3 | 71.7 |
| | 5 | 59.9 | 62.1 | 64.4 | 66.7 | 69.1 | 71.5 | 73.9 |
| | 6 | 61.4 | 63.7 | 66.0 | 68.4 | 70.8 | 73.3 | 75.8 |
| | 7 | 62.7 | 65.0 | 67.4 | 69.8 | 72.3 | 74.8 | 77.4 |
| | 8 | 63.9 | 66.3 | 68.7 | 71.2 | 73.7 | 76.3 | 78.9 |
| | 9 | 65.2 | 67.6 | 70.1 | 72.6 | 75.2 | 77.8 | 80.5 |
| | 10 | 66.4 | 68.9 | 71.4 | 74.0 | 76.6 | 79.3 | 82.1 |
| | 11 | 67.5 | 70.1 | 72.7 | 75.3 | 78.0 | 80.8 | 83.6 |

续表

| 年龄 | 月龄 | -3s | -2s | -1s | 中位数 | +1s | +2s | +3s |
|---|---|---|---|---|---|---|---|---|
| 1岁 | 12 | 68.6 | 71.2 | 73.8 | 76.5 | 79.3 | 82.1 | 85.0 |
| | 15 | 71.2 | 74.0 | 76.9 | 79.8 | 82.8 | 85.8 | 88.9 |
| | 18 | 73.6 | 76.6 | 79.6 | 82.7 | 85.8 | 89.1 | 92.4 |
| | 21 | 76.0 | 79.1 | 82.3 | 85.6 | 89.0 | 92.4 | 95.9 |
| 2岁 | 24 | 78.3 | 81.6 | 85.1 | 88.5 | 92.1 | 95.8 | 99.5 |
| | 27 | 80.5 | 83.9 | 87.5 | 91.1 | 94.8 | 98.6 | 102.5 |
| | 30 | 82.4 | 85.9 | 89.6 | 93.3 | 97.1 | 101.0 | 105.0 |
| | 33 | 84.4 | 88.0 | 91.6 | 95.4 | 99.3 | 103.2 | 107.2 |
| 3岁 | 36 | 86.3 | 90.0 | 93.7 | 97.5 | 101.4 | 105.3 | 109.4 |
| | 39 | 87.5 | 91.2 | 94.9 | 98.8 | 102.7 | 106.7 | 110.7 |
| | 42 | 89.3 | 93.0 | 96.7 | 100.6 | 104.5 | 108.6 | 112.7 |
| | 45 | 90.9 | 94.6 | 98.5 | 102.4 | 106.4 | 110.4 | 114.6 |
| 4岁 | 48 | 92.5 | 96.3 | 100.2 | 104.1 | 108.2 | 112.3 | 116.5 |
| | 51 | 94.0 | 97.9 | 101.9 | 105.9 | 110.0 | 114.2 | 118.5 |
| | 54 | 95.6 | 99.5 | 103.6 | 107.7 | 111.9 | 116.2 | 120.6 |
| | 57 | 97.1 | 101.1 | 105.3 | 109.5 | 113.8 | 118.2 | 122.6 |
| 5岁 | 60 | 98.7 | 102.8 | 107.0 | 111.3 | 115.7 | 120.1 | 124.7 |
| | 63 | 100.2 | 104.4 | 108.7 | 113.0 | 117.5 | 122.0 | 126.7 |
| | 66 | 101.6 | 105.9 | 110.2 | 114.7 | 119.2 | 123.8 | 128.6 |
| | 69 | 103.0 | 107.3 | 111.7 | 116.3 | 120.9 | 125.6 | 130.4 |
| 6岁 | 72 | 104.1 | 108.6 | 113.1 | 117.7 | 122.4 | 127.2 | 132.1 |
| | 75 | 105.3 | 109.8 | 114.4 | 119.2 | 124.0 | 128.8 | 133.8 |
| | 78 | 106.5 | 111.1 | 115.8 | 120.7 | 125.6 | 130.5 | 135.6 |
| | 81 | 107.9 | 112.6 | 117.4 | 122.3 | 127.3 | 132.4 | 137.6 |

注:表中3岁前为身长,3岁及3岁后为身高

表 2-3 7 岁以下女童身高(长)标准值(cm)

| 年龄 | 月龄 | −3*s* | −2*s* | −1*s* | 中位数 | +1*s* | +2*s* | +3*s* |
|---|---|---|---|---|---|---|---|---|
| 出生 | 0 | 44.7 | 46.4 | 48.0 | 49.7 | 51.4 | 53.2 | 55.0 |
| | 1 | 47.9 | 49.8 | 51.7 | 53.7 | 55.7 | 57.8 | 59.9 |
| | 2 | 51.1 | 53.2 | 55.3 | 57.4 | 59.6 | 61.8 | 64.1 |
| | 3 | 54.2 | 56.3 | 58.4 | 60.6 | 62.8 | 65.1 | 67.5 |
| | 4 | 56.7 | 58.8 | 61.0 | 63.1 | 65.4 | 67.7 | 70.0 |
| | 5 | 58.6 | 60.8 | 62.9 | 65.2 | 67.4 | 69.8 | 72.1 |
| | 6 | 60.1 | 62.3 | 64.5 | 66.8 | 69.1 | 71.5 | 74.0 |
| | 7 | 61.3 | 63.6 | 65.9 | 68.2 | 70.6 | 73.1 | 75.6 |
| | 8 | 62.5 | 64.8 | 67.2 | 69.6 | 72.1 | 74.7 | 77.3 |
| | 9 | 63.7 | 66.1 | 68.5 | 71.0 | 73.6 | 76.2 | 78.9 |
| | 10 | 64.9 | 67.3 | 69.8 | 72.4 | 75.0 | 77.7 | 80.5 |
| | 11 | 66.1 | 68.6 | 71.1 | 73.7 | 76.4 | 79.2 | 82.0 |
| 1 岁 | 12 | 67.2 | 69.7 | 72.3 | 75.0 | 77.7 | 80.5 | 83.4 |
| | 15 | 70.2 | 72.9 | 75.6 | 78.5 | 81.4 | 84.3 | 87.4 |
| | 18 | 72.8 | 75.6 | 78.5 | 81.5 | 84.6 | 87.7 | 91.0 |
| | 21 | 75.1 | 78.1 | 81.2 | 84.4 | 87.7 | 91.1 | 94.5 |
| 2 岁 | 24 | 77.3 | 80.5 | 83.8 | 87.2 | 90.7 | 94.3 | 98.0 |
| | 27 | 79.3 | 82.7 | 86.2 | 89.8 | 93.5 | 97.3 | 101.2 |
| | 30 | 81.4 | 84.8 | 88.4 | 92.1 | 95.9 | 99.8 | 103.8 |
| | 33 | 83.4 | 86.9 | 90.5 | 94.3 | 98.1 | 102.0 | 106.1 |
| 3 岁 | 36 | 85.4 | 88.9 | 92.5 | 96.3 | 100.1 | 104.1 | 108.1 |
| | 39 | 86.6 | 90.1 | 93.8 | 97.5 | 101.4 | 105.4 | 109.4 |
| | 42 | 88.4 | 91.9 | 95.6 | 99.4 | 103.3 | 107.2 | 111.3 |
| | 45 | 90.1 | 93.7 | 97.4 | 101.2 | 105.1 | 109.2 | 113.3 |
| 4 岁 | 48 | 91.7 | 95.4 | 99.2 | 103.1 | 107.0 | 111.1 | 115.3 |
| | 51 | 93.2 | 97.0 | 100.9 | 104.9 | 109.0 | 113.1 | 117.4 |
| | 54 | 94.8 | 98.7 | 102.7 | 106.7 | 110.9 | 115.2 | 119.5 |
| | 57 | 96.4 | 100.3 | 104.4 | 108.5 | 112.8 | 117.1 | 121.6 |
| 5 岁 | 60 | 97.8 | 101.8 | 106.0 | 110.2 | 114.5 | 118.9 | 123.4 |

续表

| 年龄 | 月龄 | −3s | −2s | −1s | 中位数 | +1s | +2s | +3s |
|---|---|---|---|---|---|---|---|---|
| | 63 | 99.3 | 103.4 | 107.6 | 111.9 | 116.2 | 120.7 | 125.3 |
| | 66 | 100.7 | 104.9 | 109.2 | 113.5 | 118.0 | 122.6 | 127.2 |
| | 69 | 102.0 | 106.3 | 110.7 | 115.2 | 119.7 | 124.4 | 129.1 |
| 6岁 | 72 | 103.2 | 107.6 | 112.0 | 116.6 | 121.2 | 126.0 | 130.8 |
| | 75 | 104.4 | 108.8 | 113.4 | 118.0 | 122.7 | 127.6 | 132.5 |
| | 78 | 105.5 | 110.1 | 114.7 | 119.4 | 124.3 | 129.2 | 134.2 |
| | 81 | 106.7 | 111.4 | 116.1 | 121.0 | 125.9 | 130.9 | 136.1 |

注：表中3岁前为身长，3岁及3岁后为身高

表2-4　7岁以下男童体重标准值(kg)

| 年龄 | 月龄 | −3s | −2s | −1s | 中位数 | +1s | +2s | +3s |
|---|---|---|---|---|---|---|---|---|
| 出生 | 0 | 2.26 | 2.58 | 2.93 | 3.32 | 3.73 | 4.18 | 4.66 |
| | 1 | 3.09 | 3.52 | 3.99 | 4.51 | 5.07 | 5.67 | 6.33 |
| | 2 | 3.94 | 4.47 | 5.05 | 5.68 | 6.38 | 7.14 | 7.97 |
| | 3 | 4.69 | 5.29 | 5.97 | 6.70 | 7.51 | 8.40 | 9.37 |
| | 4 | 5.25 | 5.91 | 6.64 | 7.45 | 8.34 | 9.32 | 10.39 |
| | 5 | 5.66 | 6.36 | 7.14 | 8.00 | 8.95 | 9.99 | 11.15 |
| | 6 | 5.97 | 6.70 | 7.51 | 8.41 | 9.41 | 10.50 | 11.72 |
| | 7 | 6.24 | 6.99 | 7.83 | 8.76 | 9.79 | 10.93 | 12.20 |
| | 8 | 6.46 | 7.23 | 8.09 | 9.05 | 10.11 | 11.29 | 12.60 |
| | 9 | 6.67 | 7.46 | 8.35 | 9.33 | 10.42 | 11.64 | 12.99 |
| | 10 | 6.86 | 7.67 | 8.58 | 9.58 | 10.71 | 11.95 | 13.34 |
| | 11 | 7.04 | 7.87 | 8.80 | 9.83 | 10.98 | 12.26 | 13.68 |
| 1岁 | 12 | 7.21 | 8.06 | 9.00 | 10.05 | 11.23 | 12.54 | 14.00 |
| | 15 | 7.68 | 8.57 | 9.57 | 10.68 | 11.93 | 13.32 | 14.88 |
| | 18 | 8.13 | 9.07 | 10.12 | 11.29 | 12.61 | 14.09 | 15.75 |
| | 21 | 8.61 | 9.59 | 10.69 | 11.93 | 13.33 | 14.90 | 16.66 |

续表

| 年龄 | 月龄 | −3s | −2s | −1s | 中位数 | +1s | +2s | +3s |
|---|---|---|---|---|---|---|---|---|
| 2岁 | 24 | 9.06 | 10.09 | 11.24 | 12.54 | 14.01 | 15.67 | 17.54 |
| | 27 | 9.47 | 10.54 | 11.75 | 13.11 | 14.64 | 16.38 | 18.36 |
| | 30 | 9.86 | 10.97 | 12.22 | 13.64 | 15.24 | 17.06 | 19.13 |
| | 33 | 10.24 | 11.39 | 12.68 | 14.15 | 15.82 | 17.72 | 19.89 |
| 3岁 | 36 | 10.61 | 11.79 | 13.13 | 14.65 | 16.39 | 18.37 | 20.64 |
| | 39 | 10.97 | 12.19 | 13.57 | 15.15 | 16.95 | 19.02 | 21.39 |
| | 42 | 11.31 | 12.57 | 14.00 | 15.63 | 17.50 | 19.65 | 22.13 |
| | 45 | 11.66 | 12.96 | 14.44 | 16.13 | 18.07 | 20.32 | 22.91 |
| 4岁 | 48 | 12.01 | 13.35 | 14.88 | 16.64 | 18.67 | 21.01 | 23.73 |
| | 51 | 12.37 | 13.76 | 15.35 | 17.18 | 19.30 | 21.76 | 24.63 |
| | 54 | 12.74 | 14.18 | 15.84 | 17.75 | 19.98 | 22.57 | 25.61 |
| | 57 | 13.12 | 14.61 | 16.34 | 18.35 | 20.69 | 23.43 | 26.68 |
| 5岁 | 60 | 13.50 | 15.06 | 16.87 | 18.98 | 21.46 | 24.38 | 27.85 |
| | 63 | 13.86 | 15.48 | 17.38 | 19.60 | 22.21 | 25.32 | 29.04 |
| | 66 | 14.18 | 15.87 | 17.85 | 20.18 | 22.94 | 26.24 | 30.22 |
| | 69 | 14.48 | 16.24 | 18.31 | 20.75 | 23.66 | 27.17 | 31.43 |
| 6岁 | 72 | 14.74 | 16.56 | 18.71 | 21.26 | 24.32 | 28.03 | 32.57 |
| | 75 | 15.01 | 16.90 | 19.14 | 21.82 | 25.06 | 29.01 | 33.89 |
| | 78 | 15.30 | 17.27 | 19.62 | 22.45 | 25.89 | 30.13 | 35.41 |
| | 81 | 15.66 | 17.73 | 20.22 | 23.24 | 26.95 | 31.56 | 37.39 |

**表 2-5　7岁以下女童体重标准值(kg)**

| 年龄 | 月龄 | −3s | −2s | −1s | 中位数 | +1s | +2s | +3s |
|---|---|---|---|---|---|---|---|---|
| 出生 | 0 | 2.26 | 2.54 | 2.85 | 3.21 | 3.63 | 4.10 | 4.65 |
| | 1 | 2.98 | 3.33 | 3.74 | 4.20 | 4.74 | 5.35 | 6.05 |
| | 2 | 3.72 | 4.15 | 4.65 | 5.21 | 5.86 | 6.60 | 7.46 |
| | 3 | 4.40 | 4.90 | 5.47 | 6.13 | 6.87 | 7.73 | 8.71 |
| | 4 | 4.93 | 5.48 | 6.11 | 6.83 | 7.65 | 8.59 | 9.66 |

续表

| 年龄 | 月龄 | $-3s$ | $-2s$ | $-1s$ | 中位数 | $+1s$ | $+2s$ | $+3s$ |
|---|---|---|---|---|---|---|---|---|
| | 5 | 5.33 | 5.92 | 6.59 | 7.36 | 8.23 | 9.23 | 10.38 |
| | 6 | 5.64 | 6.26 | 6.96 | 7.77 | 8.68 | 9.73 | 10.93 |
| | 7 | 5.90 | 6.55 | 7.28 | 8.11 | 9.06 | 10.15 | 11.40 |
| | 8 | 6.13 | 6.79 | 7.55 | 8.41 | 9.39 | 10.51 | 11.80 |
| | 9 | 6.34 | 7.03 | 7.81 | 8.69 | 9.70 | 10.86 | 12.18 |
| | 10 | 6.53 | 7.23 | 8.03 | 8.94 | 9.98 | 11.16 | 12.52 |
| | 11 | 6.71 | 7.43 | 8.25 | 9.18 | 10.24 | 11.46 | 12.85 |
| 1岁 | 12 | 6.87 | 7.61 | 8.45 | 9.40 | 10.48 | 11.73 | 13.15 |
| | 15 | 7.34 | 8.12 | 9.01 | 10.02 | 11.18 | 12.50 | 14.02 |
| | 18 | 7.79 | 8.63 | 9.57 | 10.65 | 11.88 | 13.29 | 14.90 |
| | 21 | 8.26 | 9.15 | 10.15 | 11.30 | 12.61 | 14.12 | 15.85 |
| 2岁 | 24 | 8.70 | 9.64 | 10.70 | 11.92 | 13.31 | 14.92 | 16.77 |
| | 27 | 9.10 | 10.09 | 11.21 | 12.50 | 13.97 | 15.67 | 17.63 |
| | 30 | 9.48 | 10.52 | 11.70 | 13.05 | 14.60 | 16.39 | 18.47 |
| | 33 | 9.86 | 10.94 | 12.18 | 13.59 | 15.22 | 17.11 | 19.29 |
| 3岁 | 36 | 10.23 | 11.36 | 12.65 | 14.13 | 15.83 | 17.81 | 20.10 |
| | 39 | 10.60 | 11.77 | 13.11 | 14.65 | 16.43 | 18.50 | 20.90 |
| | 42 | 10.95 | 12.16 | 13.55 | 15.16 | 17.01 | 19.17 | 21.69 |
| | 45 | 11.29 | 12.55 | 14.00 | 15.67 | 17.60 | 19.85 | 22.49 |
| 4岁 | 48 | 11.62 | 12.93 | 14.44 | 16.17 | 18.19 | 20.54 | 23.30 |
| | 51 | 11.96 | 13.32 | 14.88 | 16.69 | 18.79 | 21.25 | 24.14 |
| | 54 | 12.30 | 13.71 | 15.33 | 17.22 | 19.42 | 22.00 | 25.04 |
| | 57 | 12.62 | 14.08 | 15.78 | 17.75 | 20.05 | 22.75 | 25.96 |
| 5岁 | 60 | 12.93 | 14.44 | 16.20 | 18.26 | 20.66 | 23.50 | 26.87 |
| | 63 | 13.23 | 14.80 | 16.64 | 18.78 | 21.30 | 24.28 | 27.84 |
| | 66 | 13.54 | 15.18 | 17.09 | 19.33 | 21.98 | 25.12 | 28.89 |
| | 69 | 13.84 | 15.54 | 17.53 | 19.88 | 22.65 | 25.96 | 29.95 |

续表

| 年龄 | 月龄 | $-3s$ | $-2s$ | $-1s$ | 中位数 | $+1s$ | $+2s$ | $+3s$ |
|---|---|---|---|---|---|---|---|---|
| 6岁 | 72 | 14.11 | 15.87 | 17.94 | 20.37 | 23.27 | 26.74 | 30.94 |
| | 75 | 14.38 | 16.21 | 18.35 | 20.89 | 23.92 | 27.57 | 32.00 |
| | 78 | 14.66 | 16.55 | 18.78 | 21.44 | 24.61 | 28.46 | 33.14 |
| | 81 | 14.96 | 16.92 | 19.25 | 22.03 | 25.37 | 29.42 | 34.40 |

**表 2-6　7岁以下男童头围标准值(cm)**

| 年龄 | 月龄 | $-3s$ | $-2s$ | $-1s$ | 中位数 | $+1s$ | $+2s$ | $+3s$ |
|---|---|---|---|---|---|---|---|---|
| 出生 | 0 | 30.9 | 32.1 | 33.3 | 34.5 | 35.7 | 36.8 | 37.9 |
| | 1 | 33.3 | 34.5 | 35.7 | 36.9 | 38.2 | 39.4 | 40.7 |
| | 2 | 35.2 | 36.4 | 37.6 | 38.9 | 40.2 | 41.5 | 42.9 |
| | 3 | 36.7 | 37.9 | 39.2 | 40.5 | 41.8 | 43.2 | 44.6 |
| | 4 | 38.0 | 39.2 | 40.4 | 41.7 | 43.1 | 44.5 | 45.9 |
| | 5 | 39.0 | 40.2 | 41.5 | 42.7 | 44.1 | 45.5 | 46.9 |
| | 6 | 39.8 | 41.0 | 42.3 | 43.6 | 44.9 | 46.3 | 47.7 |
| | 7 | 40.4 | 41.7 | 42.9 | 44.2 | 45.5 | 46.9 | 48.4 |
| | 8 | 41.0 | 42.2 | 43.5 | 44.8 | 46.1 | 47.5 | 48.9 |
| | 9 | 41.5 | 42.7 | 44.0 | 45.3 | 46.6 | 48.0 | 49.4 |
| | 10 | 41.9 | 43.1 | 44.4 | 45.7 | 47.0 | 48.4 | 49.8 |
| | 11 | 42.3 | 43.5 | 44.8 | 46.1 | 47.4 | 48.8 | 50.2 |
| 1岁 | 12 | 42.6 | 43.8 | 45.1 | 46.4 | 47.7 | 49.1 | 50.5 |
| | 15 | 43.2 | 44.5 | 45.7 | 47.0 | 48.4 | 49.7 | 51.1 |
| | 18 | 43.7 | 45.0 | 46.3 | 47.6 | 48.9 | 50.2 | 51.6 |
| | 21 | 44.2 | 45.5 | 46.7 | 48.0 | 49.4 | 50.7 | 52.1 |
| 2岁 | 24 | 44.6 | 45.9 | 47.1 | 48.4 | 49.8 | 51.1 | 52.5 |
| | 27 | 45.0 | 46.2 | 47.5 | 48.8 | 50.1 | 51.4 | 52.8 |
| | 30 | 45.3 | 46.5 | 47.8 | 49.1 | 50.4 | 51.7 | 53.1 |
| | 33 | 45.5 | 46.8 | 48.0 | 49.3 | 50.6 | 52.0 | 53.3 |

续表

| 年龄 | 月龄 | $-3s$ | $-2s$ | $-1s$ | 中位数 | $+1s$ | $+2s$ | $+3s$ |
|---|---|---|---|---|---|---|---|---|
| 3岁 | 36 | 45.7 | 47.0 | 48.3 | 49.6 | 50.9 | 52.2 | 53.5 |
| | 42 | 46.2 | 47.4 | 48.7 | 49.9 | 51.3 | 52.6 | 53.9 |
| 4岁 | 48 | 46.5 | 47.8 | 49.0 | 50.3 | 51.6 | 52.9 | 54.2 |
| | 54 | 46.9 | 48.1 | 49.4 | 50.6 | 51.9 | 53.2 | 54.6 |
| 5岁 | 60 | 47.2 | 48.4 | 49.7 | 51.0 | 52.2 | 53.6 | 54.9 |
| | 66 | 47.5 | 48.7 | 50.0 | 51.3 | 52.5 | 53.8 | 55.2 |
| 6岁 | 72 | 47.8 | 49.0 | 50.2 | 51.5 | 52.8 | 54.1 | 55.4 |

**表 2-7 7岁以下女童头围标准值(cm)**

| 年龄 | 月龄 | $-3s$ | $-2s$ | $-1s$ | 中位数 | $+1s$ | $+2s$ | $+3s$ |
|---|---|---|---|---|---|---|---|---|
| 出生 | 0 | 30.4 | 31.6 | 32.8 | 34.0 | 35.2 | 36.4 | 37.5 |
| | 1 | 32.6 | 33.8 | 35.0 | 36.2 | 37.4 | 38.6 | 39.9 |
| | 2 | 34.5 | 35.6 | 36.8 | 38.0 | 39.3 | 40.5 | 41.8 |
| | 3 | 36.0 | 37.1 | 38.3 | 39.5 | 40.8 | 42.1 | 43.4 |
| | 4 | 37.2 | 38.3 | 39.5 | 40.7 | 41.9 | 43.3 | 44.6 |
| | 5 | 38.1 | 39.2 | 40.4 | 41.6 | 42.9 | 44.3 | 45.7 |
| | 6 | 38.9 | 40.0 | 41.2 | 42.4 | 43.7 | 45.1 | 46.5 |
| | 7 | 39.5 | 40.7 | 41.8 | 43.1 | 44.4 | 45.7 | 47.2 |
| | 8 | 40.1 | 41.2 | 42.4 | 43.6 | 44.9 | 46.3 | 47.7 |
| | 9 | 40.5 | 41.7 | 42.9 | 44.1 | 45.4 | 46.8 | 48.2 |
| | 10 | 40.9 | 42.1 | 43.3 | 44.5 | 45.8 | 47.2 | 48.6 |
| | 11 | 41.3 | 42.4 | 43.6 | 44.9 | 46.2 | 47.5 | 49.0 |
| 1岁 | 12 | 41.5 | 42.7 | 43.9 | 45.1 | 46.5 | 47.8 | 49.3 |
| | 15 | 42.2 | 43.4 | 44.6 | 45.8 | 47.2 | 48.5 | 50.0 |
| | 18 | 42.8 | 43.9 | 45.1 | 46.4 | 47.7 | 49.1 | 50.5 |
| | 21 | 43.2 | 44.4 | 45.6 | 46.9 | 48.2 | 49.6 | 51.0 |

续表

| 年龄 | 月龄 | $-3s$ | $-2s$ | $-1s$ | 中位数 | $+1s$ | $+2s$ | $+3s$ |
|---|---|---|---|---|---|---|---|---|
| 2岁 | 24 | 43.6 | 44.8 | 46.0 | 47.3 | 48.6 | 50.0 | 51.4 |
| | 27 | 44.0 | 45.2 | 46.4 | 47.7 | 49.0 | 50.3 | 51.7 |
| | 30 | 44.3 | 45.5 | 46.7 | 48.0 | 49.3 | 50.7 | 52.1 |
| | 33 | 44.6 | 45.8 | 47.0 | 48.3 | 49.6 | 50.9 | 52.3 |
| 3岁 | 36 | 44.8 | 46.0 | 47.3 | 48.5 | 49.8 | 51.2 | 52.6 |
| | 42 | 45.3 | 46.5 | 47.7 | 49.0 | 50.3 | 51.6 | 53.0 |
| 4岁 | 48 | 45.7 | 46.9 | 48.1 | 49.4 | 50.6 | 52.0 | 53.3 |
| | 54 | 46.0 | 47.2 | 48.4 | 49.7 | 51.0 | 52.3 | 53.7 |
| 5岁 | 60 | 46.3 | 47.5 | 48.7 | 50.0 | 51.3 | 52.6 | 53.9 |
| | 66 | 46.6 | 47.8 | 49.0 | 50.3 | 51.5 | 52.8 | 54.2 |
| 6岁 | 72 | 46.8 | 48.0 | 49.2 | 50.5 | 51.8 | 53.1 | 54.4 |

**表 2-8 45～110cm身长的体重标准值(男)**

| 身长(cm) | 体重(kg) | | | | | | |
|---|---|---|---|---|---|---|---|
| | $-3s$ | $-2s$ | $-1s$ | 中位数 | $+1s$ | $+2s$ | $+3s$ |
| 46 | 1.80 | 1.99 | 2.19 | 2.41 | 2.65 | 2.91 | 3.18 |
| 48 | 2.11 | 2.34 | 2.58 | 2.84 | 3.12 | 3.42 | 3.74 |
| 50 | 2.43 | 2.68 | 2.95 | 3.25 | 3.57 | 3.91 | 4.29 |
| 52 | 2.78 | 3.06 | 3.37 | 3.71 | 4.07 | 4.47 | 4.90 |
| 54 | 3.19 | 3.51 | 3.87 | 4.25 | 4.67 | 5.12 | 5.62 |
| 56 | 3.65 | 4.02 | 4.41 | 4.85 | 5.32 | 5.84 | 6.41 |
| 58 | 4.13 | 4.53 | 4.97 | 5.46 | 5.99 | 6.57 | 7.21 |
| 60 | 4.61 | 5.05 | 5.53 | 6.06 | 6.65 | 7.30 | 8.01 |
| 62 | 5.09 | 5.56 | 6.08 | 6.66 | 7.30 | 8.00 | 8.78 |
| 64 | 5.54 | 6.05 | 6.60 | 7.22 | 7.91 | 8.67 | 9.51 |
| 66 | 5.97 | 6.50 | 7.09 | 7.74 | 8.47 | 9.28 | 10.19 |
| 68 | 6.38 | 6.93 | 7.55 | 8.23 | 9.00 | 9.85 | 10.81 |
| 70 | 6.76 | 7.34 | 7.98 | 8.69 | 9.49 | 10.38 | 11.39 |

续表

| 身长(cm) | 体重(kg) | | | | | | |
|---|---|---|---|---|---|---|---|
| | −3*s* | −2*s* | −1*s* | 中位数 | +1*s* | +2*s* | +3*s* |
| 72 | 7.12 | 7.72 | 8.38 | 9.12 | 9.94 | 10.88 | 11.93 |
| 74 | 7.47 | 8.08 | 8.76 | 9.52 | 10.38 | 11.34 | 12.44 |
| 76 | 7.81 | 8.43 | 9.13 | 9.91 | 10.80 | 11.80 | 12.93 |
| 78 | 8.14 | 8.78 | 9.50 | 10.31 | 11.22 | 12.25 | 13.42 |
| 80 | 8.49 | 9.15 | 9.88 | 10.71 | 11.64 | 12.70 | 13.92 |
| 82 | 8.85 | 9.52 | 10.27 | 11.12 | 12.08 | 13.17 | 14.42 |
| 84 | 9.21 | 9.90 | 10.66 | 11.53 | 12.52 | 13.64 | 14.94 |
| 86 | 9.58 | 10.28 | 11.07 | 11.96 | 12.97 | 14.13 | 15.46 |
| 88 | 9.96 | 10.68 | 11.48 | 12.39 | 13.43 | 14.62 | 16.00 |
| 90 | 10.34 | 11.08 | 11.90 | 12.83 | 13.90 | 15.12 | 16.54 |
| 92 | 10.74 | 11.48 | 12.33 | 13.28 | 14.37 | 15.63 | 17.10 |
| 94 | 11.14 | 11.90 | 12.77 | 13.75 | 14.87 | 16.16 | 17.68 |
| 96 | 11.56 | 12.34 | 13.22 | 14.23 | 15.38 | 16.72 | 18.29 |
| 98 | 11.99 | 12.79 | 13.70 | 14.74 | 15.93 | 17.32 | 18.95 |
| 100 | 12.44 | 13.26 | 14.20 | 15.27 | 16.51 | 17.96 | 19.67 |
| 102 | 12.89 | 13.75 | 14.72 | 15.83 | 17.12 | 18.64 | 20.45 |
| 104 | 13.35 | 14.24 | 15.25 | 16.41 | 17.77 | 19.37 | 21.29 |
| 106 | 13.82 | 14.74 | 15.79 | 17.01 | 18.45 | 20.15 | 22.21 |
| 108 | 14.27 | 15.24 | 16.34 | 17.63 | 19.15 | 20.97 | 23.19 |
| 110 | 14.74 | 15.74 | 16.91 | 18.27 | 19.89 | 21.85 | 24.27 |

**表 2-9 80～140cm 身高的体重标准值(男)**

| 身长(cm) | 体重(kg) | | | | | | |
|---|---|---|---|---|---|---|---|
| | −3*s* | −2*s* | −1*s* | 中位数 | +1*s* | +2*s* | +3*s* |
| 80 | 8.61 | 9.27 | 10.02 | 10.85 | 11.79 | 12.87 | 14.09 |
| 82 | 8.97 | 9.65 | 10.41 | 11.26 | 12.23 | 13.34 | 14.60 |
| 84 | 9.34 | 10.03 | 10.81 | 11.68 | 12.68 | 13.81 | 15.12 |
| 86 | 9.71 | 10.42 | 11.21 | 12.11 | 13.13 | 14.30 | 15.65 |

续表

| 身长(cm) | 体重(kg) | | | | | | |
|---|---|---|---|---|---|---|---|
| | −3*s* | −2*s* | −1*s* | 中位数 | +1*s* | +2*s* | +3*s* |
| 88 | 10.09 | 10.81 | 11.63 | 12.54 | 13.59 | 14.79 | 16.19 |
| 90 | 10.48 | 11.22 | 12.05 | 12.99 | 14.06 | 15.30 | 16.73 |
| 92 | 10.88 | 11.63 | 12.48 | 13.44 | 14.54 | 15.82 | 17.30 |
| 94 | 11.29 | 12.05 | 12.92 | 13.91 | 15.05 | 16.36 | 17.89 |
| 96 | 11.71 | 12.50 | 13.39 | 14.40 | 15.57 | 16.93 | 18.51 |
| 98 | 12.15 | 12.95 | 13.87 | 14.92 | 16.13 | 17.54 | 19.19 |
| 100 | 12.60 | 13.43 | 14.38 | 15.46 | 16.72 | 18.19 | 19.93 |
| 102 | 13.05 | 13.92 | 14.90 | 16.03 | 17.35 | 18.89 | 20.74 |
| 104 | 13.52 | 14.41 | 15.44 | 16.62 | 18.00 | 19.64 | 21.61 |
| 106 | 13.98 | 14.91 | 15.98 | 17.23 | 18.69 | 20.43 | 22.54 |
| 108 | 14.44 | 15.41 | 16.54 | 17.85 | 19.41 | 21.27 | 23.56 |
| 110 | 14.90 | 15.92 | 17.11 | 18.50 | 20.16 | 22.18 | 24.67 |
| 112 | 15.37 | 16.45 | 17.70 | 19.19 | 20.97 | 23.15 | 25.90 |
| 114 | 15.85 | 16.99 | 18.32 | 19.90 | 21.83 | 24.21 | 27.25 |
| 116 | 16.33 | 17.54 | 18.95 | 20.66 | 22.74 | 25.36 | 28.76 |
| 118 | 16.83 | 18.10 | 19.62 | 21.45 | 23.72 | 26.62 | 30.45 |
| 120 | 17.34 | 18.69 | 20.31 | 22.30 | 24.78 | 27.99 | 32.34 |
| 122 | 17.87 | 19.31 | 21.05 | 23.19 | 25.91 | 29.50 | 34.48 |
| 124 | 18.41 | 19.95 | 21.81 | 24.14 | 27.14 | 31.15 | 36.87 |
| 126 | 18.97 | 20.61 | 22.62 | 25.15 | 28.45 | 32.96 | 39.56 |
| 128 | 19.56 | 21.31 | 23.47 | 26.22 | 29.85 | 34.92 | 42.55 |
| 130 | 20.18 | 22.05 | 24.37 | 27.35 | 31.34 | 37.01 | 45.80 |
| 132 | 20.84 | 22.83 | 25.32 | 28.55 | 32.91 | 39.21 | 49.23 |
| 134 | 21.53 | 23.65 | 26.32 | 29.80 | 34.55 | 41.48 | 52.72 |
| 136 | 22.25 | 24.51 | 27.36 | 31.09 | 36.23 | 43.78 | 56.20 |
| 138 | 23.00 | 25.40 | 28.44 | 32.44 | 37.95 | 46.11 | 59.62 |
| 140 | 23.79 | 26.33 | 29.57 | 33.82 | 39.71 | 48.46 | 62.96 |

表 2-10 45～110cm 身长的体重标准值(女)

| 身长(cm) | 体重(kg) | | | | | | |
|---|---|---|---|---|---|---|---|
| | −3*s* | −2*s* | −1*s* | 中位数 | +1*s* | +2*s* | +3*s* |
| 46 | 1.89 | 2.07 | 2.28 | 2.52 | 2.79 | 3.09 | 3.43 |
| 48 | 2.18 | 2.39 | 2.63 | 2.90 | 3.20 | 3.54 | 3.93 |
| 50 | 2.48 | 2.72 | 2.99 | 3.29 | 3.63 | 4.01 | 4.44 |
| 52 | 2.84 | 3.11 | 3.41 | 3.75 | 4.13 | 4.56 | 5.05 |
| 54 | 3.26 | 3.56 | 3.89 | 4.27 | 4.70 | 5.18 | 5.73 |
| 56 | 3.69 | 4.02 | 4.39 | 4.81 | 5.29 | 5.82 | 6.43 |
| 58 | 4.14 | 4.50 | 4.91 | 5.37 | 5.88 | 6.47 | 7.13 |
| 60 | 4.59 | 4.99 | 5.43 | 5.93 | 6.49 | 7.13 | 7.85 |
| 62 | 5.05 | 5.48 | 5.95 | 6.49 | 7.09 | 7.77 | 8.54 |
| 64 | 5.48 | 5.94 | 6.44 | 7.01 | 7.65 | 8.38 | 9.21 |
| 66 | 5.89 | 6.37 | 6.91 | 7.51 | 8.18 | 8.95 | 9.82 |
| 68 | 6.28 | 6.78 | 7.34 | 7.97 | 8.68 | 9.49 | 10.40 |
| 70 | 6.64 | 7.16 | 7.75 | 8.41 | 9.15 | 9.99 | 10.95 |
| 72 | 6.98 | 7.52 | 8.13 | 8.82 | 9.59 | 10.46 | 11.46 |
| 74 | 7.30 | 7.87 | 8.49 | 9.20 | 10.00 | 10.91 | 11.95 |
| 76 | 7.62 | 8.20 | 8.85 | 9.58 | 10.40 | 11.34 | 12.41 |
| 78 | 7.93 | 8.53 | 9.20 | 9.95 | 10.80 | 11.77 | 12.88 |
| 80 | 8.26 | 8.88 | 9.57 | 10.34 | 11.22 | 12.22 | 13.37 |
| 82 | 8.60 | 9.23 | 9.94 | 10.74 | 11.65 | 12.69 | 13.87 |
| 84 | 8.95 | 9.60 | 10.33 | 11.16 | 12.10 | 13.16 | 14.39 |
| 86 | 9.30 | 9.98 | 10.73 | 11.58 | 12.55 | 13.66 | 14.93 |
| 88 | 9.67 | 10.37 | 11.15 | 12.03 | 13.03 | 14.18 | 15.50 |
| 90 | 10.06 | 10.78 | 11.58 | 12.50 | 13.54 | 14.73 | 16.11 |
| 92 | 10.46 | 11.20 | 12.04 | 12.98 | 14.06 | 15.31 | 16.75 |

续表

| 身长(cm) | 体重(kg) | | | | | | |
|---|---|---|---|---|---|---|---|
| | −3s | −2s | −1s | 中位数 | +1s | +2s | +3s |
| 94 | 10.88 | 11.64 | 12.51 | 13.49 | 14.62 | 15.91 | 17.41 |
| 96 | 11.30 | 12.10 | 12.99 | 14.02 | 15.19 | 16.54 | 18.11 |
| 98 | 11.73 | 12.55 | 13.49 | 14.55 | 15.77 | 17.19 | 18.84 |
| 100 | 12.16 | 13.01 | 13.98 | 15.09 | 16.37 | 17.86 | 19.61 |
| 102 | 12.58 | 13.47 | 14.48 | 15.64 | 16.98 | 18.55 | 20.39 |
| 104 | 13.00 | 13.93 | 14.98 | 16.20 | 17.61 | 19.26 | 21.22 |
| 106 | 13.43 | 14.39 | 15.49 | 16.77 | 18.25 | 20.00 | 22.09 |
| 108 | 13.86 | 14.86 | 16.02 | 17.36 | 18.92 | 20.78 | 23.02 |
| 110 | 14.29 | 15.34 | 16.55 | 17.96 | 19.62 | 21.60 | 24.00 |

**表 2-11　80～140cm 身高的体重标准值(女)**

| 身长(cm) | 体重(kg) | | | | | | |
|---|---|---|---|---|---|---|---|
| | −3s | −2s | −1s | 中位数 | +1s | +2s | +3s |
| 80 | 8.38 | 9.00 | 9.70 | 10.48 | 11.37 | 12.38 | 13.54 |
| 82 | 8.72 | 9.36 | 10.08 | 10.89 | 11.81 | 12.85 | 14.05 |
| 84 | 9.07 | 9.73 | 10.47 | 11.31 | 12.25 | 13.34 | 14.58 |
| 86 | 9.43 | 10.11 | 10.87 | 11.74 | 12.72 | 13.84 | 15.13 |
| 88 | 9.80 | 10.51 | 11.30 | 12.19 | 13.20 | 14.37 | 15.71 |
| 90 | 10.20 | 10.92 | 11.74 | 12.66 | 13.72 | 14.93 | 16.33 |
| 92 | 10.60 | 11.36 | 12.20 | 13.16 | 14.26 | 15.51 | 16.98 |
| 94 | 11.02 | 11.80 | 12.68 | 13.67 | 14.81 | 16.13 | 17.66 |
| 96 | 11.45 | 12.26 | 13.17 | 14.20 | 15.39 | 16.76 | 18.37 |
| 98 | 11.88 | 12.71 | 13.66 | 14.74 | 15.98 | 17.42 | 19.11 |
| 100 | 12.31 | 13.17 | 14.16 | 15.28 | 16.58 | 18.10 | 19.88 |
| 102 | 12.73 | 13.63 | 14.66 | 15.83 | 17.20 | 18.79 | 20.68 |

续表

| 身长(cm) | 体重(kg) | | | | | | |
|---|---|---|---|---|---|---|---|
| | −3s | −2s | −1s | 中位数 | +1s | +2s | +3s |
| 104 | 13.15 | 14.09 | 15.16 | 16.39 | 17.83 | 19.51 | 21.52 |
| 106 | 13.58 | 14.56 | 15.68 | 16.97 | 18.48 | 20.27 | 22.41 |
| 108 | 14.01 | 15.03 | 16.20 | 17.56 | 19.16 | 21.06 | 23.36 |
| 110 | 14.45 | 15.51 | 16.74 | 18.18 | 19.87 | 21.90 | 24.37 |
| 112 | 14.90 | 16.01 | 17.31 | 18.82 | 20.62 | 22.79 | 25.45 |
| 114 | 15.36 | 16.53 | 17.89 | 19.50 | 21.41 | 23.74 | 26.63 |
| 116 | 15.84 | 17.07 | 18.50 | 20.20 | 22.25 | 24.76 | 27.91 |
| 118 | 16.33 | 17.62 | 19.13 | 20.94 | 23.13 | 25.84 | 29.29 |
| 120 | 16.85 | 18.20 | 19.79 | 21.71 | 24.05 | 26.99 | 30.78 |
| 122 | 17.39 | 18.80 | 20.49 | 22.52 | 25.03 | 28.21 | 32.39 |
| 124 | 17.94 | 19.43 | 21.20 | 23.36 | 26.06 | 29.52 | 34.14 |
| 126 | 18.51 | 20.07 | 21.94 | 24.24 | 27.13 | 30.90 | 36.04 |
| 128 | 19.09 | 20.72 | 22.70 | 25.15 | 28.26 | 32.39 | 38.12 |
| 130 | 19.69 | 21.40 | 23.49 | 26.10 | 29.47 | 33.99 | 40.43 |
| 132 | 20.31 | 22.11 | 24.33 | 27.11 | 30.75 | 35.72 | 42.99 |
| 134 | 20.96 | 22.86 | 25.21 | 28.19 | 32.12 | 37.60 | 45.81 |
| 136 | 21.65 | 23.65 | 26.14 | 29.33 | 33.59 | 39.61 | 48.88 |
| 138 | 22.38 | 24.50 | 27.14 | 30.55 | 35.14 | 41.74 | 52.13 |
| 140 | 23.15 | 25.39 | 28.19 | 31.83 | 36.77 | 43.93 | 55.44 |

**表 2-12 0～10 岁儿童体重、身高的生长标准值(WHO2007 年参照值)**

| 年龄 | 男 | | | | | | 女 | | | | | |
|---|---|---|---|---|---|---|---|---|---|---|---|---|
| | 体重(kg) | | | 身高(cm) | | | 体重(kg) | | | 身高(cm) | | |
| | 3rd | 50th | 97th | 3rd | 50th | 97th | 3rd | 50th | 97th | 3rd | 50th | 97th |
| 出生 | 2.5 | 3.3 | 4.3 | 46.3 | 49.9 | 53.0 | 2.4 | 3.2 | 4.2 | 45.6 | 49.1 | 52.7 |
| 3个月 | 5.1 | 6.4 | 7.9 | 57.6 | 61.4 | 65.3 | 4.6 | 5.8 | 7.4 | 55.8 | 59.8 | 63.8 |
| 6个月 | 6.4 | 7.9 | 9.7 | 63.6 | 67.6 | 71.6 | 5.8 | 7.3 | 9.2 | 61.5 | 65.7 | 70.0 |

续表

| 年龄 | 男 | | | | | | 女 | | | | | |
|---|---|---|---|---|---|---|---|---|---|---|---|---|
| | 体重(kg) | | | 身高(cm) | | | 体重(kg) | | | 身高(cm) | | |
| | 3rd | 50th | 97th | 3rd | 50th | 97th | 3rd | 50th | 97th | 3rd | 50th | 97th |
| 9个月 | 7.2 | 8.9 | 10.9 | 67.7 | 72.0 | 76.2 | 6.6 | 8.2 | 10.4 | 65.6 | 70.1 | 74.7 |
| 12个月 | 7.8 | 9.6 | 11.8 | 71.3 | 75.7 | 80.2 | 7.1 | 8.9 | 11.3 | 69.2 | 74.0 | 78.9 |
| 1.5岁 | 8.7 | 10.7 | 13.2 | 76.3 | 81.2 | 86.2 | 8.0 | 10.0 | 12.7 | 74.3 | 79.7 | 85.0 |
| 2岁 | 9.8 | 12.2 | 15.1 | 82.1 | 87.8 | 93.6 | 9.2 | 11.5 | 14.6 | 80.3 | 86.4 | 92.5 |
| 2.5岁 | 10.5 | 13.1 | 16.4 | 84.9 | 91.2 | 97.5 | 10.0 | 12.5 | 16.0 | 83.4 | 89.9 | 96.4 |
| 3岁 | 11.4 | 14.3 | 18.0 | 89.1 | 96.1 | 103.1 | 11.0 | 13.9 | 17.8 | 87.9 | 95.1 | 102.2 |
| 4岁 | 12.9 | 16.3 | 20.9 | 95.4 | 103.3 | 111.2 | 12.5 | 16.1 | 21.1 | 94.6 | 102.7 | 110.8 |
| 5岁 | 14.3 | 18.3 | 23.8 | 101.2 | 110.0 | 118.7 | 14.0 | 18.2 | 24.4 | 100.5 | 109.4 | 118.4 |
| 6岁 | 16.1 | 20.5 | 26.7 | 106.7 | 116.0 | 125.2 | 15.5 | 20.2 | 27.3 | 105.5 | 115.1 | 124.8 |
| 10岁 | 23.6 | 31.2 | 43.9 | 125.8 | 137.8 | 149.8 | 23.7 | 31.9 | 45.7 | 126.6 | 138.6 | 150.7 |

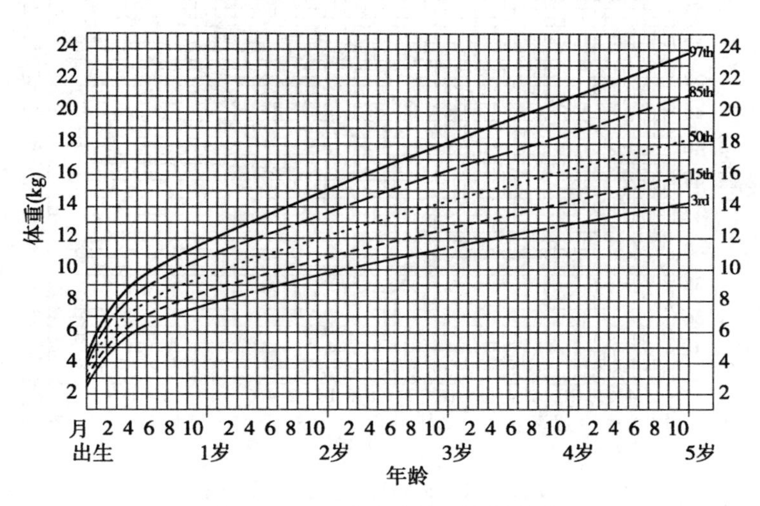


图 2-2　0～5 岁男童体重生长曲线

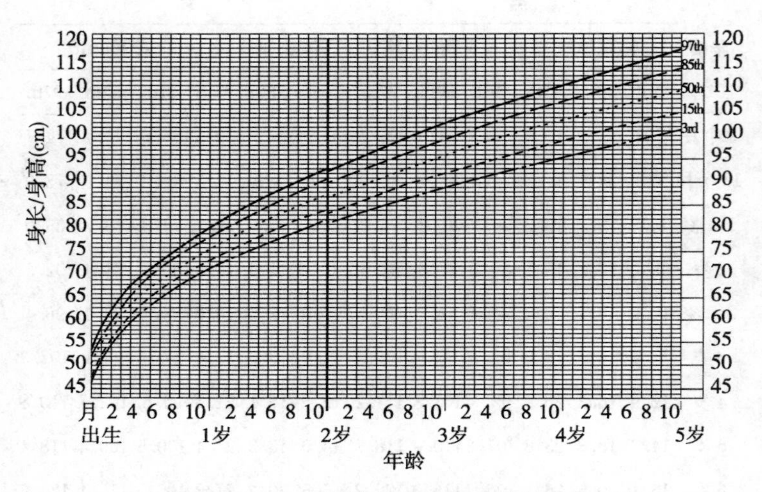


图 2-3 0～5 岁男童身长/身高生长曲线

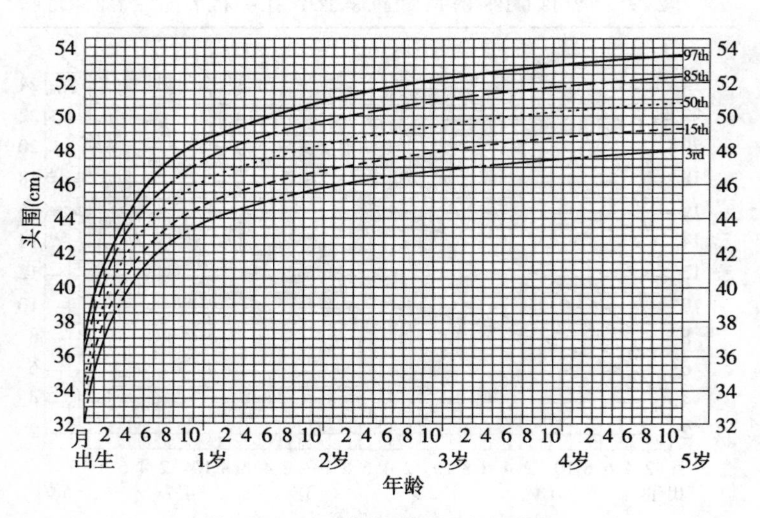


图 2-4 0～5 岁男童头围生长曲线

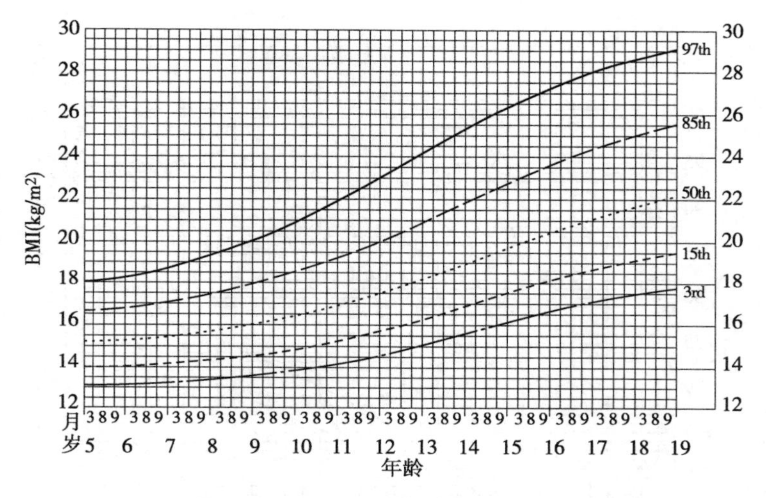


图 2-5 5～19 岁男性 BMI 生长曲线

无论选择国际或国内的标准，生长曲线都是最直观的、便于临床使用的评价工具。每次进行测量后，把体格测量值描记在相对应的生长曲线图上，不仅可以判断该儿童在同质人群中的生长水平，也可以通过连续的数据标记，观察他（她）的生长速度和生长轨道，从而作出正确的评价。值得提出的是，生长速度较之于生长水平对于体格生长的评价更为重要。因为生长速度反映个体的生长轨迹，可以早期发现偏离儿童自身生长轨道的趋势（图 2-7）。

生长曲线图注释：①低体重：年龄的体重（W/A）＜P3。②矮小：年龄的身高或身长（H 或 L/A）＜P3。③消瘦：小于 2 岁者，身长的体重（W/L）＜P3；大于 2 岁者，BMI＜P5。④超重危险：大于 2 岁者，身长的体重（W/L）P85～P94。⑤超重/肥胖：小于 2 岁者，身长的体重（W/L）＞P97；大于 2 岁者，BMI≥P95。

体型匀称度可以通过标记身长（高）的体重或年龄的体质指数曲线进行判断。目前，国际推荐对儿童青少年用 BMI 作为肥胖筛查工具。如果年龄的 BMI 大于第 95 百分位，则为超重（overweight）；在第 85 百分位与第 94 百分位之间，则为超重危险（at risk for overweight）（图 2-8，表 2-13）。图 2-8、图 2-9 分别是 WHO 2007 年公布的男童和女童的 BMI 曲线图。身材匀称度常用坐高/身高比值来表示，随年龄增长比值应逐渐减小（表 2-14）。

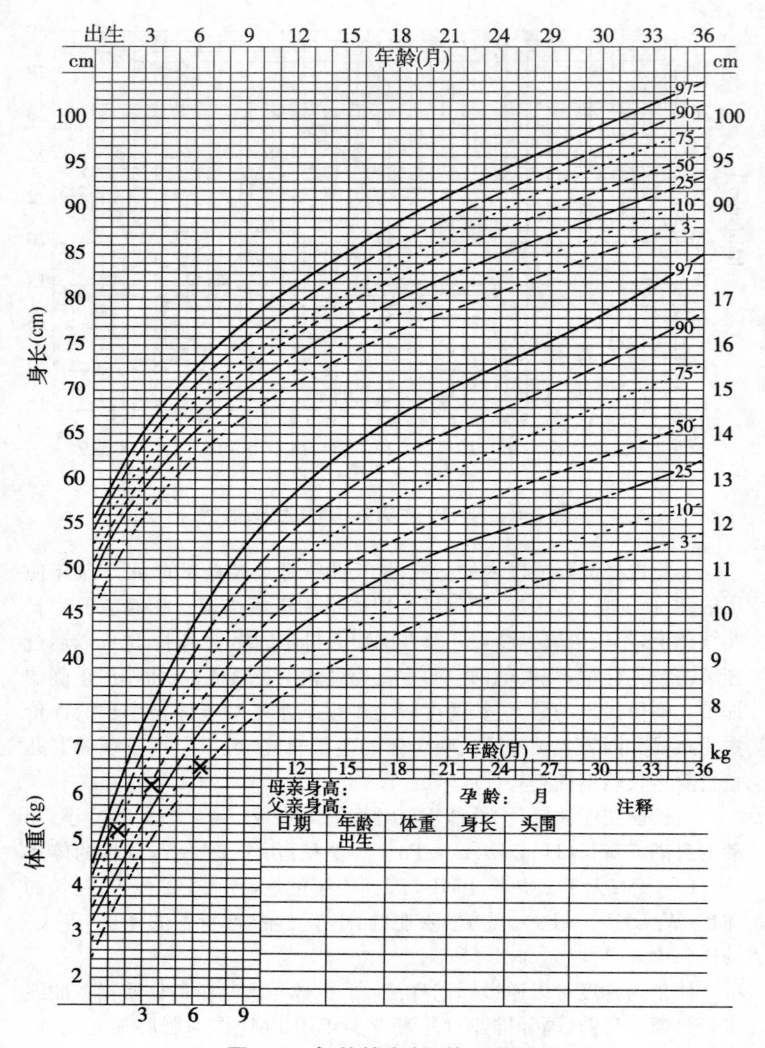


**图 2-6 年龄的身长、体重曲线**

说明：该婴儿连续 3 次体重测量数据虽然都在正常范围内，但是其体重增长速度呈下降趋势，并且超过 2 条主百分位线，相当于 2SD。说明体重增长出现偏离

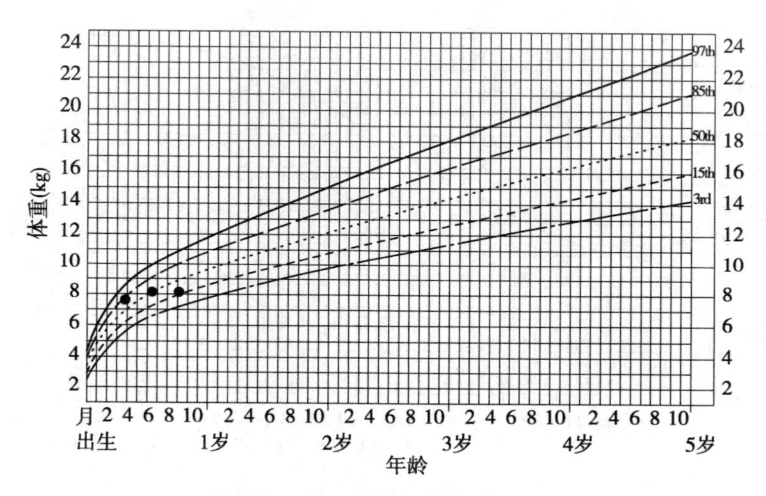


**图 2-7　0～5 岁男童体重生长曲线**

说明：虽然 3 次体重测量值均在正常范围，但生长监测显示生长速度逐渐减慢，偏离自身生长轨道。提示可能有不利于体重增长的因素存在

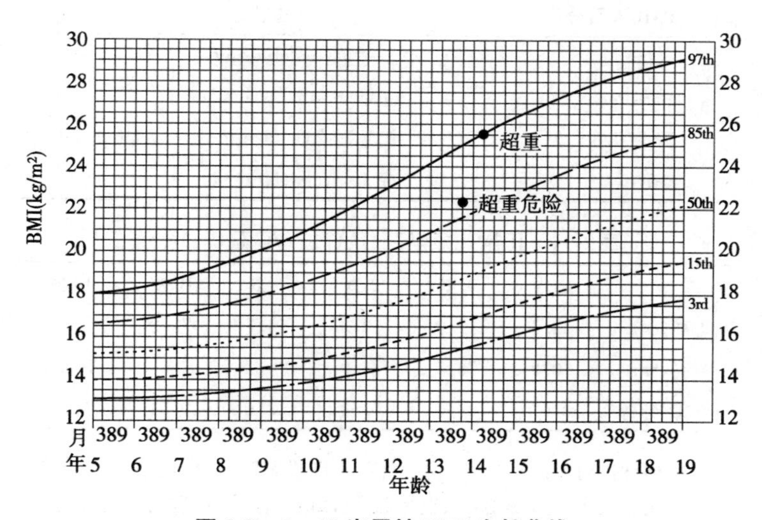


**图 2-8　5～19 岁男性 BMI 生长曲线**

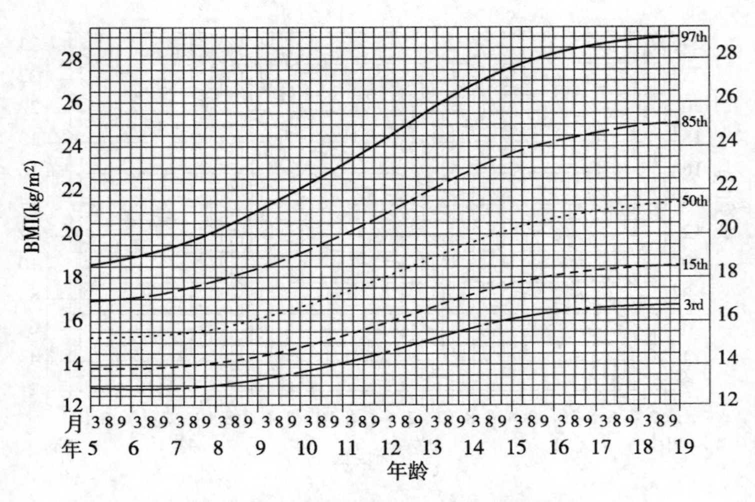


图 2-9 5～19 岁女性 BMI 生长曲线

表 2-13 儿童青少年年龄的 BMI 分级(WHO)

| BMI/A 百分位 | 体重状态 |
|---|---|
| ＜P5 | 低体重(underweight) |
| P5～P84 | 正常(normal weight) |
| P85～P94 | 超重危险(at risk for overweight) |
| ≥P95 | 超重(overweight) |

表 2-14 正常儿童坐高(顶臀长)/身高(长)比值

| | 出生 | 1 岁 | 2 岁 | 6 岁 | 10 岁 | 14 岁 |
|---|---|---|---|---|---|---|
| 坐高(cm) | 33.5 | 47.9 | 53.3 | 64.7 | 73.2 | 86.1 |
| 身高(cm) | 50.2 | 76.5 | 87.9 | 116.2 | 136.6 | 162.5 |
| 坐高/身高 | 0.67 | 0.63 | 0.61 | 0.56 | 0.54 | 0.53 |

体格评价可以用于生长监测、营养不良或肥胖、身材矮小的诊断以及一些骨代谢疾病、内分泌疾病、遗传综合征和神经系统疾病的辅助诊断。

应该强调的是，体格测量指标只能作为疾病诊断的线索和依据之一，必须结合病史、体检和实验室检查，必要时结合膳食评价，才能作出诊断。

## 第二节 发育和行为

发育常常指神经心理功能的发展变化。出生到学龄前期的儿童通过日常行为反映其神经心理发育,大运动、精细运动、语言及个人与社会方面技能的获得可以衡量其发育水平。学龄期以后,发育的证据主要来自儿童认知、记忆、抽象思维、逻辑推理等心理活动,反映其智力水平。

年幼儿的发育通过以下四个方面观察:大运动,视觉与精细运动,听觉与语言,社会、情绪和行为。大运动是发育进程中最明显、最容易观察到的行为,精细运动发育需要有良好的视觉配合,言语与语言发育有赖于正常的听觉,社会、情绪和行为的发育反映了心理发展。随着年龄的增长,儿童可以获得各方面能力,它是稳定而持续的过程,按一定程序进行,但是存在个体差异。

一个行为领域的发育缺陷可能影响其他行为领域的发育。如听力损害可能影响儿童的语言、社会与社会交流技能及行为,询问或检查时应该对所有行为领域进行仔细检查。

**【发育里程碑】**

正常成长过程中,体格生长和神经心理发育同时发生发展。随年龄增长身体在正常范围逐渐长大时,儿童也在不断获得各方面技能。重要的发育技能被称为发育里程碑。表 2-15 示 5 岁以前儿童发育里程碑。

**表 2-15 心理行为发育进程及里程碑**

| 年龄 | 大运动 | 精细运动 | 社会适应性和行为 | 语言 |
|---|---|---|---|---|
| 2 周 | 转动头从一侧到另一侧 | 紧握拳 | 注视人脸 | 对铃声有反应 |
| 2 个月 | 俯卧时抬头 | 眼跟踪物体过中线 | 社会性微笑 | 咿呀发音 |
| 4 个月 | 抬头 90°<br>平卧翻身到俯卧 | 手能握玩具<br>抓面前的物品 | 看自己的手<br>看四周 | 笑出声 |
| 6 个月 | 独坐片刻 | 换手;手摇玩具 | 自己喂食;<br>认识生熟人 | 发出单词音节 |

续表

| 年龄 | 大运动 | 精细运动 | 社会适应性和行为 | 语言 |
|---|---|---|---|---|
| 9个月 | 会爬；会自己坐起来、躺下去、扶栏杆站起来 | 两手指捏取小物品 | 挥手做"再见" | 无意识叫"爸爸、妈妈"；会重复音节；懂几个单词如"再见"的意义 |
| 12个月 | 独走；弯腰拾东西 | 会将积木放进杯中 | 从杯中喝水 | 有意识地叫"爸爸、妈妈"；指自己的五官 |
| 18个月 | 能退着走；能爬台阶 | 能乱画；搭2～3层积木 | 听从简单吩咐会自己进食 | 能说20个左右单词；可以指出身体各部分 |
| 2岁 | 双脚跳 | 画直线；折纸 | 做交往游戏 | 能说2～3个字构成的句子 |
| 3岁 | 单足跳 | 画圆圈 | 会穿衣；知自己性别；与其他孩子一同或轮流玩玩具 | 可以背诵儿歌 |
| 4岁 | 双脚交替下楼可用脚尖站立 | 系扣子；接球模仿画方形 | 可与很多孩子配合玩 | 认识颜色；提问题；讲故事 |
| 5岁 | 双脚轮换跳；跳较低的障碍物 | 系鞋带；用小刀切东西；临摹自己名字 | 玩竞争性游戏，遵守游戏规则 | 表达自己愿望；自由与人交谈 |

**【发育异常的早期判断】**

掌握发育里程碑的意义在于认识个体差异、发育迟缓的儿童。当判断一个年幼儿童发育正常或异常时，一定要询问四个行为方面的每一个方面，明确其目前所处的水平；每一行为领域的发育的顺序；四个行为方面发育水平是否一致，是一个还是多个行为领域落后，确定相当于多大年龄。在判断过程中，应该注意以下问题：

1. 中位数年龄(median age) 是指同龄儿童中1/2人能达到该发育水平的年龄。行为发育个体差异比较大,中位数年龄可以帮助了解正常人群的发育水平。比如:“走”的中位数年龄是12月龄,即12个月时会走的儿童仅占所有12月龄儿童的50%,说明12月龄不会走的儿童异常的可能性比较小,可能是个体差异造成的结果。

2. 限制年龄(limit ages) 是指几乎所有儿童都应该达到该发育水平的年龄。通常距离均值2s。如果超过限制年龄没有达到某发育水平,异常的可能性非常大,需要做进一步的评估、实验室检查和干预。比如:“走”的限制年龄是18月龄,即18个月时会走的儿童占所有18月龄儿童的97.5%,说明18月龄不会走的儿童异常的可能性比较大,有必要进一步评估检查,除外像脑瘫、神经肌肉病变或发育迟缓(global developmental delay,GDD)等疾病。

以下为各行为领域的限制年龄:

(1)大运动:4个月抬头,9个月独坐,12个月独站,18个月独走。

(2)视觉与精细运动:3个月追物,6个月伸手够物,8个月换手,12个月对指。

(3)听觉、言语与语言:7个月咿呀学语;10个月发由元、辅音组合的音;12个月说1个字的词,或有手势如挥手“再见”或摇头,或指点任何物品或图片;18个月说15个单词,或用手势代替说话表示需要;24个月听从简单指令,或模仿单词或动作。

(4)社会行为:6周逗笑,10个月认生,18个月自喂或用勺,24~30个月象征性游戏,36~42个月交往游戏。

3. 尽管儿童各方面能力的获得有相似的模式,但是在一定范围内可以有差异。

**【发育性疾病的诊断步骤】**

1. 病史

(1)出生史:包括第几胎第几产,足月与否、产重,有无产伤窒息;母亲怀孕期间情况:疾病、营养、创伤、情绪、不良生活习惯等。

(2)生长发育史:询问四个行为方面的发育进程,有无眼神接触、情感情绪、冲动、注意力不集中、刻板行为和特殊习惯;体格生长情况。

(3)过去疾病史:包括新生儿黄疸严重、退黄时间延长、脑炎、脑膜炎、抽搐等病史。

(4)家族史:有无类似发育延迟的人,有无智力低下、接受教育困难、注意力缺陷或多动障碍、惊厥等病史。

2. 体检 特别注意以下检查：体重、身高、坐高、头围等；特殊面容、异型特点、畸形、皮纹；神经系统检查如原始反射和姿势、肌力、肌张力、神经系统软体征等。

3. 发育测试 根据年龄选择相应的语言、运动、行为、适应能力、认知、智力量表进行评估，常用的测试方法分筛查性测验和诊断性测验。

(1)筛查法有：

1)丹佛发育筛查测试(DDST)：适用于0～6岁儿童发育筛查及高危儿的发育监测。

2)图片词汇测试(PPVT)：适用于4～9岁儿童听觉、视觉、知识、推理、综合分析、注意力和记忆力的筛查。

3)绘人试验(HFD)：适用于5～9.5岁儿童认知水平筛查。

4)儿童智能筛查测验量表(DST)：适用年龄为0～6岁，是我国自己设计的发育筛查量表。

(2)常用的诊断测试方法

1)格塞尔发育诊断量表：适用于评价和诊断1个月～3岁儿童神经系统发育和功能成熟情况。

2)贝利婴儿发育量表：适用于1个月～3岁，可用于研究婴幼儿心理发育和确定是否有发育迟缓及评价干预后效果。

3)韦氏学龄前及初小智力量表(小韦氏量表)和韦氏儿童智力量表(大韦氏量表)：小韦氏量表适用于4～6.5岁儿童，大韦氏量表适用于6～16岁儿童。通过测试儿童的一般智力水平、言语和操作水平以及知识、计算、记忆、抽象思维等具体能力评估儿童的智力水平。在国内外广泛使用。

(3)适应能力测试：在确诊精神发育迟滞时，必须有适应能力测试结果。

最常用的有婴儿-初中生社会生活能力量表，适用于6个月～15岁儿童，评定儿童的社会生活能力。

(4)行为测试

1)Achenbach儿童行为量表：适用于4～16岁，筛查儿童的社会适应能力和行为问题。

2)Conners行为量表：适用于3～7岁儿童，主要评估儿童的行为问题，特别是注意力缺陷多动障碍。

4. 实验室检查

(1)遗传学检查:如染色体检查、FISH 检查、基因检查。

(2)代谢性疾病筛查:如甲状腺功能、肝功能、骨生化检查、血尿有机酸检查、酶学检查等。

(3)感染方面的检查:除外先天性感染如 TORCH。

(4)影像学:如头颅 B 超、头颅 MRI 或 CT、骨骼的 X 线片等。

(5)神经电生理:如脑电图、肌电图等。

(6)组织学检查:如神经肌肉活检等。

(7)其他:听力、视力等。

发育障碍性疾病包括发育迟缓(global development delay,DD)或智力低下(mental retardation,MR)、孤独症(autism)及孤独症谱系障碍(autism spectrum disorder,ASD)、注意力缺陷多动障碍(ADHD)、脑瘫等,病因很多尚未清楚,诊断也基本上是症状诊断。询问病史、体检、发育测试、实验室检查的过程实际上就是寻找病因的过程,即使采用目前所有的检查手段,大部分仍然不能找到原因。

## 第三节 营养和喂养

儿童需要具有安全的良好质量的食物保障其生长和发育。如果营养摄入不当,则可使体重不增或下降,进而影响身高的增长,严重的营养缺乏可以导致营养不良。儿童(尤其是婴幼儿)的低营养储备、生长对营养的高需求和神经系统的快速发育使其成为最容易受到营养不足威胁的人群。因此,儿科医生应该了解儿童的营养,指导家长进行正确的喂养,不仅对正常儿童生长发育有重要作用,对疾病儿童的康复也有积极影响。

**【营养素的需要量】**

根据中国营养学会 2000 年营养素的分类方法,营养素分为:能量、宏量营养素(包括碳水化合物、脂类和蛋白质);微量营养素(包括矿物质,有常量元素和微量元素及维生素);其他膳食成分(膳食纤维和水)。对于个体来说,均衡营养是指每天摄入的各种营养素达到推荐摄入量(RNI)或适宜摄入量(AI)。中国儿童膳食营养素的参考摄入量(中国营养学会 2000 年)(参见黎海芪,毛萌 2009 年主编的《儿童保健学》第 2 版 p246 附表 2-1、2-2、2-3)。

更多营养素的参考摄入量可在中国营养学会网站上查询:www. cnsoc. org/cn。

【婴儿的喂养】

婴儿的喂养方式有母乳喂养、部分母乳喂养和配方奶喂养。

1. 母乳喂养　母乳喂养是婴儿首选的喂养方法。4～6个月前母乳可以满足婴儿生长发育的需要。

注意事项：

(1)尽早开奶，初乳营养价值高。两侧乳房可以轮换哺喂，使乳房尽量排空，可以促进母乳分泌。

(2)母亲和婴儿都应该保持舒适的姿势，尽量让婴儿含好乳头和乳晕，充分有效地吸吮。

(3)早期可以按需哺乳，满足小婴儿胃容量小的需求，也促进母乳分泌；2～3个月后应定时哺乳。年龄越小的婴儿喂养次数越多，新生儿可能有8～10余次，随着年龄的增长，胃容量的增加，摄入的次数逐渐减少。4～6个月后逐渐停止夜间喂奶，有利于消化功能和婴儿睡眠，也减少引入其他食物的难度；10～12个月应逐渐断离母乳，减少因依恋母乳而母乳营养价值下降、其他食物引入不及时或不易引入造成的营养不良。

(4)关于母乳量是否足够的估计：如果婴儿在每次喂养后能睡2～4小时，体重增长正常，说明母奶足够。

(5)母乳喂养儿应尽早户外活动，适量补充维生素D，400IU/d，由于母乳中维生素K含量低，因此所有新生儿都应该补充适量的维生素$K_1$。

(6)母乳喂养禁忌证：母亲患急慢性传染病(如HIV、活动性肺结核)、重症心肾疾病、慢性消耗性疾病(如糖尿病、恶性肿瘤)等均不宜哺乳。HBV表面抗原携带者并非哺乳禁忌，感染结核无临床症状可以继续哺乳；婴儿有代谢性疾病史(如苯丙酮尿症、半乳糖血症等)不能接受母乳喂养。

2. 部分母乳喂养　母乳不够添加配方奶或母乳喂养引入了其他食物称部分母乳喂养。

注意事项：

(1)4～6月龄前的婴儿母乳不够添加配方奶喂养时，在每次母乳哺喂后立即给予配方奶，此方法称为补授法，有利于母乳分泌。

(2)4～6月龄后婴儿母乳不够添加配方奶时，用配方奶或其他食物完全代替一次母乳喂养的方法，此方法称为代授法，有利于断离母乳。

3. 配方奶喂养　当没有母乳或因各种原因母亲不能进行哺乳时，

用以母乳为模板配方的牛乳或其他兽乳喂养，称为配方奶喂养。牛奶不适合1岁以下婴儿喂养，容易引起肠道出血。

注意事项：

(1)告知家长一定按照配方奶说明配兑奶粉成奶液，不能因婴儿进食量少而增加奶液浓度，或因担心消化不良而稀释奶液；否则可增加肾脏负担或造成营养不良。

(2)奶量的估计：对于6个月以下的婴儿来说，配方奶是其唯一或主要的能量来源，因此可以根据婴儿的体重、能量需要和配方奶100ml提供的热量来估计配方奶奶量。如5kg重的2月龄婴儿，因需热量约500kcal/d，则每天约需要65kcal/100ml配方奶750ml。随着年龄的增长，其他食物逐渐被引入以满足生长发育的需要，婴儿所需能量再不能完全由配方奶来提供。配方奶提供能量占总能量比例在6～9月龄时占2/3，10～12月龄时占1/2。其余部分能量由其他食物供给。配方奶每次喂养时间与婴儿年龄和精力有关，约5～25分钟不等，由于婴儿的食欲一次和另一次都有不同，所以每次兑奶量应多于婴儿平均摄入的奶量，但是不能强迫婴儿吃完配兑的奶，剩余的应该丢弃。

(3)应该让家长知道：打嗝在喂养中是常见的问题。这种由于吞入空气后的打嗝可以避免反流和腹部不适；婴儿几乎都会偶尔有反流或呕吐甚至喷出奶液或奶的凝块的过程，配方奶喂养的孩子中更常见。随着年龄增长，打嗝和吐奶现象逐渐减轻至消失。

(4)特殊配方奶：在一些特殊情况和疾病情况下，如早产儿、牛奶蛋白过敏、乳糖不耐受、苯丙酮尿症等患儿不能适用普通配方奶粉。因此，儿科医生需了解下列特殊配方的奶粉配方特点和适用的人群，如早产儿配方奶、早产儿出院后配方奶、大豆配方奶、氨基酸配方奶、深度水解蛋白配方奶、部分水解蛋白配方奶、去乳糖的配方奶和去苯丙氨酸的配方奶等，为患儿的喂养提供合适的选择。

4. 过渡期食物的引入　婴儿生长到一定月龄时，完全的乳类喂养不能满足其生长发育需要，应该引入其他食物，增加能量和营养素，也为逐渐过渡到成人食物做准备。这期间引入的食物称为过渡期食物(或称辅食)。

引入时间通常为4～6月龄，如果婴儿体重此时没有达到6.5kg，进食奶量少，可以待6月龄或体重增加以后再添加；婴儿奶量很少需要超过1000ml，奶量过多没有任何好处，还替代了其他基本食物的摄入。如果婴儿奶量超过1000ml，则需要增加其他食物。但是，一般来说，过早添加(＜3 月龄)可能导致进食奶量减少、营养不良;过晚添加(＞8 月龄)则可造成咀嚼、吞咽困难。

首选的添加食物应为易于消化吸收、能满足生长需要,不易产生过敏的食物。因为 4～6 个月的婴儿体内储存的铁已消耗,因此选择的食物应能够给婴儿补铁。通常首选强化铁的米粉。

添加原则:由少到多,由稀到稠,由细到粗,由一种到多种。生病时不加新的辅食,腹泻好转一周后再加辅食。添加原则的制定主要是让婴儿口腔、胃肠道、消化吸收功能不论从食物的味道、种类到质地等都有循序渐进的适应过程,同时可以避免食物过敏的发生。

引入其他食物时最好用小勺喂,7～12 个月学用杯,1 岁后逐渐断离奶瓶,有助于婴儿进食技能和行为的发展。

**【儿童和青少年的饮食及习惯培养】**

儿童膳食指南可以参阅中国营养学会中国居民膳食指南(2007年)第二章特定人群膳食指南。还需要注意以下问题:

1. 一岁以上儿童以粮食类食物为主食,奶量摄入仅占总能量的 1/3。适当的奶类摄入可以提供许多重要营养素的来源,如钙元素。但是,过量的奶摄入将减少幼儿进食有营养的、多种类的固体食物。应该让家长知道,由于 1 岁后儿童的生长速度减缓而稳定,对营养的需求有所下降,因此食欲会有下降。并且,由于自身具有一定调节能量摄入的能力,食欲会有波动。

2. 随着年龄的增长,食物应该多样化。2 岁以后的儿童根据食欲、活动和生长需要安排一日三餐和 2～3 次健康的点心餐。碳水化合物每天应该提供大于等于 55%～60%的热量,单糖限制在 10%以内;30%以内的热量应该来自膳食脂肪,其中 10%来自长链多不饱和脂肪酸。牛奶、水果或果汁、饼干等可以作为点心餐的内容,但是对儿童的果汁摄入应加限制,4～6 岁每天 120～180ml,7～18 岁每天 300ml 左右。点心餐的量和时间安排以不影响正餐进食为准。

3. 在培养儿童正确饮食习惯的过程中,医生、家长和儿童都有不同的作用,儿科医生应该向家长和儿童宣教各种营养素的食物来源,教育家长认识自己和儿童在进餐中不同的作用:家长的作用是决定“给孩子吃什么、什么时候吃和在哪里吃”,而孩子的作用是决定“是否吃、吃什么和吃多少”。建立良好的进食氛围,鼓励 1～2 岁以后儿童与家人同桌进餐,并逐渐要求孩子自己进食。不要强迫进食，进餐时不能看电视或玩玩具；不宜以食物作为奖励或惩罚；对年长儿和青少年要求尽量不吃洋快餐，规律进餐，避免盲目节食。

**【营养评价】**

个体的营养评价，就是通过体格测量指标评价、病史、膳食调查、体格检查和相应的实验室检查综合评判机体的营养状态。对于说明个体营养素摄入是否充足、各种原因的营养不良、肥胖等临床营养问题有重要意义。

体格生长指标的评价方法见第一节。短期的营养不良主要影响体重，长期的营养不良可以影响身高的增长，身高的体重或BMI也是判断营养不良和肥胖的常用指标（见第六章）。医生不能仅依据体格指标作出诊断，必须结合病史和膳食调查。详尽的出生史、喂养史、生长发育史、既往疾病史、家族史等可以帮助了解患儿营养方面存在的危险因素或病因；膳食调查可以采取各种调查方法，通过家长、带养人等提供的信息，了解1～3天或最近24小时内摄入食物的回顾性资料进行分析，得到患儿的各种营养素摄入量，与同年龄同性别的儿童需要量进行比较，可以判断患儿的膳食是否均衡以及需要及时纠正的问题。体格检查可以发现患儿有无特殊的体征，有助于寻找病因，了解有无并发症的情况。实验室检查对明确哪种营养素缺乏、缺乏程度、营养问题的严重程度以及确定病因、有无并发症等有意义。

## 第四节　预防接种

预防接种的广泛推行对感染性疾病的降低发挥了巨大的作用。

**【儿童预防接种程序】**

见表2-16。

**【预防接种的禁忌证】**

1. 免疫缺陷病、免疫抑制剂使用者禁用活疫苗。
2. 惊厥者、脑损伤者禁用流脑、乙脑和百白破等疫苗。
3. 严重慢性病、活动期肺结核禁接种；原则上孕妇不能接种。
4. 过敏体质慎接种。
5. 高热、急性传染病密切接触者、重症腹泻暂缓接种。

**【预防接种的副作用】**

1. 正常反应　局部反应为红肿、痛、不适；全身反应为轻度发热、

表 2-16 中国儿童预防接种程序

| 疫苗 | 年(月)龄 | | | | | | | | | | | |
|---|---|---|---|---|---|---|---|---|---|---|---|---|
| | 出生时 | 1月 | 2月 | 3月 | 4月 | 5月 | 6月 | 8月 | 18～24月 | 2岁 | 4岁 | 6岁 |
| 乙肝疫苗 | 第1剂 | 第2剂 | | | | | 第3剂 | | | | | |
| 卡介苗 | 1剂 | | | | | | | | | | | |
| 脊灰疫苗 | | | 第1剂 | 第2剂 | 第3剂 | | | | | | 第4剂 | |
| 百日破疫苗 | | | | 第1剂 | 第2剂 | 第3剂 | | | 第4剂 | | | |
| 麻风疫苗（麻疹疫苗） | | | | | | | | 1剂 | | | | |
| 麻腮风疫苗（麻腮疫苗、麻疹疫苗） | | | | | | | | | 1剂 | | | |
| 乙脑减毒活疫苗 | | | | | | | | 第1剂 | | 第2剂 | | |
| 乙脑灭活疫苗 | | | | | | | | 第1、2剂 | | 第3剂 | | 第4剂 |
| A群流脑疫苗 | 出生时 | 1月 | 2月 | 3月 | 4月 | 5月 | 6—18月 | | 18—24月 | | 3岁 | 6岁 |
| | | | | | | | 第1、2剂 | | | | | |
| A+C流脑疫苗 | | | | | | | | | | | 第1剂 | 第2剂 |
| 甲肝减毒活疫苗 | 出生时 | 1月 | 2月 | 3月 | 4月 | 5月 | 6月 | | 18月 | | 24—30月 | |
| | | | | | | | | | 1剂 | | | |
| 甲肝灭活疫苗 | | | | | | | | | 第1剂 | | 第2剂 | |

不安、全身不适等，一般 3～5 天可以减轻到逐渐好转，不需要做处理，或对症处理。

2. 异常反应　晕厥、过敏性休克、过敏性皮疹、神经血管性水肿、局部过敏性坏死等，告知家长及时留院或送医院治疗。

（程　茜）

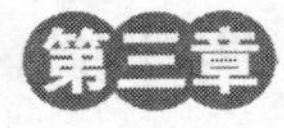

# 儿童急救

## 第一节　儿童院前医疗急救

**【院前医疗急救的概念】**

院前急救是指各种危及生命的急诊，如窒息、溺水、创伤、中毒、灾害事故等在到达医院之前进行的紧急救护，包括现场抢救和监护转运两个重要环节，是急诊医疗体系的重要组成部分。及时、恰当的院前紧急救护，不仅为挽救生命与院内的继续治疗赢得时间、创造条件；还关系到危重患儿和受伤儿童的功能恢复；同时，对改善伤病儿童的死亡率与致残率起关键性作用。

1. 儿童院前医疗急救的特点　儿童院前急救是一门独立的临床医学科，与院内急救大不相同，具有以下特点：

(1)小儿病种多样且病情复杂，涉及多学科、跨专业疾病。常见高热、惊厥、窒息、昏迷、气管异物、中毒、溺水、外伤等。

(2)小儿起病急，病情变化快，死亡率高，挽救生命的黄金时间往往就在数分钟内，要求急救医护人员现场判断病情及时、准确，处理果断迅速。

(3)高风险性，不但存在较大技术风险，更存在人身再伤害风险，如：进入环境恶劣的灾害现场、火场、刑事犯罪现场，救护车本身的交通事故等等。

(4)现场急救的环境大多较差，有时在马路街头，人群拥挤、声音嘈杂、光线暗淡；有时甚至险情未除，又可能会造成人员再伤亡。运送途中，车辆颠簸、震动和噪音可能给一些必要的医疗护理操作(如听诊、测量血压、吸痰、注射等)带来困难。

(5)社会性强，工作范围往往超出医疗领域，要与社会各界打交道，如患者家属、老师、记者等，这就要求医院急救医护人员具有责任心、同情心和耐心。努力做好医患沟通、减少医疗纠纷，以便顺利对患儿进行救治。

2. 儿童院前医疗急救系统

(1)通信系统:通信网络是急救应急能力的基础,各大小城市应装备急救报警电话(120 电话),实现有线通信和无线通信。通信网络要求能迅速接受呼救信息,并能与指挥机构、抢救现场、救护车、医院及政府部门密切联系。急救人员与医院之间的联络必须正规化,使重要的病情信息不致遗漏,以便儿童急救中心或儿童专科医师对随车人员进行指导。

(2)调度人员:调度人员接到呼救信号后,经简单对话(有条件留下录音),记录具体位置及病情。根据病情的轻重缓急和病种,派遣急救人员、相关儿童专科医生及救护车。

(3)急救人员培训:急救人员必须具有儿科救护专业知识和急救技能,如心肺复苏、气管插管、除颤、心电监护、异物阻塞的处理、外伤骨折、出血现场处理、各种穿刺技术等。同时急救人员要求进行定期培训、演练,以提高抢救水平和应急能力。

(4)救护车与设备:救护车要求性能良好、医疗急救设备齐全,保证将患儿安全送到医院。医疗设备包括不同年龄的复苏器、气管插管钳及各种型号导管、心电监护仪、除颤器、呼吸机、氧气、负压吸引器、各种急救药品等。

(5)管理者与指挥系统:院前急救管理者应制定儿童院前医疗急救管理制度及流程;收集与整理信息资料,组织与指挥整个院前急救系统的运作。如发生突发公共群体性伤害事件,管理者必须到达现场指挥整个院前急救,并与各级领导部门及时联系,完成救治及转运分流受伤患者的任务。

(6)完善院前急救资料:救护人员应及时规范地书写病历、抢救记录、转运记录;书面病情告知、病危通知及转运风险评估,同时须家属签字。

(7)全民普及急救知识:通过普及急救知识,提高全社会的急救意识和能力。在儿科急症生存链中,第一环节是发现问题,早期预防为主。父母、保育员及学校员工都必须受训学会:①识别患儿及受伤儿童;②提供初步救助;③及时通知医疗急救系统;④熟悉本地急救单位分布情况。

3. 儿童院前医疗急救的两个重要环节及原则

(1)现场抢救:指第一施救者应由现场人员承担,一边施救一边通知急救中心、附近医疗单位。急救医疗人员到达现场后立即病情评估、积极抢救,包括心肺复苏、吸氧、气管插管、除颤、建立静脉通道和给药等。

(2)转运:儿童院前转运不是简单的运输,在转运途中继续进行高水平抢救,严密监护和评估患儿病情,并及时处理,保症患儿生命稳定。

同时，向适于救治患儿的最近医院运送。

(3)儿童院前急救的基本原则：先救命后治病、先复苏后稳定、先止血后包扎、先重伤后轻伤、先救治后转运、急救与呼救并重。

4. 儿童院前急救设备 见表3-1。

**表3-1 儿童院前急救设备**

| 院前急救基本生命支持设备 | 院前急救高级生命支持设备（除应有基本生命支持设备外，还应有以下设备） |
|---|---|
| 硬颈领-婴儿、儿童、成人(0～5) | 带监护的除颤器，监护装置 |
| 口咽气道-婴儿、儿童、成人 | 直式喉镜(1～2)，曲式喉镜(2～4) |
| 复苏器-婴儿、儿童和成人储气囊 | 婴儿、儿童和成人型号的气管内导管(2.5～6) |
| 复苏面罩-婴儿、儿童、成人 | 儿童和成人Magill钳 |
| 血压计袖带-婴儿、儿童、成人 | 气管内导管：无套囊2.5～6.0；带套囊6.0～8.0 |
| 输氧装置 | 臂板-婴儿、儿童、成人型号 |
| 面罩-婴儿、儿童、成人 | 静脉导管14～24号 |
| 鼻导管-婴儿、儿童、成人 | 微显静脉输液装置 |
| 便携式吸引器，球形吸引器 | 骨穿针 |
| 吸引器导管-婴儿、儿童、成人 | 药物剂量表或计算尺 |
| 背板，肢体夹板，止血带 | 便携式呼吸机 |
| 颈固定装置-婴儿、儿童、成人 | 导尿管 |
| 静脉输液装置 | 缝合包，胸穿包 |
| 复苏药物，静脉用液体 | 暖箱(新生儿) |
| 听诊器，无菌手套，注射器，胶布 | |
| 开口器，拉舌钳，止血钳 | |

(赵 平)

# 第二节 儿童重症医学

## 一、小儿心跳呼吸骤停和心肺脑复苏

**【概述】**

最新的国际《心肺复苏及心血管急救指南》于2010年重新修订。

新指南对复苏程序进行了较大的修改，将成人、儿童和婴儿（不包括新生儿）的基础生命支持程序从 A-B-C（开放气道、人工呼吸、胸外按压）更改为 C-A-B。为所有年龄段的患者应用 C-A-B 方法，希望能简化复苏程序，提高旁观者实施心肺复苏的概率。

**【心跳呼吸骤停常见原因】**

1. 呼吸系统疾病　上气道阻塞（异物、反流、喉痉挛、喉水肿等）、呼吸衰竭（重症肺炎、严重哮喘持续状态等）。

2. 循环系统疾病　休克、先天性心脏病、心肌炎、心包炎、严重心律失常、心力衰竭。

3. 中毒与药物过敏　各种药物或毒物中毒、麻醉意外、镇静剂过量、青霉素过敏等。

4. 中枢神经系统疾病　颅内感染、颅内出血、颅内肿瘤、脑疝。

5. 肌肉神经疾病　重症肌无力、感染性多发性神经根炎、进行性肌营养不良等。

6. 创伤和意外　窒息、溺水、颅脑外伤、胸廓损伤或张力性气胸等。

7. 严重酸碱失衡和电解质紊乱。

**【诊断要点】**

心搏骤停常有如下临床表现：①突然出现昏迷，部分患儿有一过性抽搐；②瞳孔扩大；③大动脉搏动消失；④心音消失及心动过缓；⑤呼吸停止或严重呼吸困难；⑥心电图显示等电位和极缓慢心律。

临床上迅速而准确的诊断依据是：①突然出现昏迷；②大动脉搏动消失；③呼吸停止。

**【治疗】**

1. 基本生命支持（basic life support，BLS）

（1）确定反应性：通过轻拍和大声呼叫来判断患儿有无反应。

（2）确定有无呼吸：有规则的呼吸，则不需要 CPR；无呼吸但脉搏存在，则单作人工呼吸 12～20 次/分（3～5 秒 1 次），每 2 分钟要检查一次脉搏。

（3）胸外按压（circulation，C）：无反应，没有呼吸或不能正常呼吸（仅有喘息），应在 10 秒钟内确定有无脉搏，如未触及脉搏，或心率小于 60 次/分，且有体循环灌注不良表现时，即开始胸外按压。强调高质量心肺复苏：用力压（胸骨下陷深度至少为胸部前后径的 1/3）；快速压（按压频率至少 100 次/分、新生儿 120 次/分）。

（4）开放气道（airway，A）：清除口咽分泌物、呕吐物和异物，一般采用压额抬颌法开放气道，如怀疑患者颈部受伤，可采用提下颌角法（托颌法)开放气道。

(5)人工呼吸(breathing,B)

1)口对口(口鼻)人工呼吸:现场没有复苏器等器械时采用。按压与呼吸比,新生儿:3∶1;婴儿和儿童:单人复苏是30∶2,双人是15∶2;成人:30∶2。

2)人工复苏囊面罩通气:选择合适的面罩,固定面罩采用"E-C夹"法。

2. 高级生命支持(advanced life support,ALS)

(1)供氧:BLS和ALS在自主循环尚未恢复时推荐吸入纯氧(新生儿可采用空气复苏)。自主循环恢复后,应以最低的吸入氧浓度保证动脉血氧饱和度($SaO_2$)≥94%。

(2)气管插管:气管插管后通气频率大约6~8秒1次(每分钟8~10次),见表3-2。

**表3-2 气管导管型号的选择和气管插管深度**

| 年龄 | 导管型号选择(mm) | 气管插管深度(cm) |
| --- | --- | --- |
| 早产儿 | 2.5 | 8~9 |
| 足月新生儿 | 3 | 9~10 |
| 6个月 | 3.5 | 10 |
| 12个月 | 4 | 11 |
| 2岁以上 | 有囊=年龄/4+3.5<br>无囊=年龄/4+4 | 年龄/2+12 |

(3)药物治疗

1)给药途径:首选静脉通路;也可建立骨髓通路或经气管内给药。

2)儿科常用复苏药物:见表3-3。

**表3-3 儿科常用复苏药物**

| 药物 | 剂量 | 适应证 | 备注 |
| --- | --- | --- | --- |
| 肾上腺素 | iv/io:0.01mg/(kg·次)[1∶10 000,0.1ml/(kg·次)]<br>et:0.1mg/kg[1∶1000,0.1ml/(kg·次)]<br>最大剂量:<br>iv/io:1mg;et:2.5mg | 为心肺复苏首选药物 | 肾上腺素不能与碱性液在同一管道输注;药物不能渗出,易致局部皮肤坏死、溃疡形成。3~5分钟后可重复 |

续表

| 药物 | 剂量 | 适应证 | 备注 |
| --- | --- | --- | --- |
| 腺苷 | 首剂：0.1mg/kg（最多6mg）<br>重复：0.2mg/kg（最多12mg） | 有症状的室上性心动过速治疗首选药物。必须注意，腺苷不得用于非规则宽QRS波群心动过速 | 在连续心电监护下用药<br>快速推注并用生理盐水冲洗 |
| 胺碘酮 | 5mg/(kg·次)(iv/io)，重复达15mg/(kg·次)，最大剂量300mg | 各种室上性或室性心律失常 | 监测心电图和血压；注意调整注射速度，出现灌注心率时给药要慢（20～60分钟）；谨慎合用其他可引起QRS间期延长的药物 |
| 阿托品 | iv/io：0.02mg/(kg·次)<br>et：0.04～0.06mg/(kg·次)<br>最小单次剂量：0.1mg<br>最大单次剂量：0.5mg<br>如果需要，可重复使用 | 心动过缓、房室传导阻滞伴室率缓慢的患儿 | 有机磷农药中毒可大剂量使用；新指南不再建议在治疗无脉性心电活动(PEA)/心搏停止时常规性地使用阿托品 |
| 葡萄糖 | 0.5～1g/kg(iv/io)<br>新生儿：5～10ml/kg(D10W)<br>婴儿、儿童：2～4ml/kg(D25W)<br>青少年：1～2ml/kg(D50W) | 低血糖 | 心肺复苏不常规使用 |
| 利多卡因 | 1mg/(kg·次)，可重复，总量<5mg/kg<br>维持量：20～50μg/(kg·min) | 复发性室性心动过速、心室纤颤或显著性的异位节律(频发室性期前收缩) | 心输出量低或肝、肾衰竭时发生毒性反应的危险性增加 |

续表

| 药物 | 剂量 | 适应证 | 备注 |
| --- | --- | --- | --- |
| 碳酸氢钠 | 1mmol/kg（iv/io），缓慢给药 | 只有在进行有效的通气给氧、肾上腺素和胸外按压，心跳仍未恢复者，可考虑使用碳酸氢钠；高钾、三环抗抑郁药导致心脏毒性可用碱性药物 | 心肺复苏不常规使用；注意监测血气分析 |

注：iv/io：静脉/骨髓内注射；et：气管内给药

(4)除颤：心电图证实无脉 VF 或 VT 时，尽早除颤，首次 2J/kg，若无效，需进行第 2、3 次，剂量为 4J/kg 或更大(不超过 10J/kg 或成人剂量)。

3. 复苏后综合治疗(postresuscitation stabilization)

(1)维持呼吸功能。

(2)维持有效循环：给予血管活性药物维持血压和心输出量，改善心肌功能和脏器灌注。

(3)积极脑复苏：脑功能能否恢复，为衡量复苏成败的关键。

1)维持足够的脑血流灌注：维持正常的血压，保证脑细胞氧供和能量供应。

2)减轻脑水肿，防治颅内高压。

3)镇静止痉降低脑细胞代谢。

4)亚低温疗法(32～34℃)：维持 12～24 小时，以降低脑代谢，减轻脑水肿。

(4)维持肾功能。

(5)维持水电解质和酸碱平衡，控制高血糖。

(6)治疗原发疾病，防治感染。

**【终止心肺复苏指征】**

对心肺复苏 30 分钟以上心跳仍未恢复，可考虑停止复苏。

## 二、小儿急性呼吸衰竭

**【概述】**

急性呼吸衰竭(respiratory failure)是指由于各种直接或间接原因

导致呼吸功能异常，引起通气和(或)换气功能障碍，导致缺氧和(或)二氧化碳($CO_2$)潴留。可分为泵衰竭和肺衰竭两大类。泵衰竭与中枢性、周围性呼吸机制障碍有关，为通气功能障碍，表现为 $PaCO_2$ 升高，继之出现低氧血症。肺衰竭主要由肺实质病引起，为换气功能障碍，表现为低氧血症，后期可因呼吸肌疲劳导致 $PaCO_2$ 升高。儿童呼吸衰竭多为急性呼吸衰竭，病情进展快，可迅速引起多脏器功能障碍，具有较高的死亡率。

**【病史要点】**

1. 有无发热、咳嗽、喘息；有无昏迷、抽搐；有无夜间阵发性呼吸困难、端坐呼吸等。

2. 有无异物吸入。

3. 有无颅脑外伤、胸部外伤和意外(溺水或呼吸道烧伤)。

4. 是否用过抑制呼吸的药物。

5. 既往史　有无发生呼吸困难的既往史，有无哮喘或呼吸道过敏史及先天性心脏病史，有无引起呼吸窘迫的先天畸形(如横膈疝、食管闭锁)。

6. 新生儿注意围产期病史　母亲用药情况，分娩是否顺利，有无早产，有无宫内窒息。

**【体检要点】**

1. 观察患儿精神意识状态

2. 观察呼吸困难的程度、类型，是中枢性还是周围性呼吸困难；是吸气性、呼气性还是混合性呼吸困难。

3. 有无心、肺或其他畸形；要注意双侧呼吸音是否对称、呼气相和吸气相的比例；有无反常或矛盾呼吸；双侧胸廓是否对称、有无皮下气肿；有无腹胀。

4. 监测呼吸、心率、血压、脉氧饱和度。

**【辅助检查】**

1. 动脉血气分析

2. 胸部影像学检查　胸部X线检查、CT和气道重建、放射性核素肺通气/灌注扫描等。

3. 纤维支气管镜检查　兼有诊断和治疗的作用。

4. 肺功能检测。

**【诊断要点】**

1. 临床表现

(1)呼吸改变：周围性呼吸衰竭表现为呼吸频率增快、呼吸费力、鼻扇、三凹征、点头呼吸、呻吟等，后期出现呼吸无力或减慢、精神委靡提示呼吸衰竭严重，可很快出现呼吸停止。中枢性呼吸衰竭表现为呼吸节律不齐，可出现潮式呼吸、叹息呼吸、抽泣样呼吸、呼吸暂停等。

(2)低氧血症：早期缺氧时表现为发绀、心率增快、心音低钝、烦躁，严重缺氧时可出现血压下降、心律失常、昏迷、惊厥、肝肾功能损害、消化道出血、肠麻痹等。

(3)二氧化碳潴留：早期可出现烦躁不安、多汗、头痛。在 $PaCO_2$＞80mmHg(10.7kPa)时，出现定向能力减弱、淡漠、嗜睡、谵妄等意识障碍。$PaCO_2$＞120mmHg(16kPa)时，可出现昏迷、抽搐，甚至出现脑疝症状体征，同时可伴有各种反射抑制、面色潮红、肌肉震颤等。

2. 血气诊断标准

(1)在海平面标准大气压下，于静息条件下呼吸室内空气，并排除发绀性心脏病的前提下，取动脉血测定。

1)呼吸功能不全：$PaO_2$＜80mmHg(10.7kPa)，$PaCO_2$＞45mmHg(6.0kPa)，$SaO_2$＜91%。

2)Ⅰ型呼吸衰竭：$PaO_2$＜50mmHg(6.67kPa)，$SaO_2$＜85%。

3)Ⅱ型呼吸衰竭：$PaO_2$＜50mmHg(6.67kPa)，$PaCO_2$＞50mmHg(6.67kPa)。

(2)在吸氧的条件下，可测定氧合指数($PaO_2/FiO_2$)作为呼吸衰竭严重程度的指标，若＜250mmHg(33.3kPa)可诊断急性呼吸衰竭。

(3)肺泡动脉氧分压差($A\text{-}aDO_2$)：判断有无肺弥散功能障碍和通气/血流比值失调，参考值5～15mmHg，＞15mmHg提示有肺内分流。

**【呼吸衰竭评估】**

1. 呼吸频率　呼吸增快、气促是婴儿呼吸困难的首要表现。若婴儿呼吸＞80次/分时，易引起呼吸肌疲劳，而当危重患儿呼吸频率减慢或节律不规则时，常表明病情恶化。

2. 呼吸做功　产生鼻扇、三凹征、点头呼吸、呻吟、吸气性喘息和呼气延长是呼吸功明显增加的体征。吸气性喘鸣(吸气相高调音)提示是上气道阻塞；呼气延长(呼气性喘鸣)是下呼吸道阻塞的体征。

3. 通气　潮气量和有效通气量是通过观察胸廓扩张和听诊呼吸音来评估的，胸廓膨胀减弱可以是通气不足、气道阻塞、肺不张等引起。

4. 皮肤颜色和温度　发绀是低氧血症的主要表现，但当环境温度低和肢端灌注差时，皮肤也可出现花纹、发凉。

**【治疗】**

1. 病因治疗。

2. 保持呼吸道通畅，改善通气功能。

3. 氧疗 根据患儿病情和缺氧程度，可采用不同的给氧方式。

(1)鼻导管或鼻塞给氧：$FiO_2$ 可达 30%～40%。

(2)开放式面罩：$FiO_2$ 可达 45%～60%。

(3)氧气头罩：$FiO_2$ 可达 50%～60%且较恒定。

(4)持续正压给氧(CPAP)：适用于肺内分流增加导致严重低氧血症用普通给氧效果不好患儿。可以经鼻塞法、面罩法或气管插管进行 CPAP。

4. 气管插管与机械通气 以下情况者建议行机械通气：①上气道梗阻。②频繁呼吸暂停或呼吸骤停。③呼吸表浅、微弱，双肺呼吸音降低。④呼吸肌(肋间肌、膈肌)麻痹，不能维持正常呼吸或血氧饱和度。⑤血气分析：$PaCO_2 > 60mmHg$；吸入 $FiO_2$ 60%时，$PaO_2 < 60mmHg$。根据年龄大小和病情轻重，选择恰当的机械通气模式和呼吸机参数，根据病情进展和血气分析随时调整。

5. 维持水电解质和酸碱平衡。

6. 营养支持治疗。

7. 维护脏器功能。

## 三、感染性休克

**【概述】**

脓毒症(sepsis)定义为感染引起的全身炎症反应综合征。脓毒症合并心血管功能障碍称感染性休克(septic shock)或脓毒性休克。引起感染性休克的病原体包括细菌、病毒、真菌、支原体、立克次体等，但以细菌最常见。各种病原体及毒素侵入人体后，由于机体炎症免疫反应失控，从而导致微循环障碍、组织细胞血液灌注不足、重要生命器官急性功能不全等临床症状。严重脓毒症或脓毒性休克治疗困难，医疗费用昂贵，是引起危重患儿死亡的重要原因。

**【病史要点】**

1. 全身各组织脏器低灌注表现 面色有无苍白或青灰，口唇、指、趾端有无发绀，皮肤有无发花，手足有无发凉、湿冷。少数“暖休克”病例早期表现为面色暗红、四肢温暖；详细询问患儿神志，有无烦躁或嗜睡，有无惊厥、昏迷；询问尿量有无明显减少或无尿；有无气促甚至呼吸节律不整等。

2. 原发感染病灶或原发疾病的表现 有无寒战、高热或体温不升，有无咳嗽、气促、呼吸困难及发绀，有无腹泻、呕吐，有无惊厥、昏迷，皮肤瘀点、瘀斑等。

**【体检要点】**

1. 皮肤黏膜的颜色　苍白或青灰，有无皮疹或瘀点、瘀斑等。

2. 手足发凉、湿冷的程度。

3. 精神反应，意识障碍的程度，有无神经系统阳性体征。

4. 血压、呼吸、心率、毛细血管再充盈时间、肛(趾)温差。

**【辅助检查】**

1. 血常规。

2. 病原学检查　在抗菌药物治疗前常规进行外周血(或其他体液、渗出液)和脓液培养(包括厌氧菌培养)及药敏试验。

3. 组织脏器损害标志　肝功、肾功能、心肌酶谱。

4. 血气分析、血乳酸及电解质测定　血乳酸水平及乳酸清除率反映休克时微循环和代谢的状况，对判断预后有意义。

5. 有关DIC的检查。

6. 其他　心电图、X线检查及超声心动图等按需进行选择。

**【诊断要点或诊断标准及鉴别诊断】**

1. 诊断要点　休克诊断标准参照儿科感染性休克(脓毒性休克)诊疗推荐方案。

(1)感染性休克代偿期：临床表现符合下列6项中3项：①意识改变：烦躁不安或委靡，表情淡漠，意识模糊，甚至昏迷、惊厥。②皮肤改变：面色苍白发灰，唇周、指趾发绀，皮肤花纹，四肢凉。如有面色潮红、四肢温暖、皮肤干燥为暖休克。③外周动脉搏动细弱，心率、脉搏增快。④毛细血管再充盈时间≥3秒(需除外环境温度影响)。⑤尿量<1ml/(kg·h)。⑥代谢性酸中毒(除外其他缺血缺氧及代谢因素)。

(2)感染性休克失代偿期：代偿期临床表现伴血压下降(收缩压<该年龄组第5百分位或<该年龄组参考值2个标准差)。即：1～12个月<70mmHg，1～10岁<70mmHg+[2×年龄(岁)]，≥10岁<90mmHg。

2. 鉴别诊断　需与心源性休克、低血容量休克及过敏性休克等进行鉴别诊断。

**【病情观察及随访要点】**

1. 有无呼吸窘迫、严重低氧血症和高碳酸血症等呼吸窘迫综合征的征象。

2. 有无少尿或无尿、血中尿素氮和肌酐进行性增高、代谢性酸中毒等肾衰竭征象。

3. 有无黄疸、腹腔积液、出血倾向和肝性脑病等肝功能衰竭征象。

4. 有无昏迷、抽搐、肢体瘫痪、病理性神经反射、瞳孔不等大等脑水肿和呼吸抑制等征象。

5. 有无皮肤瘀点和瘀斑、内脏广泛出血等 DIC 表现。

【治疗】

1. 控制感染　在明确严重脓毒症 1 小时内给予抗生素治疗，病原未明确前联合使用广谱高效抗生素。

2. 液体复苏　迅速建立 2 条静脉或骨髓输液通道。条件允许应放置中心静脉导管。

(1)第 1 小时快速输液：常用 0.9%氯化钠 20ml/kg 于 5～10 分钟内经静脉推入，第 1 小时快速输液常常需要 40～60ml/kg 或更多。注意：当出现心功能衰竭、肺水肿临床体征而血流动力学无改善时应立即减慢液体输注速度。

(2)继续和维持输液：继续输液可用 1/2～2/3 张液体，6～8 小时内输液速度 5～10ml/(kg·h)。维持输液用 1/3 张液体，24 小时内输液速度 2～4ml/(kg·h)。在保证通气前提下，根据血气分析结果给予碳酸氢钠，使 pH 达 7.25 即可。

3. 血管活性药　在早期液体复苏阶段，甚至低血容量还未完全纠正时，可用升压药来维持灌注压。必须根据休克的不同阶段和血流动力学特点应用血管活性药物。

(1)液体复苏难以纠正的低血压患儿首选多巴胺，5～10μg/(kg·min)持续泵注，根据血压监测调整剂量，最大不宜超过 20μg/(kg·min)。

(2)冷休克有多巴胺抵抗时首选肾上腺素，0.05～2μg/(kg·min)持续泵注。

(3)暖休克有多巴胺抵抗时首选去甲肾上腺素，0.05～0.3μg/(kg·min)持续泵注。

(4)伴有心功能障碍可用正性肌力药物。常用多巴酚丁胺 5～10μg/(kg·min)持续静脉泵注，最大不宜超过 20μg/(kg·min)。多巴酚丁胺抵抗者，可用肾上腺素。若存在儿茶酚胺抵抗，可选用磷酸二酯酶抑制剂氨力农、米力农。

(5)心功能障碍严重且存在高外周阻力，在液体复苏及应用正性肌力药物基础上，可使用血管扩张剂，如硝普钠 0.5～8μg/(kg·min)。

4. 激素治疗　对儿茶酚胺抵抗、可疑或被证实存在肾上腺功能不全的儿童可采用激素治疗。目前，主张小剂量、中疗程使用激素。

5. 血糖控制　目前儿童的最佳血糖浓度范围还不明确，治疗中应注意监测血糖浓度。

6. 纠正凝血障碍　早期可给予小剂量肝素 5～10U/kg 皮下注射或静脉输注，每 6 小时 1 次。若已明确有弥散性血管内凝血，则应按常规治疗。

7. 其他　如肾脏替代疗法、体外膜肺(ECMO)。

【预防】

早期积极控制感染，认识发生休克的高危因素并积极预防。

## 四、过敏性休克

【概述】

过敏性休克(anaphylaxis，anaphylactic shock)是外界某些抗原性物质进入已致敏的机体后，通过免疫机制在短时间内发生的一种强烈的多脏器累及症候群。青霉素、破伤风抗毒素、部分海鲜、菠萝、坚果类食品(如花生、榛子)等均为较常见的引起过敏的物质。当外界抗原物质进入体内与相应的抗体作用后，释放大量组胺、缓激肽、5-羟色胺和血小板激活因子，致全身毛细血管扩张，通透性增加，血浆渗出，有效循环血量急剧下降，产生休克的一系列临床症状。过敏性休克的表现与程度，依机体反应性、抗原进入量及途径等而有很大差别。通常都突然发生且很剧烈，若不及时处理，常可危及生命。

【病史要点】

1. 全身各组织脏器低灌注表现　同感染性休克。

2. 详细询问有无用药史或毒虫刺咬等接触变应原病史及与后续临床症状出现的时间间隔(50%的患儿在接触变应原后 5 分钟内)。

3. 有无过敏的前驱症状。

【体检要点】

1. 皮肤黏膜苍白还是青灰，有无皮疹或局限性水肿等。

2. 呼吸困难程度及有无肺水肿　唇色、呼吸节律、有无喉喘鸣，肺部听诊有无中细湿啰音等。

3. 精神反应，意识障碍的程度，有无神经系统阳性体征。

4. 血压、呼吸、心率、毛细血管再充盈时间。

【辅助检查】

1. 血常规　白细胞计数正常或增高，嗜酸细胞增多。

2. 血清 IgE 增高。

3. 过敏原检测　应在休克解除后检查。

**【诊断要点或诊断标准及鉴别诊断】**

1. 诊断要点　有明确的用药史或毒虫刺咬等变应原接触病史，很快出现血压下降、意识障碍等休克表现，同时伴有过敏的前驱症状，即可诊断。

2. 鉴别诊断　需与心源性休克、低血容量休克及感染性休克进行鉴别。

**【病情观察及随访要点】**

1. 注意呼吸困难程度及有无喉喘鸣，如有喉痉挛或呼吸衰竭、肺水肿，及时气管插管。

2. 注意血压、心音、四肢循环。

**【治疗】**

1. 立即停止使用并清除引起过敏的物质。

2. 肾上腺素　首选药物，0.1%肾上腺素0.01～0.03mg/kg静脉注射(也可皮下或肌内注射)，每次最大量不超过0.5mg，必要时5～10分钟后可重复。

3. 肾上腺皮质激素　地塞米松0.1～0.3mg/(kg・次)，静脉推注，或醋酸氢化可的松5mg/(kg・次)，静脉滴注，4～6小时后可重复使用。

4. 异丙嗪1mg/(kg・次)，静脉滴注或肌内注射，必要时可每天2～3次。

5. 10%葡萄糖酸钙5～10ml，静脉滴注。

6. 给氧，保持呼吸道通畅。

7. 液体复苏、血管活性药应用可参照感染性休克。

**【预防】**

最根本的办法是明确引起本症的过敏原，并进行有效的防避。

## 五、心源性休克

**【概述】**

心源性休克(cardiogenic shock)是由于心脏急性排血功能障碍导致组织和器官血液灌流不足而致的休克，是心泵衰竭的极期表现，由于心脏排血功能衰竭，不能维持其最低限度的心输出量，导致血压下降，重要脏器和组织供血严重不足，引起全身性微循环功能障碍，从而出现一系列以缺血、缺氧、代谢障碍及重要脏器损害为特征的病理生理过程。常见病因有先天性心脏病、暴发性心肌炎、严重心律失常、心脏压塞和急性肺梗死等。本病死亡率极高，是心脏病最危重征象之一。

【病史要点】

1. 有无导致心功能衰竭的原发病 有无面色苍白、心悸、心慌、心前区不适；有无活动后气促、发绀、反复呼吸道感染、生长发育落后；有无心动过速、反复晕厥等。

2. 心力衰竭和休克的表现 烦躁不安、面色苍白、皮肤发花、手足发凉、水肿、尿量减少等。

【体检要点】

1. 休克体征 同感染性休克。

2. 呼吸、心率、心音、杂音、双下肢水肿、肝大。

【辅助检查】

1. 心电图 心律失常或心肌缺血心电图表现。

2. X线胸片 心脏扩大，肺淤血或肺水肿。

3. 超声心动图 心腔扩大，收缩和(或)舒张功能低下。

4. 其他检查 同感染性休克。

【诊断要点或诊断标准及鉴别诊断】

1. 诊断要点 严重的基础心脏病(暴发性心肌炎、心脏压塞、心律失常、先天性心脏病等)，休克的典型临床表现。

2. 鉴别诊断 需与过敏性休克、低血容量休克及感染性休克进行鉴别。

【病情观察及随访要点】

警惕有无肺水肿及心衰。

【治疗】

1. 一般治疗 镇静，给氧，必要时机械通气。

2. 原发病治疗 纠正心律失常，处理心脏压塞等。

3. 液体复苏 谨慎扩容，扩容速度≤10ml/(kg·h)，出现肺部湿啰音和肝脏肿大应立即停止扩容。

4. 血管活性药物 多巴胺5～10μg/(kg·min)，多巴酚丁胺5～10μg/(kg·min)持续静脉泵注；磷酸二酯酶抑制剂米力农0.5～1mg/(kg·min)持续静脉泵注；肾上腺素0.01～0.1μg/(kg·min)持续静脉泵注；硝普钠0.5～8μg/(kg·min)持续静脉泵注；如存在心率慢，异丙肾上腺素0.01μg/(kg·min)启用，剂量调至维持满意心率为止。

5. 改善心肌营养及代谢 大剂量维生素C、1,6-二磷酸果糖、磷酸肌酸钠等。

【预防】

及时治疗严重心律失常、心包积液、先天性心脏病，避免发生心源性休克。

## 六、急性心力衰竭

**【概述】**

心力衰竭是指心脏不能提供足够的血氧满足全身代谢需要的一种临床综合征，小儿各年龄期均可发生，以婴幼儿期最常见且多呈急性经过。急性心力衰竭（acute heart failure，AHF）重症病例可发生急性肺水肿及心源性休克，是儿科常见危重症，也是小儿死亡的重要原因。

**【病史要点】**

1. 有无引起心力衰竭的原发病和诱因　如先天性心脏病、心肌病、心肌炎、心律失常、风湿性心脏病及结缔组织病、肺炎、肾炎、高血压、贫血及输液输注过多过快等。

2. 有无恶心、呕吐、尿少、水肿、体重增加。

3. 有无呼吸困难、咳嗽、咳粉红色泡沫痰。

4. 小婴儿有无喂养困难、多汗、哭声弱、精神委靡或烦躁、体重增长缓慢。

**【体检要点】**

1. 精神状态，重要生命体征如心率、呼吸、血压。

2. 有无水肿、面色发绀、颈静脉怒张、四肢肢端凉、毛细血管充盈时间延长。

3. 呼吸动度、呼吸音，有无细湿啰音及哮鸣音。

4. 心界大小、心音、心律、心脏杂音，有无奔马律。

5. 肝脏大小、质地、肝-颈反流征，有无腹腔积液。

**【辅助检查】**

1. 胸部X线片　有助于确定心脏增大及肺充血。正常新生儿及婴儿心胸比例可达0.55。

2. 心电图　可示房室肥厚、复极波及心律的变化，有助于病因诊断及应用洋地黄药物的参考。

3. 超声心动图　了解心脏功能、血管结构、瓣膜功能，并可估测肺动脉压，对心力衰竭病因的诊断亦有重要价值。

4. 脑利钠肽　脑利钠肽（BNP）和氨基末端脑利钠肽前体（NT-proBNP）主要由心室肌细胞分泌。心室扩大、心室壁应力增高是刺激脑利钠肽分泌增多的主要因素，并与心力衰竭严重程度相关。

5. 动脉血气分析。

6. 其他　核素心肌显像、CT扫描、MRI。

【诊断要点或标准】

1985年青岛会议拟订了心力衰竭诊断标准。

1. 心力衰竭的诊断

(1)具备2项以上提示心力衰竭

1)呼吸急促:婴儿>60次/分,幼儿>50次/分,儿童>40次/分。

2)心动过速:婴儿>160次/分,幼儿>140次/分,儿童>120次/分。

3)心脏扩大(体检、X线或超声心动图)。

4)烦躁、哺喂困难、体质量增加、尿少、水肿、多汗、发绀、呛咳、阵发性呼吸困难。

(2)以上4项加以下1或2项以上确诊心力衰竭

1)肝大,婴幼儿右肋下≥ 3cm,儿童> 1cm。进行性肝大或伴触痛者更有意义。

2)肺水肿。

3)奔马律。

(3)严重心力衰竭可出现周围循环衰竭。

2. 心力衰竭程度的临床评估

(1)NYHA分级法:主要按患儿症状和活动能力分为4级。

1)Ⅰ级:体力活动不受限制。学龄期儿童能够参加体育课,并且能和同龄儿童一样活动。

2)Ⅱ级:体力活动轻度受限。休息时无任何不适,但一般活动可引起疲乏、心悸或呼吸困难。学龄期儿童能够参加体育课,但活动量比同龄儿童小。可能存在继发性生长障碍。

3)Ⅲ级:体力活动明显受限。少于平时一般活动即可出现症状,例如步行15分钟,就可感到疲乏、心悸或呼吸困难。学龄期儿童不能参加体育活动,存在继发性生长障碍。

4)Ⅳ级:不能从事任何体力活动,休息时亦有心力衰竭症状,并在活动后加重。存在继发性生长障碍。

(2)改良Ross心力衰竭分级计分法:见表3-4。

**表3-4 改良Ross心衰分级计分方法**

| 症状和体征 | 计分 | | |
|---|---|---|---|
| | 0 | 1 | 2 |
| 病史 | | | |
| 出汗 | 仅在头部 | 头部及躯干(活动时) | 头部及躯干(安静时) |

续表

| 症状和体征 | 计分 | | |
|---|---|---|---|
| | 0 | 1 | 2 |
| 呼吸过快 | 偶尔 | 较多 | 常有 |
| 体格检查 | | | |
| 呼吸 | 正常 | 吸气凹陷 | 呼吸困难 |
| 呼吸次数(次/分) | | | |
| 0～1岁 | <50 | 50～60 | >60 |
| 1～6岁 | <35 | 35～45 | >45 |
| 7～10岁 | <25 | 25～35 | >35 |
| 11～14岁 | <18 | 18～28 | >28 |
| 心率(次/分) | | | |
| 0～1岁 | <160 | 160～170 | >170 |
| 1～6岁 | <105 | 105～115 | >115 |
| 7～10岁 | <90 | 90～100 | >100 |
| 11～14岁 | <80 | 80～90 | >90 |
| 肝大(肋缘下) | <2cm | 2～3cm | >3cm |

注:0～2分无心衰,3～6分轻度心衰,7～9分中度心衰,10～12分重度心衰

**【病情观察及随访要点】**

1. 观察一般生命体征　心率、呼吸、血压。

2. 随访尿量、水肿消退情况,了解肺部啰音、心脏大小、肝脏大小、四肢肢端循环等。

3. 辅助检查随访　心电图、生化检查(血气分析、电解质、肾功)、BNP/NT-proBNP,必要时胸部X线和超声心动图检查。

**【治疗】**

1. 一般治疗

(1)休息、镇静、体位。

(2)供氧。

(3)维持水电解质平衡:严重心力衰竭应限制液体入量和输注速度。

2. 病因及并发症治疗。

3. 药物治疗

(1)正性肌力药物

1)洋地黄制剂:①地高辛:口服,负荷量(化量)为:未成熟儿 10～20μg/kg,足月新生儿 20～30μg/kg,婴幼儿 30～40μg/kg,年长儿 25～30μg/kg。②毛花苷丙:静注,负荷量为:新生儿 20μg/kg,<2 岁 30μg/kg,>2 岁 40μg/kg。首剂为负荷量的 1/2～1/3,余量分 2～3 次,每次间隔 6～8 小时。

2)β-肾上腺素受体激动剂:常用多巴胺、多巴酚丁胺。多巴胺常用剂量为 5～10μg/(kg·min),多巴酚丁胺剂量为 5～20μg/(kg·min),从小剂量开始逐渐调整。

3)磷酸二酯酶抑制剂:氨力农首剂静注 0.75～1mg/kg,后 5～10μg/(kg·min)持续静脉点滴。米力农首剂 50μg/kg,后 0.25～0.5μg/(kg·min)持续静脉点滴。

(2)利尿剂:

1)呋塞米(速尿):iv 1～2mg/kg。

2)氢氯噻嗪(双氢克尿噻):po 0.5～1.5mg/kg,q12h。

3)螺内酯(安体舒通):po 1～2mg/kg,q12h。

4)依他尼酸(利尿酸钠):iv 0.5～1mg/kg qd;口服 1～3mg/kg qd。

(3)血管扩张剂:急性心力衰竭时常用硝酸甘油或硝普钠。硝普钠:0.5～8μg/(kg·min)静脉滴注;硝酸甘油:1～5μg/(kg·min)持续静脉滴注。

(4)心肌能量代谢赋活剂

1)磷酸肌酸(CP):iv 1～2g/d,qd。

2)果糖二磷酸钠(FDP):iv 100～200mg/(kg·d),qd,速度约为 10ml/min(75mg/ml)。

3)辅酶 $Q_{10}$:po 10mg/次,qd 或 q12h。

4. 急性心力衰竭性肺水肿的处理

(1)供氧与通气支持:乙醇氧气吸入法,必要时行机械呼吸,呼吸末正压有助于缓解肺水肿。

(2)镇静:烦躁严重者首选吗啡,0.1～0.2mg/kg,静注或肌注。

(3)利尿剂:选用襻利尿剂,如呋塞米 1～2mg/kg 静注。

(4)洋地黄制剂:静注毛花苷丙。

(5)血管扩张剂:可选硝酸甘油或硝普钠。

(6)肾上腺皮质激素:常静脉滴注地塞米松。

## 七、颅内高压综合征

**【概述】**

颅腔内容物对颅腔壁产生的压力称为颅内压(intracranial pressure,ICP),它是由脑、脑膜、颅内血管和血容量(约占 7%)、脑脊液(约占 10% )以及病损物(如血肿、肿瘤)等共同产生。任何导致颅腔内容物增加或颅腔容积变小的病因均可致颅内压增高,一般认为颅压150～270mm$H_2O$ 为轻度增高;270 ～ 540mm$H_2O$ 为中度增高;>540mm$H_2O$ 为重度增高。颅内高压综合征临床表现与颅内高压的病因、发展速度及有无占位性病变、病变所在部位有关。颅内压增高导致脑缺血缺氧,严重时颅腔内容物因受压变形,部分脑组织移位,造成脑血流中断、脑疝等严重后果。颅内高压综合征是 ICU 最常见危急重症之一。

**【病史要点】**

1. 是否有头痛、喷射性呕吐、意识障碍、惊厥、前囟膨隆紧张等临床表现及其发生的时间、持续时间、表现形式等。

2. 是否伴有发热、咳嗽、腹泻、皮肤瘀点和瘀斑、少尿、黄疸、淋巴结肿大等伴随症状。

3. 详细询问有无中毒、外伤及窒息等意外伤害史。

4. 详细询问有无颅内及颅外其他脏器系统(包括心、肺、肝、肾、血液、内分泌、结缔组织等)慢性基础疾病病史及发展经过、治疗情况等。

5. 了解生活环境、生活习惯、卫生习惯、家族史,有无中毒,有无寄生虫、结核、真菌、乙型脑炎病毒等感染的条件。

**【体检要点】**

1. 意识障碍的程度、瞳孔改变、呼吸状态、心率快慢,小婴儿注意有无前囟膨隆紧张。

2. 肌力肌张力情况,深浅反射情况,有无脑膜刺激征、病理征,有条件者行眼底检查。

3. 有无黄疸、发绀、瘀斑、瘀点、水肿、肝脾淋巴结肿大等伴随体征。

4. 血压高低、肢端循环灌注。

5. 体格发育、营养状态。

**【辅助检查】**

1. 颅内压力测定　是确诊颅内高压综合征的重要手段。包括腰椎穿刺测压、侧脑室穿刺测压、前囟测压、直接颅压检测法等方法,其中侧脑室穿刺测压最准确又较安全，在颅压监测下，还可以进行控制性脑脊液引流，达到减压治疗目的。

2. 电子计算机X线断层扫描（CT）和磁共振（MRI）。

3. 经颅多普勒脑血流（TCD）。

4. 颅骨拍片、超声波检查、脑电图等。

5. 其他检查　包括血常规、血生化等，用于病因诊断。

**【诊断要点】**

1. 存在导致颅压增高的原因或原发疾病。

2. 具有颅内高压的症状体征　小儿常缺乏主诉，且颅压增高时，可通过前囟膨隆、骨缝裂开代偿，临床症状常不典型。虞佩兰提出小儿急性脑水肿临床诊断的主要指标和次要指标各有5项。具备一项主要指标及2项次要指标即可诊断。主要指标有：①呼吸不规则；②瞳孔不等大；③视乳头水肿；④前囟隆起或紧张；⑤无其他原因的高血压（大于年龄×2+1.3kPa）。次要指标是：①昏睡或昏迷；②惊厥和（或）四肢肌张力明显增高；③呕吐；④头痛；⑤给予甘露醇1g/kg静脉注射4小时后，血压明显下降，症状体征随之好转。

3. 颅内压力测定。

4. CT、MRI等提示有脑水肿、颅内占位性病变等。

**【病情观察及随访要点】**

1. 密切观察生命体征（包括体温、呼吸、心率、血压、氧饱和度等）、意识、反应、瞳孔、肌力肌张力改变，警惕脑疝的发生。

2. 有无合并感染、水电酸碱失衡、脏器功能损害。

3. 降颅压、控制惊厥或病因治疗后注意临床症状和体征好转情况。

**【治疗】**

1. 一般治疗与护理。

2. 病因治疗。

3. 药物治疗

(1)脱水治疗

1)20%甘露醇：一般剂量0.5～1g/(kg·次)，4～6小时一次。脑疝时可加大剂量至2g/kg。静脉注射后10分钟开始生效，30分钟作用最强，作用可维持3～6小时。

2)10%甘油果糖：降颅内压作用起效较缓，持续时间较长，常与甘露醇交替使用。剂量为每次5～10ml/kg，每天1～2次。

3)呋塞米：与甘露醇合用有协同作用，特别适用于脑水肿并发心力衰竭、肺水肿、肾衰竭者。剂量为每次0.5～2mg/kg，肌注或静脉注射，2～5分钟起效，1～2小时达高峰，持续4～8小时，合并低蛋白血症时与白蛋白合用疗效更好。

(2)肾上腺皮质激素治疗：国内外均公认对减轻脑水肿疗效确切，对血管源性脑水肿效果最佳。一般认为地塞米松效果较好，剂量0.5～1mg/(kg·d)，一天3～4次，继之迅速减量至每次0.1～0.5mg/kg，每6～8小时1次，据病情用2～7天。

(3)保护和维持脑代谢功能：常用葡萄糖、能量合剂、γ-氨酪酸、维生素C、维生素$B_1$、维生素$B_2$、维生素$B_{12}$、胞磷胆碱、脑活素等。

4. 特殊治疗

(1)液体疗法：近年来不主张严格限液，因研究显示颅高压患儿血压与脑灌注压下降则病死率和致残率明显增高。

(2)过度换气疗法：行控制性机械通气，使$PaCO_2$维持在25～30mmHg，可引起脑小动脉平滑肌收缩，使脑血管容量减少，从而降低颅内压。目前认为过度通气对神经系统预后弊大于利，故不主张常规使用。

(3)控制性脑脊液引流：通过侧脑室穿刺引流脑脊液，借助颅压监测控制脑脊液引流速度。此法对脑疝患儿确有起死回生作用。

(4)亚冬眠疗法：近年来在临床广泛应用，特别适用于颅内高压伴高热或严重惊厥者。目前主张在2～4小时内使肛温降至35℃左右，维持12～24小时，此后最好能保持正常体温7～10天。

(5)控制惊厥疗法：常用药物有地西泮、咪达唑仑、苯巴比妥钠、硫喷妥钠等。

(6)充分给氧和高压氧舱疗法：通过各种氧疗方法尽可能使$PaO_2$ >19.6kPa(150mmHg)，不仅可提高治愈率，且可有效减少或防止后遗症。

## 八、溺水

**【概述】**

溺水(drowning)是指水淹没面部及上呼吸道，继而引起窒息，导致生命处于危险状态。溺水是小儿时期常见的意外死亡因素之一。溺水根据水温可分为冷水溺水(水温≤20℃)和热水溺水(水温≥20℃)，有的还包括水温≤5℃的极冷水溺水；根据水的性质还可分为淡水溺水和海水溺水。窒息、缺氧、血流动力学及血液生化改变是其基本病理生理基础。

【病史要点】

1. 询问溺水的原因,溺水持续的时间,溺水的种类,溺水前有无其他疾病,例如癫痫发作、心脏疾病,有无服药、酗酒、外伤等。

2. 询问获救时的临床表现,有无面色苍白、胸痛、呕吐、腹胀、皮肤湿冷,有无面色发绀,尤其是唇周发绀、咳粉红色泡沫痰、呼吸表浅或叹气样呼吸甚至呼吸暂停,有无烦躁不安、抽搐、意识混乱甚至意识障碍。

3. 询问溺水后有无骨折,有无其他创伤。

【体检要点】

1. 呼吸系统 注意有无低氧血症、有无呼吸节律及频次变化、肺部有无啰音及肺水肿。

2. 神经系统 注意有无瞳孔改变、肌力及肌张力的变化,有无意识障碍等。

3. 循环系统 注意有无心率或心音变化,有无休克表现,有无心衰体征。

4. 其他 注意有无体温变化,有无尿量减少,有无外伤表现等。

【辅助检查】

1. 生化检查 肝肾功、电解质、心肌酶、血气分析、凝血功能、血常规,必要时查乙醇、抗癫痫药物等血药浓度监测。

2. 物理检查 胸片、心电图、头颅 CT,根据具体情况选择胸部 CT、头颅 MRI 等检查明确相应系统受损程度。

【诊断要点】

有明确淹溺史,结合面色发绀、肢体湿冷、腹胀、意识障碍和心跳呼吸异常甚至骤停的临床表现可作出诊断。

【治疗】

1. 现场急救 溺水后尽早开始基础生命支持。包括清理呼吸道、倒水、人工呼吸及胸外按压等。因不能明确是否合并颈椎或脊柱损伤,搬运溺水患儿时应避免旋转或弯曲患儿的颈部。对适宜病例做气管插管,尽可能保持气管通畅。

2. 入院治疗

(1)恢复呼吸,纠正低氧血症。保持呼吸道通畅,条件允许尽早行气管插管。插管后反复气道吸引清理呼吸道,并放置胃管减少误吸。机械通气方式首选持续气道正压通气(CPAP)或呼气末正压通气(PEEP),限制潮气量为 6～8ml/kg。

(2)恢复有效循环:根据病情早期使用血管活性药物,维持血流动力学稳定,加强 ECG 监测,及时发现心律失常并予治疗。

(3)维持正常体温水平:溺水者常伴有低体温。体温>32℃者,通过物理升温患儿可自行恢复正常体温;重度低温(<32℃)者应接受一系列积极治疗,包括经股静脉补充加热的液体(36～40℃)、吸入热的湿化氧气(40～44℃)以及加热胃、膀胱、腹腔或胸腔内可能存在的液体,直到中心体温能维持在33～34℃为止,并可尝试体外循环。需注意的是,如体温在29.5～32.0℃之间,心血管功能稳定者,升温速度不宜太快;如低于29.5℃,易发生心律失常,严重者可发生室颤,应尽快升温。

(4)保护和减轻脑组织损伤:给予大剂量维生素C、E及复方丹参有助于清除自由基,可以减轻脑细胞损伤。

(5)对症支持疗法

1)纠正水、电解质及酸碱失衡。

2)抗生素治疗:预防性使用抗生素治疗溺水后肺炎尚有争议。

3)早期应用激素预防肺水肿和脑水肿。

4)保护脏器功能,供给足够热量。

## 九、急性中毒总论

**【概述】**

具有毒性作用的物质经过各种途径进入机体后,在一定条件下,与体液和组织细胞成分发生生物化学或生物物理作用,引起组织和器官的功能性或器质性改变,导致暂时性的病理状态,甚至危及生命,这一过程称为急性中毒。

急性中毒是儿科常见的急诊,儿童中毒的途径有:①摄入中毒:最常见;②接触中毒:儿童皮肤较薄,表面脂质较多,脂溶性的毒物易于吸收而中毒;③吸入中毒:气体中毒的主要途径;④注入中毒:包括误注药物,动物咬、蜇伤中毒;⑤直肠吸收:多由灌肠所致。

**【诊断】**

1. 急性中毒的诊断主要依据毒物接触史和临床表现。

2. 完整的急性中毒诊断包括三点 是否是急性中毒;引起中毒的毒物名称,侵入途径;机体重要脏器的功能状态。

3. 诊断步骤 包括询问病史、体格检查和辅助检查。大部分患儿经过这三步即可建立完整的诊断;少部分患儿需经过毒物分析、现场调查、综合分析以上结果方可明确诊断。

**【治疗】**

急性中毒的病情发展急骤,严重者可危及患儿生命或留下严重后遗症。确诊急性中毒后,不论其毒物是否明确,均应立即组织抢救。治疗原则是最大限度地减轻毒物对机体的损害和维护机体的正常生理功能，阻止毒物继续作用于人体以及维持患儿生命。具体治疗措施包括：①清除尚未吸收的毒物；②延缓毒物吸收；③应用特效解毒剂；④促进已吸收的毒物排泄；⑤对症处理。

1. 清除毒物

(1)吸入性中毒：立即将患者脱离中毒现场，给予吸氧或呼吸新鲜空气。

(2)皮肤接触中毒：立即除去污染衣物，对染毒的皮肤用碳酸钠液、肥皂水清洗，或用大量清水反复冲洗。有些毒物遇水能发生反应，加重损害，此时应先将毒物拭净后再用水冲洗。对于腐蚀性毒物，要选择相应的中和剂或解毒剂冲洗(强酸、强碱忌用中和剂)。

(3)食入性中毒：采用催吐、洗胃、导泻、灌肠等方法把毒物从消化道清除。

1)催吐：适用于年龄较大和合作、神志清楚而食入毒物时间在4～6小时内、胃内尚存有毒物者。强酸、强碱中毒因灼伤黏膜，故不宜催吐，以防止胃及食道发生破裂、穿孔。

2)洗胃：洗胃应尽早进行，一般于服入毒物4～6小时效果较好。口服强酸、强碱及其他腐蚀剂者切忌洗胃，因可导致胃及食道穿孔。误服石油制品(如汽油、煤油)者，因易导致吸入性肺炎也应特别小心。摄入毒物的种类尚未查明时，一般用清水或生理盐水作为洗胃液。

3)导泻：催吐、洗胃或灌入吸附剂后，再灌入泻药，加速肠道排泄，但强酸或强碱中毒及严重腹泻者忌用。常用的药物有：25%硫酸钠，儿童为250mg/kg，50%硫酸镁0.4～0.5ml/kg，20%甘露醇、山梨醇100ml，儿童用量为2ml/kg。

4)灌肠：经上述方法处理如无下泻，可用高张盐水或温水1%温肥皂水连续多次灌肠，促进毒物从肠道排出。该方法尤其适合于抑制肠蠕动的药物(如吗啡类、颠茄类)及重金属中毒，但要注意灌肠液出入量要平衡。

2. 延缓毒物吸收

(1)对于经肢体吸收的中毒，如毒蛇咬伤、皮下注射、肌内注射或局部皮肤被毒物污染，可立即于肢体近心端用止血带结扎，阻断血流和淋巴回流，从而阻滞或延缓毒物吸收。但应注意不能让止血带远端的脉搏消失和止血带产生搏动感，止血带每隔15～30分钟放松1分钟，以免引起肢体坏死。

(2)食入性中毒：在催吐、洗胃的同时或其后，可采用胃肠黏膜保护剂或能与毒物在胃肠内起理化作用的药物，从而降低毒物的毒性，阻滞和延缓毒物的吸收。

3. 促进已吸收的毒物排泄

(1)利尿疗法：足量补液(口服或静脉补液)和(或)给予利尿药物。注意大量利尿能引起电解质紊乱。

(2)血液净化疗法：适用于某些危重急性中毒或伴有肾功能不全者。血液净化疗法包括：①腹膜透析：常用于巴比妥类药物、抗生素、溴化剂等中毒；②血液透析；③血液灌流：能清除脂溶性或与蛋白结合的化学物，能清除血液中的巴比妥类、百草枯等；④血浆置换：血浆置换疗法清除毒物广泛，特别是对蛋白质结合率高的毒物效果好。

4. 特殊解毒药的应用　针对不同的毒物采取不同的有效解毒剂，如亚硝酸盐中毒可用亚甲蓝，有机磷中毒可使用解磷定等。

5. 对症处理　很多急性中毒并无特殊解毒疗法，对症治疗主要针对休克、肺水肿、心搏骤停、昏迷、抽搐、脑水肿、急性肝肾损害及高热。

## 十、有机磷农药中毒

**【概述】**

儿童急性有机磷中毒主要是由于误服、自服、吸入空气中的杀虫剂，接触被有机磷污染的衣物、玩具或滥用有机磷杀虫药而中毒。有机磷农药中毒的机制是有机磷化合物与胆碱酯酶结合，造成乙酰胆碱蓄积，使胆碱能神经元先兴奋后抑制，从而出现一系列中毒表现，严重者可因昏迷和呼吸衰竭而死亡。

**【病史要点】**

1. 询问有无误服或自服有机磷农药史、有无食入被有机磷污染的食物、有无玩耍被有机磷污染的玩具或玩耍有机磷农药容器、有无用农药灭虱子史。

2. 询问患儿有无恶心、呕吐、腹痛、多汗、大便失禁、流涕、流泪、流涎、尿频、视物模糊、咳嗽、气促、咯血性痰等。

3. 询问有无肌束震颤、胸部麻木、动作不协调、肌无力、瘫痪等。

4. 询问有无头昏、头痛、疲乏、共济失调、烦躁不安，有无意识模糊、癫痫样抽搐或昏迷。

5. 询问有无消化道出血、皮肤损害。

**【体检要点】**

1. 呼吸系统　注意呼出气有无异味、有无增快或减慢、肺部有无啰音及肺水肿。

2. 神经系统　有无瞳孔改变、肌束震颤、肌力及肌张力的变化，有无共济失调，有无意识障碍等。

3. 循环系统　注意有无心率或心音变化，外周循环、血压有无变化，有无心力衰竭的体征。

**【辅助检查】**

1. 全血胆碱酯酶活性测定　是诊断有机磷中毒的特异性试验指标，对中毒的严重程度、疗效判断和预后评估均极为重要。正常胆碱酯酶活性为80%～90%，急性有机磷中毒时其活性下降。

2. 尿中有机磷杀虫药分解产物测定　监测尿中有机磷杀虫药的代谢产物有助于有机磷杀虫药中毒的诊断。

**【诊断要点或诊断标准及鉴别诊断】**

有明确接触或服用有机磷农药史。结合临床呼出气中有蒜味、瞳孔针尖样大小、大汗淋漓、腺体分泌增多、肌纤维颤动或意识障碍等有机磷中毒的临床表现，实验室检查提示胆碱酯酶降低即可作出有机磷中毒的诊断。

**【病情观察及随访要点】**

1. 严密监测生命体征，注意呼吸、循环、神经系统表现和体征。

2. 随访胆碱酯酶恢复情况，注意有无肝、肾、心肌受损。

3. 注意治疗过程中的反跳现象及中间综合征。

**【治疗】**

1. 尽早彻底清除毒物　经消化道食入者立即洗胃，洗胃液可选盐水、清水、2%碳酸氢钠溶液及1∶5000高锰酸钾溶液，但须注意有些有机磷农药用碱性液体或高锰酸钾溶液洗胃后其毒性更强，洗胃后给予导泻；皮肤黏膜污染中毒者，应尽快除去污染的衣物，反复冲洗。

2. 特效解毒剂的应用

(1)阿托品：对抗乙酰胆碱对副交感神经和部分中枢神经系统的作用，消除或减轻毒蕈碱样症状，对抗呼吸中枢抑制。但对烟碱样症状和胆碱酯酶活性的复活无作用。使用原则为：早期、足量、反复给药及快速阿托品化，同时应避免阿托品中毒。①轻度中毒：0.02～0.03mg/(kg·次)，口服或肌内注射，每2～4小时后可以重复；②中度中毒：0.03～0.05mg/(kg·次)，肌内注射或静脉注射，每30～60分钟一次；③重度中毒：0.05～0.1mg/(kg·次)，静脉注射，每10～20分钟一次。阿托品化的特征：瞳孔散大，口干和皮肤干燥，颜面潮红，肺部啰音减少或消失，心率增快。

(2)胆碱酯酶复能剂：可使胆碱酯酶活性重新恢复，解除烟碱样症状，但中毒时间较长者磷酰化胆碱酯酶一旦老化，复能剂效果差。

主要为氯解磷定：①轻度中毒：10～15mg/(kg·次)，肌内注射，每2～4小时后可以重复1次；②中度中毒：15～30mg/(kg·次)，静脉注射，每2～4小时可重复1次；③重度中毒：30mg/(kg·次)，静脉注射，若无好转，30分钟后可重复1次，但剂量减半，以后视病情需要，每2～4小时一次，一般用药不超过3天。

3. 对症处理　保持气道通畅、给氧、维持水电解质、酸碱平衡等。

【预防】

1. 健全有机磷农药管理，宣讲其用法、用途及毒性。

2. 药物污染的物品必须彻底清洗后才能移作他用，最好废弃不用。

3. 生产中必须按照规定，严格执行用药注意事项。

4. 哺乳妇女尽量不参加接触有机磷农药工作；已接触者，哺乳前要做好清洗工作。

5. 不能用有机磷涂洒小儿头皮、衣物、被褥及灭虫。

6. 向群众宣讲有机磷中毒的早期中毒症状，以便及时发现患者，避免延误治疗。

## 十一、亚硝酸盐中毒

【概述】

亚硝酸盐中毒是由于亚硝酸盐被吸收后使血红蛋白氧化为高铁血红蛋白，从而失去携氧能力，引起组织缺氧所致的中毒。本病的突出表现为皮肤黏膜发绀及其他缺氧表现。

【病史要点】

1. 询问有无食用含有硝酸盐和亚硝酸盐的食物史，如变质的青菜、卤制品等。

2. 询问患儿在进食后30分钟～4小时内有无突发皮肤黏膜青紫，尤其口周和指端，青紫和缺氧是否成比例。

3. 询问患儿有无头昏、头痛、心悸、气短、恶心、呕吐、腹痛、腹泻等，有无呼吸困难、抽搐、昏迷及循环衰竭。

【体检要点】

1. 皮肤黏膜有无发绀。

2. 呼吸有无增快或减慢，有无肺水肿等。

3. 心率、心音、血压、外周循环有无改变。

4. 意识状态、肌力及肌张力、瞳孔有无改变。

【辅助检查】

静脉血呈紫黑色，暴露于空气中不变色，放置5～6小时后才变为鲜红色；用分光计检查在618～630μm间有吸收光带，加1%氰化钾数滴后光带立即消失；或取一滴待检液置于白瓷板上，加联苯胺冰醋酸饱和液1滴即出现红棕色。

【诊断要点或诊断标准及鉴别诊断】

1. 诊断要点　有食用含硝酸盐和亚硝酸盐的食物史，皮肤黏膜的特征性改变及高铁血红蛋白还原实验即可作出诊断。

2. 鉴别诊断　需要与心肺疾病引起的发绀及其他获得性高铁血红蛋白血症相鉴别。

【病情观察及随访要点】

严密观察患儿有无呼吸困难、血压下降、心力衰竭、肺水肿、神志不清、抽搐及昏迷发生。

【治疗】

1. 一般治疗。

2. 排出毒物　根据中毒时间、毒物剂量可给予催吐、洗胃和导泻。

3. 使用特殊解毒剂

(1)亚甲蓝：能将高铁血红蛋白还原为低铁血红蛋白。1%亚甲蓝1～2mg/(kg·次)，于15～30分钟内缓慢静脉注射，若1～2小时仍不见效，可重复1次。

(2)维生素C：其还原作用较亚甲蓝弱。1～2g/次，加入葡萄糖液中静脉滴注，轻症可口服。

(3)重症患者可给予细胞色素C静脉滴注。

4. 对症处理　严重中毒者可输血，预防感染。有惊厥、肺水肿、呼吸循环衰竭时给予相应的处理。

【预防】

1. 不吃变坏、变质的青菜、腌菜。

2. 用井水在铁锅内做饭、做汤时避免时间过长。

3. 化学制剂或药品必须标明名称，妥善保管，严防小儿拿到及误用。

4. 加强对肉、鱼类制品生产经营管理，严格按照《食品添加剂使用卫生标准》使用亚硝酸盐，并经检验合格后方可出厂。

## 十二、一氧化碳中毒

【概述】

一氧化碳中毒亦称煤气中毒，是吸入大量高浓度一氧化碳气体所致。一氧化碳吸收入血后，与血红蛋白迅速形成不易解离的碳氧血红蛋白（HbCO），妨碍氧合血红蛋白的解离，使血液的带氧功能发生障碍而造成低氧血症，引起组织缺氧。同时，高浓度的一氧化碳还可与含二价铁的蛋白质结合，如与肌球蛋白结合，影响氧从毛细血管弥散到细胞内的线粒体，损害线粒体功能；一氧化碳与还原型细胞色素氧化酶的二价铁结合，抑制酶活性，影响细胞呼吸和氧化过程，阻碍对氧的利用，从而发生血管及神经细胞功能障碍，使机体各器官功能失调，临床出现呼吸、循环和神经系统病变，甚至死亡。

**【病史要点】**

1. 询问有无一氧化碳吸入史或使用煤火不当史。

2. 询问患儿有无头痛、头晕、胸闷、心悸、乏力、恶心、呕吐等。

3. 询问患者有无呼吸困难或活动后呼吸困难，有无震颤、视物模糊、步态不稳、神志模糊、精神错乱、晕厥、惊厥及昏迷史。

**【体检要点】**

1. 口唇、指甲、皮肤、黏膜是否呈樱桃红。

2. 有无呼吸频率、节律、呼吸肌做功的改变，有无肺水肿发生。

3. 心率、心音、血压及外周循环有无改变。

4. 瞳孔、肌张力及肌力、意识改变，有无大脑局灶性损害及锥体或锥体外系损害的体征。

**【辅助检查】**

1. 碳氧血红蛋白测定

（1）加碱法：取患者血液 1～2 滴，用蒸馏水 3～4ml 稀释后，加 10%氢氧化钠溶液 1～2 滴，混匀。血液中碳氧血红蛋白增多时，加碱后血液仍保持淡粉红色不变，正常血液则呈草黄色。

（2）分光镜检查法：取血数滴，加入蒸馏水 10ml，用分光镜检查可见特殊的吸收带。

2. 脑电图及头颅 CT 检查　了解神经系统受损程度。

**【诊断要点或诊断标准及鉴别诊断】**

1. 诊断要点　有一氧化碳吸入史、急性中枢神经系统损害的症状及体征、碳氧血红蛋白阳性，即可作出诊断。

2. 鉴别诊断　需与脑血管意外、脑震荡、脑膜炎、糖尿病酮症酸中毒以及其他中毒引起的昏迷相鉴别。

**【病情观察及随访要点】**

严密监护生命体征，注意有无肺水肿、心力衰竭、心律失常、肾衰竭及脑水肿的发生，有无高热及惊厥发生，有无迟发性脑病出现。

【治疗】

1. 一般处理 迅速使患儿脱离现场，吸入新鲜空气，保持呼吸道通畅。重症患者必要时行气管插管，机械通气。

2. 尽快以氧合血红蛋白替代碳氧血红蛋白

(1)氧疗：吸氧可促使碳氧血红蛋白解离，增加CO排出。有条件的医院应尽早实行高压氧治疗。高压氧能加速碳氧血红蛋白的解离；提高血氧分压及增加血氧含量；使颅内血管收缩，有利于降低颅内压；对CO中毒后遗症及其迟发脑病有明显防治作用。

(2)输血或换血疗法：可迅速增加患儿体内的氧合血红蛋白，改善组织缺氧。

(3)自血光量子疗法：对无高压氧舱治疗或其治疗有禁忌证者，采用自血光量子疗法是行之有效的，可用低能量氦氖激光血管内照射治疗等手段。

3. 防治脑水肿，改善脑代谢，促进脑功能恢复。

4. 对症治疗，防治并发症及后遗症。

【预防】

1. 宣传室内使用煤火时应有的安全设置，如烟囱、风斗、小通气窗等。宣传煤气中毒的症状及急救知识，强调煤气对小婴儿的危害性及严重性。

2. 煤炉烟囱安装合理，没有烟囱的煤炉要放于室外。

3. 加强煤气道及灶具开关的管理。

## 十三、毒鼠强中毒

【概述】

毒鼠强是一种对人畜有强烈剧毒的药，具有强烈的致惊厥作用，其致惊厥作用是拮抗γ-氨基丁胺(GABA)的结果，GABA的作用被毒鼠强抑制后中枢神经呈现过度的兴奋而导致惊厥。人急性中毒症状主要为四肢抽搐、惊厥，如不及时治疗，中毒者可因强烈的强直性惊厥迅速呼吸衰竭而死亡。中毒后患者病情反复与体内毒物残留量密切相关。

【病史要点】

1. 询问毒鼠强误用或误服史，或职业接触史。

2. 询问患者有无头痛、头晕、乏力、意识障碍、抽搐(发作形式、持续时间)。

【体检要点】

1. 呼吸节律、频率、动度等有无改变，有无肺部啰音。

2. 心律、血压、外周循环等有无变化。

3. 意识、神志、精神状态、瞳孔、肌张力及肌力有无改变。

**【辅助检查】**

1. 毒物分析可在血、尿、胃内容物中发现毒物，用薄层层析法和气相色谱分析均可检出毒物。

2. 部分患者有不同程度心律失常出现，心电图显示有 ST-T 改变，心肌酶谱升高，或有不同程度肝功能损害。

**【诊断要点或诊断标准及鉴别诊断】**

1. 诊断要点　有毒鼠强接触史，以癫痫样大发作等中枢神经系统兴奋为主要临床表现；血、尿和呕吐物等生物样品中检出毒鼠强。

2. 鉴别诊断　除外其他以癫痫样大发作为主要临床表现的疾病，如原发性癫痫、中枢神经系统感染性疾病、脑血管意外、亲神经毒物中毒等鉴别。

**【病情观察及随访要点】**

严密观察颅脑损害症状、体征、有无癫痫样大发作，同时注意呼吸功能、心、肝及胃肠功能不全的临床表现。

**【治疗】**

1. 清除胃内毒物　催吐、洗胃、导泻。

2. 控制抽搐　是抢救成败的关键，可选用苯巴比妥钠、地西泮及咪达唑仑，可重复多次肌肉或静脉滴注，直到惊厥控制为止。为防大剂量用药引起的呼吸抑制，可在辅助呼吸控制下进行。

3. 血液净化治疗　血液净化治疗是目前唯一证实能有效彻底清除体内毒鼠强的方法。

4. 防治 MODS　毒鼠强中毒临床上可序贯引起脑、骨骼肌、胃肠、心、肝、肺、脾、肾等多脏器功能不全。其中以脑、胃肠、心、骨骼肌损害相对明显。因此，应加强综合治疗，积极防治 MODS。

5. 恢复期高压氧治疗。

**【预防】**

1. 加强对制售违禁药物行为打击力度，防止违禁药物的扩散。

2. 加强鼠药的管理，注意加强小儿的看管，提高防范中毒的意识。

## 十四、水电解质及酸碱平衡紊乱

### （一）脱水

**【概述】**

脱水亦称失水，是指机体因液体摄入过少和（或）丢失过多，超过机体生理调节能力时所致的体液总量不足（尤其是细胞外液减少）的病理现象。除失水外，还常伴有钠、钾和其他电解质的丢失。

根据脱水病因不同，水钠损失的比例可有差异，临床分为等渗性脱水、低渗性脱水及高渗性脱水。

1. 等渗性脱水　血钠浓度 130～150mmol/L。大多数脱水都属于等渗性脱水。常见于消化液大量丢失的患儿。

2. 高渗性脱水　血钠浓度＞150mmol/L。常见于水摄入不足和水丧失过多。

3. 低渗性脱水　血钠浓度＜130mmol/L。常见于钠进入量减少和排钠量过多。

**【病史要点】**

1. 详细询问患儿喂养、进饮、进食情况，有无存在呕吐、腹泻、大量汗液丢失或引流液丢失等情况，有无使用利尿剂、脱水剂。

2. 询问发病前的体重，根据现体重差来判断脱水的程度，但由于难以获得发病前患儿的精确体重资料，实际不易实现。

3. 询问尿量、神志变化。

4. 询问最后一次排尿时间、尿的颜色和气味。

**【体检要点】**

1. 皮肤弹性和黏膜的湿润程度。

2. 前囟张力、眼眶有无凹陷，哭时有无眼泪。

3. 血压、心率、肢端温度、皮肤颜色、毛细血管再充盈时间。

4. 意识水平，精神反应。

**【辅助检查】**

实验室检查：对于严重脱水或易于发生电解质紊乱的疾病，应采血测定电解质、血糖、BUN；留尿测尿比重（比重＜1.015 表明肾脏浓缩功能障碍）。

**【诊断要点】**

脱水严重程度可直接由体重丢失判断，也可通过临床表现间接判断。脱水严重程度分类如下：

1. 轻度脱水　体重丢失 5%～7%或更少，且具备以下情况的一项或一项以上：

（1）前囟轻度凹陷。

（2）皮肤、口唇黏膜轻度发干。

（3）神志正常。

2. 中度脱水　体重丢失 7%～9%，可有以下表现：

(1)前囟明显凹陷、眼眶凹陷。

(2)皮肤弹性轻度下降。

(3)尿量明显减少。

(4)神志状态表现为轻度易激惹或委靡。

3. 重度脱水　体重丢失>10%,可有以下表现:

(1)意识水平下降,极委靡。

(2)皮肤弹性明显降低,皮肤发凉、发花。

(3)毛细血管充盈时间延长。

(4)少尿或无尿,尿比重往往大于1.035。

(5)血压降低、休克。

**【病情观察及随访要点】**

1. 注意脱水纠正情况,密切观察患儿体液丢失情况。

2. 注意有无重要脏器功能障碍。

3. 经补液处理后患儿尿量、前囟张力、皮肤黏膜、毛细血管再充盈时间、神志、血压及心率等变化。

4. 注意患儿血电解质及酸碱平衡。

**【治疗】**补液时应包括累积丢失量、生理需要量和继续损失量。

1. ORS适用于轻、中度脱水患儿补充累积损失量,但新生儿宜慎用。

2. 静脉输液适用于中、重度脱水及呕吐者。

输液"双三"原则:①三定:定输液量、定输液种类、定输液速度;②三先:先快后慢、先盐后糖、先浓后淡。

3. 婴幼儿第一天的输液总量,轻度脱水时约120ml/kg,中度脱水时约150ml/kg,重度脱水时约200ml/kg(表3-5)。

**表3-5　不同程度脱水的第1天补液量**(ml/kg)

| | 轻度 | 中度 | 重度 |
|---|---|---|---|
| 累积损失量 | 50 | 50～100 | 100～120 |
| 继续损失量 | 10～40 | 10～40 | 10～40 |
| 生理需要量 | 低于10kg,100ml/(kg·d);10～20kg,1000+50×(体重-10kg)/d;20kg以上,1500+20×(体重-20kg)/d | | |
| 总输液量 | 100～120 | 120～150 | 180～200 |

4. 补液成分　根据脱水性质而定。各型脱水的补液种类见表3-6。

表 3-6 各型脱水的补液种类

| | 低渗性脱水 | 等渗性脱水 | 高渗性脱水 |
|---|---|---|---|
| 累积损失 | 等张～2/3 张 | 1/2～2/3 张 | 1/3～1/4 张 |
| 继续损失 | | 1/2～1/3 张 | |
| 生理需要 | | 1/4～1/5 张 | |

无条件测定血清钠时，可按 1/2 张补给，以后随病情好转，逐步改为 1/3 张输注。

5. 输液速度 对有周围循环衰竭休克者，尽快建立静脉通路或骨髓通道，先用生理盐水或乳酸林格液 20ml/kg，10～15 分钟内快速输注。如脉搏、血压、皮肤颜色、毛细血管充盈时间或神志无明显改善，上述补液可重复进行。如无明显休克可直接将累积损失量在 8 小时内滴完 8～10ml/(kg·h)，所余继续丢失及生理需要量在余下的 16 小时内缓慢静滴 5ml/(kg·h)。

6. 补充累积损失的过程中，应同时纠正酸碱失衡及电解质紊乱。

### (二) 高钠血症

血钠＞150mmol/L。

**【病史要点】**

1. 有无烦渴、高热、口腔黏膜干燥、无泪等脱水情况。
2. 意识改变情况 嗜睡、倦怠、肌震颤、抽搐。
3. 有无腹泻、呕吐、出汗过多、呼吸过快、尿量过多或饮水减少等。
4. 有无使用利尿剂、高浓度葡萄糖、服用高张碳酸氢钠或氯化钠片等。
5. 有无基础疾病 先天性肾病、原发性醛固酮增多症、库欣综合征等。

**【体检要点】**

1. 脱水体征 口腔黏膜干燥、眼眶凹陷、皮肤弹性差、哭时无泪等。
2. 神经系统体征 意识、瞳孔、肌力肌张力、腱反射、病理征。
3. 体温、呼吸、脉搏等生命体征。

**【辅助检查】**

电解质查血清钠。

**【诊断要点】**

有引起高钠血症的病因，血钠＞150mmol/L。

【病情观察】

注意监测血钠水平，密切观察患儿脱水纠正情况、神志、肌张力变化，警惕抽搐及颅内出血。

【治疗】

1. 单纯失水型　轻症只需多饮水，重症可静脉输入1/4～1/8张含钠液。所需水量(L)＝0.6×体重(kg)×[患儿血清钠(mmol/L)/140－1]。

2. 丢失低渗液所致高钠血症　如果脱水严重合并休克，应首先以等张液扩充血容量。如患者血循环良好或经上述治疗循环恢复后，应用1/2～2/3张含钠液补充，有尿后改用1/4张液继续补充，降低血钠。

3. 盐过多所致高钠　暂时禁盐。可先用利尿剂促进体内钠的排出，但利尿必将带出更多的水使血钠更高，因此需同时输入低渗液，输液量及速度应根据利尿多少而定。

4. 病情严重时，需采用透析治疗。

注意事项：①静脉输入液体张度不宜过低：早期快速静脉输入葡萄糖液或低张液可引起脑水肿、惊厥，严重时甚至导致死亡；②输注速度不宜过快：血钠下降速度不可超过1mmol/(L·h)或10～15mmol/(L·d)。

### (三)低钠血症

血钠＜130mmol/L。

【病史要点】

1. 有无乏力、食欲减退、恶心呕吐、腹泻、尿少等。

2. 有无嗜睡、头痛、反应迟钝、抽搐、昏迷等。

3. 有无使用利尿剂、脱水剂等。

4. 有无肾病综合征、肝硬化、心功能衰竭、肾功能衰竭等容量负荷过高类疾病。

5. 有无糖皮质激素缺乏、甲状腺功能减退、抗利尿激素不适当分泌综合征等内分泌系统疾病。

【体检要点】

1. 脱水体征。

2. 神经系统体征　意识、瞳孔、肌力、肌张力、腱反射、病理征。

3. 有无全身或局部水肿。

4. 体温、呼吸、脉搏、血压等生命体征。

【辅助检查】

电解质查血清钠。

【诊断要点】

有引起低钠血症的病因，血钠＜130mmol/L。

【病情观察】

注意监测血钠水平，密切观察患儿脱水纠正、神志、肌张力变化，有无抽搐，警惕脑疝。

【治疗】

1. 轻症患者，血清钠浓度＞120～130mmol/L，应缓慢纠正低钠，在24～48小时内将血钠提高到接近正常范围。

2. 重症患者，有明显的神经系统症状或血钠＜120mmol/L的患儿，首先应迅速升高血钠，用高张盐溶液如3％氯化钠溶液使血钠升高到125mmol/L。当患儿血钠达到125mmol/L后，后续治疗应根据细胞外液容量分类采取相应措施。①低血容量性低钠：有脱水表现可按低渗性脱水治疗。②正常血容量性低钠：一般只需限水；严重的抗利尿激素分泌失调综合征（syndrome of inappropriate antidiuretic hormone secretion，SIADH）或急性水中毒时可予呋塞米利尿，必要时6小时1次，然后静脉给高张盐溶液，迅速升高血钠。③高血容量性低钠：限制钠和水的入量，一般不通过补钠的方法来升高血钠。

3. 补钠计算方法

(1)0.9％氯化钠溶液4ml/kg可提高血钠1mmol/L。

(2)3％氯化钠溶液，静脉每输入12ml/kg，可提高血钠10mmol/L。

(3)或按公式：所需钠的mmol数＝(130－测得血钠mmol/L数)×体重(kg)×0.6。

常用计算量的1/2，余量根据临床情况及血钠水平，考虑是否继续应用。

注意事项：高渗盐水迅速输注可诱发渗透压性脱髓鞘综合征，致脑桥的神经产生脱髓鞘病变。

**(四)高钾血症**

血清钾＞5.5mmol/L。

【病史要点】

1. 询问有无乏力、感觉异常、心悸、恶心呕吐等。

2. 有无外源性补钾过多：饮食、盐代替品、口服或静脉补钾，有无使用库血或静脉大量青霉素钾盐输注等。

3. 有无外伤、大手术史、严重感染、溶血及代谢性酸中毒等。

4. 尿量情况，有无肾脏疾病，有无长期使用保钾利尿剂。

【体检要点】

1. 神经系统体征　意识、肌力肌张力、腱反射、有无尿潴留甚至呼吸肌麻痹表现。

2. 心脏体征 有无心音减弱、心率缓慢、心律失常。

**【辅助检查】**

1. 电解质查血清钾。

2. 心电图 高尖T波、PR间期延长、QRS波进行性增宽甚至心搏停止或心室纤颤。

**【诊断要点】**

有引起高钾血症的病因，血清钾＞5.5mmol/L。

**【鉴别诊断】**需排除假性高钾血症，包括使用止血带时间过长或过紧，或血标本溶血。

**【病情观察】**

注意监测血钾水平，密切观察患儿尿量、神志、肌张力、腱反射变化，注意呼吸、心率、心律情况，监测心电图。

**【治疗】**主要为去除病因及降低血钾。

1. 积极治疗原发病，如纠正酸中毒、休克，有感染或组织创伤应及时应用抗生素及彻底清创。

2. 停止含钾药物，限制含钾丰富食物摄入，避免输库血。

3. 血钾轻度升高而无临床症状时，应停用含钾物质，改用碱性药物及排钾利尿药物。

4. 有确切高钾血症病因、明显临床症状及高钾心电图者应紧急处理。

(1)10%的葡萄糖酸钙5～10ml加等量葡萄糖液，缓慢静脉注射，注射10分钟后如无效可重复注射，必须监测心电图。

(2)5%碳酸氢钠3～5ml/kg快速静滴。

(3)10%葡萄糖溶液5～10ml/kg，加普通胰岛素0.15～0.3U/kg(即每1g葡萄糖给予普通胰岛素0.3U)在2小时以上静脉点滴。

(4)排钾利尿剂：呋塞米1mg/kg或氢氯噻嗪1～2mg/kg。

(5)严重高钾血症予腹膜或血透析对治疗。

### (五)低钾血症

血清钾＜3.5mmol/L。

**【病史要点】**

1. 有无长期不能进食或进食甚少。

2. 有无呕吐、腹泻、胃肠造瘘、烧伤、周期性瘫痪病史等。

3. 有无使用排钾利尿剂、胰岛素治疗、透析治疗等。

4. 是否存在多尿、夜尿、口渴、多饮。

【体检要点】

1. 是否有腹胀、麻痹性肠梗阻、骨骼肌无力和反射减弱。

2. 心脏体征及循环状态　有无心率增快、心律失常、心音低钝、血压下降、休克等。

【辅助检查】

1. 电解质查血清钾。

2. 心电图　S～T段下降，T波低平、双向、倒置，出现U波，Ⅱ或V3导联T/U比值≤1，T波与U波连成驼峰状，Q-T间期延长，P波高，P-R间期延长。

【诊断要点】

有引起低钾血症的病因，血清钾<3.5mmol/L。

【病情观察】

注意监测血钾水平，密切观察患儿肌力、腱反射、腹部体征变化，注意心率、心律、血压情况，监测心电图。

【治疗】

1. 消除低钾的原发病因。

2. 轻、中度低钾可采用10%氯化钾溶液口服。

3. 口服或吸收困难，或低钾症状严重，如出现呼吸肌麻痹，明显心律失常时可采取静脉补钾。

10%氯化钾于葡萄糖注射液中缓慢静脉点滴，静脉输注速度一般应小于0.3mmol/(kg·h)，浓度一般不超过0.3%。

可按下列公式计算：所需10%氯化钾ml数=(5−所测血钾浓度)×体重(kg)×0.3×0.75，先补2/3量，与当天生理需要量(10%氯化钾1～1.5ml/kg)一并均匀静脉滴入；病情好转再改为口服。

注意事项：较高氯化钾浓度或输入速度较快时，必须有心电监护及血钾监测。

### (六) 高钙血症

【概述】

正常血清钙含量为2.2～2.7mmol/L。血清钙水平>2.75mmol/L称为高钙血症。

【病史要点】

1. 有无全身无力、便秘、厌食、恶心、呕吐、腹痛等症状；有无多尿和夜尿、肾绞痛等。

2. 是否伴有倦怠、抑郁、精神错乱或昏迷等。

3. 有无急慢性肾功能衰竭、维生素D中毒、艾迪生病、原发性甲状旁腺功能亢进、多发性骨髓瘤等基础疾病。

**【体检要点】**

由于高钙血症无特异性表现，易被忽视。

**【辅助检查】**

1. 电解质查血清钙。

2. 心电图　QT段变短、心跳过缓、房室传导阻滞、窦性停搏和心律失常。

**【诊断要点】**

1. 有引起高钙血症的病因。

2. 血清钙水平＞2.75mmol/L。

**【病情观察】**

注意监测血钙水平，密切观察患儿肾绞痛、腹部症状及尿量变化，注意心电波形变化。

**【治疗】**治疗原则包括扩充细胞外液容量、增加钙的排出、抑制钙的吸收、增加骨质贮存和原发病的治疗。

1. 限制含钙高的饮食，多饮水，避免应用维生素D和噻嗪类利尿剂。

2. 危重患儿应在监测中心静脉压和尿量的条件下，静脉快速输注生理盐水等张液，同时使用起效快的袢利尿剂。肾功能不全或有威胁生命的症状（如心律失常）时可考虑透析治疗。

3. 糖皮质激素可抑制骨质吸收且减少小肠对钙的吸收。

### （七）低钙血症

血钙＜1.75mmol/L，或游离钙＜0.85mmol/L，称为低钙血症。

**【病史要点】**

1. 是否存在易激惹、烦躁、易惊、多汗、睡眠不安等表现。

2. 有无维生素D缺乏、肾衰竭、甲状旁腺功能减低、佝偻病或某些先天性畸形（如DiGeorge综合征）等疾病。

**【体检要点】**

1. 神经肌肉兴奋性增高表现　手足搐搦和喉痉挛，可出现呼吸困难。

2. 意识水平改变。

3. Trousseau征和Chovostek征是否阳性。

**【辅助检查】**

1. 电解质查血钙或游离钙。

2. 心电图　QT间期延长。

【诊断要点】

有引起低钙血症的病因，血钙＜1.75mmol/L或游离钙＜0.85mmol/L。

【病情观察】

注意检测血钙水平，密切观察患儿肌张力、神志变化，注意抽搐、喉痉挛。

【治疗】针对病因进行治疗及补充钙剂。

1. 10%葡萄糖酸钙1～2ml/kg(相当于元素钙9～18mg/kg)用等量葡萄糖液稀释后缓慢静脉注射，或口服10%氯化钙治疗。

2. 维生素D缺乏所致低钙血症需加用维生素D治疗。

3. 维生素D缺乏性手足搐搦　首先是急救处理，镇静止惊，使惊厥或喉痉挛等危险症状停止；喉痉挛立即将舌尖拉出口外，进行人工呼吸，必要时在阿托品应用下(解痉)行气管插管。

注意事项：使用钙剂后惊厥仍不能控制，应检查血镁，若有低镁血症，应进行补镁治疗。

### (八)代谢性酸中毒

【概述】

代谢性酸中毒为儿科急诊最常见的酸碱代谢失衡，由体内氢离子($H^+$)水平增加或由碳酸氢根($HCO_3^-$)水平的降低引起，使血浆中$HCO_3^-$原发性减少，血pH值下降到7.35以下，称为代谢性酸中毒。根据阴离子间隙(AG)即血清阳离子和阴离子之差[$AG=Na^+-(Cl^-+HCO_3^-)$](参考值8～16mmol/L)，可将酸中毒分为阴离子间隙升高型代谢性酸中毒和非阴离子间隙增高型代谢性酸中毒。

【病史要点】

1. 有无恶心、呕吐、腹泻、引流量丢失体液过多等。

2. 有无乏力、精神委靡、嗜睡、烦躁、惊厥、昏迷等症状。

3. 有无糖尿病酮症酸中毒、低血容量或感染性休克、尿毒症、肾小管酸中毒、先天性肾上腺皮质增生症等疾病及某些先天性代谢缺陷性疾病。

【体检要点】

1. 有无呼吸深快、口唇樱红、呼吸酮味。

2. 有无循环灌注不良征象　皮肤弹性、面色、心率、血压、肢端循环、毛细血管充盈时间。

【辅助检查】

1. 血气分析。

2. 尿液分析 尿为酸性,pH4.6～6.2,肾小管酸中毒时 pH≥6。

【诊断要点】

1. 有引起代谢性酸中毒的病因。

2. 血气分析 pH 及 $HCO_3^-$ 下降,BE 负值增大。

3. 伴有相关的症状、体征。

【病情观察】

注意监测血气分析,密切观察患儿神志、呼吸、心率变化。

【治疗】纠正引起代谢性酸中毒的原发病,及早恢复肾循环,而不是单纯依靠供给碱性溶液。

1. 碳酸氢钠 为纠正代谢性酸中毒碱性药物首选。一般主张 pH＜7.2 时,才是应用碱性液的指征,使 pH 纠正到 7.2～7.3 为宜。使用碱性液前一定要保持呼吸道通畅。一般用等张含钠液,5%碳酸氢钠需稀释为 1.4%碳酸氢钠。

具体用法:①在无化验条件或紧急情况下,可按 5%碳酸氢钠每次 3～5ml/kg 计算补给;②可按剩余碱值计算:5%碳酸氢钠量(ml)＝(－BE)×0.5×体重(kg);③可按二氧化碳结合力计算:5%碳酸氢钠毫升数＝(40－X)×0.5×体重(kg)(X 为二氧化碳结合力)。首次补充碱性溶液可给计算量的 1/2,复查血气分析,随时调整剂量。纠正代谢性酸中毒的过程中,注意血钾、血钙变化。

2. 乳酸钠 作用缓和,危险性较小。但在缺氧、休克、组织灌注不足、肝功能不良和新生儿酸中毒时不宜采用乳酸钠治疗。

### (九) 呼吸性酸中毒

【概述】

由于通气障碍,导致体内 $CO_2$ 潴留,$H_2CO_3$ 增高,$PaCO_2$ 原发性增高,血 pH＜7.35,称呼吸性酸中毒。

【病史要点】

1. 有无烦躁、多汗、头痛、呕吐。

2. 有无呼吸困难、呼吸节律改变,有无咳嗽、声嘶、咳痰、肌肉无力及异物吸入史。

3. 有无呼吸机使用史。

【体检要点】

1. 有无呼吸困难、面色及唇周发绀、脉搏氧饱和度。

2. 意识改变,有无抽搐、昏迷。

3. 肺部体征 胸廓动度、双肺呼吸音有无中细湿啰音或哮鸣音。

4. 心脏体征 心率、心律、心音。

【辅助检查】

1. 血气分析。

2. 心电图。

【诊断要点】

1. 有引起呼吸性酸中毒的病因

2. 血气分析 pH<7.35，$PaCO_2$>50mmHg。

3. 伴有相关的症状、体征。

【病情观察】

注意监测血气分析，密切观察患儿呼吸、心率、神志变化。

【治疗】

1. 积极治疗原发病。

2. 保持呼吸道通畅 清除呼吸道分泌物，解除支气管痉挛，恢复有效通气。

3. 氧疗。

4. 机械通气 经一般治疗无效，应行气管插管、人工呼吸机辅助呼吸。注意 $PaCO_2$ 不宜下降过快，急性呼酸，使 $PaCO_2$ 维持在 30～45mmHg；慢性呼酸时，肾脏已有代偿，$PaCO_2$ 以每天下降 10～15mmHg 为宜。

### （十）代谢性碱中毒

【概述】

细胞外液 $HCO_3^-$ 浓度增多或固定酸减少，使血浆 pH>7.45 时，称代谢性碱中毒。

【病史要点】

1. 是否存在严重呕吐、过多胃管吸引、先天性失氯性腹泻。

2. 有无醛固酮增多症、库欣综合征、Bartter 综合征等疾病。

3. 有无利尿剂使用史、医源性碳酸氢钠使用史或大量输入枸橼酸钠抗凝血。

【体检要点】

1. 呼吸、心音、心律。

2. 神志，肌力，有无感觉异常、抽搐等。

【辅助检查】

1. 血气分析。

2. 尿 $Cl^-$ 检测。

3. 血钾水平。

【诊断要点】

1. 有引起代谢性碱中毒的病因。

2. 血气分析 pH＞7.45，$HCO_3^-$ 及 BE 增高，$PaCO_2$ 代偿性增高。

3. 伴有相关的症状、体征。

【病情观察及随访要点】

注意监测血气分析，密切观察患儿腹部症状、呼吸、心率、心律、神志变化。

【治疗】代谢性碱中毒除先天性肥厚性幽门狭窄和一些内分泌疾病外，多数情况由医源性因素造成，故需积极治疗原发病。

1. 生理盐水敏感类代谢性碱中毒 静脉滴注生理盐水或其 1/2～2/3 张力稀释液纠正脱水，代谢性碱中毒即可被纠正。

2. 生理盐水不敏感类代谢性碱中毒 除适当补充氯化钾治疗外，可采用螺内酯或阿米洛利治疗。

3. 严重患者，血清 $Cl^-$＜70mmol/L 或 pH＞7.6 时，应使用酸性药物，常用氯化铵，需稀释成 0.8%溶液缓慢静滴；可按下列公式计算：所需氯化铵 mmol＝（$HCO_3^-$ 实测值－24）×0.3×体重（kg），1mmol $NH_4Cl$＝2% $NH_4Cl$ 2.7ml ＝0.8% $NH_4Cl$ 6.7ml。

4. 必要时血透析治疗。

### （十一）呼吸性碱中毒

【概述】

由于通气过度，使血中 $CO_2$ 浓度降低，$PaCO_2$ 减少，血 $HCO_3^-$ 降低，使 pH＞7.45，称呼吸性碱中毒。

【病史要点】

1. 有无呼吸深快、胸闷气急、长时间剧烈的哭闹或癔症、高热、严重贫血。

2. 有无抽搐、脑外伤、脑肿瘤等病史。

3. 有无呼吸机使用史。

【体检要点】

1. 呼吸、心律、心音。

2. 意识改变、瞳孔、肌力肌张力。

【辅助检查】

1. 血气分析。

2. 血电解质 血氯、血钙、游离钙及血磷均下降。

【诊断要点】

1. 有引起呼吸性碱中毒的病因。

2. 血气分析 pH>7.45,$PaCO_2$<35mmHg,$HCO_3^-$ 下降。

3. 相关症状及体征。

【病情观察】

注意监测血气分析、血电解质,密切观察患儿呼吸、心率、神志变化,警惕抽搐。

【治疗】

1. 轻度呼吸性碱中毒 改善呼吸后,碱中毒可逐渐恢复。

2. 严重呼吸性碱中毒 可用吸氧面罩进行重复呼吸;可适当吸入含3%~5%$CO_2$ 的混合氧以提高 $PaCO_2$。因使用人工呼吸机过度通气所致的呼吸性碱中毒,应立即调整每分通气量或增加呼吸道无效腔。伴有手足抽搐者,可给10%葡萄糖酸钙静滴。

(刘成军、李 静、谭利平、胡 兰、周 昉、陈应富、符跃强)

## 第三节 儿外科常见急诊

### 一、小儿急腹症

小儿急腹症常表现为腹部疼痛、食欲缺乏、恶心、呕吐及发热。体格检查时,压痛、肌紧张(或肌卫)、反跳痛和肠蠕动改变是重要的体征。正确的诊断依靠详细精确的病史询问和体格检查。

【病史】

病史决定检查的方向,体检常供给明确的资料。实验室和影像学检查提供重要的肯定性证据。

1. 腹痛的起病方式

(1)若患儿病前无任何症状而突然发作濒死样(暴发性)腹痛,最可能是空腔脏器的游离穿孔或血管意外。

(2)若腹痛起病迅速,开始中度严重而很快恶化,考虑急性胰腺炎、肠系膜血栓形成、小肠绞窄或出血性坏死性小肠炎。

(3)渐进性起病,缓慢加重的腹痛是腹膜炎的特征,阑尾炎常是这种起病。

2. 腹痛性质

(1)持续性疼痛:多为炎性病变引起,常见有急性阑尾炎、腹膜炎、憩室炎、急性胆囊炎、内脏穿孔。

(2)阵发性疼痛:多为梗阻病变引起,常见有肠套叠、单纯性肠梗阻、嵌顿性疝、胆绞痛和肾绞痛。

(3)持续性疼痛伴阵发性加重:多为炎性病变合并梗阻引起。常见有梗阻性阑尾炎、急性胰腺炎、出血性坏死性小肠炎、绞窄性肠梗阻或胆道感染。

(4)疼痛部位牵涉或转移常有特殊意义,胆道痛常牵涉至右肩胛,输尿管痛常牵涉至会阴部。急性阑尾炎常有从脐周转移至右下腹的过程。

3. 食欲缺乏、恶心及呕吐　食欲缺乏、恶心及呕吐是急腹症的常见症状。儿童此消化道症状较成人表现更为明显,仔细分析这些症状的特征对获得正确的诊断有很大价值。

4. 腹泻、便秘　在多数急腹症病例中,肠功能有某些改变是常见的,但其变化却是不定的。若能十分肯定患儿在24～48小时内未曾排气排便,即有一定程度的肠梗阻。若无呕吐及无腹胀,则肠梗阻的诊断可能性不大。腹泻是胃肠炎的典型表现,但它也可是盆腔阑尾炎的一个主要症状。

**【体格检查】**

体格检查应该是全面的,重点放在腹部检查上。检查认真仔细常能作出诊断。儿童到医院后,多存在焦虑、恐惧心理。对外界刺激非常敏感,加之本身精神及神经发育不健全,容易出现假阴性及假阳性体征,检查时应注意以下几点:

1. 争取患儿的合作　要掌握患儿的心理活动,耐心接近患儿,取得患儿的信任及合作。

2. 使用镇静剂　对完全不能合作的患儿,可使用镇静剂(不能使用镇痛药),待患儿安静后检查。

3. 检查手法轻柔　检查手法过重,常出现假阳性体征。检查方法是:轻柔地将手放在腹壁上,并轻轻地、缓慢地下压,比较各部位不同的变化及患儿的反应。

4. 反复检查　小儿腹部体征掌握较困难。临床上很难肯定诊断的,为防止误诊及漏诊,需反复多次检查,反复比较,方能确定诊断。

**【辅助检查】**

1. 实验室检查　急腹症患者实验室检查,一般包括三大常规、血细胞比容、血电解质、血清淀粉酶和血气分析,必要时行腹腔穿刺液检查。

白细胞计数若显著增高可有助诊断,注意白细胞计数正常甚至降低不能除外腹膜炎,有时是严重感染的证据。血细胞比容极端重要,能有意义地反映血容量的改变,低血细胞比容可能提示以前存在贫血或出血。检查血清电解质以提供液体丢失的性质和程度的资料，对诊断不明的病例可能需要检查腹腔液，看有无血及脓。

2. 影像学检查　影像学检查对急腹症的诊断常提供极重要的证据。外科医生和影像学医生之间的紧密合作和联系是必要的。两科医生均应掌握有关患者的全部资料，且联合讨论常非常重要。

大多数急腹症患者和所有诊断不明的病例应有胸、腹X线平片。阅读这些片子时，应询问下列问题：①肝、肾和腰大肌边界是否清楚？②腹膜脂肪线能否辨认？③胃、小肠、结肠内的气体形态是否正常？④有无肠外或膈下积气的证据？⑤有无不正常的阴影。B超检查常是重要的辅助检查，有时有肯定诊断的价值。

在这些检查之外，有时有指征作特殊造影：钡餐、钡灌肠或空气灌肠、静脉泌尿系造影。有实质性肿块时，CT检查是必要的。

**【诊断及鉴别诊断】**

1. 外科急腹症的诊断线索

(1)任何患儿急性腹痛持续6小时以上，应认为有外科情况，直至被否定为止。

(2)疼痛、呕吐及发热在许多急性腹痛中是常见的，有外科情况时疼痛常出现于呕吐及发热之前，而在非外科情况疼痛常在它们之后。

(3)腹部体征有明确的压痛、肌紧张等腹膜刺激征者多为外科疾病或内科疾病引起的外科问题，需外科处理。

(4)腹部外伤后出现的急性腹痛。

(5)腹部有肠型及肿块。

(6)腹痛有固定的位置、固定的压痛、固定的性质，说明组织或器官有器质性病变，多为外科疾病。

2. 常见小儿急腹症的鉴别要点

(1)急性阑尾炎：右下腹持续性疼痛，是急性阑尾炎最常见而且最重要的症状。与成人不同，部分患儿没有转移性右下腹疼痛的病史，婴幼儿多诉为脐周疼痛。

儿童食欲减退，恶心、呕吐、腹痛等胃肠道症状较成人要更常见，程度更重，可因严重的胃肠道症状而掩盖腹痛主症，引起误诊。

小儿全身感染中毒症状，较成人出现早且重。发病早期可出现高热。

右下腹固定压痛是急性阑尾炎最常见且最重要的体征。小儿因腹肌发育不全，腹壁较薄，腹膜炎存在时，可能肌紧张不显。

阑尾周围脓肿形成时，右下腹可触到有触痛的包块。

化验白细胞计数中性粒细胞增高，部分患儿腹部B超可有重要提示。

(2)肠套叠：多发于2个月～2岁肥胖婴幼儿，尤以4～8个月高峰，常有腹泻及添换食物病史。

阵发性腹痛是最常见的症状。多表现为阵发性哭闹或烦躁不安。发作间期患儿多安静或嗜睡。注意何时开始发作、持续及间歇时间长短、发作是否逐渐频繁。

呕吐是常见症状，注意呕吐的次数、吐物性质及量。

典型血便呈果酱样，一般于发病6～12小时后出现。未解血便并不说明无血便发生。

腹部检查大多数可发现沿结肠框分布的腊肠样肿块，富有弹性，稍活动，有触痛。

直肠指诊是不可缺少的。注意有无肿块及指套上黏附的血便或果酱样便。

腹部B超多可发现沿结肠框排列的同心圆样回声的套头。空气灌肠发现杯口状阴影最具有肯定的诊断意义，同时也是治疗开始。

(3)梅克尔(Meckel)憩室：为胚胎期卵黄管残留所致。如无并发症发生时，可无任何临床表现。一旦出现并发症，临床表现为三大综合征：肠梗阻、腹膜炎及消化道出血。突然发生肠梗阻症状，应考虑到梅克尔憩室或纤维索带所致的肠粘连、肠扭转或肠套叠。急性腹膜炎的患儿，应考虑有梅克尔憩室炎并发穿孔所致的可能。原因不明的消化道出血，不可忽略梅克尔憩室溃疡性出血，患儿突然发生大量便血且无腹痛及腹部体征者，是梅克尔憩室溃疡出血的一个特征。

体格检查无特异性体征，仅有上述并发症的相应体征。有异位胃黏膜存在者，锝-99m($^{99m}$Tc)放射性核素扫描显示脐或右下腹部放射性密集区，对确诊有价值。

**【治疗】**

当诊断不明确，但病情尚非危重时，允许一个时期的严密观察，经常查看症状的进展，结合仔细轻柔的腹部反复检查可以避免许多不必要的手术而不致冒延迟诊断的危险。应毫不迟疑地应用镇静剂，当患儿安静后对急性腹部疾病的估价能作得更为确切。

对诊断不明的病例，抗生素使用应慎重，大剂量抗生素治疗可掩盖疾病的进展，并导致严重并发症。

若诊断不明而患者有明显的腹膜炎体征，经纠正水电解质紊乱后应做手术探查。

剖腹探查时,左、右旁正中切口或腹直肌切口较横切口或斜切口为好。因前者允许较广泛地探查腹腔,并在开腹后发现诊断错误时容易纠正。

## 二、头皮损伤

【概述】

头皮分为皮肤、皮下组织、帽状腱膜、腱膜下层及颅骨骨膜5层。头皮血供丰富,损伤后血管不易收缩,出血多。根据损伤程度不同可分为多种类型,其处理原则和方法也不同。

【病史要点】

1. 头部有明确外伤史。

2. 损伤局限于头皮,未涉及颅骨及脑组织,多无头痛、呕吐等症状。

【体检要点】

1. 头皮擦伤　损伤仅限于头皮表层,创面不规则,表皮脱落,有少量渗血。

2. 头皮挫伤　损伤累及头皮全层,皮下组织肿胀、淤血、压痛。但头皮完整性未破坏。

3. 头皮裂伤　损伤破坏头皮完整性,组织断裂,帽状腱膜完整者,头皮裂口小而浅;否则伤口裂开可深达骨膜。

4. 头皮血肿　分皮下血肿、帽状腱膜下血肿和骨膜下血肿三种类型,其鉴别要点见表3-7。

5. 头皮撕脱伤　大片头皮自帽状腱膜下撕脱,有时整个头皮连同额肌、颞肌或骨膜一起撕脱,出血量大,可致休克。

【辅助检查】

头颅CT或MRI检查常提示颅脑无异常。

【诊断要点及鉴别诊断】

表3-7　各型头皮血肿诊断及鉴别要点

| 血肿类型 | 软、硬程度 | 血肿范围 |
|---|---|---|
| 皮下血肿 | 较硬,波动感不明显 | 局限于头皮挫伤中心 |
| 帽状腱膜下血肿 | 软,有明显波动 | 蔓延至整个头皮,不受骨缝限制 |
| 骨膜下血肿 | 张力大,有波动感 | 血肿边缘不超过颅缝 |

【病情观察及随访要点】

1. 注意创面边缘皮肤有无出现红肿,创面有无炎性、脓性渗出。

2. 注意头皮血肿有无进行性增大，同时伴有贫血貌出现。

【治疗措施】

1. 头皮擦伤创面清洗消毒后，包扎或暴露均可。局部出血可加压止血。

2. 头皮挫裂伤扩创时应剪去周围头发，局麻，用消毒肥皂水清洗后，用生理盐水冲洗，去除异物，消毒后做全层缝合。扩创时应尽量保留组织，头皮血供好，多处裂伤，头皮成细条状伤亦可缝合，仍能痊愈。必要时全身用抗生素及破伤风抗毒血清注射。

3. 头皮裂伤尽快止血，保护创口，注射破伤风抗毒素，清创缝合术。

4. 头皮血肿 皮下血肿短期内能自行吸收消散；帽状腱膜下及骨膜下血肿较大者，可在严格消毒下穿刺抽血，加压包扎。

5. 头皮撕脱伤应首先抗休克治疗，同时予以简单的止血（缝扎或血管钳夹闭出血点）。部分撕脱伤，如头皮血供良好，可缝合包扎；完全撕脱伤行显微手术缝合血管及头皮再植术；如不能吻合血管，可将撕脱的头皮制成中厚皮片，回植于裸露的骨膜或筋膜上。如无条件进行上述手术，可酌情行植皮或转移皮瓣术等。如伤口污染严重，可先清创包扎，待创面肉芽形成后再植皮，或在裸露无骨膜的颅骨上钻孔至板障，待肉芽形成后再植皮。

## 三、颅骨骨折

颅骨受到暴力作用后，当暴力强度超过其弹性限度而发生骨折称颅骨骨折。小儿颅骨相对较薄，抗暴力能力差，故小儿头部外伤后颅骨骨折的发病率高。颅骨骨折按其发生部位可分为颅盖骨折和颅底骨折；按骨折部位头皮是否破裂分为开放性骨折和闭合性骨折；按骨折形态分为线形骨折、凹陷性骨折和粉碎性骨折。颅骨骨折在颅脑损伤中的重要性常不在于骨折本身，而在于骨折造成的颅内血管、脑组织等的损伤。故在临床上常据此来分析颅内各种结构的损伤，判断颅内血肿的部位等。

### （一）线形骨折

【概述】

小儿颅骨骨折中线形骨折最多见，占颅盖骨折的 2/3 以上。骨质断裂呈线条形，大多延续成一条线，也可形成分支状，很少呈放射状。若外伤致颅缝处纤维组织撕裂并颅骨缝分开，称作颅骨分离骨折。

【病史要点】

1. 有头部外伤史。

2. 可伴有或不伴有头痛、呕吐等高颅压症状。

3. 多无器质性脑损伤症状如抽搐、肢体运动障碍等。

【体检要点】

骨折局部头皮有挫伤或血肿。

【辅助检查】

头颅X线片或头颅CT检查显示骨折线。

【诊断要点】

1. 有头部外伤史。

2. 头颅X线片或头颅CT检查显示骨折线。

【治疗措施】

1. 单纯的线性骨折如不伴有头皮血肿、颅内血肿及脑损伤可不做特殊处理。3～6个月后可自行愈合，颅骨X线片及CT三维成像均显示骨折线消失。

2. 在颞部、静脉窦表面和后枕骨骨折线，应警惕硬膜外血肿的发生。

3. 骨折线通过鼻窦或岩骨时应注意是否有硬脑膜破裂。

### (二) 凹陷性骨折

【概述】

暴力作用在颅盖骨的局部使颅骨向内凹陷形成骨折，可造成相邻脑组织受压出现神经功能障碍，多发生在顶、额、颞部，枕部少见。婴幼儿颅骨薄，颅骨胶质成分多、弹性大，发生凹陷时可无骨板断裂，称为乒乓球样凹陷骨折。

【病史要点】

1. 有头部外伤史。

2. 可有肢体运动障碍，表现为对侧肢体单瘫或偏瘫。

3. 可出现颅内高压症状。

4. 可出现惊厥发作。

【体检要点】

1. 触诊发现局部颅骨凹陷。

2. 可有对侧肢体肌力下降。

【辅助检查】

头颅X线片或头颅CT可见颅骨凹陷，并能测出凹陷深度。

【诊断要点】

1. 有头部外伤史。

2. 头颅X线片或头颅CT可见颅骨凹陷。

【治疗措施】

1. 手术指征

(1)颅骨凹陷深度≥1cm,凹陷面积大,直径≥3cm。

(2)骨折位于大脑皮质运动区,出现局灶性神经功能障碍(如单瘫、偏瘫或癫痫发作)。

(3)大面积颅骨凹陷,可见颅内压增高的表现。

(4)凹陷骨折压迫静脉窦,致使静脉回流障碍,颅内压增高。

(5)凹陷骨折位于额骨有碍容貌。

(6)开放性凹陷性骨折。

2. 术式选择

(1)婴幼儿及学龄前儿童常在颅骨凹陷缘钻孔,将骨撬伸入硬膜外间隙,贴近骨片内板向外撬顶,使凹陷复位到与穹隆弧度吻合。复位后用生理盐水冲洗硬膜外间隙,了解有无颅骨板障或硬脑膜出血,必要时扩大骨窗止血。

(2)学龄期儿童、撬顶复位失败者及位于静脉窦区的凹陷骨折,需将凹陷骨片游离或翻转置回原处。

### (三)粉碎性骨折

【概述】

暴力直接冲击力量大,且致伤物与头部触面积较大时,创区可形成多条骨折线将局部分割成多个碎片的情况,此即为粉碎性骨折。单纯的粉碎性骨折较少见,常合并凹陷骨折,并可伴有硬脑膜、脑组织的损伤。

【病史要点】

1. 有头部受强大暴力的外伤史。

2. 可有严重意识障碍或肢体瘫痪等脑挫裂伤、颅内血肿的临床表现。

【体检要点】

头皮局部常有明显挫伤及血肿,头皮肿胀不重者常可扪及游离骨碎片及有多个骨片的凹陷。

【辅助检查】

头颅X线片或CT扫描三维成像可见同一部位多条骨折线交错或骨片架叠影像。亦可见骨片刺脑内或游离。

【诊断要点】

1. 有头部外伤史。

2. 头颅X线片或头颅CT可见多条骨折线交错或骨片架叠影像。

【治疗措施】

1. 粉碎骨片无凹陷及不合并颅内严重受损时，不需手术治疗。

2. 粉碎凹陷骨折按凹陷骨折手术方式处理。

3. 有骨片刺入脑内，硬脑膜破裂者应手术取出骨片，清除坏死、软化脑组织，修补硬脑膜。碎骨片用5%聚维酮碘溶液浸泡30分钟后Ⅰ期置回原位。

### （四）颅底骨折

【概述】

颅底骨折多为线形，常为颅盖线形骨折延伸造成。临床表现为相应部位的软组织出血、脑脊液漏、脑神经损伤等，颅底X线片及CT平扫的诊断率低，64排CT扫描加三维成像有助于诊断。

【病史及体检要点】

1. 有头部外伤史。

2. 不同部位颅底骨折临床表现见表3-8。

表3-8 颅骨骨折部位及临床表现

| 项目 | 颅前窝 | 颅中窝 | 颅后窝 |
|---|---|---|---|
| 骨折部位 | 筛板、蝶鞍、眶上裂 | 蝶骨及岩部 | 枕骨、枕骨大孔 |
| 淤血、瘀斑 | 眶周、球结膜 | 乳突、咽后壁 | 耳后乳突区及颈项上部 |
| 脑脊液漏 | 鼻及咽后壁 | 耳（或鼻及口腔） | |
| 脑神经损伤 | 第Ⅰ、Ⅱ、Ⅲ、Ⅳ、Ⅴ、Ⅵ | 第Ⅶ、Ⅷ | 第Ⅸ、Ⅹ、Ⅺ、Ⅻ |

【辅助检查】

头颅X线片可见颅盖骨骨折线向颅底延伸，头颅CT可见气颅，颅底摄片（汤氏位）可助诊。

【诊断要点及鉴别诊断】

1. 有头部外伤史。

2. 可有脑脊液鼻漏、耳漏表现。

3. “熊猫眼”、球结膜出血、乳突青紫、咽后壁淤血等典型体征是陆地骨折诊断的可靠依据。

4. 脑脊液鼻漏、耳漏形成的血性脑脊液须与鼻腔黏膜及外耳道皮肤破裂出血项鉴别，后者仅为皮肤、黏膜损伤而无颅底骨折。

**【治疗措施】**

1. 非手术治疗

(1)予以有效抗生素预防逆行感染，合并脑脊液漏者使用广谱抗生素至少2周。

(2)体位引流脑脊液鼻漏及耳漏，切勿填堵。

(3)使用破伤风抗毒血清。

(4)有脑神经损伤者予以神经营养药及高压氧治疗。

2. 手术治疗适应证

(1)脑脊液漏超过1个月者行硬脑膜修补术。

(2)继发性视神经损伤，即视神经受压、嵌顿致部分视力丧失者可行视神经减压术。

## 四、脑损伤

**【概述】**

脑损伤分为原发性损伤和继发性损伤。前者为受伤当时引起的病变，如脑震荡、脑挫裂伤、弥漫性轴突伤及脑干损伤；后者则为损伤发生一段时间后出现病变如脑水肿、颅内血肿等。

### (一) 脑震荡

**【概述】**

脑震荡是暴力作用于头部所致的一过性脑功能障碍及伴随临床症状的总称。它是脑损伤中最轻的一种，多数缺乏器质性损害的证据而仅表现为一过性脑功能障碍，因此，小儿脑震荡预后良好，几乎不留后遗症。

**【病史要点】**

1. 有头部外伤史。

2. 伤后立即出现短暂昏迷(＜30分钟)，可有呕吐、头晕、头痛、烦躁不安等症状，年长儿可有逆行性遗忘。

**【体检要点】**

神经系统体检及脑脊液检查无阳性发现。

**【辅助检查】**

头颅CT无脑实质受损征象。

**【诊断要点】**

1. 有头部外伤史。

2. 伤后昏迷时间＜30分钟。

3. 可有高颅压症状。

4. 年长儿可有近事记忆障碍。

5. 体检神经系统无阳性发现。

6. 影像学检查未见脑组织异常。

【治疗措施】

1. 伤后早期应严密观察意识、瞳孔、呼吸、血压等生命体征的变化，以免延迟诊断颅内血肿。

2. 予以补液、镇静，预防性使用止血药物。

3. 卧床休息5～7天，症状好转后起床活动。

（二）脑挫裂伤

【概述】

脑挫裂伤是指头部遭受暴力引起的脑组织器质性损伤。多发生于额叶、颞叶及顶叶，枕叶相对少见。临床上根据昏迷持续时间、格拉斯哥昏迷分级和脑受损程度习惯将脑挫裂伤分为轻度、中度及重度。

【病史要点】

1. 有头部外伤史。

2. 伤后意识障碍＞30分钟。重者可达数周或数月，或伤后持续昏迷至死亡。苏醒后患儿常有兴奋躁动、嗜睡等表现。

3. 儿童常见癫痫发作。

4. 有局灶性神经功能障碍，如偏瘫、单瘫、失语、尿崩和视觉、听觉、嗅觉丧失等脑神经损害。

5. 可有颅内压增高表现。

【体检要点】

1. 可有肢体肌力下降。

2. 脑膜刺激征可为阳性。

【辅助检查】

1. 腰椎穿刺可发现蛛网膜下隙出血。

2. 头颅CT扫描显示为低密度水肿区中出现多发散在斑点状高密度出血灶，也可融合成片状。

【诊断依据】

1. 有头部外伤史。

2. 伤后意识障碍＞30分钟，可持续昏迷至死亡。

3. 可有癫痫发作或失语、肢体运动障碍。

4. 可有颅内压增高表现。

5. 查体有肢体偏瘫、单瘫，脑膜刺激征阳性。

6. 头颅CT扫描显示脑实质损伤。

**【治疗措施】**

1. 严密观察患儿意识、瞳孔和生命体征，判断是否存在脑疝、休克及有无其他致命多发伤。

2. 保持呼吸道通畅及供氧，深昏迷或伴有频繁呕吐患儿应立即气管插管，必要时行气管切开。

3. 伴失血性休克患儿应抗休克治疗，维持正常血压，补液遵循先晶体后胶体原则，扩容治疗首次予以电解质液的量以20ml/kg计算，并在30分钟内输入。胶体可用25%人体白蛋白25～50ml，每天1～2次，维持5天；或选用低分子右旋糖苷，予以100～300ml，维持3～5天。休克纠正后按生理需要量（60～80ml/kg）加额外损失量（呕吐、外引流等）补液。

4. 治疗脑水肿及控制颅内压，常用20%甘露醇1g /kg，每6～8小时1次，可重复使用，重者可每4小时1次，一般5～10天停药。亦可用地塞米松每次1～2mg/kg，每天1～2次，连续使用5～7天，一般不超过10天。呋塞米每次1～2mg/kg，每天1～2次，在高渗脱水剂使用间隔期用。但在影像学检查未提示脑水肿出现，临床无明显高颅压症状时，应慎用甘露醇降颅压，否则也会引起患儿头痛表现。

5. 常规使用止血药　维生素K每天10～20mg，巴曲酶每次0.5克氏单位，6-氨基己酸每次1～2g，每天1～2次。

6. 应用神经营养药物　常予脑活素每天5～10ml以及能量合剂ATP每天20～40mg，辅酶A每天100U，细胞色素C每天15mg。还可加用维生素$B_6$和维生素$B_2$。

7. 尽早进行亚低温治疗　若无亚低温治疗条件，也可予头部冰敷或全身浅表大动脉处冰敷等物理降温措施，同时予以冬眠合剂。

8. 营养支持治疗　应维持水电解质平衡，酌情予以血浆、白蛋白支持，不伴消化道损伤及应激性溃疡的患儿可于伤后5天开始予鼻饲流质。

9. 防治感染　可应用广谱抗生素预防并发感染。

10. 预防及控制应激性溃疡　可尽早使用H2受体拮抗剂及胃黏膜保护剂，已出血者予以止血药物。

11. 早期高压氧治疗　高压氧对神经功能恢复有促进作用，常规治疗2～4个疗程，每个疗程10天。

12. 后期治疗　包括控制外伤性癫痫、理疗针灸、中药等综合治疗神经功能障碍，有语言和肢体运动障碍患儿应加强功能锻炼。

13. 手术治疗　若非手术治疗无效，颅内压持续升高、脑疝形成，随访CT发现脑水肿明显加重及伴颅内血肿增大，则应开颅清除血肿及失活的脑组织，甚至切除颞极，去大骨瓣减压。但这类患儿已预后恶劣。

### （三）弥漫性轴突伤

**【概述】**

弥漫性轴突伤又称弥漫性脑白质伤，多为头部旋转运动所致。可单独发生，亦可与严重脑挫裂伤、脑干损伤和深部脑出血等同时发生。

**【病史及体检要点】**

1. 有明确头部外伤史。
2. 伤后昏迷深、时间长。
3. 早期出现去皮质强直和脑干症状。

**【辅助检查】**

1. 头颅CT表现与临床症状不成比例为本病特征。因脑肿胀而使脑室和脑池受压、变小，脑白质和灰质交界处有散在小出血灶和蛛网膜下隙出血。
2. MRI诊断敏感性优于CT，$T_2$加权见脑白质和灰质交界处、胼胝体、上脑干等部位有散在不对称分布圆形异常信号。

**【诊断要点】**

1. 有明确头部外伤史。
2. 伤后长时间昏迷，甚至可达数月，且昏迷程度深。
3. 影像学检查提示脑白质损伤。

**【治疗措施】**

同脑挫裂伤。

### （四）脑干损伤

**【概述】**

脑干损伤指外伤导致中脑、脑桥及延髓的损伤。根据病因及出现的时间不同可分为原发性脑干损伤和继发性脑干损伤。原发性脑干损伤发生于受伤当时，实际上是一种特殊挫裂伤，常见于顶部或臀部受暴力，由中轴线传导的压力造成的损伤，也可见于枕部着力或旋转、挥鞭式暴力造成的挤压力或剪切力所致的损伤。受伤数小时或数天内，由于大脑半球广泛水肿或颅内出血，颅内压增高后脑移位造成的脑干损伤为继发性脑干损伤。脑干损伤病情危重、死亡率及致残率高。

**【病史及体检要点】**

1. 有直接、间接或旋转性外伤史。
2. 深昏迷，持续时间长（>12小时）。原发性脑干损伤常在伤后出现长时间昏迷甚至持续至死亡。

3. 瞳孔不等大或大小和形态变化不定，对光反射消失。

4. 四肢交叉性瘫痪或偏瘫，常见双侧锥体束征阳性，极重者全身反射消失。

5. 呈去皮质强直或去皮质强直状态。

6. 生命体征不稳定，呼吸节律紊乱或停止；心跳过缓甚至停止；血压不稳定；中枢性高热（呈弛张热型）；多汗，极重患儿体温不升。

7. 消化道出血、顽固性呃逆。

**【辅助检查】**

1. 头颅 CT 表现　可直接显示脑干挫裂伤，但通常易见脑干周围环池、四叠体池和脚间池变形、狭窄、模糊和消失以及脑组织挫伤、出血、水肿对脑干挤压、推移等表现。

2. MRI 显示脑干损伤优于 CT。

**【诊断要点】**

同病史及体检要点。

**【治疗措施】**

与重度脑挫裂伤治疗基本相同，重点是维持生命体征，呼吸功能障碍明显者应予呼吸机辅助呼吸；可予大剂量肾上腺糖皮质激素冲击治疗；亚低温治疗控制中枢性高热，消除脑水肿，保护脑干功能；预防及控制消化道出血；营养支持及预防感染。继发性脑干损伤除以上治疗外，重点是清除颅内血肿和控制脑水肿，降低颅内压。

## 五、颅内血肿

颅内血肿属于继发性脑损伤，是指暴力直接或间接损伤颅脑，受损区颅骨板障或颅内血管损伤后出血，出血逐渐凝聚后具有一定占位效应则形成颅内血肿。

根据血肿形成时间可分为：①特急性颅内血肿：出现于伤后 6 小时内并出现脑疝；②急性颅内血肿：出现于伤后 3 天内；③亚急性颅内血肿：出现于伤后 3～21 天；④慢性颅内血肿：出现于伤后 21 天以上。根据血肿存在部位分为小脑幕上血肿和小脑幕下（颅后窝）血肿两大类。按出血部位不同可分为硬膜外血肿、硬膜下血肿、脑内血肿和脑室内血肿。

### （一）急性硬膜外血肿

**【概述】**

急性硬膜外血肿出血多来自脑膜中动脉（占 80%）、静脉窦或颅骨板障静脉损伤后出血。小儿多为来自静脉系统的出血，病程较成人相对缓慢。血肿多位于颞部、额部及顶部，常与骨折线位置一致。小儿硬膜外血肿占颅内血肿的50%左右，而新生儿及婴幼儿少见。

**【病史要点】**

1. 有明确头部外伤史。

2. 无昏迷或处于中间清醒期者常有剧烈头痛、频繁呕吐，并呈进行性加重趋势。

3. 意识障碍进行性加重，原发性脑损伤不重的年长儿可有昏迷-中间清醒期-再昏迷的典型过程，婴幼儿常无此表现。部分患儿病程中可无昏迷而仅有精神委靡、嗜睡表现。

**【体检要点】**

1. 出现血肿对侧肢体的单瘫或偏瘫，锥体束征阳性，并可进行性加重。

2. 生命体征变化　呼吸变慢，脉搏徐缓有力，血压升高，脑疝晚期表现为呼吸不规则或停止，血压下降，脉搏细弱及至心脏停搏。

3. 随意识障碍加重，血肿侧瞳孔先缩小后散大，对光反射迟钝或消失，继而对侧瞳孔亦散大。

**【辅助检查】**

头颅CT表现：颅骨内板下方与脑表面之间形成梭形高密度影，头颅CT值40～100Hu。

**【诊断要点】**

1. 有明确头部外伤史。

2. 剧烈头痛、频繁呕吐等高颅压表现，并呈进行性加重趋势。

3. 进行性加重的意识障碍，可有昏迷-中间清醒期-再昏迷的典型过程。

4. 肢体的单瘫或偏瘫，锥体束征阳性。

5. 脑疝早期可有呼吸、脉搏、血压等生命体征变化，晚期表现为呼吸不规则或停止，血压下降，脉搏细弱及至心脏停搏。

6. 瞳孔对光反射改变。

7. 头颅CT提示硬膜外梭形高密度影，CT值40～100Hu。

**【治疗措施】**

1. 治疗原则为早诊断、早期手术清除血肿。

2. 手术治疗指征　①头痛、呕吐等症状重；②有明显的再昏迷或迟发性昏迷表现；③有神经系统占位性病变体征；④头颅CT示血肿量>25～30ml，占位效应明显（同侧脑室、脑池受压，中线向对侧移位

>1cm);⑤血肿压迫了大静脉窦。

3. 血肿体积小、占位效应不明显的患儿可予非手术治疗;予以抗脑水肿、止血、对症及支持治疗,住院1周,症状及体征完全恢复正常后可出院。在非手术治疗期间应严密观察头痛、呕吐、意识及神经系统定位体征的动态变化,随访头颅CT,若血肿增大、病情加重则应立即手术。

### (二) 急性硬膜下血肿

**【概述】**

硬膜下血肿的出血来源于脑表面血管、静脉窦或桥静脉的破裂。常常伴有脑挫裂伤。

**【病史要点】**

病史、症状及体征与急性硬膜外血肿大致相似。特点是常有"原发"意识障碍程度的不断加深,无"意识好转期"。神经系统定位体征更明显。

**【辅助检查】**

头颅CT表现:颅骨内板下方与脑表面之间形成新月形或半月形高密度影,也可为混杂密度(蛛网膜破裂,脑脊液与血肿混合)。

**【诊断要点】**

参见急性硬膜外血肿,本病神经系统定位体征更明显,CT显示颅骨板下新月形或半月形高密度影。

**【治疗措施】**

1. 急诊抢救措施同脑挫裂伤。

2. 术前积极治疗脑水肿,降低颅内压,严密观察生命体征变化。

3. 血肿体积大、占位效应明显者,急诊行血肿清除术或硬膜下血肿外引流术。手术指征参见急性硬膜外血肿。急性血肿清除血肿后颅内压仍较高者,可减张缝合或开放硬脑膜,暂不回置骨瓣。颅内压极高者可切除额极、颞极内减压。已形成脑疝者可直视下切开同侧小脑幕裂孔还纳脑疝。术后治疗参见脑挫裂伤。

### (三) 脑内血肿

**【概述】**

脑内血肿是由脑挫裂伤时脑内血管破裂出血引起。好发部位为颞叶、额叶及顶叶。位于深部脑室附近的脑内血肿可破入脑室或主要在脑室内形成血肿。脑内血肿患儿大多神经系统功能障碍严重,远期可有后遗症存在。位于深部见出血量大伴发脑挫裂伤严重的脑内血肿,易发生后天性脑穿通畸形。

【病史要点】

病史、症状及体征与急性硬膜下血肿相似。

【辅助检查】

头颅CT表现：脑内边界清楚、密度均匀的高密度影，形状多样，CT值60～100Hu。血肿周围常有低密度水肿带围绕。可伴发邻近部位的脑挫裂伤或脑外血肿、蛛网膜下隙出血。由于血肿占位效应，可见脑室、脑池、脑沟受压和中线结构移位。

【诊断要点】

参见急性硬膜下血肿。

【治疗措施】

处理方法与急性硬脑膜下血肿基本相同。对浅层或引流失败的脑内血肿，可开颅切开脑皮质，清除血肿；对位于脑深部或重要功能区的血肿，可行颅骨钻孔吸出血肿并放置外引流管引流残余血肿（可注入尿激酶溶解血肿）。若血肿破入脑室，则按脑室内血肿处理。

(四) 脑室内血肿

【概述】

脑室内血肿由脑室壁裂伤出血或侧脑室脉络丛出血形成，也可由脑内血肿破入脑室形成。出血多时脑室内血肿形态呈脑室形态，称为"脑室铸型"。因血块阻塞室间孔、导水管及第四脑室出口，患儿几乎都伴发阻塞性脑积水。

【病史要点】

1. 头部外伤史。

2. 剧烈头痛、恶心、频繁呕吐。

3. 可有进行性意识障碍甚至深度昏迷。

【体检要点】

颈强直、克氏征和布氏征阳性。

【辅助检查】

1. 腰椎穿刺可发现脑脊液为血性。

2. 头颅CT表现　脑室内高密度影，形态不规则或呈脑室形状，并可与脑内血肿相连。

【诊断要点】

1. 头部外伤史。

2. 高颅压表现。

3. 脑膜刺激征阳性。

4. 脑脊液呈血性可助诊。

5. 影像学检查发现脑室内出血或血肿征象可确诊。

【治疗措施】

颅骨钻孔放置脑室外引流管，引流血液及脑脊液。已有引流不畅的血块或血肿已铸形，可注入尿激酶溶解血块。引流管放置5～7天，一般最长不超过10天，并同时予有效抗生素预防颅内感染。脑室置入Ommaya囊外引流，可延长引流时间至1个月。引流不畅的患儿，若尿激酶溶解效果差，可开颅清除血肿或钻孔脑室内镜下清除血肿。

### （五）后颅凹血肿

【概述】

后颅凹血肿几乎都是由枕部直接冲击伤造成的，常伴有枕项部软组织挫裂及枕骨骨折。后颅凹血肿包括急性硬膜外、硬膜下和小脑内血肿，以硬膜外常见。各类后颅凹血肿引起的症状无明显区别，患儿临床症状重，病情恶化迅速，死亡率高于小脑幕上血肿。

【病史要点】

1. 明确头部外伤史，常为枕部直接冲击伤。
2. 意识清楚者常有剧烈头痛、眩晕、频繁呕吐。
3. 意识障碍发展迅速，多伴有生命体征紊乱。

【体检要点】

1. 患儿常有枕项部组织挫裂伤及皮下淤血。
2. 颈项强直、强迫体位或头位。
3. 眼球震颤，肌张力低及共济失调。
4. 可有软腭麻痹、吞咽困难等脑神经损伤表现。
5. 病情恶化迅速者可无任何定位体征。

【辅助检查】

头颅CT表现为小脑表面与颅骨内板间的高密度区或小脑内高密度区，可伴小脑水肿或裂伤灶。

【诊断要点】

同上述病史、体检、辅助检查要点。

【治疗措施】

与小脑幕上各类血肿的治疗基本相同。后颅凹血肿量＞10～15ml压迫静脉窦的微小血肿、第四脑室受血肿压迫变形、位置移位且伴有高颅压表现者均应行手术清除血肿。

## 六、开放性颅脑损伤

【概述】

开放性颅脑损伤是指头皮、颅骨和脑膜均有破损，脑组织暴露在空气中，常伴有颅骨复杂骨折、颅底骨折、颅内异物、脑脊液漏、脑组织膨出及大出血等。该病常见于巨大暴力直接冲击性损伤及枪弹、弹片、锐器损伤。其特点是创面不同程度的污染，治疗不及时或不恰当可发生感染并引起严重的并发症和后遗症。

【病史要点】

1. 明确头部外伤史。

2. 可有脑挫裂伤及颅内出血的表现。

【体检要点】

体检可发现头皮全层裂开及同一部位颅骨骨折、硬脑膜撕裂、脑挫裂伤或创口有脑脊液、脑组织溢出。

【辅助检查】

头颅 CT 可明确骨折的性质和范围，了解颅内是否存在异物及脑挫裂伤、颅内血肿和脑水肿的情况。

【诊断要点】

同病史、体检、辅助检查要点。

【治疗措施】

1. 急救处理

(1)保持呼吸道通畅。

(2)抗休克治疗，止血和包扎伤口并防止再污染，做简要的神经系统检查。

(3)保护创口，减少出血，病情稳定后做全面的神经系统检查。

(4)头颅 X 线摄片或 CT 检查。

(5)给予抗生素和破伤风抗毒素。

2. 手术处理

(1)争取在伤后 6 小时内清创，如时间过长，则应视伤口具体情况而定。一般伤后 48 小时者应彻底清创；伤后 3～6 天，若伤口轻度感染，也应予清创，并酌情全部或部分开放伤口。伤后 7 天或伤口明显感染者，需待感染局限化或伤口愈合后再进一步处理。

(2)清创术：清创应在直视下进行，包括：①逐层由外至内冲洗伤口，去除异物、血块、碎骨片等；②清洗完毕后严格消毒、铺巾；③各层严密止血；④吸除坏死、软化的脑组织，尽量保存正常的脑组织及血管；

⑤Ⅰ期缝合硬脑膜；⑥粉碎骨片取出后用生理盐水冲洗，再用5%聚维酮碘浸泡15～30分钟后，将骨片置回原处，缝合各层头皮，皮下引流24～48小时；⑦选用广谱、脑脊液中浓度高的抗生素预防感染。

3. 头皮缺损不能直接缝合者，应酌情做弛张切口，植皮或转移皮瓣使伤口闭合。也可皮下包埋扩张器，Ⅱ期手术缝合缺损。

4. 对压迫静脉窦的骨折片，如未引起明显症状，尽量避免撬动，以免发生大出血。

5. 有脑挫裂伤及颅内血肿者，清创术后处理与闭合性损伤术后治疗一致。

（李晓庆、翟　暄　李映良）

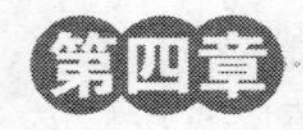


# 新生儿与早产儿疾病

## 第一节　早产儿与小于胎龄儿

### 一、早产儿

**【概述】**

早产儿(preterm infant)指孕龄不满37周(259天)出生的婴儿，也称未成熟儿(premature infant)。就出生体重而言，早产儿出生体重多不足2500g，＜2500g为低体重儿；＜1500g为极低体重儿(very low birth weight，VLBW)；＜1000g为超低体重儿(extremely low birth weight，ELBW)。我国早产儿发生率为7.8%，呈增高趋势。

**【早产儿的特点】**

早产儿的特点及其与足月儿的区别见表4-1。

**表4-1　早产儿与足月儿的主要区别**

| | 早产儿 | 足月儿 |
|---|---|---|
| 孕周 | ＜37周 | 37～42周 |
| 适于胎龄儿出生体重 | ＜2500g | 2500～3999g |
| 皮肤 | 绛红、水肿和毳毛多 | 红润、皮下脂肪丰满和毳毛少 |
| 头发 | 头发分条不清、绒毛状 | 头发分条清楚 |
| 耳廓 | 耳轮较软、耳舟不清楚 | 耳轮坚挺、耳舟成形 |
| 乳房 | 乳晕着色浅<br>乳房结节＜0.4cm | 乳晕着色深<br>乳房结节＞0.4cm |
| 生殖器 | 女婴：大阴唇未覆盖小阴唇<br>男婴：睾丸未降入阴囊 | 女婴：大阴唇已覆盖小阴唇<br>男婴：睾丸已降入阴囊 |

续表

| | 早产儿 | 足月儿 |
|---|---|---|
| 足纹 | 不清，未超过足掌1/3 | 清楚，超过足掌1/3 |
| 指、趾甲 | 未达指、趾端 | 达到或超过指、趾端 |

**【护理要点】**

1. 心肺复苏　早产儿很容易引起出生时窒息，分娩前一定要有复苏的准备，最好有受过正规复苏培训的医务人员在场复苏。

2. 保暖保湿　早产儿头占全身比例较大，皮肤较薄，呼吸较快，四肢屈曲不明显，故不显性失水较多，加上体温调节中枢发育不完善，易造成低体温。要求创造维持机体最佳体温(通常肝前皮温36.5℃)时的环境温度，即中性温度，不同出生体重是不一样的(表4-2)。保暖保湿很重要，要求产房温度达28℃，并在辐射台下做最初复苏，如果出生体重<1000g(属超低出生体重儿，ELBW)，出生头10天内要求暖箱温度35℃，同时相对湿度达100%。

表4-2　不同出生体重新生儿的中性温度

| 出生体重(kg) | 35℃ | 34℃ | 33℃ | 32℃ |
|---|---|---|---|---|
| 1.0 | 出生10天内 | 10天以后 | 3周以后 | 5周以后 |
| 1.5 | | 出生10天内 | 10天以后 | 4周以后 |
| 2.0 | | 出生2天内 | 2天以后 | 3周以后 |
| >2.5 | | | 出生2天内 | 2天以后 |

3. 喂养　早产儿胃肠黏膜发育不健全，开始喂养时特别小心，一般先用生理盐水洗胃以确定无胃出血后才开始喂养，早产儿的母乳为首选，但注意添加营养素强化剂，才能满足早产儿的特殊营养需求。对吸吮能力差、吞咽功能不协调的小早产儿或有病者，可由母亲挤出乳汁，经管饲喂养。如无早产母乳，则选用早产儿配方奶粉。如肠道喂养不能满足其能量需求者，必须静脉营养以满足早产儿的营养需要。

4. 氧疗　早产儿用氧是双刃剑，低氧血症时必须给予吸氧，但吸入高浓度氧可引起早产儿视网膜病(retinopathy of preterm，ROP)和慢性肺部疾病(chronic lung disease，CLD)。因此，用氧浓度需掌握以维护动脉血氧分压6.7～9.3kPa(50～70mmHg)或经皮血氧饱和度($SpO_2$)85%～95%为度。切忌给早产儿常规吸氧。

## 二、小于胎龄儿

【概述】

孕龄与出生体重应成比例的，每一孕龄的胎儿和新生儿体重正常应在相应的10～90个百分位之间(表4-3)，称为适于胎龄儿(appropriate for gestational age，AGA)。如果小于相应孕龄对应体重的10个百分位称为小于胎龄儿(small for gestational age，SGA)。常发生在母亲与胎儿的血液交换障碍，使胎儿长期供氧不足或营养不良，限制其生长发育，如母亲妊娠高血压疾病、严重全身性疾病(心脏病、肾脏病、恶性肿瘤等)、严重营养不良、胎盘异常(钙化、胎盘过小、帆状胎盘及前置胎盘等)、脐带异常(血管发育畸形、附着点异常等)；胎儿自身原因，如先天性发育异常、遗传代谢性疾病等。

表4-3 我国15城市不同胎龄新生儿出生体重值

| 胎龄(周) | 平均值(g) | 标准差(g) | 第10百分位(g) | 第90百分位(g) |
| --- | --- | --- | --- | --- |
| 28 | 1389 | 302 | 972 | 1799 |
| 29 | 1475 | 331 | 1057 | 2034 |
| 30 | 1715 | 400 | 1175 | 2255 |
| 31 | 1943 | 512 | 1321 | 2464 |
| 32 | 1970 | 438 | 1488 | 2660 |
| 33 | 2133 | 434 | 1670 | 2843 |
| 34 | 2363 | 449 | 1860 | 3013 |
| 35 | 2560 | 414 | 2051 | 3169 |
| 36 | 2708 | 401 | 2238 | 3312 |
| 37 | 2922 | 368 | 2413 | 3442 |
| 38 | 3086 | 376 | 2569 | 3558 |
| 39 | 3197 | 371 | 2701 | 3660 |
| 40 | 3277 | 392 | 2802 | 3749 |
| 41 | 3347 | 396 | 2865 | 3824 |
| 42 | 3382 | 413 | 2884 | 3885 |

【临床分类与特点】

1. 早产伴小于胎龄儿 具有早产儿的外貌体征，且产重低于相应孕龄出生体重的第10个百分位，出生时易于窒息，易发生低体温及多种早产儿疾病，死亡率高，属于高危儿。

2. 足月小样儿　一般指孕龄满了37周而不超过42周，但出生体重小于2500g。该类新生儿由于在宫内长期供氧不足，不但影响其体格发育，更严重地影响大脑的发育，所以脑瘫和智力发育障碍的风险较高。外观仅体重及身长与早产儿相当，但外貌特征与足月儿一样。对于该类患儿必须特别注重日后康复和教育。

3. 过期产伴小于胎龄儿　孕龄超过42周，由于胎盘老化、钙化较多，严重影响母胎营养交换，外貌特征身长符合足月儿，仅出生体重小于该胎龄体重的10个百分位。该类患儿极易发生新生儿窒息、缺氧缺血性脑病及胎粪吸入综合征。足月小样儿的患病风险更高。

## 第二节　新生儿肺炎

**【概述】**

新生儿肺炎（neonatal pneumonia）占新生儿死因的首位，其分类较其他年龄组都复杂，见下示意图：

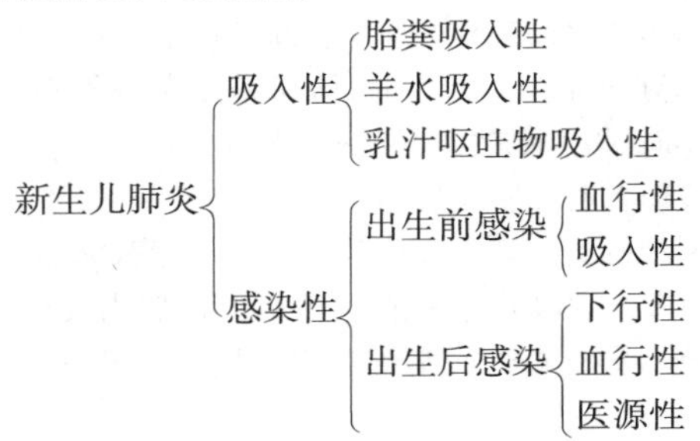


在新生儿期，羊水吸入性肺炎较其他年龄组更常见，由大量羊水吸入引起，可有异常表现，若未污染，可自行吸收，无须治疗。胎粪吸入性肺炎也称胎粪吸入综合征（MAS），因胎儿缺氧使肠蠕动增加，肛门括约肌松弛，胎粪排出污染羊水，同时缺氧使呼吸中枢兴奋，吸入被胎粪污染的羊水引起，多见于过期产儿和足月儿，早产儿因相关神经发育不成熟而罕见发生该病。乳汁呕吐物吸入性肺炎以早产儿、颅脑异常、食道闭锁及患破伤风的新生儿多见。感染性肺炎中出生前（宫内）感染常常有血行性和吸入性，前者为宫内先天性感染的一部分，表现以肺间质改变为主；后者多有胎膜早破、产程延长，细菌污染羊水，以大肠埃希菌及凝固酶阴性葡萄球菌为主要致病菌，或通过产道时吸入被污染的血性分泌物，多见于Ⅱ型疱疹病毒、巨细胞病毒及衣原体等感染。生后感染性肺炎中，下行性常因空气中、鼻咽部定植菌（衣原体、葡萄球菌等）沿呼吸道下行致肺炎；血行性常为败血症的肺部表现；医源性常见于助产器械或产时监护器械消毒不严、气管插管机械通气以及抗生素使用不当等引起，以铜绿假单胞菌、克雷伯杆菌以及不动杆菌等耐药菌多见。

**【病史要点】**

1. 生产史 有无宫内缺氧、胎粪污染羊水、羊水发臭、母亲感染史、胎膜早破、出生窒息复苏史、从咽部吸出物中有无胎粪、Apgar评分。

2. 有无呛奶、奶汁或呕吐物吸入史，有无伴发破伤风、咽喉囊肿等疾病。

3. 受凉及呼吸道感染者接触史。

4. 有无伴发败血症史，是否正在接受气管插管机械通气。

5. 有无呼吸系统表现 咳嗽、呛奶、吐沫、气促、发绀、鼻塞以及全身表现：发热或体温改变、烦躁或少哭、少吃或拒奶等。

**【体检要点】**

1. 胎粪污染羊水的观察 羊水墨绿色提示刚排出胎粪；如为黄色提示排出胎粪到羊水中＞4 小时；脐带被染黄提示排出胎粪到羊水中＞10～12 小时；指趾甲被染黄提示＞24 小时。

2. 注意皮肤上有无胎粪痕迹。

3. 呼吸系统 炎症严重而广泛，易并发气胸、纵隔气肿者，以胎粪吸入综合征为多。呼吸频率一般＞45 次/分，唇周发绀、点头呼吸、鼻翼扇动、三凹征、呼气性呻吟、胸廓是否对称、两侧呼吸音是否对等、肺部有无啰音。

4. 并发症 持续肺动脉高压[缺氧、酸中毒等使肺动脉痉挛，造成血液从动脉导管或（和）卵圆孔部位的右向左分流，表现为高浓度氧不能纠正青紫、胸骨旁有收缩期杂音]、缺氧缺血性脑病（凝视、惊厥、前囟饱满、肌张力低下等）。

**【辅助检查】**

1. X线胸片 胎粪吸入综合征肺部炎症广泛而明显，阴影不均匀，伴肺气肿，或（和）气漏征（气胸、纵隔气肿，后者主要表现为前纵隔积气呈胸腺抬举征和侧位胸片的胸骨后积气征）。出生后感染性肺炎X线表现与婴幼儿肺炎相同。

2. 血气分析 动脉血 pH 降低，$PaO_2$ 下降，$PaCO_2$ 增高。也可用经皮监测，如氧饱和度($SpO_2$)右上肢高于下肢>10%，提示在动脉导管处右向左分流。

3. 透光试验 可检查出气胸和纵隔气肿。

**【诊断要点及诊断标准】**

根据病史、体格检查和X线胸片等可诊断新生儿肺炎。从病因诊断考虑，出生前感染性肺炎多由血行传播而来，表现为多系统受累，而呼吸系统表现较轻，血清特异性IgM可升高；吸入性肺炎以呼吸系统表现为主，生后2小时内胃液涂片可查见细菌，白细胞>4个/HP；生后感染性肺炎可先有上感表现。如金葡菌肺炎病情较重，感染中毒表现明显，易并发脓胸、气胸及脓气胸。

呼吸机相关性肺炎(ventilator associated pneumonia，VAP)：Medun诊断标准：①机械通气>48小时发生的肺炎；②体温>37.5℃，呼吸道吸出脓性分泌物，肺部可有湿啰音，外周血象增高；③胸部X片示浸润阴影；④下呼吸道分泌物培养出病原菌；⑤上机前和后48小时分别痰培养出不同病原菌。

**【病情观察及随访要点】**

1. 一般表现 眼神面色、吸奶力量、吐奶呛奶、哭声响亮否、有无嘶哑、体温改变(低、高、1天内波动>1℃)。

2. 呼吸系统 气促、发绀、鼻扇、三凹征、呼气性呻吟、两侧呼吸音是否对等、肺部有无啰音。一般安静时呼吸次数增加较啰音更有价值，如湿啰音太多太广泛，除考虑肺炎外，还要想到由先天性食道气道畸形、咽部病变、心脏疾病及持续动脉导管开放等所并发。

3. 并发症 心力衰竭可出现心率增快、肝脾大；气胸可导致气管和心脏偏移、胸廓不对称，叩患侧过度反响伴呼吸音减弱；纵隔气肿可表现为气促及血氧饱和度下降、胸片胸廓前后径增大、心音遥远。

4. 辅助检查 凡病情反复、突然加重、治疗效果不理想等情况，均需X线胸片随访；怀疑气胸、纵隔气肿者，还应该复查血气；疑持续肺动脉高压还应及时做心脏彩超。

**【治疗】**

1. 保暖 环境温度调节在中性温度(早产儿35～33℃；足月儿32～31℃)。

2. 纠正缺氧、酸中毒 给氧使$PaO_2$维持在60～80mmHg($SaO_2$ 85%～95%)；5%$NaHCO_3$，3ml/(kg·次)，稀释到1.4%的等渗浓度再静脉缓推。

3. 助痰引流 可用超声雾化、拍背、定期改变体位等。

4. 注意液体平衡及营养充足，输液速度<4ml/(kg·h)，不要太快以免引起肺水肿。

5. 抗菌药物治疗　严重者首选静脉给药途径，针对可能的病原体，针对性选抗生素，疗程7～14天。国内新生儿致病菌以葡萄球菌及大肠埃希菌为主，所以选三代头孢联合新型青霉素或喹诺酮类；如铜绿假单胞菌肺炎，可选头孢他啶(复达欣)或阿米卡星(必须严格监测血药浓度)；如为金葡菌肺炎，可选一代头孢或新型青霉素，如遇耐药菌株，则选万古霉素或替考拉林。厌氧菌肺炎则用甲硝唑。怀疑衣原体肺炎，选红霉素或阿奇霉素。

6. 并发症治疗　气胸应胸腔闭式引流；纵隔气肿应从前纵隔穿刺抽气；出现持续肺动脉高压，则首选一氧化氮(NO)吸入，也可用口服西地那非或静脉用硫酸镁。

## 第三节　肺透明膜病

**【概述】**

肺透明膜病(hyaline membrane disease，HMD)又称新生儿呼吸窘迫综合征(neonatal respiratory distress syndrome，NRDS)，是由于缺乏肺表面活性物质(pulmonary surfactant，PS)引起呼吸末肺泡萎陷，临床表现为生后不久即出现进行性呼吸困难和呼吸衰竭，病理以肺泡壁上附有嗜伊红透明膜和肺不张为特征。该病是发达国家和发展中国家在围产期患病率和死亡率均高的疾病，发生率仅占全部活产儿的0.5%～1.0%，早产儿发生率10%～16%(80年代北美)，国内占活产婴儿的0.31%，但病死率高，占整个新生儿死亡原因的30%和早产儿死亡原因的50%～70%。多发生于早产儿、窒息儿、糖尿病母亲婴儿、剖宫产儿、双胎之小以及男婴。由于PS和呼吸机的应用，其成活率现已大大改善。

**【病史体检要点】**

1. 孕期危险因素　早产、窒息史、母亲患糖尿病、体温过低、剖宫产儿、双胎之小以及男婴等。

2. 呼吸窘迫的表现　出生时多正常，但如果有窒息史，出生时就表现出来，一般生后2～6小时前出现，且有进行性加重的呼吸急促(>60次/分)、呼气呻吟。如12小时后才出现这些表现，一般不考虑本病。

3. 体征　应注意：青紫的部位及程度、鼻扇、三凹征、胸廓塌陷、呼吸音减弱、细湿啰音。注意胸骨左缘有无提示动脉导管开放(PDA)的杂音。肝脾有无肿大。

**【辅助检查】**

1. 胸部X线片 通常分为四级:

(1)Ⅰ级:全肺呈细小颗粒网状阴影,心影清楚,支气管充气征不明显。

(2)Ⅱ级:全肺可见较大密集的颗粒网状阴影,透过度减弱,两侧膈肌位置抬高,位于第7后肋以上,支气管充气征。

(3)Ⅲ级:全肺透亮度丧失,呈毛玻璃样,横膈及心界部分模糊,支气管充气征明显。

(4)Ⅳ级:肺野全部一致性密度增高,完全变白,呈所谓"白肺",心影看不清,支气管充气征不明显。

2. 泡沫试验 PS利于泡沫形成和稳定,乙醇起抑制作用。生后1小时内抽出胃液1ml(如在产房可直接取羊水)加95%乙醇1ml,震荡15秒钟后放置15分钟,观察管壁有一圈泡沫为阳性,可基本排除本病。

3. 卵磷脂/鞘磷脂(L/S)值 如<1.5提示肺未成熟。

4. 血气分析 常有酸中毒、低氧血症、高碳酸血症、乳酸增高等。

5. 彩色Doppler超声检查 可确诊PPHN和动脉导管开放的并发症。

**【诊断和鉴别诊断】**

1. 诊断 根据危险因素、典型临床表现特点:进行性吸气困难及呼气性呻吟。辅助检查:泡沫震荡和相应的X线表现综合评判。

2. 鉴别诊断

(1)湿肺:又称新生儿暂时性呼吸增快(TTN)。多见于足月儿或过期产儿、剖宫产缺乏分娩时肺部的挤压。该病有特殊的X线表现,且症状和X线异常消失快。

(2)B组溶血性链球菌(GBS)肺炎:尤其在西方发达国家多见,常常很难与NRDS区分,但母亲妊娠晚期GBS感染、胎膜早破、羊水臭味、羊水培养(+)可以鉴别。

(3)膈疝:临床表现容易混淆,但腹部凹陷、胸部肠鸣音、X线胸片一目了然。

**【病情观察及随访要点】**

1. 了解病程进展 一般2~3天病情最重,3天后病情明显好转,因3天后PS的合成和分泌自然增加。注意用氧浓度、吸入氧浓度及持续用氧时间、上呼吸机时间和次数。

2. 症状体征演变 呼吸次数、青紫的部位及程度、鼻扇、三凹征、胸廓塌陷、呼吸音减弱、细湿啰音等。上机3天以上，肺部啰音增多提示并发呼吸机相关性肺炎。上机过程中注意气管分泌物中有无出血。

3. 血气 注意血气变化，上机后随访，以评判机械通气各种参数，维持$PaCO_2$在不超过55～60mmHg，称为允许性高碳酸血症。

4. 警惕颅内出血 早产儿患NRDS且上呼吸机容易并发颅内出血，注意前囟张力及有无隆起，有无惊厥。

5. 恢复期 注意胸骨左缘有无杂音，肝脾有无肿大。72小时后病情应逐渐好转，如无好转或加重应考虑并发症发生，及时做相应辅助检查。

6. 远期随访 早产儿视网膜病（ROP）和支气管肺发育不良（bronchopulmonary dysplasia，BPD）。

**【预防和治疗】**

1. 预防

（1）预防早产，根据胎儿肺成熟度决定提前分娩。

（2）促肺成熟：对不可避免发生34周早产，产前用糖皮质激素、氨溴索（沐舒坦）等。

（3）预防用PS：对胎龄32周前有高危因素者或胎龄＜30周、出生体重＜1000g者力争生后30分钟内，在产房气管内注入。

2. 治疗 以保证通气及换气功能、稳定内环境、等待自身PS产生为目的。

（1）PS替代疗法：目前有三类不同来源PS制剂（天然、半合成和人工合成制剂），目前在国内以牛肺PS制剂（国产商品名珂立苏）、猪肺PS制剂（进口产品，商品名Curosurf固尔苏）常用。60～200mg/（kg·次），清理呼吸道后从气管内缓慢推入，必要时可重复给药。

（2）辅助通气：①持续气道正压（continuous positive airway pressure，CPAP）：目的是增加功能残气量（functional residual capacity，FRC），防止呼气时肺泡萎陷，提高氧合，减少肺内分流。指征：吸入氧浓度（$FiO_2$）≥0.4，$SpO_2$＜85%，或对病情较轻、发病早期使用PS后应用。使用中注意，以鼻塞CPAP为常用，避免长时间吸高浓度氧，压力4～6cm$H_2O$。②常频机械通气（CMV）：可直接使用，或用CPAP失败、$FiO_2$＞0.6、$PaO_2$＜6.67或$SpO_2$＜85%时，或血气pH＜7.25伴$PaCO_2$＞6.67kPa时使用。③高频振荡通气（HFOV）：一般用在极低出生体重儿，或常频机械通气效果不良时可用。④一氧化氮（NO）吸入：当并发 PPHN 时，一般与呼吸机配合使用，浓度 4～20ppm。

3. 对症支持　保暖、纠正酸中毒、维护内环境稳定，出现并发症给予相应的治疗。

## 第四节　新生儿缺氧缺血性脑病

**【概述】**

新生儿缺氧缺血性脑病(hypoxic ischemic encephalopathy，HIE)是由于围产期胎儿或新生儿发生宫内窘迫、新生儿窒息，造成以缺氧为中心环节，继发缺血，失代偿后的脑损伤。目前，由于产科技术进步，产伤相对减少，但缺氧发生减少不理想，所以该病在我国仍然普遍。新生儿缺氧缺血性脑病可造成新生儿死亡或儿童伤残，是儿童脑瘫的重要原因之一。该病常见于严重窒息的足月儿，也可见于早产儿。围产期窒息可按发生时期分为 3 种：产前窒息(占 20%)、产时窒息(占 70%)、产后窒息(占 10%)。目前，产前监护技术不能完全检测出产前窒息。

HIE 的发病机制如下：

1. 脑血流改变　围产期胎儿或新生儿受到缺氧侵袭，第 2 次血流重新分布使受累部位代偿机制失效，足月儿常常造成皮质矢状旁区受损，早产儿常常造成脑室周围白质受损。如缺氧侵袭太突然，机体来不及代偿，则更易造成丘脑-脑干核受损，这是非常严重的情况，极易死亡或留下严重后遗症。由于缺氧，ATP 产生不足，脑血管自动调节功能受损，使之成为压力被动性血流，容易加重脑供血不足或颅内出血。

2. 脑组织代谢改变　由于缺氧后血液再灌注，产生过多氧自由基，使神经细胞膜破裂，血脑屏障破坏；无氧酵解使 ATP 不足，钠、钙平衡紊乱造成胞内信号传递紊乱和胞内水肿；兴奋型神经递质如谷氨酸和 β-内啡肽等，参与这些病理代谢。

3. 神经病理学改变　脑细胞水肿、脑细胞坏死和脑细胞凋亡，后者为治疗提供了时间窗和机会。

**【病史要点】**

1. 危险因素　①母亲因素：严重全身性疾病、病理产科、吸烟吸毒、年龄过大(＞35 岁)或过小(＜15 岁)等；②产时因素：脐带异常、胎位不正、不良助产、药物不恰当等；③胎儿因素：出生体重过大(≥4000g)或过小(＜2500g)、先天畸形、呼吸道阻塞等，宫内感染可是新生儿缺氧缺血性脑病的易感因素；④新生儿因素：新生儿发生严重疾病，如呼吸暂停、呼吸窘迫综合征、胎粪吸入综合征、肺炎、心血管疾病以及休克等。

2. 窒息史 宫内窘迫(胎心改变、胎动异常、胎粪污染羊水)、产时窒息(Apgar 评分、复苏情况)、有无引起生后窒息的严重疾病。

3. 异常临床表现 是否生后不久出现激惹或过度兴奋、嗜睡、迟钝、昏睡、昏迷,有无惊厥及类型、次数及持续时间,缓解后表现。异常临床表现症状持续时间。

**【体检要点】**

1. 注意基本体征改变 意识障碍大致程度、肌张力增高还是减低、原始反射(主要作拥抱反射和吸吮反射)。

2. 严重表现体征改变 惊厥、前囟张力增加、中枢性呼吸衰竭(呼吸不规则、表浅)、瞳孔改变等。

3. 有无循环不良 上臂内侧毛细血管充盈征、皮肤有无花纹、大动脉搏动及血压。

**【辅助检查】**

1. 脑电图 常需在生后 1 周内进行,这是目前判断 HIE 分度标准中唯一需要的辅助检查,对判断病情及预后有价值。有条件可进行振幅整合脑电图(aEEG)。

2. 脑影像学检查

(1)头颅超声检查:可见脑水肿、实质病变、脑室内出血、脑血流速度及指数改变等。

(2)头颅 CT:强调 7 天以后做对判断预后更准确,CT 值<20Hu 为低密度,注意其程度、范围及形状。早期做对评判有否合并颅内出血有帮助。

(3)头颅 MRI:可判断矢状旁区、丘脑、基底节梗死等。头颅 MRS(spectroscopy)可检测高能磷酸代谢物的相对浓度,便于判断预后。

3. 血清 CPK-BB 测定,最好生后 24 小时内采血。

**【诊断要点或诊断标准】**

1. 诊断要点 根据窒息史、生后不久出现神经系统表现即可诊断。

2. 根据中华医学会儿科学分会新生儿学组 2005 年修订的足月儿 HIE 诊断标准:

(1)有明确的可导致胎儿宫内窘迫的异常产科病史以及严重的胎儿宫内窘迫表现[胎心<100 次,持续 5 分钟以上和(或)羊水Ⅲ度污染],或在分娩过程中有明显窒息史。

(2)出生时有重度窒息,指 Apgar 评分 1 分钟≤3 分,并延续至 5

分钟时仍≤5分；或出生时脐动脉血气pH≤7。

(3)出生后不久出现神经系统症状，并持续24小时以上。

(4)排除电解质紊乱、颅内出血和产伤等原因引起的抽搐以及宫内感染、遗传代谢性疾病和其他先天性疾病所引起的脑损伤。

确诊：同时具备以上4条；拟诊病例：第4条暂不能确定者。

3. 临床分度对判断预后有帮助，见表4-4。

**【病情观察及随访要点】**

1. 临床表现恢复　什么时候开始吃奶、恢复哭声、惊厥停止等。

2. 体征恢复　肌张力、原始反射、前囟张力、呼吸、瞳孔、毛细血管充盈征、皮肤有无花纹、大动脉搏动及血压等。

3. 辅助检查随访　异常脑电图者2周后复查，怀疑颅内出血及时复查脑影像学情况，生后10～14天做新生儿行为神经评分(NBNA)，如<35分，则28～30天时复查。满50天后做发育商(DQ)评分，如<85分，则每月复查直到正常为止。

**【治疗】**

治疗原则：早治(一旦诊断立即开始治疗)、阶段(4个阶段均须达到相应的目的)、综合(没有特效药，须综合多种治疗措施同时并进)、充足疗程、坚定坚持治疗的信心。

1. 生后3天内为稳定内环境、控制神经症状阶段。具体方法：

(1)三项支持疗法：血气(稳定或纠正血气异常，包括必要时给氧、机械通气)；血循环[维持血压稳定，输液一般80～100ml/(kg·d)为宜，必要时用多巴胺和多巴酚丁胺]；血糖(维持在正常水平高值5.0mmol/L以上)。

(2)三项对症处理：①控制惊厥：可用苯巴比妥、地西泮或水合氯醛。②降颅压：首选呋塞米以防血液高渗，加重或引起颅内出血；也可用小剂量甘露醇。③消除脑干症状：重度HIE或并发休克、频繁惊厥者可用纳络酮。

(3)促神经细胞代谢：如果没有惊厥或惊厥得到有效控制，可在该期开始用脑活素、胞磷胆碱、神经节苷脂等促进神经细胞代谢药物。

2. 生后4～10天阶段　一般治疗4～5天开始好转，7～9天明显好转。该期继续促神经细胞代谢，有条件可增加高压氧治疗，但禁忌用于早产儿。

3. 10天后的巩固疗效、防止后遗症阶段　根据NBNA评判是否需要继续治疗，如NBNA<37分，则继续促神经细胞代谢和高压氧，可同时开始新生儿期干预如全身皮肤的抚触和按摩，这是简便而有效的方法。

表 4-4 HIE 临床分度

| 分度 | 意识 | 肌张力 | 原始反射 | | 惊厥 | 中枢性呼吸衰竭 | 瞳孔改变 | EEG | 病程及预后 |
|---|---|---|---|---|---|---|---|---|---|
| | | | 拥抱反射 | 吸吮反射 | | | | | |
| 轻度 | 兴奋、抑制交替 | 正常或稍增高 | 活跃 | 正常 | 可有肌阵挛 | 无 | 正常或扩大 | 正常 | 症状在72h内消失，预后好 |
| 中度 | 嗜睡 | 减低 | 减弱 | 减弱 | 常有 | 有 | 常缩小 | 低电压，可有痫样放电 | 症状在14d内消失。可能有后遗症 |
| 重度 | 昏迷 | 松软或间歇性伸肌张力增高 | 消失 | 消失 | 有，可呈持续状态 | 明显 | 不对称或扩大，对光反射迟钝 | 爆发抑制，等电位线 | 症状可持续数周。病死率高。存活者多有后遗症 |

4. 新生儿期后　坚持新生儿期以后的治疗，如生后 28～30 天 NBNA<37 分，或生后满 50 天 DQ<85 分，则继续治疗 3～6 个月或者更长时间，直到 DQ≥85 分为止，必要时专门康复科治疗。

## 第五节　新生儿败血症与化脓性脑膜炎

**【概述】**

新生儿败血症(neonatal septicemia)指新生儿期细菌或真菌侵入血液循环并在其中生长繁殖，产生毒素所造成的全身性感染。出生体重越轻，发病率越高，VLBW 儿可高达 164‰，长期住院者更可高达 300‰。败血症与脓毒血症(sepsis)的含义常常混淆，其实有区别：败血症应从血中培养出致病微生物，脓毒血症的致病因子包括更广，不但包括血培养能生长的细菌、真菌，还包括血培养不能生长的病毒及原虫等。全身炎症反应综合征(systemic inflammatory response syndrome, SIRS)或(和)多系统器官功能衰竭(multi-organ system failure, MOSF)是两者发展的共同归属，也可以是更多原因的共同归属，如变态反应性疾病和创伤等。新生儿败血症致病菌国内以葡萄球菌和大肠埃希菌，而西方发达国家则以 B 组溶血性链球菌(GBS)占首位。

新生儿化脓性脑膜炎(purulent meningitis)是指出生后 4 周内化脓菌引起的脑膜炎症。一般新生儿败血症中 25%会并发。新生儿化脓性脑膜炎病原菌不同于其他年龄，临床表现很不典型，颅内压增高出现较晚，又常缺乏脑膜刺激征，故早期诊断困难，常并发脑室管膜炎，致病菌难以肃清。病死率仍高，幸存者近 1/2 留下失聪、失明、癫痫、脑积水、智力和(或)运动功能障碍等后遗症。其致病菌国外为 GBS、大肠埃希菌、李斯特菌、克雷伯肠杆菌等，国内为大肠埃希菌、葡萄球菌、不动杆菌等。

**【病史要点】**

1. 母亲妊娠及产时的感染史　如泌尿道感染、绒毛膜羊膜炎等，母亲产道特殊细菌的定植，如 GBS 等。

2. 产科因素　有无胎膜早破、产程延长、羊水混浊或发臭、分娩环境不清洁或接生时消毒不严、产前产时侵入性检查等。

3. 胎儿或新生儿因素　有无多胎、宫内窘迫、早产儿、SGA 儿；有无长期动静脉置管、气管插管、外科手术、挑“马牙”、挤乳头、挤痈疖等；有无皮肤感染如脓疱病、尿布疹及脐部感染等。

4. 新生儿病史　体温改变(发热或体温不升)、有无少吃少哭少动、哭声减弱、体重不增、面色不好等，黄疸出现时间、消退没有、有无迅速加重或退而复现。多系统受累表现：有无气促、发绀、呼吸不规则或呼吸暂停；腹胀、呕吐、腹泻；尿少、无尿；呕血、便血、血尿或肺出血等；有无嗜睡、激惹、惊厥等化脓性脑膜炎表现。

5. 治疗经过 抗生素使用时间、种类及效果。

【体检要点】

1. 全身表现 有无神萎、嗜睡、体温不稳定。

2. 皮肤、黏膜 有无苍白和(或)黄疸，有无花斑、瘀斑、瘀点、硬肿、皮下坏疽、脓疱疮、脐周或其他部位蜂窝织炎、甲床感染、皮肤烧灼伤，口腔黏膜有无挑割损伤。脑脊膜膨出、皮肤窦道(多位于腰骶中部，该处皮肤微凹，常有一撮毛或一小血管瘤)的新生儿，要特别警惕脑膜炎的发生。

3. 休克体征 面色苍白、四肢冰凉、皮肤出现大理石样花纹、脉细速、股动脉搏动减弱、毛细血管充盈时间延长、肌张力低下、血压降低(＜2000g 者＜30mmHg，＞3000g 者＜45mmHg)，严重时可有 DIC 多处出血(或抽血部位出血不止)。

4. 多系统受累体征 肝脾大、前囟张力、瞳孔改变及四肢肌张力增高、呼吸次数、四肢活动受限及深部脓肿包块等。

【辅助检查】

1. 细菌学检查

(1)血细菌培养：是诊断"金标准"，要求尽量在应用抗生素前严格消毒下采血做血培养，疑为肠源性感染者应同时作厌氧菌培养，有较长时间用青霉素类和头孢类抗生素者应送 L 型细菌培养。严格消毒后取血 1ml 立即注入培养管。怀疑产前感染者，生后 1 小时内取胃液及外耳道分泌物培养，或涂片革兰染色找多核细胞和胞内细菌。必要时可取耻骨上膀胱穿刺(SPA)抽尿液培养，脑脊液、感染的脐部分泌物、浆膜腔液以及所有拔除的导管头均应送培养。

(2)病原菌抗原及 DNA 检测：用已知抗体测体液中未知的抗原，对 GBS 和大肠埃希菌 K1 抗原可采用对流免疫电泳、乳胶凝集试验及 ELISA 等方法，对已使用抗生素者更有诊断价值；采用 16S rRNA 基因的 PCR 分型、DNA 探针等分子生物学技术，以协助早期诊断。

2. 非特异性检查

(1)白细胞(WBC)计数：出生 12 小时以后采血结果较为可靠。WBC$<5\times10^9$/L 为 WBC 减少；≤3 天者 WBC$>25\times10^9$/L，＞3 天者 WBC$>20\times10^9$/L 为 WBC 增多。

（2）白细胞分类：未成熟中性粒细胞/中性粒细胞（I/T）比率≥0.16，必要时6～8小时后重复检查。

（3）C反应蛋白（CRP）：在生后12小时后采血。炎症发生6～8小时后即可升高，≥8μg/ml（末梢血方法）为阳性。

（4）血清降钙素原（PCT）或白细胞介素6（IL-6）测定：阳性出现早于CRP，较CRP和白细胞计数等临床常用指标有更高的特异性和敏感性。一般以PCT＞2.0μg/L为临界值。IL-6敏感性90%，阴性预测值＞95%，当炎症发生后快于CRP升高，炎症控制，24小时内恢复正常，CRP升高稍晚，故两者结合判断较为理想，但需数小时才能完成检查。

（5）血小板计数：≤$100\times10^9$/L有意义。25%的新生儿败血症血小板减少。

（6）微量血沉：现已不作为常规的检查项目。

3. 脑脊液检查　对任何稍有脑膜炎可疑者，应立即做腰椎穿刺。国外败血症常规检查多包括腰穿。国外多主张对任何怀疑为败血症的患儿应常规做脑脊液检查，而国内则习惯于当败血症患儿有以下任何表现时：意识障碍、眼部异常、可疑颅内压增高征或惊厥，立即作脑脊液检查。可用斜面较短而锐利的皮下注射针头作腰穿针，宜从第4、5腰椎间隙逐渐进针，突然进针易致损伤。针柄可连一透明无色塑料管，一见管中有脑脊液即停进针。将塑料管弯曲与针垂直，安静时其液面高度即脑脊液压力。不应以滴数多少来判定压力高低。

4. 脑影像学检查　对确定有无脑室管膜炎、硬脑膜下积液、脑脓肿、脑囊肿、脑积水等与随访疗效均很有帮助。B超不能肯定时再作CT。磁共振（MRI）对多房性及多发性小脓肿价值较大。

5. 其他检查　暴露感染灶或脐部涂片，培养出的细菌与血培养结果常不一致，深部脓液、穿刺液涂片和培养更加可靠。

**【诊断标准】**

1. 败血症　由中华医学会儿科分会新生儿学组于2003年讨论制订。

（1）确诊败血症：具有临床表现并符合下列任一条：①血培养或无菌体腔内培养出致病菌；②如果血培养出条件致病菌，则必须与另次（份）血、无菌体腔内或导管头培养出同种细菌。

（2）临床诊断败血症：具有临床表现且具备以下任一条：①非特异性检查≥2条；②血标本病原菌抗原或DNA检测阳性。

2. 化脓性脑膜炎　有发生败血症的危险因素和诊断败血症，如有无激惹、易惊、尖叫、嗜睡、凝视或前囟紧张、饱满、骨缝增宽等提示颅内感染的表现。

脑脊液检查：

(1)常规：①压力：常＞2.94～7.84kPa(3～8cm$H_2O$)；②外观：不清或混浊，早期偶可清晰透明，但培养甚至涂片可发现细菌；③白细胞数：足月儿日龄＜1周＞32×$10^6$/L，＞1周＞10×$10^6$/L，早产儿＞29×$10^6$/L；④白细胞分类：多核细胞＞57%～61%，但李斯特菌脑膜炎的单核细胞可达20%～60%。

(2)生化：①蛋白：足月儿＞0.1～1.7g/L，早产儿＞0.65～1.5g/L，若＞6.0g/L，预后差，脑积水发生率高；②潘迪试验常＋＋～＋＋＋；③葡萄糖常＜1.1～2.2mmol/L(20～40mg/dl)或低于当时血糖的50%。

**【病情观察及随访要点】**

1. 全身表现　体温、有无神萎、有无嗜睡、面色、哭声、喂奶、活动、体重等变化。

2. 较特殊表现　黄疸、花斑、瘀斑、瘀点、硬肿、皮下坏疽、脓疱疮、脐周或其他部位蜂窝织炎、甲床感染、皮肤烧灼伤、口腔黏膜挑割等损伤或病变面积和程度变化。

3. 寻找感染灶和迁徙性病灶　深部脓肿者及时做超声检查；怀疑骨髓炎时有轴心叩痛征并及时X线摄片；腹胀明显应及时腹部平片了解有无坏死性小肠结肠炎征象。

4. 有无脑膜炎表现　一旦出现难以解释的体温不稳定、精神、哭声、吮乳、面色不好时，应仔细检查有无激惹、易惊、尖叫、嗜睡、凝视或前囟紧张、饱满、骨缝增宽等提示颅内感染的表现。惊厥、颈强直、前囟隆起等不一定出现。

5. 有无脑膜炎常见并发症

(1)脑室管膜炎：①脑室液细菌培养或涂片获阳性结果，与腰椎穿刺液一致；②脑室液白细胞≥50×$10^6$/L，以多核细胞为主；③脑室液糖＜1.66mmol/L(30mg/dl)或蛋白质＞0.4g/L；④腰穿脑脊液已接近正常，但脑室液仍有炎性改变。确诊只需满足第一条或第二条加上③和④之一。年龄越小，延误诊治时间越长，脑室管膜炎的并发率越高，多为$G^-$菌感染。

(2)硬脑膜下积液：硬脑膜下腔的液体如超过2ml，蛋白定量＞0.6g/L，红细胞＜100×$10^6$/L，即可诊断。并发率10%～60%，常规硬膜下穿刺可达80%。常由脑膜炎链球菌、流感杆菌所致，产生机制由于硬膜血管通透性增加，也可由硬脑膜及脑血管浅表静脉(尤其是穿过硬膜下腔的桥静脉)炎性栓塞导致静脉内压增加、局部渗透压增加以及局部渗出增加所致,做腰穿抽出脑脊液过多,使颅内压突然降低,而在脑血管通透性增加的情况下,也可促进硬脑膜下积液的形成。

**【治疗】**

1. 抗菌治疗

(1)抗菌药物应用一般原则:①临床诊断败血症,在使用抗生素前收集各种标本,不需等待细菌学检查结果,即应及时使用抗生素。②根据病原菌可能来源初步判断病原菌种,病原菌未明确前可选择既针对 $G^+$ 菌又针对 $G^-$ 菌的抗生素,可先用两种抗生素,掌握不同地区、不同时期有不同优势的致病菌及耐药谱,经验性地选用抗生素。③一旦有药敏结果,应作相应调整,尽量选用一种针对性强的抗生素;如临床疗效好,虽药敏结果不敏感,亦可暂不换药。④一般采用静脉注射,疗程7～14天。GBS及 $G^-$ 菌所致化脓性脑膜炎疗程14～21天。

(2)主要针对 $G^+$ 菌,选青霉素与青霉素类:如为链球菌属感染,首选青霉素G;对葡萄球菌属,青霉素普遍耐药,宜用耐酶青霉素。也可选第一、二代头孢菌素,第一代头孢不易进入脑脊液。万古霉素作为二线抗 $G^+$ 菌抗生素,主要针对耐甲氧西林葡萄球菌(MRS)。

(3)主要针对 $G^-$ 菌:第三代头孢菌素的优点是对肠道杆菌最低抑菌浓度低,极易进入脑脊液,常用于 $G^-$ 菌引起的败血症和化脑,但不宜经验性地单用该类抗生素,因为对金葡菌、李斯特菌作用较弱,对肠球菌完全耐药。头孢噻肟、头孢哌酮(不易进入脑脊液)、头孢他啶(常用于铜绿假单胞菌败血症并发化脑)、头孢曲松(可作为化脑的首选抗生素,但新生儿黄疸时慎用)。

(4)其他抗菌药物:哌拉西林对 $G^-$ 菌及GBS均敏感,易进入脑脊液。氨苄西林虽为广谱青霉素,但因对大肠埃希菌耐药率高,建议对该菌用其他抗生素。氨曲南为单环β-内酰胺类抗生素,对 $G^-$ 菌的作用强,β-内酰胺酶稳定,不良反应少。针对厌氧菌用甲硝唑。亚胺培南+西司他丁为新型β-内酰胺类抗生素(碳青霉烯类),对绝大多数 $G^+$ 及 $G^-$ 需氧和厌氧菌有强大杀菌作用,对产β-内酰胺酶的细菌有较强的抗菌活性,常作为第二、三线抗生素,由于其不易通过血脑屏障,且有引起惊厥的副作用,故不推荐用于化脑。帕尼培南+倍他米隆为另一种新型碳青霉烯类抗生素,抗菌谱与泰能相同。头孢吡肟为第四代头孢菌素,抗菌谱广,对 $G^+$ 及 $G^-$ 均敏感,对β-内酰胺酶稳定,且不易发生耐药基因突变,但对MRS不敏感。

(5)抗菌药物联合应用:对病原不明的一般患儿可用青霉素类加第

三代头孢菌素，对重症患儿尤其是医院内感染者）宜改用耐酶青霉素。最好用杀菌性、易透过血-脑脊液屏障的抗生素。

2. 支持疗法 非常重要，一般需静脉补液，纠正酸中毒及电解质失衡。注意保暖，纠正缺氧。黄疸较重者应及时光疗以预防核黄疸。休克患者应用血浆或白蛋白（1g/kg）扩容，纠正酸中毒扩容后无改善可静滴多巴胺5～10μg/（kg·min）。肾上腺皮质激素只用于有感染性休克者，能停早停。

3. 新生儿化脓性脑膜炎治疗

（1）抗菌尽早选用最大剂量易进入脑脊液的杀菌药，首次剂量加倍从静脉推入或快速滴入。治疗$G^-$杆菌脑膜炎的疗程至少3周，而$G^+$菌至少2周。头孢曲松钠每天给药1～2次治疗，因其半衰期长达5～8小时，对常见菌血清杀菌浓度可持续24小时，已取代氨苄西林为治疗乳幼儿化脓性脑膜炎的首选抗生素。氨苄西林对李斯特菌、肠球菌（上述两菌对所有头孢菌素均不敏感）、奇异变形杆菌、50%大肠埃希菌、敏感的葡萄球菌、GBS、肺炎链球菌等均有效。铜绿假单胞菌首选头孢他啶，次选头孢哌酮（先锋必）。

（2）并发症处理：脑室管膜炎可放保留导管于侧脑室注入抗生素。硬脑膜下积液可反复穿刺放液，2周后量仍多应手术引流。

（3）其他治疗：病初常因抗利尿激素分泌过多引起液体潴留而导致稀释性低钠血症，加之常伴有脑水肿。即使无并发症的脑膜炎有理由考虑短程激素治疗。但也应考虑其潜在不良反应。惊厥用苯巴比妥钠10～30mg/kg静注或肌注，维持剂量5mg/（kg·d）。

4. 其他治疗

（1）输注中性粒细胞：适用于中性粒细胞减少，尤其是骨髓中中性粒细胞贮存库衰竭的患儿。

（2）交换输血：可供给上述量的粒细胞，还可供给特异性抗体、补体、调理素等；可去除感染的细菌、毒素和异常血凝物质，纠正异常凝血过程，消除DIC潜在危险。

（3）静脉注射免疫球蛋白（IVIG）：可提高IgG水平，尤其适用于早产儿及严重感染的患儿。

（4）清除感染灶：脐炎局部用3%过氧化氢、2%碘酒及75%乙醇消毒，每天2～3次，皮肤感染灶可涂抗菌软膏。口腔黏膜亦可用3%过氧化氢液洗口腔，每天2次。

# 第六节　新生儿黄疸

【概述】

新生儿黄疸(neonatal jaundice)又称新生儿高胆红素血症。生后1周内黄疸发生率：足月儿60%，早产儿80%。有生理性和病理性黄疸之分，区分目的在于及时处理病理性黄疸，防止核黄疸和肝硬化等(表4-5)。

表4-5　新生儿黄疸分类

| 生理性黄疸 | 病理性黄疸(下列任一情况) |
|---|---|
| 1. 生后2～5天出现 | 1. 生后<24h出现 |
| 2. 14天内消失(早产儿可3～4周内消失) | 2. 持续时间过久(足月儿>2W，早产儿>4W) |
| 3. 总胆红素水平>85μmol/L(5mg/dL)～<205μmol/L(12mg/dl) | 3. 总胆红素(TB)>205μmol/L(12mg/dl) |
| 4. 一般情况良好 | 4. 黄疸退而复现 |
|  | 5. 血清直接胆红素(DB)>34μmol/L(2mg/dl) |

早产儿黄疸问题很复杂，目前还没有区分的标准，多主张一旦出现黄疸，均应及时按病理性黄疸处理。

病理性黄疸的分类：

1. 感染性

(1)新生儿肝炎：多属产前与产时感染，病毒感染为主，包括巨细胞病毒、乙肝病毒等，一般1周后出现黄疸，如肝内胆管阻塞后大便颜色会变浅、小便颜色会变深、肝大及肝功能损害。

(2)新生儿败血症：细菌有多种复杂的入侵途径，国内以葡萄球菌和大肠埃希菌为主，也可有真菌，因中毒性肝炎和(或)溶血等造成黄疸，表现出感染中毒症状和体征。

2. 非感染性

(1)新生儿溶血症：母子血型不合引起的同族免疫性溶血，常常是ABO和Rh两种血型系统不合引起。ABO溶血病一般母亲血O型，胎儿为A型或B型，不发生在母亲AB型或婴儿O型，因自然界广泛存在A、B型血型物质，可能因为母亲的抗原初次致敏在初次妊娠前发生，所以可第一胎就发病。Rh溶血病一般母亲血Rh(－)，胎儿为Rh(＋)，一般不发生在第一胎，因抗原初次致敏发生在妊娠末期或胎盘剥离时，需至少0.5～1ml血流进Rh(－)母亲血中才能刺激其免疫系统，大约8～9周后产生少量IgG时，此胎儿已娩出而没有机会受累。再次怀相同抗原胎儿，孕期只需胎儿的0.05～0.1ml血流进孕母体内使其发生免疫回忆反应，几天内产生大量血型抗体IgG产生，并穿过胎盘引起胎儿及新生儿溶血。Rh抗原只有人类及恒河猴(rhesus)才有，初次妊娠前抗原初次致敏机会不多，一般不发生在第一胎，但约有1％例外，如Rh(－)母亲在初次妊娠前误接收了Rh阳性血的输入，也可能其外祖母为Rh(＋)，初次致敏发生在外祖母的子宫内。Rh血型系统中有6种抗原，依抗原性强弱依次为D＞E＞C＞c＞e，Rh阳性定义为D(＋)。如DD、Dd，中国汉族绝大多数为Rh阳性，Rh阳性母亲也可致胎儿发生Rh溶血病，如母Ddee型或DDee、胎儿DdEE或DDEe命名为RhE溶血病。

(2)胆道闭锁：属于肝后性黄疸，以直接胆红素升高较为突出，常常由宫内感染所致生后胆管炎，相继发生胆管纤维化、闭锁、胆总管囊肿，故生后2周左右才表现明显，大便逐渐变浅，最后白陶土样大便、尿色深、肝逐渐变大变硬化、肝衰和脾亢，可伴有脂溶性维生素A、D、E、K吸收障碍造成夜盲症、佝偻病、出血等。

(3)母乳性黄疸：母乳喂养中约9％左右发生黄疸，可能原因是母乳使肠道β-葡萄糖醛酸苷酶活性增高，把经肝脏处理的直接胆红素变回间接胆红素，更加利于肠肝循环的重吸收。一般4～7天开始出现，持续1～4个月；停母乳3～5天，胆红素水平下降50％，排除其他原因即可诊断。

(4)遗传性疾病：红细胞6-磷酸葡萄糖脱氢酶缺陷病，维生素$K_3$、维生素$K_4$、新生霉素、川莲、牛黄、樟脑丸等可引发溶血；遗传性球形红细胞增多症；多种遗传代谢酶缺陷。

病理性黄疸最严重的并发症：胆红素脑病。

核黄疸(kernicterus)由高间接胆红素血症引起，常为新生儿溶血症所并发，多于生后4～7天发生，10天以后发生罕见，早产儿更多见，表现为胆红素水平不太高，且生后10天以后也可发生。发生核黄疸与UCB水平、UCB和白蛋白联结状态以及血-脑脊液屏障的成熟度等因素有关。临床分期：①警告期：嗜睡、吮吸无力、肌张力减弱、尖叫等，持续约12～24小时；②痉挛期：双眼凝视、肌张力增高、呼吸暂停、角弓反张、抽搐、发热等，1/2～1/3死亡或持续12～48小时；③恢复期：逐渐消失，持续约2周；④后遗症期。核黄疸四联症：①手足徐动；②眼球运动障碍；③听觉障碍；④牙釉质发育不良，可伴有脑瘫、智力落后、抽搐等。

**【病史要点】**

1. 黄疸出现的细节　出现时间生后＜24小时常考虑新生儿溶血症，2～3天多见生理性黄疸，也有部分ABO溶血症，4～7天考虑母乳性黄疸、败血症，＞7天常常由母乳性黄疸、败血症、肝炎和胆道闭锁引起。发展速度快多提示溶血症，缓慢多考虑肝炎和胆道闭锁。

2. 胆红素脑病表现　嗜睡、吮吸无力、尖叫、呼吸暂停、抽搐、发热等。

3. 粪便及尿颜色　粪便变浅或白陶土样多提示胆道阻塞，尿颜色深提示尿胆原或(和)胆红素增高，常见于肝炎和胆道闭锁。

4. 临床表现　有无感染中毒表现、出生窒息史、延迟喂奶、便秘等加重黄疸的因素，有否用过引起黄疸的药物。

5. 家族史　前几胎有无患过新生儿溶血症，G-6-PD缺陷病其母系的舅舅和外公可能有患者，母亲乙型肝炎史。有否长期黄疸患者。

6. 妊娠史　有无流产、死胎、孕期感染、胎膜早破、产程延长等产时感染的危险因素。

7. 喂养及环境史　母乳还是配方奶。有否接触过樟脑丸、维生素$K_3$、维生素$K_4$等易致溶血的物质。

**【体检要点】**

1. 可根据皮肤黄疸部位估计血清胆红素水平(表4-6)，皮肤黄疸部位在高峰期臂及膝关节以上属生理性黄疸。

**表4-6　黄疸部位与血清胆红素水平对应表**

| 黄疸部位 | 血清胆红素 μmol/L(±50) |
|---|---|
| 头颈部 | 100 |
| 躯干上半部 | 150 |
| 躯干下半部及大腿 | 200 |
| 臂及膝关节以下 | 250 |
| 手、脚心 | ＞250 |

2. 肝脾　注意大小和质地。

3. 有无贫血及感染相关体征　皮肤黏膜苍白、苍白与黄疸是否成比例、水肿、心力衰竭、头部包块、瘀斑、瘀点、脐部、皮黏膜感染灶。

4. 注意核黄疸体征　肌张力减弱或增高、双眼凝视、角弓反张。

**【辅助检查】**

1. 估计血胆红素水平　查血清总胆红素(TB)、直接胆红素(DB)并评估,如 DB/TB >15%提示胆道阻塞;DB/TB <10%提示间接胆红素升高为主的疾病。

2. 有关溶血症

(1)血常规:了解有否贫血,但生后 2 周内 Hb>140g/L 不能除外本病。

(2)定血型:如母 O 型,子 A 或 B;或母 Rh(-),子 Rh(+);或母 Rhee,子 RhEe;或母 Rhcc,子 RhCc。

(3)溶血的证据:网织红细胞升高(第 1 天>6%)、有核红细胞升高(第 1 天>10/100WBC)。

(4)致敏红细胞和血清特异性血型抗体检查(血清学检查):①改良直接抗人球蛋白(Coombs)实验:致敏红细胞凝聚为阳性,是 Rh 溶血症敏感的指标、ABO 溶血症的参考指标;②抗体释放实验:是 ABO 溶血症敏感指标,阳性可确诊;③游离抗体实验:是诊断 ABO 溶血症的参考指标。

3. 有关感染　血培养及相关感染的非特异性检查。必要时做尿培养。

4. 有关胆红素脑病　听力筛查、脑干听觉诱发电位、脑部 MRI。

5. 其他　血涂片红细胞形态,球形红细胞常见于遗传性球形红细胞增多症和 ABO 溶血症;尿二胆中胆红素升高提示肝性或肝后性黄疸;尿胆原升高提示溶血;大便白陶土样提示胆道闭锁、肝炎;大便色深提示溶血和肝炎。肝功能检查,如血清转氨酶和甲胎蛋白升高提示肝炎。有关胆道闭锁的特殊检查包括 B 超、肝活检,剖腹探查应在生后 2 个月内施行以免发生不可逆的胆汁性肝硬化。怀疑 G-6-PD 缺陷病应作其红细胞 G-6-PD 活性或基因检查。

**【病情观察及随访要点】**

1. 黄疸演变　皮肤分布的增减、深浅变化,对光疗者应观察眼眶罩遮盖处皮肤。根据情况动态检测血清胆红素水平。

2. 警惕胆红素脑病　对胆红素脑病患儿及严重黄疸的早产儿,出院后定期随访有无核黄疸四联症和脑瘫、智力落后、抽搐等。

3. 如为感染性黄疸　注意随访肝脾大小和肝功能,动态检测新生儿败血症的非特异性检查指标变化。

4. 阻塞性黄疸　大小便颜色、肝脾大小、DB/TB 比值变化、尿二胆变化、有无眼结膜干燥斑及出血趋向。随访肝胆 B 超或 MRI。

【治疗】

治疗要求：在生后 1 周内尽快有效处理溶血症和其他原因的严重黄疸，以防核黄疸，在 2～3 个月内确诊先天性胆道闭锁，以便及时做肝门空肠吻合术。

1. 光照疗法　以波长 425～475nm（蓝色）或 510～530nm（绿色）甚至日光均可使间接胆红素变为水溶性异构体，以便从尿液和胆汁排出。可选用光疗箱、光疗灯、光疗毛毯等设备进行。主要用眼罩以防视网膜损伤，穿尿布以防尿液损伤设备电路。光疗指征：①早产儿出现黄疸；②足月儿 TB＞12.9mg/dl；③新生儿溶血病黄疸出现。副作用包括发热、腹泻、皮疹、核黄素缺乏和青铜症。

2. 药物疗法

（1）葡萄糖：补充葡萄糖醛酸原料。

（2）白蛋白或血浆：白蛋白 1g/（kg・次）或血浆 25ml/次可增加与间接胆红素的联结，减少核黄疸发生。换血前 2～4 小时使用可增加胆红素的换出。

（3）纠正代谢性酸中毒：以利于间接胆红素与白蛋白联结。胆红素与白蛋白联结能力与 pH 成正比，当 pH7.4 时，两者结合比 2∶1（mol）；当 pH7.0 时，胆红素与白蛋白完全分离。

（4）肝酶诱导剂：苯巴比妥、尼可刹米（可拉明）和茵栀黄口服液，诱导葡萄糖醛酸基转移酶，增加 Y 蛋白含量和利胆作用。

（5）静脉免疫球蛋白（IVIG）：用于新生儿溶血症，400～600mg/（kg・d），早期应用，越早越好，可封闭抗体，连续用 3 天效果最好，可避免大部分的换血。

（6）减少肠肝循环：活性炭、蒙脱石散、肠道微生态药以及中药茵栀黄口服液。

3. 换血疗法　其作用是换出抗体和致敏红细胞，减轻溶血；降低胆红素以防止核黄疸；纠正贫血以治疗心力衰竭。换血指征：产前已诊断，出生时已黄疸，Hb＜120g/L，水肿，肝脾大，心力衰竭；总 TB＞342μmol/L（20mg/dl）；已有核黄疸早期表现；早产儿，放宽指征。血源可用同型血或 O 型血球 AB 型血浆的混合，换血量为 2 倍血（85ml/kg×2）可换出 85％致敏红细胞、60％胆红素及抗体，采用经静脉或动静脉双管同步换血。

4. 纠正不利因素　饥饿可致低血糖，葡萄糖醛酸原料不足，肝内胆红素结合代谢受阻，应早开奶。缺氧使胆红素代谢的每一步酶活性减低，且血-脑脊液屏障通透性增加，便于血中胆红素损伤脑细胞，必须防止窒息，尽快纠正缺氧。胎便较其他大便胆红素高5～10倍，如便秘使胆红素肠肝循环增加，加重黄疸，必须及时纠正。失水使血液浓缩，胆红素浓度增高，须及时纠正。体内出血使红细胞破坏增加，应及时清除。

## 第七节 新生儿坏死性小肠结肠炎

【概述】

新生儿坏死性小肠结肠炎（neonatal necrotizing enterocolitis，NEC）是新生儿期严重的胃肠道急症，也是肠穿孔和全身炎性反应综合征的主要原因之一，常以腹胀、便血为首发表现，可伴有喂养不耐受、呕吐、腹泻、发热以及更严重的全身表现。X线肠壁积气或（和）门脉积气征为特征性表现。其发病机制尚未完全明了。该病患病率0.3～2.4/1000。该病90%发生于早产儿，也可发生于足月儿。在体重<1500g早产儿中的发病率为3%～10%，胎龄越小，体重越轻，发病率越高。该病病死率可高达50%以上，严重病例需外科手术，术后死亡率50%以上，存活者有25%～35%可发生肠狭窄、肠瘘、肠溃疡、反复NEC、短肠综合征、吸收不良、胆固醇沉着病及肠囊肿形成。部分NEC是消化道畸形的并发症。该病早期发病与早产胃肠道发育不成熟、窒息、缺氧、产前等感染有关。NEC临床分期参考标准见表4-7。

表4-7 NEC临床分期参考标准（修正Bell分期标准）

| 分期 | 临床表现 |
| --- | --- |
| Ⅰ期（疑诊NEC） | 全身症状和体征：可伴有体温不稳定、呼吸暂停、心率减慢、嗜睡等<br>肠道症状和体征：奶量减少、饲喂前胃潴留增加、轻度腹胀、呕吐、大便隐血（+）<br>腹部X线平片：正常或肠扩张，肠道动力性改变，轻度功能性肠梗阻 |
| Ⅱ期（确诊NEC） | 全身症状和体征：同Ⅰ期，加上轻度代谢性酸中毒、轻度血小板减少症，或WBC升高或降低，或I/T升高，或CRP（+），或血培养（+）<br>肠道症状和体征：在Ⅰ期基础上，加上肠鸣音消失、腹部触痛（+/-），可有腹壁红肿或右下1/4肿块<br>腹部X线平片：肠扩张，功能性肠梗阻，肠壁积气征或门静脉积气（此两种征也可没有，不是诊断Ⅱ期的必要条件），加上腹腔积液（+/-） |

续表

| 分期 | 临床表现 |
| --- | --- |
| Ⅲ期（重度，NEC 进展） | 全身症状和体征：同Ⅱ期，加上低血压、心率慢、严重的呼吸暂停、混合性酸中毒、中性粒细胞减少症、严重血小板减少症、DIC<br>肠道症状和体征：同Ⅱ期，加上腹膜炎的症状、明显的触痛及明显腹胀<br>腹部X线平片：同Ⅱ期，加上明确的腹腔积液或（和）腹腔游离气体征象 |

本病以内科治疗为主，予以抗感染、禁食、胃肠减压、静脉补液、静脉营养。如出现气腹、明显腹膜炎体征或内科保守治疗后病情继续恶化需外科手术治疗。存活者治疗疗程根据病情的进展而定，轻型1周左右，重者2周甚至更长。如手术，视术后情况定疗程。

**【病史要点】**

有关发病应询问肠供血不足、肠黏膜受损和感染等三方面的危险因素。

1. 生产史　是否早产、有无宫内窘迫（胎心、胎动改变及羊水胎粪污染史）、产时 Apgar 评分、有无复苏抢救（具体接受 A、B、C、D 那几个步骤）。

2. 喂养史　生后开奶（或白水）时间及量、母乳还是配方奶、发病前奶量及浓度、每天增加的量。

3. 感染史　有无宫内母亲发热、全身感染及细菌性阴道病史、胎膜早破、产程延长、少哭少吃少动、挑“马牙”擦洗口腔、挤乳房、皮肤感染灶等，有无出血难止以及脓毒血症的其他症状。

4. 胃肠道表现　积乳（管饲喂养者注奶前常规抽吸，胃内残余量大于前次注入量的1/3）的量和颜色、呕吐（量、次数和有无胆汁粪汁、吐后食欲）、腹胀、大便（有无、次数、性状、有无血便）。

5. 相关疾病及治疗史　肺透明膜病、红细胞增多症、败血症、动脉导管开放、脐动脉插管换血史。

**【体检要点】**

1. 腹部是检查的重点　腹围、腹壁静脉怒张、胃肠型、腹壁红肿、触痛、包块、移动浊音、肠鸣音减弱等。

2. 系统炎症体征　面色、神志、体温及四肢皮肤温度、脉搏、呼吸、血压、上肢前臂内侧的毛细血管充盈征、全身的感染灶等。

3. 注意脓毒血症或败血症的并发症　脑膜炎、骨髓炎、肺炎等相应的体征。

【辅助检查】

1. 腹部X片　Ⅰ期NEC以肠道动力性改变为主；Ⅱ期NEC可见肠壁积气征或门静脉积气，为NEC特征性征象；Ⅲ期NEC可见腹腔积液或(和)腹腔游离气体(膈下气体或见镰状韧带)征象。

2. 败血症的常规检查　Ⅱ期、Ⅲ期NEC均有确诊或临床诊断败血症的证据(血培养、WBC、血小板、I/T以及CRP)。

3. 腹部彩超　了解有无液性包块和腹腔积液，有无门脉积气、肠壁积气。

4. 大便常规加隐血　有肠炎和出血改变。

5. 系统炎症证据　凝血四项(Ⅱ期以上就可能有改变)、血气分析、电解质、肝肾功能等。

6. 有腹腔积液者应抽出作常规、涂片及培养。如新生儿室有NEC暴发流行应作大便培养及其他细菌学检查。

【病情观察及随访要点】

1. 入院宣教，签NEC知情同意书。

2. 腹部　腹围监测急性期每6小时测1次最大腹围和过脐腹围，如经过治疗腹围增大≥1cm，立即通知家长复查腹片，同时请外科会诊。恢复期每天至少测量1次腹围。恢复进食后最初3天每6小时测1次最大和过脐腹围，如出现腹胀或(和)胃潴留、消化道出血，重新禁食，重新进入NEC治疗途径。注意观察呕吐物、排泄物。

3. 全身情况　精神反应、哭声、吸奶力度、面色、体温、毛细血管充盈征及四肢温度恢复情况。

4. 随访腹部X线片　急性期每6小时摄一次可以增加发现肠壁积气征或门静脉积气的机会，也可以了解受累肠管的活动情况。

5. 血常规+CRP随访　每天复查。恢复期3～7天复查1次，病情变化随时复查。

6. 大便常规+隐血随访　急性期至少3天复查1次，严重时每天复查。开奶后前3天每天复查1次，稳定后3～7天复查1次，病情变化随时复查。

【治疗】

1. 内科治疗

(1)禁食、胃肠减压：一般7～14天，否则易复发。在胃肠道功能恢复72小时后，小心重新开始喂水、喂奶。

(2)足量的静脉内液体补充：纠正水电解质平衡紊乱。

(3)抗生素治疗：针对病原菌(大肠埃希菌、厌氧菌等)选用敏感抗生素(如三代头孢联合甲硝唑等)。疗程视具体情况而定，下列可作参考：Ⅰ期3～7天抗生素，Ⅱ期7～14天，Ⅲ期14～21天。

(4)胃肠道外全静脉营养(TPN)。

(5)如果血小板明显减少应予以纠正。

(6)如果患儿有呼吸暂停和心率减慢，需要气管插管及机械通气。

2. 外科治疗(凡下列情况之一者，必须立即请外科会诊并建议手术治疗)

(1)Ⅰ期NEC入院经过治疗6小时，腹围增大≥1cm，或临床体征或血象任意一项提示败血症、腹膜炎，立即复查腹片请外科医生会诊。

(2)不管腹围持续增大与否，只要腹壁触痛伴红肿。

(3)有败血症的化验指标，如血培养阳性、WBC升高或降低、血小板降低、I/T≥0.16以及CRP≥8mg/L等中任两项符合者，或伴有代谢性酸中毒。

(4)Ⅱ期、Ⅲ期NEC。

3. 开奶标准　腹胀消失、大便隐血转阴性、血象恢复正常、患儿一般情况稳定。

4. 变异及原因分析　如临床症状好转大便隐血始终阳性或治疗始终好转不明显，需考虑肠道发育畸形或免疫性肠道疾病等，再做其他相关检查及处理。

(余加林)

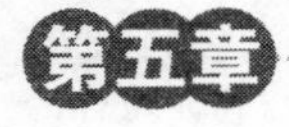

# 感染性疾病

## 第一节　传染病隔离消毒及报告制度

在人类发展历史进程中，小儿传染病和寄生虫病广泛流行，发病率和病死率极高，直至现在仍旧相当严重。面对各种新老传染病的威胁，小儿传染病的防治仍然是21世纪全球卫生工作的重点。

传染病是由各种病原微生物(病毒、立克次体、衣原体、支原体、螺旋体、细菌、真菌等)引起的一组具有传染性的疾病。不仅在个体内发生，还常在人群中传播、流行，形成群体发病。传染病在人群中蔓延必须具备传染源、传播途径和易感人群三个基本环节。只要切断其中任何一个环节，新的传染就不会发生，流行也不会形成或即告终止。因此，对传染源实行严格的隔离、治疗，使用严密的消毒和其他方法切断传播途径，采用非特异性措施和特异性免疫法保护易感人群，是预防传染病的有效措施。

### 一、传染病隔离制度

**【传染病隔离的种类】**

1. 严密隔离　某些具有强烈传染性的疾病，如鼠疫、霍乱、传染性非典型肺炎等。

2. 消化道隔离　通过消化道传播的疾病，如伤寒、细菌性痢疾、甲型病毒性肝炎等。不同病种最好分室居住，如条件不允许时，也可同居一室，但必须做好床旁隔离，患者之间不可相互接触、借用碗筷。患者的排泄物、呕吐物、剩余食物都须消毒。医务人员在接触患者后须洗手。大量流行病学资料显示，医护人员的双手细菌种类和数量往往较其他人群多，且通过手直接或间接传播疾病比空气传播更具有危险性。因此，我们必须做好手消毒。洗手完毕后应用纸巾或者布巾擦干手，但现在绝大部分医护人员用白大衣两腋下或内面擦手，这是不规范的。

3. 呼吸道隔离 通过呼吸道传染的疾病,如流行性脑脊髓膜炎、肺结核、流行性腮腺炎、麻疹、水痘等。将同种疾病的患者安置一室,通向内走廊的门窗应随时关闭。接触患者应戴口罩。病室每天空气消毒一次。

4. 接触隔离 破伤风、气性坏疽、铜绿假单胞菌感染等。

5. 昆虫隔离 流行性乙型脑炎、疟疾、流行性出血热、斑疹伤寒等。

6. 保护性隔离 对某些抵抗力特别低下或易感染的病员,如严重烧伤、早产儿、白血病、器官移植等。

**【传染病隔离制度】**

根据传染病的性质及烈性程度实行不同的隔离方法。对霍乱、鼠疫等甲类烈性传染病应实行分室单独隔离。一般肠道传染病和呼吸道传染病可采取病室隔离或床边隔离。病情轻,无并发症,家中无易感儿的肠道或呼吸道传染病可实行家庭隔离。

传染门诊应与其他科门诊完全分开。患儿经预诊初步确定为传染病后,应按病种分送至呼吸道诊室或肠道诊室候诊,不应使 2 种以上传染病同时在同一诊室候诊或就诊。分诊后挂号、取药、送标本应由陪伴或传染门诊护士或工人进行。需作特殊辅助检查者应由检查者前来隔离室检查,或在约定时间内前往。有条件的传染门诊最好设单独的化验室及小药房。

病房应划分清洁区(不与患者直接或间接接触区)、半污染区(患者间接接触区)和污染区(患者直接接触区)。患者及其接触物、污染物不得进入清洁区,也不许穿隔离衣进入清洁区。应尽量减少患者在半污染区停留时间并尽量减少半污染区的交叉感染机会。进入污染区应穿戴好工作帽、口罩、隔离衣。接触不同病种时应调换隔离衣和消毒双手。

隔离衣为保护工作人员不被污染、防止交叉感染的必需装备。隔离衣外面为污染面,内面为清洁面。领口及背面为清洁部分,两袖为污染部分。已用过的隔离衣如果挂在半污染区则清洁面向外,如果挂在污染区则污染面向外。

**【常见急性传染病的潜伏期、隔离期和观察期】**

见表 5-1。

表 5-1 常见急性传染病的潜伏期、隔离期和观察期

| 病名 | | 潜伏期 | | 隔离期 | 易感接触者观察期 |
|---|---|---|---|---|---|
| | | 常见 | 最短至最长 | | |
| 麻疹 | | 10～14 天(被动免疫可延至 28 天) | 6～21 天 | 出疹后 5 天,合并肺炎者延长至出疹后 10 天 | 21 天 |
| 风疹 | | 14～21 天 | 5～25 天 | 一般不需隔离,必要时隔离至出疹后 5 天 | 不检疫 |
| 水痘 | | 14 天 | 10～21 天 | 全部结痂 | 21 天 |
| 流行性腮腺炎 | | 16～18 天 | 8～30 天 | 症状、体征消失或发病后 10 天 | 30 天 |
| 流行性感冒 | | 1～3 天 | 数小时～4 天 | 症状消失或热退后 2 天 | 大流行期间集体机构人员检疫 4 天 |
| 病毒性肝炎 | 甲型 | 30 天左右 | 15～45 天 | 自发病之日起不少于 30 天 | 45 天 |
| | 乙型 | 60～90 天 | 28～180 天 | 急性期隔离至病情稳定 | 急性肝炎密切接触者观察 45 天 |
| | 丙型 | 40 天左右 | 30～180 天 | 同上 | |
| | 戊型 | 40 天左右 | 15～70 天 | 自发病之日起不少于 30 天 | 60 天 |
| 脊髓灰质炎 | | 9～12 天 | 5～35 天 | 自发病之日起不少于 40 天 | 集体机构儿童检疫 35 天 |
| 流行性乙型脑炎 | | 7～14 天 | 4～21 天 | 体温正常,隔离在防蚊室内 | 不检疫 |

续表

| 病名 | 潜伏期 | | 隔离期 | 易感接触者观察期 |
|---|---|---|---|---|
| | 常见 | 最短至最长 | | |
| 流行性出血热 | 7～14 天 | 5～60 天 | 急性症状消失 | 不检疫 |
| 狂犬病 | 90～360 天 | 4 天～19 年 | 症状消失 | 不检疫，被可疑狂犬咬伤后注射疫苗 |
| 猩红热 | 2～4 天 | 1～7 天 | 接受治疗后 7 天，或咽拭子培养阴性 | 7 天 |
| 白喉 | 2～4 天 | 1～7 天 | 症状消失后，咽拭子培养 2 次阴性或症状消失后 14 天 | 7 天 |
| 百日咳 | 7～14 天 | 2～21 天 | 病后 40 天或痉咳后 30 天 | 21 天 |
| 流行性脑脊髓膜炎 | 2～3 天 | 数小时～7 天 | 症状消失后 3 天或病后 7 天 | 7 天 |
| 细菌性痢疾 | 1～2 天 | 数小时～7 天 | 症状消失后 1 周或大便培养连续 3 次阴性 | 7 天 |
| 伤寒 | 7～14 天 | 3～40 天 | 症状消失后 15 天或粪、尿培养连续 2 次阴性 | 25 天 |
| 副伤寒 | 5～10 天 | 2～15 天 | 同伤寒 | 15 天 |

续表

| 病名 | | 潜伏期 | | 隔离期 | 易感接触者观察期 |
|---|---|---|---|---|---|
| | | 常见 | 最短至最长 | | |
| 霍乱、副霍乱 | | 1～3 天 | 数小时～7 天 | 症状消失后大便培养连续 3 次阴性,或自发病起至少 15 天 | 5 天,并大便培养 3 次阴性 |
| 阿米巴痢疾 | | 7～14 天 | 4 天～1 年 | 症状消失,大便连续 3 次无滋养体及包囊 | 不检疫 |
| 食物中毒 | 沙门菌 | 18 小时 | 4 小时～3 天 | 患者集中隔离、治疗至症状消失后 | 不检疫 |
| | 葡萄球菌 | 2.5～3 小时 | 0.5～6 小时 | | |
| | 肉毒杆菌 | 12～36 小时 | 2 小时～10 天 | | |
| | 嗜盐菌 | 6～20 小时 | 1～99 小时 | | |
| 流行性斑疹伤寒 | | 10～12 天 | 5～21 天 | 彻底灭虱或体温正常 12 天 | 彻底灭虱,医学观察 15 天 |
| 布鲁菌病 | | 14～21 天 | 3 天～1 年 | 症状消失 | 不检疫 |
| 鼠疫 | 腺鼠疫 | 2～5 天 | 1～8 天 | 至淋巴结完全痊愈 | 9 天,接受过预防接种或血清检疫 12 天 |
| | 肺鼠疫 | 1～3 天 | 数小时～3 天 | 症状消失后痰培养 3 次阴性 | |

续表

| 病名 | | 潜伏期 | | 隔离期 | 易感接触者观察期 |
|---|---|---|---|---|---|
| | | 常见 | 最短至最长 | | |
| 炭疽 | | 1～5天 | 12小时～12天 | 症状消失,细菌学检查2次阴性 | 12天 |
| 钩端螺旋体病 | | 7～10天 | 3～28天 | 症状消失,痊愈 | 不检疫 |
| 回归热 | | 7～8天 | 2～14天 | 彻底灭虱或体温正常12天 | 彻底灭虱,医学观察15天 |
| 疟疾 | 恶性疟 | 12天 | 7～15天 | 不隔离 | 不检疫 |
| | 间日疟 | 10～12天 | 10～20天 | 住室内应防蚊、灭蚊 | |
| | 卵形疟 | 13～15天 | 最长可达6个月 | | |
| | 三日疟 | 14～25天 | 14～45天 | | |
| 登革热 | 5～6天 | 3～19天 | 防蚊灭蚊,发病后5天 | 不检疫 | |

## 二、常见传染病消毒法

对传染病患者的衣物、食物、用具、污染物、呕吐物、排泄物、患者活动处的环境及空气、工作人员接触过传染病患者的暴露部位和使用过的医疗器械进行消毒是清除或杀灭外界环境中病原体、切断传播途径的重要措施。

**【消毒灭菌的方法】**

1. 物理消毒灭菌法

(1)干热消毒灭菌法：主要有焚烧法(是简单、快速、彻底、有效的方法，用于已带致病菌而无保留价值的物品，如污染的纸张、特殊感染的敷料)、乙醇燃烧法(搪瓷类物品可用)、烧灼法(用于试管口的消毒)。

(2)湿热消毒灭菌法：①煮沸消毒灭菌法：把水煮沸至100℃，5～10分钟可杀死细菌繁殖体，1～3小时可杀灭芽胞。主要用于不怕潮湿耐高温的物品，如橡胶、搪瓷、金属等。②高压蒸汽灭菌法：利用高压和高热释放的潜热进行灭菌。杀菌力强，可杀死细菌芽胞，是物理灭菌法中最有效的方法，常用的腰穿包、骨穿包、静脉切开包等均用此法。③多功能动态杀菌机：采用循环风紫外线杀菌原理，并结合过滤、静电吸附除尘除菌和负氧离子清新空气，实现对室内空气的可持续消毒灭菌。功能有过滤除尘除菌、高强度紫外线杀菌、静电吸附除菌及负氧离子清新空气。

2. 化学消毒灭菌法

(1)浸泡法：将被消毒的物品完全浸泡在消毒液中进行消毒。但需注意被浸泡的物品必须先洗刷干净，并完全浸泡在消毒液中；经过浸泡消毒的物品使用前须用无菌生理盐水冲洗，避免消毒剂刺激组织。氧气管道、吸痰管道、输液网兜等均用含有效氯500mg/L的健之素消毒，化学成分为三氯异氰尿酸，可杀灭细菌繁殖体、芽胞、乙型肝炎病毒、真菌等各种微生物。

(2)熏蒸法：用于病室及手术室空气消毒、精密贵重仪器和不能煮沸的物品，如血压计、听诊器。常用乳酸、食醋。

(3)喷雾法：借助于喷雾器的作用使消毒剂产生微粒气雾弥散在空间进行空气和物体表面的消毒。

**【常见传染病消毒灭菌法】**

见表5-2。

表 5-2　常见传染病消毒灭菌法

| 消毒对象 | 消毒方法 | | 灭菌方法 |
|---|---|---|---|
| | 疫源地消毒与医院消毒 | | |
| | 一般传染病 | 病毒性肝炎 | |
| 患者呕吐物、排泄物(如粪、尿、痰液等) | 1. 1份粪便或粪、尿混合物加1/20份漂白粉(100ml粪、尿混合物加漂白粉5g)充分搅匀，消毒1小时<br>2. 10%漂白粉澄清液与吐泻物等量，充分搅匀加盖消毒1小时<br>3. 100ml尿液加漂白粉1g，充分搅匀，消毒1小时 | 1. 1份粪便或粪、尿混合物加1/5份漂白粉(100ml粪、尿混合物加漂白粉20g)充分搅匀消毒2小时<br>2. 100ml尿液加漂白粉3g充分搅匀，消毒2小时 | |
| 生活污水 | 1. 10 000ml污水加漂白粉2g(有效氯含量为70mg/$m^3$)消毒1小时<br>2. 10 000ml污水加次氯酸钠5ml(0.005%液氯)，消毒1小时 | 1. 10 000ml污水加漂白粉4g(有效氯含量为140mg/$m^3$)消毒1.5小时<br>2. 10 000ml污水加次氯酸钠10ml(0.01%液氯)，消毒1.5小时 | |
| 盛装吐泻物的容器、痰盂、痰杯、氧气湿化瓶、吸引瓶等 | 1. 煮沸10分钟<br>2. 0.5%过氧乙酸浸泡30分钟<br>3. 1000mg/L有效氯浸泡30分钟 | 1. 煮沸20分钟<br>2. 0.5%过氧乙酸浸泡1小时<br>3. 2000mg/L有效氯浸泡1小时 | |
| 食具、饮具、奶具、熟食具、药杯、压舌板和剩余食物 | 1. 煮沸10分钟<br>2. 0.5%过氧乙酸浸泡30分钟<br>3. 含500mg/L有效碘的碘伏浸泡30分钟<br>4. 500mg/L有效氯浸泡30分钟 | 1. 煮沸20分钟<br>2. 0.5%过氧乙酸浸泡1小时<br>3. 含1000mg/L有效碘的碘伏浸泡1小时<br>4. 1000mg/L有效氯浸泡1小时 | |
| 房屋(厕所)地面墙壁、门面、家具及运送患者的工具 | 1. 0.5%过氧乙酸喷雾或洗擦<br>2. 1000mg/L有效氯喷雾或洗擦 | 1. 0.5%过氧乙酸喷雾或洗擦<br>2. 2000mg/L有效氯喷雾或洗擦 | |

续表

| 消毒对象 | 消毒方法 | | 灭菌方法 |
|---|---|---|---|
| | 疫源地消毒与医院消毒 | | |
| | 一般传染病 | 病毒性肝炎 | |
| 衣服、被褥、玩具、尿布等 | 1. 煮沸10分钟<br>2. 0.5%过氧乙酸浸泡30分钟<br>3. 甲醛熏蒸消毒6小时以上<br>4. 环氧乙烷消毒6小时以上<br>5. 医院婴儿室尿布用压力蒸汽消毒15分钟 | 1. 煮沸20分钟<br>2. 0.5%过氧乙酸浸泡1小时<br>3. 甲醛熏蒸消毒12小时<br>4. 环氧乙烷消毒12小时<br>5. 压力蒸汽消毒30分钟 | |
| 手 | 1. 含250mg/L有效碘的碘伏洗刷2分钟<br>2. 0.2%过氧乙酸浸泡2分钟 | 1. 含1000mg/L有效碘的碘伏洗刷2分钟<br>2. 0.2%过氧乙酸浸泡2分钟 | |
| 体温表 | 1. 先用1%过氧乙酸浸泡5分钟作第1道处理，然后再放入另一1%过氧乙酸中浸泡30分钟作第2道处理<br>2. 含1000mg/L有效碘的碘伏浸泡30分钟<br>3. 1000mg/L有效氯浸泡30分钟 | 同左 | |
| 试管、玻璃片、注射或抽血用橡皮条、针灸针及口腔科一般器械 | 1. 煮沸10分钟<br>2. 2%戊二醛浸泡消毒30分钟<br>3. 含250mg/L有效碘的碘伏消毒30分钟 | 1. 煮沸20分钟<br>2. 2%戊二醛浸泡消毒1小时<br>3. 含1000mg/L有效碘的碘伏消毒1小时 | 压力蒸汽121℃不少于20分钟或126℃不少于15分钟。尽量使用一次性用品 |

续表

| 消毒对象 | 消毒方法 | | 灭菌方法 |
|---|---|---|---|
| | 疫源地消毒与医院消毒 | | |
| | 一般传染病 | 病毒性肝炎 | |
| 血压计、热水袋、冰袋、听诊器等 | 1. 甲醛熏蒸6小时<br>2. 0.5%过氧乙酸揩擦<br>3. 环氧乙烷消毒6小时 | 1. 甲醛消毒12小时<br>2. 0.5%过氧乙酸揩擦<br>3. 环氧乙烷消毒12小时 | |
| 不耐热手术用器械、口镜等口腔科器械 | 2%戊二醛消毒30分钟 | 2%戊二醛消毒1小时 | 2%戊二醛泡4～10小时 |
| 手术器械、注射器、输液用具 | | | 压力蒸汽121℃，不少于20分钟；或126℃，不少于15分钟 |
| 内镜 | 2%戊二醛消毒10～30分钟 | 1. 2%戊二醛消毒1小时<br>2. 环氧乙烷消毒12小时 | |
| 空气 | 1. 空气消毒剂喷雾(用量根据各产品使用说明)<br>2. 乳酸　每100m³空间用6～12ml，加水稀释，加热蒸发消毒30分钟<br>3. 甲醛　每立方米10ml加水20ml，加热蒸发消毒2～4小时<br>4. 紫外线照射　每立方米1.5W，消毒1小时 | | |

注：消毒药物标准含量：①过氧乙酸：≥18%；②漂白粉有效氯：≥25%；③碘伏有效碘：≥0.5%；④次氯酸钠有效氯：10%；⑤甲醛溶液含甲醛：36%～40%

## 三、传染病报告制度

传染病报告制度是控制传染源、预防传染病流行的重要措施。

**【法定传染病病种】**

根据《中华人民共和国传染病防治法》规定，应报告的法定传染病分甲、乙、丙三类39种。

1. 甲类 鼠疫、霍乱，共2种。

2. 乙类 传染性非典型肺炎、艾滋病、病毒性肝炎、脊髓灰质炎、人感染高致病性禽流感、甲型H1N1流感、麻疹、流行性出血热、狂犬病、流行性乙型脑炎、登革热、炭疽、细菌性和阿米巴痢疾、肺结核、伤寒和副伤寒、流行性脑脊髓膜炎、百日咳、白喉、新生儿破伤风、猩红热、布鲁菌病、淋病、梅毒、钩端螺旋体病、血吸虫病、疟疾，共26种。

3. 丙类 流行性感冒、流行性腮腺炎、风疹、急性出血性结膜炎、麻风病、流行性和地方性斑疹伤寒、黑热病、包虫病、丝虫病，除霍乱、细菌性和阿米巴性痢疾、伤寒和副伤寒以外的感染性腹泻病、手足口病，共11种。

**【法定传染病的报告方式和时限】**

甲类传染病以最快的通信方式(电话、传真等)在2小时内向所在地疾控中心报告；乙类传染病除肺炭疽、甲型H1N1流感、人感染高致病性禽流感和传染性非典型肺炎、脊髓灰质炎按甲类报告外，其余的病种和丙类传染病均在24小时内向所在地疾控中心报告，填写传染病报告卡并进行网络直报。

**【法定传染病报告程序】**

医生(填报告卡)→保健科上网络直报系统报告→区县疾控中心报告或审核卡片。

(刘泉波)

# 第二节 病毒性疾病

## 一、麻疹

**【概述】**

麻疹(measles)是由麻疹病毒引起的小儿时期最常见的急性呼吸道传染病。典型临床表现有发热、咳嗽、流涕、结膜炎、麻疹黏膜斑及全身斑丘疹，疹退后留有色素沉着及糠麸样脱屑。最常见并发症有肺炎、喉炎。本病传染性极强。好发年龄为6个月～5岁，近年来6月龄以下和15岁以上发病人数有明显增多。感染后可获得持久免疫力。终年均有散发，流行多见于冬、春季。由于麻疹疫苗广泛使用，麻疹的发病率和死亡率已经大幅度下降。

**【病史要点】**

1. 流行病学资料　详细询问有无麻疹预防接种史、近3周有否麻疹密切接触史及既往有否麻疹病史。

2. 临床表现　前驱期有无发热、咳嗽、流涕、结膜充血、流泪、畏光等上呼吸道炎症状；出疹期询问出疹时间、顺序、分布及皮疹形态，发热与皮疹关系，出疹后呼吸道症状有无加重，是否伴全身中毒症状，有无并发症，如喉炎（声音嘶哑、犬吠样咳嗽）、肺炎（剧烈咳嗽、气急、鼻扇、缺氧、呼吸困难、肺部啰音）及脑炎（昏迷、惊厥、脑膜刺激征等）等；恢复期重点了解有无脱屑及色素沉着。

**【体检要点】**

1. 前驱期　重点观察体温，双侧颊黏膜、唇黏膜有无黏膜斑，球结膜有无充血、分泌物。

2. 出疹期　重点观察皮疹颜色、形态、大小、分布，疹间有无正常皮肤，皮疹有无融合及出血。同时观察有无气急、发绀、鼻扇、呼吸困难及肺部啰音等（出疹期肺炎、喉炎是最常见并发症）。

3. 恢复期　重点观察皮疹消退后有无麦麸样脱屑及色素沉着。

**【辅助检查】**

1. 多核巨细胞检查　于出疹前2天至出疹后1天取患者鼻咽分泌物或口腔黏膜斑涂片，瑞氏染色后直接镜检找多核巨细胞。多核巨细胞具有早期诊断价值。

2. 病原学检查

(1)病毒分离：可从早期患者的血液及眼、鼻、咽部分泌物中分离病毒。

(2)病毒抗原检查：用免疫荧光检测鼻咽分泌物或尿脱落细胞中病毒抗原。

(3)特异性抗体检查：特异性 IgM 可作为近期感染诊断的主要依据。

3. 影像学　肺部有并发症（肺炎或肺结核）者，可行肺部X线摄片或胸部CT。

**【诊断要点及鉴别诊断】**

1. 诊断　典型麻疹可根据流行病学及临床表现如前驱期麻疹黏

膜斑，出疹期出疹时间、皮疹形态、出疹顺序及分布，恢复期皮疹消退后脱屑及色素沉着等进行临床诊断。必要时辅以多核巨细胞、血清特异性 IgM 及病毒分离等检查进一步明确诊断。

2. 鉴别诊断　见表 5-3。

**表 5-3　常见出疹性疾病鉴别诊断**

| | 麻疹 | 风疹 | 幼儿急疹 | 肠道病毒感染 |
|---|---|---|---|---|
| 发热与出疹关系 | 发热 3 天左右出疹，出疹时体温更高 | 发热 1 天内出疹 | 发热 3～4 天，热退疹出 | 发热 2～3 天出疹，出疹时有发热 |
| 初期症状及其他特点 | 发热、眼红、流涕、多泪、干咳 | 发热及上呼吸道症状轻，有耳、枕后淋巴结肿大 | 发热高，但全身症状轻 | 可有疱疹性咽峡炎、结膜炎、肌痛、病毒性脑膜炎 |
| 口腔黏膜斑 | 有 | 无 | 无 | 无 |
| 皮疹特点 | 红色斑丘疹，疹间有正常皮肤，先见于耳后、面、颈，渐及全身，3～5天出齐 | 淡红色斑丘疹，皮疹较细小、稀少，一天出齐 | 粉红色斑丘疹，皮疹细小，先见于颈、躯干，再见于四肢，一天出齐 | 大小不等的斑丘疹、疱疹、瘀点，皮疹形态呈多形性，数量及分布变化较大 |
| 脱屑 | 糠皮样 | 少 | 无 | 无 |
| 色素沉着 | 有 | 较浅 | 无 | 无 |

**【病情观察及随访要点】**

重点观察并发症的发生与变化。

1. 体温变化　出疹期体温突然升高或持续高热，恢复期体温不降或上升，提示有并发症存在。麻疹后长期低热，伴精神、食欲不好，日渐消瘦应怀疑结核病恶化。

2. 皮疹　如皮疹隐而不发或骤退伴面色不好，四肢发冷者应检查脉搏、血压、心音、心律，注意有无循环衰竭发生。

3. 并发肺炎者严密观察有无气急、鼻扇、发绀及肺部啰音。尤其应注意在肺炎基础上并发心力衰竭、中毒性脑病、气胸、脓胸等临床表现。随访胸部 X 线片，必要时胸部 CT 了解肺部病变及进展。

4. 并发喉炎者严密观察有无声音嘶哑、犬吠样咳嗽、吸气性三凹征等表现。

5. 并发脑炎者严密观察有无嗜睡、昏迷、惊厥等表现。常规随访脑电图、脑脊液，必要时随访头颅 MRI。

6. 营养障碍者严密观察有无消瘦、贫血、维生素缺乏症（如眼结膜干燥，角膜浑浊、溃疡甚至失明）。

**【治疗】**

1. 一般治疗　单纯麻疹提倡家庭隔离。居室应保持新鲜空气和适当温度及湿度，注意皮肤、黏膜清洁，供应充足水分及易消化、富营养食物。纠正“忌口、忌油、忌洗”陋习。

2. 对症处理　发热过高可予以物理降温或小剂量退热剂；烦躁不安可选用适当镇静剂；咳嗽剧烈可服用祛痰、镇咳剂。

3. 并发症治疗　根据各种并发症及时给予积极有效的治疗。抗生素无预防并发症作用，故不宜滥用。

4. 中医治疗　中医认为麻疹属于温热病范畴。前驱期以辛凉透表法，促进皮疹透发；出疹期宜清热解毒，佐以透疹；恢复期宜养阴清理余热，调合脾胃。

**【预防】**

1. 患者应隔离至出疹后 5 天，有并发症延长至出疹后 10 天。集体儿童机构中有接触史的易感儿应检疫 3～4 周。

2. 自动免疫　对易感者应接种麻疹减毒活疫苗。按照我国政府规定的儿童计划免疫程序，初种对象为 8 个月以上儿童，7 岁时复种。禁忌证：高热、急性传染病、活动性肺结核、免疫缺陷病及正在使用免疫抑制剂的患者。

3. 被动免疫　适用于 2 岁以下的年幼、体弱或患病的易感儿，接触后 5 天内注射可暂免发病，接触后 5～9 天内注射可减轻症状。方法：丙种球蛋白 0.25ml/kg，肌内注射。维持免疫时间为 3～8 周。

## 二、流行性腮腺炎

**【概述】**

流行性腮腺炎（mumps，epidemic parotitis）是由腮腺炎病毒引起的急性呼吸道传染病。俗称“痄腮”、“衬耳寒”。临床以单侧或双侧腮腺非化脓性肿痛为特点。常见并发症有脑膜脑炎和胰腺炎等。早期患者或隐性感染者为本病传染源，该病借唾液飞沫传播。5～14 岁为好发年龄。感染后可获得持久免疫力。全年均可发病，冬春季为高峰季节，常在集体机构中流行。

**【病史要点】**

1. 流行病学 询问有否腮腺炎疫苗接种史。患者周围有无腮腺炎流行及接触史。既往有无腮腺炎反复发作史。

2. 临床表现 询问腮腺肿大时间(数小时至1～2天),波及范围(单侧或双侧腮腺,有无颌、舌下腺肿大),腮腺肿大特征是否以耳垂为中心向前、向下、向后肿大,是否伴有张口、咀嚼、进食酸性食物等疼痛加剧。是否伴有发热、寒战、头痛、恶心、呕吐、腹痛及睾丸肿痛等并发症表现。

**【体检要点】**

1. 重点观察腮腺是单侧或双侧肿大,腮腺是否以耳垂为中心呈马鞍形肿大,肿块有无触痛及弹性,边缘是否清楚,皮肤表面有无发红。是否伴有颌下腺及舌下腺肿大。腮腺管口有无红肿及排脓现象。是否伴有胸骨前水肿。

2. 如并发脑膜脑炎有无意识障碍、脑膜刺激征及病理征阳性;并发胰腺炎有无上腹部压痛、反跳痛;并发睾丸炎有无睾丸红肿热痛表现。

**【辅助检查】**

1. 常规和生化检查 外周血白细胞大多正常或稍高,分类以淋巴细胞为主。约90%的患者血清、尿淀粉酶轻～重度增高。

2. 病原学检查

(1)特异性抗体检测:特异性 IgM 阳性提示近期感染。检测双份血清特异性 IgG 大于4倍增高也可诊断。

(2)病毒分离:对于无腮腺肿大,同时累及其他腺体及脏器者,可通过唾液、脑脊液进行病毒分离培养协助诊断。

**【诊断要点及鉴别诊断】**

1. 诊断 根据流行性腮腺炎接触史,无疫苗接触史,既往无流行性腮腺炎病史。肿大腮腺以耳垂为中心呈马鞍形,肿块有触痛及弹性,边缘不清,皮肤表面不红。可伴有颌下腺及舌下腺肿大。腮腺管口有红肿,即可临床诊断。不典型者,可以借助辅助检查诊断。

2. 鉴别诊断

(1)化脓性腮腺炎:肿大腮腺红肿热痛明显,挤压后有脓液自腮腺导管流出。外周血白细胞总数和中性粒细胞增高。

(2)急性淋巴结炎:肿大淋巴结边界清楚,压痛明显。腮腺管口红肿不明显。外周血白细胞总数和中性粒细胞增高。

(3)复发性腮腺炎:腮腺反复肿大,病因不明。

【病情观察及随访要点】

单纯腮腺炎重点观察腮腺、颌下腺肿痛及消退情况。一旦出现并发症时,脑膜脑炎重点观察有无意识障碍、抽搐,有无脑膜刺激征、病理征、脑神经损害及小脑性共济失调,必要时随访脑脊液及脑CT。胰腺炎重点观察有无寒战、高热,腹部有无压痛及反跳痛,血和尿淀粉酶有无明显升高,必要时行腹部B超或CT观察胰腺有无肿大。睾丸炎重点观察有无高热、寒战、下腹痛及睾丸肿痛。

【治疗】

1. 中医中药　内服普济消毒饮或龙胆泻肝汤加减以清热、解毒、消肿。外用青黛调醋、紫金锭磨醋或仙人掌捣烂外敷肿处。

2. 一般治疗　注意口腔清洁,用温盐水漱口每天2～3次。以软食或流质为宜,避免酸性食物或药物刺激。

3. 对症处理　高热者可用物理或药物降温。腮腺疼痛可局部冷敷或给予镇痛剂。

4. 并发症处理　睾丸炎时,局部给予冷湿敷,并用睾丸托将阴囊抬高,严重者可短期静脉或口服激素。脑膜脑炎时,应降低颅内压、止惊等;胰腺炎时,应禁食,静脉补充热量、水及电解质维持平衡。

【预防】

1. 自动免疫　腮腺炎减毒活疫苗接种后,抗体可维持20年。麻疹-腮腺炎-风疹三联疫苗抗体阳转率可达95%以上。推荐1岁以上小儿无自然感染史者应普遍接种。

2. 患者隔离至肿大腮腺完全消退。集体儿童机构的接触者检疫3周。

## 三、流行性感冒

【概述】

流行性感冒(influenza)简称流感,是由流感病毒引起的一种儿童常见急性呼吸道传染病。流感分为甲、乙、丙三型,其中甲型流感威胁最大,经常引起世界性大流行。临床特征有急性起病、高热、畏寒、乏力、全身肌肉酸痛和咳嗽等上呼吸道炎症状。重症主要见于婴幼儿和免疫功能低下者,常见并发症为肺炎,可导致死亡。人群对流感病毒普遍易感,儿童及青少年发病率最高,婴幼儿及老年人感染后容易发展为重症。感染后免疫保护时间不长,故容易反复感染。流感一年四季均可发生,主要见于冬季。

【病史要点】

1. 流行病史　询问有否流感疫苗接种史。了解患者周围有无流感流行及接触史,有无集体发病史。

2. 临床表现　询问起病急缓,有否发热、畏寒、乏力、全身酸痛,有无鼻塞、流涕、咽痛、咳嗽等上呼吸道炎症状。重症应详细询问有无剧烈咳嗽、气急、发绀、呼吸困难等肺炎表现,是否存在先天性心脏病、慢性肾脏疾病等基础疾病史,有无接受免疫抑制剂治疗病史。

【体检要点】

典型及轻型流感重点观察有无球结膜充血、咽部充血、扁桃体充血及肿大,有无全身肌肉压痛及触痛。肺炎型流感重点观察有无气急、发绀、剧烈咳嗽、呼吸困难及肺部有大量干湿啰音。

【辅助检查】

1. 血常规　白细胞总数减少,淋巴细胞相对增加,并发细菌感染时,白细胞总数和中性粒细胞可增高。

2. 病原学检测

(1)病毒抗原检测:取患者鼻咽分泌物,用免疫荧光或酶联免疫试验检测抗原,该方法灵敏、快速、特异,有助于早期诊断。PCR 方法测定流感病毒 DNA,具有直接、快速、敏感特点。

(2)病毒分离:将急性期患者的含漱液接种于鸡胚羊膜囊和尿囊液中,进行病毒分离。

(3)血清学检查:应用血凝抑制试验、ELISA 测定急性期和恢复期血清中的抗流感病毒抗体,如有 4 倍以上的升高,则有诊断价值。

【诊断要点及鉴别诊断】

根据流行病学资料以及典型的临床特征,诊断较容易。散发病例与轻症病例主要依靠实验室检查。鉴别诊断包括:①急性病毒性上呼吸道炎:主要依靠流行病学资料和实验室检查;②钩端螺旋体病:早期症状类似流感,表现急起发热、全身酸痛等,但钩端螺旋体病腓肠肌疼痛及压痛、面部潮红、结膜充血等症状更突出,且发病多为农村儿童,有疫水接触史。

【病情观察及随访要点】

普通流感重点观察发热、头痛、乏力、畏寒、全身酸痛程度及持续时间。肺炎型流感重点观察有无高热持续不退、气急、发绀、咯血、呼吸困难及肺部体征。常规随访血常规、胸片,必要时随访胸部 CT。

【治疗】

1. 急性期应卧床休息,多饮水,预防并发症。对高热烦躁者给予解热镇静剂。避免使用阿司匹林，防止 Reye 综合征发生。咳嗽剧烈者，给予镇咳或祛痰剂。有继发细菌感染时，给予相应的抗生素治疗。

2. 病原治疗

(1)奥司他韦：应尽可能在发热 48 小时内使用(36 小时内最佳)，疗程为 5 天。奥司他韦的成人用量为 75mg bid。1 岁及以上年龄的儿童患者应根据体重给药：体重不足 15kg 者，予 30mg bid；体重 15～23kg 者，45mg bid；体重 23～40kg 者，60mg bid；体重大于 40kg 者，75mg bid。

(2)盐酸金刚烷胺及甲基金刚烷胺：对甲型流感有一定预防和治疗效果。尽量在病程 2 天内使用。盐酸金刚烷胺用量：1～9 岁，4mg/(kg·d)，每天最大剂量不超过 150mg；9 岁以上，每天 200mg，分 2 次口服，疗程 3～5 天。甲基金刚烷胺疗效更佳，用量酌减。

**【预防】**

1. 隔离患者　对流感患者做到“三早”：早发现、早诊断、早隔离。最好实行就地隔离治疗一周，或至热退后 2 天。

2. 切断传播途径　流行期间应避免人群密集和大型集会，不到病家串门。注意室内通风。患者口鼻分泌物及污染物应随时消毒。

3. 保护易感人群

(1)疫苗预防：有减毒活疫苗和灭活疫苗。接种后 6 个月～1 年有预防同型流感的作用，发病率可以降低 50%～70%。

(2)药物预防：盐酸金刚烷胺或金刚乙胺有预防甲型流感作用。奥司他韦对甲型和乙型流感均有预防作用。

## 四、水痘

**【概述】**

水痘(chickenpox，varicella)是由水痘-带状疱疹病毒引起的一种传染性极强的儿童期出疹性传染病。本病主要通过空气飞沫传播，也可通过接触患者的疱疹内的疱浆而感染。好发年龄为 2～6 岁。发病后可获得持久免疫。临床特征为皮肤和黏膜先后陆续分批出现斑丘疹、疱疹及结痂等各类皮疹，向心性分布，伴有明显瘙痒。水痘常见并发症为继发性皮肤细菌感染。大多病情较轻，预后良好。

**【病史要点】**

1. 流行病史　询问有否水痘疫苗接种史。了解有无水痘密切接触史及集体发病史。既往有无水痘病史。

2. 临床表现　询问皮疹出现时间、分布、形态，是否伴随发热等。

重症水痘详细询问有无免疫缺陷及使用免疫抑制剂病史，特别是接受化疗者，皮疹是否进行性加重，表现为弥漫性或出血性水痘，全身中毒症状重。先天性水痘应询问孕妇是否患有水痘，是否同时存在多发性先天性畸形。

**【体检要点】**

皮疹呈向心性分布，皮肤黏膜均可受累，口、咽、结膜及外生殖器的黏膜部位均可见到皮疹，在同一部位可看见各期皮疹（斑丘疹、疱疹及结痂）；重症水痘皮疹密集，呈出血性，重者伴有肺部出血；先天性水痘多伴有肢体发育不良、眼部异常、中枢神经系统受累及低出生体重。

**【辅助检查】**

1. 血常规　白细胞总数减少，淋巴细胞相对增加。少数可有血小板减少。

2. 病原学检测

（1）病毒抗原检测：采用免疫荧光或免疫组化法检测疱疹拭子或活检标本中 VZV 抗原，或用 PCR 方法测定样本中特异性基因片段，较病毒分离更快速、敏感。

（2）病毒分离：取出疹后 3～4 天内疱疹液或脱皮疱疹处拭子接种人胚肺成纤维细胞可以分离病毒。

（3）血清学检查：双份血清特异性抗体 IgG 4 倍以上的升高或特异性 IgM 阳性，均提示近期感染。

**【诊断要点及鉴别诊断】**

根据水痘接触史、既往史、发病季节、典型皮疹形态及皮疹分布，诊断并不困难，皮疹须与丘疹样荨麻疹、脓疱疮、手足口病及带状疱疹等相鉴别。

**【病情观察及随访要点】**

水痘最常见并发症为继发性皮肤细菌感染，要密切注意观察有无皮肤感染。其他少见并发症有血小板减少（可引起皮肤、黏膜出血，重症可引起肺部出血）、水痘肺炎、心肌炎、心包炎及脑炎。重点随访血常规、胸片、心电图、心肌酶谱，必要时随访脑电图及头颅 MRI。

**【治疗】**

主要是对症治疗，防止皮疹被搔破继发皮肤细菌性感染，局部或全身可给止痒镇静药。避免使用阿司匹林类药，减少 Reye 综合征发生。对水痘肺炎或免疫功能受损者可给予抗病毒治疗，如阿昔洛韦静脉注射，8 小时 1 次，每次 500mg/m²，于 1 小时内滴入。口服每次 20mg/

kg，每天 4 次，共 5 天。继发细菌感染时给予抗生素治疗。

**【预防】**

1. 隔离患者　隔离患者直至全部皮疹结痂为止。对接触的易感者，检疫 3 天。

2. 主动免疫与被动免疫　对正在使用大剂量激素、免疫功能受损和恶性病患者，在接触水痘 72 小时内使用水痘-带状疱疹免疫球蛋白肌注，可以起到预防作用。接触水痘后，立即使用减毒活疫苗，可以预防发病，即使患病也很轻微。

## 五、流行性乙型脑炎

**【概述】**

流行性乙型脑炎（epidemic encephalitis B）简称乙脑，是乙脑病毒引起的以中枢神经系统损害为主的急性传染病。临床以高热、意识障碍、惊厥、脑膜刺激征为特征。重症可留下不同程度神经系统后遗症。人群普遍易感，但感染后仅 1/300～1/500 的人发病，且以 10 岁以下儿童发病最高。感染后具有持久免疫力。本病流行具有明显季节性，以蚊虫繁殖、活动猖獗的 7、8 和 9 月发病最集中。近年来，在我国广泛地接种乙脑疫苗后，其发病率及病死率均有明显下降。

**【病史要点】**

1. 流行病学　询问当地有无乙脑流行，有无接触蚊虫机会，有无乙脑预防接种史。既往有无乙脑病史。

2. 临床表现　询问起病缓急，体温高低及热型（大多急性起病，体温呈逐渐升高趋势）。意识障碍出现的时间、特点、程度及变化。头痛、呕吐、惊厥的发生时间、发作情况、与热程的关系。

**【体检要点】**

判断意识障碍程度，检查脑膜刺激征、病理反射征及颅内高压征（婴幼儿前囟饱满及紧张度）存在与否，腹壁、提睾、膝等反射有无减弱、消失或亢进变化，有无肌张力、眼球活动、瞳孔及呼吸节律变化。球结膜是否水肿。

**【辅助检查】**

1. 血常规　白细胞总数达（10～20）$\times 10^9$/L，分类以中性粒细胞为主。

2. 脑脊液　常规呈病毒性脑膜炎改变。白细胞计数多在（50～500）$\times 10^6$/L，早期以中性粒细胞为主，后以淋巴细胞为主。蛋白轻度升高，糖和氯化物正常。

3. 脑电图和头颅影像学　脑电图一侧或双侧颞叶有弥漫性慢波和尖棘波。脑CT和MRI显示弥漫性脑水肿征象。脑干脑炎者见脑干部位病灶。

4. 病原学检查

(1)特异性IgM抗体检查:血清特异性IgM抗体于感染后4天即可出现,持续3～4周,单份血清即可作出早期快速诊断。阳性率在39.0%～93.5%之间。脑脊液特异性IgM抗体先于血清出现,且持续时间较血清中抗体长,可用于早期诊断。

(2)病毒分离:可取血和脑脊液进行病毒分离,极少阳性。尸检脑组织分离病毒阳性率较高。

(3) 病毒抗原和基因检查:采用免疫荧光法和RT-PCR法可在脑脊液或尸检脑组织检测到特异性病毒抗原和核酸片段。

**【诊断要点及鉴别诊断】**

1. 诊断　根据流行病学资料,结合患儿急性起病,有高热、意识障碍、惊厥和神经系统病理征阳性者应高度怀疑本病。同时,根据外周血白细胞和中性粒细胞明显增高,脑脊液改变符合病毒性脑炎,结合脑电图和头颅影像学可以作出临床诊断。

2. 鉴别诊断

(1)其他病毒性脑炎:尤其是单纯病毒脑炎与乙脑鉴别困难,主要依靠流行病学资料及病原学检查协助诊断。

(2)化脓性脑膜炎:主要与早期化脑及部分治疗后化脑进行鉴别,应结合发病季节及病原学检查协助诊断。

(3)结核性脑膜炎:起病较缓,脑脊液外观呈毛玻璃样,细胞数在$500\times10^6$/L以下,以淋巴细胞为主,糖和氯化物降低,蛋白明显升高,抗酸染色可呈阳性。

**【病情观察与随访要点】**

1. 体温　观察热程、热型及患者对降温措施的反应及效果。持续高热或体温骤升、骤降、弛张或热程过长都预示病情严重或存在并发症。

2. 惊厥　注意并控制惊厥先兆(惊跳,眼球凝视、上翻,肌张力突然增高,阵发性屏气或唇周青紫,口角抽动等)。观察惊厥发作情况,仔细辨明并积极消除惊厥诱因(如高热、缺氧、脑水肿等)。

3. 呼吸衰竭　首先应判断有无缺氧、发绀、呼吸暂停、呼吸困难及呼吸快慢不均、深浅不齐等呼吸衰竭征象。进一步分析是中枢性呼吸衰竭(以呼吸节律、频率的改变为特征)或是周围性呼吸衰竭(因呼吸道阻塞或呼吸肌麻痹造成呼吸困难，胸或腹式呼吸减弱为特征）或是两者同时存在。

4. 密切随访意识障碍是否急剧加深，如惊厥反复不止，瞳孔、呼吸、血压骤变等是颅内高压、脑疝征象。

5. 注意肺炎、尿路感染、压疮、口腔炎等并发症以及水、电解质紊乱的发生。

6. 恢复期应观察有无智力减退、精神异常、失语、失明、运动性障碍、自主神经系统功能障碍（多汗、流涎、血管舒缩失调等）等神经、精神后遗症及恢复情况。

**【治疗】**

采取中、西医综合治疗。重点做好极期患者高热、惊厥和呼吸衰竭的处理。

1. 一般疗法

（1）控制室内温度（28℃左右为宜），环境力求安静。

（2）注意营养热量补充，昏迷患者可给予鼻饲。

（3）注意眼部、口腔、皮肤清洁护理，定时用生理盐水或 1∶5000 呋喃西林液清洗口、眼，昏迷患者用油纱或盐纱掩护眼睛。定时翻身、拍背，帮助呼吸道痰液排出。用温水擦浴及 30%乙醇按摩受压骨突部位，防止压疮发生。

2. 对症处理

（1）降温：积极采用物理（冷水或 30%乙醇擦浴，头部、大血管部位冰敷）、药物等方法将体温控制在 38℃左右。高热伴抽搐的患者可适当采用亚冬眠疗法以止惊降温。

（2）止惊：选用地西泮、苯巴比妥、水合氯醛等镇静剂。其原则为宜早（有惊厥先兆时）、适量（惊止、肌肉松弛即停）。

3. 抢救呼吸衰竭

（1）保持呼吸道通畅：及时吸痰，雾化吸入以稀释分泌物，必要时使用人工呼吸器。

（2）供给氧气。

（3）减轻脑水肿、防止脑疝发生：采用头部降温、脱水疗法及短程肾上腺糖皮质激素。

（4）纠正循环衰竭。

4. 中医中药疗法　本病属温病范畴，故可按卫气营血传变规律辨证施治。

（1）卫气证：治以辛凉解表、清热解毒、芳香化湿为原则。代表方剂:银翘散加减。

(2)气营证:治以清热解毒、凉血熄风、化湿开窍为原则。代表方剂:白虎汤加减。

(3)随证加减:热甚者加羚羊角粉。惊厥频繁加勾籘、僵蚕。痰多加胆南星、天竺黄。便秘加生军、芒硝。重病者可用安宫牛黄丸或紫雪丹。恢复期可用竹叶石膏汤加减。

5. 并发肺部、泌尿道、皮肤化脓性感染时选用适当抗生素。

6. 对后遗症,除加强生活护理、积极支持治疗外,可采用针灸、理疗、推拿按摩、功能锻炼等方法促进康复。

**【预防】**

1. 患者隔离至体温正常。

2. 开展爱国卫生运动,大力灭蚊、防蚊。

3. 预防接种:流行期前1~2个月对6个月~12岁儿童注射乙脑疫苗,可获1年免疫期。乙脑减毒活疫苗,接种2剂次,儿童8月龄和2周岁各接种1次,2次接种后保护率达97.5%。

## 六、病毒性肝炎

**【概述】**

病毒性肝炎(viral hepatitis)是由嗜肝病毒引起的以肝脏损害为主的一组传染病。临床主要表现为发热、食欲减退、恶心、呕吐、乏力、肝大及肝功能减损。部分患者可有黄疸及脾大。按病原分类,目前已经确定的肝炎病毒有5型,即甲型、乙型、丙型、丁型及戊型肝炎病毒。其中甲型和戊型主要表现为急性肝炎,乙型、丙型、丁型部分表现为慢性化。传播途径为粪-口、血液或体液。传染源为患者和病毒携带者。后者数量大,又无明显临床症状,是病毒播散的主要来源。临床多为散发,集体儿童机构可见流行。无明显季节性。

**【病史要点】**

1. 流行病学资料　了解患儿家庭、集体儿童机构有无肝炎接触史,有无输液、输血、注射史。婴儿肝炎应询问其母亲的妊娠及生育史。

2. 临床特征　询问起病缓急、发热高低及热型。乏力、食欲减退、恶心、呕吐、腻油、腹胀、腹泻等症状出现的时间及变化情况。腹痛者注意其部位、性质、程度、与进食或其他症状的关系。有黄疸者应了解有无尿色加深,皮肤、巩膜黄疸以及黄疸出现的时间、顺序、程度、与发热的关系。新生儿应特别了解黄疸于生后出现时间。黄疸出现前后精神、食欲、反应、哭声等全身症状的变化。有无白陶土色大便。

**【体检要点】**

体检中,注意肝脏大小(应检查肝上界位置),质地软硬,边缘锐钝,触痛或肝区叩击痛程度,肝表面有无结节及包块。脾脏大小及硬度。有无腹腔积液征。腹部其他部位有无压痛、包块。腹壁静脉有无充盈及其程度。判断巩膜、皮肤黄疸的程度(轻、中、重)及分布。有无蜘蛛痣、肝掌及瘀斑、瘀点。此外,应注意全身营养状况,有无水肿及其性质、程度、分布。浅表淋巴结有无肿大。新生儿注意贫血体征。

**【辅助检查】**

1. 肝功能检查 急性期 ALT、AST 增高明显,慢性期 ALT/AST 比值>1。当血清胆红素上升大于 170μmol/L、凝血酶原活动度<40%、白/球蛋白比例倒置、白蛋白明显下降,提示病情严重。

2. 血清学检测

(1)甲型肝炎:血清抗 HAV-IgM 阳性是确诊甲型肝炎的指标。一般于发病数天即可阳性,黄疸期到达高峰,维持 2～4 个月,6 个月逐渐消失。血清抗 HAV-IgG 于恢复期出现,维持多年,为保护性抗体。

(2)乙型肝炎:①乙型肝炎表面抗原(HBsAg)及抗体(抗-HBs):HBsAg 出现于潜伏期末,发病 2 周后达高峰,恢复期消失。HBsAg 阳性可见于即将发生或正处于急性期或慢性乙型肝炎患者,乙肝隐性感染者与病毒携带者。抗-HBs 出现于恢复期。其阳性表示患者已进入恢复期或已具备保护性免疫力。②乙型肝炎核心抗体(抗-HBc):在 HBsAg 出现后 2～4 周可检出,高滴度存在提示乙肝病毒的复制。③乙型肝炎 e 抗原(HBeAg)及抗体(抗-HBe):HBeAg 出现于潜伏期,病后 2～3 周消失。HBeAg 存在可认为是病毒复制的标志,抗-Hbe 在恢复期出现,阳性提示病毒停止复制、预后好。但近年发现,如果前 C 基因发生变异、突变,可阻止了 HBeAg 复制,使 e 抗原消失,但 HBV-DNA 仍然阳性,表示 HBV 有复制。④HBV-DNA:HBV-DNA 是乙肝病毒组中唯一有感染性的部分,其活力与核心抗原有关,升高表示体内有乙肝病毒复制和传染性。⑤前 S 抗原和抗体:血中前 S2 抗原阳性或 PHSA-R 阳性均说明有传染性,抗前 S2 抗体则具有清除乙肝病毒的作用。

(3)丙型肝炎:HCV 特异性抗体检测,主要用于慢性 HCV 感染者的筛查。HCV-RNA 比抗-HCV 出现早,是判断有无 HCV 感染和传染性的可靠指标。

(4)戊型肝炎:抗 HEV-IgM 对诊断现症戊肝有价值。一般在病后一周即可检出。

3. 尿胆红素、尿胆原在黄疸出现前即升高。

4. 肝脏超声波检查用于辅助或鉴别诊断。

5. 肝脏活组织检查 对了解肝组织病变程度及范围有重要价值，但应严格掌握指征。

**【诊断要点及鉴别诊断】**

根据流行病资料、临床特点、常规实验室检查及特异性血清学检查，即可明确诊断。在黄疸出现前或无黄疸者，急性起病伴有发热、呼吸道症状和消化道者，容易误诊为上呼吸道炎、胃炎、腹泻病。淤胆型肝炎需要与胆总管囊肿、胆石症及肝内外胆道梗阻进行鉴别。同时，还要和其他病毒引起的肝炎、感染中毒性肝炎、肝豆状核变性鉴别。

**【病情观察与随访要点】**

1. 观察发热与病情演变的关系。一般病例在黄疸出现后即逐渐退热。发热伴黄疸加深者预示病情严重或伴有其他感染。

2. 重型肝炎应特别注意有无嗜睡、烦躁、谵妄等肝性脑病先兆。一旦出现昏迷、肝臭、全身性出血倾向、水肿、腹腔积液、肾功能不全、酸碱失衡等表现，提示预后极差。

3. 观察黄疸消长情况及持续时间。新生儿肝炎应重视黄疸与全身症状、大小便颜色改变的关系以及有无贫血等其他伴随症状。

4. 随访肝脾大、质地、触痛等体征的动态变化。肝脏突然缩小，并伴黄疸急剧加深，提示肝坏死和萎缩可能。病史较长、肝质地进行性变硬者应注意检查有无肝硬化及门脉高压征象。

5. 定期随访肝功能及相关的实验室检查，动态了解肝功异常持续时间、波动及消长变化。

**【治疗】**

1. 急性期应卧床休息至黄疸消退。活动量逐渐增加以不感劳累为适度。饮食宜清淡，富营养，易消化。多吃水果、蔬菜。不必强调“三高一低”食谱。

2. 药物治疗 保肝药物品类繁多，疗效难定，每次试用2～3种为宜。常用药物有易善复、甘利欣、肝得健、阿拓莫兰、联苯双酯、齐墩果酸等。

3. 抗病毒治疗

(1)乙型肝炎治疗：①干扰素(INF)或聚乙二醇干扰素：目前多采用INF-α，儿童推荐剂量6mU/$m^2$，皮下或肌内注射，每周3次，疗程24周。干扰素副作用有高热、寒战、低血压、恶心、头痛、肌痛及流感样综合征。②拉米夫定：是核苷类药物，具有抑制 DNA 作用、促进肝功能复常、减轻肝脏炎症和坏死、阻止或延缓肝纤维化等作用。治疗对象为年龄大于 16 岁以上的慢性乙肝，口服拉米夫定 100mg，每天 1 次。

(2)丙型肝炎治疗：干扰素，每次 5～10 万 U/kg，每周 3 次，疗程 4～6 个月。疗程结束后继续随访 6～12 个月。

4. 淤胆型肝炎治疗　仅用于黄疸较深、持续较久、治疗效果不理想者。可静脉选用门冬氨酸钾镁、腺苷蛋氨酸。口服苯巴比妥、泼尼松、熊去氧胆酸。

5. 重症肝炎治疗　绝对卧床休息，密切观察病情，采取综合治疗，阻止肝细胞坏死，促进肝细胞再生，降低血清胆红素，改善肝脏微循环，预防和治疗并发症。

**【预防】**

1. 严格管理传染源　甲型肝炎患者隔离治疗 30 天，乙型肝炎患者隔离治疗 40 天或至血中 HBsAg 转阴。患者用具和注射器械用高温、高压或其他化学方法消毒，排泄物应消毒处理后才能进入下水道。

2. 切断传播途径　注射应严格实行一人一针一管。加强血液制品的管理，尽可能不输或少输血液或血液制品。阻断母婴传播。注重个人卫生，饭前便后洗手，提倡分食制或使用公勺、公筷。

3. 被动免疫　丙种球蛋白对甲型肝炎预防效果好。注射时间越早越好，不得迟于接触后 7～10 天。有 4～6 周预防效果。

4. 主动免疫　甲肝预防可使用甲型肝炎减毒活疫苗，接种 1 次，抗体阳转率为 96%～100%，保护时间维持 5 年。甲肝灭活疫苗，需接种 2 次，相隔 6 个月，有效保护时间可达 10 年以上。乙型肝炎主动免疫方案为：①新生儿出生后 24 小时内注射乙肝基因工程疫苗，以后满 1、6 个月时接种第 2、3 剂，3 次注射后保护率为 85%～90%。②对 HBeAg 阳性母亲的新生儿则应出生后立即注射 1 支乙肝免疫球蛋白，1～2 周后再接种第 1 针乙肝疫苗，2、3 剂疫苗接种时间顺延。仍然有 10%～20%的 HBeAg 阳性母亲的新生儿疫苗接种失败。

## 七、EB 病毒感染

**【概述】**

EB 病毒(epstein-bar virus，EBV)是一种人类疱疹病毒，常引起人类急性或亚急性感染，多见于儿童。临床表现多样。临床以发热、咽峡炎、淋巴结及肝脾大、外周血中淋巴细胞增高伴有异常淋巴细胞增多为特征时，称之为传染性单核细胞增多症(简称传单)。年幼儿大多表现为轻型或隐性感染。如果持续或反复发热超过 6 个月以上，伴有肝脾大、淋巴结肿大、贫血、皮疹、黄疸及对蚊虫叮咬过敏者，需考虑为慢性活动性 EBV 感染。免疫缺陷儿童一旦感染 EBV，病死率可以高达 60%。本病可散发，亦能在集体儿童机构中流行，秋冬、初春病例较多。传染源为隐性感染者和患者，密切接触经口传播，偶有经血传染。感染后获得 EB 病毒特异抗体而具持久免疫力。大多预后良好。

**【病史要点】**

1. 流行病学资料　本病主要传播途径为口-口，故应详细询问有无与本病患者密切接触史。

2. 临床表现　询问有无发热、热程、热型及伴随症状（鼻塞、畏寒、肌痛、咽部疼痛、头痛、咳嗽、眼睑水肿等）。有无颈部包块等。持续长期发热超过 6 个月以上者，应询问有无贫血、皮疹、黄疸和对蚊虫叮咬过敏的反应等慢性活动性 EB 病毒感染的表现。对病情严重者需询问有无免疫缺陷病史或表现。

**【体检要点】**

1. 检查全身浅表淋巴结（尤其是颈部淋巴结）肿大的程度、范围、硬度、活动度及触痛。注意本病肿大淋巴结有不化脓、不粘连、不对称的特征。

2. 咽峡炎　有无咽部充血和水肿，注意咽、扁桃体分泌物的特性（呈白色膜状渗出，容易剥脱），需与化脓性扁桃体相鉴别。

3. 肝脾大的程度、质地、触痛。是否伴有黄疸、肝区疼痛及其他消化道症状。扪诊时勿重按脾脏，以防破裂。

4. 有无皮疹及其出现的时间、分布。观察皮疹多型性（麻疹样、风疹样、猩红热样、荨麻疹样）表现。

5. 其他　有无鼻塞、眼睑水肿、贫血、出血、肺炎、心肌炎、脑膜脑炎等症状。

**【辅助检查】**

1. 血常规　白细胞总数轻～中度增高，单核细胞、淋巴细胞占 60%～90%，异常淋巴细胞>10%或绝对值超过 $1000\times10^6$/L 具有诊断价值。

2. 血清嗜异性抗体　患者血清中出现羊红细胞凝集素即嗜异性抗体，可协助诊断。往往在病程的第 5 天出现，病程 2～3 周达高峰，5 岁以下小儿阳性率低。

3. 病原学检测

(1)血清学检查：抗 VCA-IgM 是急性原发感染的重要指标，往往出现在病程的第 1 周，持续 4～8 周。抗 VCA-IgG 早期也升高，但可以维持终身，故阳性表明既往或正在感染，多用于流行病学调查。

（2）病毒标志物检测：采用 PCR 法检测患者血液、唾液、尿液中的 EBV-DNA，该方法简便、快速、敏感性和特异性均很高。

（3）病毒分离：取急性期患者的唾液和淋巴细胞进行培养。由于阳性结果须时 6～8 周，且费用昂贵，临床极少应用。

**【诊断要点及鉴别诊断】**

1. 诊断　根据流行病学资料及发热、咽峡炎、淋巴结和肝脾大等临床表现，结合典型的血象改变，可临床诊断。对临床症状不典型者需借助病原学检查以明确诊断。

2. 鉴别诊断　咽峡炎应该与疱疹性咽峡炎、化脓性扁桃体炎相鉴别；合并肺炎时应该与细菌性肺炎相鉴别；有皮疹者应与麻疹、风疹、猩红热等出疹性传染病相鉴别；淋巴结肿大者应与结核、白血病、淋巴瘤相鉴别；合并脑炎者应与其他颅内感染相鉴别。对其他病原（HCMV、HHV-6、腺病毒、风疹病毒、甲型和乙型肝炎病毒）引起的类似传单的临床表现，可以通过病原学检查明确诊断。

**【病情观察及随访要点】**

1. 本病热程可长达数月，且呈稽留高热，故应注意观察全身一般状况及热程、热度及持续时间。

2. 随访淋巴结、肝脾大消长情况。淋巴结、肝脾大持续时间＞6 个月者，应注意是否为慢性活动性 EB 病毒感染，同时须与白血病、结核病等相鉴别。

3. 观察皮疹与发热的关系，注意皮疹形态、分布和消退特征，并与各出疹性疾病相鉴别。

4. 肝脾大伴黄疸、肝功能异常、凝血异常、血常规示三系降低，尤其是血小板下降者，要警惕 EB 病毒相关性嗜血细胞综合征，必须随访血常规、肝功能、凝血功能、骨髓、腹部 B 超等辅助检查。

5. 突然腹痛、急剧严重贫血、失血性休克者应注意脾破裂发生。

6. 观察各种并发症（脑膜脑炎、肺炎、心肌炎、肾炎）的临床表现及变化、转归。

**【治疗】**

1. 对症治疗　传单为自限性疾病，多能自愈。故以对症治疗为主。高热适度降温。肝功能减损者保肝。有呼吸道症状用镇咳祛痰药。有中枢神经症状应控制脑水肿，防止惊厥。心肌炎可酌情使用保心药物及静脉注射丙种球蛋白。脾大者避免剧烈活动，以防脾破裂。

一旦脾破裂应及时确诊，给予输血、脾切除等处理。

2. 合并细菌感染者可给以抗生素。避免使用氨苄西林，因容易引起皮疹。

3. 激素不能改变病程，可用于咽、喉部有严重水肿者或合并严重心肌炎、肝炎及中枢神经并发症者，疗程不超过1～2周。

4. 抗病毒治疗 目前尚无对EBV感染有效的抗病毒治疗。有研究显示更昔洛韦等核苷类似物体外有抑制EBV的作用。

**【预防】**

急性期患者应采取呼吸道隔离，鼻咽分泌物应予消毒处理。已经有2种疫苗用于志愿者。由于恢复期仍然存在病毒血症可能，所以必须6个月后才能输血。

## 八、巨细胞病毒感染

**【概述】**

巨细胞病毒感染（cytomegalovirus infection，CMV）是由人巨细胞病毒引起的先天性或后天获得性感染，人群普遍易感。主要通过母婴及水平传播。本病基本病理特征为受染的细胞体积增大，胞核和胞质内出现包涵体。大多数感染者没有症状或亚临床表现。但在先天感染、免疫缺陷、器官和骨髓移植患儿中可引起严重感染，甚至危及生命。

**【病史要点】**

1. 流行病学资料 询问母亲在妊娠期间有无CMV原发感染或再发感染病史。有无输血和输血液制品病史。有无器官和骨髓移植病史。有无免疫缺陷病史。

2. 临床表现

(1)先天性感染：①肝炎表现：有无黄疸，出现时间、程度、进展与否，有无白陶土粪便。有无鼻出血、皮肤、注射部位出血倾向（警惕肝功能衰竭）。是否伴食欲减退、腹泻、呕吐等症状。②肺炎表现：有无咳嗽、呛奶、呼吸困难、气急、青紫，伴或不伴发热（先天感染多伴有严重肺炎）。抗生素治疗后有无好转。③神经系统症状：有无小头畸形、智力低下、视力障碍、脑瘫、抽搐及神经性耳聋（主要见于先天感染）。

(2)获得性感染：①婴儿感染：重点询问黄疸及其程度，有无肝功能异常。有无咳嗽、气急、青紫（该年龄段可以并发肺炎）。②儿童期感染：重点询问有无发热、皮疹，伴有黄疸或无黄疸，肝功能有无异常（多数感染CMV后没有症状）。③免疫缺陷者感染（包括原发性免疫缺陷、艾滋病、器官及骨髓移植）：重点询问有无肺炎、肝炎、脑炎、视网膜炎、胃溃疡、糖尿病等多器官受累相应临床表现。

【体检要点】

1. 皮肤巩膜有无黄疸,程度(轻、中、重),有无肝脾肿大,肿大程度、质地、边缘,有无腹部膨隆、腹壁静脉怒张,有无移动性浊音,是否伴有皮肤的出血点、浅表淋巴结肿大、水肿。

2. 智力发育及体格发育有无落后,有无小头畸形、视力减退、听力损害等。

3. 有无气急、发绀、呼吸困难、肺部啰音。

【辅助检查】

1. 病毒分离或巨细胞包涵体的检测 病毒分离的传统方法是从血、尿、唾液、脐血等受检标本中培养出病毒,若呈阳性即可确诊。但阳性率和敏感性很低,且耗时长达1个月以上,临床已很少应用。巨细胞包涵体是活动性感染的指标。

2. 巨细胞病毒抗原检测 应用单克隆抗体与特异性抗原结合的原理,借免疫组化手段测受检材料中的CMV抗原。目前最常用的抗原为pp56,该抗原为病毒活动性感染早期标志物。pp56是一种磷酸蛋白,占病毒蛋白的15%,活动性CMV感染时,pp56只在中性粒细胞、单核细胞、血管内皮细胞中表达。该方法检测病毒抗原时间仅需24~32小时,灵敏度为89.18%,特异度为100%。

3. HCMV核酸检测 在各种组织或细胞标本中可检测HCMV-DNA或mRNA片段,常用的检测方法有核酸杂交和PCR技术,具快速、特异性强、敏感性高等特点。一旦检出HCMV-mRNA或高载量HCMV-DNA提示有活动性感染。

4. 血清学检查 抗HCMV-IgM是原发感染或活动性感染标志。IgM不能通过胎盘,如果脐血或生后2周HCMV-IgM阳性可诊断为先天性感染。儿童HCMV IgM阳性表示新近感染。抗HCMV-IgG转阳表明原发感染,双份血清抗体效价≥4倍增高提示活动性感染。母亲抗HCMV-IgG可以通过胎盘,生后逐渐减少,6~8周降至最低,如3~6个月时抗HCMV-IgG滴度一直维持在低水平,可以排除先天感染可能。如抗HCMV-IgG滴度持续升高6个月以上,应考虑为宫内或生后感染。

【诊断要点及鉴别诊断】

1. 诊断 新生儿出现不明原因黄疸、肝脾大、严重紫癜、贫血,同时伴有脑或眼损害;儿童不明原因发热、淋巴细胞分类>0.50以及异性淋巴细胞0.10以上、嗜异性凝集试验阴性,均应高度怀疑本病。生后14天内证实有CMV感染者可诊断先天感染，3～12周证实有CMV感染者多为围产期感染。对器官移植、输血后、恶性肿瘤出现难治性肺炎或不明原因肝炎都要考虑HCMV感染可能。由于HCMV感染与其他病原感染的临床表现很难鉴别，故病原学诊断是唯一可靠依据。

2. 鉴别诊断　在严重先天感染者，应与其他宫内感染如先天性风疹、先天性弓形虫、梅毒螺旋体、单纯疱疹病毒、新生儿败血症等感染鉴别。后天感染应与传染性单核细胞增多症、病毒性肝炎、肺炎等鉴别。

**【病情观察及随访要点】**

1. 先天感染　观察黄疸有无进行性加重，有无皮肤、黏膜出血，粪便是否逐渐变白，呈陶土色(除外胆道畸形)。智力落后及听力减退有无加重。咳嗽、呼吸困难有无加重，按一般肺炎治疗有无好转。重点随访黄疸、肝脾大、腹腔积液、出血倾向、肺部体征及神经系统体征。常规随访血常规、肝功、凝血象、X线胸片、腹部B超、脑电图、听觉诱发电位。必要时胸腹部CT、头颅MRI。

2. 获得性感染　观察有无黄疸、肝脾大程度、有无合并肺炎。定期随访肝功能、腹部B超、胸片等。

**【治疗】**

1. 抗病毒治疗

(1)更昔洛韦(ganciclovir，GCV，丙氧鸟苷)：可抑制受染细胞中CMV-DNA的合成，较阿昔洛韦抗CMV作用强100倍，是目前抗HCMV感染的首选药物。一般选用静脉给药，时间需>1小时。治疗方案：①诱导治疗：5mg/kg，12小时一次，持续2～3周；②维持治疗：5mg/(kg·d)，连续7天，若维持阶段疾病进展，可考虑再次诱导治疗。更昔洛韦主要副作用为骨髓抑制，其他不良反应有肝功能损害、呕吐、皮疹等。肾损害者应减量使用。为预防GCV的不良反应需注意：①用药前检查血常规、肝功能、肾功能。②诱导治疗期间，每2～3天复查血常规，每周复查肝肾功能。诱导治疗期结束后再复查，并检查CMV-DNA水平，以观察疗效。③维持治疗期间，每周复查血常规，每2～4周复查一次肝功能。

(2)膦甲酸(foscarnet，PFA)：是病毒DNA聚合酶抑制剂。可用于更昔洛韦治疗无效者，也可与GCV联合应用。治疗方案为诱导治疗：60mg/(kg·次)，8小时一次，连用2～3周后改为维持治疗，90～120mg/(kg·d)，再用2～3周。PFA主要副作用是肾毒性，其他不良反应有红细胞下降、电解质紊乱、胃肠不适等。儿童使用较少。

(3)西多福韦(cidofovir)：西多福韦为脱氧胞苷酸类似物，不需病毒酶激活，除具抗 HCMV 活性外，对其他病毒（如腺病毒、单纯疱疹病毒）也具抗病毒活性作用。研究发现，干细胞移植受者 CMV 感染初次抗病毒治疗失败后，西多福韦可作为二线药物使用。该药对某些耐药病毒株的治疗具重要意义。

2. 对症治疗　肝炎时应给予降酶、退黄、护肝治疗；并发肺炎有呼吸困难时予以吸氧等；注意防治二重感染。

**【预防】**

1. 卫生措施　对 CMV 患者的分泌物及排泄物应彻底消毒。加强卫生宣传，养成良好的个人卫生及公共卫生习惯。

2. 切断传播途径

(1)严格掌握输血的适应证及献血员的筛查。

(2)器官移植前常规对供体进行 CMV 血清学检查。使用冷冻去甘油血制品或洗涤红细胞可减少输血后感染。在移植前后预防性使用抗 HCMV 药物或同时使用高效价 HCMV 免疫球蛋白能降低 CMV 感染率。

(3)高危新生儿的预防：对母乳中 CMV 阳性者，原则上尽量不哺乳。若必须喂养，对带病毒母乳，需处理后食用，将母乳置－20℃冻存后再加巴斯德灭菌法(62.5℃)可消除病毒感染性。

3. 主动免疫　在 20 世纪 70 年代，有人利用实验室适宜的 CMV 即 Ab16 株和从先天感染患儿分离到的 CMV 即 Towne 株制成减毒活疫苗，但没有发现有保护作用。目前，国外利用生物工程技术制备亚单位疫苗（如 gB、gH 和 pp65）正在研究之中。

## 九、获得性免疫缺陷综合征

**【概述】**

获得性免疫缺陷综合征（acquired immunodeficiency syndrome，AIDS）简称艾滋病，是一种严重威胁人类生存的性传播疾病。性接触和输血是 HIV 主要传播途径，儿童艾滋病主要通过母婴传播，其传播率为 15％～30％。病死率极高。其临床特征为严重的免疫缺陷而导致的各种机会感染，常为胞内病原体感染如结核菌、卡氏肺囊虫、巨细胞病毒、真菌等。儿童罕见伴有恶性肿瘤（如卡波西肉瘤）。

**【病史要点】**

1. 流行病学资料　详细询问母亲 HIV 感染史，有无输入血液制品病史（包括输血、输血浆、输静脉丙种球蛋白）。有无结核病接触史。

2. 临床表现

(1)一般表现:有无全身不适、乏力、持续发热、体重减轻及慢性腹泻等表现(体重减轻和腹泻可以是儿童HIV感染的首发症状之一)。

(2)继发细菌感染:非常常见,详细询问既往有无败血症、肺炎、脑膜炎、深部脓肿、蜂窝织炎、慢性中耳炎、鼻窦炎、尿路感染等病史。有无浅表部位反复真菌感染病史(反复鹅口疮、真菌尿布皮炎)。有无结核病史。

(3)淋巴增生性间质性肺炎:有无咳嗽、气急、发绀、呼吸困难。胸部X线示肺野两侧广泛的网状小结节样浸润。

(4)中枢神经系统损害:有无精神痴呆、抽搐、共济失调、语言障碍及癫痫样发作等脑病证候。

(5)恶性肿瘤:注意询问皮肤和黏膜有无紫红色或紫蓝色皮疹。

**【体检要点】**

1. 一般情况　注意观察发育营养状况,有无生长延迟、营养不良(大多患儿都有明显的生长延迟及严重的营养不良)。口腔有无鹅口疮(白色假丝酵母感染后最常见表现之一),全身浅表淋巴结是否肿大(肿大程度、分布、有无触痛),肝脾有无肿大,有无腮腺肿大。

2. 皮肤　注意皮肤有无皮疹,其形态、分布、数量(卡波西肉瘤皮疹主要分布在口腔、鼻尖、下肢、颈、躯干和外生殖器,数量可以为数个至数十个,高出皮肤,呈紫红色或紫蓝色)。较小的患儿注意有无尿布皮炎(多为真菌性)。

3. 呼吸系统　有无呼吸困难、发绀、杵状指等缺氧表现,肺部有无啰音(卡氏肺囊虫引起的肺炎,肺部体征少,但症状重)。

4. 神经系统　注意神志是否清楚,有无精神异常,脑膜刺激征及病理征是否阳性。语言有无障碍等。

**【辅助检查】**

1. 免疫学检查　患者周围血象中$CD4^+$T淋巴细胞总数减少至$<0.2\times10^9/L$,$CD4^+/CD8^+$细胞比值$<1$。IgG、IgM和IgA值增高。

2. 血清学检查　患者血清抗HIV抗体阳性,15个月前儿童可从母体获得被动性抗体而呈阳性,因而在18个月内检查出IgG抗体不能提示一定受感染。应与自身感染区别。

3. 病毒学检查　应用外周血单核细胞进行病毒分离和培养。一般仅用于研究,不作为临床诊断指标。

**【诊断要点及鉴别诊断】**

儿童艾滋病的诊断主要根据母亲HIV感染状态、临床表现和实验室检查结果综合判断。

1. 小儿无症状 HIV 感染　①有流行病史(HIV 母亲生的婴儿)。②有可疑的输血病史。③无任何临床表现。④大于 18 个月患儿 HIV 抗体阳性经确认试验或 HIV-RNA 阳性者;小于或等于 18 个月患儿血浆中抗 HIV-RNA 2 次不同时间阳性者。

2. 小儿 AIDS 诊断　①有流行病史(HIV 母亲生的婴儿)。②有可疑的输血病史。③临床表现:不明原因的淋巴结肿大、肝脾大、发热超过 1 个月以上;慢性腹泻;体重明显下降,偏离正常生长曲线;容易反复各种感染。④大于 18 个月患儿 HIV 抗体阳性经确认试验或 HIV-RNA 阳性者;小于或等于 18 个月患儿血浆中抗 HIV-RNA 2 次不同时间阳性者。⑤$CD4^{+}$ T 淋巴细胞总数明显减少。

3. 除外先天性免疫缺陷病。

**【病情观察及随访要点】**

1. 呼吸系统　观察有无反复呼吸道感染,有无中耳炎、鼻窦炎,定期随访胸片,必要时随访胸部 CT(鉴别肺部感染性质、病变范围、程度,尤其要注意淋巴增生性间质性肺炎、肺结核、卡氏肺囊虫引起的肺部病变),痰涂片及培养(细菌和真菌是肺部感染最常见病原),常规行抗酸染色找抗酸杆菌和结核培养。

2. 消化系统　有无慢性反复腹泻,注意大便次数、性状,是否伴有营养不良、脱水、酸中毒。常规随访粪便常规及培养,寻找病原。通过胃镜检查了解是否有真菌性食管炎。定期随访肝功及肝脏大小。

3. 神经系统　观察有无进行性运动神经功能障碍,包括肌力下降、双侧锥体束征及痉挛性瘫痪。定期随访脑脊液、头颅 MRI、脑电图,了解脑损伤程度。

4. 其他　常规观察口腔(鹅口疮)、全身浅表淋巴结、双侧腮腺、皮疹的消长(常见病因为真菌、病毒、肿瘤所致)。定期随访血常规,了解是否有贫血、血小板、白细胞及分类(血小板减少可以是唯一的表现)。

**【治疗】**

1. 对症治疗　治疗各种继发细菌感染和机会感染,调整免疫缺陷。中医中药在改善临床症状、提高患儿生存质量和延长生存期有一定作用。

2. 抗病毒治疗　目前所有的抗病毒药物只能抑制病毒在体内复制,停药后容易复发,所以患者需要终身服药,而长期服药又可引起药物的副作用和病毒基因突变产生耐药。常用抗病毒药物有高活性蛋白酶抑制剂及核苷类反转录酶抑制剂药物,如叠氮脱氧胸腺嘧啶核(azidothymidine,又名齐多夫定,zidovudine,AZT)、里托那韦(ritona-

vir,RTV)、安普那韦(amprenavir,APV)、双脱氧肌苷(dideoxyinosine,ddI)、拉米夫定(lamivudine,3TC)等。目前常采用联合抗病毒治疗方案中,推荐“鸡尾酒”疗法,一般选用3种药物联合,最常采用2种蛋白酶抑制剂和1种核苷类反转录酶抑制剂,获得较好效果。

**【预防】**

1. 加强宣传教育,普及AIDS的常识。严格控制血液及各种血制品的质量。

2. 阻断母婴传播　抗HIV阳性感染者应避免生育,一旦怀孕可采用AZT等药物干预母婴传播。HIV感染孕妇在孕娠14～34周和新生儿6周,服用AZT可以使母婴传播率明显下降。

3. 疫苗尚在研制当中。

## 十、狂犬病

**【概述】**

狂犬病(rabies)是由狂犬病毒引起的急性中枢神经系统传染病,为人畜共患自然疫源性疾病。本病主要传染源为犬,其次是猫和狼。通过带毒动物咬伤和舔伤皮肤黏膜传播。人群普遍易感。被病犬咬伤未经预防接种发病率为10%～70%,病死率为100%。临床上以恐水、恐风、咽肌痉挛、进行性瘫痪为主要特征。随着近年“宠物热”升温,狂犬病发病率有增多趋势。

**【病史要点】**

1. 流行病学资料　是否有被病兽咬伤病史,被病兽咬伤后是否进行过规范的预防接种。

2. 临床表现　详细询问被病兽咬伤时间、部位、伤口深浅。起病初期有无发热、头痛、乏力、咽痛、烦躁等。伤口处有无放射性疼痛、麻木、痒感及感觉异常。是否进食时咽喉痉挛。进入兴奋期后是否咽喉肌痉挛加重,尤其当水、风、光刺激时,有无呼吸困难、肌张力增高,狂躁与昏睡交替,有无交感亢进表现如大汗、心率增快、血压升高、瞳孔扩大、唾液分泌增加等。痉挛停止后,是否出现进行性全身瘫痪。整个病程3～5天。

**【体检要点】**

1. 注意神志是否清楚,精神是否有异常。有无交感亢进表现(大汗、心率增快、血压升高、瞳孔扩大、唾液分泌增多)。麻痹前患儿的神志大多清楚。

2. 对水、风、光刺激后有无咽肌痉挛,全身肌张力增高。

3. 麻痹期有无神志不清，全身迟缓性瘫痪，呼吸变慢不规则，四肢循环差，是否伴有呼吸、循环衰竭表现。

**【辅助检查】**

1. 血、脑脊液异常，白细胞总数(12～30)$\times 10^9$/L，中性粒细胞>80%，脑脊液压力增高，细胞数及蛋白稍增高。

2. 病原学检查

(1)病毒分离：将患者唾液、脑脊液、尿或死后脑组织悬液分离病毒。

(2)内基小体检查：将死者脑组织或咬伤物脑组织找内基小体，阳性率70%～80%。

(3)病毒抗原检测：应用荧光抗体法或酶联免疫技术检测患者唾液、咽或气管分泌物及有神经纤维的皮肤活检标本中的抗原，具有较高的特异性及敏感性。

(4)中和抗体：脑脊液中和抗体大于1∶64或血清中和抗体大于1∶5000有诊断价值。血清中和抗体在病后第6、8天时50%阳性，第15天时100%阳性。

**【诊断要点及鉴别诊断】**

1. 诊断　根据病兽咬伤病史，结合典型临床症状，即可诊断。但对咬伤史不明确者，疾病早期容易误诊，需借助特异性实验室检查诊断。

2. 鉴别诊断

(1)破伤风：有明确反张，牙关紧闭，无恐水表现。

(2)病毒性脑炎：多有意识障碍，可借助病原学检查协助诊断。

(3)类狂犬病性癔症：被动物咬伤后，患者不定时间出现喉紧缩症状、恐光甚至恐水，但不发热，不怕风，无流涎和瘫痪。

**【病情观察及随访要点】**

1. 注意伤口的部位及深浅，伤口部位及附近有无痛、痒、麻木及蚁走感。

2. 注意咽喉肌痉挛是否进行性加重，尤其在饮水甚至闻及水声时出现痛苦、剧烈的痉挛。有无呼吸困难、极度的恐怖不安表现。

3. 观察交感神经兴奋表现　有否高热、大汗、流涎、心率增快、血压增高。

4. 神志是否清楚(兴奋期大多数患者神志是清楚的，直到进入麻痹期后神志逐渐出现不清)，有无精神异常、定向障碍表现。

5. 病情是否在1周以内急剧加重(整个病程少于6天，很少超过

10天)，从兴奋状态很快转入麻痹状态，患儿逐渐安静，呼吸变慢，脉搏变弱，神志不清，很快出现呼吸循环衰竭而死亡。

【治疗】

1. 伤口处理　以20%肥皂水或0.1%苯扎溴铵彻底冲洗伤口至少30分钟，再用烧酒或70%乙醇、碘酊涂擦几次，以清除局部病毒，必要时可切除部分感染组织，不要缝合或包扎伤口，除非伤及大血管需紧急止血处理。

2. 其他治疗　隔离患者，避免一切不必要的刺激，恐水时禁饮禁食，加强监护，积极补充水、电解质及热量。维持酸碱平衡，维护心血管及呼吸功能。狂躁时可交替应用镇静剂。咽喉痉挛不能控制导致窒息时可气管插管或切开。脑水肿时给脱水剂。有心动过速、心律失常、血压升高，可应用β受体阻滞剂。麻痹期可以用呼吸循环兴奋剂、给氧或人工辅助呼吸。

【预防】

1. 管理传染源　严格犬类管理，野犬应尽量捕杀，家犬进行登记与疫苗注射。狂犬立即击毙、焚烧或深埋，一时不能肯定为狂犬病者应隔离观察10天。

2. 疫苗接种

(1)暴露前预防：于0、7、28天各肌注一剂量疫苗，对动物管理人员、兽医和野外工作者及可能接触狂犬病病毒的医务人员应进行暴露前预防。

(2)暴露后预防：根据WHO建议，按0、3、7、14、30、90天各注射一个剂量的狂犬病疫苗。全程6针，肌内注射，每次2ml。注射部位成人取三角肌，儿童取腿前外侧肌内注射。严重咬伤者，于0、3天用量加倍。

3. 注射免疫血清　WHO推荐在接种疫苗同时注射人狂犬病免疫球蛋白，剂量为20U/kg(马抗血清剂量为40U/kg)。先皮试，皮试阳性者需抗过敏治疗。抗马血清以一半剂量在伤口局部浸润注射，另一半肌注。

## 十一、脊髓灰质炎

【概述】

脊髓灰质炎(poliomyelitis)简称灰髓炎，俗称“小儿麻痹症”，是由脊髓灰质炎病毒引起的急性神经系统传染病。临床以发热、肌痛、分布不规则和轻重不等的迟缓性瘫痪为特征。严重者可因呼吸肌麻痹或脑干生命中枢病变而死亡。少数患者可留下肌肉、肢体后遗症。传染源为带病毒者及患者。病毒通过粪便污染物或空气飞沫传播。1～5岁为好发年龄。病后可获得持久免疫力。各型（Ⅰ、Ⅱ、Ⅲ）间无交叉免疫性。本病终年散发，夏秋季多见。

**【病史要点】**

1. 流行病学　是否有接触史以及曾服用减毒活疫苗史，服用型别及时间。

2. 起病方式　详细询问是否在发热、轻咳、咽痛等感冒症状以后，出现各种激惹症状，如头痛、多汗、烦躁不安、全身肌肉疼痛、感觉过敏等麻痹前期表现。有无特异性的双峰热。

3. 瘫痪　重点了解瘫痪发生时间、性质（迟缓性）、特点（不对称性、不完全性）、受累肌群的范围、严重程度、演变情况、功能障碍表现。瘫痪与发热的关系，感觉异常与否，其他伴随症状的变化。

4. 其他表现　有无咳嗽无力、气急、缺氧、呼吸困难、咀嚼、吞咽障碍、声音嘶哑、饮水呛咳、神志改变、惊厥以及呼吸衰竭、周围循环障碍等表现。

**【体检要点】**

1. 瘫痪前期　检查有无颈阻，有无四肢肌肉疼痛及感觉过敏，有无屈体吻膝时疼痛。

2. 瘫痪期　重点检查肌张力高低、肌力强弱（按6级标准判断）。腱反射、腹壁反射减弱或消失情况。瘫痪肌群的范围及相应表现（特别注意腰、颈段脊髓支配肌群），肢体远、近端瘫痪的差别。有无肌萎缩及其程度、部位。皮肤温、触、痛觉有无改变。有无胸、腹式呼吸改变。有无呼吸困难，以及呼吸节律、深浅，缺氧、气急改变。有无心率、心律、心音、血压、末梢循环变化。眼球、眼睑活动，面、口形态，软腭、悬雍垂动度、语音、吞咽、咀嚼有无变化等。

**【辅助检查】**

1. 脑脊液检查　符合病毒性脑膜脑炎改变。发病2～3周后出现细胞（数正常）蛋白（增高）分离现象。

2. 病毒分离　病程早期可以从咽部、血液、脑脊液、粪便中分离出病毒。以后从粪便中分离病毒的机会可长达3～4周。

3. 血清学检查

（1）补体结合抗体及IgM上升表示近期感染。

（2）中和抗体阳性只能说明曾经有过感染。

4. X线胸透　怀疑膈肌瘫痪者观察膈肌矛盾运动。合并肺部感染者了解肺炎、肺不张改变。

【诊断要点及鉴别诊断】

1. 诊断　根据流行病学资料，结合典型的临床表现，诊断较容易。但对顿挫型和无瘫痪型患者，主要依靠病原学检查。

2. 鉴别诊断

(1)吉兰-巴雷综合征：病前有上感及胃肠炎，早期无明显发热，病初就有肢体感觉障碍，肢体瘫痪特征为上行性、对称性，远端多于近端，2～3天发展到脑神经。脑脊液早期出现蛋白细胞分离现象。

(2)其他肠道病毒所致的瘫痪：临床很难区别，主要依靠流行病学资料及病原学检查。

(3)假性瘫痪：如维生素C缺乏症、骨髓炎、骨折等可以引起假性瘫痪，可借助影像学检查协助诊断。

【病情观察及随访要点】

1. 密切注意热程及瘫痪进展的速度、程度、范围。发热持续不退预示病情仍未静止。呼吸肌瘫痪者提示病情严重，并发肺部感染，应仔细观察缺氧、呼吸困难、窒息等症候的发生和发展。

2. 脑干型患者除应随访有关脑神经瘫痪引起的症状外，需严密监视呼吸、循环衰竭的发生和发展。

3. 脑型患者注意昏迷、惊厥加重，防止脑水肿恶化。

4. 瘫痪静止后观察病肌功能恢复顺序、程度和病理性症状、体征消退以及生理性功能、反射恢复情况。

【治疗】

1. 前驱期及瘫痪前期　卧床休息，避免劳累，减少刺激，对症处理，局部湿热敷或使用镇静剂减轻肌肉疼痛及瘫痪的发生。及时补充营养、维生素及水分。

2. 瘫痪期

(1)正确体位：保持患肢功能位置。注意护理瘫痪肢体，避免外伤受压，定时翻身防止压疮。

(2)药物治疗：选用地巴唑0.1～0.2mg/(kg·d)，口服；或氢溴酸加兰他敏0.05～0.1mg/(kg·d)，肌内注射，以促进神经肌肉传导。

(3)补充营养：应给予营养丰富的饮食、维生素及大量水分。吞咽困难者可采用鼻饲。

(4)脑干型瘫痪：咽肌麻痹时应采取体位引流，随时吸出咽部分泌物，保持呼吸道通畅，必要时行气管切开；严重呼吸肌瘫痪或吞咽困难时，应尽早插管，行机械通气。

(5)其他治疗：吸氧、降颅压、止痉等。合并肺部感染者给予适当抗生素。

3. 恢复期及后遗症期　疼痛消失、瘫痪静止后即可开始被动功能锻炼。并配合针灸、推拿按摩、各种理疗等促进病肢功能恢复。对顽固后遗症及肢体畸形者可采用外科矫形手术。

**【预防】**

1. 隔离患者自发病起40天。患者食具及污染物煮沸消毒。排泄物用漂白粉或生石灰等量混匀，放置2小时再倾倒。

2. 接触者应医学观察3～5天；或用丙种球蛋白0.3～0.5ml/kg肌注，维持免疫力3～6周。

3. 2个月～7岁儿童，服用减毒活疫苗连续3年，7岁上学前加强1次可有效预防感染或减轻病情。

## 十二、手足口病

**【概述】**

手足口病(hand-foot-mouth disease，HFMD)主要由柯萨奇A16及肠道病毒EV71型引起的儿童常见传染病。本病传染性强、传播途径复杂、传播速度快，在短时间内可造成较大范围的流行。临床以发热、手、足、口腔等部位的皮疹或疱疹为主要特征。大多数患者症状轻微。少数可出现神经系统、神经源性肺水肿、循环衰竭等严重并发症，危及生命。好发年龄为学龄前儿童，尤其是3岁以下。一年四季均可发病，以夏秋季多见。人对肠道病毒普遍易感，感染后均可获得特异性免疫力，持续时间尚不明确。病毒的各型间无交叉免疫。

**【病史要点】**

1. 流行病学资料　注意流行季节、发病年龄。病前有无手足口病接触史，既往有无手足口病病史。

2. 临床特征　询问起病缓急，是否发热，热度、热型、热程。皮疹出现时间、分布(手、足、臀部、口腔、膝部)、形态(斑丘疹、疱疹)，有无瘙痒。是否伴有流涕、咳嗽、烦躁、哭闹、流涎、拒食。同时需详细询问有无精神差、面色差、嗜睡、呕吐、易惊、肢体抖动、无力、肌阵挛、震颤、共济失调、眼球震颤、急性弛缓性麻痹、惊厥等。

**【体检要点】**

1. 口腔损害　注意舌、两侧颊部、唇齿、咽部疱疹或溃疡变化。

2. 皮疹 检查皮疹是否分布在手足远端部位如手指、手掌、足趾。皮疹初期形态为红色小丘疹,并迅速转为小疱疹,臀部、肛周及膝关节也可见此种皮疹。EV71病毒所致的手足口病皮疹非常不典型,皮疹少、小,容易漏诊和误诊,必须仔细观察。

3. 并发症 重点检查有无意识障碍、脑膜刺激征、病理征、肢体瘫痪、腱反射减弱或消失等神经系统并发症表现。有无呼吸、心率增快、呼吸困难、呼吸节律改变、缺氧、气急及肺部啰音等肺水肿表现。有否面色苍灰、皮肤花纹、四肢发凉、指(趾)发绀、出冷汗、心动过速等循环衰竭等表现。3岁以下并发症发生率较高。

**【辅助检查】**

1. 血常规 白细胞计数正常或降低,病情危重者白细胞计数可明显升高。

2. 血生化检查 部分病例可有轻度谷丙转氨酶(ALT)、谷草转氨酶(AST)、肌酸激酶同工酶(CK-MB)升高,病情危重者可有肌钙蛋白(cTnI)、血糖升高。乳酸水平升高。C反应蛋白(CRP)一般不升高。

3. 血气分析 呼吸系统受累时可有动脉血氧分压降低、血氧饱和度下降、二氧化碳分压升高、酸中毒。

4. 脑脊液检查 神经系统受累时可表现为:外观清亮,压力增高,白细胞计数增多,多以单核细胞为主,蛋白正常或轻度增多,糖和氯化物正常。

5. 病原学检查 从咽或气道分泌物、疱疹液、粪便检测到CoxA16、EV71等肠道病毒特异性核酸阳性或分离到肠道病毒。

6. 血清学检查 急性期与恢复期血清CoxA16、EV71等肠道病毒中和抗体有4倍以上的升高。

7. 胸X线检查 表现为双肺纹理增多,网格状、斑片状阴影,部分病例以单侧为著。

8. 磁共振 神经系统受累者可有异常改变,以脑干、脊髓灰质损害为主。

9. 脑电图 可表现为弥漫性慢波,少数可出现棘(尖)慢波。

10. 心电图 无特异性改变。少数病例可见窦性心动过速或过缓、Q-T间期延长、ST-T改变。

**【诊断要点及鉴别诊断】**

1. 诊断 根据发病季节、好发年龄及与手足口病患儿密切接触史,结合临床表现有手、足、口、臀部皮疹伴发热或不发热,可作出临床诊断。极少数重症病例皮疹不典型,临床诊断困难,需结合病原学或血清学检查作出诊断。

2. 鉴别诊断

(1)水痘：皮疹呈向心性分布，以头、面、胸、背为主，随后向四肢蔓延。

(2)疱疹性咽峡炎：疱疹主要局限在咽峡、软腭、扁桃体，常伴有高热，其他部位不出现皮疹。

**【病情观察及随访要点】**

1. 对持续高热不退者，重点要观察热度、热型、持续时间，持续高热有可能在短期内发展为危重病例。

2. 注意观察脑膜刺激征、病理征、意识状态、嗜睡、易惊、肢体抖动、眼球震颤、肢体瘫痪神经系统症状及体征，一旦有上述症状及体征，要警惕有神经系统并发症。

3. 一旦观察到心动过速、呼吸困难、呼吸节律不齐、发绀、肺部啰音，要考虑有神经源性肺水肿。

4. 如果出现面色苍灰、皮肤花纹、四肢发凉、指(趾)发绀、出冷汗、毛细血管再充盈时间延长、心率增快或减慢、脉搏浅速或减弱甚至消失、血压升高或下降，要考虑合并有循环衰竭。

**【治疗】**

1. 一般治疗　注意隔离，避免交叉感染；适当休息，清淡饮食；做好口腔和皮肤护理。

2. 对症治疗

(1)普通型及轻型：无须住院治疗，以对症治疗为主。

(2)重型：使用甘露醇、利尿剂降低颅内高压。适当控制液体入量。对持续高热、有脊髓受累表现或病情进展较快的病例可酌情应用静脉丙种球蛋白(IVIG)。建议应用指征为：精神委靡、肢体抖动频繁；急性肢体麻痹；安静状态下呼吸频率超过30～40次/分(按年龄)；出冷汗、四肢发凉、皮肤花纹，心率增快＞140～150次/分(按年龄)。可按照1.0g/(kg·d)(连续应用2天)应用。

3. 危重型

(1)低血压休克患者及时应用血管活性药物，如米力农、酚妥拉明、肾上腺素和去甲肾上腺素等。同时给予氧疗。

(2)应及早应用人工辅助呼吸，进行正压通气或高频通气。肺水肿和肺出血病例，应适当增加呼气末正压(PEEP)；不宜频繁吸痰。

(3)糖皮质激素：可选用甲泼尼龙1～2mg/(kg·d)，氢化可的松3～5mg/(kg·d)，地塞米松0.2～0.5mg/(kg·d)。病情稳定后，尽早停用。是否应用大剂量糖皮质激素冲击治疗还存在争议。

(4)严重心肺功能衰竭病例,可考虑体外膜氧合治疗。

**【预防】**

1. 早发现、早报告、早诊断、早治疗是控制本病扩散最有效措施。目前尚无有效的疫苗对本病进行预防。

2. 手足口病传播途径多,做好儿童个人、家庭和托幼机构的卫生,勤洗手是预防本病的关键。

3. 本病流行期间不宜带儿童到人群聚集、空气流通差的公共场所,居室常通风,教室、宿舍通风(2～3次/天,>30分钟)。轻症患儿不必住院,宜居家治疗、休息,以减少交叉感染。隔离期2周。

## 十三、流行性出血热

**【概述】**

流行性出血热(epidemic hemorrhagic fever)是由汉坦病毒所引起的自然疫源性传染病。其流行呈地区性、局限性,亦可散发。多见于林间、河湖、水网稻田等潮湿低洼地区。野鼠类为其传染源。病毒可通过接触、呼吸道、消化道及虫媒等多种途径传播。临床以发热、出血、肾脏损害、低血压及电解质紊乱为其特征。人群普遍易感,病后可以获得持久免疫。流行有明显季节性,冬春季为流行高峰。

**【病史要点】**

1. 流行病学资料　注意是否来自疫区,是否与鼠及排泄物或螨接触史。

2. 临床表现

(1)发热:询问起病急缓,有无发热、热度、热型(常见弛张或稽留热,亦可呈低热或不规则热)。是否伴有恶寒、发冷。

(2)三痛(头、腰、眼眶)症状及其程度:是否伴视力模糊、心律失常、肝脾大及肾区叩痛。是否有颜面、球结膜及颈和上胸充血表现。

(3)消化道症状:有否恶心、呕吐、腹痛、腹泻、黏血便,注意与急腹症、菌痢相鉴别。

(4)神经精神症状(嗜睡、兴奋、烦躁、谵语)存在与否,与病情的关系。

(5)肾脏损害:是否有尿少,尿少发生的时间、严重程度及有无尿毒症表现。

(6)出血倾向:有无鼻出血、咯血、黑粪者,询问排血量及伴随症状。

**【体检要点】**

1. 毛细血管损害　有无三红(颜面、球结膜、颈及上胸部充血)体征及其范围和程度。有无眼球结膜充血、水肿。皮肤、黏膜有无出血，表现形式(瘀点、瘀斑)、范围。有否贫血体征。

2. 检查皮肤和面唇色泽、肢端温度、脉搏强弱或快慢等。检查血压有否降低。

**【辅助检查】**

1. 血常规　①白细胞总数于病程3～4天开始升高(1.5～3)万×$10^9$/L，重症出现类白血病反应(＞5万×$10^9$/L)。白细胞分类以中性粒细胞为主，细胞核左移，有中毒颗粒，可见幼稚细胞。异常淋巴细胞＞15％者多为重症。②血小板常降低，迅速下降提示可能为DIC。

2. 尿常规　常规检查尿常规，以便尽早发现肾损害：①尿蛋白是肾脏损害的最早指标，并随病程加重，少尿期后下降；②血尿、管型尿出现提示肾损害较重；③尿中可见膜样物及变性上皮细胞。

3. 血液生化检查　发热晚期血尿素氮及肌酐开始上升，少尿及多尿早期达高峰。常合并酸碱平衡和电解质紊乱。心肌受累时，血清肌酸磷酸激酶、乳酸脱氢酶可以升高。

**【诊断要点及鉴别诊断】**

1. 诊断　根据流行季节、发病前是否到过疫区等流行病学资料。临床有发热、出血、充血、渗出体征、肾脏损害、低血压及电解质紊乱，结合血常规、尿常规和生化改变等实验室检查，可以作出临床诊断。确诊有待于病原学检查。

2. 鉴别诊断　根据不同期的临床表现与相关疾病进行鉴别。发热为主要表现时需要与流感、败血症、钩端螺旋体病鉴别。以休克为主要表现时需要与败血症、中毒型痢疾进行鉴别。出血为主要表现时需要与血小板减少性紫癜进行鉴别。肾功能损害为主的应与其他原因引起的肾功能不全相鉴别。

**【病情观察及随访要点】**

1. 注意热程、热型变化，伴随症状消长。发热超过10天或退而复升应注意继发感染(如肺炎、败血症、尿路感染等)。

2. 观察全身中毒症状、毛细血管受损征的发展与变化。眼睑、眼球结膜水肿愈重者提示外渗愈重，低血压休克发生愈多。出血者应密切观察出血量，高度警惕内脏出血。

3. 详细记录出入量，特别注意尿量改变。显著少尿者测定血BUN、$CO_2$结合力、血钾等观察有无肾衰竭。

4. 每天检测血压，血压降低或增高者每2～4小时测血压，注意血压变化与外渗现象、出血、肾损害之间的关系及伴随症状的消长。

5. 警惕中枢神经系统并发症，密切观察神经精神症状，如头痛、头昏、烦躁、谵妄、昏迷、抽搐等。

6. 恢复期注意全身一般情况改善，警惕心率改变、高血压及肾功能不全。

**【治疗】**

1. 综合治疗　尽量做到早诊断、早治疗。卧床休息，保证营养。针对高热、呕吐、烦躁、出血、脑水肿、心功能不全、肺水肿等表现采取相应对症治疗。根据不同病期尿量的变化、电解质水平及心、肺、肾功能情况决定补液量及速度。

(1)发热期：一般以口服补液为主，补入生理需要量。高热、出汗多、吐泻剧烈者酌情增补损失液量，可静脉补入。

(2)低血压休克期：应积极扩充血容量、纠正酸中毒、选用血管活性药物、强心剂、大剂量肾上腺皮质激素。

(3)少尿期：量出为入，限制液量及限钾、限钠，凡有明显的氮质血症、高血钾、高血容量综合征，可采用腹膜透析或血液透析治疗。

(4)多尿期：以口服补液为主，注意补充钠、钾，保持水、电解质平衡，防止继发感染。

2. 抗凝疗法　为预防DIC发生，于发热后期及低血压早期，中毒症状严重，外渗现象明显，血小板迅速下降，血液呈高凝状态或出血倾向加重时宜选用肝素、阿司匹林或双嘧达莫等抗凝、抗血小板药。

3. 抗病毒治疗　利巴韦林早期应用(3天以内)效果好。可改善症状，降低死亡率，无不良反应。用法：10～15mg/(kg·d)，分2次静脉滴注，疗程3天。

**【预防】**

1. 流行区做好疫情预测，指导人群活动。

2. 阻断传播途径　防鼠、灭鼠和防螨及灭螨，加强个人防范。野外作业、活动应尽量避免接触鼠和螨。

3. 疫苗接种　我国已经研制出纯化乳鼠脑灭活疫苗，其保护率为96%。

(朱朝敏)

# 第三节　细菌性疾病

## 一、猩红热

**【概述】**

猩红热(scarlet fever)是由产生红疹毒素的A组乙型溶血性链球菌所引起的急性呼吸道传染病，也是一种常见的出疹性疾病。其临床特征有：发热、咽峡炎、全身弥漫性鲜红色皮疹、疹退后有明显脱屑或片状脱皮，少数患儿在发病2～3周后可发生急性风湿热、肾小球肾炎等并发症。患者与带菌者为传染源，主要通过空气飞沫直接传播。全年均有发病，而以冬、春季多见，5～15岁儿童发病最高。目前，由于广谱抗生素使用，尤其是青霉素的应用，重型病例比较少，而轻型病例增多。

**【病史要点】**

1. 有无猩红热接触史，过去有无猩红热病史。

2. 近期用药史，有无外伤、皮肤感染史。

3. 全身中毒症状　发热的热程、热型；有无畏寒、寒战、头痛、咽痛等伴随症状及其程度。

4. 皮疹发生、发展过程，发热与皮疹的关系、出疹顺序、蔓延范围。

**【体检要点】**

1. 咽峡炎表现　咽和扁桃体充血、肿大情况，有无脓性分泌物及其特点(颜色、范围、剥离难易)。

2. 皮疹的特点(皮肤弥漫性发红，其上有粟粒疹，疹间无正常皮肤)、分布，有无贫血划痕征、环口苍白圈、帕氏线、杨梅舌等特殊体征存在。恢复期有无脱皮。

3. 注意并发症的体征如化脓性脑膜炎、败血症、中毒性心肌炎、中毒性肝炎、中毒性脑病或感染性休克。

**【辅助检查】**

1. 血常规　白细胞总数及中性比例增高，胞质中可有中毒颗粒。

2. 咽拭子培养　入院后应常规送检。有A组乙型溶血性链球菌生长。

3. 特殊检查　疑有并发症时可做相应检查如血培养、心电图等。

**【诊断要点及鉴别诊断】**

1. 诊断要点

(1)发热、咽痛和扁桃体充血、肿大，有的有脓性分泌物，发热24小时内出疹，24 小时内皮疹出齐，皮肤弥漫性发红，其上有粟粒疹，疹间无正常皮肤，可有贫血划痕征、环口苍白圈、帕氏线、杨梅舌等特殊体征，退疹后有糠麸样或片状脱皮。重型患儿高热，皮疹密集，甚至为出血性皮疹，全身中毒症状重。外科型猩红热患儿有皮肤化脓性病变，全身症状轻，常无咽部症状，侵入部位周围最先出现皮疹且较明显。

(2)白细胞及中性粒细胞明显增多。

(3)咽拭子培养有 A 组乙型溶血性链球菌生长。

2. 鉴别诊断

(1)川崎病：多见于<3 岁的婴幼儿；发热 5 天以上，抗生素治疗无效；黏膜表现：眼结膜充血，口唇樱红、皲裂，口腔黏膜充血；特殊体征：手足硬肿，指趾末端及肛周可见脱皮。

(2)药疹：有使用药物史；皮疹为多形性(可为猩红热样皮疹)；感染中毒症状轻；无咽峡炎及杨梅舌表现；停药后症状减轻，抗生素治疗无效。

(3)金黄色葡萄球菌感染：多见于 5 岁以下儿童，年龄越小，越易感染，且大多有原发感染病灶；中毒症状更重；发热与皮疹关系不密切，疹退后全身症状不减轻，也无脱屑或脱皮；病灶部位脓液及血培养可发现金黄色葡萄球菌；一般用青霉素治疗无效。

**【病情观察及随访要点】**

1. 观察皮疹发展至消退的变化过程及与之伴随的全身和局部症状、体征消长情况。

2. 注意全身中毒症状的程度，有无中毒性肝炎、中毒性心肌炎和周围循环衰竭的表现。

3. 咽、扁桃体呈严重化脓性炎症者应注意有无化脓性中耳炎、乳突炎、鼻窦炎及颌、颈部淋巴结炎。有无咽后壁脓肿、颈部蜂窝织炎形成。

4. 恢复期患者应注意随访关节炎、风湿热、急性肾炎等变态反应并发症出现。

**【治疗】**

1. 抗菌治疗　最主要的治疗，首选青霉素，可缩短疗程、改善预后。青霉素 10 万 U/(kg·d)，分 2 次肌内注射或静脉滴注，疗程 7～10 天。对青霉素过敏或耐药者选用红霉素或复方 SMZ 等治疗。红霉素 20～40mg/(kg·d)，分 2 次静脉滴注，用 7～10 天。

2. 对症处理　高热者用物理降温和退热剂，皮肤瘙痒者用止痒药。

【预防】

1. 控制传染源　及早隔离患者、治疗患者。隔离期:治疗后1周,咽拭子培养阴转为止。

2. 对密切接触者主要是应用药物预防(口服磺胺、红霉素或肌注青霉素)。

## 二、百日咳

【概述】

百日咳(pertussis,whooping cough)是由百日咳杆菌(*Bordetella pertusis*)引起的小儿急性呼吸道传染病。多见于5岁以下儿童,新生儿因缺乏先天性被动免疫亦可发病。全年散发,以冬、春季节为多见。传染性很强,传染源主要为患者。临床特征为阵发性痉挛性咳嗽,阵咳末有高音调鸡鸣样吼声。新生儿及2～3个月小婴儿可无典型痉咳,而以阵发性青紫窒息、屏气为主要表现。本病因病程长(2～3个月)、咳嗽突出而得名。并发症多,可并发肺炎、百日咳脑病、结核病恶化等。由于百日咳菌苗的广泛使用,该病的发病率已明显下降。

【病史要点】

1. 百日咳的接触史,百白破疫苗接种史,有无异物吸入史。

2. 阵发性痉挛咳嗽出现时间、发作次数、程度、诱发因素及伴随症状(如咳吐、鸡鸣样回声),有无昼轻夜重的表现。

3. 询问有无发热、气急、缺氧表现,2岁以下患儿应注意有无神志改变、惊厥等脑病的症状。

【体检要点】

1. 有无睑、面水肿,眼结膜充血、出血,舌系带溃疡。

2. 肺部体征。

【辅助检查】

1. 血常规　白细胞明显升高,可高达(20～50)$\times 10^9$/L,淋巴细胞为主。

2. 咳碟法或鼻咽拭子培养出百日咳杆菌。

3. 胸片　明确有无肺部并发症及鉴别肺门淋巴结结核或支气管异物。

【诊断要点及鉴别诊断】

1. 诊断要点

(1)百日咳的接触史,百白破疫苗接种史。

(2)典型的阵发性痉挛性咳嗽,阵咳末有高音调鸡鸣样吼声,昼轻夜重，婴儿以阵发性青紫窒息、屏气为主要表现；一般无发热，可见舌系带溃疡。

(3)白细胞明显升高，淋巴细胞为主。

(4)排除可引起百日咳样痉挛性咳嗽的呼吸道疾病。

2. 鉴别诊断

(1)支气管淋巴结结核：多有结核接触史；可有结核中毒症状；压迫气管分叉处可出现类似百日咳样痉挛性咳嗽；胸片或胸部CT可鉴别。

(2)支气管异物：有异物吸入呛咳史；婴幼儿多见；一般无发热；胸透可见纵隔摆动；纤维支气管镜可确诊。

**【病情观察及随访要点】**

1. 观察痉咳发作频率及严重程度，注意由痉咳引起的缺氧、窒息、呕吐、出血（头面皮肤、眼结膜、鼻出血）。

2. 并发肺炎者应注意气急、缺氧变化，随访肺、心体征，及早发现有无肺不张、肺气肿、纵隔气肿和皮下气肿。

3. 并发脑病者应监测意识障碍、惊厥的发展和脑水肿、呼吸衰竭的出现。

**【治疗】**

1. 一般治疗　保持居室通风，避免各种诱咳因素（寒冷、劳累、情绪激动、煤烟吸入），婴幼儿百日咳注意防治窒息、缺氧，必要时吸痰给氧。

2. 抗菌治疗　首选红霉素50mg/(kg·d)或阿奇霉素10mg/(kg·d)，疗程10～14天。痉咳1个月以上者抗生素无效，如无并发感染可不使用。

3. 对症处理　镇咳祛痰可用棕色合剂，为减少痉咳的发作，保证夜间睡眠可用氯丙嗪、异丙嗪或地西泮镇静。

**【预防】**

1. 隔离患者至病后40天或痉咳开始30天，密切接触的易感者观察3周。

2. 自动免疫　接种百白破三联疫苗是有效的预防措施。

3. 被动免疫　密切接触者可注射百日咳高效价免疫血清或免疫球蛋白以减轻症状或不发病，但效果不肯定。

## 三、伤寒、副伤寒及其他沙门菌感染

**【概述】**

伤寒(typhoid fever)是由伤寒沙门菌引起的急性消化道传染病。

主要临床表现为持续高热、全身中毒症状、玫瑰疹、肝脾大、白细胞减少、相对缓脉，严重者可出现中毒性肝炎、中毒性心肌炎、肠出血、肠穿孔等。副伤寒(paratyphoid fever)是由甲、乙或丙型副伤寒沙门菌引起的肠道传染病，其临床表现与伤寒相似但较轻，并发症也较少。传染源为患者和带菌者，人群普遍易感，感染后可获得持续的免疫力，伤寒与副伤寒无交叉免疫。全年均可发生，以夏、秋季多见。伤寒与副伤寒甲多见于学龄前期及学龄期儿童，副伤寒乙、丙则易使婴幼儿致病。实验室检查外周血白细胞减少、嗜酸性细胞降低甚至消失、肥达试验阳性、细菌培养等可协助诊断。儿童伤寒及副伤寒表现较成人轻，临床表现常不典型，容易误诊。

非伤寒沙门菌感染常简称为沙门菌感染，是指由伤寒和副伤寒甲、乙、丙以外的沙门菌引起的急性感染性疾病。近年来有增多趋势，其中以鼠伤寒沙门菌多见，约占沙门菌感染的25%～35%，成为院内感染的主要病原菌之一。传染源为患者、带菌者、受感染的家禽家畜及鼠类，可经食物传播、水源传播、接触传播，也可经医源性感染，3岁以内婴幼儿多见，世界各地均有发生，全年均有发病，7～11月为高峰。临床表现复杂多样，可分为急性胃肠炎型(食物中毒型)、败血症型(伤寒型)、局部感染型。另有健康携带者。病死率为2%～24%，其中新生儿达20%～30%。

**【病史要点】**

1. 了解患儿家庭及所在集体有无本病暴发流行及接触史、不洁饮食史、预防接种史。

2. 热型及热程　了解患儿有无伤寒特殊热型，但小儿多为不规则发热。

3. 消化道症状　腹痛、腹胀、便秘或腹泻、呕吐发生的时间及轻重，大便性状、次数，有无黏液、脓血。

4. 全身中毒症状　精神、食欲、体重，有无神志恍惚。

**【体检要点】**

1. 意识、精神反应、有无表情淡漠等伤寒面容，有无相对缓脉。

2. 有无玫瑰疹及其颜色、大小、数量、分布、持续时间。

3. 有无腹胀、肝脾大及其程度、质地、触痛，肠鸣音消失、肺部啰音、有无黄疸。

4. 重症患者注意有无伤寒肝炎、中毒性心肌炎、中毒性脑病、中毒性肠麻痹的表现。

**【辅助检查】**

1. 血常规　伤寒典型的血象改变为白细胞总数及中性分类减少，嗜酸性细胞减少或消失，但在婴幼儿血象改变不典型，如白细胞总数不下降甚至升高。

2. 细菌培养　是确诊伤寒的依据，可取血、骨髓、尿、粪便等标本做培养。取不同的标本在不同的病期阳性率有所不同。血培养：在病程的第1～2周阳性率最高，应常规进行。骨髓培养：阳性率比血培养高，尤其在使用过抗生素、血培养阴性的患儿，培养阳性率最高。粪便培养：在疾病的后期阳性率较高。

3. 肥达反应　有辅助诊断价值，O抗体（伤寒和副伤寒甲、乙、丙共同）效价1∶80以上，H抗体（伤寒和副伤寒甲、乙、丙各不相同）效价1∶160以上或每周复查效价显著递增均有临床意义。

**【诊断要点及鉴别诊断】**

1. 诊断要点

（1）伤寒是儿童中较为常见的传染病，尤其在长期发热的患儿中，为原因之一。对于急性起病、不明原因的长期发热（＞7天），有消化道症状伴肝脾大，尤其是肝大者，要警惕伤寒的可能。

（2）副伤寒及其他沙门菌感染临床表现复杂，常见以下3型：①伤寒型：临床类似伤寒表现，但多突然起病，体温上升快，热型不规则，毒血症较轻，胃肠道症状及肝脾大多见，病程较伤寒短。②急性胃肠炎型（食物中毒型）：以腹痛、腹泻、呕吐为主症，病程短。病情轻重常与所进污染食物的多少有关。③败血症型：高热、寒战，严重中毒症状伴肝脾大、黄疸、进行性贫血。

2. 鉴别诊断

（1）粟粒型肺结核：有结核感染的证据（接触史、PPD试验）；发热、结核中毒症状、肝脾大；有明显的呼吸道表现（气急、发绀）；胸片有粟粒样阴影。

（2）恶性组织细胞增生症：发热、肝脾大、血象三系均低，有贫血、出血倾向、淋巴结肿大；骨髓检查可见恶性组织细胞。

**【病情观察及随访要点】**

1. 随访体温、全身表现、消化道症状及肝脾大、玫瑰疹等体征的变化及治疗效果。

2. 注意大便颜色及腹部情况，尤其警惕肠出血、肠穿孔的发生。

3. 毒血症严重者应观察有无中毒性心肌炎、中毒性肝炎或胆囊炎。

4. 如发热持续不退、全身感染症状严重者，应注意有无迁徙性化脓病灶的发生。

【治疗】

1. 抗菌治疗 儿童伤寒首选第三代头孢菌素，疗程为 14 天，疗效较满意，其中以头孢哌酮最佳。喹诺酮类药物用于第三代头孢菌素无效的伤寒患儿，尤其对耐药伤寒是目前首选药物之一。若上述两类药物无效，可选用氯霉素。

2. 肾上腺皮质激素 伤寒及副伤寒患儿使用肾上腺皮质激素类药物常可出现大汗淋漓、体温不升甚至虚脱，故一般不用。中毒症状严重者，可酌情短期使用。

3. 对症处理 高热时，退热药物剂量应略低于常用量，以免出汗过多引起虚脱。腹胀者采用肛管排气，禁用新斯的明。便秘者用开塞露塞肛，禁用泻药或高位灌肠。

4. 宜给予高热量、高营养、无渣饮食。

【预防】

1. 隔离、治疗患者及带菌者，患者胃肠道隔离至症状消失、体温正常或大便连续 2 次培养阴性。

2. 加强水源、粪便及饮食管理，捕灭苍蝇，儿童养成饭前、便后洗手习惯。

3. 对易感者注射伤寒和副伤寒甲、乙三联菌苗。

## 四、细菌性痢疾

【概述】

细菌性痢疾（bacillary dysentery，shigellosis，简称菌痢）是由志贺菌（*Shigella*，又称痢疾杆菌）引起的肠道传染病。主要临床表现为发热、腹痛、腹泻、里急后重及黏液脓血便，严重者有感染性休克或（和）中毒性脑病。临床表现轻重悬殊，轻者能自愈，重者可导致死亡。全年均有发生，夏季为高峰季节。各年龄组儿童均易感，多见于 3 岁以上儿童。细菌性痢疾分为急性（包括轻型、普通型、中毒型）、慢性菌痢。中毒型菌痢（毒痢）起病急骤、发展迅速、极为凶险，主要发生在 2～7 岁儿童，根据其临床表现可分为休克型、脑型和混合型，早期诊断、及时准确治疗可明显降低病死率。

【病史要点】

1. 不洁饮食史，腹泻患者接触史。

2. 热型、热度（常为突起高热）。有无寒战、抽搐及其次数、意识改变。

3. 肠道症状出现的时间，与发热的关系。腹痛的性质、程度、部位；腹泻次数，大便性状、颜色，有无脓血，有无里急后重。中毒型病初可无腹泻及脓血便。

4. 精神、食欲、尿量。

**【体检要点】**

1. 有无脱水、代谢性酸中毒及其程度。

2. 有无周围循环衰竭征象，包括面色、皮肤有无大理石样花纹、肢端循环、甲床颜色、血压、心率、呼吸次数。

3. 有无神志改变，意识障碍程度，脑膜刺激征；有无呼吸浅快、节律不齐、暂停等中枢性呼吸衰竭表现。

**【辅助检查】**

1. 血常规　血象高，以中性为主，严重时可下降。

2. 大便常规　WBC≥(++)/HP，少量 RBC 和不同程度吞噬细胞诊断即确定。

3. 大便培养　大便培养阳性可证实诊断，并可作药敏指导抗菌选药，但阴性不能排除。

**【诊断要点及鉴别诊断】**

1. 诊断要点

(1)普通型：起病急，发热，腹痛，腹泻黏液脓血便伴里急后重。失水轻，循环好。个别病例在发病 24～48 小时内转变为中毒型。

(2)中毒型：起病急骤，发展迅速，临床以严重毒血症为主要表现，病初肠道症状轻甚至缺乏。按临床表现又分为：①休克型：最常见，以感染性休克为主要表现；②脑型：以脑水肿、颅内高压引起的严重脑病症状为主，意识障碍明显，反复惊厥，可突发脑疝造成呼吸衰竭引起死亡；③混合型：兼有周围循环衰竭和脑水肿的表现，病死率最高。

2. 鉴别诊断

(1)流行性乙型脑炎：夏季发病，有高热、抽搐、意识障碍，但其进展较中毒性痢疾慢，体温逐渐升高，一般发热 3 天后出现抽搐、意识障碍，可出现脑膜刺激征，脑脊液有变化，但无循环障碍表现，另通过大便常规、大便培养可鉴别。

(2)高热惊厥：年龄 6 个月～3 岁小儿因上感或其他原因突然引起高热，可以发生惊厥，但患儿往往有热性惊厥史和家族史，无循环障碍和严重感染中毒症状，抽搐时间短，抽搐后一般情况好，无意识障碍，神经系统无阳性体征可鉴别。

【病情观察及随访要点】

1. 急性菌痢入院后常规记录体温、脉搏、呼吸、血压、肢端循环及尿量至发病48小时以后，中毒型病例至病情好转并稳定以后。

2. 普通型病例应随访发热等毒血症及肠道症状的变化、恢复情况。

3. 中毒型病例应建立特别护理及抢救记录，及时记载病情的演变及治疗情况，着重观察：

(1)感染性休克的发展与纠正，如面色、末梢循环状况，补液的成分、量及速度，补液后失水、代谢性酸中毒纠正情况，有无继发电解质紊乱，测定电解质、血气分析以指导补液。注意排尿及尿量；注意观察心功能不全、肺水肿出现的体征；随访有无出血倾向，及时进行凝血功能检查。

(2)观察意识障碍程度、惊厥发作情况、瞳孔改变、有无呼吸衰竭征象。补液后应严密注意脑水肿加重表现，及时使用脱水剂，防止脑疝出现。

【治疗】

1. 抗菌治疗　可选用第三代头孢菌素(头孢曲松、头孢噻肟钠等)和喹诺酮类药物，疗程7～10天。

2. 对症处理　降温(冷盐水灌肠)、止惊、给氧。

3. 抗休克　扩容、扩管、纠酸、强心、糖皮质激素。

4. 抗脑水肿　20%甘露醇或甘油果糖、糖皮质激素。

【预防】

1. 患者实行胃肠道隔离，用具、排泄物严格消毒；疗程结束，停药3天后作大便培养，连续3次阴性方可解除隔离。

2. 加强食物、水源、粪便管理，消灭苍蝇及孳生场所，不吃生冷、不洁、腐败变质、未经处理的残余食物；饭前便后要洗手，养成良好的个人卫生习惯。

3. 目前细菌性痢疾的主动免疫尚未普遍推广。

## 五、霍乱

【概述】

霍乱是由霍乱弧菌引起的烈性肠道传染病。临床特征为剧烈吐泻、大量米泔水样排泄物、水和电解质紊乱和周围循环衰竭，严重者可因休克、尿毒症或代谢性酸中毒而死亡。本病多分布在沿海地区，以夏、秋季为多，是由霍乱弧菌污染水和食物而引起传播，由于其传播快，常引起世界性大流行。

**【病史要点】**

1. 详细询问发病前1周内是否到过疫区，有无疫水接触史，是否进食过生水或污染食物如虾、螺、蟹、蛤等。是否为船民、渔民家庭。

2. 有无发热（热度、热程及热型）、腹痛、里急后重、吐泻及次数、大便性状、尿量，有无肌痛、肌肉痉挛。

**【体检要点】**

1. 一般情况　面色、神志、脱水程度，有无周围循环衰竭表现（皮肤发绀、脉搏细速、血压下降）。

2. 有无低钠、低钾、低钙等电解质紊乱的表现　腓肠肌、腹直肌疼痛或痉挛，肌肉麻痹，反射消失，腹胀，心音低钝，心动过速，心律失常等。

3. 有无精神委靡、嗜睡、口唇樱红、呼吸深大等代谢性酸中毒表现。

**【辅助检查】**

1. 吐泻物直接涂片染色和悬滴标本镜检　在涂片染色中如发现有排列平行、呈鱼群状的革兰阴性弧菌，在悬滴标本中观察弧菌呈“流星状”或“穿梭状”运动，则可作为初步诊断的参考。

2. 培养和分离　采集标本进行碱性蛋白胨增菌培养，一般经37℃ 6～8小时，在培养液的表面形成菌膜，取菌膜作染色和悬滴标本检查，有助于快速诊断。

**【诊断要点及鉴别诊断】**

1. 诊断标准

(1)确诊标准：凡有下列三项之一者，即可诊断为霍乱：①凡有腹泻、呕吐等症状，粪便培养霍乱弧菌阳性者；②流行期间疫区内，有典型霍乱症状，如水样便（清水样、米汤样或血水样），伴有呕吐，迅速出现严重脱水及虚脱，肌肉痉挛（特别是腓肠肌、腹直肌），虽粪便培养阴性而无其他原因可查者；③在流行期间，与确诊患者有密切接触并5天内出现吐泻症状而无其他原因可查者。

(2)疑诊标准：①凡有典型临床症状的首发病例，在病原学检查尚未肯定前，应作疑似患者处理；②流行期间有腹泻症状而无其他原因可查，且有接触（直接或间接）史者。

2. 鉴别诊断

(1)产肠毒素性大肠埃希菌肠炎：夏、秋季多见；有发热、呕吐、腹泻，大便为稀水样，可伴脱水及电解质紊乱；但病程短，传染性低；大便镜检阴性，大便培养出产毒性大肠埃希菌。

(2)轮状病毒肠炎：好发于秋冬季节；6 个月～2 岁多见；急性起病，病初的 1～3 天多有发热、呕吐，大便外观为水样便、蛋花汤样，可有少许黏液、无脓血；病程一般 7 天左右；大便常规正常及轮状病毒抗原检测为阳性。

**【病情观察及随访要点】**

1. 观察体温、脉搏、呼吸、血压、神志、肢端循环、尿量。

2. 随访吐泻等肠道症状的变化、恢复情况。

3. 注意补液的成分、量及速度，补液后失水、代谢性酸中毒纠正情况，有无继发电解质紊乱，测定电解质、血气分析以指导补液。

4. 有无急性肺水肿、肾衰竭的表现。

**【治疗】**

1. 一般治疗　患者必须严格隔离，危重患儿应绝对卧床，及时抢救，加强护理，注意保暖。极期以流质饮食为主，严重吐泻时暂时禁食，恢复期逐渐增加饮食。

2. 液体疗法　是本病治疗的关键，补液应及时、迅速、足量。须采取先盐后糖、先快后慢、纠正代谢性酸中毒及补钙、补钾等补液原则。

(1)静脉补液：适用于反复呕吐而不能口服者。根据脱水程度、血压、脉搏、尿量及血浆比重等决定输液量、成分和速度。轻度脱水：总量为 24 小时 100～150ml/kg；中度脱水：总量为 24 小时 150～200ml/kg；重度脱水：总量为 24 小时 200～250ml/kg。通常首先采用 2∶1 等张含钠液，待血压回升后改为 3∶2∶1 液；中、重度脱水及代谢性酸中毒严重者可增加碱性液体量。

(2)口服补液：可适用于呕吐不明显的轻、中度脱水患者。

3. 抗菌治疗　常用药物有多西环素、四环素、复方 SMZ、喹诺酮类药物等，疗程 3 天。

4. 对症治疗　注意电解质紊乱(低钠、低钙、低钾)、代谢性酸中毒、尿毒症、急性肺水肿及心功能不全等，一旦发生，应做相应处理。

**【预防】**

1. 及时严格隔离患儿及疑似病例，直至症状消失、停药 24 小时后大便培养 3 次阴性为止。

2. 霍乱菌苗的预防接种可使人群获得一定免疫力。

## 六、流行性脑脊髓膜炎

**【概述】**

流行性脑脊髓膜炎(epidemic cerebrospinal meningitis)简称流脑，

是由脑膜炎奈瑟菌(meningococcus)感染引起的急性呼吸道传染病，是最常见的化脓性脑膜炎之一，多发生于冬春季节，可呈散发或流行。主要发生在15岁以下儿童，其中6个月～2岁发病率最高。临床表现为高热、头痛、呕吐、皮肤瘀斑、瘀点、脑膜刺激征，脑脊液呈化脓性改变，是常引起儿童感染性休克的传染病之一。依病情分普通型、暴发型(包括休克型、脑型和混合型)。目前，我国仍以A群脑膜炎双球菌感染为主，但B群和C群发病逐渐增多。

**【病史要点】**

1. 本病流行情况，接触史，预防接种史。

2. 起病急缓，发热高低，头痛的性质、程度和部位；呕吐次数、性质及呕吐物内容，有无呕吐诱因。精神、意识改变的时间及表现形式，有无惊厥及其发生情况。

3. 婴幼儿应注意精神委靡或烦躁，有无尖叫、拒食。

**【体检要点】**

1. 精神、意识情况。

2. 周围循环情况(面色、有无大理石样花纹、甲床色泽及肢端温度)，血压及脉压，呼吸节律、频率、深浅。

3. 流行季节有发热史的患儿，无论有无明确头痛、呕吐，都应常规寻找有无瘀斑、瘀点及其分布、数量、大小、形态、颜色，瘀点有无融合，瘀斑有无坏死。

4. 脑膜刺激征，病理征，深、浅反射改变。瞳孔、眼底、眼球活动变化。婴幼儿注意前囟突出及紧张度，颅缝有无增宽。

**【辅助检查】**

1. 血常规　白细胞总数及中性分类明显增高。

2. 脑脊液检查　呈化脓性脑膜炎改变。

3. 皮肤瘀点涂片　取新鲜皮肤瘀点涂片找革兰阴性双球菌，阳性率50%～80%。

4. 细菌培养　血培养、脑脊液培养可阳性。

**【诊断要点及鉴别诊断】**

1. 诊断要点

(1)在流行季节，起病急骤，出现高热、头痛、呕吐、皮肤瘀斑、瘀点、脑膜刺激征阳性的患儿，可诊断流脑。

(2)临床分型

1)普通型：具有全身感染、皮肤瘀点或瘀斑及化脓性脑膜炎的常见症状、体征。周围循环好，无休克存在，临床疗效及恢复均佳。90%以上为此型。

2)暴发型:病势凶险,发展迅速,常在24小时内演变至危险阶段甚至死亡。①休克型:严重的感染性休克和皮肤大量的或迅速增多、融合、坏死的瘀斑为本型特征。常导致DIC发生,而颅内感染表现(颅内压增高及脑膜刺激征)可不明显。②脑膜脑炎型:严重脑水肿及颅内高压征,易发生脑疝,引起呼吸衰竭。皮肤瘀点可多可少、可有可无。③混合型:兼有上述二型特点,病死率高。

2. 鉴别诊断

(1)血小板减少性紫癜:一般无感染中毒症状;全身可见大小不等的出血点、瘀斑、鼻出血;血常规示血小板减少、出血时间延长、凝血时间正常;骨髓巨核细胞增多或正常伴成熟障碍。

(2)其他化脓性脑膜炎:有明显的感染中毒症状;皮肤无瘀斑、瘀点;脑膜刺激征阳性;脑脊液培养可鉴别。

**【病情观察及随访要点】**

除注意一般感染中毒症状的消长及变化外,重症患者应建立特别护理记录,及时记录病情变化及主要抢救措施,并密切观察:

1. 感染性休克的发展与控制　随时掌握面色、皮肤色泽、肢端循环、血压、脉搏、心率的变化,根据失水与代谢性酸中毒的程度及纠正情况,及时调整、定时总结补液的成分、量及速度。补液后注意尿量及心、肺、肝脏体征变化,及时防止心力衰竭、肺水肿的发生。

2. 出血倾向　皮肤瘀斑和瘀点显著增多、融合坏死预示病情在发展,应注意观察。及时进行凝血功能检查。重症应注意有无呕血、便血或隐匿性胃肠道出血及其他部位出血,并应进行有关DIC的实验室检查。

3. 密切注意脑水肿、颅内高压的发展,仔细观察有无呼吸衰竭及瞳孔改变、意识障碍加深、惊厥加重、血压增高等脑疝征兆。

4. 急性期患者注意并发肺炎、泌尿系统感染、瘀斑坏死并继发感染。

5. 恢复期患者注意脑积水、硬脑膜下积液的发生;有无浆液性关节炎发生。

**【治疗】**

1. 抗菌治疗　青霉素为首选药物,20万～40万U/(kg·d),疗程5～7天。不能完全除外其他细菌所致脑膜炎,可用氨苄西林(国外治疗细菌性脑膜炎较多选用)、头孢噻肟钠或头孢曲松钠等;对青霉素、头孢菌素过敏者,选用氯霉素。

2. 对症治疗　高热者使用药物或物理降温；严重烦躁或惊厥者选用适当镇静剂；呼吸衰竭者应保持呼吸道通畅及给氧，必要时使用人工呼吸机，同时辅以降低颅内压措施。

3. 抗休克治疗。

4. 抗脑水肿治疗。

5. 抗凝治疗　用于有大片瘀斑、瘀点在短期内明显增多或有融合趋势、经抗休克治疗微循环改善不明显者。常用肝素0.5～1mg/kg加入葡萄糖液中缓慢静脉注入。

**【预防】**

1. 隔离传染源1周。密切接触者应给予磺胺类药物至少3天，并密切观察1周。

2. 患者房间应通风、消毒。流行期间，儿童应避免去公共场所或参加集体活动。

3. 使用流脑疫苗对易感儿童有良好免疫效果。

## 七、淋球菌病

**【概述】**

淋球菌病是由淋球菌感染引起的泌尿生殖系统黏膜感染，主要通过性接触传播，俗称淋病。近年来，患病率呈明显增长趋势。国内统计资料表明，在性传播疾病中，淋病居首位。新生儿淋球菌性结膜炎主要通过分娩时经过感染的产道而受染，儿童的泌尿生殖系统感染主要由于患儿与患病的父母等家庭成员的密切接触或通过污染的衣物、浴具、毛巾而间接感染。

**【病史要点】**

1. 应询问其家庭成员有无淋病病史，有无尿路感染病史，近期有无外宿旅馆、使用公共浴具、毛巾等。

2. 有无尿痛及特点（排尿开始时呈灼热刺痛，排尿后疼痛减轻）；有无尿道口溢脓、尿频尿急、排尿困难、终末血尿或会阴部坠胀及血性精液。

3. 有无发热、寒战、食欲不佳、倦怠、关节痛、皮疹等症状。

**【体检要点】**

1. 男性有无尿道口红肿溢脓、龟头炎、包皮龟头炎、腹股沟淋巴结肿大、前列腺炎、附睾炎；女性有无尿道口、大小阴唇、阴道口红肿，有无宫颈炎、子宫内膜炎、盆腔炎。

2. 怀疑新生儿淋球菌性结膜炎时，注意眼睑红肿、结膜充血、脓液外溢、角膜溃疡及穿孔。

3. 怀疑播散性淋病时，注意有无体温升高、关节触痛、皮疹，有无并发症表现如心内膜炎、心包炎、心肌炎、脑膜炎、肝炎、肺炎、腱鞘炎、胸膜炎等。

**【辅助检查】**

1. 涂片镜检　取患者分泌物涂片做革兰染色，在中性粒细胞胞质内发现革兰阴性双球菌有诊断意义，慢性期患者细菌多位于白细胞外。

2. 细菌培养　分泌物淋球菌培养阳性。

3. 基因诊断　应用荧光定量PCR、核酸探针分子杂交、聚合酶链反应检测淋球菌特异性基因片段阳性。

**【诊断要点及鉴别诊断】**

1. 诊断要点

(1)有不洁性交史或使用过被污染的衣物、浴具、毛巾。

(2)临床表现：①急性尿道炎：尿道有灼热感及刺痛，排尿时加重，尿道口红肿、发痒及溢脓，可有尿频、尿急而淋漓不尽和排尿困难。全身症状轻，少数人有低热、乏力、食欲减退及全身不适。②慢性尿道炎：男性患儿晨起尿道口有黏液性分泌物溢出称为“朝露”，或分泌物阻塞尿道口称为“糊口”现象。病程大于2个月，可发生排尿困难、尿流变细。③新生儿淋球菌性结膜炎：新生儿在生后1～4天双侧眼睑红肿、结膜充血、脓液外溢。新生儿可在24小时内发生角膜溃疡及穿孔，引起失明。④播散性淋病：有败血症表现，高热、寒战、游走性多关节痛(累及膝、肘、指远端关节)，皮肤有斑丘疹或水疱、瘀斑、出血性、坏死性病变，可引起并发症如心内膜炎、心包炎、心肌炎、脑膜炎、肝炎、肺炎、腱鞘炎、胸膜炎等，有相应器官的表现。

(3)分泌物涂片直接镜检或培养，淋球菌阳性。

2. 鉴别诊断

(1)非淋球菌性尿道炎：由沙眼衣原体、解脲支原体、阴道毛滴虫、白色假丝酵母菌、单纯疱疹病毒引起，尿道分泌物少，呈稀黏液性，涂片检查无白细胞内革兰阴性双球菌，确诊依赖于病原学检查。

(2)新生儿沙眼衣原体结膜炎：生后5～14天发病，无角膜炎、溃疡、穿孔，分泌物涂片无白细胞内革兰阴性双球菌，吉姆萨染色可见上皮细胞内包涵体。

**【病情观察及随访要点】**

治疗后注意观察尿路刺激症状、尿道口红肿溢脓、腹股沟淋巴结肿大及触痛情况。对淋球菌性结膜炎的新生儿，注意眼睑红肿、结膜充血、脓液外溢的好转情况。对播散性淋病注意有无退热、关节触痛，皮疹有无消失，并发症表现有无缓解。

【治疗】

1. 一般处理 患者应适当卧床休息，避免剧烈活动，治疗期间禁止性生活。

2. 药物治疗

(1)急性泌尿生殖系统感染的治疗：单次大剂量给药，选用有效抗生素一次性杀死淋球菌，用药后24小时症状可明显好转或消失。可用头孢曲松50mg/kg，体重大于45kg儿童按成人量，即2～3g一次性肌内注射。头孢噻肟50～100mg/kg，体重大于45kg儿童按成人量，即2～3g一次性肌内注射，治愈率98%～100%。大观霉素（淋必治）40mg/kg，体重大于45kg儿童按成人量，即2g一次性肌内注射。阿奇霉素10～15mg/kg，体重大于45kg儿童按成人量，即1g顿服。

(2)慢性淋病：加大药物剂量，延长治疗时间，可选用头孢菌素类、大观霉素、氟喹诺酮类联合治疗。

(3)播散性淋病的治疗：应大剂量长时间给药，最好根据药敏试验结果选用抗生素。治疗方案为：头孢曲松100mg/kg，体重大于45kg儿童按成人量，即每天2～3g静脉滴注，每天1次；5天后改为50mg/kg，体重大于45kg儿童按成人量，即1.0g每天肌内注射1次，再连用7天。如发生脑膜炎，则上述治疗总疗程为14天。如发生心内膜炎，总疗程1个月。

(4)新生儿淋球菌性结膜炎的治疗：头孢曲松25～50mg/kg，每天1次静脉滴注，共7天；或头孢噻肟25mg/kg，每12小时1次静脉滴注，共7天。局部用药为：生理盐水冲洗结膜囊内分泌物，局部使用1%红霉素眼膏、诺氟沙星滴眼液，每天3～6次；如发生角膜浸润或溃疡，可用阿托品眼药水散瞳。

【预防】

1. 对家庭中有成人淋病的儿童，应注意与患者的衣物、浴具等隔离，注意个人卫生，积极彻底治疗家庭成员的淋病；避免使用公共毛巾、浴具。

2. 孕妇患淋病时，应在妊娠期作彻底治疗，为预防其新生儿患淋球菌性眼炎，出生后给予0.5%～1%硝酸银液滴双眼，再用生理盐水洗涤，或用5%弱蛋白银滴双眼。

## 八、结核病

结核病是由结核杆菌引起的慢性感染性疾病，它危害人类已经有数千年的历史。结核曾一度控制得很好，但目前全球结核病发病有明显上升的趋势，因此，结核病仍是危害人类（包括儿童）的常见病及多发病。儿童常见的结核病类型有原发型肺结核、粟粒性肺结核和结核性脑膜炎，其中以原发型肺结核最多见，它也是成人期继发性肺结核的根源，而粟粒性肺结核、结核性脑膜炎是结核病的严重类型。

### （一）原发型肺结核

**【概述】**

原发型肺结核是结核分枝杆菌初次侵入肺部后发生的原发感染，是小儿肺结核的主要类型。原发型肺结核包括原发综合征和支气管淋巴结结核。典型原发综合征包括肺部原发病灶、支气管淋巴结结核和两者之间的淋巴管炎，在X线上形成哑铃状的双极阴影。支气管淋巴结结核是肺内原发病灶较小或已吸收，而以支气管淋巴结肿大为主。临床表现轻重不一，大多起病缓慢，轻者无明显自觉症状或类似上呼吸道炎表现，稍重者有明显结核中毒症状，重者急性起病伴高热，肺部体征缺如，诊断常借助胸部X线检查和PPD试验。

**【病史要点】**

1. 流行病学资料　仔细询问结核接触史，特别是家族及密切接触者结核发病史、病情与治疗情况。患儿年龄越小，接触史愈重要。卡介苗接种史。近期有无麻疹、百日咳等传染病史。

2. 结核中毒症状　有无不规则低热、食欲缺乏、消瘦、盗汗、乏力、疲倦等及出现时间。发热者注意热程、热型。

3. 呼吸道症状　有无咳嗽、干咳或有痰，有无声嘶、喘鸣、呼吸困难。

**【体检要点】**

1. 有无慢性病容、贫血、浅表淋巴结肿大。

2. 肺部体征　较重者因病灶周围炎症可使呼吸音减低、叩浊或出现管状呼吸音。支气管淋巴结明显肿大时，可压迫支气管引起百日咳样痉挛性咳嗽；压迫喉返神经可致声嘶；压迫静脉可致胸部一侧或双侧静脉怒张。

3. 有无疱疹性结膜炎、皮肤结节性红斑、双上臂有无卡介苗接种后的瘢痕。

**【辅助检查】**

1. PPD试验 PPD试验呈阳性或强阳性。

2. 胸部X线检查 原发综合征呈哑铃状的双极阴影。支气管淋巴结结核可见肺门淋巴结呈浸润型或肿瘤型团块状阴影。胸部CT示纵隔、肺门淋巴结肿大及肺部病变。

3. 痰或胃液涂片找抗酸杆菌及结核培养。

4. 血沉 增快。

**【诊断要点及鉴别诊断】**

1. 诊断要点

(1)流行病学资料:结核接触史,卡介苗接种史。

(2)临床表现:有结核中毒症状,尤其是在患麻疹、百日咳之后出现结核中毒症状,更要考虑原发型肺结核的可能。但多数患儿没有任何症状,因此靠临床表现诊断十分困难,还需借助辅助检查。

(3)辅助检查:PPD试验呈阳性或强阳性,胸部影像学检查是诊断原发型肺结核最可靠的方法,也是最主要的诊断依据。

2. 鉴别诊断

(1)纵隔恶性淋巴瘤:多见于4岁以上儿童,病情进展快,进行性加重;无痛性淋巴结肿大;晚期一般情况差,发热、消瘦、贫血、恶病质;胸片有纵隔淋巴结肿大,侵犯骨髓者,骨髓穿刺可发现司-瑞细胞或白血病样骨髓象。

(2)百日咳:见前。

**【病情观察及随访要点】**

1. 治疗后注意观察患儿体温、精神、食欲、咳嗽、盗汗、体重、淋巴结肿大情况;疱疹性结膜炎、皮肤结节性红斑的改变。

2. 复查血沉、胸部X线、病原学检查。

**【治疗】**

1. 一般治疗 避免与患开放性肺结核的患者接触,卧床休息、室内保持通气良好,保证足够的营养补充。

2. 抗结核治疗

(1)无明显症状的原发型肺结核:①方案:INH+RFP和(或)EMB;②疗程:INH 1年,RFP 6~9个月,EMB 3~6个月。

(2)活动性原发型肺结核:①方案:INH+RFP+PZA+SM;②疗程:INH 1~1.5年,RFP 9个月,PZA 6个月,SM 3个月。

**【预防】**

1. 结核菌涂片阳性患者是小儿结核病的主要传染源,早期发现及合理治疗这类患者是预防小儿结核病的根本措施。

2. 卡介苗接种是预防小儿结核病的有效措施。

3. 对密切接触家庭内开放性肺结核者、3岁以下婴幼儿未接种卡介苗而结核菌素试验阳性者、结核菌素试验强阳性者或结核菌素试验新近由阴性转为阳性者进行预防性化疗。

## (二) 结核性脑膜炎

**【概述】**

结核性脑膜炎简称结脑，是小儿结核病中最严重的类型，是原发型肺结核恶化的结果。常在原发结核感染后1年以内发生，尤其在初染结核3～6个月最易发生结脑。多见于3岁以内婴幼儿。本病以脑膜受累为主，尤其以颅底为著。脑实质与脑血管也常受累。故结脑的临床征候除结核中毒症状外，尚有神经系统受损表现，包括脑膜刺激征、脑神经损害征、颅内高压征、脑实质破坏征、脊髓功能障碍等。临床过程分为早、中和晚三期，每期1～2周。早期诊断、早期治疗，绝大多数患儿是可以治愈的，若诊断不及时和治疗不当，病死率及后遗症的发生率仍较高。

**【病史要点】**

1. 询问起病及进展情况。

2. 仔细询问性格改变情况和结核中毒症状。

3. 有无不明原因的头痛、呕吐、思睡，头痛程度及加重情况，年幼儿有无突然尖叫、啼哭、皱眉不安；呕吐次数、性质，与进食的关系。有无惊厥及程度，惊厥与意识障碍的关系。

4. 院外诊断、治疗情况。

**【体检要点】**

1. 神经系统体征　包括颅内高压征、意识障碍的程度、脑膜刺激征、病理反射征、脑神经损害征、自主神经功能紊乱表现，有无肢体活动障碍。

2. 有无呼吸循环衰竭表现。

**【辅助检查】**

1. 脑脊液检查　脑脊液检查是诊断结脑的最主要的辅助检查和诊断依据，早期结脑即有改变，中期变化明显。典型结脑脑脊液外观呈毛玻璃状或似清非清，WBC多为(50～500)×$10^6$/L，分类以单个核细胞为主。糖及氯化物降低而蛋白增高。取脑脊液静置12～24小时后出现蛛网状薄膜进行抗酸染色，易找到抗酸杆菌。

2. PPD试验　多呈阳性，晚期可转阴。

3. 胸部X线检查或胸部CT 发现肺部结核有助于诊断。

4. 头颅CT扫描或磁共振(MRI) 结脑患儿CT、MRI的征象没有特异性,但有规律性。可以表现为脑积水、钙化、结核瘤、脑池密度增高、脑室扩大等征象,这些征象对结脑的诊断有帮助。

**【诊断要点及鉴别诊断】**

1. 诊断要点

(1)流行病学资料:结核接触史、卡介苗接种史、近期急性传染病史、既往结核病史。

(2)多起病缓慢,逐渐进展。

(3)临床表现:①早期:性格改变和结核中毒症状;②中期:神经系统表现明显,如头痛、喷射状呕吐、抽搐、意识障碍等颅内高压表现,脑膜刺激征、脑神经麻痹等表现;③晚期:极度衰竭、昏迷、顽固性惊厥、水和盐代谢紊乱。

(4)辅助检查:脑脊液检查,PPD试验,胸部X线或胸部CT,头颅CT扫描或磁共振(MRI)。

2. 鉴别诊断

(1)化脓性脑膜炎:①起病急、病程短、发展快;②有明显的感染中毒症状;③迅速出现明显的颅内压增高症状:头痛、喷射状呕吐、抽搐并迅速出现意识障碍;④其病变主要在脑顶部,脑神经损害少见;⑤常伴有皮肤或其他部位的化脓性感染灶:脓疱疮、中耳炎、肺炎、败血症等;⑥脑脊液检查:外观浑浊,细胞数$>1000\times10^{6}/L$,分类以中性粒细胞为主,涂片或培养可找到化脓性细菌。

(2)隐球菌脑膜炎:①起病较结脑更缓慢,病程更长;②有不规则的发热,而全身中毒症状不重;③颅内高压症状明显:头痛剧烈,与脑膜炎其他表现不平行;④视力障碍(主要表现为视力减退)及视乳头水肿较常见;⑤多有长期使用广谱抗生素及(或)免疫抑制剂史;⑥脑脊液检查:脑脊液墨汁染色找到隐球菌或真菌培养出隐球菌。

**【病情观察及随访要点】**

1. 随访发育、营养状态及体重等全身情况。是否出现脱水、酸中毒、电解质紊乱及其纠正情况。

2. 观察抗结核治疗效果。重点记录治疗后体温、神志、惊厥、颅内高压征、脑膜刺激征等各项表现的改善。注意前囟、颅缝变化。

3. 重症患儿应密切观察呼吸节律、频率及深浅,脉搏强弱、节律,瞳孔大小、对光反射。

4. 随访各种后遗症及其治疗效果,包括意识障碍、失明、失语、脑神经麻痹或肢体瘫痪、脑积水等。

5. 随时防治压疮发生及继发感染。

6. 观察有无抗结核药物及糖皮质激素副作用。

7. 酌情复查脑脊液及其他辅助检查以确定疗效、指导治疗。

**【治疗】**

1. 一般治疗 卧床休息、室内保持通气良好，保证足够的营养补充，昏迷患者可用鼻饲。细心护理，防治眼、皮肤、肺部、泌尿道并发症。

2. 抗结核治疗 四联抗结核，分强化治疗阶段和巩固治疗阶段，总疗程：INH 18～24个月（1.5～2年），RFP 9个月，PZA 6个月，SM 3个月。

3. 糖皮质激素 有降低颅内压、减轻结核中毒症状、减少纤维素渗出及减少粘连作用，从而减轻或防止脑积水的发生。在开始抗结核治疗的同时常规使用。地塞米松0.25～0.5mg/(kg・次)或泼尼松1～2mg/(kg・d)，疗程：2～3个月（8～12周）。

4. 鞘内注射 患儿有椎管阻塞时（脑脊液蛋白量≥3.0g/L以上），可以采用鞘内注射，INH 25～50mg/次；地塞米松0.5～1mg/次，每天一次，1～2周为一疗程，或隔天一次，2～4周为一疗程。

5. 降低颅内压 脱水剂（20%甘露醇、甘油果糖）；利尿剂（呋塞米）。

6. 对症治疗 止惊、退热、纠正水电解质紊乱。

**【预防】**

见原发型肺结核。

## 九、破伤风

**【概述】**

破伤风是由破伤风杆菌侵入人体伤口所引起的急性感染性疾病，以牙关紧闭、全身肌肉强直及阵发性抽搐为临床特征。随着广泛推行预防接种及重视新法接生，破伤风的发病率已逐年下降，但本病病死率仍较高。

**【病史要点】**

1. 有无外伤（深刺伤、动物咬伤、烧伤）史，新生儿有无旧法接生或脐带处理不当史。

2. 主要症状（哭吵不安、口张不开、吸奶困难、痉挛发作等）确切出现时间及进展情况。

3. 是否用过破伤风抗毒素预防或治疗。

4. 是否用过止痉药物。

【体检要点】

1. 注意牙关紧闭,苦笑面容,角弓反张,声、光、触动是否引起强直性痉挛发作和(或)窒息。

2. 压舌板实验 用压舌板检查患儿咽部,如越用力下压,反将压舌板咬得越紧,则有诊断意义。

【辅助检查】

1. 血常规 白细胞总数正常或稍增多,中性粒细胞比例也增高。

2. 伤口分泌物培养 可分离出病原菌。

【诊断要点及鉴别诊断】

1. 诊断要点

(1)病史:新生儿采用旧法接生、最近有创伤(特别是深刺伤)史、曾用柴灰和积尘敷伤口,有重要参考价值。

(2)当患者出现典型症状(如牙关紧闭、角弓反张、阵发性肌肉痉挛、吞咽困难等)可作出临床诊断。

(3)创伤组织或脓液的厌氧培养分离出破伤风杆菌可肯定诊断。

2. 鉴别诊断

(1)狂犬病:病前有病兽或可疑病兽(主要是狗)咬伤史;有恐水、恐风、恐声等三恐症状以及兴奋狂躁、流涎、咽肌痉挛等临床表现;病程一般不超过6天,进展快、病死率几乎100%。

(2)其他病毒引起的脑膜脑炎:无外伤史;有意识障碍;有脑膜刺激征;无张口困难及苦笑面容;脑脊液检查有异常。

【病情观察及随访要点】

1. 密切观察痉挛是否缓解,仍有剧烈痉挛提示止痉药剂量不足;全身肌肉松弛和(或)呼吸抑制提示止痉药剂量过大。

2. 仔细检查有无并发症(如肺炎、压疮)早期表现。

【治疗】

1. 应及早彻底清创伤口,注意从感染灶中清除异物。病室宜保持安静,避免各种刺激。

2. 病原治疗

(1)抗生素:对破伤风杆菌有效的抗生素有青霉素、氯霉素、红霉素、四环素等,常用青霉素G,疗程10天。

(2)抗毒素:可中和游离的毒素和伤口细菌繁殖所产生的毒素,应及早使用。①人体抗破伤风免疫球蛋白:保护效果较抗毒素为好,且可避免因异种血清注入而引起的变态反应。一般用500～6000U于伤肢近端深部分次注射，创伤部位不明者臀肌深部注射。②异种破伤风抗毒素：马血清 10 000～100 000U，其疗效相似。

(3)对症治疗：控制痉挛常用药物有地西泮、氯丙嗪、苯巴比妥钠、水合氯醛、硫喷妥钠等。常以地西泮与氯丙嗪每 4～8 小时交替使用，早期宜静脉给药，应使患儿无严重痉挛，触动时肌张力稍有增高为宜。

**【预防】**

1. 坚持新法接生，严格执行无菌操作；强调受伤后用清水洗涤伤口，防止污染，对创伤较深、污染较重者宜到附近医院彻底清创。

2. 自动免疫　注射百-白-破三联疫苗。

3. 被动免疫　对创伤较大较深，创口有异物或碎组织片，或创口被泥土、粪便污染者应进行被动免疫。破伤风抗毒素，皮内试验阴性后一次肌内注射 1500～3000U，伤口深大或污染明显则可增大至 5000U；皮内试验阳性者，可采用破伤风抗毒素脱敏注射。人体抗破伤风免疫球蛋白，预防剂量为 250～500U，可分次肌注于伤口近端深部肌肉。

破伤风抗毒素脱敏注射：破伤风抗毒素为马血清制剂，属异种蛋白，注射前应询问过敏史，并作皮肤过敏试验，试验阴性者方可应用，阳性者应作脱敏注射。脱敏注射方法是首次剂量的大小视既往有无血清注射及变态反应病史而定。通常可用 1∶10 的血清：生理盐水稀释液 0.1ml(与皮肤试验相等量)开始皮下注射，观察有无气喘、发绀、脉搏细速、血压下降等反应。若无反应每隔 20 分钟按照原剂量加倍皮下注射，稀释血清 1ml 用完后，改用不稀释血清 0.1ml 皮下注射，如无反应，每隔 20 分钟按照原剂量加倍皮下注射，达 1ml 后，如仍无反应，将总量的 1/2 肌内注射，20 分钟后无反应，余量 1 次注射完。脱敏注射前应备好抗过敏药物。

(黄延风)

## 第四节　真菌性疾病

**【概述】**

侵袭性真菌感染(invasive fungal infections，IFI)是指侵袭深部组织和内脏以及全身的真菌感染，包括深部组织感染和真菌血症以及血行播散导致的全身皮肤黏膜感染，过去称为深部真菌感染或系统性真菌感染，现统一命名为 IFI。近 20 余年来，由于干细胞移植、实体器官移植、肿瘤化疗、大剂量广谱抗菌药物的长期应用以及糖皮质激素、免疫抑制剂的广泛应用等因素，IFI 的患病率和病死率均呈显著上升趋势。常见的引起人感染的真菌有假丝酵母菌、隐球菌、曲霉菌、组织胞浆菌、卡氏肺孢子菌等。

**【IFI诊断】**

儿科IFI的诊断尚无标准。根据2010年《中华内科杂志》编委会制定的血液病、恶性肿瘤患者IFI的诊断标准与治疗原则(草案),2009年《中华儿科杂志》编委会制定的儿童侵袭性肺部真菌感染诊治指南以及欧美国家有关诊治指南,IFI诊断采用分级诊断模式。

分级诊断由宿主(危险)因素、临床证据、微生物学证据和组织病理学4部分组成,诊断分为确诊、临床诊断和拟诊3个级别:①确诊:宿主(危险)因素+临床证据+组织病理学和(或)有确诊意义的微生物学证据;②临床诊断:宿主(危险)因素+临床证据+有临床诊断意义的微生物学证据;③拟诊:宿主(危险)因素+临床证据。

**【IFI治疗药物】**

1. 两性霉素B及其含脂制剂

(1)适应证:可用于曲霉菌、假丝酵母菌、隐球菌、组织胞浆菌等引起的感染。

(2)用法

1)静脉滴注:①两性霉素B:0.5～1mg/(kg·d),开始以0.1mg/(kg·d)给药,逐渐增加到足量。②两性霉素B含脂制剂:适用于无法耐受两性霉素B患者或肾功能严重损害不能使用两性霉素B常规制剂的患者;目前有3种制剂,包括两性霉素B脂质复合体(ABLC)、两性霉素B胆固醇复合体(ABCD)和两性霉素B脂质体(L-AmB)。推荐剂量:ABLC为5mg/kg;ABCD为3～4mg/kg;L-AmB为3～5mg/kg。亦主张从低剂量开始逐渐增量,缓慢滴注。

2)椎管内注射或脑室内注射:限于治疗隐球菌脑膜炎病情严重或静脉滴注失败的病例。儿童鞘内注射:首次0.01mg,用蒸馏水稀释后缓慢注入;以后每天1次,剂量渐增,约1周内增至每次0.1mg;以后每隔1～3天增加0.1mg,直至每次0.5mg为止,不超过0.7mg。

2. 伊曲康唑

(1)适应证:可用于曲霉菌、假丝酵母菌、隐球菌、组织胞浆菌等引起的感染。

(2)用法:4mg/(kg·d)开始,可逐渐加量至12mg/(kg·d)。

3. 5-氟胞嘧啶

(1)适应证:敏感假丝酵母菌和隐球菌所致的严重感染。

(2)用法:50～150mg/(kg·d),分4次口服。单独应用易导致耐药，多与两性霉素B联合应用。

4. 氟康唑

(1)适应证：可用于假丝酵母菌、隐球菌引起的感染，对曲霉菌感染无效。

(2)用法：3～6mg/(kg·d)，每天一次。

5. 伏立康唑

(1)适应证：侵袭性曲霉菌病、氟康唑耐药的侵袭性假丝酵母菌感染、镰刀菌感染等。

(2)用法：3～5mg/(kg·d)。

6. 卡泊芬净或米卡芬净

(1)适应证：氟康唑耐药的侵袭性假丝酵母菌感染以及侵袭性曲霉菌病。

(2)用法：3～5mg/(kg·d)。

## 一、隐球菌病

**【概述】**

隐球菌病是一种侵袭性真菌疾病，由单相荚膜酵母菌引起。新型隐球菌是人类主要的致病菌，主要侵袭中枢神经系统，亦可播散至肺部、皮肤、黏膜、骨骼、关节和其他内脏，呈急性或慢性病程，各年龄均可发病。

**【病史要点】**

1. 一般起病缓慢，可呈急性或慢性病程，各年龄均可发病。

2. 发热及其进展程度；是否伴有食欲减退、乏力、体重下降等。

3. 注意有无神经系统、呼吸系统及皮肤黏膜受累症状。

(1)神经系统：有无头昏、头痛、恶心、呕吐，眩晕、视力下降等；晚期可出现偏瘫、共济失调、抽搐及意识障碍、失明等。有时可出现精神症状：抑郁、淡漠、易激动。

(2)呼吸系统：常无明显症状而被忽略，注意有无咳嗽、胸痛、咳痰及咯血等。

(3)皮肤黏膜：表现为皮疹、结节、溃疡和肉芽肿样改变。

4. 是否有长期应用大剂量广谱抗菌药物以及糖皮质激素、免疫抑制剂等，抗菌治疗无效。

**【体检要点】**

1. 注意检查脑膜刺激征、病理征、瘫痪体征、视力、颅内高压征（神志、瞳孔及呼吸节律改变，眼底有无视乳头水肿，前囟张力是否增高等)。

2. 肺部可无啰音,也可闻及干、湿啰音。

3. 皮肤黏膜体征 皮肤表现为痤疮样皮疹、丘疹、硬结、肉芽肿等,中央可见坏死,形成溃疡、瘘管。黏膜损害见于口腔、鼻咽部,表现为结节、溃疡和肉芽肿样,表面覆盖黏性渗出性薄膜。

**【辅助检查】**

1. 病原体检查

(1)印度墨汁染色法:取脑脊液、痰液、病灶组织或渗液等,加一滴印度墨汁混匀,在显微镜暗视野下找隐球菌,可见圆形菌体,外周有一圈透明的肥厚荚膜,内有反光孢子,但无菌丝。反复多次查找阳性率高。

(2)真菌培养:脑脊液、痰液、血、骨髓、病灶组织及渗液等标本真菌培养,可发现隐球菌。血、骨髓培养阳性提示发生播散。

2. 抗原检查 测定血清、脑脊液、支气管-肺泡灌洗液等的隐球菌荚膜多糖抗原,有助于早期诊断。血清隐球菌荚膜多糖抗原阳性提示发生播散。

**【诊断要点及鉴别诊断】**

1. 诊断要点

(1)隐球菌脑膜炎:①有发热及中枢神经系统表现;②脑脊液直接镜检或培养发现隐球菌或检测到脑脊液隐球菌荚膜多糖抗原。

(2)肺隐球菌病:①有发热及呼吸系统表现;②痰液、支气管-肺泡灌洗液直接镜检或培养发现隐球菌或检测到隐球菌荚膜多糖抗原。常与中枢神经系统感染并存,亦可单独发生。

(3)皮肤黏膜隐球菌病:①多为继发性,常由隐球菌败血症血行播散而来;原发性较为少见。②有皮肤黏膜损害表现。③病灶组织及渗液直接镜检或培养发现隐球菌,或病灶组织及渗液中检测到隐球菌荚膜多糖抗原。

(4)播散性隐球菌病(隐球菌败血症):①多因肺部隐球菌病未控制,继而发生全身播散,可播散到腹腔、脑膜等部位,引起2个以上器官的隐球菌病;②当其他器官发生隐球菌病时,有时肺部病变已消散;③血液和骨髓培养出隐球菌。

2. 鉴别诊断

(1)结核性脑膜炎:其临床表现及脑脊液颇似隐球菌脑膜炎,但后者起病更缓慢,病程更长,头痛更剧烈,脑脊液糖下降更明显,常伴视力下降。前者常伴肺结核。最重要的鉴别点在于脑脊液病原学检查。

(2)肺结核:肺隐球菌病与肺结核不易区分,主要依靠病原学检查鉴别。

**【病情观察及随访要点】**

1. 注意精神、食欲、体温、营养状态、体重、电解质紊乱及纠正情况。

2. 密切注意脑水肿、颅内高压的进展,仔细观察有无呼吸节律及瞳孔改变、意识障碍加深等脑疝征兆;注意有无呼吸困难、发绀等缺氧表现,警惕呼吸衰竭的发生;注意皮肤有无继发感染、有无压疮等。

3. 注意有无脑积水、脑神经及肢体瘫痪、失明等。

4. 观察药物副作用,如发热、寒战,恶心、呕吐、肝肾功损害、骨髓抑制、低钾血症等。

5. 观察抗真菌治疗效果,需随访体温、定期随访脑脊液检查(常规及生化、直接镜检、真菌培养)、血、骨髓、痰真菌培养、胸片或胸部CT等。

**【治疗】**

1. 隐球菌脑膜炎

(1)分阶段治疗,即初期治疗、维持治疗和抗复发治疗。初期治疗一般为8～12周,应用两性霉素B或脂质体与5-氟胞嘧啶或氟康唑联合治疗,待脑脊液阴转后口服氟康唑维持治疗3～4个月,有复发倾向者氟康唑的疗程延长。

(2)椎管内注射或脑室内注射:限于治疗隐球菌脑膜炎病情严重或静脉滴注失败的病例。

2. 肺隐球菌病　应用氟康唑治疗,疗程6～12个月。病情严重者可联合应用两性霉素B和5-氟胞嘧啶,2周后再用氟康唑治疗。

3. 播散性隐球菌病　根据受累器官,参考隐球菌脑膜炎和肺隐球菌病的治疗。

**【预防】**

1. 积极治疗原发病,去除病因。

2. 严格掌握抗菌药物、糖皮质激素和免疫抑制剂的用药指征,尽可能少用或不用这些药物。

## 二、假丝酵母菌病

**【概述】**

假丝酵母菌病是由数种假丝酵母菌引起的疾病,本病多见于儿童,最常引起人类致病的是白色假丝酵母菌。假丝酵母菌可在胃肠道、阴道和口腔黏膜中寄居，当机体免疫力低下时，即可转化为致病菌而使人类感染。

【病史要点】

1. 发热及其进展，是否伴有食欲减退、乏力、体重下降等。

2. 注意有无呼吸系统、消化系统、泌尿系统及皮肤黏膜受累症状。

(1)呼吸系统：注意有无咳嗽、胸痛、喘息、咳胶冻样痰及咯血等。

(2)消化系统：注意有无腹泻(是否为水样便或豆腐渣样便，有无泡沫及发酵气味)、血便。有无吞咽困难或吞咽时疼痛，尤其有无胸骨后灼热感。有无呕吐及吐血等。

(3)泌尿系统：注意有无尿频、尿急、尿痛。尿中是否有胶样物。

(4)皮肤黏膜：皮肤是否潮红、糜烂、脱屑或伴皮疹。口腔黏膜是否有白色乳凝块样物。

3. 是否有长期应用大剂量广谱抗菌药物以及糖皮质激素、免疫抑制剂等。抗菌药物治疗无效。

【体检要点】

1. 肺部可闻及干、湿啰音。注意有无肺实变体征。

2. 注意有无脱水征以及营养状态，有无腹胀。有消化道出血者应注意面色、唇色、甲床是否苍白及循环，警惕消化道大出血致休克。

3. 肾区有无叩痛及压痛。

4. 皮肤黏膜体征 皮肤是否潮红、糜烂、脱屑，周围是否伴丘疹、小水疱或脓疱。口腔黏膜是否有不易擦去的白色乳凝块样物。

【辅助检查】

1. 真菌检查

(1)直接镜检：血、尿、大便、脑脊液、病灶组织、假膜或渗液等标本显微镜检查，可见厚膜孢子及假菌丝，多次检查阳性有诊断意义。仅查到孢子不能肯定其为致病菌，必须在显微镜下见到出芽的酵母菌及假菌丝，才能确定诊断。

(2)真菌培养：血、尿、脑脊液、病灶组织或假膜、渗液等标本培养1周内出现乳白色光滑菌落，菌落数＞50％，有诊断意义。

2. 病理诊断 病理组织中发现真菌和相应病理改变即可确诊。

3. 眼底检查 假丝酵母菌败血症患者视网膜和脉络膜上可见白色云雾状或棉球样病灶。

【诊断要点及鉴别诊断】

1. 诊断要点

(1)肺假丝酵母菌病：①有发热及呼吸系统表现；②痰液标本涂片

镜检见到菌丝杂以芽生孢子，2 次以上真菌培养阳性，结合临床、肺部影像表现和治疗反应，可作出临床诊断。

(2)消化道假丝酵母菌病：①有发热及腹泻表现，大便标本涂片镜检见到菌丝，大便真菌培养 2 次以上阳性，抗菌药物治疗无效，结合抗真菌治疗效果，可临床诊断假丝酵母菌肠炎；②有吞咽困难或疼痛，尤其胸骨后灼热感、呕吐及吐血等症状，食管内镜取白膜涂片镜检见到菌丝，真菌培养阳性，可临床诊断假丝酵母菌食管炎，若病变食管黏膜发现假丝酵母菌菌丝或真菌培养阳性，则可确诊。

(3)泌尿系假丝酵母菌病：①有发热、尿频、尿急、尿痛，尿中有(或无)胶样物；②尿中除找到菌丝外尚见假丝酵母菌管型，2 次以上尿真菌培养阳性，结合临床和抗真菌治疗效果，可作出临床诊断。

(4)假丝酵母菌败血症：①系假丝酵母菌经肠道、肺、皮肤等病灶入血所引起的血行播散，假丝酵母菌播散时常侵犯多个器官，形成脓肿灶，常见有心肌炎、心内膜炎、心包炎、肾小脓肿、脑膜炎、脑脓肿、骨髓炎、眼炎、肺炎等；②长期发热伴器官受累表现；③有特征性皮疹(四肢皮肤呈无痛性结节状损害，色淡、分散或融合，活检可发现假丝酵母菌)及弥漫性肌痛；④血液和骨髓培养有假丝酵母菌生长。

(5)皮肤黏膜假丝酵母菌病：①有皮肤黏膜损害表现；②病灶组织及渗液直接镜检发现菌丝或培养出假丝酵母菌。

2. 鉴别诊断

(1)肺结核：肺假丝酵母菌病与肺结核不易区分，主要依靠病原学检查鉴别。

(2)感染性腹泻：抗感染治疗有效，大便培养可培养出致病菌或大便相应病毒抗原阳性。

(3)反流性食管炎：抑酸治疗有效，内镜检查食管无白膜。

(4)泌尿系感染：抗菌治疗有效，尿培养可培养出致病菌。

(5)结核性脑膜炎：与假丝酵母菌脑膜炎不易区分，最重要的鉴别点在于脑脊液病原学检查。

**【病情观察及随访要点】**

1. 注意精神、食欲、体温、营养状态及体重、脱水、电解质紊乱及纠正情况。

2. 注意有无呼吸困难、发绀等缺氧的表现，警惕呼吸衰竭的发生；注意有无严重脱水、电解质紊乱及消化道大出血；注意是否合并泌尿系结石及肾功能损害；密切注意脑水肿、颅内高压的发展，仔细观察有无呼吸节律及瞳孔改变、意识障碍加深等脑疝征兆；注意皮肤黏膜有无继发感染、有无压疮等。

3. 观察药物副作用，如发热、寒战、恶心、呕吐、肝肾功损害、骨髓抑制和低钾血症等。

4. 观察抗真菌治疗效果，需随访体温，定期随访血、尿、大便、骨髓、痰真菌镜检及培养，胸片或胸部CT，脑脊液(常规及生化、直接镜检、真菌培养)等。

【治疗】

1. 肺假丝酵母菌病　单纯肺假丝酵母菌病可首选氟康唑。如病原菌为克柔假丝酵母菌等耐药菌株或病情严重者，可应用伊曲康唑、伏立康唑或两性霉素B。

2. 消化道假丝酵母菌病　同肺假丝酵母菌病治疗。

3. 泌尿系假丝酵母菌病　膀胱炎可用两性霉素B灌注膀胱。肾盂肾炎应首选两性霉素B或脂质体，重症患儿应同时加用5-氟胞嘧啶或氟康唑。

4. 假丝酵母菌败血症　主张两性霉素B和氟康唑联用，也可选用伏立康唑或伊曲康唑。5-氟胞嘧啶易产生耐药性，需与两性霉素B或氟康唑合用。

【预防】

1. 积极治疗原发病，去除病因。

2. 严格掌握抗生素、糖皮质激素和免疫抑制剂的用药指征，尽可能少用或不用。

## 三、曲霉菌病

【概述】

曲霉菌病是由致病曲霉菌所引起的疾病。致病菌主要通过呼吸道吸入侵犯肺部，也可侵犯皮肤、黏膜。严重者可发生败血症，使其他组织和系统受累。近年来证明一些曲霉菌可致癌。

【病史要点】

1. 发热及其进展程度；是否伴有食欲减退、乏力、体重下降等。

2. 注意有无咳嗽、胸痛、气促、咳绿色脓痰及咯血等；是否伴流涕、打喷嚏等；是否伴喘息。

3. 是否有长期应用大剂量广谱抗菌药物、糖皮质激素以及免疫抑制剂等，抗菌治疗无效。

【体检要点】

1. 肺部可无啰音，也可闻及湿啰音及哮鸣音。

2. 注意心脏、中枢神经系统及肝脏体征。

**【辅助检查】**

1. 病原体检查　取自患处的标本做直接涂片或培养，涂片可见菌丝或曲霉菌孢子，培养见曲霉菌生长。曲霉菌是实验室常见的污染菌，必须反复涂片或培养，多次阳性且为同一菌种才有诊断价值。

2. 病理组织检查　取受损组织或淋巴结活体组织检查，可根据真菌形态确诊。尤其对播散性曲霉菌病，可及时作出诊断。

3. 血清半乳糖甘露聚糖(GM)抗原检测　简称GM实验，半乳糖甘露聚糖仅存在于曲霉菌细胞壁中，阳性提示侵袭性曲霉菌感染。

**【诊断要点及鉴别诊断】**

1. 诊断要点

(1)肺曲霉菌病：①有发热及呼吸系统表现；②肺内咳出物或活检组织做病理检查发现曲霉菌菌丝，可确诊。痰液或支气管-肺泡灌洗液2次以上培养为同一种曲霉菌生长或2次GM实验阳性，可作出临床诊断。

(2)变态反应性曲霉菌病：①有发热及呼吸系统表现；②过敏体质者吸入大量含有曲霉菌孢子的尘埃，引起过敏性鼻炎、支气管哮喘、支气管炎或变应性肺曲霉菌病；③痰中可检出大量嗜酸性粒细胞和菌丝，培养见曲霉菌生长，血嗜酸性粒细胞增多($>1.0\times10^9/L$)，血清IgE>1000ng/ml。

(3)全身性曲霉菌病：①曲霉菌多由肺部病灶进入血液循环，播散至全身多个脏器，引起化脓、坏死和肉芽肿等病变。以发热、全身中毒症状和栓塞最常见。可累及心内膜、心肌或心包、脑膜、脑实质。②血液、心包液或脑脊液1次培养阳性即可确诊。

2. 鉴别诊断

(1)肺结核：肺曲霉菌病与肺结核不易区分，主要依靠病原学检查鉴别。

(2)支气管哮喘：发作与变态反应性曲霉菌病相似，主要依靠病原学检查及治疗反应鉴别。

**【病情观察及随访要点】**

1. 注意精神、食欲、体温、营养状态及体重。

2. 注意有无呼吸困难、发绀等缺氧的表现，是否发生哮喘持续状态，警惕呼吸衰竭的发生。

3. 观察药物副作用，如发热、寒战、恶心、呕吐、肝肾功损害、骨髓抑制、低钾血症等。

4. 观察抗真菌治疗效果，需随访体温，定期随访血、痰等真菌镜检及培养、胸片或胸部 CT 等。

【治疗】

1. 两性霉素 B　是传统治疗侵袭性曲霉菌的首选药物。

2. 伏立康唑或伊曲康唑　可用于侵袭性曲霉菌的治疗。

3. 5-氟胞嘧啶　常和两性霉素 B 联合应用。

【预防】

1. 积极治疗原发病，去除病因。

2. 严格掌握抗生素、糖皮质激素和免疫抑制剂的用药指征，尽可能少用或不用。

（刘泉波）

## 第五节　螺旋体病

### 一、钩端螺旋体病

【概述】

钩端螺旋体病（leptospirosis）即钩体病，是由致病性钩端螺旋体（钩体）感染引起的一种动物疫源性、人畜共患传染病。人因直接接触感染动物（猪、鼠等）的尿或组织，或间接与污染水或土壤的接触，通过损伤的皮肤或暴露的黏膜而感染。临床特点为急性起病、发热、全身酸痛、软弱无力、结膜充血、腓肠肌痛、浅表淋巴结肿大和触痛等。重者可因肺出血、心肌炎、肝肾衰竭或脑膜炎而致命。本病全球分布，以热带、亚热带最多，有明显季节性（6～10 月）。多发生于青壮年和学龄儿童。感染后可获同型免疫力。

【病史要点】

本病临床表现、病情轻重各异，与钩体毒力和人体免疫状态有关。同一菌型感染可出现不同临床表现，不同菌型亦可引发相同症状。

1. 流行病学资料　是否来自流行地区，流行季节，发病前 1～30 天是否接触疫水或动物尿、血。是否接种疫苗、何时接种。

2. 早期有无发热伴畏寒、肌痛、乏力等全身中毒症状。

3. 中期

（1）伤寒流感型：有无呕吐、腹泻（发生时间、排出物颜色、性状）等。

（2）黄疸出血型：有无黄疸、出血倾向及肾功能受损（尿量、尿色）表现。

(3)肺出血型:有无咳嗽、咯血、气促、发绀等。

(4)脑膜脑炎型:有无头痛呕吐、意识改变、惊厥发作。

4. 后期(后发热,眼部、脑部后发症)有无体温复升,有无眼部症状,有无偏瘫、失语等。

**【体检要点】**

1. 早期有无肌痛、乏力等全身中毒症状。

2. 中期

(1)伤寒流感型:有无神萎、烦躁等。

(2)黄疸出血型:有无黄疸、皮肤出血点及肝脏肿大、触痛表现。

(3)肺出血型:有无呼吸困难、发绀、肺部啰音等。

(4)脑膜脑炎型:有无意识障碍、脑膜刺激征、病理反射等。

3. 后期(后发热,眼部、脑部后发症)有无体温复升,有无眼部症状,有无偏瘫、失语等。

**【辅助检查】**

1. 常规检查

(1)血常规:多数白细胞总数和中性粒细胞正常或略升高(中性粒细胞>70%可鉴别钩体病与病毒性疾病)。部分病例后期嗜酸性粒细胞增高、血沉增快。

(2)尿常规:蛋白尿,白细胞、红细胞或管型。

(3)肝肾功能检测。

(4)脑脊液检查(CSF):压力稍高、外观清亮、WBC $0.05\times10^9/L$,以单个核细胞为主。蛋白含量增高,糖和氯化物正常。脑膜脑炎型者CSF早期易分离到钩体。

2. 血清学检查

(1)ELISA:检测钩体IgM抗体,有高度特异性、有早期诊断价值。

(2)凝溶试验:血清抗体凝集效价1∶400,或两次标本效价升高4倍以上为阳性。病后7天出现,15~20天达高峰,阳性率95%。

(3)间接红细胞凝集试验。

3. 分子生物学方法　PCR法早期检测钩体DNA,有较高特异性和敏感性。

**【诊断要点及鉴别诊断】**

1. 诊断　结合流行病学史(流行季节,病前接触疫水或动物尿、血史),典型临床表现(寒热、酸痛、全身乏力、眼红、腿痛、淋巴结肿大)和实验室诊断(ELISA或PCR法)等。恢复期血清抗钩体抗体效价4倍或4倍以上升高具有回顾性诊断价值。

2. 鉴别诊断

(1)流感伤寒型:易与流行性感冒、伤寒、败血症相混淆。

(2)肺出血型:应与大叶性肺炎、肺结核、支气管扩张相鉴别。

(3)黄疸出血型:应与急性黄疸型肝炎、急性溶血性贫血、流行性出血热和急性胆道感染等相鉴别。

(4)脑膜脑炎型:应与流行性乙型脑炎、病毒性脑炎和结核性脑膜炎相鉴别。

**【病情观察及随访要点】**

1. 注意观察早期症状的发展、持续时间(如头痛、眼红症状持续时间)。

2. 观察中期各型相应临床表现

(1)注意体温、血压、呼吸节律或频率、意识状态、瞳孔大小、心肺体征、出血倾向、出血量、黄疸变化、尿色尿量、神经系统体征、有无惊厥等。

(2)有无进行性发展的呼吸循环功能障碍、意识障碍、肝脏大小和尿量变化,应注意复查 X 线胸片和血气分析、血或尿常规、肝肾功能等。

3. 抗菌治疗开始后(0.5～4 小时),注意赫氏反应,警惕向肺出血型转化。

4. 恢复期注意变态反应并发症(后发热、眼部症状、失语偏瘫)。

**【治疗】**

钩体病治疗原则:"三早一就",即早发现、早诊断、早治疗和就地治疗。治疗关键:有效抗生素及时消灭机体内病原体。

1. 一般治疗　急性期卧床休息。退热、镇静、静脉补液,注意营养。慎用升压药。

2. 抗菌治疗　青霉素 G 为首选药物,5 万 U/(kg·d),分 2～4 次肌注或静脉滴注。首剂为 5 万～10 万 U,以后每剂 40 万～80 万 U,疗程 7 天。青霉素过敏者可选用红霉素、头孢菌素等。

3. 糖皮质激素　用于中毒症状重、有出血倾向(出血先兆)或赫氏反应者。

4. 对症处理　有明显贫血或出血时则给予成分输血。

**【预防】**

1. 控制传染源　管好牲畜、定期灭鼠,管好水、粪。患者不必隔离,但患者的尿液必须生石灰消毒。

2. 切断传播途径　改造疫源地,防洪排涝,保护水源及食物,防止鼠及病畜尿液污染。在流行地区和流行季节避免去河沟洗澡或玩水。

3. 保护易感人群

(1)每年4～5月份进行菌苗接种。儿童:第一针2～6岁0.25ml,7～14岁0.5ml;第二针2～6岁0.5ml,7～14岁1.0ml。两针间隔7～10天,皮下注射。以后每年同样复种,可获得1年保护期。

(2)预防服药:口服多西环素200mg,1周内分2次服用或1次服用。

## 二、梅毒

**【概述】**

梅毒(syphilis)是由梅毒密螺旋体(treponema,TP)所致的传染病。分为先天和后天(获得性)梅毒,可累及单个或多个器官,其特征为连续顺序的临床分期和数年无症状潜伏期。获得性梅毒主要通过性传播。先天梅毒(又称胎传梅毒)指胎儿在子宫内通过母体胎盘感染(危险性约60%～80%)。先天梅毒患儿出生时可无临床症状,仅梅毒血清试验阳性,3周后出现生长停滞、消瘦、老人貌、梅毒疹、肝脾大,贫血和血小板减少等。本节主要介绍先天梅毒。

**【病史要点】**

1. 流行病学史　询问父母梅毒病史。

2. 主要询问有无皮疹(手掌、足底、口鼻周及臀部)。

3. 有无生长停顿、智力落后。

4. 有无脓性或血性鼻腔分泌物,有无肢体活动障碍。

5. 有无听力、视力异常、抽搐。

**【体检要点】**

1. 早期先天梅毒(2岁内发病)　有无手掌和足底的大疱疹或青铜色斑疹和口鼻周围和尿布区斑疹或丘疹样皮损,有无全身性淋巴结肿大和肝脾大。

2. 婴儿期

(1)有无生长停顿、“老人貌”和贫血貌。

(2)有无口周放射状皲裂或瘢痕、脓性或血性鼻腔分泌物,有无声音嘶哑、脱发、指甲炎等,有无骨软骨炎(生后3个月内)。

(3)有无智能落后、脑膜刺激征、视力障碍、脑积水。

3. 晚期先天梅毒(2岁以后发病,以5～8岁多见)

(1)有无鼻、鼻中隔和硬腭可见树胶肿样溃疡。

(2)有无“军刀状”胫骨和额骨及顶骨的隆起。

(3)有无神经性梅毒、间质性角膜炎、感觉神经性耳聋。

(4)有无哈钦森三联症(哈钦森门齿、桑树样磨牙和“斗犬”面容)。

**【辅助检查】**

1. 检测组织或体液中的TP(诊断早期梅毒快速可靠)

(1)暗视野镜检(用皮肤或黏膜损害处渗出物或刮取物查找TP)。

(2)病理切片银染色。

2. 血清学实验

(1)非螺旋体抗原试验:①性病研究实验室试验(VDRL):定性或定量检测血清中抗心类脂抗体;②快速血浆反应素(RPR)试验。

(2)特异性TP抗体检测试验:①TP酶联免疫吸附试验(TP-ELISA):可用作筛查和确认试验,为梅毒血清学诊断的首选方法;②荧光螺旋体抗体吸收试验(FTA-ABS)。

3. PCR技术检测TP-DNA 可用于诊断早期梅毒和潜伏期梅毒,其特异性和敏感性均可达100%。

4. X线长骨摄片 骨软骨炎常见于肘、膝关节。

5. CSF检查 凡有先天梅毒临床表现或X线证据及梅毒血清试验阳性者,治疗前做CSF检查。神经梅毒CSF中淋巴细胞、蛋白增加,糖和氯化物正常。

**【诊断要点及鉴别诊断】**

1. 诊断

(1)早期梅毒诊断:主要根据病史(父母梅毒史、治疗史,母亲分娩史,有无流产、早产、胎死宫内及娩出梅毒儿史)、临床表现、实验室检查及X线检查综合分析。

(2)晚期先天梅毒的诊断:通过临床病史、特征性体征和血清学试验阳性。哈钦森三联症及神经性耳聋具有诊断价值。FTA-ABS试验阳性。

2. 鉴别诊断

(1)早期先天梅毒:应与败血症、巨细胞病毒肝炎、播散性单纯疱疹、先天性弓形虫病、先天性佝偻病、大疱性表皮松解症、新生儿天疱疮等鉴别。

(2)晚期先天梅毒:①假性麻痹应与先天性臂丛神经麻痹、脊髓灰质炎、化脓性骨髓炎和维生素C缺乏症鉴别;②梅毒皮疹应与勒雪病、尿布疹、药物疹和疥疮等鉴别。

**【病情观察及随访要点】**

1. 在开始治疗后的6～12小时内,注意赫氏反应(表现为全身不适、发热、头痛、出汗、寒战或梅毒病变的暂时性加剧，通常在24小时消退）。

2. 治疗结束后3、6和12个月时复查RPR。若滴度升高或不下降，应当重复治疗。

3. 观察1年后应复查脑脊液，若VDRL持续阳性超过1年或滴定度上升，应复治。

**【治疗】**

1. 对症治疗

(1)加强护理、保证营养和防止继发感染。

(2)维持水电解质平衡，纠正贫血。

(3)间质性角膜炎和神经性耳聋，皮质类固醇治疗可能有益。

2. 病原治疗

(1)对母亲接受过治疗、婴儿血清阳性但无临床症状、脑脊液正常者，可予苄星青霉素5万U/kg，肌注1剂，然后在第1、2、4、6、12个月进行随访。

(2)对有症状先天梅毒，予青霉素G 10万～15万U/(kg·d)，在最初7天，以5万U做计算，1次/12h，以后1次/8h，直至总疗程10～14天；或予普鲁卡因青霉素G 5万U/(kg·d)肌注，1次/天，至少10天。

(3)对年龄在4周以上的婴儿，予青霉素G 5万U/(kg·d)，肌内注射，1次/6h，连续10～14天。首剂或首日剂量可适当减少。如治疗间断1天以上，需重新开始整个疗程。

青霉素过敏者，可选用大环内酯类(如红霉素或阿奇霉素)或头孢菌素(如头孢曲松钠)。

**【预防】**

对妊娠梅毒进行治疗是预防先天梅毒最有效的措施。

1. 婚前妊娠前检查　常规STS检测。

2. 可疑梅毒孕妇，首次产前VDRL阳性者，再查TP抗原血清试验，若后者结果阴性且无临床症状者，4周后复查；若后者结果阳性且有临床表现应予青霉素治疗，必要时终止妊娠。

3. 经治梅毒孕妇所生婴儿，应定期做临床及血清学检查，直至血清学检查阴性维持3个月以上。

（詹　学）

## 第六节 寄生虫病

寄生虫感染在非洲、亚洲和中、南美洲甚为普遍，而在其他地区则很少见。来自流行国的旅游者不大可能在发达国家传播寄生虫病，但通过粪-口途径、输血、器官移植或当地的适宜媒介，有可能发生输入性感染的传播。

### 一、疟疾

【概述】

疟疾(malaria)是由4种疟原虫(恶性疟原虫、间日疟原虫、卵形疟原虫和三日疟原虫)中的任何一种原虫经雌按蚊叮咬人的皮肤传播的一种虫媒传染病，少数由输血传染所致。临床特征：周期性发作的寒战，发热，大汗，伴贫血和脾大。间日疟的潜伏期一般为10～20天，恶性疟为12～14天，而三日疟为21～30天。

【病史要点】

1. 流行病学史　有无蚊虫叮咬史，有无疫区旅行史(3～5年内)，有无输血史(病前7～10天或1个月内)。

2. 询问有无突起畏寒、寒战，有无面色苍白、唇指发绀，持续时间。有无寒战后高热，是否伴有面红、头痛、谵妄、全身酸痛，持续时间。

3. 病初有无乏力、头痛、肌肉酸痛、厌食；吐泻症状(婴幼儿)。

4. 有无周期性寒战、高热，大汗淋漓；有无惊厥(脑型)。

5. 有无尿量、尿色(酱油色尿)改变。

【体检要点】

1. 有无贫血、黄疸。

2. 有无脾大、肾区叩痛、水肿。

3. 神经系统症状体征　有无意识障碍、惊厥、失语、瘫痪、脑膜刺激征、锥体束病理征。

【辅助检查】

1. 两次临床发作之间(尤其是寒战期)采血(厚滴血片吉姆萨染色)查疟原虫。

2. 骨髓穿刺涂片查疟原虫。

3. PCR/DNA探针　检测疟原虫特异片段的DNA序列。

4. 免疫层析技术　检测疟原虫富组氨酸蛋白(HRP-Ⅱ)、疟原虫乳酸脱氢酶(pLDH)和疟原虫谷氨酸脱氢酶(pGDH)。

**【诊断要点及鉴别诊断】**

1. 诊断　依据流行病学资料和周期发作性寒战、高热、大汗淋漓、贫血和脾大。实验室检查是确诊的主要依据(厚滴血片、骨髓涂片)。或用氯喹诊断性治疗 3 天(用药 24～48 小时热退或停止发作为诊断性治疗阳性)。

2. 鉴别诊断

(1)不规则发热和(或)肝脾大者应与流感、伤寒、败血症、急性血吸虫病、钩端螺旋体病等鉴别。

(2)高热、谵妄、抽搐及昏迷者应与流行性乙型脑炎、中毒型细菌性痢疾、中暑、化脓性脑膜炎、散发性脑炎等鉴别。

**【病情观察及随访要点】**

1. 治疗开始后注意抗疟药物副作用,如氯喹过量表现:血压下降、心源性脑缺氧综合征、房室传导阻滞等。

2. 注意并发症

(1)黑尿热(急性血管内溶血):寒战、高热、腰痛、酱油色尿、急性贫血和黄疸。随访肾功能。

(2)疟性肾病:蛋白尿、水肿和贫血。

**【治疗】**

若怀疑恶性疟有中枢神经受累,则应立即治疗而不必等血片的阳性结果。

1. 病原治疗

(1)控制发作和根治复发:氯喹+伯氨喹(先服氯喹 3 天,继服伯氨喹 8 天)。

1)氯喹:首剂 10mg/kg(最大量≤600mg),24 及 48 小时各服 5mg/kg。

2)伯氨喹:1 岁内服 1/2 片,2 岁服 3/4 片,3～5 岁服 1 片,6～10 岁服 2 片,11～12 岁服 2.5 片,13 岁以上服 3 片,每天量分 2～3 次连服 8 天。

(2)耐药恶性疟:口服氯喹 3 天(用法剂量同上)。

(3)对氯喹敏感的凶险性疟疾:氯喹 10mg/kg,4～8 小时内缓慢滴注,继以 10～15mg/kg 在 16～24 小时内缓慢滴注,每天最大剂量≤25mg/kg。能口服时立即改为口服。

(4)氯喹恶性疟或其他耐药疟:选用下列之一药物时,必须配伯氨喹或抗疟片 2 号,或同时配前述 2 种药物。

1)青蒿素类:①蒿甲醚:1.6mg/(kg·次),口服,qd×5 天,首剂加倍。②青蒿琥酯:静脉滴注 1.5mg/kg,第 1 次单剂后 4、24、48 小时各 1

次,3 天为一疗程(总量 240～320mg);口服成人量首剂 100mg,第 2～5 天 50mg/次,2 次/天。<2 岁服成人量 1/4,3～6 岁服成人量 3/8,7～10 岁服成人量 1/2,11～15 岁服成人量 3/4。根据病情,可连续 1～2 个疗程或更多。

2)磷酸咯萘啶:①静滴:2～3mg/kg×2 次,间隔 4～6 小时;②口服:总剂量 24mg/kg,3 次分服,第 1 天服 2 次,间隔 4～6 小时,第 2 天服 1 次。

2. 对症治疗

(1)一般疟疾:重症者补液。

(2)凶险型疟疾

1)高热和惊厥:物理降温(体温控制在 38.5℃以下),复方氯丙嗪、苯巴比妥、地西泮等药物。

2)脑水肿、呼吸衰竭、DIC(处理参照"流行性乙型脑炎和感染性休克")。

(3)并发黑尿热:参照"急性血管内溶血"和"肾功能衰竭"处理措施,停用伯氨喹类药物。

**【预防】**

1. 彻底治疗患者和带虫者。

2. 灭蚊、防蚊 室内外喷洒除虫菊酯,门和窗设置屏障,用除虫菊酯浸泡蚊帐,使用避蚊胺(N,N-二乙基间甲苯甲酰胺)驱蚊。

3. 在去流行区旅行前 1～2 周就开始服用预防药物,离开流行区后还应继续服药 4 周。但若用多西环素(孕妇和<8 岁者禁用),在去流行区前 1～2 天开始服用。去非抗氯喹疟原虫流行区,每周服氯喹 1 次。去抗氯喹恶性疟流行区,可服甲氟喹、方西甲氟喹(fan-simef)(含有甲氟喹、乙胺嘧啶和磺胺多辛)的三合一片剂。

4. 实验性疫苗正在作临床对照试验的评价

(1)放射性照射处理的减毒活疫苗。

(2)转基因减毒疟疾疫苗。

## 二、弓形虫病

**【概述】**

弓形虫(toxoplasma,Tox)病是刚地弓形虫感染所致的一种全球性的自然疫源性人畜共患寄生虫病。它可导致眼、淋巴结、心脏及中枢神经系统等的症候。弓形虫的有性繁殖仅在猫的肠道内进行,所产生的卵囊随粪排至外界,在潮湿土壤内约 1 年仍具有感染性。摄入猫粪中的卵囊是最常见的经口感染方式。吃生的或未煮熟的含有组织包囊的肉(以羔羊肉、猪肉或牛肉最为普遍)也可发生感染。正在发育的胎儿和免疫受损者最易患严重弓形虫病。母亲在怀孕期间被感染或因免疫抑制而激活以前的感染,可经胎盘传给胎儿,造成流产、早产、死胎和畸形。通过输血(全血或白细胞)或器官移植,可感染弓形虫。

**【病史要点】**

1. 流行病学资料

(1)母亲有无流产、早产、死产史。

(2)患儿有无与猫密切接触史或进食未煮熟的肉类、蛋类、奶类史。

2. 在新生儿期(是否为未成熟儿,有无宫内发育迟缓史)或婴儿期有无黄疸持续不退、肝脾大、视网膜脉络膜炎、惊厥等。

3. 儿童期有无不明原因的淋巴结肿大、智力减退、头痛、癫痫样发作史等。

4. 有无轻度贫血、白细胞减少、轻度肝功能异常、弥漫性斑丘疹史等。

**【体检要点】**

1. 有无颈部或腋下淋巴结轻度肿大。

2. 有无传染性单核细胞增多症样表现相似(淋巴结肿大、发热、不适、肌痛、肝脾大和扁桃体肿大)。

3. 有无局灶性神经缺陷,如运动或感觉丧失、脑神经麻痹、视觉异常、局限性癫痫发作。

4. 有无全身性中枢神经系统异常,如头痛、精神状态改变、癫痫发作、昏迷和发热等。

5. 有无先天性弓形虫病表现　黄疸、皮疹、肝脾大、四联异常(双侧性脉络膜视网膜炎、大脑钙化、脑积水和小头畸形)、小眼症以及精神活动迟缓。

6. 有无眼病、视觉模糊或失明。

**【辅助检查】**

1. 常规检查

(1)血常规(血小板减少、淋巴细胞增多)、肝功能(转氨酶升高)。

(2)脑脊液检查异常。

2. 病原学检查

(1)抗 Tox-IgM/IgG 检测(注意:生后 1 年内在婴儿体内可检测到母源性 IgG 抗体)用于先天感染和急性感染早期诊断。

(2)脑脊液、血和羊水中 Tox 抗原检测或 DNA-PCR 分析(注意假阳性)。

(3)接种小鼠或组织培养以分离 Tox。

(4)胎盘的 Tox 检查或脑活检。

3. 特殊检查 头颅 MRI 或 CT 检查(典型的 CT 扫描可见多发性致密的圆形病变,使用对比剂时可形成环状增强的病变)以及请眼科医生作眼底检查。

**【诊断要点及鉴别诊断】**

1. 诊断 因临床症状复杂,诊断需结合流行病学资料、病史,确诊依赖各种体液、活检或动物接种发现弓形虫或血清学反应阳性。

2. 鉴别诊断

(1)先天性弓形虫病(脑积水、小头畸形、小眼、黄疸、肝脾大、无肛等)应与巨细胞病毒、风疹病毒、单纯疱疹病毒、乙肝病毒、梅毒螺旋体等感染鉴别。

(2)弓形虫淋巴结炎需与传单、结核病和淋巴瘤鉴别。

(3)弓形虫脑膜炎应与结脑、病脑鉴别。

**【病情观察及随访要点】**

1. 随访血清 Tox-IgM 抗体及相关影像学检查。

2. 观察治疗开始后临床症状改善情况。

3. 注意药物毒副作用。

**【治疗】**

1. 乙胺嘧啶和磺胺嘧啶联合治疗,连服 4 周。

(1)乙胺嘧啶:第 1 天剂量,婴儿为 0.5mg/kg,儿童为 1mg/kg,分 2 次口服;第 2 天起剂量减半,日最大剂量≤25mg。乙胺嘧啶有抑制骨髓的作用,口服叶酸 5mg,每天 3 次,可减轻对骨髓的抑制作用(但可能阻断治疗作用)。

(2)磺胺嘧啶:儿童剂量为每天 50～75mg/(kg·d)分 4 次口服,同时服用等量碳酸氢钠,多饮水。患眼弓形虫病的患儿还应接受皮质类固醇治疗。

2. 先天性感染的婴儿应每 2～3 天给服乙胺嘧啶和每天给服磺胺药,直至满 1 岁。

3. 螺旋霉素 50～100mg/kg 分 4 次口服,连服 3 周,间隔 1～3 周可重复。对孕妇安全有效(2～4g/d,疗程 3～4 周)。

4. 复方磺胺甲基异噁唑(SMZco)对胎儿弓形虫感染效果好。成人和 12 岁儿童每次 2 片,6～12 岁每次 1/2～1 片,2～5 岁每次 1/4～1/2 片,2 岁以下每次 1/4 片,2 次/天,疗程 1 个月。

5. 对磺胺类药物不能耐受的患儿,可单独应用大剂量乙胺嘧啶,或乙胺嘧啶与克林霉素(1.8～2.4g/d,分剂服)合用,或单用阿奇霉素。

【预防】

1. 不养猫,避免与猫接触,不接触可能被猫粪污染的土和食品。

2. 不吃生的或未煮熟的肉、蛋、奶类。

3. Tox抗体阳性者禁止献血,孕妇常规筛查Tox抗体。

4. 螺旋霉素对预防母婴垂直传播有用。乙胺嘧啶和磺胺类药物用于怀孕晚期的胎儿感染。

5. IgG血清学阳性,CD4细胞计数<100/μl的艾滋病患儿,应给予甲氧苄啶+磺胺甲基异嗯唑(TMP-SMZ)。

## 三、血吸虫病

【概述】

血吸虫病(schistosomiasis)是由血吸虫引起的地方性寄生虫病。日本血吸虫仅见于亚洲,主要在中国和菲律宾。我国流行由日本血吸虫寄生于门静脉系统引起的日本血吸虫病。当摄入含有感染性幼虫的动植物时,便可引起感染。主要病变为虫卵在肝脏和结肠形成的肉芽肿。急性期临床表现为发热、排痢疾样便、肝大有压痛、血嗜酸性细胞增多。晚期出现肝硬化和门脉高压。

【病史要点】

1. 流行病学史　有无接触疫水,是否来自流行区。

2. 急性血吸虫病

(1)有无皮疹史,有无较长期发热史(约4周)。

(2)有无食欲缺乏、呕吐、腹痛、腹泻(稀糊便、带黏液或脓血便)史。

(3)有无咳嗽、胸痛、胸闷、咯血痰。

3. 慢性血吸虫病

(1)有无慢性腹泻(大便细菌及原虫检查多次阴性)。

(2)有无腹胀、生长发育障碍。

【体检要点】

1. 急性血吸虫病　有无发热、瘙痒性丘疹、血管神经性水肿、肝脾大。

2. 慢性血吸虫病

(1)有无腹痛、肌痛、荨麻疹、浅表淋巴结肿大、肝脏肿大(左叶大)。

(2)有无肝硬化及门脉高压体征(肝脾大、质硬,腹腔积液,腹壁静脉充盈、曲张,蜘蛛痣等)。

(3)有无神经系统体征。

【辅助检查】

1. 大便检出虫卵或孵出毛蚴是确诊依据。

2. 乙状结肠镜检查和组织活检 急性期见黏膜充血水肿,有黄色小斑(点)。慢性期见黏膜肥厚、慢性充血,红色增生小结、息肉或瘢痕,血常规(急性期嗜酸性细胞增多)。病变处活检组织压片镜检。

3. 免疫学检查

(1)酶联免疫吸附试验(ELISA)。

(2)单克隆抗体-抗原斑点试验。

4. 血常规 急性期 WBC($10\times10^9$/L～$43.9\times10^9$/L)和嗜酸性粒细胞增多,慢性期嗜酸性粒细胞增高不明显,晚期 WBC 和 PLT 减少、贫血。

5. 肝功能 急性期 ALT 轻度升高,慢性期和晚期正常。慢性期白蛋白降低,白球比例倒置,凝血酶原时间延长,肝纤谱异常。

6. 影像学检查

(1)磁共振或超声检查:测定门脉周围纤维化和肝、肠壁内钙化的虫卵。

(2)X 线检查:表现多样。

【诊断要点及鉴别诊断】

1. 诊断 结合流行病学资料(接触疫水、来自流行区)、临床表现,如急性血吸虫病有皮疹、发热、腹痛、腹泻、肝大(左叶为主)压痛,可伴脾大。慢性血吸虫病多为慢性腹泻(黏液糊状便)为主要特征,反复不愈。肝大质硬,脾大,下腹可扪及条索状包块。晚期血吸虫病,在肝硬化和门静脉高压症基础上,可见消瘦、发育落后或恶病质。脑血吸虫病急性期表现与脑(膜)炎相似,慢性期可有局限性癫痫或瘫痪。结合血常规、病原学检查(大便、血清抗原、组织学检查)等,可作出诊断。

2. 鉴别诊断

(1)急性期血吸虫病:有发热、肝大、腹痛或腹泻等,应与伤寒、疟疾、粟粒性肺结核、败血症、急性细菌性痢疾或阿米巴肝脓肿等鉴别。

(2)慢性期有慢性腹泻或腹泻与便秘交替者,应与慢性菌痢、肠结核、炎症性肠病等鉴别。

(3)肝大质硬及晚期者:应与慢性病毒性肝炎、门脉性或坏死后性肝硬化相鉴别。

(4)脑型血吸虫病应与脑(膜)炎、颅内占位性病变等鉴别。

【病情观察及随访要点】

1. 注意体温、出血倾向、黄疸。注意腹部(肝脾大小、腹围大小变化)、神经系统体征。注意大便情况。

2. 治疗开始后注意观察药物副作用。

3. 治疗后3个月和6个月应复查患者的活虫卵,若排卵无明显减少则应复治。抗原检测试验评估疗效。

**【治疗】**

1. 病原学治疗

(1)吡喹酮(目前最理想治疗用药):①急性血吸虫病:总剂量140mg/kg,分4～6天(每天2～3次)口服,总量1/2在1～2天服,余量在4～5天内服完;②慢性血吸虫病:总剂量60～70mg/kg,分2天(每天2～3次)口服;③晚期血吸虫病:总剂量70mg/kg,分3天(每天3次)口服,或90mg/kg,分6天(每天3次)口服。

(2)青蒿琥酯:用于疫区暴露人群和短期接触疫水者,接触疫水7天后开始服用,6mg/kg,1次顿服,以后每隔7天服1次,脱离疫区7天后再服1次。如果暴露时间不到7天,则于首次接触疫水后7天、14天、15天各服1次,共3次。若青蒿琥酯与吡喹酮联合治疗,则须在服用吡喹酮后5～7天再服青蒿琥酯。

2. 对症治疗

(1)急性期:①卧床休息,补液,补充蛋白质和各种营养,纠正贫血;②合并感染者加用敏感抗生素;③对高热和中毒症状重者加用激素。

(2)晚期:①肝硬化腹腔积液或伴有上消化道出血、肝性脑病者,按肝炎后肝硬化和重症肝炎处理;②巨脾及脾功能亢进,可予脾切除。

**【预防】**

1. 流行区人畜同治。

2. 消灭钉螺、保护水源、粪便管理。

3. 严格避免与疫水接触。

4. 疫苗开发尚在研究中。

## 四、钩虫病

**【概述】**

钩虫病(ancylostomiasis)是由美洲钩虫或十二指肠钩虫感染引起的肠道寄生虫病(全世界约25%的人被钩虫感染)。钩虫病在临床上可分为钩蚴皮肤(黏膜)侵入期、钩蚴肺部移行期和成虫肠道寄生期。钩虫的传播方式为虫卵随粪便排出体外,在适宜环境中孵化、蜕变成丝状蚴钻入人体皮肤感染。感染后多数不出现症状,部分患儿可有钩蚴性皮炎、腹痛、营养不良、缺铁性贫血、胃肠功能紊乱和异食癖,重者可导致严重贫血和生长发育障碍。婴儿钩虫病引起的并发症是造成婴儿死亡的常见病因，病死率为3.6%～6.0%。另有犬钩虫感染(澳大利亚昆士兰多见)，可无症状，也可引起急性腹痛和嗜酸性细胞增多，亦可发生嗜酸性细胞性肠炎。

**【病史要点】**

1. 流行病学史　有无农村生活史。有无皮肤直接接触含丝状钩蚴的土壤、露水史，或有无在草丛中晾晒尿布、衣物或生吃被钩蚴污染的蔬菜、水果史。

2. 接触部位有无瘙痒性斑丘疹、脓疱、荨麻疹(钩蚴性皮炎，或称"打粪毒")史等。发生钩蚴性皮炎后有无一过性发热、咳嗽、气急、痰中带血及外周血嗜酸性粒细胞增高。

3. 是否为钩虫病母亲哺乳的婴儿。

4. 有无缺铁性贫血表现(乏力、头昏、眼花、心悸出现时间)。

5. 有无上腹疼痛不适、呕吐、腹泻、腹胀、食欲改变、异食癖、大便带血或黑便史等。

**【体检要点】**

1. 发育、营养、智力是否正常。

2. 有无水肿、面色苍黄、甲床或黏膜苍白、皮肤干燥、毛发稀疏、神萎。

3. 心脏体征(心音、心界，有无杂音及杂音性质、响度)。

**【辅助检查】**

1. 大便检查

(1)大便直接涂片或饱和盐水漂浮法、硫酸锌离心漂浮法查钩虫卵。

(2)培养法查钩蚴。

(3)大便隐血试验了解出血程度。

2. 血常规　小细胞低色素贫血，网织红细胞正常或轻度增高；早期白细胞总数和嗜酸性粒细胞增高，后期严重贫血时则下降。

3. 血清铁　显著下降($<9\mu mol/L$)。

4. 骨髓细胞学检查　呈增生性骨髓象。

**【诊断要点及鉴别诊断】**

1. 诊断

(1)流行病学史。

(2)贫血和黑便者应高度怀疑钩虫病。

(3)大便检出钩虫卵和孵出钩蚴可确诊。

2. 鉴别诊断　缺铁性贫血应与其他原因所致的缺铁性贫血鉴别。有黑便者应与十二指肠溃疡鉴别。

**【病情观察及随访要点】**

1. 观察药物副作用及驱虫效果。计算排虫数目及种类。

2. 驱虫后临床主要症状体征改善情况。

3. 驱虫2周后复查大便常规3次，如无钩虫卵可判断初步痊愈。

**【治疗】**

1. 病原学治疗

(1)钩蚴性皮炎的治疗：①左旋咪唑涂肤剂(左旋咪唑0.75g，硼酸1.3g。薄荷脑1.3g，加50%乙醇至100ml)，在感染后24小时内涂搽患处3次/天，连用2天，可杀灭停留于皮肤局部的部分钩蚴；②局部亦可用5%硫磺炉甘石洗剂涂搽。

(2)驱虫药物：①甲苯达唑(首选)100mg，每天服2次，连服3天为一个疗程。②阿苯达唑(200mg单剂顿服)或噻嘧啶也有效。治疗美洲钩虫时每天1次服11mg/kg(最大不超过1g)，连服3天；治疗十二指肠钩虫时，只需服1次。③三苯双脒(tribendimidine)对美洲钩虫和十二指肠钩虫均有治疗作用，单剂200mg口服。

2. 对症治疗　若是伴有严重贫血的重度感染，首先应给全身支持疗法和纠正贫血。一般口服铁剂治贫血可见良效，但对十分严重的病例可能需肠外途径补铁或输血。

(1)加强营养：给予富含铁质、蛋白质和维生素的饮食，如瘦肉、菠菜等。

(2)补充铁剂：口服硫酸亚铁(每次0.3～0.6g，3次/天)或蛋白琥珀酸铁，同时口服维生素C 50～100mg，3次/天，以利铁剂吸收。肠道对铁剂吸收障碍时，可考虑应用注射剂，如右旋糖酐铁等。

(3)适当输血：重度贫血(Hb<30g/L)、心脏缺氧明显、心力衰竭、体质明显衰弱或临产期孕妇等患者，应少量多次输血。切勿一次大量输血。

**【预防】**

1. 流行区患者普查普治。

2. 不随地大小便，粪便无害化处理。

3. 养成良好的卫生习惯，注意个人防护(避免皮肤直接接触有感染性钩蚴的草、泥土等)。

## 五、蛔虫病

【概述】

蛔虫病(ascariasis)是一种似蚓蛔线虫感染所致的肠道寄生虫病。可引起相应临床症状:阵发性脐周痛、消化不良;易饥饿、情绪不宁、营养不良、生长发育障碍等表现。蛔虫幼虫在体内移行可引起器官(肺部)、组织变态反应性炎症(幼虫移行症)。还可造成肠梗阻、胆道蛔虫病、阑尾炎、腹膜炎、肝蛔虫病、胰腺炎等各种并发症。本病通过虫卵污染的食物、水和手传播。

【病史要点】

1. 有无不良生活卫生习惯(如饮生水,生吃泡菜、不洁瓜果,有无饭前不洗手习惯等)。

2. 有无反复出现皮肤瘙痒、荨麻疹等过敏反应。

3. 有无吐虫、便蛔虫史。

4. 有无阵发性脐周痛、自行缓解、缓解期活动如常史。有无恶心、呕吐、腹胀、异食癖等。

5. 患儿发热、咳嗽、气急、咯血痰、肺部闻及干啰音且伴有皮肤荨麻疹或神经性水肿时,应询问近期有无大量摄入泡菜、凉菜史。

6. 如出现剧烈腹痛,部位固定,呕吐胆汁或蛔虫,腹胀,可见肠型,腹部扪及包块或条索感时应考虑蛔虫性肠梗阻。

7. 右上腹或剑突下阵发性剧烈钻顶样绞痛,同时弯腰捧腹、辗转不安、间歇期如常者,应询问近期有无自行驱虫史、驱虫药种类和剂量;有无呕吐蛔虫。

【体检要点】

1. 注意生长发育、营养状况。

2. 腹部有无固定压痛、有无条索感或包块,包块部位、形状、大小、活动度,压痛部位。

3. 有无肝区叩痛。

【辅助检查】

1. 大便涂片或沉淀法找蛔虫卵。

2. 血常规　嗜酸性粒细胞比例和绝对值增高。

3. X线胸片双肺可见游走性病灶(阴影);腹片了解有无肠梗阻或肠穿孔征象。

4. 腹部B超了解有无肝脓肿征象。

**【诊断要点及鉴别诊断】**

1. 诊断　根据临床表现、吐蛔虫和排虫史，结合大便检查（找到蛔虫卵）即可确诊。

2. 鉴别诊断

（1）有发热、咳嗽或哮喘、肺部阴影（蛔虫幼虫移行症），应与其他原因所致的肺部感染相鉴别。

（2）有肠蛔虫急腹症（化脓性胆管炎、肝脓肿、肠梗阻等）时，应与其他原因引起的急腹症鉴别。

**【病情观察及随访要点】**

1. 观察药物副作用和治疗效果（服药后排虫数）。

2. 驱虫后临床症状体征改善情况，驱虫 2 周后复查大便常规 3 次，如无虫卵，可认为初步治愈。

3. 注意各种并发症的症状体征在治疗后改善情况。

**【治疗】**

1. 驱蛔虫药

（1）甲苯达唑：100mg/次，bid，连服 3 天。

（2）枸橼酸哌嗪：100mg/（kg · d），qd，连服 2 天，最大剂量 3.0g/d。

（3）噻嘧啶：15mg/（kg · d），睡前顿服，连服 3 天，最大剂量不超过 1g/d。

（4）乙胺嗪（蛔幼移行症治疗）：8～10mg/（kg · d），分 3 次，连服 3 天。

（5）三苯双脒：见钩虫病。

2. 对症处理

（1）出现过敏性肺炎可用抗过敏药物，如泼尼松等。

（2）腹痛时加用颠茄合剂、阿托品。

3. 并发症治疗

（1）蛔虫性肠梗阻：①常规处理（见肠梗阻处理）；②镇静、止痛；③用麻痹虫体药驱虫后，盐水灌肠；④氧气驱虫：借助胃管注入胃内，100～150ml/岁，最多不超过 1500ml；⑤为缓解梗阻并发症必要时可作手术或内镜处理。

（2）胆道蛔虫：①用麻痹虫体药驱虫；②解痉止痛：阿托品与复方冬眠宁或哌替啶联用；③服酸性药物退虫：食醋 50～100ml、阿司匹林，或乌梅汤与 10%硫酸镁各 5～10ml，每天 3 次；④合并感染予抗生素治疗（见胆道感染）。

（3）蛔虫性肠穿孔、腹膜炎：见“肠穿孔”及“腹膜炎”外科治疗。

【预防】

1. 必须注意卫生，饭前便后洗手，不要吃生的或未清洁的蔬菜、瓜果、泡菜。

2. 粪便无害化处理。

3. 蛔虫患者普查普治。

## 六、蛲虫病

【概述】

蛲虫病(enterobiasis)是指蛲虫寄生在肠道(盲肠、结肠和直肠)所致的疾病，临床特征为肛周、会阴部瘙痒。大多经附有虫卵的手污染到衣服、床单、家具、地毯、玩具等物品上，而后其他人接触这些污染物，将虫卵带入口腔被吞咽而传播，自身感染或再感染率高。蛲虫病是热带地区小儿最常见的寄生虫侵染，5～9 岁儿童感染率最高。

【病史要点】

1. 询问患儿生活卫生习惯(有无吸吮手指、饭前便后不洗手的习惯)，有无蛲虫患者接触史。

2. 有无夜间肛门、外阴瘙痒、灼痛感。有无食欲差、腹痛、腹泻症状。

3. 有无遗尿、烦躁、睡眠障碍等。

【体检要点】

1. 注意营养状态是否正常。

2. 有无外阴炎、阴道炎、阑尾炎表现。

【辅助检查】

1. 寻找成虫　夜间孩子入睡 2 小时后，观察肛门有无白色细小线状虫体(连续观察 3～5 天)。

2. 肛门外虫卵检查法　用肛门拭纸(用胶玻纸或棉签涂 50%甘油、生理盐水)采集肛周虫卵做镜检。

【诊断要点及鉴别诊断】

无特殊。

【病情观察及随访要点】

1. 观察驱虫药副作用及驱虫效果，注意排虫数量。

2. 随访驱虫后肛门瘙痒等症状改善情况。

3. 驱虫后 2 周，反复夜间检查虫体和肛门刮片寻找虫卵，连续 5 次阴性即为痊愈。

【治疗】

1. 驱虫药物

(1)甲苯达唑 100mg,一次口服。

(2)枸橼酸哌嗪:100mg/(kg·次),qd,连服 2 天,最大剂量 3.0g/d。

(3)噻嘧啶(盐类):15mg/(kg·d),睡前顿服,连服 3 天,最大剂量不超过 1g/d。

2. 局部处理

(1)肛门周围涂苯酚软膏和其他止痒霜或油膏,每天 2～3 次,可有止痒作用。

(2)便后洗涤肛门后涂 2%氯化氨基汞(白降汞)软膏或蛲虫膏。

**【预防】**

1. 注意个人卫生　饭前便后洗手,勤换褥被、内衣裤,玩具消毒(用 0.05%碘液处理玩具 1 小时或曝晒可杀死蛲虫卵),内衣裤、被褥消毒(煮沸或曝晒)。

2. 睡前淋浴后,肛周涂 2%氯化氨基汞(白降汞)软膏。

3. 普查普治患者。

## 七、黑热病

**【概述】**

黑热病(kala-azar),即内脏利什曼病(Dumdum 热),是杜氏利什曼原虫所引起的慢性地方性传染病。婴儿、儿童和青年成人特别易感。传染源是患者和病犬,通过白蛉传播,极少数可经输血、先天性或性关系传病。原虫主要生活在患者的血液、肝、脾、骨髓和淋巴结中,因起病缓慢,发病无明显季节性。我国过去流行于长江以北地区。典型的症状:不规则发热、肝脾大、全血减少和多克隆高丙球蛋白血症伴白蛋白/球蛋白比例倒置。1/3～1/2 病例呈可出现双峰热型。有症状而未经治疗的患者,80%～90%在 1～2 年内消瘦衰竭而死。亚临床型者变化多端,其中 2/3 的病例症状轻微并可自动消失,约 1/3 的病例可逐渐发展为明显的内脏利什曼病。

**【病史要点】**

1. 流行病学史　是否为黑热病流行区内的居民,或在白蛉活动季节内(5～9 月)曾进入流行区居住过者。

2. 有无反复出现类似上呼吸道感染症状,经一般抗感染及对症治疗无效。

3. 是否为长期不规则发热,而感染中毒症状不明显;是否出现双峰热型。

4. 是否有发育落后、夜啼、烦躁现象。

5. 有无出血倾向(鼻出血、牙龈出血等)、消瘦、乏力、腹泻等。

**【体检要点】**

1. 注意体温、意识状态、营养状态。

2. 有无贫血貌(面色苍黄伴黑色素沉着)、头发枯少、皮肤干燥等。

3. 有无无痛性淋巴结肿大、肝脾大(脾大早于肝大)。

**【辅助检查】**

1. 病原检查

(1)在发热期骨髓(髂骨)穿刺涂片,原虫检出率为80%～90%。亦可做淋巴结、肝、脾穿刺或活检涂片。

(2)皮肤活检:在皮肤结节处用消毒针头刺破皮肤,取少许组织液或用手术刀,刮取少许组织做涂片,染色镜检。

2. 特异性抗原、抗体

(1)检测血清循环抗原:单克隆抗体-抗原斑点试验(McAb-AST)的优点:可定量测定、能明确现症感染、确定是否"治愈"或"复发"。

(2)ELISA检测血清抗体。

(3)特异性k-DNA检测:PCR、RT-PCR或k-DNA探针杂交法。

3. 其他检查

(1)血常规:全血细胞减少(包括嗜酸性细胞减少)、血小板减少,早期为轻中度贫血和白细胞减少,白细胞减少早于贫血。

(2)血浆蛋白:多克隆高丙球蛋白血症,白蛋白降低,白蛋白/球蛋白比例倒置。

**【诊断要点及鉴别诊断】**

1. 诊断

(1)流行病学史。

(2)临床表现:起病缓,长期不规则发热,脾脏呈进行性肿大,肝脏轻度或中度肿大,白细胞计数降低,贫血,血小板减少或有鼻出血及齿龈出血等症状。

(3)辅助检查:①在骨髓、肝、脾或淋巴结等穿刺物涂片查见利什曼原虫。②McAb-AST法检测循环抗原呈阳性反应;ELISA等方法检测抗体呈阳性反应。

2. 鉴别诊断　应与结核病、伤寒、疟疾、布鲁杆菌病、血液系统疾病(白血病、恶性组织细胞病)、霍奇金病、慢性血吸虫病及肝硬化相关疾病。

【病情观察及随访要点】

1. 注意药物(锑剂)副作用。
2. 治疗开始后注意临床症状体征改善情况。
3. 随访血常规、肝肾功能。
4. 做血清 McAb-AST 法检测循环抗原评价疗效。

【治疗】

1. 病原治疗 首选葡萄糖酸锑钠,20~40mg/kg,每天1次,连用6次,静脉或肌内注射均可,每天1次。对于少数经锑剂治疗无效或有禁忌者,可用依西酸喷他脒(每天或隔天 2~4mg/kg 肌注,共给15剂);或两性霉素 B(0.25~1mg/kg 每天或隔天缓慢静脉滴注,共8周)或五价锑化合物;或伊曲康唑(itraconazole)口服。

2. 对症支持治疗 卧床休息,良好的口腔卫生和足够的营养。必要时予 γ-干扰素滴注、成分输血(粒细胞、血小板、红细胞等)和抗生素治疗。

3. 脾切除 巨脾或脾亢,或多种治疗无效时做脾切除。术后再予病原治疗。

【预防】

1. 治疗患者和捕杀病犬。
2. 灭蛉 喷洒杀虫剂(敌敌畏、敌百虫等)。
3. 防蛉 使用蚊帐、蚊香,燃点干燥的野艾烟薰驱蛉;不露宿,提倡装置细孔纱门纱窗。身体裸露部位涂擦驱避剂(邻苯二甲酸二甲酯)。

## 八、肺吸虫病

【概述】

肺吸虫病(distomatosis pulmonum)是因肺吸虫寄生于人体所致的人畜共患的自然疫源性疾病。人因吃生的、腌制、半生不熟含囊蚴的蟹或螯虾(蝲蛄)或饮含囊蚴的溪水感染。卫氏肺吸虫在人体内发育为雌雄同体的成虫,主要寄生于肺部,也可移行至其他脏器,引起咳嗽、咯血或寄生部位受损的相应症状,成虫的寿命可长达20~25年。四川肺吸虫在人体内不能发育为成虫,幼虫常移行至皮下、肝脏、胸腔、心包腔、颅内、脊髓等处,形成蚴虫移行症(如皮下包块、胸膜炎、心包炎、脑损害等,肺部症状轻微或缺如)。牲畜、兽类为肺吸虫传染源和保虫宿主。人只是卫氏肺吸虫的传染源。

【病史要点】

1. 询问患儿是否到过或来自疫区,是否经常去溪沟玩耍、捕捉溪蟹、螯虾等。

2. 是否饮用溪水、吃生的、腌制或半生不熟的蟹或螯虾(蝲蛄)。

3. 询问起病急缓,有无长期咳嗽、咳痰(痰量、气味、痰中是否带血、是否为铁锈色痰)。

4. 有无胸痛、气急;有无皮下游走性包块(出现时间、大小、部位等);有无头痛(发作时间、性质、部位、程度等)、是否伴有呕吐;有无癫痫或惊厥发作;有尿潴留或大小便失禁。

5. 有无气急、发绀、不能平卧、心前区疼痛、水肿等。

6. 有无腹痛、腹泻、恶心、呕吐、便血。

【体检要点】

1. 注意神志、意识,注意呼吸频率、瞳孔大小。

2. 注意有无皮下包块(质地、有无压痛、活动度、包块表面皮温、包块间有无条索状块物)。

3. 注意患儿体位、有无颈静脉充盈;注意心界、心音,有无心包摩擦音或摩擦感;双肺呼吸音有无减低、有无胸膜摩擦音(感)或叩诊浊音。

4. 注意有无腹部压痛、肌紧张或腹块;注意肝脏大小;注意有无腹腔积液,阴囊有无包块。

5. 有无脑膜刺激征、颅内高压征,各种神经反射有无异常,有无肢体运动障碍等。

【辅助检查】

1. 血常规 WBC可有不同程度增高。嗜酸性粒细胞比例普遍增高(5%~80%)。血沉增快。

2. 有肺部症状者做痰、胃液、大便查虫卵(卫氏肺吸虫)、嗜酸性粒细胞和夏科-莱登晶体。

3. 脑脊液和各种渗出液(胸腔积液、腹腔积液、心包积液)做常规+嗜酸性粒细胞计数;涂片作嗜酸性粒细胞百分比,查夏科-莱登晶体或卫氏肺吸虫卵。

4. 对流免疫电泳试验 检测肺吸虫抗原(作诊断和疗效评价依据)。

5. 其他检查

(1)肝脏肿大者行肝功能检查。

(2)X线检查:入院常规摄胸片,并定期随访(1~3个月)复查。

(3)病变部位B超检查:胸膜腔、心包腔、腹部(肝脏等)、阴囊等处。

(4)头颅脊髓影像学检查:MRI或CT。

(5)有癫痫样或惊厥发作者进一步作脑电图等。

(6)包块活检:可见嗜酸性肉芽肿或找到成虫。

**【诊断要点及鉴别诊断】**

1. 诊断 根据流行病学史、临床表现和辅助检查不难诊断;若临床证据不足又高度怀疑肺吸虫感染者,可予驱虫诊断性治疗。

2. 鉴别诊断

(1)肺吸虫病出现呼吸困难、慢性咳嗽、胸痛和咯血;X线检查显示弥散性浸润、结节状或环状阴影、空洞、肺脓肿、胸膜积液和气胸时应与肺结核相鉴别。

(2)肺吸虫脑病应与占位性肿瘤、原发性癫痫等相鉴别。

**【病情观察及随访要点】**

1. 观察药物副作用。

2. 观察和治疗效果(治疗开始后临床症状体征改善情况)。

(1)包块移行动态、大小变化情况。

(2)咳嗽、咳痰、气急、胸痛等症状改善情况。

(3)胸腔、心包腔积液量的变化,症状体征改善情况。

(4)神经系统症状转归情况。

3. 随访有无并发症、后遗症发生(心包缩窄、偏瘫、视力障碍、失语、癫痫等)。

4. 随访外周血嗜酸性粒细胞计数、胸片等影像学检查、血清肺吸虫抗原滴度等评估疗效。

**【治疗】**

1. 病原治疗

(1)吡喹酮:首选,总量210mg/kg,分9次口服,3次/天,共服3天为1疗程,间歇7天后可再行第2疗程。

(2)三氯苯达唑:儿童5mg/(kg·d),每天1次,连服3天;10mg/(kg·d),每天2次,服1天。

(3)硫氯酚(别丁):50～60mg/(kg·d),分3次口服,共服20天为1疗程,间歇7～14天后可再行第2疗程。

2. 对症处理

(1)咳嗽、咯血者用止咳、止血药物。

(2)心包、胸腔积液者外科引流,并加用糖皮质激素(泼尼松、地塞米松等)防止粘连。

(3)包块引起压迫症状者外科摘除。

(4)发生癫痫者用抗癫痫药物。

(5)合并细菌感染者,选用敏感抗生素。

【预防】

1. 不吃生的或半生不熟的蟹或螯虾。

2. 不接触疫水、不饮用溪水。

(詹 学)

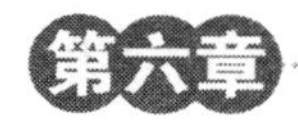

# 营养性疾病

## 第一节　蛋白质-能量营养不良

**【概述】**

蛋白质-能量营养不良(protein-energy malnutrition,PEM)即营养不良,目前仍然是全球5岁以下儿童死亡的重要原因。临床表现除体重明显减轻、皮下脂肪减少和皮下水肿以外,常伴有各种器官的功能紊乱。导致营养不良的原因主要是长期摄入不足、消化吸收障碍、需要量增多、消耗量过大等。

**【病史要点】**

1. 患儿年龄常<3岁、家庭经济状况差、带养人的文化低等。

2. 有营养不良的病因。

3. 临床表现　体重不增是最早出现的症状,继而体重下降,低于正常,久之身长不增或增长缓慢;常伴有各种器官的功能紊乱。临床上分为:以能量供应不足为主的消瘦型;以蛋白质供应不足为主的水肿型。

4. 有并发症发生则有相应临床表现,如贫血、感染、维生素A缺乏和(或)其他微量营养素缺乏、自发性低血糖等。

**【体检要点】**

营养不良除体格指标低于正常外,可以没有明显其他体征。

部分患儿体检可以发现一般情况差,精神委靡,呼吸浅表,面色苍白,表情淡漠,皮肤干燥没有弹性,皮下脂肪消失,肌肉松弛或萎缩,心音低钝,脉搏细弱,肝脾大,可有凹陷性水肿。

**【辅助检查】**

实验室检查缺乏特异性,早期亦无明显异常。血清前白蛋白、白蛋白、胰岛素样生长因子、血红蛋白、免疫球蛋白等可能有不同程度下降。微量营养素如维生素A、锌、铁等有下降。

**【诊断标准及分型分度】**

根据WHO推荐,对于5岁以下儿童,营养不良的体格诊断指标有：年龄的体重(W/A)、年龄的身高(H/A)、身高的体重(W/H)。根据这三个指标来分营养不良类型，根据其低于正常的程度来分严重程度。

年龄别体重(W/A)$<\overline{x}-2s$(相当于P3)为低体重(underweight)，W/A在$\overline{x}-2s\sim\overline{x}-3s$之间为中度，W/A$<\overline{x}-3s$为重度。

年龄别身高(H/A)$<\overline{x}-2s$(相当于P3)为生长迟缓(stunting)，H/A在$\overline{x}-2s\sim\overline{x}-3s$之间为中度，H/A$<\overline{x}-3s$为重度。

身高别体重(W/H)$<\overline{x}-2s$(相当于P3)为消瘦(wasting)，W/H在$\overline{x}-2s\sim\overline{x}-3s$之间为中度，W/H$<\overline{x}-3s$为重度。

体格指标的异常需要结合病史、膳食评价、临床表现才能做出营养不良的诊断，但不一定必须有实验室检查。

**【治疗】**

治疗原则是积极处理并发症，去除病因，调整饮食，促进消化功能。

并发症常常致营养不良儿童死亡，因此应该积极处理并发症，如控制感染、纠正低血糖、治疗贫血、补充微量营养素。

找到营养不良的原因并去除病因是彻底治疗根本的措施。如指导家长正确喂养、治疗消化道畸形、治疗急慢性感染等。

在喂养方面，对于重度营养不良患儿，临床营养医生应该为患儿专门配制要素膳。每天的热量按照年龄需要的60%～80%计算。为了避免胃肠道和重要脏器负担突然的加大，开始喂养时应该少量多次喂养，第1、2天内每2小时一次，第3～5天每3小时一次，6天以后逐渐过渡到4小时一次，夜间也应予以喂养。对于不愿意进食的孩子应采用鼻饲喂养，尽量不用肠外营养。待胃肠、脏器功能复苏，患儿食欲改善，则表示第一阶段治疗成功，进入第二阶段。第二阶段治疗时补充热量按照150～220kcal/(kg·d)计算，患儿每隔4小时喂养1次，喂养的量也逐渐小量增加，每次约增加10ml，直到患儿拒绝进食物为止。年龄较大儿童自己希望进食固体食物的，可以适当增加一些固体食物，混合食物中应该添加混合维生素和无机盐，固体食物的能量密度不能低于1kcal/g。

患儿应该每天测量体重，如果每天体重增加在10～15g，则表示治疗有效，是出院指标之一。营养不良患儿出院指标为：身高的体重$>\overline{x}-1s$，食欲完全恢复，体重增长在正常水平或高于正常水平，水肿消失，所有微量营养素缺乏、感染及其他并发症均已治疗缓解。出院后1周、2周、1个月、3个月和6个月应定期复查。除观察体重增长正常与否外，还应注意神经心理和行为发育是否正常。

**【预防】**

积极宣传科学喂养知识，提高人群健康水平，宣传母乳喂养，及时添加辅食，教育家长认识食物中各种营养成分的作用，改变不合理的膳食结构，纠正孩子不良的生活习惯，不挑偏食，促进体格锻炼，定期体格监测，治疗各种造成营养不良的疾病，才能预防营养不良的发生。

## 第二节 维生素D缺乏性佝偻病

**【概述】**

维生素D是较早发现的维生素之一。目前发现维生素D除影响小肠钙磷吸收、骨骼发育外，还与免疫、肿瘤、皮肤疾病有关。近期的研究表明，维生素D还与糖尿病、心脑血管疾病和精神疾病发生有关。说明机体维生素D的营养状况对健康有重要影响。本节重点强调维生素D缺乏对钙磷吸收及骨骼发育影响所造成的维生素D缺乏性佝偻病。

维生素D缺乏性佝偻病是因维生素D缺乏使Ca、P代谢紊乱造成的一种全身性疾病，典型表现是生长着的骨骼软骨干骺端生长板处矿化作用不全，产生骨骼病变的一种慢性营养性疾病。近年来，由于生活水平的提高，健康意识增强，我国的维生素D缺乏性佝偻病发生有所减少。但是，由于城市中高楼林立、防晒产品的广泛使用、对儿童(尤其是小婴儿)的过度呵护或各种原因未进行或很少进行户外活动使维生素D缺乏性佝偻病在我国仍然可见。

**【病史及体检要点】**

1. 婴幼儿，尤其是小于6月龄婴儿，冬季出生，多胎双胎，母乳喂养，未添加鱼肝油或维生素D制剂，户外活动少，深色皮肤的人，患肝胆疾病、胃肠道疾病致吸收障碍者，为维生素D缺乏的高危因素。

2. 非特异性的神经精神症状，如与季节无关的多汗、夜惊、易激惹、烦闹、摇头、枕秃、惊跳等常出现在早期。

3. 骨骼的改变主要出现在活动期，如头枕顶部的乒乓感在6个月以内的婴儿可以出现，8～9个月后出现额骨、顶骨为中心向外呈圆形的突起称方颅，肋骨与肋软骨交界处可触及或看到圆形突起称肋骨串珠，以7～10肋最明显；手腕、足踝部有圆、矩形隆起称手、足镯；胸骨柄中下2/3向前凸起称鸡胸；1岁左右站立行走后双下肢负重，由于骨质疏松、肌肉松弛，可出现股骨、胫骨、腓骨的弯曲，临床上造成膝内翻即O型腿或膝外翻即X型腿；由于韧带松弛可以造成脊柱侧弯或后凸。部分较重者可以出现全身肌肉松弛、肌力肌张力降低。

4. 恢复期临床症状体征减轻或消失，后遗症期主要是严重佝偻病留下的骨骼畸形存在，常见于2岁以上儿童。

**【辅助检查】**

1. 血生化检查 测定25-$OHD_3$，变化最早、最可靠，钙、磷、碱性磷酸酶测定早期血Ca↓、血P↓，AKP活性正常或稍增加，甲状旁腺素PTH↑。活动期血钙稍低或正常，其余指标改变更加显著。恢复期血25-$OHD_3$、Ca、P恢复正常，AKP 1～2个月后才能降至正常。后遗症期血生化指标正常。

2. 骨骼X线检查 早期长骨干骺端可正常或钙化线稍模糊。活动期长骨干骺端钙化带消失或呈毛刷状、杯口状、骺盘增宽、骨质疏松、骨皮质变薄。恢复期治疗2～3周后干骺端出现不规则钙化线，预示开始恢复。临时钙化带增厚，骨骺软骨盘恢复逐渐正常。后遗症期除畸形外无骨骼干骺端病变。

**【诊断要点及鉴别诊断】**

早期诊断、正确治疗，可以避免骨骼畸形的发生。

1. 诊断要点

(1)有维生素D缺乏的高危因素存在，如纯母乳喂养，户外活动少又未添加维生素D制剂，伴有临床表现，如枕秃、多汗、夜惊等。

(2)血生化检查：测定25-$OHD_3$、钙、磷、碱性磷酸酶，其中25-$OHD_3$最可靠，而且出现变化最早。

(3)骨骼X线检查：显示佝偻病早期或活动期X线表现。

佝偻病的临床表现可以作为临床诊断的线索，确诊必须做血生化及X线检查。

2. 鉴别诊断 维生素D缺乏性佝偻病表现很多并非有特异性，必须鉴别诊断，排除其他病因导致的佝偻病和与佝偻病相同的表现的一些疾病和正常儿童。

(1)其他原因的佝偻病：如家族性低磷性佝偻病、X连锁低磷性佝偻病、抗D佝偻病、肾性佝偻病、肝性佝偻病等等都与维生素D缺乏性佝偻病一样有骨骼畸形，X线表现也相似。但是，它们大都发病较晚，并伴有相应的其他临床表现和(或)阳性家族史，血生化检查有鉴别意义。

(2)与佝偻病有类似表现的情况

1)正常婴儿可能出现多汗、枕秃、夜惊等，常常因为护理不当等因素造成。正常婴儿可能仅具有某一种临床表现，而非全身表现，血生化和X检查没有异常发现。

2)软骨发育不良：特殊体态，呈“成人的躯干、儿童的四肢”，身材矮小。因矮小，特别是下肢短而似X、O型腿与佝偻病相似。通过X片可以鉴别。

3)黏多糖病：有头大、头型异常、脊柱的畸形，胸廓畸形等与佝偻病需鉴别。但黏多糖常有相应的临床表现，骨骼X片可以确诊。可与维生素D缺乏相同，但共同特点是同一般剂量的维生素D治疗有无效。

**【治疗】**

目的在于控制活动期，防止骨骼畸形。

1. 一般治疗　多户外活动，增加日照机会。

2. 维生素D制剂　以口服治疗为主。优点：吸收慢，不易中毒。重症或有并发症者、无法口服者可用肌注。

(1)剂量：口服：5000～1万IU/天×1个月。

(2)注射：30万U肌内注射，一次即可，注射3个月后服预防量400IU/天。不主张大剂量反复肌注，大剂量维生素D治疗效果不成正比，而且还易造成维生素D中毒。

一般在治疗2～3周开始恢复，1个月后正常。

3. 钙补充　食物、Ca制剂。

**【预防】**

1. 围产期　孕母多户外活动，后期适当补充维生素D600～800IU/天。

2. 日光照射　生后尽早户外活动，因母亲的维生素D一般维持2～3周。每天1～2小时，多暴露皮肤，保护眼睛。

3. 食物补充维生素D　生后2周～2岁。足月儿400IU/天，早产儿800IU/天，3个月后改为400IU/天，出生体重小于1500g以下的早产儿可以给800～10 000IU/天。

4. 适量补Ca、P　多给奶制品。

## 第三节　儿童超重和肥胖

**【概述】**

超重(overweight)和肥胖(obesity)两个术语都是指身高所对应的体重超过正常范围，可以互换使用。但是，对儿童用“超重”比较好，因为“肥胖”有贬义，给儿童和家庭带来负面的影响。

根据近年来的流行病学资料显示，超重已经成为公共健康问题，威胁全球儿童青少年的健康。青春期时肥胖致成年期因心血管疾病导致的死亡率是正常人群的2倍，BMI在第85百分位以上的儿童更容易发生高胆固醇血症、高甘油三酯血症和高血压。儿童青少年时期的肥胖可以导致胰岛素抵抗、2型糖尿病、代谢综合征、畸形、肌肉骨骼问题、哮喘、多囊卵巢综合征、睡眠呼吸暂停综合征和心理问题。

肥胖在流行病学上增加的原因尚未清楚，但是可以肯定，摄入高能量食物过多和锻炼过少可以引起肥胖，遗传因素在发病中有重要作用。儿童以单纯性肥胖多见，继发性因素所致的肥胖少见。

**【诊断标准】**

超重的体格诊断指标：2岁以下儿童身长的体重（体重/身长）超过第97百分位，2岁以上儿童BMI≥P95，BMI的计算公式为BMI＝体重(kg)÷身高$^2$(m)。

年龄的BMI正常范围是随着年龄变化的，不同性别有不同的BMI参照值或曲线。尽管有学者认为用BMI对于肌肉比较发达的运动员和儿童有过度诊断超重的可能性，但是目前普遍认为BMI结合临床表现仍然是最可靠的诊断肥胖的方法。

儿童青少年BMI的分级见表2-13。

**【鉴别诊断】**

主要与疾病导致的继发性肥胖鉴别。疾病所致的继发性肥胖在肥胖儿童中占约5%的比例。主要有甲状腺功能亢进、库欣综合征、脊髓发育不良、肌肉营养失调和其他一些遗传综合征如Prader-Willi综合征、Bardet-Biedl综合征、Carpent综合征，除肥胖外临床有其他相应表现（见相关章节）。

**【治疗】**

肥胖是与其他慢性病一样需要综合管理的慢性疾病，没有特效的治疗措施。综合措施包括饮食控制、锻炼、行为调整、心理干预和药物治疗。对于儿童一般不采用药物治疗。

治疗目标取决于儿童的年龄和有无并发症。由于儿童处于生长发育期，严格的限制热量和减肥可能是有害的。把控制体重不增设为初期治疗的目标比较合理，因为儿童的身高增长可以使BMI减小。如果有并发症或者骨骼发育比较成熟的肥胖儿童可以尝试设定减肥的目标。减肥的速度应该慢，每周减0.5kg以下。如果体重下降速度再快，将对健康是不利的。有证据显示，当体重下降10%，所有肥胖及并发症的症状体征将得到改善。达到这一目标后需要把下降后的体重维持6个月，再制定下一步的减肥目标。

医生应向家庭和患儿本人宣教健康信息，改变传统中国家庭以"胖"为健康的观念。要求改变患儿个人的生活方式：减少油腻食品及甜食、高热量食物的摄取，减慢进餐速度，食用低热量、低脂肪、低糖、高蛋白、富含维生素和微量元素的食物；增加运动量，包括帮助家务劳动，少看电视，少用电脑，多户外活动，养成经常运动的习惯；定期进行体格生长监测，学会自己计算 BMI，自我监督，维持体重。

**【预防】**

治疗肥胖是比较困难的(体重反弹的概率很大)，危害是长期的、慢性的、严重的。因此，预防人群的肥胖发生非常重要。

医生应通过各种渠道向全社会宣传肥胖对儿童及其成年后的危害，希望从政府、社会、社区、医院各个层面采取干预措施。

做好孕期保健，减少巨大儿和低出生体重儿的出生；提倡母乳喂养，减少过度喂养；改变家庭生活方式、不良的饮食习惯、不合理的饮食结构；鼓励儿童养成体育锻炼和热爱劳动的好习惯；定期对儿童生长发育情况进行监测，早期发现高危人群，进行早期干预，并要求家庭和社区、学校共同参与到其中。

(程　茜)

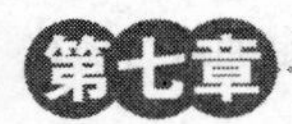

# 消化系统疾病

## 第一节　儿童消化系统特点

**【口腔】**

1. 足月新生儿出生时已具有较好的吸吮和吞咽功能。新生儿及小婴儿口腔浅、硬腭穹隆较平、舌短平且厚、唇肌及咀嚼肌发育良好、颊部脂肪垫厚，为吸吮提供了条件。

2. 新生儿及小婴儿口腔黏膜薄嫩、血管丰富、唾液腺不发达、口腔黏膜干燥，故易受到损伤和局部感染。

3. 生后3～4个月时唾液分泌开始增加；由于口底浅，不能及时吞咽所分泌的唾液，故易发生流涎。

4. 3个月以内婴儿唾液腺中淀粉酶低下，故不宜喂淀粉类食物。

**【食管】**

1. 新生儿食管长度为8～10cm，1岁时为12cm，5岁时为16cm，学龄儿童为20～25cm，成人为25～30cm。

2. 食管pH通常为5.0～6.8。

3. 新生儿及婴儿的食管呈漏斗状，黏膜纤弱，腺体缺乏，弹力组织及肌层尚不发达，食管下段括约肌发育不成熟，易发生溢乳。

**【胃】**

1. 出生时胃容量为7ml，以后逐渐增加，新生儿期为30～60ml，1～3个月为90～150ml，1岁时为250～300ml，5岁时为700～850ml。由于胃容量有限，故每天喂食次数较年长儿多。

2. 胃黏膜血管丰富，但腺体和杯状细胞较少，盐酸及各种酶的分泌均较成人为少，且酶的活性低下，消化功能差。

3. 新生儿及婴儿胃呈水平位，为小婴儿易吐奶的重要原因。当开始走路时，其位置逐渐变为垂直。

4. 胃排空时间随食物种类不同而不同，水的排空时间为1.5～2小时，母乳2～3小时，牛乳3～4小时。早产儿胃排空更慢，易发生胃潴留。

【肠道】

1. 儿童肠道比成人长，一般为身长的 5～7 倍，为坐高的 10 倍。新生儿肠道的长度为身长的 8 倍，婴幼儿为 5 倍，成人为 4 倍。

2. 食物通过肠道时间个体差异较大，12～36 小时不等。母乳通过较快，而人工喂养较慢，可延长到 48 小时，故人工喂养者大便较干燥。

3. 儿童肠黏膜细嫩，富有血管和淋巴管，小肠绒毛发育较好，肌层发育差。

4. 小儿肠系膜柔弱而长，黏膜下组织松弛，易发生肠扭转和肠套叠。

5. 婴幼儿肠壁较薄、通透性高、屏障功能较弱，肠内毒素及不消化产物和过敏原等易经肠壁进入体内，引起全身性和变态反应性疾病。

6. 由于婴幼儿大脑皮质功能发育不完善，进食时常引起胃-结肠反射，产生便意，所以大便次数多于成人。

【肝脏】

1. 年龄越小，肝脏相对越大，其重量为体重的 4%，而成人为体重的 2%。

2. 肝脏富有血管，结缔组织较少，肝细胞小，再生能力强，不易发生肝硬化。8 岁时肝细胞发育成熟。

3. 正常婴幼儿肝脏下缘位于右肋缘下约 2cm，4 岁后一般不能扪及。

4. 婴儿肝脏易受各种不良因素的影响，如缺氧、感染、药物等均可致肝细胞发生肿胀、变性、坏死、脂肪变性、纤维增生而肿大，影响其正常生理功能。

5. 婴儿时期胆汁分泌较少，故对脂肪的消化功能、吸收功能较差。

【胰腺】

1. 出生后 3～4 个月胰腺发育较快，胰液分泌量增多。出生后 1 年，胰腺外分泌部分生长迅速，为出生时的 3 倍。

2. 酶类出现的顺序为：胰蛋白酶最先，其次为糜蛋白酶、羧基肽酶、脂肪酶，最后为淀粉酶。新生儿脂肪酶活性不高，直到 2～3 岁才接近成人水平。

3. 婴幼儿时期胰液及其消化酶易受炎热天气和各种疾病的影响而被抑制，容易发生消化不良。

【肠道细菌】

1. 出生后数小时细菌由口腔、鼻及肛门进入肠道，主要分布在结肠及直肠。

2. 肠道菌群受食物成分的影响，单纯母乳喂养儿以双歧杆菌占绝对优势，人工喂养和混合喂养儿肠腔内大肠埃希菌、嗜酸杆菌、双歧杆菌及肠球菌所占比例几乎相等。这主要是由于奶类中蛋白质和碳水化合物的比例和成分不同所致。

3. 婴幼儿肠道正常菌群脆弱，易受许多内外因素影响而出现菌群失调，导致消化功能紊乱。

**【正常大便】**

1. 母乳喂养儿大便为黄色或金黄色，呈膏状或有少许黄色粪便颗粒，或稀薄，不臭，呈酸性(pH4.7～5.1)。平均每天排便2～4次，在添加辅食后次数减少。

2. 牛奶喂养儿粪便为淡黄色，较干稠，呈中性或碱性(pH6～8)，有臭味，可有白色酪蛋白凝块。大便每天1～2次，易发生便秘。

3. 混合喂养粪便黄色、较软，介于母乳与牛奶喂养之间，每天1～3次。

## 第二节 儿童消化道疾病常用检查方法

### 一、胃肠影像学

#### (一) 腹部X线检查(平片、透视)

为腹部最基本的影像学检查方法，简便而快速。对下列疾病的诊断有价值：

1. 消化道梗阻　采用卧位和立位相结合，可以区分机械性梗阻与动力性肠麻痹；可以了解梗阻部位。如幽门狭窄其征象为单泡征、十二指肠闭锁为双泡征、小肠梗阻为多个液气平、低位结肠梗阻(肛门闭锁、巨结肠等)为阶梯状液气平。

2. 胃肠穿孔　表现为膈下游离气体。

3. 坏死性小肠结肠炎　较特征的X线征象为肠壁积气和门静脉积气征。早期可无该典型征象，必要时复查。

#### (二) 消化道造影

方法有硫酸钡造影和气钡双重造影，后者显像更清楚、可以发现较微小的病变。又分上消化道造影(又称钡餐)和下消化道造影(又称钡灌肠)，前者用于上消化道疾病，后者用于肛管、直肠和结肠的疾病，对于小肠的疾病则需选择全消化道造影。

造影检查可以了解胃肠道的形态、结构及功能，如有无狭窄、闭锁或扩张、变形（如食管狭窄、食管裂孔疝、胃肠道扭转不全、肥厚性幽门狭窄、贲门痉挛或松弛、先天性巨结肠、直肠发育不全等）、运动功能有无异常（如食管蠕动、胃排空、结肠传输时间、括约肌松弛与痉挛等）；还可能发现隆起性病变（充盈缺损）如息肉、缺损性病变（龛影）如溃疡；也可以了解病变与邻近组织的关系。

总之，造影可以广泛地用于儿童胃肠道先天性畸形和后天性疾病的诊断、器质性疾病与功能性疾病的诊断。

**（三）电子计算机体层扫描**（CT）

主要适用于腹腔实质性器官的病变（如肝、脾、胰腺、肾脏）和腹腔占位性病变（包括腹膜后肿瘤）的诊断。CT 增强加血管重建对下腔静脉、肝静脉、门静脉显示清楚，对巴德-吉亚利综合征、门静脉海绵状变性有诊断价值。

**（四）磁共振成像术**（MRI）

主要用于肝脏肿瘤，特别是鉴别肝脏血管瘤、肝脏囊性病变很有价值。做胆道 MRI 显像对肝内外胆管狭窄、闭锁、扩张的诊断有帮助。

## 二、儿童胃镜

广泛用于上消化道（食管、胃、十二指肠）器质性疾病的诊断，也可做介入治疗（取异物、止血、息肉摘除、狭窄处扩张等）。

**（一）适应证**

1. 吞咽困难或吞咽疼痛。
2. 原因不明的胸骨后疼痛。
3. 原因不明的反复呕吐。
4. 原因不明的反复腹痛，尤其是中上腹痛。
5. 上消化道出血（呕血、黑便）。
6. 不明原因贫血而大便隐血阳性者。
7. 吸收不良和慢性炎症性肠病。
8. 误吞腐蚀剂之后的稳定期。
9. 取出上消化道内异物。

**（二）禁忌证**

1. 急性咽喉部疾病。
2. 重症心脏或呼吸系统疾病。
3. 消化道穿孔的急性期。
4. 精神失常不能合作者。

5. 全身状况难以承受内镜检查者。

**(三) 术前准备**

受检患儿至少空腹6～8小时以上(检查当天禁食禁水);有以下情况需特别准备:

1. 小于6月龄的婴儿,禁食4小时、禁水2小时;6～12个月者,禁食6小时以上。

2. 钡餐后,建议48～72小时后再进行检查。

3. 幽门梗阻患儿术前流质1～2天,禁食12～14小时。急诊检查宜先洗胃。

4. 上消化道出血者,估计胃内有血液潴留,宜先洗胃。

5. 上消化道大出血者,当HB低于70g/L或休克时,应先输血或扩容以增加患儿耐受性。

## 三、儿童结肠镜

**(一) 适应证**

1. 不明原因便血或大便隐血持续阳性。
2. 不明原因慢性腹泻。
3. 不明原因腹腔积液、腹痛。
4. 钡剂检查疑有回肠末端及结肠病变需明确诊断者。
5. 低位肠梗阻及腹部肿块不能排除肠道疾病者。
6. 大肠息肉切除、止血及息肉切除后随访。
7. 溃疡性结肠炎、克罗恩病等的诊断与随访。
8. 乙状结肠扭转及结肠套叠复位,反复肠套叠探查。
9. 肠道疾病手术中需内镜协助探查和治疗者。

**(二) 禁忌证**

1. 严重的活动性结肠炎症(相对禁忌,必要时慎重检查)及中毒性巨结肠。

2. 出血性疾病(相对禁忌,必要时慎重检查,勿损伤、勿活检、勿切除)。

3. 急性腹膜炎或腹腔内广泛粘连。

4. 肛门病变伴明显疼痛者。

5. 患儿不合作又不宜全麻者。

6. 严重心肺功能不全或精神病等。

**(三) 术前准备**

良好的肠道准备是成功进行结肠镜诊疗的关键,其效果以患儿最后排出淡黄色透明水样便为最佳。为避免过度准备引发低血糖和患儿恐惧或准备不足导致结肠镜诊疗失败，可采用饮食控制＋药物导泻＋清洁灌肠的方法方案进一步肠道准备。

### 四、食管24小时pH监测

将锑电极放置于食管内贲门上方2～3cm处，由pH记录仪连续24小时记录食管下端的pH值变化，最后数据输入电脑进行数据处理。该检查主要用于诊断胃食管反流及治疗效果的评判，是目前诊断胃食管反流的金标准。

1. 优点

（1）可获得1天中反流的次数、时间；反流与症状、体位及进食的关系；食管对反流物的清除情况。

（2）根据Boix-Ochoa综合评分区分生理性与病理性胃食管反流：评分＜11.99为生理性反流；评分≥11.99为病理性反流。

（3）本检查为生理状态下的反应。

2. 检查要求　当天禁食、禁水4小时，检查前3天停服制酸剂和胃肠动力的药物，检查期间不限制活动和进食，检查中记录进餐、体位变化的起止时间和症状发生时间。

## 第三节　儿童消化系统常见疾病

### 一、口炎

**【概述】**

口炎（stomatitis）是指各种感染引起的口腔黏膜的炎症。若病变限于舌、牙龈或口角，也可称为舌炎、牙龈炎或口角炎。多见于婴幼儿，可单独发生，也可为全身疾病的部分或继发于全身疾病，如急性感染、腹泻、营养不良、久病体弱、维生素B或C缺乏等。病原体可为病毒、细菌、真菌等。临床上鹅口疮、疱疹性口腔炎较为常见，细菌所致口炎已少见。

鹅口疮（thrush，oral candidiasis）为白色假丝酵母菌感染口腔黏膜所致，多见于新生儿和婴幼儿，常发生于营养不良、腹泻、长期使用广谱抗菌药物或糖皮质激素的患儿。新生儿多由产道感染或哺乳时奶头不洁或奶具污染所致，易复发。

疱疹性口腔炎（herpetic stomatitis）是由单纯疱疹病毒Ⅰ型感染口

腔黏膜引起的原发性感染。好发年龄为1～4岁,无明显季节性。

**【病史及体检要点】**

1. 鹅口疮

(1)口腔奶白色斑块出现的时间及进展程度,块状物易擦掉,擦去斑膜后,局部黏膜潮红、粗糙,可有溢血。

(2)无口痛,不流涎,不影响吃奶,多无全身症状。

(3)详细询问喂养史、近期疾病史(尤其是腹泻病史)、使用广谱抗菌药物史、使用糖皮质激素史等。

2. 疱疹性口腔炎

(1)舌、唇内侧、牙龈、上腭、颊黏膜及唇黏膜及邻近皮肤出现单个或成簇小疱疹;疱疹迅速破溃形成溃疡,覆盖黄白色分泌物。多个溃疡可融合成大溃疡。

(2)溃疡疼痛剧烈,患儿拒食、流涎、烦躁,可因进食少而尿少。

(3)发热出现于口部疱疹出现前1～2天,3～5天后恢复正常。

(4)颌下及颈部淋巴结肿大并有压痛。

(5)病程约1～2周。

**【辅助检查】**

取奶白色斑块少许放于玻片上,加10%氢氧化钠1滴,在显微镜下可查到白色假丝酵母菌丝及孢子,即可确诊为鹅口疮。

**【诊断要点及鉴别诊断】**

1. 诊断要点

(1)鹅口疮:①起病较缓慢;②口腔黏膜见奶白色斑块物,块状物易擦掉,擦去斑膜后,局部黏膜潮红、粗糙,可有溢血;③无口痛,不流涎,不影响吃奶;④多无全身症状;⑤近期疾病史(尤其是腹泻病史)、使用广谱抗菌药物史、使用糖皮质激素史等可能为诱因;⑥显微镜下可查到白假丝酵母菌丝及孢子,即可确诊。

(2)疱疹性口腔炎:①起病急;②以发热起病,其持续3～5天;③发热后1～2天出现舌、唇内侧、牙龈、上腭、颊黏膜及唇黏膜(口腔前半部)及邻近皮肤疱疹,继之破溃为溃疡,溃疡表面有黄白色分泌物;④溃疡疼痛剧烈而拒食、流涎、烦躁。

2. 鉴别诊断 疱疹性口腔炎需与疱疹性咽峡炎鉴别。鉴别主要特点为疱疹的分布部位。疱疹性咽峡炎为肠道病毒所致,疱疹主要发生于咽部及软腭,有时累及舌部。

**【治疗】**

1. 鹅口疮

(1)一般不需静脉或口服抗真菌药物。可用2%～5%碳酸氢钠溶液于哺乳前后清洁口腔,局部涂抹10万～20万U/ml制霉菌素溶液,每天3～4次。严重者可同时服用制霉菌素,40万～80万U/d,分3次。

(2)可加用肠道微生态制剂。

(3)可适当加以维生素$B_2$和C。

2. 疱疹性口腔炎

(1)一般治疗:保持口腔清洁,多饮水,避免刺激性食物,以微温或凉的流质为宜。

(2)局部可喷洒西瓜霜、锡类散等。可涂抹2.5%～5%金霉素鱼肝油以预防感染。

(3)疼痛剧烈者可在餐前局部涂抹2%利多卡因。

## 二、胃食管反流

**【概述】**

胃食管反流(gastroesophageal reflux,GER)是指胃内容物反流入食管。反流物通常为胃酸和胃蛋白酶,但也包括十二指肠液逆流入胃的胆盐和胰酶。分为生理性和病理性反流两类。在病理性反流的基础上,如果引起了食管炎、呼吸系统并发症(吸入综合征)、精神神经症状等,则称为胃食管反流病(gastroesophageal reflux disease,GERD)。胃食管反流是儿童常见的功能性胃肠病,各年龄段均可发生,尤其是生理性胃食管反流是婴幼儿期呕吐的常见原因,儿童期食管炎的病因也以胃食管反流最常见。

生理性反流与病理性反流的区别:

1. 生理性反流(功能性反流)　是新生儿及婴幼儿因自身解剖和生理的发育不成熟、抗反流机制不完善所引起的反流;随着年龄的增加,反流会随之停止;反流较轻,对儿童生长发育无影响。其特点为:

(1)常发生在6个月内的婴儿,至生后12～18个月内好转。

(2)多为进食后的无痛性反流。呕吐发生于进食后、清醒时,而空腹和睡眠时不发生。

(3)反流病程短。

(4)生长发育不受影响,无并发症。

2. 病理性反流　因食管下括约肌功能障碍及其周围组织结构异常所致,与发育无关;不会随年龄的增加反流停止;反流较重,会影响儿童生长发育,并可引起并发症。其特点为:

(1)出生18个月后仍存在的反流。

(2)频繁的严重反流。呕吐发生于进食后或空腹时、清醒或睡眠时,次数多、呕吐量大。

(3)反流病程长。

(4)生长发育障碍及并发症。

**【病史要点】**

1. 呕吐是其最常见症状 应详细询问并记录呕吐出现的年龄、是否随年龄而减轻;呕吐与进食、睡眠的关系;呕吐次数,呕吐物是否含有胆汁及血液,吐后是否能进食;生长发育状况(体重增长情况)。

2. 有无食管炎表现 询问年长儿是否有下列表现:

(1)胃灼热或胸痛:胸骨下段有烧灼感或胸痛;且是否饮用酸性饮料后加重,服用抗酸剂可减轻;立位加重、半卧位减轻。

(2)咽下疼痛:表现为咽下食物时疼痛。

(3)咽下困难:指在咽下食物或饮水时感到吃力,有阻塞感。咽下困难是间隙性还是持续性。

(4)呕血和黑便:若反复少量出血则表现大便隐血阳性和贫血。

(5)婴幼儿的反流性食管炎临床表现不典型,表现为喂养困难、拒食、哭吵、睡眠不安。

3. 有无呼吸道症状 由于反流物反复吸入呼吸道导致慢性呼吸道炎症,引起慢性咽炎、喉炎、支气管炎甚至肺炎;反流物刺激引起反射性支气管痉挛导致哮喘;喉痉挛导致窒息发作。因此,应询问有无反复咳嗽、反复哮喘发作而常规抗哮喘治疗无效或反复窒息病史。

4. 询问并记录有无夜间哭闹、睡眠不安、夜惊、激惹。

**【体检要点】**

1. 生长发育 测量体重和身高,评估患儿生长发育状况。

2. 贫血 有无及其程度。

3. 肺部体征 有无哮鸣音、中细湿啰音。

4. 窒息 观察有无窒息发生。

5. 公鸡样头颈的特殊姿势 即类似斜颈样姿势。

**【辅助检查】**

1. 食管 24 小时 pH 监测 是诊断 GER 的金标准。可明确有无反流、区分生理性与病理性反流、了解反流与症状的关系。

2. 食管钡餐造影 可了解食管的形态和运动情况、钡剂的反流情况、胃与食管间的结构有无异常,还可鉴别引起呕吐的其他疾病如食管畸形(食管蹼、食管裂孔疝等)。因其结果受吞钡量、体位、哭吵等影响,由于患儿要被较长时间暴露在 X 线下,故未被作为首选检查。诊断标准:5分钟内反流≥3次。

3. 食管动力功能检查(食管测压) 可检测食管下括约肌的压力、有无食管下括约肌频发短暂松弛现象、食管的运动情况,必要时可连续动态观察。

4. 上消化道内镜检查及黏膜活检 可以明确有无食管炎症以及其程度、有无Barrette食管。

5. 胃-食管放射性核素扫描 可了解有无胃食管反流、食管的廓清能力、胃的排空功能,特别是可以观察到肺内有无吸入,以明确呼吸道症状与反流的关系。该检查可靠、敏感性好,但开展的医院很少。

6. B超检查 可了解进食后有无反流、食管括约肌腹腔段的长度、有无食管裂孔疝等。方法简单、非创伤性,但因准确性不佳,仅被作为初筛检查方法。

**【诊断要点及鉴别诊断】**

1. 诊断要点

(1)病史:有下列表现者应考虑:

1)不明原因的反复呕吐。

2)胸骨后疼痛或咽下困难。

3)反复发作的呼吸道感染、难治性哮喘、反复窒息或呼吸暂停。

4)不明原因的生长发育障碍或贫血。

(2)辅助检查:首选食管24小时pH监测。

2. 鉴别诊断

(1)需与可引起反复呕吐的其他疾病鉴别:贲门痉挛、食管裂孔疝、胃扭转、幽门梗阻、幽门前瓣膜、肠旋转不良等。

(2)需与可引起食管炎的其他疾病鉴别:感染性食管炎、腐蚀性食管炎等。

**【病情观察及随访要点】**

1. 观察呕吐好转情况。

2. 观察胸骨后疼痛或咽下困难的减轻与否。

3. 观察呼吸道症状有无改善、窒息或呼吸暂停是否停止。

4. 患儿哭闹、拒食、睡眠不安的情况有无改善。

5. 体重增长、贫血改善情况。

6. 疗程结束后,必要时复查食管24小时pH监测、胃镜(有食管炎者)。

**【治疗】**

原则:生理性胃食管反流只需体位+饮食疗法;病理性反流则体

位＋饮食疗法＋药物，必要时手术治疗。

1. 体位治疗

(1)婴幼儿：俯卧位、上身抬高30°。但该体位有导致婴儿猝死的危险，故慎用。

(2)年长儿：清醒时为立位或坐位，睡眠时应左侧卧位，床头应抬高20～30cm。

2. 饮食治疗

(1)婴幼儿：①母乳喂养者：可增加喂奶的次数，适当减少每次喂奶量；②人工喂养者：增加食物的稠度，少量多餐，牛奶中可加入谷类食物。

(2)年长儿：进食稠厚的食物，少量多餐，吃高蛋白低脂肪的食物。

(3)避免进食降低食管下括约肌压力和增加胃酸分泌的食物和药物。

3. 药物治疗

(1)胃肠促动剂：2～4周。①多潘立酮(吗丁啉)：为外周性多巴胺拮抗剂，剂量为每次0.2～0.3mg/kg，每天3次，饭前30分钟或睡前服用。因可引起锥体外系症状，故6个月内婴儿慎用。②西沙比利(普瑞博思)：直接作用于肠壁肌间神经丛，为全消化道促动剂；剂量为每次0.2mg/kg，每天3次，餐前30分钟或睡前服用；可引起心脏副作用如心律失常，故其使用受到限制。

(2)抑酸剂：2～4周。$H_2$受体抑制剂(西咪替丁、雷尼替丁)、质子泵抑制剂(奥美拉唑)。

(3)黏膜保护剂：硫糖铝等。

4. 外科手术治疗

(1)指征：①内科治疗6～8个月无效，有严重并发症(上消化道出血、营养不良、生长发育迟缓)；②有食管裂孔疝、严重食管炎伴溃疡、狭窄者；③有严重呼吸道并发症者(呼吸道梗阻、反复发作的窒息等)。

(2)目的：增加LES压力。

(3)手术方式：Nisson胃底折叠术。

## 三、慢性胃炎

**【概述】**

慢性胃炎(chronic gastritis)为各种有害因子长期或反复作用于胃黏膜而引起的慢性炎症。可能的病因有幽门螺杆菌(helicobacter pylori，HP)感染、胆汁反流、长期不良的饮食习惯、反复服用对胃黏膜有刺激的药物(尤其是非甾体类消炎药、糖皮质激素)、精神紧张或压力、遗传因素及某些慢性病影响等。根据病理改变分为慢性浅表性胃炎和慢性萎缩性胃炎,儿童以前者为多(占95%以上),而萎缩性胃炎很少见。

慢性胃炎是儿童时期常见的上消化道器质性疾病,也是反复腹痛的常见原因之一。因症状和体征缺乏特异性,单凭临床诊断较困难,主要依靠胃镜及病理学检查;因HP感染是常见原因,故应常规做HP感染的检查,以便确定是否给予HP根除治疗。

**【病史要点】**

1. 询问腹痛的病程、发作时间、有无发作间歇、发作诱因;记录腹痛与饮食的关系;腹痛的部位、性质。

2. 询问有无恶心、呕吐、食欲缺乏、反酸、嗳气、上腹饱胀。

3. 询问排便频率、大便性状,有无腹痛发作即感便意、排便后即腹痛缓解。

4. 有无黑便、呕血。

5. 了解有无胃病家族史和幽门螺杆菌感染者,有无长期服用非甾体类消炎药、糖皮质激素史,有无饮食不良习惯。

**【体检要点】**

1. 腹部检查　腹部有无固定的压痛部位(常代表病变部位)、包块、腹腔积液征等。

2. 评估生长发育状况、有无贫血。

**【辅助检查】**

1. 胃镜检查　首选检查方法。能直接观察胃黏膜病变并可取病变部位组织进行组织学检查及幽门螺杆菌检测。内镜下表现为充血、水肿、糜烂、新鲜或陈旧性出血、黏液斑或(和)胆汁反流。患HP相关胃炎时,还可见胃窦黏膜微小结节形成。

2. 钡餐检查　非创伤性检查,但病变检出率不高、准确性差,可作为胃镜的补充检查手段。可见胃窦部激惹征,黏膜纹理增粗、迂回或锯齿状,幽门前区半收缩状态等。

3. 病理学检查　胃镜下钳取胃黏膜做病理学检查,可明确有无炎症、区分急性与慢性、炎症是否活动、炎症分度(轻、中、重)。

4. HP感染的检查　HP是儿童慢性胃炎常见原因,因此,慢性胃炎患儿均应做HP感染的检查。检查方法有:

(1)细菌培养。

(2)组织切片染色法:查找幽门螺杆菌。

(3)快速尿素酶试验:初筛试验,简单、快速,临床运用最多的方法。

(4)$^{13}$C 尿素呼气试验:非创伤性检查,最适宜于治疗后的随访。

(5)血清 HP 抗体:阳性提示既往感染,主要用于流行病学调查。

**【诊断及鉴别诊断】**

1. 诊断要点

(1)有下列表现或病史者应考虑慢性胃炎诊断:①反复腹痛、尤其伴中上腹压痛者;②消化不良症状如反酸、嗳气、上腹饱胀、食欲缺乏;③不明原因消瘦、贫血而大便隐血阳性;④有胃病家族史、长期不良饮食习惯或长期服用非甾体类消炎药、糖皮质激素者。

(2)辅助检查:胃镜和病理学检查,并同时做 HP 感染的检测。

2. 鉴别诊断　应与可引起反复腹痛的其他器质性和功能性疾病相鉴别,如肠蛔虫症、肠痉挛、偏头痛、肠易激综合征、功能性消化不良等。

**【病情观察及随访要点】**

1. 观察腹痛缓解情况如发作频率、腹痛程度。

2. 消化不良症状有无改善。

3. 注意患儿对药物的耐受性、有无副作用,必要时做调整。

4. 慢性胃炎伴 HP 感染者,疗程结束后宜复查胃镜或$^{13}$C 尿素呼气试验。

**【治疗】**

1. 去除病因　积极治疗原发病。

(1)HP 感染者:HP 相关性胃炎需给予 HP 根除治疗,其方案有:①奥美拉唑+阿莫西林+克拉霉素,疗程 2 周;②奥美拉唑+克拉霉素+甲硝唑,疗程 2 周;③枸橼酸铋钾(colloidal bismuth subcitrate, CBS)+阿莫西林+克拉霉素,疗程 4 周;④枸橼酸铋钾+阿莫西林+甲硝唑;疗程 4 周。其中以第一个方案的 HP 根除率最高,可达 90%以上。

相关药物剂量及用法:奥美拉唑 0.7～1mg/(kg·d)清晨顿服;枸橼酸铋钾 6～8mg/(kg·d),分 3 次;阿莫西林 20～30mg/(kg·d),分 3 次;克拉霉素 15～20mg/(kg·d),分 3 次;甲硝唑 20～30mg/(kg·d),分 3 次。

(2)慢性胃炎伴胆汁反流者:给予促进胃排空的药物,多潘立酮(吗丁啉)每次 0.2～0.3mg/kg,每天 3 次(餐前 15～30 分钟口服),疗程 2～4 周。

(3)停用对胃黏膜有刺激的药物:如非甾体类消炎药、糖皮质激素等。

(4)创造良好的生活环境,避免长时间的精神压力。

2. 饮食疗法

(1)养成良好饮食习惯。

(2)避免进食生冷及刺激性食物,少量多餐。

3. 药物治疗

(1)制酸剂或抗酸剂:① $H_2$ 受体拮抗剂:西咪替丁 10～15mg/(kg·d),q12h,疗程 2～4 周;雷尼替丁 3～5mg/(kg·d),q12h(早晚),疗程 2～4 周。②质子泵抑制剂:奥美拉唑 0.7～1mg/(kg·d),清晨顿服,疗程 2 周。③抗酸剂:碳酸钙口服液、氢氧化铝、氢氧化镁等;碳酸钙口服液:2～5 岁 5ml/次,>5 岁 10ml/次,每天 3 次,餐后 1 小时服用。

(2)胃黏膜保护剂:①枸橼酸铋钾:6～8 mg/(kg·d),分 3 次,疗程 4 周;②硫糖铝:10～25mg/(kg·d),分 4 次,疗程 4 周;③麦滋林-S:每次 30～40mg/kg,每天 3 次,疗程 4 周。

**【预防】**

1. 养成良好饮食习惯:进食规律、不要暴饮暴食、少食对胃有刺激的食物(如辛辣的、生冷及粗糙的食品),多吃富含纤维素的食物。

2. 家中有 HP 感染者,主张分餐进食,以避免交叉感染。

3. 因故需要长期服用非甾体类消炎药或糖皮质激素时,必要时同时每晚口服雷尼替丁 1 次。

## 四、消化性溃疡

**【概述】**

消化性溃疡(peptic ulcer,PU)是消化道黏膜及其深层组织因消化性损伤而形成的病理性缺损。胃酸和胃蛋白酶是消化性溃疡形成的基本因素,因此,理论上凡能接触胃酸的部位均可发生,如食管、胃、十二指肠、吻合口、异位胃黏膜部位,但绝大多数发生在胃和十二指肠,即胃溃疡(gastric ulcer,GU)和十二指肠溃疡(duodenal ulcer,DU)。

随着儿童胃镜的开展,发现消化性溃疡并非儿童少见病,仅次于胃炎,为第二位的上消化道器质性疾病,是儿童反复腹痛和上消化道出血的常见原因,占儿童胃镜检出病变的 10 %～20%。

溃疡病的分类:①按部位分:胃溃疡(GU)、十二指肠溃疡(DU);②按病因分:原发性溃疡、继发性溃疡;③按病程分:急性溃疡、慢性溃疡。

不同年龄的儿童其溃疡种类不同,临床表现也不一样。

1. 新生儿期 多为急性、继发性溃疡;先有原发病如早产儿、缺血缺氧、低血糖、呼吸窘迫、严重感染、神经系统疾病等;多发生于生后24～48小时内,并多以上消化道出血、穿孔为首发症状。

2. 婴幼儿期 以急性、继发性溃疡多见,多于原发性溃疡;继发性溃疡多以上消化道出血、穿孔为首发症状,有基础疾病或使用非甾体类消炎药、糖皮质激素;原发性溃疡则表现不典型,可有呕吐、进食后哭吵、吃奶差、腹胀、生长发育迟缓,也可发生呕血、黑便。

3. 学龄前期儿童 原发性溃疡增多,临床表现更接近学龄期儿童。

4. 学龄期儿童 以原发性溃疡为主,DU多于GU,也可发生继发性溃疡;

主要表现为:①反复腹痛;②恶心、呕吐、反酸、嗳气、食欲缺乏等消化不良症状;③小细胞低色素贫血、大便隐血阳性,是反复少量出血的结果;④严重者可发生上消化道出血(呕血、黑便)、穿孔。

**【病史要点】**

1. 询问腹痛的病程、发作时间、有无发作间歇、发作诱因;记录腹痛与饮食的关系;腹痛的部位、性质,有无放射痛和夜间痛醒。

2. 询问有无恶心、呕吐、呕吐物,有无食欲缺乏、反酸、嗳气、上腹饱胀。

3. 询问排便频率、大便性状,有无黑便或暗红色便、呕血。

4. 近期或现在有无严重的基础疾病。

5. 了解有无胃病家族史和幽门螺杆菌感染者,有无服药史,尤其是服用感冒药、非甾体类消炎药、糖皮质激素史,有无饮食不良习惯。

**【体检要点】**

1. 中上腹有无压痛;有无腹胀、气腹征、腹膜炎体征,了解有无胃肠穿孔。

2. 贫血及程度,有无休克体征,以判断有无消化道出血及出血量。

3. 营养状况。

**【辅助检查】**

1. 胃镜检查 是首选方法,为确诊的依据。

2. 消化道钡餐造影 由于儿童的溃疡病变较浅,钡剂征象不如成人典型,所以只是作为补充检查手段:①直接征象:龛影(充盈缺损);②间接征象:局部变形;胃大弯痉挛切迹;幽门梗阻;十二指肠球部变形、激惹、痉挛。

3. HP的检测 由于消化性溃疡的发生与HP感染密切相关,所以要常规做 HP 检测。参见胃炎节。

【诊断及鉴别诊断】

1. 诊断要点

(1)病史:有下列表现者提示溃疡病可能:

1)继发性溃疡:有严重基础疾病的儿童,尤其是新生儿和小婴儿,或者在应用非甾体类药物或糖皮质激素后,出现上消化道出血或穿孔表现。

2)原发性溃疡:剑突下烧灼痛或饥饿痛,进食后缓解;反复腹痛而无寄生虫感染者;与进食有关的反复呕吐;有小细胞低色素贫血、大便隐血阳性者;原因不明的呕血、黑便或者穿孔;有上述表现且有消化性溃疡(尤其是 DU)家族史者。

(2)首选胃镜检查,常规做 HP 检测。

2. 鉴别诊断 主要需与其他可引起反复腹痛(见慢性胃炎节)、上消化道出血、反复呕吐的疾病相鉴别。

【治疗】

治疗目的为缓解症状、促进溃疡愈合、预防复发、防治并发症。治疗难点是溃疡病的复发。

1. 一般治疗 ①养成良好的饮食习惯;②停止一切刺激性的食物及药物;③少吃多餐、易消化食物;④避免长时间的紧张、减轻压力;⑤继发性溃疡者应积极治疗原发病。

2. 药物治疗(详细参见慢性胃炎节)

(1)制酸剂或抗酸剂:①$H_2$ 受体拮抗剂:药物包括雷尼替丁、西咪替丁(甲氰米呱)等,这类药物儿童使用安全,副作用发生率低,可能的副作用有头疼、嗜睡、疲劳、肌痛、腹泻或便秘。雷尼替丁 8 岁以下儿童慎用。②质子泵抑制剂:奥美拉唑。

(2)胃黏膜保护剂:枸橼酸铋钾、硫糖铝。注意:枸橼酸铋钾不能长期大剂量使用,因可导致不可逆的神经系统损害及肾功能损害。服药期间最好监测血铋的浓度,安全的浓度为 100μg/ml。

(3)抗 HP 治疗:适应证:凡是伴 HP 感染的消化性溃疡,无论是初发还是复发,均需进行 HP 根除治疗。方案参见胃炎节。

(4)药物治疗策略:消化性溃疡:初治病例,制酸剂+胃黏膜保护剂,疗程 4~8 周。伴 HP 检查阳性者,同时给予 HP 根除治疗。复发病例,按上述方案治疗结束后,继续使用制酸剂维持治疗 1~2 年。

3. 手术治疗 指征:①上消化道出血、内科治疗无效者;②急性胃穿孔;③器质性幽门狭窄;④难治性溃疡。

【预防】

参见慢性胃炎节。

## 五、儿童腹泻病

【概述】

腹泻病(diarrhea)是一组由多病原、多因素引起的，以大便次数增多和大便性状改变为主要表现的消化道综合征，是儿童(特别是婴幼儿)最常见疾病之一，以婴幼儿尤其 6 个月～2 岁发病率最高，是造成儿童营养不良、生长发育障碍的主要原因之一。在我国，随着生活水平的提高、卫生状况的改善，儿童腹泻病的发生率有所下降，但其仍然危害着儿童的健康。

婴幼儿易患腹泻，主要与以下易感因素有关：①消化系统发育不成熟；②生长发育快，胃肠负担重；③机体防御功能差；④肠道菌群失调；⑤人工喂养。

病因包括肠道内感染性因素和非感染因素。

引起肠道内感染的病原包括：①病毒：以轮状病毒最常见，其他还有诺如病毒、札如病毒、肠腺病毒、星状病毒、肠道病毒等；②细菌：包括致泻性大肠埃希菌(致病性大肠埃希菌、产毒性大肠埃希菌、侵袭性大肠埃希菌、出血性大肠埃希菌和黏附性大肠埃希菌)、空肠弯曲菌、耶尔森菌、沙门菌、难辨梭状芽胞杆菌、金黄色葡萄球菌、铜绿假单胞菌等；③真菌：有白色假丝酵母菌、曲霉菌、毛霉菌；④寄生虫：有蓝氏贾第鞭毛虫、阿米巴原虫、隐孢子虫。病毒是感染性腹泻最常见的病原，占 80%。真菌性肠炎易发生于营养不良、长期使用广谱抗菌药物和糖皮质激素的儿童。

非感染因素包括：①喂养不当；②症状性腹泻：由肠道外感染所致腹泻，如上呼吸道感染、肺炎、中耳炎、泌尿道感染等；③过敏性腹泻：其发病率有上升，在婴幼儿腹泻中应引起高度重视；④原发性或继发性乳糖不耐受；⑤气候因素等。

【病史要点】

1. 腹泻的起病、病程及发展过程。

2. 腹泻每天次数、大便性状(量、水分多少、黏液脓血)，有无酸臭和腥臭味，是否伴里急后重(或坠胀感)。

3. 是否伴恶心、呕吐、腹痛、腹胀等其他消化系统症状。

4. 进食情况，是否伴口渴、喜饮、眼泪较少，尿量减少及其减少的程度，询问最后一次排尿的时间。

5. 是否伴全身感染中毒症状（发热、精神委靡、食欲减少等），有无其他系统症状（如意识障碍、抽搐、皮疹等）。

6. 入院前接受何种治疗，补液方式、性质和量。

7. 有无基础疾病或伴随其他系统感染表现（如呼吸系统感染等）及其治疗情况。

8. 详细询问病前喂养史、添加辅食史、腹泻患者接触史、不洁饮食史。

9. 发病的季节，当地有无腹泻病的流行。

10. 既往腹泻史，包括诊断及治疗情况。

**【体检要点】**

1. 有无脱水表现　眼眶及前囟的凹陷程度、皮肤弹性、尿量、有无周围循环衰竭等判断有无脱水以及脱水的程度。注意高渗性脱水表现为高热、烦渴、烦躁、意识障碍、抽搐等细胞内脱水表现，而脱水体征不明显。

2. 腹部检查　有无腹胀、肠型、蠕动波、压痛、肌紧张、反跳痛、腹部包块、腹腔积液征、肠鸣音活跃程度等。

3. 有无代谢性酸中毒表现　口唇樱红、呼吸深大、精神委靡、呼出的气体有丙酮味，注意小婴儿表现不典型。

4. 有无低钾血症表现（包括在纠正脱水的过程中出现）　精神不振、无力、腹胀、肠鸣音减弱、心音低钝、心律失常、腱反射减弱等。

5. 有无肠道外感染病灶　如外耳道、咽部、肺部；有无皮疹。

6. 有无其他系统体征　如心脏及神经系统等其他肠道外并发症，其中尤其注意心脏并发症。

7. 营养状况　营养不良或病程长的患儿，还需注意有无肛周糜烂、直肠脱垂、维生素 A 和 B 族缺乏表现，如角膜混浊、毕脱斑、口角炎和口炎等。

**【辅助检查】**

1. 大便常规　①侵袭性细菌所致感染者大便为黄稀黏液便、黏液血丝便或脓血便，显微镜下可见红细胞、白细胞及脓细胞；②病毒性腹泻及产毒性大肠埃希菌性肠炎大便为黄稀水样便，无黏液及脓血，显微镜下无红白细胞或少许白细胞；③食饵性腹泻大便为黄色糊状大便，有不消化奶块或食物，镜下见较多脂肪滴。

2. 血清电解质（血钠、钾、氯、钙、镁）及肾功能　有脱水及电解质紊乱者应检测。血钠可协助判断脱水的性质。

3. 血浆渗透压　有条件的医院应进行，以判断脱水的性质。

4. 血气分析　中度脱水以上应进行。

5. 大便涂片　可查找寄生虫、霍乱弧菌、真菌菌丝及孢子。

6. 大便病毒学检查　疑为病毒感染者需进行检测，如大便轮状病毒抗原检测。

7. 大便培养及药敏试验　疑为细菌感染者需进行。

8. 大便还原糖试验　了解有无乳糖不耐受。

9. 食物过敏原检测　点刺试验、斑贴试验、特异性血清 IgE 检查、食物回避或(和)开放性食物激发试验。

10. 腹部影像学检查(腹部X片或腹部B超)　腹胀者、腹痛剧者或有腹部异常体征者，了解有无并发症(坏死性小肠结肠炎等)或外科急腹症。

11. 心电图　尤其是病毒性肠炎疑并发心肌炎者。

**【诊断要点及鉴别诊断】**

1. 诊断依据

(1)大便性状改变：呈稀便、水样便、黏液便或黏液脓血便等。

(2)大便次数较平时增多。

2. 根据病程分类

(1)急性腹泻：病程在2周以内。

(2)迁延性腹泻：病程为2周～2个月。

(3)慢性腹泻：病程在2个月以上。

3. 根据病情严重程度分型

(1)轻型：腹泻不剧烈，不伴脱水，无中毒症状。多因饮食不当或肠道外感染所致。

(2)中型：腹泻较剧烈，伴轻或中度脱水或有轻度中毒症状。

(3)重型：腹泻严重，伴有重度脱水或明显中毒症状，严重者可死亡。

4. 根据病因分类

(1)感染性腹泻：病原体感染肠道而引起的腹泻。进一步根据所致病原进行命名，如轮状病毒性肠炎、致病性大肠埃希菌性肠炎等。

(2)非感染性腹泻：进一步分为食饵性腹泻、过敏性腹泻、症状性腹泻、乳糖不耐受等。

5. 各类腹泻的诊断要点

(1)病毒性肠炎

1)轮状病毒性肠炎：①四季均可发病，流行季节为10月～次年2月，高峰年龄为6个月～3岁，潜伏期为2～3天；②起病急，以呕吐、腹泻为主要症状，大便次数多，为蛋花汤样或稀水样便；③腹泻严重者伴脱水、电解质紊乱及代谢性酸中毒；④可伴发热、精神委靡、食欲下降；⑤可伴流涕、轻咳等上呼吸道炎表现；⑥少数可并发肺炎、心肌炎或脑炎等；⑦自然病程为3～8天；⑧大便常规示粪质少、白细胞很少，大便轮状病毒抗原检测阳性可确诊。

2）诺如病毒性肠炎：①各年龄组均可发病，是婴幼儿腹泻的常见病原，秋冬至冬春季节发病最多，潜伏期数小时～3天；②起病急，以腹泻、腹痛、恶心、呕吐为主要症状，大便次数和形状与轮状病毒性肠炎相似；③可伴发热、精神委靡、食欲下降、畏寒、肌痛等全身症状；④病程2～7天；⑤大便常规示粪质少、白细胞很少；⑥大便诺如病毒抗原检测阳性或RT-PCR检测到诺如病毒核酸则确诊。

（2）细菌性肠炎

1）产毒性大肠埃希菌性肠炎：①5～8月份为多，潜伏期1～2天；②腹泻为主要症状，轻者大便次数稍多、大便形状稍稀、排泄数次后即愈，病情较重者腹泻频繁、大便呈水样或蛋花汤样便；③可伴脱水、电解质紊乱及代谢性酸中毒；④可伴呕吐，但多无发热及全身症状；⑤病程多为3～7天，大便常规镜检可有少量白细胞；⑥大便培养阳性可确诊。

2）致病性大肠埃希菌性肠炎：表现同产毒性大肠埃希菌肠炎。

3）空肠弯曲菌肠炎：①6个月～2岁婴幼儿发病率较高，夏季多发；②可有发热、恶心、呕吐、腹痛、腹泻、全身不适；③大便初为水样，很快变为黏液便或黏液脓血便，有恶臭味；④大便镜检见较多白细胞及多少不等的红细胞；⑤大便培养阳性可确诊。

4）鼠伤寒沙门菌肠炎：①2岁内发病较多见；全年发病，6～9月发病率较高；消化道传播；可引起院内流行。②潜伏期8～48小时。③以胃肠型或败血症型较多见，发热、腹泻为主要表现，有感染中毒症状；大便形状多种多样，可为稀便、水样便、黏液便或黏液脓血便。④重症可出现水、电解质及代谢性酸中毒，甚至感染性休克；败血症型可并发肺炎和其他化脓病灶。⑤常迁延反复。⑥大便镜检见较多白细胞及多少不等的红细胞。⑦大便培养阳性可确诊。

（3）真菌性肠炎：以白色假丝酵母菌所致最常见。①多发生于2岁以下婴幼儿；②腹泻为主要症状，大便为黄色稀便，有泡沫及黏液，可见豆腐渣样细块；③常伴鹅口疮；④病程迁延；⑤大便镜检有真菌孢子及菌丝；⑥大便真菌培养阳性可确诊。

6. 鉴别诊断　急性腹泻需与外科急腹症（肠套叠、急性阑尾炎及穿孔等）、坏死性小肠结肠炎等相鉴别。

迁延性慢性腹泻应与生理性腹泻、炎症性肠病、肠结核等相鉴别。

**【病情观察及随访要点】**

1. 观察脱水、代谢性酸中毒纠正情况，并随时调节输液方案。在液体治疗过程中，必须防治低钾血症，佝偻病或营养不良儿童还需警惕低钙血症的发生。

2. 复查血电解质、肾功能、血气分析。

3. 密切观察腹泻和呕吐的次数、量及形状，以准确评估体液丢失量；同时掌握进食情况及液体总摄入量，以正确估计每天水和电解质的继续损失量、判断治疗效果，制定进一步液体治疗方案。

4. 注意发热等全身症状、呼吸道表现、心脏体征、肛周皮炎等。

5. 大便性状改变情况，腹泻与进食某种食物的关系。

**【治疗】**

1. 急性腹泻

(1)调整饮食：①母乳喂养者，继续母乳喂养，暂停辅食。②牛奶喂养者，可以等量米汤或稀释牛奶。③病毒性腹泻合并乳糖不耐受者，可改用去乳糖配方奶、豆类或淀粉类代乳品。④呕吐剧烈者，可暂禁食4～6小时(不禁水)。⑤腹泻停止后，逐步恢复营养丰富的饮食，并每天加餐1次，共2周。

(2)纠正脱水、电解质紊乱和代谢性酸中毒(见液体治疗)。

(3)合理用药

1)控制感染：①水样便腹泻多为病毒感染所致(70%)，一般不用抗菌药物；伴有严重感染中毒症状，不能用脱水解释时，应选用抗菌药物。②黏液便、黏液血丝便或脓血便多由侵袭性细菌所致，应根据临床特点，针对病原经验性选用抗菌药物，再根据大便培养及药敏试验结果进行调整。大肠埃希菌、鼠伤寒沙门菌所致感染选用抗 $G^-$ 菌抗菌药物，空肠弯曲菌选用大环内酯类药物。金黄色葡萄球菌、难辨梭状芽胞杆菌、真菌性肠炎应立即停用原用抗菌药物，根据病原菌及药物敏感试验选用万古霉素、新青霉素、利福平、甲硝唑或抗真菌药等。③症状性腹泻应积极治疗原发感染。

2)微生态制剂：双歧杆菌、嗜乳酸杆菌等，有助于肠道正常菌群的恢复，抑制病原菌定植和侵袭。

3)黏膜保护剂：如蒙脱石散。

4)抗分泌治疗：消旋卡多曲可用于肠毒素性腹泻。

5)补锌治疗：6月龄以下儿，补元素锌10mg/d；6月龄以上者，补元素锌20mg/d；共10～14天。

6)避免用止泻剂。

2. 迁延性和慢性腹泻　多伴有营养不良和其他并发症,病因复杂,在积极寻找病因的同时,采取综合治疗。

(1)预防和纠正脱水、电解质紊乱和酸碱平衡紊乱。

(2)营养治疗:①继续母乳喂养,配方奶喂养者及已添加辅食者调整饮食,保证足够热能;②乳糖不耐受者,采用去双糖饮食,可选用豆浆、酸奶或去乳糖配方奶;③过敏性腹泻者,避免食用含过敏原的食物;④要素饮食是肠黏膜受损患儿最理想的食物;⑤静脉营养,不能耐受口服营养物质者可采用。

(3)药物治疗:①抗菌药物:勿滥用,避免顽固性的肠道菌群失调,仅用于培养分离出特异病原者,并根据药敏试验结果选用;②补充维生素及微量元素,铁、锌和维生素 A、C、B 族、叶酸等;③微生态制剂;④黏膜保护剂。

**【预防】**

1. 合理喂养,提倡母乳喂养,及时、逐步过渡添加辅食。
2. 养成良好卫生习惯,注意乳品的保存和乳具的清洁。
3. 感染性腹泻患儿,应做好消毒隔离以避免交叉感染。
4. 避免长期滥用广谱抗菌药物,以免引起肠道菌群紊乱。
5. 接种轮状病毒减毒活疫苗以预防该病毒所致腹泻。

(许红梅　杨　勇)

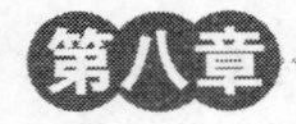

# 呼吸系统疾病

## 第一节 总 论

【概述】

呼吸系统疾病是儿童时期的常见病、多发病，包括上下呼吸道感染、变态反应性疾病、胸膜病变、呼吸道异物、先天发育畸形和肺部肿瘤等，其中急性呼吸道感染最为多见，约占儿科门诊的 60%以上。肺炎患儿占住院儿童的 24.5%～56.2%。儿童呼吸器官发育尚未完善，呼吸代偿功能不足；气道狭窄，黏膜娇嫩；免疫功能低下，气道分泌型 IgA 缺乏导致呼吸系统感染常见。

近年来，以支气管哮喘为代表的过敏性疾病患病率呈增加趋势；随着检测诊断水平的提高，先天发育畸形如先天气管支气管发育异常诊断阳性率显著提高。

【呼吸系统疾病常见临床表现】

1. 咳嗽　作为一种机体保护性反射，通过咳嗽能将呼吸道内分泌物或异物排出体外。凡呼吸道内分泌物过多、呼吸道炎症或异物刺激、呼吸道受压迫或牵拉、胸膜反应以及其他内脏（如食管、心脏、胃）受刺激均可通过迷走神经、舌咽神经、三叉神经反射到延髓咳嗽中枢，然后再通过舌下神经、膈神经、脊髓等传出神经至膈肌、呼吸肌、声门而引起咳嗽。

(1)持续时间：根据咳嗽持续时间，分为急性咳嗽和慢性咳嗽。急性咳嗽大多数由于呼吸道感染引起，特别是病毒感染。患儿通常咳白色稀薄痰液，咳嗽持续 1 周～10 天。持续咳嗽超过 4 周即为慢性咳嗽。慢性咳嗽病因诊断流程图见图 8-1。

(2)咳嗽性质：干性咳嗽多见于呼吸道感染早期；发作性痉挛性咳嗽见于异物吸入、气管受压的患儿；湿性咳嗽常见于支气管炎、肺炎、支气管扩张；左心功能衰竭咳粉红色泡沫痰。

(3)咳嗽音调：轻微短促咳嗽见于伴有胸痛患者，如胸膜炎或肺炎

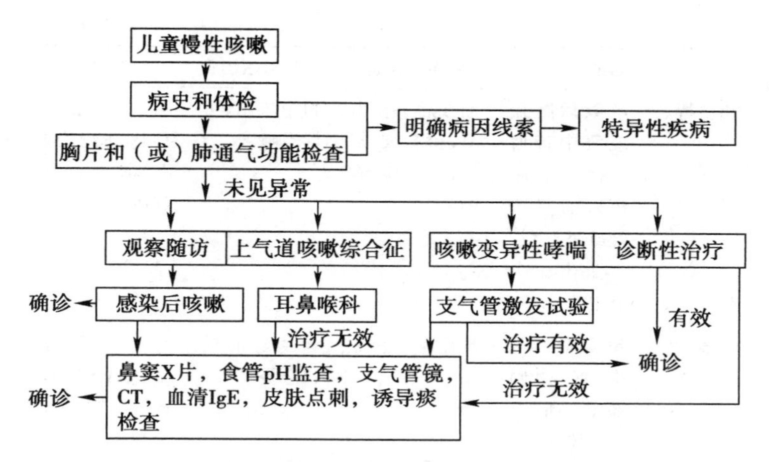


**图 8-1　慢性咳嗽病因诊断流程图**

累及胸膜时；犬吠样咳嗽伴声音嘶哑见于喉炎；咳嗽低微或无声性咳嗽见于声带水肿以及全身衰竭者；雁鸣样咳嗽提示心因性咳嗽或习惯性咳嗽。

(4)咳嗽出现时间：日轻夜重提示百日咳；晨起咳嗽重伴大量痰液咳出常见于支气管扩张；晨起或夜间发作性咳嗽见于支气管哮喘。

2. 咯血　喉以下呼吸道黏膜或肺组织损伤、血管破裂、血液随咳嗽从口腔咯出者成为咯血，血液呈鲜红或泡沫样，常与痰液混合。少量咯血须与咽喉或鼻腔出血鉴别，大量咯血须与上消化道出血相鉴别。引起咯血的病因包括支气管炎、肺炎、支气管扩张、呼吸道异物、肺结核、肺含铁血黄素沉着症等呼吸系统疾病。此外，非呼吸系统疾病如二尖瓣狭窄、先天性心脏病伴肺动脉高压时可咯血(量不多)，同时伴有心悸、胸闷、心脏杂音等心脏病症候，可资鉴别；血友病、白血病、DIC 等疾病引起的咯血往往伴有全身性出血倾向，咯血、出血、呕血的鉴别见表8-1。

**表 8-1　咯血与口、鼻出血及呕血的鉴别**

| | 咯血 | 后鼻孔出血 | 口腔齿龈出血 | 呕血 |
|---|---|---|---|---|
| 病史 | 有呼吸道或心血管病史 | 有鼻出血或出血性疾病 | 有齿龈出血史或维生素C缺乏病史 | 有胃或十二指肠溃疡病史或肝硬化史 |

续表

| | 咯血 | 后鼻孔出血 | 口腔齿龈出血 | 呕血 |
|---|---|---|---|---|
| 出血特点 | 咳嗽后咯血或痰中带血(白痰或黄脓痰),血呈粉红或鲜红色,大量出血时有泡沫 | 前或后鼻孔出血,鲜红或暗红,无痰液混入 | 口中流出,可混有唾液 | 呕血,可混有食物,暗红或咖啡色,有凝块 |
| 伴随症状 | 频咳、呼吸困难、青紫、肺部或心脏有异常体征 | 鼻孔通气不畅 | 齿龈红肿或口腔炎 | 恶心、上腹部不适或疼痛,或肝脾大,黑粪 |
| 检查方法 | X线检查显示支气管、肺或心脏有异常 | 鼻咽镜检能发现出血部位 | 可见局部出血 | X线检查显示食管胃底静脉曲张或十二指肠龛影 |

3. 呼吸困难　是指通气需要量超过了呼吸器官的通气能力或各种病因导致换气功能障碍,因而在呼吸时有费力、困难和不舒适的感觉;客观表现有呼吸加快或减慢、幅度增大或减弱、节律规则或不规则,辅助呼吸肌参与呼吸运动,可见鼻扇、三凹征(锁骨、胸骨上凹,肋间隙及剑突下凹内陷)。急性呼吸困难见于肺炎、肺水肿、自发性气胸、异物吸入;慢性进行性呼吸困难以阻塞性疾病多见,反复阵发性呼吸困难最常见于支气管哮喘。呼吸困难分为吸气性和呼气性呼吸困难两种,吸气性呼吸困难是由上呼吸道阻塞所致(急性喉炎、异物、喉头水肿等),临床表现为吸气费力、吸气性三凹征,颈部肌肉参与吸气动作;呼气性呼吸困难为下呼吸道通气障碍,表现为呼气费力和延长,腹肌参与呼气动作。呼吸减慢提示呼吸中枢抑制,节律不整为中枢性病变;呼吸深快伴酮味,提示酸中毒;呼吸运动受限制见于呼吸肌麻痹。

4. 发绀　血液中还原血红蛋白增高(分中心性与周围性青紫)超过50g/L,或形成异常血红蛋白衍化物,在皮肤及黏膜(口唇、口腔黏膜、鼻尖、耳廓、甲床等)表现青紫者称为发绀。一般有发绀即表示缺氧,但两者并非完全一致;极度贫血的患儿,当血红蛋白低于50g/L

时，即使血氧饱和度极低，还原血红蛋白也不会达到 50g/L，故无青紫；反之，青紫性先天性心脏病及久居高原地区的人，有代偿性红细胞及血红蛋白增多，缺氧得到一定程度的代偿，而仍有显著发绀。临床上引起发绀的病因包括：呼吸系统疾病在肺部换气不足时（如呼吸道阻塞、肺部炎症、呼吸窘迫综合征、肺不张等），由于缺氧还原血红蛋白增高，发绀见于口唇、口腔黏膜、鼻尖、甲床等部位；右向左分流型心脏病时可见全身性青紫，如法洛四联症。由于寒冷、休克等血流障碍所致的青紫常表现为末梢肢端、口唇青紫，称为周围性发绀；雷诺病导致的动脉血供不足则引起肢端青紫；异常血红蛋白增多引起的青紫常为全身性的，其中：先天性高铁血红蛋白症在生后不久即出现青紫，后天性则在食入含亚硝酸盐的食物或化学药物后出现青紫。

5. 胸痛　病变累及胸膜或附近器官时可见胸痛。

（1）胸膜肺性胸痛：由于胸膜受刺激而引起，是一种局限性刀割样锐痛，吸气时加重，患者因之不敢再深呼吸。常见于大叶性肺炎和胸膜炎。突然发生的局部胸痛，同时伴有气短者，可能为自发性气胸。

（2）气管支气管性胸痛：见于急性气管炎及支气管炎，呈胸骨后的灼痛和不适感，咳嗽和深呼吸时加重。吸入异物、刺激性烟雾也可引起胸痛。

（3）神经肌肉痛：常见于病毒感染如流行性胸痛，有先驱症，突然发生肌肉、胸膜炎性疼痛，疼痛剧烈呈阵发性，以下胸痛明显，无肌压痛。带状疱疹出疹前有阵发性烧灼、刀刺、刀割样的疼痛，咳嗽可引起发作，沿发炎的肋间神经有压痛。

（4）纵隔痛和食管痛：少见。纵隔气肿合并于张力性气胸，可产生剧烈的持续性胸骨后疼痛，向颈肩部放射，局部可听到典型的与心音一致的咿轧声。食管疾病引起的胸痛为胸内深部疼痛，一般伴进行性吞咽困难，咽食疼痛。食管裂孔疝引起的胸痛是餐后出现胸骨后钝痛，过饱后用力或俯身时加重，坐直或直立时减轻，也可于一小时内自行消失。

6. 肺部体征

（1）呼吸音：呼吸音减低见于通气障碍，肺不张、肺气肿、胸膜增厚、胸腔积液和气胸等，常常为一侧或局部呼吸音减低。严重气道阻塞、呼吸衰竭则两侧呼吸音减弱。管型呼吸见于肺实质性病变。哮鸣音见于毛细支气管炎和支气管哮喘。粗中湿啰音见于支气管炎，细湿啰音于吸气末段最明显，见于肺炎、肺水肿。与呼吸音一致的摩擦音见于早期胸膜炎或干性胸膜炎，需要与心包摩擦音（与呼吸无关，与心音一致）相鉴别。

(2)语颤和浊音:叩浊和语颤增强提示肺实质炎症,如大叶肺炎;减低提示胸腔积液、气胸;过度反响示肺气肿、气胸。

(3)气管移位:见于大量胸腔积液、气胸、纵隔肿瘤等。

(4)胸廓:注意是否对称、畸形、活动度;气胸、脓胸患侧可见肋间隙饱满;肺不张、胸膜粘连患侧胸壁塌陷。

【辅助检查】

1. 常规检查

(1)外周血白细胞及分类、计数:白细胞和中性粒细胞增高,提示细菌感染;病毒性感染则相反,嗜酸细胞增多见于肺过敏性疾病或寄生虫病。

(2)外周血 C-反应蛋白:有利于细菌、病毒感染的鉴别。增高多见于细菌感染,正常或偏低见于病毒感染。

(3)外周血降钙素原:是鉴别细菌和病毒感染的重要指标。增高多见于细菌感染,正常或偏低见于病毒感染。

2. 病原学检查 根据患儿临床实际情况选择做以下病原学检查明确病原诊断(表 8-2):

(1)血培养+药敏试验:怀疑有细菌感染引起败血症,尽量在抗生素使用前抽静脉血做血培养+药敏试验检查。

(2)痰液检查:①不染色涂片查真菌、寄生虫和虫卵;②革兰染色涂片查细菌,初步估计细菌种类;③抗酸染色涂片查结核分枝杆菌;④痰培养+药敏试验。

(3)鼻咽抽吸物呼吸道病毒免疫荧光检测:怀疑呼吸道病毒感染可做鼻咽抽吸物呼吸道免疫荧光或 PCR 检查。

(4)咽拭子或痰肺炎支原体、肺炎衣原体、沙眼衣原体定量 PCR 检查:怀疑肺炎支原体等非典型病原感染可做鼻咽抽吸物定量 PCR 检查。

表 8-2 儿童呼吸道感染病原微生物诊断方法及其评价

| 病原微生物 | 诊断方法 | 评价 |
|---|---|---|
| 病毒 | 检测鼻咽分泌物中病毒,最好的方法是免疫荧光检测或 PCR 的方法 | 病毒培养是金指标,但花费的时间较长。比较急性期与缓解期抗体的水平对于诊断帮助不大 |

续表

| 病原微生物 | 诊断方法 | 评价 |
| --- | --- | --- |
| 呼吸道合胞病毒 | | |
| 流感病毒 A、B | | |
| 副流感病毒 1、2、3 | | |
| 腺病毒 | | |
| 鼻病毒 | PCR | 目前对于鼻病毒与肺炎的相关关系尚未完全建立 |
| 人偏肺病毒 | PCR | |
| 细菌 | 血培养或胸腔积液培养 | 血培养或胸腔积液培养并非敏感的检测方法，但目前在儿童尚未建立更好的检测细菌病原的方法 |
| 肺炎链球菌 | | |
| 流感嗜血杆菌 | | |
| 金黄色葡萄球菌 | | |
| 结核分枝杆菌 | | |
| 支原体、衣原体 | 冷凝集试验或 IgM 抗体水平测试，鼻咽分泌物培养或 PCR | IgM 抗体水平测试可能对诊断有帮助 |
| 肺炎支原体 | | |
| 衣原体 | 鼻咽分泌物培养或 PCR | |
| 沙眼衣原体 | 鼻咽分泌物培养或 PCR | |
| 肺炎衣原体 | 鼻咽分泌物培养或定量 PCR，检测急性期和缓解期的抗体水平有 4 倍差异 | |

3. 胸部 X 线检查　①透视或摄片能及时发现呼吸道、肺部病变，有助于诊断金属性异物、肺炎、肺不张、胸腔积液等。②CT 检查分为平扫、高分辨、增强和三维重建。CT 平扫能发现胸片不能发现的微小病变，高分辨 CT 有助于诊断支气管扩张、肺纤维化等慢性肺部疾病；增强 CT 能通过纵隔淋巴有无增大鉴别结核和肿瘤；三维重建能发现

气道发育异常及异物。

4. B型超声波 对胸膜的增厚、合并包裹性积液,超声具有独特的诊断价值,还可以随访观察积液的增减,以判断疗效。用于胸腔积液可显示液性平段指导定位胸腔穿刺以及对肺脓肿和肺囊肿、肺实变与胸膜增厚的鉴别,并对肺浅表肿瘤(如胸膜间皮瘤)和较大的纵隔肿瘤等的诊断有一定帮助。

5. 肺功能检查 在呼吸道疾患的不同时期进行肺功能检查,可以了解肺功能损害的程度和判断疾病的演变情况,以利于对疾病的预防治疗和鉴别诊断。对某些疾病帮助决定能否进行手术。6岁以上小儿能合作时方能做全面的呼吸功能检查,其主要项目如下:

(1)通气功能:指外界新鲜空气进入肺泡,又从肺泡排除 $CO_2$ 的能力。正常婴幼儿通气功能见表8-3。通气功能障碍见于肺组织受损、气道阻塞以及肺、胸廓、膈肌活动受限。

**表8-3 婴幼儿肺通气功能参考值**

| 项目(平均值) | 2个月～1岁 | 1～3岁 | 成人 |
|---|---|---|---|
| 潮气量(ml) | 42 | 70 | 500 |
| 潮气量($ml/m^2$) | 120 | 144 | 294 |
| 每分钟通气量(ml) | 1309 | 1777 | 6000 |
| 每分钟通气量($ml/m^2$) | 3744 | 3671 | 3530 |
| 二氧化碳排出量(ml) | 41 | 56 | 200 |
| 二氧化碳排出量($ml/m^2$) | 117 | 116 | 118 |

1)潮气量(VT):平静呼吸时,每次吸入或呼出的气体量,小儿为6ml/kg。

2)肺活量(VC):深吸气后作最大的呼气所能呼出的气体量。小儿为50～70ml/kg。由于肺活量个体差异较大,正常可有20%的差异,低于正常的80%为下降。凡可使呼吸运动受限制的疾病均可使肺活量明显下降。

3)最大通气量(MVV):指单位时间内(15秒内连续呼吸)所能呼吸的最大气量,是同期功能测定中最有价值的一项。一般以实测值占预计值约80%以下为减损,40%以下为严重损害(不能手术)。

4)时间肺活量(TVC):单位时间内(3秒)所能呼出的最大气量,正常第1秒($FEV_1$)呼出肺活量的83%,第2秒96%,第3秒99%。临床

上常以 $FEV_1$ 来判断支气管堵塞情况，如＜80％表示气道有阻塞。

(2)换气功能：困难，不常用。

1)气体弥散功能：常用吸入 0.3％一氧化碳的空气来测定。一氧化碳弥散量参考值每分钟 26.47～32.92ml/mmHg。

2)重复呼吸测定：以橡皮囊收集呼出气体分析氧和二氧化碳含量。正常肺泡氧容量＜9.5％容积为正常，＞10.5％为换气功能障碍，$CO_2$ 正常平均值＜6％。

(3)血液气体分析：是测定换气和通气功能的主要项目。在婴幼儿时期，因其他呼吸功能检查方法较难进行，微量血气分析更显重要。临床常测动脉血或加热后动脉化的末梢毛细血管血。参考值见表 8-4。

**表 8-4　不同年龄儿童血气分析参考值**

| 项目 | 各年龄组参考值 | | |
|---|---|---|---|
| | 新生儿 | ～2 岁 | 2 岁以上 |
| pH | 7.30～7.40 | 7.30～7.40 | 7.35～7.45 |
| $PaO_2$(mmHg) | 60～90 | 80～100 | 80～100 |
| $PaCO_2$(mmHg) | 30～35 | 30～35 | 35～45 |
| $SaO_2$(％) | — | 91.0～97.7 | 91.0～97.7 |
| SB(mmol/L) | 20～22 | 20～22 | 22～24 |
| BE(mmol/L) | — | －3.2±1.7 | －3.2±1.7 |
| BB(mmol/L) | — | 45～55 | 45～55 |

1)动脉血 pH：指血液内氢离子浓度的负对数，表示血液的酸碱度，血中 pH 为呼吸性和代谢性因素共同作用的结果，动静脉血 pH 差在 0.03 左右。大于正常上限表示碱中毒，小于下限表示酸中毒。

2)氧分压($PaO_2$)：指血液中溶解的氧所产生的压力或张力，也称氧张力。$PaO_2$ 低于下限说明有缺氧。

3)血氧饱和度($SaO_2$)：指动脉血氧含量与氧结合量的比值，缺氧时 $SaO_2$ 降低。

4)$PaCO_2$：指血液中溶解的二氧化碳所产生的压力或张力，也称二氧化碳张力。直接反映通气功能(即呼吸因素)。

5)标准重碳酸盐(SB)：反映代谢性的变化。高于参考值上限为代谢性碱中毒，或呼吸性酸中毒时的代偿变化；低于下限时为代谢性酸中毒，或呼吸性碱中毒时的代偿。

6)实际重碳酸盐(AB):受呼吸和代谢两方面的影响。正常AB=SB。若AB>SB表示$CO_2$潴留;AB<SB表示$CO_2$排出过量。

7)缓冲碱(BB):指血中一切具有缓冲作用的碱总和。不受血中$PCO_2$的影响,反映机体固定酸能力。若重碳酸盐正常而缓冲碱不足,表示重碳酸盐以外的固定酸缺乏,需要补充蛋白质或全血。

8)碱剩余(BE):反映代谢性酸碱失衡的重要指标,正常±3mmol/L。负值称碱缺失(BD),愈负值表示酸中毒愈重,愈正值表示碱中毒愈重。

(4)其他特殊检查

1)纤维支气管镜术:由于纤维支气管镜具有镜体较柔软细小、可以前后弯曲、可视范围扩大、检查阳性率提高、适应证扩大、患儿痛苦减少、并发症减少等诸多优点,显示出对疾病诊治方面的独特优势。纤维支气管镜术的适应证包括:儿童气管、支气管软化症,气管、支气管肺的先天畸形;肺不张;咯血或痰中带血;慢性刺激性咳嗽,反复呼吸道感染;喘鸣;肺部团块阴影;肺部弥漫性阴影;取异物及清除呼吸道分泌物;气管插管;外科手术前的诊断及辅助诊断。

2)肺穿刺:用于肺脓疡分泌物排出不畅感染不能控制者,经胸壁穿刺排脓;诊断性肺活检穿刺指征为肺部有长期的X线检查异常(特别是包块阴影),常规的肺损伤性方法或支气管镜检查不能确诊者。

3)胸腔镜:用带有光源的金属细管,经胸壁切口进入胸腔,观察胸腔及肺病变。

4)开胸肺活检:用于慢性广泛性病变,经其他检查病因诊断仍不明,或肺活检仍未能确诊者。

## 第二节 急性上呼吸道感染

**【概述】**

急性上呼吸道感染(acute upper respiratory infection,AURI),简称感冒,是指喉部以上呼吸道的感染,是儿童时期最常见的疾病。它主要侵犯鼻、鼻咽和咽部,可诊断为“急性鼻咽炎”、“急性扁桃体炎”、“急性咽炎”。引起上呼吸道感染的病原约90%以上的病原体为病毒,主要有鼻病毒、流感病毒、副流感病毒、肠道病毒,可继发溶血性链球菌、肺炎链球菌、肺炎支原体感染。

**【病史要点】**

1. 呼吸道症状的发生情况。

2. 全身症状轻重，热度高低，精神食欲状况，有无烦躁不安，或伴发其他系统症状。

3. 高热惊厥者，详细询问惊厥与发热时间的关系。惊厥时的体温、次数和持续时间，惊厥后神志和精神状态，既往惊厥史和家族史。体检中注意体温、神志，有无前囟饱满和脑膜刺激征，以警惕神经系统疾病。

4. 询问病前有无急性呼吸道感染和急性传染病接触史。同时注意传染病的既往史和预防接种史。

**【体检要点】**

1. 注意咽部是否充血扁桃体有无肿大，有无滤泡(多见于病毒)；表面有无渗出物，黄色脓性渗出物提示链球菌感染，白膜样渗出物提示葡萄球菌可能，也可见于腺病毒，但需排除白喉。注意咽峡和附近有无疱疹及溃疡(疱疹性咽峡炎)。

2. 检查有无结膜充血(咽结膜热)及渗出物、外耳道流脓、颌下及颈部淋巴结肿大等。

3. 腹痛者应询问部位和轻重，检查中不应有固定压痛或肌紧张等急腹症体征。

**【辅助检查】**

1. 血常规与C反应蛋白检查　病毒感染一般白细胞偏低或正常，分类以淋巴细胞为主，C反应性蛋白在正常范围；细菌感染则白细胞总数大多增高，分类以中性粒细胞为主，C反应性蛋白增高。

2. 病原学检查　必要时作咽拭子培养或呼吸道病毒免疫荧光检测。

**【诊断要点及鉴别诊断】**

1. 诊断要点

(1)急性起病，临床表现轻重差异很大。

(2)婴幼儿局部症状常较轻，全身症状较重，部分婴幼儿可于骤然高热初期出现高热惊厥。婴幼儿期感染向周围蔓延可引起中耳炎、鼻窦炎、咽后壁脓肿及颈淋巴结炎，感染向下蔓延可引起支气管炎和肺炎。

(3)年长儿近似成人，全身症状轻而局部症状重，可诉头痛、咽痛或腹痛。年长儿链球菌咽峡炎可引起风湿热和肾炎。

2. 两种特殊类型上呼吸道感染

(1)疱疹性咽峡炎：由柯萨奇A组病毒引起，多见于夏秋两季。急性起病、高热、流涎、咽痛、拒食、呕吐等；咽部明显充血，咽腭弓、悬雍垂、软腭等处有2～4mm大小的疱疹，周围有红晕，疱疹破溃后形成小溃疡，病程一周左右。

(2)咽-结膜热：由腺病毒3、7型引起，多见于春、夏季节，可在儿童较集中的地方引起小流行，临床以发热、咽炎、结膜炎为特征。表现为高热，咽痛，眼部刺痛，咽部充血，一侧或两侧滤泡性结膜炎，颈部、耳后淋巴结可肿大，病程约1～2周。

3. 鉴别诊断　本症一般3～7天恢复，如持续发热，应注意并发症与其他发热性疾病或麻疹、腮腺炎、沙门菌感染等急性传染病鉴别。上呼吸道感染引起的肠系膜淋巴结炎需要与急性阑尾炎鉴别；上呼吸道感染发生高热惊厥需除外颅内感染所致惊厥。

**【病情观察及随访要点】**

观察随访有无并发症发生：

1. 咳嗽是否加重，有无气急、青紫出现，警惕支气管炎、肺炎发生。

2. 有无声音嘶哑、语音不清、头后仰、发热等喉炎或咽后壁脓肿的表现。

3. 有无耳痛(年长儿)或哭闹不安、用手抓耳(婴儿)及耳壳牵扯疼痛、外耳道流脓或年长儿头痛伴流脓涕等中耳炎或鼻窦炎表现。

4. 年长儿恢复期有无尿少、尿色改变等肾炎可疑症状。

**【治疗措施】**

1. 适当休息，注意隔离，多饮水，进易消化饮食。

2. 控制感染　本病多为病毒感染，一般不使用抗生素。但年幼病重，有细菌感染可能或有并发症时可选用合适抗生素。利巴韦林为广谱抗病毒药，其滴鼻浓度为0.5%，每2小时滴一次或雾化吸入，或口含服片剂2mg 1次，4～6次/天，疗程3～5天。金刚烷胺对甲型流感病毒有效，2mg/(kg·次)，每天2次，一般疗程3～5天，不超过10天。其制剂流感糖浆(0.5%)，1～2岁用4ml/次，～4岁5～6ml/次，～6岁7～8ml/次，≥7岁9～10ml/次，每天2次，疗程同上。

3. 对症治疗

(1)降温：高热时物理降温(温水擦浴)，或用退热剂，如对乙酰氨基酚10～15mg/(kg·次)或布洛芬5～10mg/(kg·次)。婴幼儿可用安乃近滴鼻，每侧鼻孔1～2滴(有上述药物时则一般不用安乃近)。

(2)镇静止惊：烦躁不安或高热惊厥可用苯巴比妥钠5～8mg/(kg·次)，肌注，或其他镇静止惊剂如地西泮。

(3)鼻塞：先清除鼻腔分泌物，后用0.5～1%麻黄碱或萘甲唑啉滴鼻，哺乳前或睡前15分钟滴用。

【预防】

增强机体抵抗力、防止病毒侵入是预防上感的关键。

1. 注意体格锻炼，多在户外活动，提高耐寒能力，如冬季冷水洗脸及擦浴。

2. 合理喂养，提倡母乳喂养，及时添加辅食，积极防治营养不良、佝偻病、贫血等慢性疾病。

3. 加强护理，气候变化时应及时增添衣被，避免受凉。

4. 加强卫生宣教，保持室内空气新鲜，少去公共场所以避免接触呼吸道感染患者。

## 第三节　急性感染性喉炎

【概述】

急性感染性喉炎(acute infectious laryngitis)为喉部黏膜急性弥漫性炎症，以声嘶、犬吠样咳嗽、吸气性喉鸣和呼吸困难为临床特征，引起的喉梗阻常为儿科急症之一。可发生于任何季节，以冬、春季常见，多见于婴幼儿，由病毒或细菌感染引起，常见病毒为副流感病毒 1 型，其他有副流感病毒 2 和 3 型、流感病毒、腺病毒、呼吸道合胞病毒。亦可继发于麻疹、百日咳等急性传染病。

【病史要点】

1. 了解有无上感、麻疹等先驱疾病，喉炎发生的时间以及与先驱病的关系。麻疹并发喉炎常由金黄色葡萄球菌引起。

2. 询问发热、声嘶、犬吠样咳嗽、喉喘鸣(哮吼)、吸气性呼吸困难等基本表现，注意其发生和发展过程、严重程度。并与痉挛性喉炎(常夜间突发，重复发作，无全身症状和发热)和喉骨软化症(先天性喉喘鸣，卧位明显，哭声正常，无全身症状，2 岁自愈)鉴别。

3. 病后精神、神志状况，有无极度烦躁或转为委靡、嗜睡、无力等全身衰竭症状。

4. 有无异物吸入史和白喉流行病接触史，注意与喉内异物及喉白喉的鉴别。前者常骤然起病，早期无发热；后者起病缓，中毒症状重，犬吠样咳嗽轻或不显，声嘶、呼吸困难逐渐加重。

【体检要点】

1. 有无鼻扇、发绀、烦躁不安、出汗以及吸气性喉喘鸣、三凹征(以胸骨上凹最明显)等吸气性呼吸困难。安静时或活动后出现。

2. 注意心音和心率、呼吸节律与频率、肺部呼吸音有无减低、有无管状呼吸音和啰音。

3. 咽部有无充血、渗出物或假膜，注意其颜色、大小，是否易刮脱，喉白喉的假膜呈灰白或略呈蓝绿色，不易擦去。

4. 判断喉梗阻程度(表 8-5)。

**表 8-5 喉梗阻分度**

| 喉梗阻分度 | 临床特点 |
| --- | --- |
| Ⅰ度 | 患儿仅于活动后出现呼吸困难 |
| Ⅱ度 | 患儿于安静时亦出现喉喘鸣和吸气性呼吸困难 |
| Ⅲ度 | 呼吸困难严重，三凹征明显，因缺氧出现烦躁不安、口唇发绀、心率增快、肺部呼吸音降低 |
| Ⅳ度 | 呼吸极度困难，缺氧明显，患儿由烦躁转向衰竭，呼吸无力，三凹征不明显，心音低钝，肺部呼吸音几乎消失 |

**【辅助检查】**

1. 咽部或气管切开分泌物作涂片及细菌培养，注意找白喉杆菌。

2. 与喉异物或喉白喉鉴别困难者，在患儿情况允许时，考虑直接喉镜检查。

**【病情观察及随访要点】**

1. 密切观察呼吸困难和缺氧程度。药物治疗见效时，通常 12～24 小时好转。继续加重时，做好气管切开准备。

2. 气管插管或切开后，注意气管分泌物量、黏稠度和颜色，必要时反复取分泌物做细菌培养及药物敏感试验。密切观察体温和肺部体征，警惕继发感染，尤其是肺炎的发生。

3. 治愈标准　体温、呼吸正常，犬吠样咳嗽和喉喘鸣消失。气管切开者拔管顺利。

**【诊断要点及鉴别诊断】**

1. 诊断要点　急性起病，以声嘶、犬吠样咳嗽、喉喘鸣、吸气性呼吸困难为表现，注意判断喉梗阻程度。

2. 鉴别诊断　需要与先天性喉软骨发育不良、白喉、呼吸道异物、咽后壁脓肿相鉴别。

**【防治措施】**

1. 控制感染　病情严重或发展迅速的患儿多为细菌感染，可选用青霉素或头孢菌素治疗。无效或疑为金黄色葡萄球菌感染可给予新型青霉素等。

2. 肾上腺皮质激素　有喉梗阻时应用，可使炎症及水肿较快消散。轻症可选用泼尼松口服，重者氢化可的松、甲泼尼龙或地塞米松静滴，剂量偏大，1～3 次症状好转即停用。

3. 对症治疗

（1）雾化吸入布地奈德。

（2）烦躁不安者，酌情给予镇静剂，可交替使用，禁止用吗啡类药物，以免抑制呼吸。

（3）呼吸困难者给氧。

（4）病情较重者注意保证足够的输液量和营养。

4. 气管插管或切开　经上述治疗喉梗阻症状仍无明显好转以及Ⅲ～Ⅳ度喉梗阻者应及时气管插管或施行气管切开术。

## 第四节　肺　　炎

**【概述】**

肺炎（pneumonia）是指不同的病原体或其他因素（如吸入羊水、动植物油和过敏反应等）所致的肺部炎症，是婴幼儿时期重要的常见病、多发病。四季均可发病，尤以冬、春气温骤变季节多见。根据病因分为细菌性、病毒性、支原体、真菌性、吸入性、过敏性肺炎；按病理特点分为支气管肺炎、大叶性肺炎和间质性肺炎；按病程长短又可分为急性（病程＜1 个月）、迁延性（1～3 个月）、慢性（＞3 个月）肺炎；按感染发生地点分为社区获得性肺炎（community acquired pneumonia，CAP）和院内获得性肺炎（hospital acquired pneumonia，HAP）。

支气管肺炎是儿童时期最常见的肺炎，以婴幼儿多见，全年均可发病，以冬、春寒冷季节多发。病原以病毒和细菌为主，引起不同年龄肺炎的病原不同，肺炎链球菌是最常见的细菌病原，近年随着侵入性检查与操作的增加、广谱抗生素的大量使用，耐药细菌性肺炎有增加趋势，呼吸道合胞病毒是最常见的病毒病原体。

**【病史要点】**

1. 询问发热、咳嗽、气急或青紫的发生、发展和加剧过程，了解发热程度、热型，咳嗽轻重，有无痰响和进食呛咳。

2. 询问病后精神、食欲改变。有无烦躁、呻吟、委靡、嗜睡和惊厥。进食减少程度，有无呕吐、腹泻。

3. 院外诊断、重要检查和治疗情况，特别是所用抗生素种类及疗程。

4. 病前有无上呼吸道感染和麻疹、百日咳、流感等传染病史。有无呼吸道传染病接触史。

**【体检要点】**

1. 测定体温、呼吸、脉搏。注意营养发育状况、精神和神志状态。

2. 呼吸困难情况，有无喘憋、呻吟、鼻扇、点头呼吸和吸气性“三凹征”，有无口周、甲床青紫，面色青灰或苍白。尚须注意有无呼吸节律异常，尤其是小婴儿。

3. 肺部有无中细湿啰音、捻发音，分布和密集程度。严重病例注意呼吸音降低、管状呼吸音、语音（哭声）震颤增强、叩诊变浊等融合实变体征。

4. 注意心音强弱、心率和心律。有无腹胀，肝脏大小（叩上、下界）、质地及压痛，脾脏大小。

5. 注意有无皮肤化脓感染灶、脓胸及脓气胸并发症体征（提示金葡菌感染）。

**【辅助检查】**

1. 外周血检查　细菌性肺炎白细胞总数、中性粒细胞以及C反应蛋白(CRP)显著增高，甚至可出现核左移，胞质中见中毒颗粒；病毒性肺炎白细胞总数及中性粒细胞正常或降低，CRP正常或轻度增加。

2. 病原学检查　采取痰液、气管吸出物、胸腔穿刺液、血液、肺活检组织等进行细菌、肺炎支原体、沙眼衣原体、肺炎衣原体、真菌培养和病毒分离，并作细菌药物敏感试验。不同病原检测参见表8-2。

3. X检查　早期肺纹理增粗，以后出现小斑片状阴影，以双肺下野、中内带及心膈角居多，并可伴肺气肿和(或)肺不张。亦可融合成大片，甚至波及节段。若并发脓胸，早期示患侧肋膈角变钝，积液较多时，患侧呈一片致密阴影，纵隔、心脏向健侧移位。并发脓气胸时，患侧胸膜可见液、气平面。肺大疱时可见壁薄、多无液平的易变性空泡。

4. 血气分析　Ⅰ型呼吸衰竭：海平面吸室内空气时，$PaO_2 \leqslant 50mmHg$；Ⅱ型呼吸衰竭：$PaO_2 \leqslant 50mmHg$ 及 $PaCO_2 \geqslant 50mmHg$。

**【诊断要点】**

1. 临床特征　热型不定，多为不规则热，新生儿、重度营养不良可不发热或体温不升。多伴有中毒症状，包括食欲缺乏、烦躁和嗜睡，重者可出现意识障碍和惊厥，临床中以呼吸衰竭多见。早期为干咳，以后有痰，可出现气促和发绀。新生儿则表现为呛奶、口吐白沫。可有呕吐、腹泻，少数可出现胃肠道出血，甚至发生中毒性肠麻痹。极重型病例可发生多器官衰竭。

2. 几种不同病原体所致肺炎特点

(1)毛细支气管炎：本病主要因病毒感染引起，其中呼吸道合胞病毒引起的毛细支气管炎最常见。临床特点：①多见于2岁以内，尤多见于6个月内婴儿，冬、春季多发，有时可有流行。②常见于上感后2～3天出现下呼吸道阻塞表现，如阵发性干咳、发作性呼气性呼吸困难、喘憋，可伴烦躁、鼻扇、三凹征等缺氧表现，重者可出现呼吸衰竭。肺部听诊广泛哮鸣音，吸气末或喘憋缓解时可闻及细湿啰音。③全身中毒症状轻，一般无发热或低至中度发热。④外周血象白细胞及中性粒细胞正常或降低。⑤X线表现为不同程度肺气肿及支气管周围炎，有时可伴点片状阴影。病程一般一周左右，部分患者以后可出现反复喘息，发展为哮喘的患病率增高。

(2)金黄色葡萄球菌肺炎：多见于新生儿及婴幼儿，临床特点：①发病前部分患者有肺外感染病灶，如皮肤感染、疖肿等。②起病急骤，中毒症状重，可出现猩红热样或麻疹样皮疹；病情进展迅速，易并发脓胸、脓气胸。③咳嗽频繁，呼吸困难，青紫，肺部体征出现较早。④周围血白细胞及中性粒细胞增高并有核左移，胞质内可见中毒颗粒，少数病例白细胞不增高甚至降低。⑤胸部X线改变：早期呈一般支气管肺炎改变，以后有大小不等的斑点状结节影，短期内出现肺脓肿、肺大疱、脓胸、脓气胸等改变。

(3)腺病毒肺炎：多见于6个月～2岁婴幼儿。临床特点：①潜伏期3～8天。一般急骤发热，往往自第1～2天起即发生39℃以上的高热，至第3～4天多呈稽留或不规则的高热；3/5以上的病例最高体温超过40℃。②呼吸系统症状：大多数患儿自起病时即有咳嗽，往往表现为频咳或轻度阵咳。呼吸困难及发绀多数开始于第3～6天，逐渐加重；重症病例出现鼻翼扇动、三凹征、喘憋(具有喘息和憋气的梗阻性呼吸困难)及口唇指甲青紫。初期听诊大都先有呼吸音粗或干啰音，湿啰音于发病第3～4天后出现。重症患儿可有胸膜反应或胸腔积液(多见于第2周)。③神经系统症状：一般于发病3～4天以后出现嗜睡、委靡等，有时烦躁与委靡相交替。在严重病例中晚期出现半昏迷及惊厥。部分患儿头向后仰，颈部强直。④循环系统症状：面色苍白较为常见，重者面色发灰。心率增快。重症病例的35.8%于发病第6～14天出现心力衰竭。肝脏逐渐肿大，可达肋下3～6cm，质较硬，少数也有脾大。⑤消化系统症状：半数以上有轻度腹泻、呕吐，严重者常有腹胀。⑥其他症状：可有卡他性结膜炎、红色丘疹、斑丘疹、猩红热样皮疹，扁桃体上石灰样小白点的出现率虽不高，也是本病早期比较特殊的体征。

(4)肺炎支原体肺炎：临床特点：①亚急性起病，多见于学龄期儿童，婴幼儿也不少见。②多有发热，热型不定，热程1～3周。③咳嗽为突出表现，呈阵发性干咳，有时甚至呈百日咳样痉挛性咳嗽，咳出黏稠痰，甚至带血丝，但呼吸困难不明显。④肺部体征不明显是本病特点之一。⑤易出现肺外表现，如皮疹、溶血性贫血、心肌炎、心包炎、渗出性胸膜炎等。⑥X线改变显著而肺部体征轻微亦是本病特点之一。可呈支气管肺炎、间质性肺炎改变或均一实变影，多为单侧病变。

婴幼儿患本病则起病急、病程长，仅临床表现与其他病原所致间质性肺炎不易区别。

(5)衣原体肺炎：由沙眼衣原体或肺炎衣原体所致。沙眼衣原体肺炎临床特点：①多见于3个月以内的小婴儿或新生儿。②起病缓慢，先有鼻塞、流涕等，而后出现气促、频繁咳嗽，半数患者可伴结膜炎。③一般无发热，少数仅低热，有人认为小婴儿无热性肺炎应考虑本病。④肺部可闻及湿啰音。⑤X线呈肺气肿、弥漫性间质性改变或间杂有片状影，肺部体征及X线改变可持续一个月以上才消失。

3. 体征　呼吸40～80次/分，可伴鼻扇、点头呼吸、三凹征、唇周发绀。肺部体征早期可不明显，以后可闻及固定的中、细湿啰音，当病灶融合扩大时，可有语颤增强、叩浊，并可听到管状呼吸音。发生并发症脓胸、脓气胸、肺大疱、肺脓肿、败血症、化脓性心包炎等，则有相应的体征。

**【病情观察及随访要点】**

1. 逐日记录体温、呼吸（次数和节律）、脉搏和心率，恢复正常为止。

2. 观察体温、精神、食欲、咳嗽、气急、青紫、肺部体征及肝脏大小的改变。一般病例经恰当治疗，首先精神好转，体温逐日下降，气急青紫在2～3天内消失。肺部啰音由细变粗而消失，咳嗽常于最后好转，总共需7～10天。典型腺病毒肺炎需2～3周，金葡菌肺炎可更长。

3. 经一般抗生素治疗，若症状反而日益加剧，应注意肺部啰音是否更细、更密，甚至代之以管状呼吸音和叩诊变浊，提示感染未控制、病灶融合，多见于金葡菌和腺病毒肺炎。

4. 肺炎治疗过程中突然出现烦躁不安、呼吸困难和青紫加重时，应检查有无痰液黏稠、不易咳出或吸氧管阻塞。并警惕：

(1)胸腔内并发症：有无脓气胸体征、颈部皮下气肿（纵隔气肿）；有无心音遥远、心包摩擦音和肝大（心包炎）。

(2)呼吸衰竭：检查呼吸频率（过速、过慢）、幅度、节律，随访血气分析。

(3)心力衰竭:对于有先天性心脏病患儿注意检查心力衰竭各项指标,密切观察其进展及治疗后的反应。

(4)重症肺炎出现惊厥、昏迷时,中毒性脑病可能性大,注意有无脑膜刺激征和锥体束征。必要时查脑脊液与脑膜炎或脑炎鉴别。

(5)治愈标准:体温正常,症状体征基本消失,胸部X线检查无实质病变。

**【治疗措施】**

1. 一般治疗　保持室内空气流通,室温保持在20℃左右,相对湿度60%。保持呼吸道通畅,经常变换体位,以利痰液排出。保证足够入量,不能进食者,可给予静脉补液每天(60～80)ml/kg。

2. 抗感染治疗　①肺炎球菌肺炎:首选青霉素或阿莫西林等。病情重或疑有混合感染时可选用新型青霉素、头孢菌素等,用药时间应持续至体温正常后5～7天或症状、体征消失后3天。②金黄色葡萄球菌肺炎:第1和2代头孢菌素、新型青霉素、万古霉素等。疗程宜长,一般于体温正常后用药2周或总疗程6周。③支原体或衣原体肺炎:大环内酯类抗生素,如红霉素、阿奇霉素、交沙霉素等,疗程2～3周。④病毒性肺炎:无特效治疗。可采用干扰素肌注或雾化吸入;中药针剂静脉滴入,但其疗效未经循证医学证实。

3. 对症治疗　给氧、降温、祛痰、吸痰、镇静等。

4. 糖皮质激素　中毒症状严重、严重喘憋、中毒性脑病、感染性休克、呼吸衰竭者可短期应用。

5. 并发症治疗　发生脓胸、脓气胸、张力性气胸者应及时做胸腔穿刺,抽脓抽气,若脓液量多、黏稠,经反复穿刺抽脓不顺利者,可行胸腔闭式引流。

## 第五节　支气管哮喘

**【概述】**

支气管哮喘(bronchial asthma)是由多种炎性细胞(包括嗜酸性粒细胞、肥大细胞、中性粒细胞、T淋巴细胞、气道上皮细胞等)和细胞组分参与的气道慢性炎症。这种气道炎症使易感者对各种激发因子具有气道高反应性,并可引起气道狭窄。临床上表现为反复发作性喘息、呼吸困难、胸闷和咳嗽等症状,常在清晨或夜间发作或加重。目前认为:气道慢性炎症、气道高反应性以及可逆性气道阻塞构成了哮喘的三大病理生理特点。其中气道慢性炎症是引起气道高反应性的原因，而气道高反应性是哮喘最基本的特点。

根据临床表现及其肺功能，支气管哮喘分为：①急性发作期：患儿表现为突发咳嗽、喘息、呼气性呼吸困难、烦躁不安、胸闷；体征可见胸廓饱满，叩诊双肺过清音，双肺可闻及哮鸣音，严重时呼吸音降低。②慢性持续期：哮喘患儿没有急性发作，但在相当长的时间内有不同频度和不同程度地出现症状如喘息、咳嗽、胸闷。主要根据白天和夜间临床表现和肺功能进行病情严重程度的评价。③临床缓解期：经过治疗或未经过治疗症状、体征消失，儿童肺功能恢复到第一秒用力最大呼气容量（$FEV_1$）或最大呼气峰流速（PEF）＞80％预计值，并维持 3 个月以上。

**【病史要点】**

1. 既往反复发作和其他变态反应病史。家族中哮喘和（或）变态反应疾病史。

2. 起病缓急，有无精神刺激、疲劳、受惊等诱因。询问有关的先兆症状：感染性者可先有轻微上呼吸道感染；外源性者有胸闷、喉痒、喷嚏、流清涕；食物性者有呕吐、腹痛、腹泻、荨麻疹等。

3. 询问本次哮喘持续时间，是否日轻夜重或持续严重。有无端坐呼吸、烦躁焦虑、冷汗、面色苍白或发绀，了解咳嗽轻重、痰的性质和痰液量。首次发作须注意与喘息性支气管炎、心源性哮喘、呼吸道异物等鉴别。

4. 院外和既往发作情况，何种解痉药有效。

**【体检要点】**

1. 体位，精神和神智，面色，指甲黏膜青紫程度。

2. 有无鼻扇、呼气三凹征、呼气延长、两肺呼吸音降低、哮鸣音、鼾音和啰音。同时注意阻塞性肺气肿体征。

3. 哮喘危重状态是指哮喘急性发作，经合理使用支气管扩张剂和糖皮质激素，仍有严重或进行性呼吸困难的患儿应测体温、脉搏、呼吸及血压，注意意识、瞳孔、呼吸节律和深度、肌张力及四肢末梢循环。

**【辅助检查】**

1. 血、痰中嗜酸性细胞计数　外源性哮喘血、痰中嗜酸性细胞超过 $300\times10^6$。

2. 血清变应原特异性 IgE　哮喘患儿血清变应原特异性 IgE 升高。

3. 皮肤过敏原皮试　哮喘患儿特异性过敏原皮试可为阳性，可了解患儿过敏状态协助诊断。

4. 肺功能检查 肺功能检查对估计是否有气流受限、哮喘的严重程度及疗效判断有重要意义。哮喘患儿的用力肺活量，第一秒用力呼气容积（$FEV_1$）和最大呼气流速（PEF）降低。在给予支气管舒张剂，上述肺功能指标明显改善，增加12%～15%，表明有可逆性气流受阻，即舒张试验阳性。

5. 支气管激发试验 通过支气管激发试验来判断是否存在气道的高反应性，通常采用药物（如乙酰甲胆碱、组胺）或运动激发。对于$FEV_1$大于正常预计值70%的疑诊哮喘患儿作支气管激发试验。

6. 胸部X线检查 发作期可有肺过度充气、肺纹理增多。合并感染时，出现肺部点片状或片絮状阴影。通过X线检查有助于除外其他肺部疾病、先天异常等。

**【诊断与鉴别诊断】**

1. 哮喘的诊断 主要根据病史（包括家族史、个人过敏史）、体征、辅助检查及治疗效果。

（1）儿童哮喘的诊断标准：①年龄≥3岁，喘息反复发作；②发作时双肺闻及呼气相哮鸣音，呼气相延长；③支气管舒张剂有明显疗效；④除外其他喘息、胸闷和咳嗽等疾病。对疑诊病例，可作支气管舒张试验：沙丁胺醇吸入或0.1%肾上腺素0.01ml/kg皮下注射15分钟后，喘息明显缓解及肺部哮鸣音明显减少，或第一秒用力呼气量上升率≥15%，即为支气管舒张试验阳性，可作哮喘诊断。

（2）咳嗽变异性哮喘诊断标准：①咳嗽持续或反复发作>4周，常在夜间和（或）清晨发作，运动后加重，痰少，无感染症或长期抗生素无效；②支气管舒张剂可使咳嗽发作缓解（基本诊断条件）；③有个人过敏史或家庭过敏史；④气道呈高反应特征，支气管激发试验阳性可作辅助诊断；⑤除外其他原因引起的慢性咳嗽。

2. 鉴别诊断 哮喘的诊断必须除外其他造成反复喘息的原因。如胃食管反流、支气管异物、支气管淋巴结结核、先天性气道畸形（软化、狭窄）、先天性心脏病等。

**【病情观察及随访要点】**

1. 使用支气管舒张剂后大多在一小时或数小时内缓解。记录体位、精神、面色、青紫、呼吸困难和肺部体征的好转情况。

2. 各种支气管舒张剂治疗无效时，应警惕：

（1）肺部继发感染和并发症：本病肺部体征大多两侧一致，出现体温增高、脓痰、肺部啰音增多或一侧性呼吸音减低时，应考虑肺部感染和并发症发生。应作血白细胞计数及分类、胸部X线检查。

(2)哮喘危重状态：应定时(2～4小时)测体温、呼吸、脉搏感和血压，记录出入液量。观察是否极度烦躁或转为无力伴严重哮喘缺氧，双肺呼吸音明显减低，以上提示预后严重，应采取紧急措施。同时分析持续发作的原因是否体液耗损过多、痰稠不易排出、继发感染、精神过度紧张等，从而采取相应措施。根据需要重复血常规、血气分析和心电图检查至哮喘缓解。

(3)随访中注意该患儿好发季节、诱因，尽可能找出变应原。记录间歇期呼吸、心率、肺部体征，有无慢性阻塞性肺气肿症状、体征。有条件者测定肺功能。

(4)症状控制，体征基本消失后可出院。

**【防治措施】**

1. 治疗原则　坚持长期、持续、规范化、个体化。发作期：快速缓解症状、抗炎、平喘；缓解期：长期控制症状、抗炎、降低气体高反应性、避免触发因素、自我保健。全球哮喘防治创议(GINA)提出哮喘长期管理的阶梯式治疗方案。

2. 常用药物　如表8-6所示。

**表8-6　治疗哮喘常用药物**

| 快速缓解药物 | 长期预防用药 |
|---|---|
| 短效吸入型$\beta_2$受体激动剂 | 吸入型糖皮质激素 |
| 短效口服$\beta_2$受体激动剂 | 长效$\beta_2$激动剂 |
| 抗胆碱能药物 | 抗白三烯药物 |
| 全身性皮质激素 | 缓释茶碱 |
| | 色甘酸钠 |
| 短效茶碱 | 尼多克罗米 |
| | 口服激素 |

(1)糖皮质激素：最有效的抗炎药，作用机制：①干扰花生四烯酸代谢和白三烯、前列腺素合成；②减少微血管渗漏；③抑制细胞因子合成；④增加气道平滑肌对$\beta_2$激动剂的敏感性；⑤降低气道高反应性。作用途径：可通过静脉、口服、吸入等不同途径给药。对急性严重的哮喘发作首选静脉使用琥珀酸氢化可的松或甲泼尼龙，病情缓解后改口服泼尼松。糖皮质激素吸入疗法具有剂量小、局部抗炎作用强、疗效高和副作用少的优点。年幼儿应配合储雾罐吸入。除倍氯米松和丁地去炎松

外，目前常用丙酸氟替卡松。

（2）$\beta_2$ 受体激动剂：可通过激活腺苷酸环化酶增加细胞合成cAMP，使：①气道平滑肌松弛而导致支气管扩张；②稳定肥大细胞膜；③增加气道的黏液纤毛清除力；④改善呼吸肌的收缩力。目前用沙丁胺醇溶液或气雾剂。尚有口服 $\beta_2$ 受体激动剂如丙卡特罗，而沙美特罗、福美特罗作为长效 $\beta_2$ 受体激动剂与激素联合应用有效性得到证实。

（3）茶碱：茶碱的作用：①对支气管平滑肌有直接松弛作用；②改善气道纤毛清除作用；③增强呼吸肌收缩力；④兴奋呼吸中枢；⑤增强心肌收缩力。首剂3～5mg/kg＋GS 30～50ml，在20～30分钟静脉滴入，每6～8小时重复。重症：0.6～0.9mg/（kg·h）×3小时，维持血浓度5～15μg/ml，如＞20μg/ml，即发生不良反应。注意茶碱的副作用。

（4）抗胆碱药物：异丙托溴铵雾化溶液：每1ml含药物250μg，≤2岁125μg；＞2岁250μg，用生理盐水稀释至2ml，每天3～4次。

（5）白三烯受体拮抗剂：孟鲁司特是一种有效的选择性白三烯受体拮抗剂，＜6岁4mg/次，6～14岁5mg/次，＞15岁10mg/次，每天晚上一次。

（6）抗生素：合并呼吸道细菌感染时，可选择适当的抗生素治疗。

（7）哮喘危重状态处理

1）给氧：一般采用鼻导管给氧和面罩给氧，保持正常的氧分压。

2）补充液体和纠正酸中毒：用1/5张含钠液纠正失水，防止痰栓形成。

3）肾上腺糖皮质激素：根据病情的轻重，可选用氢化可的松5～10mg/kg或甲泼尼龙每次1～2mg/kg，每6小时1次，重复使用。

4）支气管舒张剂：沙丁胺醇溶液雾化吸入，根据病情每隔20分钟吸入一次，连续3～4次。以后根据病情1～4小时可重复吸入治疗；抗胆碱能药物异丙托溴铵联合沙丁胺醇，疗效及安全性已得到证实。

5）维持水及酸碱平衡：开始按1/2～1/3张含钠液，以后用1/4～1/5张含钠液维持，一般补液量50～120ml/kg，见尿补钾。呼吸性酸中毒可通过改善通气，代谢性酸中毒可用碳酸氢钠纠正。

6）镇静剂：可用水合氯醛口服或苯巴比妥肌内注射。

7）机械通气：应用指征：①持续严重的呼吸困难；②呼吸音减低到几乎听不到呼吸音或哮鸣音；③因过度通气和呼吸肌疲劳使胸廓运动受限；④意识障碍、烦躁或抑制甚至昏迷；⑤吸入40％氧发绀无改善；⑥$PaCO_2$≥8.6kPa（65mmHg）。

【预后】

与起病年龄、病情轻重、病程长短、治疗方法及家族史有关。大多数经过正规治疗，约 20％～80％儿童在青春期前后完全缓解。

【预防】

预防哮喘的发作是支气管哮喘现代治疗的重要组成部分。主要的措施有：①哮喘患儿的系统管理；②避免过敏原和诱发因素；③预防呼吸道感染；④哮喘儿童的心理教育。

（刘恩梅　符　州）

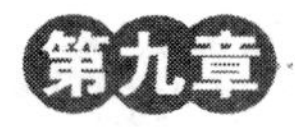

# 第九章 循环系统疾病

## 第一节 总 论

**【概述】**

儿科领域中心脏血管疾病的发病率仅次于呼吸系统及消化系统的疾病。病因与成人有很大差异。主要以先天性心脏病(以下简称先心病)占多数,其次为心肌炎、心包炎、心肌病、感染性心内膜炎等。近年风湿热的发病率有所下降,川崎病所致的心脏血管损害成为小儿后天获得性心脏病的主要原因之一。心律失常的发生率也较前增多。

**【临床表现】**

1. 咳嗽 左心衰竭导致肺淤血及肺水肿,或左向右分流型先心病伴呼吸道感染时,都有剧烈咳嗽、肺动脉扩张压迫左喉返神经时,可有声音嘶哑及破锣声咳嗽。

2. 呼吸困难 为左心衰竭的主要症状,开始于活动后明显,休息后缓解,以后休息时亦有呼吸困难。严重急性肺水肿时,有端坐呼吸、痰鸣或哮鸣音。

3. 咯血 肺淤血时可出现咯血、痰中带血丝或粉红色泡沫状痰,重者可大量咯血。多见于二尖瓣狭窄、大量左向右分流伴肺动脉高压者;也可见于法洛四联症肺侧支循环血管丛破裂致咯血。

4. 心前区疼痛 小儿常见于急性心包炎,位于心前区或剑突区,可向颈、背、肩等放射。亦可见于梗阻型心肌病及急性心肌梗死。

5. 心悸 可见于各种原因引起心搏血量增加导致心率加速,亦可见于各种心律失常。

6. 晕厥 由于心脏供血不足、脑血流灌注减少而引起心脑缺血综合征。常见于心律失常患儿,如心动过缓、高度房室传导阻滞及心室颤动等,亦可发生于梗阻型心肌病及法洛四联症流出道梗阻等。

7. 青紫 凡毛细血管血液中还原血红蛋白超过 5g/100ml 时,皮肤、黏膜便可出现青紫。可由多种原因引起。

(1)中心性青紫:常由于心肺疾病使血液未获充分的氧交换所致,动脉血氧饱和度低于85%时临床可显青紫。常见于右向左分流型先心病(如法洛四联症),当进入体循环的动静脉混合血超过输出量的1/3时即发生青紫。亦可见于肺源性心脏病及严重的肺部疾患。新生儿初生时可吸100%纯氧试验鉴别,若为肺源性,吸氧后可改善;若为心源性,吸氧10~15分钟青紫无改善。

(2)周围性青紫:由于周围循环血流障碍所致。主要出现在肢体末梢端、鼻尖、口唇、耳廓等。多见于右心功能不全及慢性心包缩窄等。

(3)混合性青紫:见于大多数心脏病者。如青紫型先心病(大动脉易位、永存动脉干等),以中心性青紫为主,一旦发生右心衰竭,即合并周围性青紫。

上下肢差异性青紫见于导管前型主动脉缩窄、动脉导管未闭后期(下肢青紫重于上肢)或大动脉易位合并动脉导管未闭(上肢青紫较下肢明显)。

8. 水肿　各种心脏病引起心力衰竭时,常起自下肢、腰部以下部位水肿。小婴儿则有脸、手、足背水肿或体重增加。

9. 生长发育迟缓　先心病有大量左向右分流者,常有生长迟缓、体重落后较身长尤为明显。青紫型先心病患儿一般比较瘦弱,其生长落后程度与畸形严重程度一致。

**【辅助检查】**

1. 心电图　可确诊某些疾病,如心律失常、镜像右位心、心肌梗死、心肌损害等;结合临床可提示有无房室肥大及电解质紊乱;常规用于心脏插管、心脏手术和介入的监护。

2. 小儿正常心电图特点　心率比成人快;各波间期比成人短;新生儿及婴儿右心占优势,$V_1$ 可呈 Rs;年长儿胸壁薄,可有左室高电压;新生儿生后3~5天 $T_{V1}$ 可直立。3天后~8岁左右在 $V_1$~$V_4$ 导联中T波可倒置,其他导联均直立。小儿心电图参考值随年龄而异(表9-1、表9-2)。

**表9-1　各年龄P-R间期参考值**

| 年龄 | 最低值(秒) | 最高值(秒) |
| --- | --- | --- |
| 1天~1个月 | 0.08 | 0.12 |
| 1岁 | 0.08 | 0.14 |
| 5岁 | 0.10 | 0.16 |
| 12岁 | 0.10 | 0.18 |

表 9-2 小儿心电图各波正常标准

| | 时限(秒) | 振幅(mm) | 方向 | 电轴 | 钟向转位 |
|---|---|---|---|---|---|
| P 波 | 0.05～0.09 (0.07) | <2.5 | Ⅰ、Ⅱ、aVF、$V_5$～$V_6$直立，aVR 倒置 | | |
| P-R 间期 | 0.08～0.18 (0.16) | | | | |
| QRS 波群 | 0.05～0.1 | $R_Ⅰ+R_Ⅱ+R_Ⅲ>15$<br>$R_Ⅰ+S_Ⅲ<30$<br>$R_Ⅱ+R_Ⅲ<45$<br>$R_{aVL}<20$(横位)<br>$R_{aVF}<25$(直立位)<br>$R_{V5}$ 3 岁以下<30<br>3 岁以上<35<br>$R_{V5}+S_{V1}$ 3 岁以下<45<br>3 岁以上<50<br>$R_{V1}$ 3 岁以上<10<br>$S_{V1}>2$<br>$R_{V5}+S_{V5}$ 3～5 岁以上<15 | QRS 波群决定电轴及钟向转动 | 正常：<br>主波Ⅰ、Ⅲ均向上<br>右偏：<br>主波Ⅰ向下，Ⅲ向上<br>左偏：<br>主波Ⅰ向上、Ⅲ向下 | 顺钟向：<br>$V_1$～$V_4$呈右心图型或过渡区 RS 型移向 $V_4$、$V_6$……<br>逆钟向：<br>$V_3$～$V_6$呈左心图型或过渡区 RS 型移向 $V_2$、$V_1$ |

续表

| | 时限(秒) | 振幅(mm) | 方向 | 电轴 | 钟向转位 |
|---|---|---|---|---|---|
| S-T 段 | | 胸导联抬高<2.5<br>其余导联抬高<1.0<br>下低<0.5 | | | |
| T 波 | | | Ⅰ、Ⅱ、aVF、$V_2$～$V_6$ 直立,aVR 倒置<br>新生儿:<br><3～5 天 $V_1$ 直立,$V_5$ 倒置<br>>3～5 天 $V_1$ 倒置,$V_5$ 直立 | | |
| U 波 | 0.1～0.3 | <0.5,$V_3$ 可达 2～3 | | | |
| 间期<br>QTQ-Tc<br>比值 | 0.21～0.38<br>与心率有关<br>0.38～0.39<br>男:<1.02<br>女:<1.03 | | | | |

3. X线检查 胸部X线检查有助于了解心脏和大血管位置、形态、大小及搏动强弱等，评价心脏包括后前位、斜位及侧位。吞钡后摄片或透视可显示左房有无增大及增大程度。新生儿心脏相对较大，心胸比率为0.6，婴幼儿为0.55，年长儿为0.50，心胸比率超过正常提示心脏增大。

4. 超声心动图 超声心动图有M型、B型、彩色多普勒及三维实时超声心动图，有以下用途：①可对瓣膜疾病、心脏肿瘤、心包积液、心腔内赘生物、血栓形成、心脏和大血管解剖结构异常（如各种先心病）及肥厚性心肌病等提供诊断依据；②可测量心脏各腔室大小及在心动周期中的变化；③观察先心病缺损大小、位置、血流方向和压力检测。

5. 心音图 心音及心脏杂音通过心音图机电子仪将心音振动波转换为电能放大记录而形成曲线图形。可记录心音和杂音有助于诊断及鉴别诊断，尤对先天性心脏病价值较大。但心音图对高频递减型杂音常不能录出，且不能辨别杂音是来自心内还是心外，故必须结合听诊，才比较可靠。

6. 计算机断层扫描（CT）及磁共振成像（MRI） 具有无创伤、无射线和能三维成像的优点，可进行血管的三维重建。已成为除超声以外儿童心血管疾病无创伤影像学诊断手段。

7. 运动试验 运动可以显示在静止时不表现的心血管疾病的症状及心律失常。小儿运动试验仪器有专用脚踏车功量计及平板机。临床可用于心脏储备功能检测、心律失常的诊断及预后估计。

8. 心导管检查术 常用于诊断先心病。用不透明的硅胶管经股静脉或锁骨下静脉插管进入右心室和肺动脉，经股动脉可到左心室，X线透视下观察导管行径、有无异常通道，并可测定各部位的压力和氧浓度以判断畸形部位。左右心室、肺动脉和主动脉造影可测定心腔或大血管之间的异常通道。

9. 放射性核素心血管造影 由肘静脉注射锝酸盐（$^{99m}TcO_4^-$）后连续γ线照像，1～3秒可见上腔静脉及右房右室显影，4～6秒可见肺动脉及两肺内放射性物质浓聚，6.2～7.2秒见左房左室显影，8～11秒见左室及升主动脉显影，11.1～11.4秒见降主动脉显影，12.9～13.2秒可见右心排空，15.3～15.6秒可见肺排空。若有法洛四联症时，存在肺动脉口狭窄及右向左分流，可见肺内放射性物质减少；在有心内左向右分流时，可见放射性物质出现肺内再循环。能动态地记录放射性核素在心腔和大血管内的运行情况，用于诊断先天性心脏血管畸形及心功能测定等。

## 第二节 先天性心脏病

【概述】

先天性心脏病（congenital heart disease，简称“先心病”），系胎儿心脏和大血管在发育过程中发生的缺陷。本症发生率高，活产婴儿中约8‰～12‰；儿童尸检中占10.1%～12.0%。占小儿心血管疾病的首位。病因尚不清楚，一般认为与胎儿心脏血管发育阶段的不良环境有关，如病毒感染、化学药物、放射线、缺氧及母亲患糖尿病等；其次与遗传因素有关，同一个家族中可多人发病，也常伴发于染色体畸变（如21-三体综合征、13～15-三体综合征）。近年来，先心病的诊疗技术取得很大进展，使85%以上的常见先心病获得根治，对许多复杂畸形也可矫治，从而使病死率大大降低，治愈率显著提高。

根据体、肺循环之间有无异常通道，大致可将先心病分为三类：①左向右分流型（潜在青紫型）：如房、室间隔缺损及动脉导管未闭；②右向左分流型（青紫型）：如法洛四联症、大动脉易位等；③无分流型：如单纯肺动脉瓣狭窄、主动脉缩窄或主动脉瓣狭窄等。

【病史要点】

1. 母早孕期第2～8周内有无病毒感染史、放射线接触及药物史、家族中有无遗传性疾病史及同一家庭中先心病的发病情况、父母年龄及职业等。

2. 询问各种症状出现的时间、相互关系及发展情况。轻症可无临床症状，仅在体检时发现；重症在新生儿或小婴儿期就出现明显症状，如心力衰竭、青紫伴或不伴心脏器质性杂音。

（1）左向右分流型：应着重询问有无反复呼吸道感染，是否发生充血性心力衰竭（初发时间，反复性或顽固性）。有无心悸、气促、声音嘶哑、多汗及生长发育迟缓等。

（2）右向左分流型：应着重询问青紫出现时间、程度、部位。有无阵发性呼吸困难及昏厥发作史。是否有过心力衰竭以及体格发育、智力发育情况。

【体检要点】

1. 注意全身营养状况、生长发育、智能发育，常规测量身长、体重、呼吸、脉搏及四肢血压。

2. 观察皮肤黏膜有无苍白、青紫、瘀点、结膜充血等。有无杵状指趾。有青紫者应注意青紫发生的部位、程度及上下肢有无差异性青紫（见总论）。

3. 测量上下肢血压，主动脉缩窄者上肢血压高于下肢。动脉导管未闭时，脉压增宽，伴周围血管征（毛细血管搏动、水冲脉、股动脉枪击声）。

4. 心脏体征要注意有无心脏扩大；心尖搏动部位及范围；心音强弱；杂音部位、时期、性质、强度和传导方向，有无震颤；肺动脉瓣第二音增强或减弱等。

5. 注意有无心力衰竭的体征、脑血栓及心内膜炎（发热、皮肤黏膜瘀点、贫血、脾大及脏器栓塞）等表现。

6. 有无其他先天性畸形同时存在。

**【辅助检查】**

1. X线　根据心脏形态、位置、大小、肺血管情况（肺血增多、减少或正常），可初步判断畸形类型。

2. 心电图　可确诊某些先心病（如右位心）；定期记录前后对照，观察是否出现舒张期或收缩期超负荷的图形及其演变，可了解血流动力学的动态改变，为临床处理提供参考依据（如动脉导管未闭，由左室肥大转为右室肥大时，表明可能已有器质性肺动脉高压形成）。观察有无心肌劳损及心律失常。

3. 心音图　可鉴别心脏杂音出现的时间、性质和形态以及有无额外心音，对先心病有较大诊断价值。

4. 超声心动图　可确诊某些先心病（如房间隔缺损、室间隔缺损、动脉导管未闭、法洛四联症等），是先心病最具诊断价值的无创性检查手段。

5. 心导管检查及选择性心血管造影　采用超声和CT等无创手段不能明确者可选择性心血管造影，常用于复杂型先心病，如法洛四联症左、右心造影可判断其畸形部位及严重程度，为手术提供依据。逆行动脉造影适用于主动脉缩窄和主肺动脉隔缺损等。

**【病情观察及随访要点】**

1. 心功能情况　有无反复或顽固性心力衰竭发生。

2. 肺动脉高压情况　左向右分流量大者，注意肺动脉高压进展的速度及程度，若有反复肺炎、心力衰竭，右心进行性增大，必要时心导管测压，以便及时掌握手术时机。

3. 右向左分流型　如法洛四联症，注意有无缺氧发作和昏厥，是否需用药物预防，发作时应及时处理。其次注意有无脑血栓、脑脓肿形成，尤在夏季发生脱水情况下未及时补液者。

4. 有无并发心内膜炎　如有不明原因发热一周以上，伴皮肤黏膜瘀点、肝脾大、贫血、脏器栓塞现象等，应早期取血培养、早期诊断、早期彻底治疗。

5. 定期随访　每3～6个月一次，观察上述情况有无改变，并作择期手术指导（几种常见先心病鉴别诊断见表9-3）。

表 9-3 几种常见先天性心脏病的鉴别诊断

| | | 房隔缺损 | 室隔缺损 | 动脉导管未闭 | 法洛四联症 | 单纯性肺动脉瓣狭窄 |
|---|---|---|---|---|---|---|
| 病理生理 | | 肺循环血量增多，体循环血量减少 | | | 肺循环血量减少，体循环血量增加，并出现混合血 | 肺循环血量减少 |
| | | 右心容量负荷增加，右房、右室增大 | 左、右心容量负荷增加，左、右心室增大 | 左心容量负荷增加，左房、左室增大 | 右心压力负荷增加，右心室肥厚 | 右心室压力负荷增加，右心室肥厚为主 |
| 临床表现 | | 症状轻重取决于分流量多少。分流量少者无症状。大者可有心悸、气急、呼吸道感染甚至心力衰竭，生长发育落后，体重较身长更明显，苍白、消瘦、多汗、出现梗阻性肺高压时，常有青紫及顽固性心力衰竭 | | | 早年出现青紫者，生长发育落后，活动耐力差。蹲踞动作，杵状指趾。严重者有缺氧发作及晕厥 | 轻者无症状，仅有杂音；重者，有气促、乏力；严重者婴儿期有青紫和心力衰竭 |
| 心脏杂音 | 部位 | 胸骨左缘 2～3 肋间 | 胸骨左缘 3～4 肋间 | 胸骨左缘 2 肋间 | 胸骨左缘 2、3、4 肋间 | 胸骨左缘 2～3 肋间 |
| | 时相及性质 | 收缩期<br>喷射性 | 收缩期<br>粗糙，响亮 | 收缩期，舒张期<br>连续机器样杂音 | 收缩期<br>喷射性，粗糙 | 收缩期<br>喷射性，响亮 |
| 心脏杂音 | 传导 | 局限 | 向剑突、心尖区 | 向颈、左肩及心前区 | 向心前区 | 向背颈部 |
| | 震颤 | 一般无 | 明显 | 明显 | 可有 | 明显 |
| 肺动脉第二音 | | 亢进、固定分裂 | 亢进 | 亢进 | 降低 | 降低 |

续表

<table>
<tr><th colspan="2"></th><th>房隔缺损</th><th>室隔缺损</th><th>动脉导管未闭</th><th colspan="2">法洛四联症</th><th>单纯性肺动脉瓣狭窄</th></tr>
<tr><td rowspan="3">X线表现</td><td>肺门阴影</td><td>扩大,常见肺门舞蹈征</td><td>扩张</td><td>扩大 常见肺门舞蹈征</td><td colspan="2">肺动脉段凹陷</td><td>肺动脉段凸出</td></tr>
<tr><td>心脏扩大部位</td><td>右房、右室</td><td>左、右室</td><td>左房、左室</td><td colspan="2">右室,心尖上翘,呈靴形</td><td>右室</td></tr>
<tr><td>肺野</td><td colspan="3">充血,肺高压时肺野变为清晰</td><td colspan="3">肺野清晰</td></tr>
<tr><td rowspan="2">心电图</td><td>不完全右束支阻滞和(或)伴右室肥厚</td><td colspan="2">左室肥大或双心室肥大</td><td rowspan="2">左室肥大</td><td colspan="2" rowspan="2">右室肥大 P 波高尖</td><td rowspan="2">右室肥大,P 波高尖常伴 TV1 深而倒置</td></tr>
<tr><td colspan="3">肺高压时均是右室肥大</td></tr>
<tr><td rowspan="2">心动图</td><td>M 型</td><td colspan="2">右房、右室大,右室容量负荷增加</td><td>左右室大,左室容量负荷增加为主</td><td>左室大<br>左室容量负荷增加</td><td>可见主动脉骑跨征及高位室缺</td><td>右室负荷增加</td></tr>
<tr><td>B 型</td><td colspan="2">可见缺损</td><td>可见缺损</td><td>多少可见导管</td><td>同上</td><td>可见狭窄瓣口</td></tr>
<tr><td>心导管及右心选择性造影</td><td colspan="2">右房血氧较腔静脉高 2 容积/分升</td><td>右室血氧较右房高 1 容积/分升</td><td>肺动脉血氧较右室高 0.5 容积/分升</td><td colspan="2">造影可显示右室流出道狭窄及主动脉骑跨和肺动脉发育情况</td><td>右室压力升高,可测得右室于肺动脉压力阶差 >10mmHg</td></tr>
</table>

【防治措施】

1. 母早孕期避免病毒感染及不利因素。

2. 控制呼吸道感染　左向右分流型先心病因肺多血，容易患肺炎。治疗时应根据痰、血培养及时应用敏感抗生素控制感染，并适当控制输入液体量，以计算量减少1/4～1/5为妥。

3. 室间隔缺损、动脉导管未闭、法洛四联症等先心病，由于血流动力学改变，容易并发感染性心内膜炎，是心血管系统最严重的获得性感染。因此，一旦这类先心病出现长期发热应首先想到，并及早行血培养，早期给予敏感抗生素，足量足疗程。

4. 法洛四联症有缺氧发作时应取胸膝卧位，皮下或静脉注射普萘洛尔0.05～0.1mg/kg，或吗啡0.1～0.2mg/kg，同时吸氧，纠正酸中毒。

5. 内科介入治疗　介入治疗因具有不留瘢痕、创伤小、住院时间短、并发症少、不用输血等优点，对于室间隔缺损、房间隔缺损、动脉导管未闭、肺动脉瓣狭窄应首先考虑介入治疗。不适合者才考虑外科开胸手术。

6. 外科开胸手术　对于不适合内科介入以及复杂先心病患儿应选择外科手术治疗。手术时间应根据患儿病情来决定。

## 第三节　病毒性心肌炎

【概述】

病毒性心肌炎(viral myocarditis)是由病毒直接侵犯心肌以及免疫反应引起的弥漫性或局灶性心肌间质的炎性细胞浸润和心肌纤维坏死或退行性变。任何年龄均可发病，临床表现多样，轻者可无症状，仅有心电图改变，重者有严重心律异常、心脏扩大、心力衰竭或心源性休克甚至死亡。常见病原体为柯萨奇病毒、ECHO病毒、腺病毒、灰髓炎、麻疹、流感、副流感、腮腺炎、风疹及疱疹病毒等。

【病史要点】

1. 病前或病初有无病毒感染史或前驱症。

2. 注意起病缓急及症状发展经过。

3. 有无精神委靡、苍白、乏力、多汗、心悸等；有无心力衰竭及心源性休克的表现及其发展过程；有无昏厥发作史等。新生儿可有体温不升、乏力、气急、拒奶及呕吐，其母或家庭成员中有上呼吸道感染患者。

【体检要点】

1. 详细描述患儿全身状况、面色，有无烦躁、气急、多汗、脉细弱、心力衰竭或心源性休克的表现。

2. 心脏体征有无全心扩大、心搏弥散；注意心音强弱、心率快慢；有无心律不齐、奔马律及心包摩擦音；各瓣膜区有无杂音及其特征。

3. 注意有无其他心肌炎证据，如风湿热、败血症（中毒性心肌炎）等及其他心外体征。

【辅助检查】

1. 实验室 ①血白细胞计数可增高；②血沉轻度加快或正常；③急性期血清谷草转氨酶、肌酸磷酸激酶、乳酸脱氢酶及其同功酶、肌钙蛋白增高；鼻咽拭子、粪便、血液或心包液中可分离出病毒，至恢复期血清中同型病毒中和抗体滴度增高。

2. X线 心影正常或扩大，有不同程度的肺淤血。

3. 心电图 急性期低电压及多类型心律失常，以窦性心动过速、期前收缩（尤为室性）、室上性心动过速及不同程度的房室传导阻滞为常见。ST-T改变示心肌损害。慢性病例可有房室肥大的改变。

【诊断标准】

1. 主要指标 ①急、慢性心功能不全，或心脑综合征；②心脏扩大；③心电图示严重心律失常，或明显ST-T改变持续3天以上；④心肌酶谱，尤其CK-mB、cTnI增高。

2. 次要指标 ①发病同时或1～3周前有上感、腹泻等病毒感染史。②有明显乏力、苍白、多汗、心悸、气短、胸闷、头晕、心前区痛、手足凉、肌痛等症状，至少2种；婴儿可有拒食、发绀、四肢凉、双眼凝视等；新生儿可结合母亲流行病史。③心尖区第一心音明显低钝或安静时心动过速。④病程中多有抗心肌抗体增高。

3. 确诊条件 排除其他各类心肌疾病后，凡具主要指标2项、次要指标1项者，或主要指标1项、次要指标2项者（必具有心电图指标），可临床诊断心肌炎。若具病毒原学证据者可诊断为病毒性心肌炎；无病原学证据，结合临床可考虑心肌炎系病毒引起。不全具备上述条件，可作为“疑似心肌炎”随访。

【病情观察及随访要点】

1. 常规观察一般情况，记录心率、呼吸、血压。观察心脏体征的动态改变及病情演变。

2. 定期复查实验室改变、X线及心电图，严重心律失常者应在心电监护下应用抗心律失常药物，并记录疗效。病情稳定后可1～3个月复查一次,临床症状体征消失,X线及心电图、心肌酶谱恢复正常为治愈。

【防治措施】

1. 休息　一般4～6周,重症需6个月或更久。心功能不全及心脏扩大者应绝对卧床休息。

2. 肾上腺皮质激素　适用于合并心力衰竭、心源性休克及严重心律失常者,地塞米松5～10mg/d或氢化可的松8～12mg/(kg·d)静脉滴注。口服泼尼松1～2mg/(kg·d),有效时2周后递减,共用4～6周。

3. 维生素C　100～200mg/kg,加入葡萄糖液静脉滴注,每天一次,共2～4周。

4. 丹参注射液　0.25～0.5mg/kg,加10%葡萄糖液250ml,静脉滴注,每天一次;肌注每次2ml,共2～4周。

5. 促进心肌代谢药物　果糖、环磷腺苷、辅酶A、肌苷等。

6. 心律失常处理　见第七节。

7. 对症处理　给氧、镇静,利尿剂等。

8. 重症出现三度房室传导阻滞或阿-斯综合征发作者,需植入心脏临时起搏器。

## 第四节　原发性心肌病

【概述】

原发性心肌病(primary cardiomyopathy)是以心肌病变为主的心肌疾病。基本病变为心肌肥厚、退行性变及纤维性变。根据病理生理分为扩张型、肥厚型、限制型。儿科临床以扩张型及肥厚型多见。若室间隔增厚显著重于左室后壁称梗阻性肥厚型心肌病,心室壁及室间隔均等肥厚者称肥厚性非梗阻型心肌病(又称特发性主动脉瓣下狭窄)。

【病史要点】

1. 起病缓急,有无心功能不全及心律失常表现及其进展、变化过程,是否进行性加重。

2. 有无心前区疼痛、不适或晕厥发作史。

3. 询问各种继发性心肌病的有关病史,以便除外。

【体检要点】

1. 心脏体征　心脏扩大的程度,杂音部位及特点,有无第三、四心音。

2. 有无心力衰竭及脏器栓塞征。

【辅助检查】

1. X线　可观察心影大小及形态、心搏强弱及肺淤血程度。

2. 心电图　可了解房室肥大及心律失常的类型和演变

3. 超声心动图　可确诊肥厚性梗阻性心肌病，鉴别扩张型心肌病及瓣膜病。

【诊断与鉴别诊断】

1. 扩张型与肥厚性梗阻型心肌病的诊断和鉴别要点　见表9-4。

**表9-4　扩张型心肌病与肥厚性梗阻型心肌病的鉴别**

| | 扩张型心肌病 | 肥厚性梗阻型心肌病 |
|---|---|---|
| 心脏血管体征 | 心脏明显扩大，心搏减弱，二、三尖瓣区有相对性关闭不全的全收缩期杂音，心功能Ⅲ级以下，常有奔马律、脉压低及充血性心力衰竭的体征 | 心脏向左扩大，胸骨左缘第3～4肋骨有喷射性收缩期杂音，向心尖传导，偶有震颤，第二心音逆分裂（主动瓣膜关闭延迟），可听到第三、四心音。脉搏有双重搏动感 |
| 其他表现 | 易有脑、肺及肾栓塞 | 常有气急、乏力、头晕或晕厥发作 |
| X线检查 | 心影扩大如球形，心搏减弱，肺淤血 | 心影稍大，左室增大为主，心搏正常肺纹理大多正常，晚期可有肺淤血 |
| 心电图 | 左室肥厚最多，常合并心肌损害，部分有心房扩大、期前收缩、传导阻滞、心动过速或复合型心律失常 | 左室肥厚或劳损，运动后可诱致$V_5$～$V_6$导联ST-T改变，Ⅰ、aVL及$V_4$～$V_6$导联可出现深Q波（室隔肥厚引起），心律失常较充血型少见 |
| 超声心动图 | 左室内径增大，左室流出道增宽，房室瓣、室隔及左室厚度失常，因心腔明显扩大形成大心腔及二尖瓣开放幅度小，如钻石样改变 | 室隔明显肥厚，与左室后壁厚度之比＞1.3，左室流出道狭窄，二尖瓣曲线前移，左心室内径缩小 |

2. 心内膜弹力纤维增生症　主要病变为心内膜下弹力纤维及胶原纤维增生，病变以左心室为主。多见于婴儿。诊断要点：①1岁以内早期发生充血性心力衰竭，较顽固且反复加重；②一般无杂音，少数可有二尖瓣关闭不全的Ⅲ级杂音；③X线检查示心脏增大，左心为主；④心电图示左室肥厚，胸前导联T波呈缺血性倒置；⑤排除其他心血管疾病。

3. 克山病（地方性心肌病）　心肌病理改变以实质细胞的变性、坏死和瘢痕为主。2岁以下少见。急性型常表现有心源性休克和猝死。慢性型以慢性心功能不全伴心脏扩大为主要表现，体征与充血性心肌病不易鉴别。但常有地区性流行病学特点。心电图常有低电压、ST-T改变，多伴房室传导阻滞、各种心律失常，具易变多变特点。

**【病情观察及随访要点】**

1. 观察心率、心律、血压的动态变化，严重心律失常需心电监护以便及时抢救。

2. 若有晕厥发作，应做好电起搏准备。

3. 注意洋地黄毒性反应及抗心律失常药的副作用。

**【防治措施】**

1. 心力衰竭　心肌病以慢性心力衰竭为主要临床表现，洋地黄制剂用维持量法为宜，结合利尿剂、血管扩张剂可改善心功能。由于扩张型心肌病及心内膜弹力纤维增生症患儿交感神经系统、肾素-血管紧张素-醛固酮系统长期处于激活状态，引起心肌β受体密度下降、心肌细胞凋亡等，即心肌重构。因此，对这类患儿除常规强心、利尿、扩血管外，还需给予β受体阻滞剂、血管紧张素转换酶抑制剂，以阻断心肌重构，从根本上改善心功能。具体用法：倍他洛克（metoprolol）开始剂量每天0.2～0.5mg/kg，分2次口服，每5～7天倍增剂量，4～6周加量至每天2mg/kg，每次服药及加量前须监测心率、血压。卡托普利（captopril）常用剂量为每天2mg/kg，分2次口服，或洛丁新（benapril）以每天0.1mg/kg，一天一次，至少服药6个月。

2. 肥厚性梗阻型心肌病，忌用洋地黄，应用β受体阻滞剂如普萘洛尔每天1～2mg/kg，分2次口服，或钙通道拮抗剂维拉帕米（verapamil）每次2mg/kg，每天3次，以减轻流出道梗阻改善症状。严重者手术切除解除流出道梗阻。

3. 心律失常处理　参见本章第七节。

4. 改善心肌代谢用丹参、ATP、辅酶A、维生素C等。

5. 频发严重心律失常如房颤者，需服用阿司匹林5mg/kg，每天一次，防止血栓形成。

6. 注意休息，控制活动量，预防感染。

## 第五节 感染性心内膜炎

**【概述】**

感染性心内膜炎(infective endocarditis，IE)系致病原侵入血液，引起心瓣膜、心内膜及大动脉内膜感染及炎症，常导致不同程度的急性或慢性心功能不全及体、肺动脉栓塞征。近年重视早期诊断，改进治疗措施，病死率不断下降。感染原以化脓性细菌最为常见，主要是草绿色链球菌，但金黄色葡萄球菌及革兰阴性杆菌有增多的趋势。此外，病毒、真菌(白假丝酵母)及立克次体亦可为本症病原。

**【病史要点】**

1. 注意起病方式，急性起病或缓慢发生，各种症状出现的时间及发展过程，如有无不明原因的发热、乏力、多汗及进行性贫血等全身感染中毒症状。

2. 有无原发的器质性心脏病(如先天性心脏病及风湿性心脏病等)；或近期是否作过心脏病手术及创伤性检查；有无拔牙或扁桃体手术史。

3. 询问可引起心内膜炎的有关心外原发病(如败血症)的症状。

**【体检要点】**

1. 观察一般情况，测量体温，注意皮肤黏膜有无瘀斑点，有无贫血、肝脾大及动态变化。

2. 心脏体征，注意原有心脏杂音的性质有无改变或新近出现有意义的杂音及杂音的动态变化。

3. 有无脏器栓塞现象(常见于脑、肺、肾、脾等)。

4. 有无原发疾病的其他表现，如败血症的迁徙性化脓性病灶。

**【辅助检查】**

1. 血白细胞计数增加；血沉加快。

2. 尿常规 有血尿及蛋白尿。

3. 血培养 在抗生素应用前取血阳性率高，要求在24小时内3处不同部位取血培养为同一病原菌，则可确定为致病菌。标本需保留3周。

4. 超声心动图 1/3～1/2病例可显示瓣膜赘生物的回声反射。

**【病情及随访要点】**

1. 观察临床症状有无改善，心脏杂音有无动态变化，有无新出现的动脉栓塞现象。

2. 血培养阳性者，每周复查血培养至阴性为止。复查血、尿常规及血沉。

3. 治疗过程中，如体温降后复升，应考虑以下可能：①药量不足；②静脉炎；③新栓塞形成；④感染扩散；⑤重复感染等。

4. 停药后应随访观察2年。

**【防治措施】**

1. 预防 应及时矫治先心病，积极防治风心病。器质性心脏病患者在作口腔、泌尿道、胃肠道手术及心插管检查时，术前、术后常规用3天青霉素预防。

2. 抗菌治疗 根据病原菌类型并参考药敏试验选用抗生素。

(1)葡萄球菌引起者：可选用下列方法之一：①青霉素敏感者：每天1000万U青霉素，静脉滴注或肌内注射，疗程6～8周；②新型青霉素Ⅱ：每天100mg/kg肌内注射，分3～4次，疗程4～6周，加用庆大霉素3～7.5mg/(kg·d)×2周可加速消除菌血症。③上药无效或根据药敏，可选用万古霉素、头孢菌素等。

(2)草绿色链球菌引起者：可首选青霉素，若不敏感，1周后加用庆大霉素3～7.5mg/(kg·d)静脉注射2周。此外，也可换用万古霉素、头孢菌素等。疗程不短于4周。

(3)革兰阴性杆菌引起者：一般可选用三代头孢菌素，并加用庆大霉素、氨苄西林等，或根据药敏。

(4)真菌性心内膜炎：常用两性霉素B，疗程6～8周。

(5)血培养阴性心内膜炎：选用耐青霉素酶的青霉素与庆大霉素，或万古霉素与庆大霉素联合，疗程6周。

3. 加强全身营养、支持疗法、输血等。

4. 先心病患者伴赘生物形成、抗生素治疗无效者应作赘生物摘除，同时行先心病根治术，摘除的赘生物做组织培养寻找病原菌；由于瓣膜损伤而造成难治性心力衰竭时，可施行瓣膜修复术；血流动力学严重障碍内科治疗无效者也应考虑外科处理。

## 第六节 心 包 炎

**【概述】**

心包炎(pericarditis)小儿相对少见，且罕有单独存在，常为全身疾病的一部分或其他疾病的并发症。病因可分为感染性及非感染性两类，儿科以感染性常见。婴幼儿以化脓性居多，尤易继发于金黄色葡萄球菌感染，如脓胸及败血症等；年长儿以风湿性及结核性较常见，四川地区肺吸虫也为常见病因，此外可见于病毒感染等。非感染性包括结缔组织病、损伤、肿瘤及心脏手术后等。急性心包炎早期正确治疗可获痊愈。若贻误治疗可死于急性心脏压塞，若病程超过 6 个月可转为慢性缩窄性心包炎，故应力争早期诊治。

**【病史要点】**

1. 询问起病方式(急或缓)、症状出现时间及其发展经过。

(1)急性心包炎应注意有无发热、寒战、多汗、神萎等急性感染中毒症状和(或)急性心脏压塞症状(面色苍白、极度烦躁、呼吸困难、端坐位、心前区疼痛可向左颈肩部放射)等。

(2)慢性缩窄性心包炎常有不同程度的呼吸困难、乏力、食欲缺乏、腹胀、肝区疼痛及下肢水肿等慢性心功能不全的表现。

2. 注意有无可能引起心包炎的原发病，如近期有过皮肤化脓性感染，或邻近器官有感染灶(如肺炎、胸膜炎)，或全身性感染(败血症)存在；有无皮下游走性包块、一过性胸腔积液或腹腔积液、癫痫史；多发性游走性关节痛及皮疹等。

3. 过去史及个人史中应询问过去有无类似发作史，有无吃生蟹史(时间、次数)，接种过卡介苗否，有无结核病史及结核接触史，是否接受过抗结核治疗。

**【体检要点】**

1. 一般情况是否良好，急性或慢性病容。体位、呼吸、脉搏(注意有无奇脉)、血压及脉压、末梢循环、有无发绀。

2. 心脏体征　注意有无心界扩大、坐位及卧位心界的变化、心尖搏动是否消失。听诊应注意有无心包摩擦音、心音是否遥远、心率及有无杂音。

3. 有无心脏压塞体征，如颈静脉怒张、肝大、肝颈回流征阳性、胸腔积液、腹腔积液及下肢水肿、肢体浅表静脉充盈。

注意检查有无导致心包炎的心外感染灶存在，如化脓性病灶(脓胸、肺脓肿、肝脓肿、蜂窝织炎)；有无游走性皮下包块(肺吸虫所致)；猩红热样皮疹或多形红斑。

**【辅助检查】**

1. X 线检查　可观察心影大小、体位改变对心影形态的影响、心搏强弱，并注意有无胸膜及肺内病变。

2. 心电图　急性期各导联 ST 段抬高，弓背向下。恢复期 ST 段回至等电线或压低，T波平坦或倒置。积液时各导联示QRS波低电压伴T波倒置。

3. 超声心动图 可明确诊断有无积液，并能判断积液量及部位。

4. 心包穿刺 可确定积液性质及作病原学检查，有助病因诊断（几种急性心包炎的鉴别诊断见表9-5）。

**表9-5 几种急性心包炎的鉴别诊断**

| 鉴别要点 | 细菌性 | 结核性 | 病毒性 | 肺吸虫性 |
|---|---|---|---|---|
| 病因 | 金黄色葡萄球菌最常见，其次为肺炎球菌、流感嗜血杆菌及脑膜炎双球菌 | 结核分枝杆菌 | 柯萨奇B组病毒<br>埃可病毒8型<br>流行性腮腺炎病毒<br>流感病毒<br>水痘病毒 | 肺吸虫 |
| 心包积液 | 渗出液呈化脓性，黄色浑浊，许多脓细胞，纤维蛋白渗出多 | 渗出液早期以多核细胞为主，后期以淋巴细胞、浆细胞为主，渗液呈草黄色、浑浊，也可呈血性 | 浆液纤维素性及出血性，大量淋巴细胞 | 浆液纤维素性或出血性，嗜酸性粒细胞>10% |
| 心包缩窄 | 容易 | 容易 | 极少见 | 少数 |
| 病史及临床表现 | 肺炎、脓胸、脓疱病等病史全身感染中毒及原发病症状，高热 | 结核接触史，结核中毒症状，潮热盗汗 | 病前1～3周，感冒或胃肠道疾病史，高热或低热 | 吃生蟹史，起病缓慢，潜伏期不明确，低热 |
| 实验室检查 | 心包积液含大量多形核白细胞，蛋白增高，糖降低，乳酸脱氢酶增高，涂片及培养可明确病原 | 心包积液蛋白增高，糖降低，腺苷脱氢酶活力≥40U/L，涂片抗酸染色，PPD皮试可阳性 | 心包穿刺液生化可正常，以淋巴细胞为主，病毒中和抗体，发病3周内升4倍以上 | 肺吸虫抗原皮试阳性，心包积液、外周血嗜酸性粒细胞增高>10% |

**【病情观察及随访要点】**

1. 注意原发病的症状有无改善。

2. 观察心脏压塞症状有无减轻或加重，心包摩擦音、心率、心音的动态改变。

3. 体循环淤血症状有无减轻或加重。

4. 心包穿刺后症状是否缓解及积液再积聚的速度及数量，决定是否需再行穿刺放液或外科作闭式引流（尤为化脓性者）。

**【防治措施】**

1. 对症处理　镇痛、镇静、给氧，心脏压塞征明显时应立即穿刺放液，必要时用软塑料管作闭式引流。

2. 病因治疗　细菌性心包炎应针对病原菌选择有效抗生素，原则应有效、足量、足疗程。结核性心包炎应原则上与活动性肺结核治疗类似，并在有效的抗结核治疗下，短期加用泼尼松，按每天 1mg/kg（＜30mg/d），连续 2 周，逐渐减量停药。病毒性心包炎以对症治疗为主，胸痛明显者可用非甾类抗炎药，如吲哚美辛、阿司匹林等，如疗效不显，也可用泼尼松短期治疗，1 周左右症状缓解即可撤除。肺吸虫性心包炎早期药物治疗可防止心包缩窄。

3. 慢性缩窄性心包炎宜及早作心包剥离术。

## 第七节　心律失常

**【概述】**

心律失常（cardiac arrhythmias）是指心脏自律性异常或激动传导障碍引起的心动过速、心动过缓或心律不齐。小儿心律失常并不少见，常发生于心脏病患者，也可发生于心脏正常者，多数为良性，严重者可导致心力衰竭、心脑综合征甚至猝死。临床上很大一部分心律失常发生于健康儿童，如窦性心律不齐、期前收缩等。常见的心律失常的主要病因包括以下几类：

1. 器质性心脏病　各类心肌炎（感染性、中毒性、风湿性等）；心肌疾病（原发性心肌病、克山病等）；先天性心脏病（原发孔缺损、室间隔缺损等）；感染性心内膜炎。

2. 内分泌疾病　甲状腺功能亢进或减低。

3. 电解质紊乱　低钾、高钾血症等。

4. 药物毒性作用　洋地黄、奎尼丁、普萘洛尔等。

5. 心脏手术、插管、麻醉及介入和心导管检查。

6. 自主神经功能紊乱　如迷走神经张力过高或交感神经兴奋性增高，小儿多见。新生儿及小婴儿可由于自主神经系统发育不成熟。

7. 物理因素　如触电。

常见的心律失常分类见表 9-6。

**表 9-6　心律失常分类**

| 发生机制 | 分类 |
| --- | --- |
| 激动产生异常 | 窦性心律失常（窦性心动过速、窦性心动过缓、窦性心律不齐、窦性停搏）<br>异位心律<br>被动性：游走节律（窦房结内游走、窦房结到房室结间游走）<br>逸搏[自身心律（房、结区、室）、加速性自身心律（房、结区、室）]<br>主动性：期前收缩（房、结区、室）、阵发性心动过速（房、结区、室）、扑动、颤动（房、室） |
| 激动传导异常 | 生理性传导障碍：干扰性房室脱节<br>病理性传导障碍：窦房阻滞、房内阻滞、房室阻滞一、二、三度、室内阻滞（左束支阻滞、右束支阻滞、分支阻滞、双束支阻滞、三束支阻滞）<br>特殊传导：预激综合征 |

**【病史要点】**

1. 注意发病年龄、发病情况（是否突发突止）、持续时间、过去有无类似发作史。是体检偶然发现，还是伴有心悸、乏力等自觉症状。

2. 有无心脏病史和其他心外病因，如电解质紊乱、药物、心脏手术、插管等。

3. 是否伴心功能不全症状或晕厥发作。

**【体检要点】**

1. 观察脉搏、心率、节律的改变，测量血压。

2. 心脏体征　注意第一心音强度（如期前收缩的第一心音常增强，而阵发性室上性心动过速第一心音常减弱）、心率快慢、节律是否匀齐、有无提前搏动或漏脱、有无器质性杂音。

3. 是否伴心力衰竭或心源性休克的体征。

**【辅助检查】**

1. 心电图　可确诊并判断心律失常及类型。呈阵发性发作者，一次记录不一定有阳性发现，需反复记录（尤其发作时），有条件者应作

24小时监护记录(Holter)。下列诸点可帮助判断心律失常的性质：

(1)P波：如P波形态一致，P波在Ⅱ、Ⅲ、aVF直立、aVR倒置，P-R间期>0.12秒则为窦性心律；P波为逆行者而P'-R间期<0.12秒或呈R-P'者为结区心律；如P-R>0.12秒，有提前出现的异形P波则考虑为房性期前收缩，延迟出现者为房性逸搏；找不到P波时应注意有无扑动波(F)或颤动波(f)，可诊断房扑或房颤；既无P波也无F波或f波者应考虑窦性停搏，窦房阻滞或结区节律等。

(2)QRS波群：若有明显畸形，考虑下列可能性：①室上性激动伴室内差异传导；②心室异位搏动；③束支传导阻滞；④预激综合征。

(3)快而规则的心律：应考虑以下可能：①窦性心动过速，②阵发性室上性或室性心动过速，③心房扑动伴2∶1房室阻滞。

(4)慢而规则的心律：应考虑以下可能：①窦性心动过缓；②结区心律；③完全性房室传导阻滞；④房或室性自身心律；⑤窦性心律伴2∶1房室传导阻滞；⑥房扑伴4∶1房室传导阻滞；⑦未下传的房性期前收缩。

2. 寻找病因或诱因，结合病史及体检选择相应的检查，如X线、超声心动图、血象、细菌学及内分泌学等方面的特殊检查。

**【病情观察及随访要点】**

1. 详细记录心律失常发作时的表现(发作方式、持续时间、诱因及治疗反应)、发作频率。

2. 有无心力衰竭及心源性休克发生，应及时处理。若有心脑缺氧综合征发作，必须做好安装起搏器的抢救准备。

3. 随时复查心电图，严重心律失常、多变者，应在心电监护下观察药物效果。病情稳定后，酌情延长心电图复查时间。

**【防止措施】**

1. 病因治疗及去除诱因。

2. 抗心律失常治疗原则　期前收缩，无自觉症状，又无器质性心脏病者，可不作处理，但应解除家长顾虑。若自觉症状明显，心电图示明显心律失常者(如频发室性期前收缩或成串或联律出现或多源性或呈平行心律以及期前收缩的R波落在前一心动周期的T波上等)，或虽为单源性期前收缩，但发生于器质性心脏病基础上，并有进行性动态发展者均需治疗。阵发性室上性心动过速、短暂发作无自觉症状、心功能正常者可不予处理，但反复发作、持续时间长、症状明显或有心功能不全趋势者，均应及时处理。

(1)兴奋迷走神经：适用于年长儿室上性心动过速发作时，如刺激咽反射引起呕吐、压迫颈动脉窦（不可双侧同时压）10～20 秒，或压迫眼球 30～60 秒。

（2）抗心律失常药物（表 9-7）：抗快速心律失常药物的选用见表 9-7。房室传导阻滞一度或二度Ⅰ型，心率＞50 次/分，可密切观察不需药物治疗。二度Ⅱ型及三度房室传导阻滞心率＜50 次/分，可用阿托品 0.01～0.03mg/kg，皮下或静脉注射，或异丙肾上腺素 1mg/次，溶于 5%～10% 葡萄糖溶液 250ml 中持续静滴，速度为 0.05～2μg/（kg·min）。

（3）电治疗：电复律及电起搏（药物无效者）。

（4）对症处理：镇静、给氧、控制心力衰竭及抗休克等。

（5）射频消融：是唯一可根治的非药物治疗方法。药物治疗无效者可考虑。

**表 9-7 儿科常用抗心律失常药物**

| 药名 | 药理作用 | 剂量及用法 | 说明 |
|---|---|---|---|
| 奎尼丁 | Ⅰa 类抗心律失常药物 | po：试验剂量 2mg/kg，若无不良反应，15～60mg/（kg·d），q4～6h | 适用：房扑、房颤、室上速、室性期前收缩<br>副作用：耳鸣、抽搐、恶心、呕吐、心脏停搏、室扑或室颤、血小板减少、过敏<br>禁忌：病窦综合征、完全性房室传导阻滞、QT 间期延长 |
| 普鲁卡因胺 | Ⅰa 类抗心律失常药物 | po：20～40mg/（kg·d），q4h<br>iv：负荷量 5～15mg/kg，30min<br>维持：20～100μg/（kg·min），持续静脉注射 | 适用：严重心律失常、室上速<br>副作用：幻觉、食欲缺乏、恶心、呕吐、低血压、房室传导阻滞、白细胞降低、红斑狼疮、关节痛<br>禁忌：同奎尼丁 |
| 利多卡因 | Ⅰa 类抗心律失常药物 | iv：负荷量 1～2mg/kg<br>维持：20～50μg/（kg·min），持续静脉注射 | 适用：严重室律紊乱<br>副作用：传导异常、惊厥<br>禁忌：肝脏疾患 |

续表

| 药名 | 药理作用 | 剂量及用法 | 说明 |
|---|---|---|---|
| 双异丙吡胺 | Ⅰa类抗心律失常药物 | po:5～15mg/(kg·d),qid | 适用:各型期前收缩和心动过速<br>副作用:口干、低血压、胃部不适<br>禁忌:心源性休克、心力衰竭、心脏传导阻滞、青光眼、尿潴留 |
| 普罗帕酮 | Ⅰc类抗心律失常药物 | po:每次5mg/kg,q6～8h<br>iv:1mg/kg,维持4～8μg/(kg·min)静脉注射 | 适用:各型期前收缩和心动过速<br>副作用:恶心、呕吐、口干、腹痛<br>禁忌:高度房室传导阻滞、心力衰竭、休克 |
| 普萘洛尔 | Ⅱ类抗心律失常药物 | po:0.5～1mg/kg,q4～6h<br>iv:0.01mg/kg,总量0.1mg/kg | 适用:严重室上性或室性心律失常,预防预激综合征所致室上速<br>副作用:房室传导阻滞、低血糖、气道痉挛<br>禁忌:哮喘 |
| 溴苄铵 | Ⅲ类抗心律失常药物 | iv:3～5mg/kg静注1min | 适用:室性心律失常、室颤<br>副作用:体位低血压<br>禁忌:低血压 |
| 胺碘酮 | Ⅲ类抗心律失常药物 | po:负荷量10～15mg/(kg·d)<br>维持量:2.5～5mg/(kg·d)<br>iv:5～7mg/kg持续静脉注射1h,维持5～15μg/(kg·min) | 适用:严重心律失常及其他药物失效者<br>副作用:皮肤色素沉着、角膜沉积物、甲状腺功能异常<br>禁忌:甲状腺疾患 |
| 维拉帕米 | Ⅳ类抗心律失常药物 | po:2～4mg/(kg·d),tid<br>iv:0.1mg/kg缓注(2～3min),最大剂量5mg/次 | 适用:室上性心动过速<br>副作用:窦性心动过缓、房室传导阻滞、低血压<br>禁忌:心力衰竭、房室传导阻滞 |

# 第八节 高 血 压

**【概述】**

小儿高血压(hypertension)较成人少见,其血压标准因年龄而异,正常新生儿约为80/50mmHg;婴儿90/60mmHg;大于1岁可用下列公式计算:收缩压=年龄×2+80,舒张压约为收缩压的2/3,脉压应为20mmHg以上,下肢血压约高于上肢20mmHg。小儿收缩压7岁以下>120mmHg,7岁以上>130mmHg,舒张压7岁以下>80mmHg,7岁以上>90mmHg,可视为高血压。小儿易受情绪紧张影响,若一次测得血压偏高,应多次重复测量,排除情绪紧张引起的暂时性高血压,方能作出诊断。小儿原发性高血压少见,约80%以上为继发性,常见原因如下:

1. 肾性高血压　最常见。

(1)肾实质病变:急慢性肾小球肾炎、过敏性紫癜性肾炎、溶血尿毒综合征、结缔组织病伴肾损害、慢性肾盂肾炎、肾先天性发育不全或畸形、肾脏肿瘤等。

(2)肾血管病变:肾动脉狭窄、肾动脉栓塞、肾动脉炎等。

2. 心血管系统疾病　如主动脉缩窄、动脉导管未闭、主动脉瓣关闭不全。

3. 内分泌疾病　嗜铬细胞瘤、皮质醇增多症及继发于长期大量肾上腺皮质激素或ACTH治疗的高血压。

4. 中枢神经系统疾病　重症脑炎、颅内肿瘤、颅内出血。

**【病史要点】**

1. 询问有无高血压的自觉症状(如头晕、头痛、恶心、呕吐等)及严重症状(如视力障碍、惊厥、偏瘫、失语等高血压脑病或脑出血症状)。

2. 注意发病方式,是否症状持续存在或有一过性头痛加剧、心悸、视觉模糊、面色苍白、冷汗等(可见于嗜铬细胞瘤)。

3. 详询家族中有无高血压史及有无引起继发性高血压的原发病表现。

**【体检要点】**

1. 测量上下肢血压及检查周围动脉搏动强弱(如主动脉缩窄、上肢血压明显高于下肢、桡动脉搏动强烈、足背动脉搏动微弱或消失)。

2. 注意脐旁或上腹部有无血管杂音(可见于肾动脉狭窄或腹主动脉狭窄)。

3. 心脏体征,慢性高血压常有心脏增大。

**【辅助检查】**

1. 尿常规、尿培养、肾功能等证实有无肾小球疾病、泌尿道感染等。

2. 疑有肾脏畸形时作CT、静脉肾盂造影或逆行肾盂造影。

3. 疑有肾动脉狭窄者须作CT、肾动脉造影。

4. 疑诊主动脉缩窄者,进一步作CT、心导管检查及逆行主动脉造影。

5. 疑为嗜铬细胞瘤者,可作苄胺唑啉试验,可用苄胺唑啉5mg静注,每分钟测血压1次(肌注则每小时测1次),若收缩压下降35mmHg以上,舒张压下降25mmHg以上,即为阳性。正常人及其他疾病引起的高血压患者收缩压及舒张压下降不超过30mmHg及25mmHg。

6. 尿液内多巴胺测定可鉴别神经母细胞瘤与嗜铬细胞瘤,后者正常而前者增多。

7. 24小时17-羟及17-酮醇测定,库欣综合征17-羟增高或两者均高;先天性肾上腺增生症时,尿17-酮醇明显增高。

8. X线及心电图检查,了解高血压及对心脏影响的程度。

**【病情观察及随访要点】**

1. 观察高血压症状及体征呈持续性或伴一过性发作。

2. 有高血压危象者,应迅速处理。

3. 根据临床表现,针对可疑病因选择辅助检查,以助病因诊断。

**【防治措施】**

1. 病因治疗。

2. 低钠饮食。

3. 应用利尿剂。

4. 降压药的选择　原则上先用一种药物,从小剂量开始渐增。轻度可用噻嗪类加利血平;中度可用噻嗪类加肼屈嗪,无效者加用甲基多巴;重度用噻嗪类加甲基多巴,无效可用胍乙啶或呋塞米加普萘洛尔或硝普钠。

5. 高血压危象的处理

(1)二氮嗪:每次5mg/kg,于0.5~1分钟内迅速静脉注射,可使血压迅速下降,维持4~12小时,副作用为水、钠潴留,可并用呋塞米。

(2)硝普钠:用5%葡萄糖液稀释成50μg/ml的浓度,每分钟1μg/kg速度静脉滴注,每分钟测血压一次,如5~10分钟无效,每次可逐渐递增1μg/kg,最大每分钟不超过8μg/kg,见效后,迅速减量或停药。

(3)硫酸镁:以1%~2%浓度按0.1g/kg静脉滴注,30分钟内滴半量,全量于1.5小时内滴入,密切观察患儿神志、呼吸、脉搏、血压、腱反射,当血压接近正常时,即停止滴药。10%葡萄糖酸钙10mg备用,一旦出现呼吸困难、血压下降、心率减慢、膝反射迟钝等副作用时,立即静脉推注。

6. 伴心功能不全者应及时处理(见心力衰竭章),并予对症治疗。

(易岂建)

# 血液系统疾病

## 第一节　小儿血象特点

胎儿和儿童的造血处于动态变化中，出生后小儿的血细胞数量和成分随年龄变化而有所不同(表 10-1)。

**【红细胞数和血红蛋白量】**

**表 10-1　儿童红细胞数量和血红蛋白的变化**

| | 红细胞数 | 血红蛋白 |
|---|---|---|
| 出生时 | 约 $5.0\times10^{12}\sim7.0\times10^{12}$/L | 约 150～220g/L |
| 生后 6～12 小时 | 稍高于出生时 | 稍高于出生时 |
| 出生 1 周～生后 2、3 个月(生理性贫血期) | 约 $3.0\times10^{12}$/L | 约 100g/L |
| 出生 3 个月以后 | 缓慢增加 | 缓慢增加 |
| 婴儿期 | $4.0\times10^{12}$/L | 110g/L |
| 12 岁 | 达成人水平 | 达成人水平 |

1. 生理性贫血的原因

(1)红细胞生成减少(主要原因)：出生后自主呼吸的建立，血氧含量增加，促红细胞生成素(EPO)合成减少，导致骨髓造血功能暂时性下降。

(2)红细胞破坏增加：胎儿红细胞寿命较短，在此期破坏较多(生理性溶血)。

(3)婴儿生长发育迅速，循环血容量迅速增加。

2. 网织红细胞数　网织红细胞数在初生 3 天内约为 0.04～0.06，于生后第 7 天迅速下降至 0.02 以下，并维持在较低水平(约 0.003)，以后随生理性贫血的纠正而上升，婴儿期以后达成人水平(0.005～0.015)。

3. 有核红细胞 初生时外周血中可见到少量有核红细胞，足月儿平均 3～10 个/100 有核细胞，早产儿可以高达 10～20 个/100 白细胞，生后 1 周内从外周血消失。

【血红蛋白种类】

血红蛋白种类：血红蛋白除上述量的变化外还有质的改变，如表 10-2。

表 10-2 血红蛋白组分随年龄增加的变化

| | HbF($\alpha_2\gamma_2$) | HbA($\alpha_2\beta_2$) | $HbA_2$($\alpha_2\delta_2$) |
|---|---|---|---|
| 胎儿 6 个月 | 0.90 | 0.05～0.10 | |
| 出生时 | 0.70 | 0.30 | <0.01 |
| 6～12 个月 | <0.05 | | |
| 2 岁以后 | <0.02 | 0.95 | 0.02～0.03 |
| 成人 | <0.02 | | |
| | | HbA：$A_2$＝30：1 | |

【白细胞数与分类】

白细胞数量随年龄而变化，同时白细胞数量受到许多因素的影响，如饥饿、发热、疼痛、哭吵、进食等，详见表 10-3。

白细胞分类中粒细胞与淋巴细胞的百分比变化较大。出生时中性粒细胞约占 0.62，淋巴细胞约占 0.30，生后 4～6 天时两者比例大致相等；之后淋巴细胞比例上升，约占 0.60，中性粒细胞约占 0.35，至 4～6 岁时两者比例又相等。此后中性粒细胞增加，淋巴细胞减少，逐渐达到成人比例，粒细胞约占 0.65。因此需要结合年龄判断白细胞分类比的意义。

此外，初生儿外周血中也可出现少量幼稚中性粒细胞，但在数天内即可消失。

表 10-3 白细胞数随年龄的变化

| 年龄时段 | 白细胞数 |
|---|---|
| 出生时 | $15\times10^9$～$20\times10^9$/L |
| 生后 6～12 小时 | $21\times10^9$～$28\times10^9$/L |
| 生后 1 周左右 | $12\times10^9$/L |
| 婴儿期 | $10\times10^9$/L |
| 8 岁以后 | 接近成人水平 |

**【血小板数】**

血小板数与成人相似，约为 $150\times10^9\sim300\times10^9$/L。

**【血容量】**

小儿血容量相对较成人多，新生儿血容量约占体重的10%（80ml/kg），平均300ml；儿童约占体重的8%～10%（75ml/kg）；成人血容量约占体重的6%～8%（70ml/kg）（表10-4）。

**表10-4　婴儿和儿童时期血液参考值**

| 年龄 | 血红蛋白(g/L) | | 血细胞比容 | | 网织红细胞 | 白细胞($\times10^9$/L) | |
|---|---|---|---|---|---|---|---|
| | 均值 | 范围 | 均值 | 范围 | 均值 | 均值 | 范围 |
| 脐血 | 168 | 137～201 | 0.55 | 0.45～0.65 | 0.05 | 18 | 9.0～30 |
| 2周 | 165 | 130～200 | 0.50 | 042～0.66 | 0.01 | 12 | 5.0～21 |
| 3个月 | 120 | 95～145 | 0.36 | 0.31～0.41 | 0.01 | 12 | 6.0～18 |
| 6个月～6岁 | 120 | 105～140 | 0.37 | 0.33～0.42 | 0.01 | 10 | 6.0～15 |
| 7～12岁 | 130 | 110～160 | 0.38 | 0.34～0.40 | 0.01 | 8 | 4.5～13.5 |

| | 分类计数 | | | | | |
|---|---|---|---|---|---|---|
| | 中性粒细胞 | | 淋巴细胞 | 嗜酸性粒细胞 | 单核细胞 | 有核红细胞/100有核细胞 |
| | 均值 | 范围 | 均值 | 均值 | 均值 | 均值 |
| 脐血 | 0.61 | 0.40～0.80 | 0.31 | 0.02 | 0.06 | 70 |
| 2周 | 0.40 | | 0.48 | 0.03 | 0.09 | 3～10 |
| 3个月 | 0.30 | | 0.63 | 0.02 | 0.05 | 0 |
| 6个月～6岁 | 0.45 | | 0.48 | 0.02 | 0.05 | 0 |
| 7～12岁 | 0.55 | | 0.38 | 0.02 | 0.05 | 0 |

# 第二节 小儿贫血

## 一、概述

**【贫血的定义】**

贫血是指单位容积周围血中红细胞数(和)或血红蛋白含量、血细胞比容低于同年龄的参考值。小儿时期参考值随年龄而异,一般6个月~6岁小儿血红蛋白<110g/L,6~14岁<120g/L(海拔每升高1000m,血红蛋白上升4%),低于此值应视为贫血。小于6个月婴儿贫血标准(根据小儿血液会议1989)暂定:新生儿期血红蛋白<145g/L、1~4个月<90g/L、4~6个月<100g/L者为贫血。

**【贫血的分类】**

1. 贫血的定义和程度(根据血红蛋白含量) 贫血的定义和分度详见表10-5。

**表10-5 贫血的定义和分度**

| 程度 | 儿童 | 新生儿 |
| --- | --- | --- |
| 轻度 | 正常下限~90g/L | 144~120g/L |
| 中度 | 90~60g/L | 120~90g/L |
| 重度 | 60~30g/L | 90~60g/L |
| 极重度 | <30g/L | <60g/L |

2. 贫血的形态分类 根据红细胞平均容积(MCV)、红细胞平均血红蛋白(MCH)和红细胞平均血红蛋白浓度,将贫血分为正细胞正色素性、单纯小细胞性、大细胞性、小细胞低色素性贫血(表10-6)。

**表10-6 红细胞的形态分类**

|  | MCV(fl) | MCH(pg) | MCHC(%) |
| --- | --- | --- | --- |
| 参考值 | 80~94 | 28~32 | 32~38 |
| 大细胞性 | >94 | >32 | 32~38 |
| 单纯小细胞性 | <80 | <28 | 32~38 |
| 小细胞低色素性 | <80 | <28 | <32 |

3. 贫血的病因分类　贫血的病因及分类详见表 10-7。

**【贫血的实验室检查】**

此处仅列举基本检查，与某些贫血相关的特殊性检查分别列入相应章节中。

1. 外周血象检查

(1)血常规：包括红细胞计数、血红蛋白量、白细胞计数及分类、血小板计数。可确定贫血程度、红细胞与血红蛋白减少是否成比例、贫血是否伴白细胞及血小板数量变化等。

(2)血涂片检查：包括：红细胞大小，有否大小不均(anisocytosis)，红细胞形态(球形、椭圆形、靶型、棘形、红细胞碎片等)，有否形态异常(poikilocytosis)，血红蛋白充盈程度(苍白区大小)，有无未成熟红细胞(有核红细胞、嗜多色性、点彩红细胞)，红细胞有无包涵物(豪周小体、卡波环、变性珠蛋白小体、疟原虫等)，有无幼稚白细胞、白细胞分叶过多、异常白细胞，血小板大小、形状等。

(3)网织红细胞计数：反映骨髓红细胞生成功能和代偿性增生能力，也可以作为判断疗效的指标之一。参考值见本章第一节。

**表 10-7　贫血的病因分类**

| 分类 | 常见疾病 |
|---|---|
| 红细胞生成减少 | 1. 造血物质缺乏<br>(1)缺铁性贫血(铁缺乏)<br>(2)巨幼细胞性贫血(维生素 $B_{12}$、叶酸缺乏)<br>(3)其他(维生素 $B_6$、铜、维生素 C 等缺乏)<br>2. 骨髓造血功能障碍<br>(1)再生障碍性贫血<br>(2)单纯红细胞再生障碍性贫血<br>3. 感染性疾病<br>4. 慢性肾衰竭<br>5. 骨髓浸润　白血病、淋巴瘤、脂质代谢病等 |
| 红细胞破坏增加(溶血性贫血) | 1. 红细胞内在异常<br>(1)红细胞膜结构缺陷：遗传性球形红细胞增多症、遗传性椭圆形红细胞增多症、阵发性睡眠性血红蛋白尿等<br>(2)红细胞酶缺乏：葡萄糖-6-磷酸脱氢酶(G-6-PD)缺乏症；丙酮酸激酶(PK)缺乏症等<br>(3)血红蛋白合成或结构异常：地中海贫血、镰刀型贫血等 |

续表

| 分类 | 常见疾病 |
| --- | --- |
| | 2. 红细胞外在异常<br>(1)免疫因素:新生儿溶血症、自身免疫性溶血性贫血、药物所致的免疫性溶血性贫血等<br>(2)非免疫因素:感染、物理及化学因素、毒素、脾功能亢进、弥散性血管内凝血等 |
| 红细胞丢失增加<br>(失血性贫血) | 1. 急性失血　外伤所致失血、急性消化道出血等<br>2. 慢性失血　肠道畸形、钩虫病、特发性肺含铁血黄素沉着症、鲜牛乳过敏等 |

2. 骨髓检查[骨髓细胞学和(或)骨髓活检]　了解骨髓细胞增生情况,明确系增生旺盛或增生不良;有无成熟障碍,如巨幼红细胞增生等;有无白血病细胞浸润或恶性肿瘤转移;骨髓内铁储存情况(细胞外铁、细胞内铁);有无寄生虫感染等。

**【贫血的诊断步骤】**

1. 采集病史　应重点注意:

(1)年龄、性别、籍贯:因各年龄期常见的贫血病因不同,如新生儿溶血症、新生儿出血症等见于新生儿早期,营养性贫血多见于6个月～2岁,年长儿严重贫血应多考虑消化道等出血、再生障碍性贫血、白血病、寄生虫病等;性连锁遗传性贫血多见于男性;地中海贫血、G-6-PD缺乏症等主要见于南方。

(2)贫血存在的时间及发展速度:病程短、起病急者提示急性溶血或失血,而营养性贫血、慢性溶血或失血、再生障碍性贫血等病程较长,进程缓慢。

(3)病前有无诱因:①食物(蚕豆等);②药物:抑制骨髓造血功能者如氯霉素;具有氧化作用且对G-6-PD缺乏患者能诱发溶血者如抗疟药、磺胺类、解热止痛类、维生素$K_3$或$K_4$、萘类等;③失血;④先驱疾病;自身免疫性溶血性贫血及原发性血小板减少性紫癜常有近期病毒感染史。

(4)病程中有无发热、黄疸、血红蛋白尿、出血等表现。长期发热后出现贫血者多为慢性感染、恶性肿瘤和结缔组织疾病所致,贫血伴黄疸提示溶血,血红蛋白尿提示急性血管内溶血,严重出血倾向提示出血性疾病或骨髓造血功能障碍(再障、白血病等)。

(5)喂养史:对诊断营养性贫血最为重要。

(6)过去史:有无反复呼吸道、消化道感染,是否有钩虫感染的皮肤表现等。

(7)家族史:家族及近亲中有无类似患者,有无近亲婚姻。

2. 体格检查　应全面细致地按系统检查,特别要注意发育营养、精神反应、特殊面容(地中海贫血、克汀病等)、皮肤黏膜出血、黄疸、肝、脾、淋巴结肿大等。

3. 实验室检查　先做一般性检查,如血常规、血小板计数、网织红细胞计数等。在对病史、体检及一般化验检查所获资料做仔细分析后,再有目的地做必要的特殊实验室检查。

4. 对病史、体检、实验室检查所获资料的分析及判断　确定贫血程度及形态特点,确定贫血类型,分析贫血的病因。

首先根据临床有无出血史、溶血证据初步鉴别失血性、溶血性及造血不良性三种类型贫血。

如属溶血性贫血,可根据起病缓急、病程、有无血红蛋白尿及脾大等,再分为急、慢性两类。急性溶血性贫血特点为:病程短,多有黄疸及血红蛋白尿,多数脾不大;慢性溶血性贫血特点为:病程长,多无黄疸及血红蛋白尿,脾大显著。

如属造血不良性贫血,则应根据年龄、喂养史、有无出血倾向及造血功能检查等,进一步鉴别造血原料缺乏及骨髓功能障碍两类贫血。前者多为 6 个月～2 岁小儿,有喂养不当史,多无出血倾向,白细胞及血小板多正常;后者则多有出血倾向,粒细胞及血小板多减少,骨髓增生减低或恶性增生。

确定贫血的病因。贫血类型确定后,再结合地区、年龄、家族史、喂养史、特殊的临床表现、初步化验资料等深入分析其病史,一般应先考虑常见病,后考虑少见病,并做必要的实验室检查帮助肯定诊断。

## 二、缺铁性贫血

**【概述】**

缺铁性贫血(iron deficiency anemia,IDA)是由于体内铁缺乏最终导致血红蛋白合成减少所致的贫血,是小儿时期最常见的一种贫血,多发生于 6 个月～2 岁。铁缺乏的原因有:先天贮铁不足(早产、双胎、胎儿期失血等),后天铁摄入不足(喂养不当,未及时添加含铁辅食),需铁量高(生长发育快),铁丢失或消耗过多(慢性消化道失血,如钩虫病、消化性溃疡、肠息肉等)。临床以小细胞低色素性贫血、血清铁蛋白减少、血清铁及转铁蛋白饱和度减少及铁剂治疗有效为特点。缺铁性贫血是我国需要重点防治的小儿常见病之一。

**【病史要点】**

1. 苍白发生的时间和发展速度，是否伴食欲减退、迁延腹泻、反复感染、烦躁、失去活泼，有无出血（黑便、呕血等），年长儿有无记忆力减退、注意力不易集中、异食癖等，青春期女孩有无月经量过多。

2. 详细询问喂养史，特别是辅食添加的时间、种类、量及方法。对年长儿应问饮食习惯，有无偏食、择食及饮食无规律。

3. 了解胎次、是否双胎、早产、低出生体重、生长发育情况，体重是否增长过快，母亲有无严重贫血。

4. 生活环境，卫生习惯，有无钩虫等寄生虫感染的可能。

5. 治疗情况　是否用过铁剂或其他“补血药”，是否输过血。

**【体检要点】**

1. 苍白程度　面色、睑结膜、甲床、耳廓、唇、口腔黏膜。

2. 有无黄疸、瘀斑、瘀点、水肿、口腔炎、舌面是否光滑。

3. 体格发育、营养状况及精神反应。

4. 肝、脾、淋巴结。

5. 血压、心界、心律、心率、心音、心脏杂音。

**【辅助检查】**

1. 血常规、网织红细胞计数　呈小细胞低色素性贫血，MCV、MCH 及 MCHC 都减低；外周血涂片见红细胞大小不均，以小为主，淡染、苍白区扩大；白细胞及血小板一般正常。

2. 铁代谢的生化检查　血清铁蛋白降低、红细胞内游离卟啉(FEP)增加、血清铁降低、总铁结合力增高、转铁蛋白饱和度降低。

3. 骨髓涂片　红细胞系统增生活跃，以中、晚幼红细胞增生为主，红细胞体积小、淡染。铁染色示细胞外铁减少或消失、铁幼粒红细胞减少。除特殊情况，一般不需骨髓检查。

**【病情观察及随访要点】**

1. 铁剂治疗后精神、食欲等一般情况是否很快改善。

2. 铁剂治疗后皮肤、黏膜苍白是否好转，肝、脾、心脏杂音及其他体征的动态变化。

3. 铁剂治疗开始后每 3 天查血红蛋白及网织红细胞计数，待网织红细胞升至高峰（7～12 天）后改为每周查血红蛋白及红细胞计数一次，血红蛋白恢复正常后，可每月随访一次，至少随访 3 个月。

4. 注意铁剂副作用，如恶心、呕吐等。

**【防治措施】**

1. 去除导致缺铁的病因 ①加强孕期营养，摄入含铁丰富食物，适当口服铁剂；②提倡母乳喂养，因母乳中的铁吸收率最高；③及时合理地添加辅食，以含铁丰富的食品或铁强化食品补铁；④注意食物合理搭配，以利于铁吸收；⑤早产儿，尤其是低出生体重的早产儿，建议生后2个月左右开始补铁[1～2mg/(kg·d)元素铁]，同时补充维生素C；⑥治疗导致慢性失血的疾病等。

2. 铁剂治疗

(1)口服铁剂：首选二价铁盐制剂，如硫酸亚铁、枸橼酸铁铵、富马酸亚铁、琥珀酸亚铁等；按元素铁计算，每天口服4～6mg/kg，分3次口服，一次量不应超过1.5～2mg/kg，两餐之间服用，同时服用维生素C；铁剂应服用至血红蛋白正常后6～8周。如3周内血红蛋白上升不足20g/L，需注意寻找原因如治疗依从性及存在失血因素等。

(2)注射铁剂：慎用，对于口服铁剂无效、口服铁剂不能耐受、胃肠道手术后不能口服者方考虑。

3. 输血

(1)适应证：贫血严重者、急需外科手术或合并感染者需要输血治疗。

(2)输血量：贫血越重，每次输血量应越少；一般每次输浓缩红细胞4～6ml/kg或红细胞悬液10ml/kg；中度以上贫血者不需要输血。

## 三、营养性巨幼细胞性贫血

**【概述】**

营养性巨幼细胞性贫血(nutritional megaloblastic anemia)是因缺乏维生素$B_{12}$和(或)叶酸所致的大细胞性贫血。维生素$B_{12}$缺乏的原因有：摄入不足(如素食者)、吸收和运输障碍、需要量增加；叶酸缺乏的原因有：摄入不足(如单纯羊奶喂养)、药物影响及代谢障碍。本病多发生于6个月～2岁。维生素$B_{12}$缺乏者有特殊的神经精神症状，如表情呆滞、少哭不笑、震颤、智力运动发育落后甚至倒退等。贫血呈大细胞性贫血，骨髓中可见巨幼样变的红细胞，维生素$B_{12}$和(或)叶酸治疗有效。

**【病史及体检要点】**

1. 营养性巨幼细胞性贫血患者的主要临床表现的发生发展经过及目前情况

(1)贫血:苍白,面色蜡黄,毛发稀疏,虚胖呈泥膏样,可有轻度水肿,少数患者可有瘀点,肝脾可肿大,重症可出现心脏扩大甚至心功能不全。

(2)神经精神症状:①精神神经发育减退:表情呆滞,少哭不笑,反应迟钝,嗜睡,智力及动作发育落后甚至倒退;②震颤:肌肉无意识、不规则颤抖,多见于上肢、唇、舌,严重者全身抖动,影响吸吮及吞咽。严重者可抽搐、感觉异常、踝阵挛等。

(3)消化道症状:厌食、恶心、呕吐、腹泻、舌炎等,常出现较早。

2. 详细询问喂养史、喂养方式及辅食添加情况,母乳喂养者应询问母亲营养、饮食情况及有无素食习惯等。

3. 生长发育状况,有无反复感染或迁延性腹泻史,目前是否存在感染性疾病。

4. 入院前治疗情况,是否用过叶酸或维生素 $B_{12}$。

5. 药物使用情况　是否长期使用广谱抗生素、抗叶酸代谢药物(甲氨蝶呤、巯嘌呤等)、抗癫痫药物(苯妥英钠、苯巴比妥等)。

**【辅助检查】**

1. 血常规、网织红细胞计数　贫血呈大细胞性贫血,可见巨幼变的有核红细胞,中性粒细胞呈分叶过多现象。网织红细胞、白细胞、血小板计数常减少。

2. 骨髓象　增生明显活跃,以红系增生为主,主要特点为巨幼样变的红细胞,有核红细胞胞体积变大、核染质疏松、核发育落后于浆发育,亦可见巨晚幼粒、巨杆状核粒细胞。

3. 维生素 $B_{12}$ 及叶酸的血浆浓度减低。

**【病情观察及随访要点】**

1. 主要症状及体征的变化情况　应用维生素 $B_{12}$ 治疗 2～3 天后精神及食欲即见好转,1 周左右贫血开始恢复。神经精神症状恢复较慢,有些病例于治疗后震颤还可暂时加重,数月后才完全消失。

2. 治疗开始后 2 周内每 3 天查血常规及网织红细胞,2 周后每周查一次。网织红细胞于用药后 6～7 天增至高峰,继之红细胞及血红蛋白亦很快上升。

**【防治】**

1. 预防　合理喂养,及时添加辅食,改善哺乳期母亲的营养,避免严格素食,避免单纯羊奶喂养,合理使用抗叶酸代谢药物等。

2. 治疗

(1)去除引起维生素 $B_{12}$ 及叶酸缺乏的原因。

(2)补充维生素 $B_{12}$ 及叶酸。有神经症状者选用维生素 $B_{12}$ 或同时加用叶酸(单用叶酸可能加重神经症状),无神经症状者可单用叶酸。维生素 $B_{12}$ 50～100μg,隔天肌注一次,疗程2～4周(有神经症状者用4周);叶酸5～15mg/d,疗程2～4周,或用至血象恢复正常。同时供给充足维生素C。

3. 贫血严重者可根据贫血的程度和心脏功能,给予输血治疗,以尽快改善贫血和缺氧状态。输血的指针和注意事项见前面缺铁性贫血治疗。

## 四、再生障碍性贫血

**【概述】**

再生障碍性贫血(aplastic anemia)是骨髓造血功能衰竭所致全血细胞减少的一种临床综合征。发病年龄多在3岁以上,临床主要有重型和普通型之分。主要表现为贫血、出血及感染,外周血三系减少,网织红细胞减少,确诊需靠骨髓涂片及骨髓活检检查。再生障碍性贫血可分为先天性和后天获得性两类。先天性再生障碍性贫血主要见于范科尼综合征(Fanconi's anemia),是一种常染色体隐性遗传性疾病,常伴有多发性先天畸形。获得性再生障碍性贫血,能查明致病原因者称继发性,病因不明者为原发性。

**【病史要点】**

1. 曾否用过或长期接触可能损害骨髓造血组织的药物或化学物质,如氯霉素、抗肿瘤药、苯类、杀虫剂及放射性物质等,服用的剂量及接触时间。有无病毒性肝炎史,有无粟粒性结核、伤寒、白喉、血吸虫病等感染性疾病,有无阵发性睡眠性血红蛋白尿。

2. 起病缓急　急性型多起病急剧,病势凶猛,进展快,病程短;慢性型多起病缓慢,病势较平稳,进展慢,病程长。

3. 主要症状存在的时间、程度及发展过程,贫血、出血、感染及发热情况。

4. 入院前诊断、治疗及检查结果。

5. 对于6岁前起病者,需注意询问家族史,注意有无骨骼或其他脏器畸形、智力落后等。

**【体检要点】**

1. 贫血表现　皮肤、黏膜、甲床苍白,心率增快,多有心脏收缩期杂音,重者心脏扩大、心力衰竭。

2. 出血现象　普通型患者多限于皮肤、黏膜出血(瘀点、瘀斑、齿龈出血、鼻出血等);重型患者皮肤黏膜出血较严重且常有内脏出血。

3. 感染及发热　口腔、牙龈、扁桃体、皮肤等处局部感染,肺炎、败血症等全身性感染。普通型者感染多较轻,重型者多有严重甚至致命性感染。

4. 肝、脾、淋巴结一般都不肿大。

**【辅助检查】**

1. 血常规及网织红细胞计数　红细胞、白细胞、血小板数量都不同程度减少,网织红细胞减少,淋巴细胞比例相对增高。

2. 骨髓涂片细胞学检查　①增生程度:重型骨髓有核细胞数明显减少,骨髓液稀如末梢血;普通型骨髓损害可呈局灶性,未受损害部位可代偿性增生,应多部位穿刺取确诊。②巨核细胞减少或消失,骨髓小粒中非造血细胞(组织嗜碱性粒细胞、网状细胞、浆细胞等)增加。

3. 骨髓活检　系确诊检查。脂肪组织增加,造血组织减少,巨核细胞减少。

4. 胎儿血红蛋白(HbF)水平常增加,普通型较明显。

5. 免疫功能　可有淋巴细胞数量异常,比例失衡。

**【诊断标准】**

儿童再生障碍性贫血的诊断建议如下(参照小儿再生障碍性贫血诊疗建议,2007 年 8 月,中国小儿血液与肿瘤编辑委员会):

1. 全血细胞减少,网织红细胞绝对计数减少,如只有 1～2 系下降,则需有血小板计数降低。

2. 一般无脾大。

3. 骨髓至少有一个部位增生减低或重度减低,伴巨核细胞明显减少(全片＜7 个)。如增生良好,须有巨核细胞减少,骨髓小粒中非造血细胞增多。有条件尽量做骨髓活检,后者显示造血组织减少、脂肪组织增多、巨核细胞减少。

4. 排除其他全血细胞减少性疾病,如骨髓增生异常综合征、阵发性睡眠性血红蛋白尿、急性白血病、免疫性疾病、骨髓纤维化等。

5. 一般抗贫血药治疗无效。

诊断需满足以上 5 项条件。

**【病情观察及随访要点】**

1. 主要症状及体征的变化,体温及感染情况、贫血表现、出血现象,特别注意观察有无内脏出血。

2. 药物的疗效及副作用,密切监测环孢霉素的血药浓度,定期复查肝肾功等，反复输血者需注意监测铁蛋白水平，注意输血相关感染的监测，注意免疫抑制剂的毒副作用观察和处理。

3. 定期随访血象及骨髓象　急性型每周查血常规 1～2 次，慢性型每 1～2 周查一次；定期查网织红细胞计数；每 3～6 个月随访骨髓一次。

4. 疗效判断

(1)基本治愈：贫血、出血基本消失，血红蛋白＞110g/L，白细胞＞$4\times10^9$/L，血小板＞$80\times10^9$/L，随访 1 年以上无复发。

(2)缓解：贫血、出血症状消失，血红蛋白达治愈指标，白细胞＞$3.5\times10^9$/L，血小板有一定程度恢复，随访 3 个月病情稳定或继续进步。

(3)明显进步：贫血、出血症状明显好转，不需输血，血红蛋白较治疗前 1 个月内常见值上升＞30g/L，维持 3 个月不下降。

(4)无效：经充分治疗后，症状和血象不能达到明显进步。

**【防治措施】**

1. 寻找及去除病因，避免接触能抑制骨髓造血的化学物质、放射线等。

2. 免疫抑制剂治疗

(1)环孢霉素 A(CSA)：5～8mg/(kg·d)，分 12 小时口服 1 次；根据血药浓度进行剂量调整，维持血药谷浓度在 200μg/L 左右；密切监测肝肾功能，注意药物相关毒副作用发生。

(2)联合免疫抑制剂治疗：同时使用 2 种以上免疫抑制剂，主要是抗胸腺细胞球蛋白/抗淋巴细胞球蛋白联合 CSA 为主的治疗。是重型再障的一线治疗方案。治疗有效率在 60%左右。

3. 雄性激素　如司坦唑醇即康力龙(每天 1～2mg po tid)、达那唑等。需要注意雄性激素的肝脏毒性。

4. 对症治疗

(1)输血：对于反复输血者注意监测体内铁负荷和输血相关感染。

(2)控制感染：粒细胞降低明显者，积极使用广谱抗生素，必要时使用抗真菌药物。

(3)止血及控制出血：输注血小板等。

(4)细胞因子：疗效不确切，粒细胞缺乏伴严重感染时可酌情短期使用，不主张长期使用。

5. 中药治疗　如复方皂矾丸等。

6. 造血干细胞移植　对于重型再障，如能找到 HLA 相合的供者特别是同胞供者，应首选异基因造血干细胞移植；干细胞来源不建议选择脐血。其次选择免疫抑制治疗。

## 五、溶血性贫血

**【定义】**

溶血性贫血是由于红细胞破坏增多、骨髓造血虽增生但不足以代偿红细胞破坏所致的一组贫血性疾病。

**【溶血的辅助检查】**

1. 证实有无溶血

(1)红细胞破坏增多证据：①红细胞数、血红蛋白量降低；②黄疸和高胆红素血症，血清间接胆红素增多；③尿胆原、粪胆原排泄增加；④血清结合珠蛋白降低；⑤血红蛋白血症和血红蛋白尿；⑥含铁血黄素尿。

(2)红细胞代偿性增生证据：①网织红细胞增多；②外周血片可见有核红细胞、点彩红细胞、红细胞碎片等；③骨髓中红细胞系统增生旺盛，粒/红比值减低或倒置，幼红细胞增生；④骨骼 X 线改变提示髓外造血。

2. 鉴别血管内与血管外溶血　血管内溶血的证据包括血红蛋白尿、血红蛋白血症等；血管外溶血常表现有肝脾大，尤其是脾大。

3. 鉴别外因性与内因性溶血

(1)外因性溶血：贫血除有明确的外因(如苯、铅、砷、蛇毒、烧伤、脾功能亢进、人工瓣膜等)外，以免疫因素所致者多见，抗人球蛋白试验(Coombs'test)阳性支持自身免疫性溶血性贫血。

(2)内因性溶血：①膜缺陷的检查：血涂片(球形、椭圆形红细胞等)、红细胞渗透脆性试验、孵育后渗透脆性试验、自身溶血试验及其纠正试验等(用葡萄糖及 ATP 纠正)；②酶缺陷的检查：血涂片、自身溶血及其纠正试验、变性珠蛋白小体、血红蛋白包涵体生成试验、高铁血红蛋白还原试验、谷胱甘肽(GSH)含量及稳定试验、红细胞 G-6-PD 洗脱染色法、红细胞 G-6-PD 活性测定、其他酶活性测定、G-6-PD 基因检查等；③异常血红蛋白的检查：血涂片观察红细胞形态、抗碱血红蛋白测定(HbF)、血红蛋白电泳、血红蛋白包涵体生成试验、异丙醇沉淀试验、热不稳定试验、珠蛋白链氨基酸顺序排列等。

## 六、遗传性球形红细胞增多症

**【概述】**

遗传性球形红细胞增多症(hereditary spherocytosis，HS)是一种先天性红细胞膜骨架蛋白异常引起的遗传性溶血性贫血，大多数为常染色体显性遗传，少数为常染色体隐性遗传或散发。临床主要特征为贫血、反复发作性黄疸、脾大、外周血球形红细胞增多、网织红细胞增多、红细胞渗透脆性增高。

**【病史要点】**

1. 贫血发生的时间、贫血的程度，多数为轻～中度贫血。

2. 黄疸的程度，是否间歇性发作。少数于新生儿期发病，为新生儿黄疸及溶血的原因之一。

3. 家族史　多数有家族史，约25%病例无阳性家族史。

4. 感染、寒冷、劳累、情绪激动等可引起“溶血危象”发作，表现为发热、寒战、腹痛、贫血及黄疸加重，持续数天至2周。亦可因感染而诱发骨髓造血功能暂停，称“再生障碍危象”。

**【体检要点】**

1. 苍黄等贫血表现；黄疸呈反复发作或加重。

2. 可以合并骨骼畸形[塔头、鞍状鼻、腭裂、眼距增宽、多指(趾)等]，严重者可有体格、智力发育迟缓。

3. 成人患者常有的小腿慢性溃疡和胆石症在小儿少见。

4. 脾大明显，注意大小和质地。

**【辅助检查】**

1. 血象　血片中球形红细胞增多，一般20%以上才有诊断意义；血红蛋白下降、红细胞减少；网织红细胞增高，一般为5%～20%，溶血危象时可达70%；再障危象时全血细胞减少，网织红细胞减少或消失。

2. 红细胞渗透脆性试验　约90%患者红细胞渗透脆性增高，做孵育后脆性试验较一般脆性试验更为敏感。

3. 红细胞自溶试验及其纠正试验　正常红细胞在37℃孵育48小时后，溶血率<5%，本病时溶血可达10%～45%，孵育前加入少量葡萄糖或ATP可显著抑制自溶现象(纠正试验阳性)。

4. 骨髓象　红细胞系统增生旺盛，成熟红细胞呈球形改变；再障危象发生时，骨髓显示增生低下。

5. 其他　有关溶血的一般性检查阳性，可以合并胆石症，少数患者可有肝功损害。

**【病情观察及随访要点】**

1. 营养、发育、精神、食欲等一般情况及贫血、黄疸、肝脾大等本病主要表现的动态变化。

2. 对溶血危象及再生障碍危象患儿应密切观察体温、脉搏、血压、黄疸加深、神志改变、心脏情况、血常规、网织红细胞计数等。

3. 脾切除前常规手术准备外，应查免疫功能；脾切除后宜定期随访发育营养状况、是否继续发生溶血或再障危象、红细胞计数及形态、血红蛋白、免疫功能等。

**【防治措施】**

1. 脾脏切除　是治疗本病的有效方法，宜在5岁后进行，病情严重反复发生溶血危象者可考虑提早手术。脾脏切除后溶血性贫血得到完全或部分纠正，但是红细胞形态异常存在。

手术前后需注意感染的预防。脾脏切除前4周或脾脏切除后2周内建议进行预防接种（如肺炎链球菌疫苗、流感嗜血杆菌疫苗等），脾脏切除后可使用长效青霉素预防感染。

2. 溶血危象处理　补液、碱化尿液、输血、控制感染。

3. 避免劳累、情绪激动及感染等。

## 七、红细胞葡萄糖-6-磷酸脱氢酶缺乏症

**【概述】**

红细胞葡萄糖-6-磷酸脱氢酶缺乏症（G-6-PD缺乏症）为X-连锁不完全显性遗传性疾病，常在一定诱因作用下发生溶血性贫血。目前发现的G-6-PD基因突变型已有122种以上，在中国人已发现了17种。我国长江流域及其以南各省为高发地区，如云南、海南、广东、广西、福建、四川、重庆等地发病率较高。表现为蚕豆病、药物性溶血、感染性溶血、新生儿黄疸、先天性非球形细胞性溶血等形式，其中我国以蚕豆病为多见。患者常于食用蚕豆或具有氧化作用的药物（伯氨喹类、解热止痛类、磺胺类、呋喃类）后数小时至数天内发病，主要表现为急性血管内溶血性贫血，持续1～2天至1周左右自行停止，预后一般良好，严重者不及时抢救可以致死。母亲食过蚕豆或上述药物后，婴儿可因吸食母亲乳汁而发病。

**【病史及体检要点】**

1. 家族史　家族中有无类似患者。

2. 进食蚕豆（包括蚕豆制品）或服用具有氧化作用药物史　具体时间、量，既往食后是否有过类似发作。对新生儿应询问是否用过维生素 $K_1$、$K_3$ 或接触萘类（樟脑丸），是否有感染、病理分娩、缺氧等。

3. 急性溶血表现　发热、寒战、呕吐、腹痛、腰痛、血红蛋白尿（尿

呈酱油色、红葡萄酒色或浓茶色)、黄疸、脾轻度肿大,严重者急性肾衰竭、惊厥、昏迷、休克等。

**【辅助检查】**

1. 血象　红细胞及血红蛋白迅速下降,网织红细胞增高,白细胞计数正常或增加,血小板计数正常;外周血可见有核红细胞、红细胞碎片、多染红细胞。

2. 溶血相关检查　尿隐血试验阳性,血清间接胆红素增加、血清结合珠蛋白降低等,详见溶血性贫血概述部分。

3. 变性珠蛋白小体(Heinz body)检查　血涂片结晶紫染色找Heinz小体,溶血进行阶段阳性细胞＞5%。

4. 高铁血红蛋白还原试验　还原率＞75%为正常,74%～31%为杂合子,＜30%为显著缺陷。

5. G-6-PD活性检测　是既往确诊的重要依据,但需要注意方法和检测时间。

6. G-6-PD基因检测　随着基因检测手段的发展,逐渐成为确诊的重要依据,需要注意所检测基因突变数量是否能涵盖所有突变类别。

**【病情观察及随访要点】**

1. 溶血过程是否已停止　①苍白及黄疸是否继续加重,心率、脉搏、血压是否稳定,发热、畏寒、腹痛等症状是否消失;②血红蛋白尿是判断溶血是否停止的最简便的客观指标,应仔细观察每次尿色,如果尿由酱油色逐渐变浅,提示溶血逐渐减轻或已经停止;③红细胞及血红蛋白是否继续降低。

2. 是否存在脑缺氧、休克、肾衰竭等严重情况,密切观察意识、血压、尿量等。

3. 随访疾病恢复情况　精神、食欲、面色、红细胞及血红蛋白。

**【防治措施】**

1. 流行地区进行新生儿筛查及人群普查,筛选出G-6-PD缺陷者宜忌食蚕豆及具有氧化作用的药物(阿司匹林、磺胺、伯氨喹、呋喃妥因、萘、大剂量维生素C等)。

2. 急性溶血期宜卧床休息并给予以下处理:

(1)去除诱因:停食蚕豆及其制品、停用可疑药物、治疗感染等。

(2)输液或口服大量液体以维持有效血容量及保持足够尿量,碱化尿液。出现肾衰竭时按肾衰竭处理,应严密控制输液量及速度。

(3)输血:血红蛋白降至60g/L及以下或病情进展快、血红蛋白进行性下降、有明显缺氧和休克表现者输血治疗,最好输注新鲜且G-6-PD酶正常的红细胞。

(4)抗氧化剂:维生素E等可试用。

## 八、重型β地中海贫血

**【概述】**

地中海贫血(thalassemia,简称地贫)是一组遗传性溶血性贫血,是由于基因缺陷导致构成血红蛋白珠蛋白的肽链合成减少或缺如所致,主要分为α地中海贫血和β地中海贫血。此种血红蛋白异常可导致红细胞寿命缩短而发生慢性溶血。我国广东、广西、福建、湖南、四川、重庆、云南等地为高发地区。β地贫是由于β珠蛋白基因缺陷所致,主要是点突变;重型β地贫的基因型为纯合子或双重杂合子;多于婴儿期起病,主要表现为慢性进行性溶血性贫血,伴肝脾大,长期贫血者可出现地中海贫血面容(头颅大、额部隆起、颧骨高、鼻梁塌陷、眼距增宽)。重型β地贫是出生后儿科临床所见的最严重的一种。

**【病史及体检要点】**

1. 家族史　询问清楚祖籍并追溯至几代前。明确父母及家族其他成员健康情况,因父母或其亲属可为轻型,临床表现不明显,故需对其家庭成员进行地贫相关筛查。

2. 生长发育史　重型患者伴生长发育障碍。

3. 发病时间及贫血、黄疸等主要症状的演变过程。

4. 体检　有无地中海贫血面容,贫血和黄疸体征,肝脾大情况,心率、心音、心界、有无心脏杂音。

**【辅助检查】**

1. 血象　小细胞低色素性贫血,红细胞较小,苍白区扩大,可见靶形红细胞及有核红细胞;网织红细胞增多。

2. 血红蛋白电泳和抗碱血红蛋白(HbF)　HbF明显升高,一般达30%～90%,基本可以明确重型β地贫的诊断;轻型或中间型可以表现为血红蛋白$A_2$和血红蛋白F的同时增高或两者之一轻度增高;如果血红蛋白电泳出现异常快速的血红蛋白区带则提示α地中海贫血,静止型和轻型α地中海贫血常需要进行基因检查才能确诊。

3. 地贫基因检查　通过基因分析,目前的条件可以检测出大多数地贫基因，重型地贫可以为地贫基因的纯合子或双重杂合子；有利于进行遗传咨询。

4. 骨髓象　红系统增生明显活跃，以中晚幼红细胞为主，成熟红细胞体积小、淡染，可见靶形红细胞。

5. 红细胞渗透脆性降低。

6. X线表现　重型β地中海贫血患儿骨骼摄片常表现为骨质疏松、骨皮质变薄、骨髓腔增宽，最先见于掌骨；1岁后颅骨板障增宽，骨板间有垂直或放射状骨刺，有如竖立之短发。

7. 反复输血者应监测血清铁蛋白等反映铁负荷的指标。注意肝脏质地及功能和心脏功能监测。

**【病情观察及随访要点】**

1. 精神、食欲、生长发育、贫血、黄疸、肝、脾、心脏情况。随访血常规，重型患儿要求规则高量输血，以维持血红蛋白水平在90g/L以上。

2. 注意本病的严重并发症　①继发性含铁血黄素沉着症，反复接受输血者如果不采取去铁治疗容易发生，可表现为：心脏损害，心功能不全、肝功能不全、肝硬化、肾衰竭、糖尿病、尿崩症等；②脾功能亢进；③心力衰竭；④继发感染及输血相关感染等。

3. 去铁治疗　长期输血患儿需注意机体铁负荷的动态监测和去铁剂的效果；注意去铁剂的副作用。

**【防治措施】**

1. 输血　重型患儿采用，使血红蛋白维持90g/L以上，维持正常生长发育和生存质量、抑制脾大；最好输近期浓缩红细胞，输血后血红蛋白120～130g/L，输血前血红蛋白不低于90g/L；注意输血相关并发症和感染。

2. 去铁治疗　输血次数≥10～20次或血清铁蛋白>1000μg/L、最好年龄在2岁以上时开始去铁治疗。目前去铁剂及用法如下：

(1)去铁胺或去铁敏(deferrioxamine，DFO)：是最早发明和使用的经典去铁剂，去铁效果显著；每天20～40mg/(kg·d)，配成10%浓度(5ml注射用水+0.5g去铁胺)通过输液泵持续皮下注射8～12小时，每周连续使用5～7天；同时口服维生素C，2～3mg/(kg·d)。副作用：肌注部位疼痛、恶心、呕吐、腹泻、头痛、视力模糊、皮疹、视听障碍、肝功能受损、血小板减少，偶见低血压、惊厥、休克等。

(2)去铁酮(deferiprone):75mg/(kg·d),分3次口服,建议剂量不超过100mg/(kg·d)。注意事项:避免与维生素C同时服用,6岁以下儿童慎用(因目前尚无6岁以下儿童服药资料);副作用:一过性ALT升高、粒细胞减少等。注意观察去铁效果,必要时联合用药。

(3)地拉罗司(deferasirox,商品名:恩瑞格):初期推荐剂量20mg/(kg·d),一次口服(每天餐前服用,每天同一时间服用);根据铁蛋白水平进行调整,但不超过40mg/(kg·d)。副作用:皮疹、腹泻、呕吐、头痛、发热、肌酐升高等。2岁以上儿童可使用。

3. 造血干细胞移植　造血干细胞移植可能根除地贫,其中供者和HLA配型、移植前铁负荷状态及肝脏是否纤维化对移植效果有重要影响。因此,优先考虑对于基础条件较好的重型β地贫患儿进行HLA相合同胞的异基因造血干细胞移植。随着移植技术的发展,移植效果近年有所提高。

4. 脾脏切除术　脾脏切除术的指征为:①需要输血量日渐增加者;②继发脾功能亢进;③巨脾引起压迫症状甚至脾破裂等;④年龄5岁以上。

5. 长期服用叶酸、小剂量维生素C以补充造血原料;忌用铁剂。

6. 早期产前诊断,杜绝重型地贫患儿出生。夫妻双方产前检查,如果血常规检查发现小细胞低色素贫血或家族成员有相关疾病者,需要进一步进行血红蛋白相关检查,如果血红蛋白发现异常则需要进行基因检查。如果产前发现夫妻双方均为β地贫基因携带者,可在妊娠第8～12周吸取绒毛、16～20周抽羊水细胞、妊娠第20周抽取脐带血等进行β地中海贫血的基因诊断,如果胎儿诊断为重型地贫则不建议出生。

## 九、自身免疫性溶血性贫血

**【概述】**

自身免疫性溶血性贫血(autoimmune hemolytic anemia,AIHA)是免疫性溶血性贫血的一种,是由于机体内产生了与红细胞自身抗原起反应的自身抗体,并吸附于红细胞表面,从而引起红细胞破坏增加的一种溶血性贫血。主要根据自身抗体作用在红细胞所需的最合适温度,可把AIHA分为温抗体型和冷抗体型。温抗体型以贫血、黄疸、肝脾大、血红蛋白尿为主要表现;冷抗体型主要表现为冷凝集素病和阵发性寒冷性血红蛋白尿。

**【病史及体检要点】**

1. 贫血、黄疸出现的时间及进展情况，尿色改变，发病季节。
2. 病前有无感染及感染的病原。
3. 病前特殊药物使用。
4. 有无发热、皮疹、出血等伴随症状。
5. 院外治疗情况，特别是激素用量及用法。
6. 体检　肝脾大情况，心率、心界、有无心脏杂音。

**【辅助检查】**

1. 温抗体型

(1)血象和骨髓象：贫血可呈轻或重度。血涂片可见红细胞大小不等，呈球形，嗜多色性；网织红细胞明显增高，在急性型可以＞10%，而在再障危象时显著减少。血小板正常或减少。白细胞多增高，偶见减少。骨髓红系明显增生。

(2)抗人球蛋白试验(Coombs' test)：分为直接抗人球蛋白试验和间接抗人球蛋白试验。本病这两种试验大多数都为阳性，试验结果阳性尤其是直接抗人球蛋白试验阳性是诊断的重要依据。少数患者抗人球蛋白试验始终为阴性，主要与抗人球蛋白试验的敏感性及试剂有关。因此，抗人球蛋白试验检查阴性不能完全除外本病。

(3)其他溶血相关的检查：如血清结合珠蛋白、胆红素等。

2. 冷抗体型

(1)血象：冷凝集素病患者可轻～中度贫血，血涂片上红细胞形态可正常；阵发性寒冷性血红蛋白尿症患者血象则呈典型的血管内溶血的征象。

(2)直接抗人球蛋白试验：冷凝集素病患者阳性；阵发性寒冷性血红蛋白尿症患者在血红蛋白尿发作时常呈现阳性，溶血间歇期为阴性。

(3)冷凝集素试验：本试验阳性是诊断冷凝集素病的重要依据。

(4)冷热溶血试验：本试验阳性是诊断阵发性寒冷性血红蛋白尿症的重要依据。

**【病情观察及随访要点】**

1. 贫血、黄疸等主要症状的演变过程。
2. 尿色、肝脾变化。
3. 药物治疗中的副作用。
4. 注意随访血常规、网织红细胞计数。

**【防治措施】**

1. 温抗体型

(1)肾上腺皮质激素：首选使用肾上腺皮质激素，对急性严重贫血应用甲泼尼龙 15～30mg/(kg·d)，静脉滴注，于 1～3 天病情稳定后改为泼尼松分次口服，1～2mg/($m^2$·d)，2～4 周后逐渐减量，如病情持续稳定，则可于病程 2 个月后停药。

(2)静脉丙种球蛋白(IVIG)：激素效果不好或危重患者可考虑使用 IVIG，总剂量 0.4g/kg，可 0.4g/(kg·d)×5 天或 1g/(kg·d)×1～2 天。

(3)利妥昔单抗(rituximab，美罗华)：是一个通过重组技术产生的针对 B 细胞表面 CD20 分子的嵌合型单克隆抗体，目前推荐为 AIHA 治疗二线用药。目前的治疗方案中常规剂量为 375mg/$m^2$，每周一次，连续 4 周治疗，也有试用小剂量(100mg/$m^2$)的研究。美罗华输注时浓度不高于 1～4mg/ml，最初输注速度为 50mg/h，没有相关不良反应出现可增加输注速度。为预防输注反应，治疗前可给予对乙酰氨基酚和苯海拉明，或给予甲泼尼龙。第一次输注时出现治疗相关恶心或呕吐等不良反应时可给予 5-羟色胺受体拮抗剂治疗。

(4)免疫抑制剂：副作用较多，一般不宜首选，为二线治疗用药考虑。适用于激素治疗无效或激素维持量过高过长、脾切除无效或切除后复发者。常用的有硫唑嘌呤(6-TG)、6-巯基嘌呤(6-MP)、环磷酰胺及环孢菌素 A 等。

(5)输血：需要严格掌握指针，尽量在贫血非常严重时考虑输血；尽量输洗涤红细胞，10～15ml/(kg·次)，输血速度宜慢，警惕溶血发生。

(6)脾脏切除：适应证：①激素治疗有禁忌证者；②大剂量激素治疗无效者；③需要长期用较大剂量的激素才能维持血红蛋白在正常水平者；④激素与免疫抑制剂联用仍不能控制溶血者；⑤经常反复发作者。温抗体型 AIHA 脾切除后约有 50％原发性和 30％继发性可获缓解。

(7)其他：血浆置换、抗淋巴细胞球蛋白或抗胸腺细胞球蛋白等。

2. 冷抗体型

(1)治疗原发病。

(2)输血：注意应将输入的血加温至 37℃，以减少溶血。

(3)肾上腺皮质激素、脾切除：效果不肯定。

(4)硫唑嘌呤或环磷酰胺:慎用。

# 第三节　出血性疾病

## 一、概述

由于正常止血、凝血功能障碍所致的,以自发性出血或轻微损伤后出血不止为主要表现的一类疾病称为出血性疾病。正常止血机制取决于血管壁的完整性、血小板的数量和功能、各种凝血因子及抗凝血因子的活性等,据此出血性疾病可分为3类:血管因素、血小板因素、凝血因子因素。

**【病史及体格检查要点】**

1. 出血症状开始的年龄,出血有无诱因(外伤、水杨酸盐类药物、病毒感染、毒物等)。

2. 过去有无出血史,有无阳性家族史。

3. 有无输注凝血因子、血小板及疗效。

4. 体检应注意出血的部位及特点。

**【诊断注意事项】**

常见出血性疾病种类见表10-8。

**表10-8　常见出血性疾病种类**

| 分类 | 常见疾病 |
| --- | --- |
| 血管壁异常 | 先天性:遗传性毛细血管扩张症、爱唐综合征<br>获得性:过敏性紫癜、维生素C缺乏症、症状性紫癜(感染、药物所致) |
| 血小板异常 | 1. 数量不足<br>(1)免疫性血小板减少症<br>(2)继发性血小板减少:如再生障碍性贫血、白血病、自身免疫性疾病、药物、脾功能亢进、理化因素等<br>(3)新生儿血小板减少症<br>(4)先天性免疫缺陷病:Wiskott-Aldrich综合征<br>2. 功能障碍<br>(1)遗传性:血小板无力症、巨大血小板综合征、血小板病<br>(2)获得性:严重肝病、药物(阿司匹林等) |

续表

| 分类 | 常见疾病 |
| --- | --- |
| 凝血因子异常 | 1. 凝血活酶生成障碍<br>(1)血友病 A、B、C(Ⅷ、Ⅸ、Ⅺ因子缺乏)、Ⅻ因子缺乏症<br>(2)DIC、严重肝病<br>2. 凝血酶生成障碍<br>(1)先天性:低凝血酶原血症、Ⅴ因子缺乏症、Ⅶ因子缺乏症、Ⅹ因子缺乏症<br>(2)获得性:新生儿出血症、维生素 K 缺乏症、凝血酶原复合体缺乏、严重肝病、药物中毒等<br>3. 纤维蛋白生成障碍:先天性纤维蛋白原缺乏、ⅩⅢ因子缺乏症、严重肝病、DIC |

1. 区别出血类型　初步判断是凝血功能障碍或血小板、毛细血管异常所致的出血。

(1)凝血功能障碍出血的临床特点:①轻微损伤后出血持续不止;②以深部组织(关节、肌肉)出血多见,皮肤出血多表现为血肿而非瘀点、瘀斑;③一般止血措施效果差,需补充相应的凝血因子才能止血。

(2)毛细血管或血小板因素所致的出血临床多表现为皮肤、黏膜浅表出血,广泛的紫癜、瘀点、瘀斑。

2. 确定导致出血的具体疾病　典型者根据病史和体检即可作出初步诊断,但确诊都需靠实验室检查。

**【实验室检查】**

1. 有关毛细血管的检查

(1)束臂试验(毛细血管脆性试验):血压计加压使维持于收缩压与舒张压之间,8 分钟后解除压力,待皮肤颜色回复正常时计数前臂屈侧皮肤新增出血点最多的部位,直径 5cm(婴幼儿为 2.5cm)圆圈超过 10 个出血点为阳性。

(2)甲襞毛细血管镜检查:观察毛细血管袢的形态、数目、长度、直径、排列、针刺反应等。

2. 有关血小板的检查

(1)血小板计数及形态观察:参考值为(100～300)$\times 10^9$/L。观察血小板形态,有无巨大血小板等。

(2)出血时间:参考值 1～5 分钟。

(3)血块退缩试验:主要与血小板的质和量有关。取静脉血 1ml 置于内径8mm的试管中，在37℃条件下于1、18、24小时观察血块收缩程度。开始收缩指血凝块与管壁部分分离并有血清析出；部分收缩指只有部分血块收缩，部分血块尚黏附于试管壁；完全收缩指吸出血清的体积占原血量的40%～50%；无收缩表示血块完全黏附于血管壁，无血清析出。参考值：血块于30～60分钟开始收缩，至18小时显著收缩，24小时完全收缩。

(4)血小板功能检查：①血小板凝集试验：血小板悬液中加入ADP，正常在15秒内即可出现血小板聚集，在30秒内形成粗大聚集颗粒，聚集功能减低见于血小板无力症、血管性假血友病等。②血小板黏附试验：通过测定血液流经玻珠表面前后的血小板计算出黏附率，以了解血小板和异物表面接触后的黏附能力，黏附率参考值为20%～55%。黏附率减低见于血小板无力症、血管性假血友病等。③血小板第3因子($PF_3$)有效性测定：测定结果如第1组的凝固时间比第2组的延长5以上，表示$PF_3$有效性有缺陷，见于血小板减少、血小板病、尿毒症、肝脏疾病。④阿司匹林耐量试验：试验前5天禁用阿司匹林类药物，试验当天测定出血时间后立即服用阿司匹林：6岁以下0.3g、6岁以上者0.6g，服后2小时再测出血时间，服药前后出血时间相差超过4分钟即为异常。血小板功能缺陷及血管性假血友病患者本实验可异常。

3. 有关凝血的检查　分为3个步骤：第一步通过初步筛选先确定有否凝血障碍；第二步应确定凝血过程的哪一阶段；第三步具体确定哪一个凝血因子有缺陷。

(1)凝血障碍的过筛试验：①凝血时间：为一种粗略而不敏感的过筛试验方法，在凝血功能严重障碍时才异常。参考值：玻片法为1～5分钟，试管法为5～12分钟。②白陶土部分凝血活酶时间(KPTT)：是检查内源凝血系统所有的凝血因子，特别是第一阶段(Ⅷ、Ⅸ、Ⅺ、Ⅻ因子)凝血障碍的简单而又常用的过筛试验。参考值(37±3)秒，比正常对照延长10秒以上为延长。

(2)与凝血过程不同阶段有关的试验：①凝血活酶或简易凝血活酶生成试验：均为凝血过程第一阶段障碍，即凝血活酶生成障碍的过筛试验。前者参考值为：在3～5分钟内即可获得最短的基质血浆凝固时间(约8～10秒)；后者的参考值为(11.99±0.72)秒，超过15秒应视为异常。其异常见于血友病等。②凝血酶原时间(PT)：主要与凝血过程第二阶段的各因子有关。参考值(12±1)秒。较正常对照延长3秒以上应视为异常，见于Ⅱ、Ⅴ、Ⅶ、Ⅹ因子或纤维蛋白原缺乏，或继发性凝血酶原复合体减少，或循环中有抗凝物质存在。若KPTT异常而PT正常则提示凝血第一阶段缺陷。③凝血酶时间(TT):主要与凝血过程第三阶段有关,参考值16～18秒,比正常对照延长3秒以上应视为异常,见于纤维蛋白原减少或抗凝物质存在。DIC纤维蛋白溶解时凝血时间亦延长。④凝血酶原消耗试验:血液凝固后血清中仍残存少量凝血酶原,本试验即测定血清中剩余的凝血酶原时间,此时凝血酶原时间应该延长。如果血浆凝血因子或血小板有缺陷使凝血活酶生成不良,则凝血酶原消耗减少,血清中剩余量就多,血清凝血酶原时间延长即不明显,故本试验参考值应在20秒以上,如果低于20秒则属异常,提示凝血过程第一阶段有缺陷。

(3)确定具体凝血因子缺陷

1)纠正试验:用已知的凝血因子来纠正上述各种凝血试验的异常,用哪一种凝血因子能够纠正,即表示缺乏哪种凝血因子。纠正物系用血浆、贮存血浆或贮存血清和硫酸钡吸附血浆,它们所含有的凝血因子见表10-9,各种纠正试验的结果判断见表10-10和表10-11。

**表10-9 各种血浆、血清中所含的凝血因子**

| 血浆及所含因子 | Ⅰ | Ⅱ | Ⅴ | Ⅶ | Ⅷ | Ⅸ | Ⅹ | Ⅺ | Ⅻ | ⅩⅢ |
|---|---|---|---|---|---|---|---|---|---|---|
| 正常血浆 | + | + | + | + | + | + | + | + | + | + |
| 贮存血浆 | + | +− | − | + | − | + | + | + | + | − |
| 硫酸钡吸附血浆 | + | ± | + | − | + | − | − | + | + | + |
| 正常血清 | − | − | − | + | − | + | + | + | + | − |
| 贮存血清 | − | − | − | + | − | + | + | + | + | − |
| 硫酸钡吸附血清 | − | | − | − | − | − | − | + | + | − |

注释:+,有和存在;−,无;±,部分存在

**表10-10 凝血酶原时间纠正试验**

| 疾病原因 | 患者血浆 | 患者血浆+正常新鲜血浆 | 患者血浆+贮存血浆 | 患者血浆+贮存血清 | 患者血浆+硫酸钡吸附血浆 |
|---|---|---|---|---|---|
| 凝血酶原减少 | 延长 | 正常 | 正常 | 延长 | 延长 |
| Ⅴ因子缺乏 | 延长 | 正常 | 延长 | 延长 | 正常 |
| Ⅶ、Ⅹ因子缺乏 | 延长 | 正常 | 正常或延长 | 正常 | 延长 |
| 纤维蛋白原减少 | 延长 | 正常 | 正常 | 延长 | 正常 |
| 肝素过多 | 延长 | 正常 | 延长 | 延长 | 延长 |

注释:贮存血浆中Ⅶ因子无活性,故纠正作用不明显。此外,不能鉴别Ⅶ和Ⅹ因子缺乏,需进行蛇毒时间试验加以鉴别

表 10-11　凝血酶原消耗纠正试验

| 纠正物 | 纠正结果 | | | | |
|---|---|---|---|---|---|
| | AHG(Ⅷ因子)缺乏 | PTC(Ⅸ因子)缺乏 | PTA(Ⅺ因子)缺乏 | 血小板疾病 | 血中有抗凝物质 |
| 正常血浆 | 纠正 | 纠正 | 纠正 | 不纠正 | 不纠正 |
| 正常血清 | 不纠正 | 纠正 | 纠正 | 不纠正 | 不纠正 |
| 硫酸钡吸附血浆 | 纠正 | 不纠正 | 纠正 | 不纠正 | 不纠正 |
| 红细胞素* | 不纠正 | 不纠正 | 不纠正 | 纠正 | 不纠正 |

注释:红细胞素有血小板第三因子作用

2)凝血因子含量活性测定:血浆纤维蛋白原(Fib)含量测定有凝血酶凝固法(Clauss 法)、比浊法(PT 衍生法)以及免疫学方法等。参考值参考范围:2～4g/L。

血浆因子Ⅷ、Ⅸ、Ⅺ和Ⅻ的促凝活性测定:将待测血浆分别与乏FⅧ、FⅨ、FⅪ和FⅫ基质血浆混合,进行 APTT 测定。参考值范围:FⅧ:C 103%±25.7%;FⅨ:C 98.1%±30.4%;FⅪ:C 100%±18.4%;FⅫ:C 92.4%±20.7%。

血浆因子Ⅱ、Ⅴ、Ⅶ和Ⅹ的促凝活性测定:将待测血浆分别与乏FⅡ、FⅤ、FⅦ和FⅩ基质血浆混合,进行 PT 测定。参考值范围:FⅡ:C 97.7%±16.7%;FⅤ:C 102.4%±30.9%;FⅦ:C 100%±17.3%;FⅩ:C 103%±19.0%。

血浆因子ⅩⅢ定性试验:在钙离子作用下,因子ⅩⅢ能使溶解于尿素溶液的可溶性纤维蛋白单体聚合物变为不溶性的纤维蛋白。正常参考范围:24 小时内纤维蛋白凝块不溶解。

## 二、免疫性血小板减少症

**【概述】**

免疫性血小板减少症(immune thrombocytopenia,ITP)以前称为免疫性血小板减少性紫癜,是一种以血小板减少引起皮肤、黏膜自发性出血为主要表现的出血性疾病。临床特点为:皮肤黏膜自发性出现出血点或瘀斑、血小板减少、出血时间延长、血块收缩不良、骨髓巨核细胞成熟障碍。急性型者病前常有病毒感染病史。大多数患儿预后良好,少数患儿为慢性、难治性,经久不愈;颅内出血是不良预后的主要因素,其发生率为 0.5%。根据病程的长短分为:新诊 ITP(病程小于 3 个月)、持续性 ITP(病程 3 个月～1 年)、慢性 ITP(病程大于 1 年)。

【病史及体检要点】

1. 起病及前驱疾病 起病缓急，病程长短，既往有无出血史，紫癜出现前有无上呼吸道感染、麻疹、风疹、水痘、传染性单核细胞增多症等病毒感染史，有无疫苗接种史(如麻疹疫苗)或服用化学药物(磺胺、水杨酸、氯霉素等)史。

2. 出血表现 全身散在大小不等的瘀点、瘀斑，严重者可同时有皮下小血肿。黏膜出血多表现为鼻出血、牙龈出血、眼结膜出血等，可有消化道或泌尿道出血，偶见颅内出血。

3. 其他系统体征 一般没有脾大，其他脏器器官系统应该表现正常，无特异性体征。如合并内脏出血，注意相关表现。

4. 有无可致继发性血小板减少的疾病表现 白血病、再生障碍性贫血、脾功能亢进、结缔组织疾病、急慢性感染、理化因素、Evan 综合征、药物所致等。

5. 既往药物治疗情况。

【辅助检查】

1. 血小板计数 反复查血小板数量低于 $100\times10^9/L$，外周血片血小板少见或罕见。

2. 出血时间延长，凝血时间正常。

3. 血块收缩不良。

4. 束臂试验常呈阳性。

5. 骨髓 巨核细胞增多或正常，形态学上显示巨核细胞成熟障碍，急性型幼稚巨核细胞比例增加，慢性型颗粒性巨核细胞增加，两型患者的产板型巨核细胞数减少。

6. 抗血小板抗体 结合于血小板表面的相关抗体 PAIg、PAC3 增高。

7. 抗人球蛋白试验 常为阴性，如果阳性注意除外 Evan 综合征。

8. 病毒抗体检查。

【诊断标准】

参照免疫性血小板减少症的国际共识及 ITP 临床路径，有以下标准供参考：

1. 血小板计数$<100\times10^9/L$。

2. 有皮肤出血点、瘀斑和(或)黏膜出血等临床表现。

3. 脾脏无肿大或轻度肿大。

4. 排除其他可能引起血小板减少的疾病，如再生障碍性贫血、白血病、骨髓异常增生综合征(MDS)、其他免疫性疾病及药物性因素等。

**【病情观察及随访要点】**

病情观察对于ITP来说尤其重要，多数ITP患儿不需要住院和采取特殊药物治疗，可以自限恢复；除非出血表现重，血小板数严重减少，才需要给予特殊治疗；而判断病情严重程度时主要以临床出血表现的严重程度为主要依据，结合血小板数量。主要观察内容如下：

1. 各种出血表现的动态变化　除皮肤、黏膜瘀斑、瘀点外，有无活动性新发出血、有无鼻出血、有无消化道和泌尿道出血、有无颅内出血表现（神萎、烦躁、头痛、呕吐、惊厥及意识改变等）。

2. 定期随访血小板计数　血小板数量 $50\times10^9/L$ 以上一般不会有明显自发性出血；$20\sim50\times10^9/L$ 需要密切观察，若有明显出血时可考虑给予治疗；$20\times10^9/L$ 以下，尤其是 $10\times10^9/L$ 以下，容易发生较严重的自发性出血，需要密切观察，伴有明显出血时需要住院和给予治疗。

3. 观察激素和（或）IVIG使用后开始出现疗效的时间、药物副作用等。激素常见副作用：情绪变化、胃炎、体重增加、感染等。

4. 骨髓检查　需要进行鉴别诊断时，或有不能解释的脾脏肿大、不能解释的贫血、治疗效果不满意等情况下，进行骨髓穿刺检查或活检。

**【防治措施】**

1. 一般处理措施　①限制活动、防止外伤；②避免使用影响血小板功能的药物，如阿司匹林；③观察及等待：多数轻症患儿可以自愈。

2. 肾上腺皮质激素　是一线治疗用药。用于ITP伴有明显出血和血小板严重减少（血小板水平在 $20\sim30\times10^9/L$ 以下）。

（1）泼尼松 1～2mg/(kg・d)，分次口服，2～4周后逐渐减停。激素类药物的副作用包括短暂情绪改变、胃炎、体重增加、急性感染（特别是水痘）、库欣综合征。

（2）对出血严重或颅内出血者，开始给予大剂量静脉激素冲击治疗3天，之后改口服泼尼松，剂量同前。①地塞米松：0.5～1mg/(kg・d)，最大量＜40mg/d；②甲泼尼龙：15～30mg/(kg・d)。

3. 静脉丙种球蛋白（IVIG）　是一线治疗用药。0.8～1g/(kg・d)，用1～2天；或0.4g/(kg・d)，连用5天；适用于严重出血者、对激素等治疗反应不好、需要快速提升血小板至安全水平者。使用后3～5天左右血小板上升，维持作用的时间约为2周左右。是血液制品，使用时可以出现发热、头痛等反应，需要观察相关血源性感染的风险；价格昂贵。

4. 抗D免疫球蛋白　是一线治疗用药。用于血型为RhD阳性的患儿，50～70μg/kg，24小时以内起效。

5. 血小板输注　一般不输血小板，除非在威胁生命的严重出血发生时，如颅内出血等。

6. 免疫抑制剂　二线治疗用药，慎用。用于持续性和慢性ITP，对激素治疗无效，或脾切除后复发病例。如长春新碱、巯嘌呤、环磷酰胺等。

7. 脾脏切除　脾脏切除是有效的治疗方法，有效率达80%，没有行脾脏切除前不能诊断为难治性ITP；但是，脾切除可能伴发严重的威胁生命的暴发性感染。脾切除指征为：①威胁生命的严重出血，激素、大剂量丙种球蛋白、输血小板治疗均无效者；②长期反复严重出血的慢性病例，病程一年以上，其他治疗无效者；③最好在6岁以后进行，以免影响免疫功能。脾脏切除前4周或脾脏切除后2周内建议进行预防接种（如肺炎链球菌疫苗、流感嗜血杆菌疫苗等），脾脏切除后可预防性使用长效青霉素预防感染。

8. 利妥昔单克隆抗体（rituximab，美罗华）　是一线治疗无效时可以考虑选择的二线用药。剂量100mg/($m^2$·次)或375mg/($m^2$·次)，每周1次×4次；总有效率（血小板计数>$50\times10^9$/L）31%～68%。副作用轻微，如血清病、皮疹、关节痛、低热等。但价格昂贵。

9. 其他　达那唑、促血小板生成素及其受体激动剂、中药等。

## 三、血友病

**【概述】**

血友病（hemophilia）系一组遗传性凝血因子缺乏所致的凝血活酶生成障碍性出血性疾病，狭义的血友病包括血友病A（Ⅷ因子即抗血友病球蛋白缺乏）、血友病B（Ⅸ因子即血浆凝血活酶成分缺乏）、血友病C（Ⅺ因子即血浆凝血活酶前质缺乏）。血友病A、B均为性连锁隐性遗传，女性传递、男性发病；血友病丙为常染色体隐性遗传，男女均可患病也均可传递；血友病甲多见。血友病共同特点为终生轻微外伤后发生长时间出血；其中血友病A的病情最重。

**【病史及体检要点】**

1. 家族史　母系亲属中的男性（兄弟、舅、姨表兄弟等）常有出血史。

2. 出血史 自幼反复出现的轻微损伤后出血不止。如:牙龈和舌外伤后渗血,碰撞后四肢肌肉和关节出血肿痛,肌内注射部位出现血肿,其他还有鼻出血、血尿、黑便等。出血特点是外伤后缓慢的、渗出性的、逐渐明显的出血表现。

3. 出血表现 皮肤、黏膜、关节、肌肉等易受损伤的部位出血多见。皮肤表现为皮下血肿而非瘀点;黏膜出血常见为鼻、舌、齿龈出血;关节出血常发生于大关节,表现为关节红、肿、热、痛,反复发作可致关节畸形;肌肉出血表现为局部肿胀、硬结、疼痛;内脏出血可有血尿、便血、腹腔出血、血胸、颅内出血;创伤或手术后出血等。

**【辅助检查】**

1. 凝血时间 白陶土部分凝血活酶时间(KPTT)均延长。

2. 凝血活酶生成试验及简易凝血活酶生成试验均明显延长。

3. 凝血酶原消耗试验显示消耗不良。

4. 凝血纠正试验以鉴别血友病类型(表 10-10)。

5. Ⅷ因子(Ⅷ:C)、Ⅸ因子、Ⅺ因子活性测定为确诊及严重程度判定依据。

**【病情观察和随访要点】**

1. 观察各部位出血现象、出血量,判断出血是否停止或活动或吸收。

2. 有无颅内出血等严重表现。

3. 药物及替代疗法的疗效和副作用。

**【防治措施】**

提倡家庭治疗,有严重出血者应住院治疗。

1. 预防出血 避免剧烈运动,避免外伤及肌内注射,有条件者定期输注凝血因子,手术前常规检查凝血功能,必要时预防性输注凝血因子。

2. 局部止血 局部压迫,冰袋冷敷,纤维蛋白酶明胶海绵局部贴敷,卧床休息,必要时需外科缝合伤口等。

3. 替代疗法 即补充所缺乏的凝血因子。

(1)血友病 A:替代治疗需要根据出血的程度和能够止血的因子水平进行估算,具体见表 10-12。①新鲜冰冻血浆:每 1ml/kg 新鲜冰冻血浆可提高Ⅷ因子水平 2%,注意存在容量负荷的问题和潜在血源性感染的风险。②冷沉淀:各地方 1 单位冷沉淀含Ⅷ因子量有所不同,约 80~100U,注意存在潜在血源性感染的风险。③重组人凝血Ⅷ因子制剂,每 1U/kg 提高Ⅷ因子水平 2%。效果好但价格昂贵,不存在血源性感染的风险，但是反复输注可能产生抗体减弱效果。④浓缩Ⅷ因子制剂：血液制品，每1U/kg提高Ⅷ因子水平2%；存在潜在血源性感染的风险。

表10-12 Ⅷ因子替代治疗的剂量

| 出血程度 | 需提高FⅧ水平 | 需FⅧ剂量 |
| --- | --- | --- |
| 轻度软组织出血 | 20% | 5～10U/kg |
| 口腔等不便加压止血 | 20%～40% | 10～20U/kg |
| 软组织严重出血 | 40%～60% | 20～30U/kg |
| 出血血肿压迫神经血管 | 40%～60% | 20～30U/kg，12～24h重复 |
| 有生命危险严重出血（颅内、咽或大手术） | 60%～100% | 30～50U/kg，12h重复 |

（2）血友病B：①新鲜冷冻血浆：每1ml/kg新鲜冷冻血浆可提高Ⅸ因子水平2%；②凝血酶原复合物。

（3）血友病C：出血时选择新鲜冷冻血浆输注。

4. 抗纤溶药　6-氨基己酸、氨甲苯酸等，能抑制血浆素原活化素的作用，从而保护已形成的纤维蛋白不被降解而达到止血目的，肾脏出血禁用，有血栓形成禁用。6-氨基己酸，静滴：0.05～0.1g/kg，q6h，连用2～3天；口服0.1g/kg，tid～qid×7～10天。

5. 药物　1-脱氧-8-精氨酸加压素（DDAVP）、性激素等。

6. 关节畸形　外科手术矫正、康复训练等。

（温贤浩　于　洁）

## 第四节　肿瘤与肿瘤样疾病

### 一、急性白血病

**【概述】**

白血病（leukemia）是一组造血干细胞来源的恶性增殖性血液病。儿童白血病中90%～95%为急性白血病（acute leukemia，AL），慢性白血病及其他特殊类型白血病仅占3%～5%。AL可以分为急性淋巴细胞白血病（ALL）和急性髓细胞性白血病（AML），婴儿期ALL占30%～45%，AML占55%～70%；儿童期ALL占80%～85%，AML

占15%～20%。典型AL表现为发热、感染、贫血、出血及浸润，外周血白细胞常增加，红细胞及血小板降低，可见原始及幼稚细胞。我国15岁以下儿童白血病发生率为4/10万左右，是儿童发病率最高的恶性肿瘤，约占儿童期所有恶性肿瘤的35%。儿童急性白血病以学龄前期和学龄期多见，男性发病率高于女性。

近十年来，由于化疗的不断优化进步，儿童ALL已不再被认为是致死性疾病，5年无病生存率达70%～80%以上；儿童AML的初治完全缓解率已达80%，5年无病生存率约40%～60%。

**【病史要点】**

1. 起病急缓、发热及感染情况　病程、发热和热型、感染表现及感染部位。

2. 贫血、出血　如面色苍白、乏力、气急、活动量减少等贫血表现，皮肤、黏膜瘀斑、瘀点、鼻出血、消化道出血（便血、黑便）、DIC等表现，出血与贫血关系（贫血与出血不成比例）。

3. 浸润表现　如骨痛、皮肤结节、皮下包块、腹部膨隆及颅内压增高表现等。

4. 个人史及家族史等　有无EB病毒感染及血液病病史，有无放射线接触史及化学物质接触史，有无恶性肿瘤家族史等。

**【体检要点】**

1. 贫血、出血表现　皮肤黏膜苍白及出血情况。

2. 浸润表现　有无皮疹、皮肤结节（婴儿AL多见）及绿色瘤（AML特别是急性粒细胞白血病多见），有无浅表淋巴结肿大（ALL多见）及腮腺有无肿大，有无牙龈增生（AML特别是急性单核细胞性白血病多见），有无心脏杂音和心界扩大，有无肝脾大，男性注意有无睾丸局部肿大、触痛，阴囊皮肤红黑色，年长儿有无胸骨压痛，有无颅脑神经麻痹及截瘫表现。

**【辅助检查】**

1. 血常规　典型AL血常规提示不同程度正细胞正血色素性贫血，网织红细胞数多降低，血小板减少，白细胞数多数增高，也可表现为正常或减低；外周血常可以发现原始细胞及幼稚细胞。

2. 骨髓检查　骨髓细胞学形态检查是确定诊断的重要依据。典型的骨髓象为该类型白血病的原始及幼稚细胞极度增生，其中白血病细胞（相应原始幼稚细胞）比例≥30%即可确定诊断。红系和巨核系细胞一般减少，少数患儿的骨髓表现为增生低下。其他重要的骨髓检查还包括组织化学染色、骨髓细胞免疫学分型、骨髓染色体检查和白血病相关融合基因检测，这些对帮助白血病分型和判断预后有重要价值。必要时行骨髓活检协助诊断。

3. 影像学检查 包括X线检查、CT检查、B超检查。白血病儿童长骨片可以显示比较特殊的白血病性改变，如骨质疏松、骨干骺端近侧可见密度减低的横线或横带，有时可见骨质缺损、骨膜增生等改变；T-ALL的CT检查可显示纵隔增宽、纵隔包块；肺部CR或CT可以协助诊断有无肺部合并感染；腹部B超或CT可协助明确有无腹腔积液、腹腔淋巴结肿大、腹部包块、肝脾大等。

4. 其他检查 脏器功能相关检查，如肝功能检查(常显示乳酸脱氢酶显著增加)、心脏彩超检查、肾脏功能和电解质、凝血功能(急性早幼粒细胞性白血病和高白细胞患者容易出现DIC)等，有助于全面了解机体状况，为进一步化疗做准备。

**【诊断及鉴别诊断】**

1. 诊断要点 典型病例根据临床表现、血象和骨髓象的改变即可作出诊断。一般认为骨髓中白血病细胞≥30%可诊断。

2. ALL诊断及MICM分型 目前白血病采用形态学(morphology)、免疫学(immunology)、细胞遗传学(cytogenetics)、分子学(molecular)相结合的MICM分型方式。

(1)ALL-形态学(FAB)分型：按照骨髓原始幼稚淋巴细胞形态分为ALL-L1、L2和L3型，ALL-L3多与成熟B-ALL关系密切。

(2)ALL-免疫学分型：使用单克隆抗体检测淋巴细胞表面标记，ALL分为T和B淋巴细胞两个系，具体分型见表10-13和10-14。

**表10-13 B系-ALL免疫分型**

| B-ALL型 | HLA-DR | CyCD79a | CD19 | CD10 | CD20 | SmIg | TdT |
|---|---|---|---|---|---|---|---|
| 早期前B-ALL | + | + | + | − | − | − | + |
| 普通B-ALL | + | + | + | + | −/+ | − | + |
| 前B-ALL | + | + | + | + | + | + | − |
| 成熟B-ALL | + | + | + | + | + | + | − |

表 10-14　T 系-ALL 免疫分型

| T 细胞系 | CD2 | CD7 | CD1a | CyCD3 | SmCD3 | CD5 | CD4 | CD8 | TdT |
|---|---|---|---|---|---|---|---|---|---|
| Immature T-ALL | | | | | | | | | |
| prothymocyte | + | + | − | + | − | − | − | − | + |
| Immature thymocyte | + | + | − | + | − | + | − | − | + |
| Common thymocyte T-ALL | | | | | | | | | |
| SmCD3(−) | + | + | + | + | − | + | + | + | + |
| SMCD3(+) | + | + | + | + | + | + | + | + | + |
| Mature T-ALL | + | + | − | + | + | + | −/+ | −/+ | + |

(3)ALL-染色体及分子生物学特点：染色体和分子生物学分型与预后关系密切。染色体异常包括染色体数量(如非整倍体)和结构异常(如易位、缺失等)，染色体数目≤45 条染色体的低二倍体为预后不良因素，而染色体数目≥47(50)条染色体的高二倍体为预后的良好因素。结构异常如：t(9;22)伴随 *BCR-ABL* 融合基因是 ALL 的高危因素，t(4;11)伴随 *MLL-AF4* 融合基因是 ALL 的高危因素，t(1;19)伴随 *E2A-PBX1* 融合基因是 ALL 的预后不良因素，而 t(12;21)伴随 *TEL-AML*1 融合基因是 ALL 预后的良好因素。新近的基于 MICM 基础上的 WHO 分型见表 10-15。

表 10-15　儿童急性淋巴细胞白血病的 WHO 分型

| B 淋巴细胞白血病 |
|---|
| B 淋巴细胞白血病，无其他特征 |
| B 淋巴细胞白血病，伴有重现性遗传学异常，如下： |
| B 淋巴细胞白血病，伴 t(9;22)(q34l;q11.2)和(或)*BCR-ABL1* 基因阳性 |
| B 淋巴细胞白血病，伴 t(v;11q23)和(或)*MLL* 重排相关基因阳性 |
| B 淋巴细胞白血病，伴 t(12;21)(p13;q22)和(或)*TEL-AML1*(*ETV6-RUNX1*)基因阳性 |
| B 淋巴细胞白血病，染色体核型为超二倍体 |
| B 淋巴细胞白血病，染色体核型为亚二倍体 |
| B-淋巴细胞白血病，伴 t(5;14)(q31;q32)和(或)*IL3-IGH* 基因阳性 |
| B 淋巴细胞白血病，伴 t(1;19)(p23;p13.3)和(或)TCF*3-PBX1* 基因阳性 |
| T 淋巴细胞白血病 |

3. AML的诊断及MICM分型 目前，白血病采用形态学、免疫分型、染色体及融合基因相结合的MICM分型方式。

(1)AML-形态学(FAB)分型：分为M0～M7，是AML诊断和分型的经典方法与基础，但该分型方法与临床特点及预后关系不密切(表10-16)。

表10-16 AML的FAB分型

| 组化染色 | 形态学分型 | | | | | | | |
|---|---|---|---|---|---|---|---|---|
| | $M_0$ | $M_1$ | $M_2$ | $M_3$ | $M_4$ | $M_5$ | $M_6$ | $M_7$ |
| | 髓系白血病未分化型 | 原粒细胞白血病未分化型 | 原粒细胞白血病部分分化型 | 颗粒增多的早幼粒细胞白血病 | 粒-单核细胞白血病 | 单核细胞白血病 | 红白血病 | 急性巨核细胞白血病 |
| 糖原 | | － | － | － | － | － | ＋ | ＋/－ |
| 苏丹黑 | <3% | ＋ | ＋ | ＋ | ＋/－ | － | － | － |
| 过氧化物酶 | <3% | ＋ | ＋ | ＋ | ＋/－ | － | － | － |
| 氯醋酸酯酶 | | ＋ | ＋ | ＋ | ＋/－ | － | － | ＋/－ |
| 非特异性酯酶 | | ＋ | ＋ | ＋ | ＋/－ | ＋ | ＋ | ＋/－ |
| 氟化钠抑制 | | － | － | － | ＋/－ | ＋ | － | ＋/－ |

(2)AML-免疫分型：常用的骨髓细胞系免疫标志：CD13、CD33、CD14、CD15、CDw65、CD45、MPO等；常用的红细胞系免疫标志：CD71、血型糖蛋白；常用的巨核系免疫标志：CD41、D42、CD62、CD61。免疫表型常伴有淋系抗原表达，较常见的有CD7、CD19等，则诊断为伴有淋巴细胞系标记的AML(Ly-AML)。具体免疫分型见表10-17。

表10-17 AML细胞表面免疫标记与AML-FAB亚型的关系

| FAB亚型 | immunologic surface marker | | | | | | | | | | |
|---|---|---|---|---|---|---|---|---|---|---|---|
| | HLADR | CD11b | CD13 | CD14 | CD15 | CD33 | CD34 | Glycophorin | CD41 | CD42 | CD61 |
| M1/M2 | ＋ | | | | ＋ | ＋ | ＋ | | | | |
| M3M3v | | ＋ | ＋ | | ＋ | ＋ | ＋ | | | | |
| M4/M5 | ＋ | ＋ | ＋ | ＋ | ＋ | ＋ | ＋ | | | | |
| M6 | ＋ | | ＋ | | | ＋ | ＋ | ＋ | | | |
| M7 | ＋ | | ＋ | | | ＋ | ＋ | | ＋ | ＋ | ＋ |
| M0 | | | ＋ | | | ＋ | ＋ | | | | |

(3)AML的染色体和分子生物学特点：相当比例的AML白血病细胞表现出重现性的染色体和分子生物学特征，而且与预后有密切关系。常见的如：染色体低二倍体(≤45)，21、−7、−8、−11等；t(9;11)伴随的*MLL-AF9*融合基因，儿童AL中该融合基因阳性者86%为AML，其中75%为M5；t(11;19)，*ENL-MLL*融合基因，该融合基因阳性者儿童可为AML，也可为ALL，成人则均为AML；t(8;21)，*AML1-ETO*融合基因，是M2b的特异标记，预后较好；t(15;17)，*PML-RARa*融合基因，是急性早幼粒细胞白血病(APL、M3)的特异标记；t(11;17)，*PLZF-RARA*融合基因，是APL变异型的特异标记；invl6多见于M4Eo，预后较好。

4. 儿童AL临床危险因素综合分组　相应治疗方案有所不同。参见表10-18。

**表10-18　儿童急性白血病临床危险度分组**

| 临床危险度分组 | 危险因素 |
|---|---|
| *急性淋巴细胞白血病-ALL* | |
| ALL标危组(SR-ALL)：(需同时满足所有条件) | 1. 年龄≥1岁且<10岁<br>2. 初诊时WBC<50×10⁹/L<br>3. 泼尼松反应良好(第8天外周血白血病细胞<1×10⁹/L)<br>4. 非T-ALL且非成熟B-ALL<br>5. 无t(9;22)或*BCR/ABL*融合基因；无t(4;11)或*MLL/AF4*融合基因；无t(1;19)或*E2A/PBX1*融合基因<br>6. 治疗第15天骨髓呈$M_1$(原幼淋细胞<5%)或$M_2$(原幼淋细胞5%～25%)，第33天骨髓CR |
| ALL中危组(IR-ALL)： | 1. 无t(9;22)或*BCR/ABL*融合基因<br>2. 泼尼松反应良好<br>3. 标危诱导缓解治疗第15天骨髓呈$M_3$(原幼淋细胞>25%)或中危诱导缓解治疗第15天骨髓呈$M_1$/$M_2$<br>4. 如有条件进行MRD检测，第33天MRD<$10^{-2}$<br>5. 同时至少符合以下条件之一：①WBC≥50×10⁹/L；②年龄≥10岁；③T-ALL；④t(1;19)或*E2A/PBX1*融合基因阳性；⑤年龄<1岁且无MLL基因重排 |

续表

| 临床危险度分组 | 危险因素 |
| --- | --- |
| ALL 高危组(HR-ALL):(满足下列条件之一) | 1. 泼尼松反应不良(第 8 天外周血白血病细胞>$1\times10^9$/L)<br>2. t(9;22)或 *BCR/ABL* 融合基因阳性<br>3. t(4;11)或 *MLL/AF4* 融合基因阳性<br>4. 中危诱导缓解治疗第 15 天骨髓呈 $M_3$<br>5. 第 33 天骨髓形态学未缓解(>5%)呈 $M_2/M_3$<br>6. 如有条件进行 MRD 检测,第 33 天 MRD≥$10^{-2}$或第 12 周 MRD≥$10^{-3}$ |
| *急性髓细胞白血病-AML* | |
| AML 低危组 | 1. 形态学为 M2b 或 M4Eo<br>2. 染色体及融合基因检查提示 APL 或伴 inv(16) |
| AML 中危组 | 非低危以及不存在高危因素者 |
| AML 高危组(存在任何一项危险因素者) | 1. 诊断时年龄≤1 岁<br>2. 诊断时 WBC≥$100\times10^9$/L<br>3. 染色体核型:-7、-5<br>4. MDS-AML 或治疗相关的 AML<br>5. 标准方案 1 个疗程未达 CR<br>6. 复杂核型 |

5. 鉴别诊断　初步考虑急性白血病未经骨髓检查确诊时,需要与传染性单核细胞增多症、再生障碍性贫血、骨髓增殖性疾病、神经母细胞瘤等鉴别。

**【治疗】**

儿童白血病的诊治需要在有条件的儿童血液肿瘤中心进行。儿童急性白血病的治疗主要是以化疗为主的综合疗法。其原则是:早期诊断、早期治疗;严格分型治疗;药物剂量要足,早期予以连续强烈化疗;要长期治疗,交替使用多种药物;早期防治髓外白血病;注意支持疗法。

白血病治疗后完全缓解(CR)的标准是:①临床无明显贫血、出血、感染及白血病浸润表现;②血象:外周血无白血病细胞,N≥$1.5\times10^9$/L,PLT≥$100\times10^9$/L;③骨髓象:骨髓增生活跃,白血病细胞<5%。其中最重要的是骨髓达到 CR,且最好能达到细胞遗传学缓解和微量残留白血病(MRD)检测阴性。

1. 支持疗法　包括休息、营养支持、防治感染、成分输血、防治高尿酸血症和肿瘤溶解综合征、使用集落刺激因子等。其中诊治初期肿瘤溶解综合征及凝血障碍的问题常危及患儿生命，需要妥善处理；后期化疗中感染的防护则是保障化疗进行的重要环节。

2. 化学药物治疗　常用药物剂量和用法、疗程均随方案不同而异。目前儿童急性白血病的治疗及方案都在不断研究、完善和发展中，重要的是根据疾病危险程度分型治疗。

(1)ALL 的主要化疗方案：表 10-19 列举的化疗方案是国家卫生和计划生育委员会实施儿童白血病大病医保的推荐临床路径方案)，主要适用于标危和中危的 ALL，高危 ALL 的治疗方案复杂、强度大，具体参见各方案具体内容。

**表 10-19　ALL 标中危重组化疗方案**

（国家卫生和计划生育委员会推荐的临床路径方案）

| 阶段方案 | 具体药物组成 |
|---|---|
| 泼尼松敏感试验： | 泼尼松(Pred)60mg/m$^2$，d1～7。对于肿瘤负荷重者可从足量的 25%用起并加用别嘌醇以防止肿瘤溶解综合征，7 天内累积剂量>210mg/m$^2$，d8 评估 |
| 诱导缓解(VDLD) | 长春新碱(VCR)：1.5mg/m$^2$，d8、15、22、33。每次最大量不超过 2mg |
| | 柔红霉素(DNR)：30mg/m$^2$，标危 d8，15；中危 d8、15、22、28 |
| | 左旋门冬酰胺酶(L-asp)：5000U/m$^2$；d8 开始，隔天 1 次，共 10 次 |
| | 地塞米松(Dex)：8mg/(m$^2$ · d)，d8～28，第 29～35 天递减至停 |
| 缓解后巩固(CAM) | 环磷酰胺(CTX)：800～1000mg/m$^2$，d1，1 次 |
| | 阿糖胞苷(Ara-C)：75～100mg/(m$^2$ · d)，共 7～8 天 |
| | 6-巯基嘌呤(6-MP)：60～75mg/(m$^2$ · d)，共 7～14 天 |
| | 中危组患者重复一次 CAM 方案 |
| 缓解后巩固(mM) | 大剂量甲氨蝶呤(MTX)：2～5g/(m$^2$ · d)，每 2 周 1 次，共 4 次 |
| | 四氢叶酸钙(CF)：15mg/m$^2$，6 小时 1 次，3～8 次，根据 MTX 浓度调整 |

续表

<table>
<tr><th>阶段方案</th><th>具体药物组成</th></tr>
<tr><td></td><td>6-MP：25mg/($m^2$·d)，不超过56天，根据WBC调整剂量<br>上述方案实施期间需要进行水化、碱化</td></tr>
<tr><td>延迟强化（VDLP/A）</td><td>VCR：1.5mg/($m^2$·d)，每周1次，共3次，每次最大量2mg；<br>DNR或阿霉素（ADR）：25～30mg/($m^2$·d)，每周1次，共1～3次<br>L-asp：5000～10 000U/($m^2$·d)，共4～8次<br>地塞米松（Dex）：6～8mg/($m^2$·d)，d1～7，d15～21</td></tr>
<tr><td>延迟强化（CAM）</td><td>CAM方案治疗同前</td></tr>
<tr><td></td><td>中危组患者延迟强化CAM后插入8周维持治疗（即用8周6-MP＋MTX方案，具体方案见下）；之后重复一次上述VDLP和CAM方案</td></tr>
<tr><td>维持治疗</td><td>1. 6-MP＋MTX方案　6-MP 50mg/($m^2$·d)，持续睡前空腹口服；MTX 15～30mg/$m^2$，每周1次，口服或肌注，持续至终止治疗（男2.5～3年，女2～2.5年）。根据WBC调整方案中的药物剂量<br>2. VDex方案（6-MP＋MTX方案期间每4～8周插入）　VCR 1.5mg/($m^2$·d)，1次，每次最大量不超过2mg；DXM 6～8mg/($m^2$·d)，d1～7</td></tr>
<tr><td>中枢神经白血病（CNSL）的防治</td><td>腰穿及鞘内注射至少16～24次。根据危险度分组可单用MTX或三联鞘注，具体药物剂量如下：
<table>
<tr><th>年龄（岁）</th><th>MTX(mg)</th><th>AraC(mg)</th><th>Dex(mg)</th></tr>
<tr><td><1</td><td>6</td><td>18</td><td>2</td></tr>
<tr><td>≥1，<2</td><td>8</td><td>24</td><td>2.5</td></tr>
<tr><td>≥2，<3</td><td>10</td><td>30</td><td>3</td></tr>
<tr><td>≥3</td><td>12</td><td>36</td><td>4</td></tr>
</table>
初诊时即诊断CNSL的患儿，年龄<1岁不放疗，年龄≥1岁者，需接受相应剂量头颅放疗</td></tr>
</table>

（2）AML的主要化疗：以2006年中国儿童血液肿瘤建议方案为例介绍AML化疗方案。具体使用时参照方案执行。

1）诱导缓解治疗：DAE方案：DNR每天30～40mg/m$^2$，静脉滴注，每天1次，d1～3；Ara-C每天150～200mg/m$^2$ 静脉滴注或肌内注射，分2次（q12h），d1～7，VP16（或VM26）每天100～150mg/m$^2$，静脉滴注，每天1次，d5～7。

2）缓解后巩固治疗：采用原有效的诱导方案1～2个疗程。

3）根治性缓解后治疗：①中大剂量阿糖胞苷治疗（ID/HD-Arac+DNR或VP16）：Ara-C每12小时静脉滴注1次，每次2g/m$^2$×6次；DNR每天40mg/m$^2$，每天静脉滴注1次，d1～2；或VP16每天100mg/m$^2$ 静脉滴注，d1～2。疗程间歇3～5周，接连3个疗程；②HA（高三尖杉酯碱/阿糖胞苷）和ID/HD-Arac+DNR或VP16交替：高三尖杉酯碱（HRT）3mg/m$^2$，d1～7；Arac200mg/（m$^2$·d），分2次q12h，d1～7，皮下注射；HA 2个疗程后，ID/HD-Arac+DNR或VP16×1疗程。如果是采用中剂量阿糖胞苷，则需要再进行2个疗程的化疗。

总疗程15～18个月。

4）中枢神经系统白血病治疗：用三联鞘内注射，诱导期每周2次，完全缓解后每3个月1次，直至终止治疗。

3. 造血干细胞移植（HSCT）　HSCT是通过大剂量化疗和（或）放疗预处理以进一步清除白血病细胞，再回输和植入自体或HLA相合的异体造血干细胞，使白血病患者的造血和免疫功能重建；同时通过移植物的免疫细胞发挥抗白血病作用（GVL）。HSCT主要用于高危白血病或难治复发的白血病。一般在诱导化疗完全缓解后进行，有HLA相合供者优先考虑。

## 二、淋巴瘤

淋巴瘤是一组源于血液淋巴组织的恶性肿瘤性疾病。根据肿瘤的主要成分、组织结构、临床表现、预后和治疗的不同可分为两大类：霍奇金病（Hodgkin disease，HD）及非霍奇金淋巴瘤（non-Hodgkin disease，NHL）。此类肿瘤在儿童时期比较多见，约占儿童期所有肿瘤的13%。

HD是一种慢性进行性、无痛的淋巴组织肿瘤。原发瘤多呈离心性分布，起源于一个或一组淋巴结，以原发于颈淋巴结者较多见，逐渐蔓延至邻近的淋巴结，然后侵犯脾、肝、骨髓和肺等组织。HD学龄及学龄前儿童发病较多，男女比3∶1以上。临床表现多种多样。不同的病理变化与预后关系很大。

NHL是一组具有不同的组织学变化、起病部位和临床特征的淋巴瘤。儿童期NHL较HD多见，发病年龄比AL大，男多于女。

【病史要点】

1. 有无浅表淋巴结或包块呈无痛性进行性肿大。

2. 有无支气管、喉返神经或腹部淋巴结肿大的压迫症状，如干咳、声嘶和腹痛等。

3. 全身症状 如发热(热型)、食欲减低、恶心、盗汗、消瘦等。

4. 淋巴结外浸润表现。

【体检要点】

1. 淋巴结肿大及部位、质地等，早期多柔软、不粘连、无触痛，后期增大迅速，可粘连成一巨大肿块，但局部多无红、热痛等。

2. 淋巴结压迫表现如呼吸困难、Horner 综合征、上腔静脉压迫综合征等。

3. 呼吸情况；有无胸腔积液表现等。

【辅助检查】

1. 血常规多无特异性。

2. 骨髓检查 非确诊检查，主要检查有无肿瘤细胞浸润和鉴别AL。对于中晚期、B 症状或高危者需考虑做双侧骨髓活组织检查以帮助判断疾病分期。

3. 淋巴结活检 淋巴瘤确诊及分型的依据，需结合细胞形态学、免疫组化、流式细胞仪、染色体检查、融合基因检查等多种手段以提高诊断准确性。

【诊断及鉴别诊断】

1. 确诊主要依靠淋巴结病检(应取较大的整个淋巴结)，穿刺吸取淋巴组织因取材太少，结果可能不可靠或无法准确分型，必要时需多部位活检。

2. 分期与分型 HD 见表 10-20、10-21；NHL 见表 10-22、10-23。

**表 10-20 HD 的 WHO 分类**

| 分类 | 分化 | 病理改变 | 预后 |
|---|---|---|---|
| 淋巴细胞为主型 | 最好 | 正常淋巴组织结构消失区域内，淋巴细胞和组织细胞呈不同比例的增生，而常以分化较好的小淋巴细胞和组织细胞增生为主；R-S 细胞少见且不典型 | 佳 |
| 结节硬化型 | | 较多的胶原纤维束将肿瘤细胞分割成结节；R-S 细胞常见于裂隙状的空白内 | 较好 |

续表

| 分类 | 分化 | 病理改变 | 预后 |
|---|---|---|---|
| 混合细胞型 | | 淋巴结结构弥漫性消失，病灶中有各种不同的细胞，包括淋巴细胞、组织细胞、嗜酸性粒细胞和浆细胞，并有典型的双核、分叶核或多形核的有较大核仁的 R-S 细胞 | 较差 |
| 淋巴细胞削减型 | 最差 | 病变中淋巴细胞稀少，可见弥漫性纤维化，R-S 细胞容易找到 | 最差 |

**表 10-21 HD 国际分期修正方案**

| 分期* | 病变范围 |
|---|---|
| Ⅰ期 | 单个淋巴结区受累（Ⅰ期）；或单个结器官局限性受累（ⅠE 期） |
| Ⅱ期 | 横膈同侧的两组或多组淋巴结受累（Ⅱ）；或横膈同侧的一组或多组淋巴结受累，伴有邻近器官的局限部位受累（ⅡE） |
| Ⅲ期 | 横膈上下淋巴结受累（Ⅲ）或伴有局限性结外器官受累（ⅢE），或伴脾受累（ⅢS），或局限性结外器官受累及脾均受累（ⅢES） |
| Ⅳ期 | 一个或多个结外器官广泛性或播散性侵犯，伴或不伴淋巴结肿大；肝和（骨髓）受累，不论局限性或广泛性均属Ⅳ期 |

**表 10-22 NHL 的 WHO 分类**

| | | 淋巴母细胞淋巴瘤 | Burkitt 淋巴瘤 | 弥漫性大 B 细胞淋巴瘤 | 间变性大细胞淋巴瘤 |
|---|---|---|---|---|---|
| 形态学 | 细胞大小 | 小到中等 | 中等 | 大 | 多样 |
| | 核染色质 | 细小原始 | 粗糙 | 凝块有小囊 | 凝块有小囊 |
| | 核仁 | 无 | 多样，不明显 | 多样，个别明显 | 多样 |
| | 细胞质 | 少 | 少到中等，有明显空泡 | 中等到大量 | 中等到大量 |
| | 节浸润形式 | 弥漫性，可见满天星现象 | 弥漫性，满天星现象 | 弥漫性 | 窦性或弥漫性 |
| 免疫表型 | | 前 T 细胞或前 B 细胞 | 成熟 B 细胞 | 成熟 B 细胞 | T 细胞、裸细胞，$CD30^{+}$ |

续表

| | 淋巴母细胞淋巴瘤 | Burkitt 淋巴瘤 | 弥漫性大B细胞淋巴瘤 | 间变性大细胞淋巴瘤 |
|---|---|---|---|---|
| 分子遗传学 | TCR或Ig重排 | Ig重排 | Ig重排 | TCR重排 |
| 细胞遗传学 | T细胞,t(7;14),t(1;14),t(14;14),t(8;14),t(11;13),TAL-1或NOTCH重排。B细胞:超二倍体的,有额外21q | t(8;14),t(8;22),t(2;8),CMYC易位 | 复杂异常,包括结构和数量异常 | t(2;5),ALK基因与染色体1、2、3和7易位 |

**表10-23 NHL国际分期修正方案**(1989,COTSWALDS)

| | |
|---|---|
| Ⅰ期 | 病变累及单个淋巴结区 |
| ⅠE期 | 病变局限侵犯单个淋巴结外器官或部位 |
| Ⅱ期 | 病变累及横膈同侧2个或以上的淋巴结区 |
| ⅡE期 | 病变局限侵犯单个淋巴结外器官或部位和它的区域淋巴结,伴或不伴横膈同侧的其他淋巴结区受累 *注明受累的淋巴结区数目(如Ⅱ3) |
| Ⅲ期 | 病变累及横膈两侧淋巴结区 |
| ⅢE期 | 病变局限侵犯单个淋巴结外器官或部位,加横膈两侧淋巴结区受累 |
| ⅢS期 | 病变累及脾脏,加以横膈两侧淋巴结区受累 |
| ⅢE+S期 | 病变局限侵犯单个淋巴结外器官或部位和脾脏,加横膈两侧淋巴结区受累 |
| Ⅳ期 | 弥漫性(多灶性)侵犯1个或1个以上淋巴结外器官,伴或不伴相关淋巴结受累;或侵犯单个结外器官伴远处(非区域)淋巴结受累 |
| | 另外,根据有无全身症状分为A、B。 |
| | A:无全身症状 |
| | B:有以下一个以上症状:不能解释的发热>38℃;盗汗;体重减轻>10% |

3. 鉴别诊断 慢性淋巴结炎、淋巴结结核、传染性单核细胞增多症及其他肿瘤淋巴结转移等。

**【治疗】**

1. HD 根据临床分期进行不同治疗。治疗选择取决于患儿年龄、体格发育、疾病分期、肿瘤负荷及治疗不良反应。

(1)根据患儿年龄、体重、病变范围确定放射剂量，一般是20～40Gy，4～8周内完成。与化疗联合应用时，放射剂量减至25Gy即可。放射疗法的副作用为照射部位的骨骼和软组织发育障碍，因此建议8岁以下儿童尽量少用放疗。目前认为儿童霍奇金病受累部位单独放疗不作为首选治疗方案。

(2)化学治疗：联合化疗对于儿童霍奇金病非常有效，是中晚期患者的首选治疗方案。儿童时期常用的参考方案见表10-24。目前，MOPP和ABVD方案是治疗儿童霍奇金病的基本方案，两方案间无交叉耐药，可以交替使用；两者也可组成MOPP/ABVD杂合方案，用于治疗晚期患者。

**表10-24 MOPP方案和ABVD方案**(一个疗程)

| | 剂量(mg/m²) | 用法 | |
|---|---|---|---|
| MOPP方案 | | | |
| 氮芥(M) | 6mg/m² | iv | 第1、8天 |
| 长春新碱(O) | 1.5mg/m² | iv | 第1、8天 |
| 丙卡巴肼(P) | 100mg/(m²·d) | po | 第1～14天 |
| *泼尼松(P) | 40mg/(m²·d) | po | 第1～14天 |
| ABVD方案 | | | |
| 多柔比星(A) | 25mg/m² | iv | 第1、15天 |
| 博来霉素(B) | 10mg/m² | iv | 第1、15天 |
| 长春碱(V) | 6mg/m² | iv | 第1、15天 |
| 氮酰咪胺(D) | 375mg/m² | iv | 第1、15天 |

2. NHL 主要治疗原则是早期诊断、积极治疗，根据分期、病理和免疫分型选择治疗方案，以联合化疗为主的综合治疗，防治中枢神经系统白血病，部分高危患儿可考虑自体或异基因HSCT。经过联合化疗，Ⅰ、Ⅱ期患者2年缓解率可达90%，Ⅳ期患者2年缓解率40%左右，复

发的多在6个月以内，原发于纵隔和腹部巨大瘤块的病例预后不佳，但是近年疗效在不断提高。

(1)手术：不作为根治性方法，主要适用于：①手术活检；②急腹症，出现肠套叠、肠梗阻、阑尾炎、肠穿孔、严重的胃肠道出血等外科急症时，考虑急诊手术；③再活检，化疗3～6个疗程后出现稳定的残留病灶，可考虑再次活检，为进一步治疗提供依据。

(2)急诊治疗：NHL初诊时常伴有严重的、甚至是危及生命的并发症，需要紧急处理。①气道压迫引起的呼吸困难：前纵隔和上纵隔肿块压迫气道和上腔静脉导致呼吸困难和上腔静脉阻塞，严重时需要立即采取治疗措施以缓解症状，可以给予适当化疗，使症状在短期内缓解或减轻。②肿瘤溶解综合征：由于NHL对化疗高度敏感，化疗初期，尤其是在治疗开始2～3天内，可能发生肿瘤溶解综合征。防治措施包括：水化、碱化尿液，减少尿酸在肾小管的沉积；口服别嘌醇，促进尿酸的分解和排泄；肾功能不全可以作血液透析。

(3)化疗：是治疗NHL最主要的方法。由于治疗方案在不断改进中，具体使用时需要参照不同的治疗方案进行。

1)Ⅰ期和Ⅱ期非霍奇金淋巴瘤的治疗：主要应用CHOP化疗方案，6周左右缓解后，用该方案1周疗法进行巩固治疗和维持治疗交替。使用6-MP+MTX维持治疗。总疗程9～12个月。也可考虑在巩固治疗后做局部放疗。

2)Ⅲ期和Ⅳ期非霍奇金淋巴瘤的治疗：对于T-NHL或淋巴母细胞淋巴瘤，常按照儿童急性淋巴性白血病的治疗方案进行治疗。

3)B细胞性NHL治疗方案适用于B细胞NHL、伯基特型NHL、大细胞型NHL及成熟B-ALL。具体治疗参照所使用方案进行。

## 三、朗格汉斯细胞组织细胞增生症

**【概述】**

朗格汉斯细胞组织细胞增生症(Langerhans cell histiocytosis, LCH)过去称组织细胞增生症X，病因不明，研究多认为是一种与免疫紊乱有关的组织细胞反应性增生性疾病。该病以含有Bribeck颗粒的朗格汉斯细胞增生浸润，并伴有嗜酸细胞、单核-巨噬细胞和淋巴细胞等细胞不同程度增生为病理特点。LCH临床表现随发病年龄、受累器官多少而不同，除肾脏、膀胱、肾上腺和性腺尚无报道外，其他器官皆可受累。发病年龄越小，受累器官越多，病情越重。以前分为勒-雪病、韩-薛-柯病和嗜酸肉芽肿三类，现主张以器官累及数目结合脏器功能异常进行临床分级。本病多发于小儿，男多于女；发病率无确切统计，估计 1 岁以内的发病率为 1/10 万，15 岁以下为 0.2/10 万。

**【病史要点】**

1. 有无原因不明的发热、疼痛、激惹、反复肺部感染。

2. 有无生长迟缓、食欲下降、贫血、腹泻。

3. 有无多尿、反复的中耳炎。

4. 特殊皮疹为本病（特别是婴幼儿）的重要表现：皮疹主要分布在躯干、发际，起病时为淡红色斑丘疹，继而呈现出血性或湿疹样、皮脂溢出样皮疹，以后皮疹结痂、脱屑，触摸时有刺样感，脱痂后有白斑或色素沉着。各期皮疹同时存在，成批出现，此起彼伏。

5. 活动力和行为有无改变、神经系统改变。

**【体检要点】**

1. 测量体温、身高、体重、头围；观察皮疹、皮肤紫癜、黄疸和皮肤黏膜苍白。

2. 耳朵改变、眼眶周异常、牙龈。

3. 肝、脾、淋巴结肿大，眼球凸出、尿崩、颅骨缺损及头部肿物等。

4. 软组织肿胀、淋巴结病变、呼吸窘迫、气促、肋间隙。

5. 神经系统改变（包括视乳头水肿、脑神经异常、脑功能蜕变）。

**【辅助检查】**

1. 血液学检查　血常规可正常，也可表现为不同程度贫血、血小板减少和白细胞增加或降低。骨髓检查无特异性表现。

2. X 线检查　对诊断很重要。①骨骼：病变部位呈虫蚀样改变甚至巨大缺损，为溶骨性凿穿样损害，形状不规则，呈圆形或椭圆形，脊椎多表现为椎体破坏。②肺部：是最易受累的器官之一。典型改变为肺野透亮度减低呈毛玻璃状，两肺可见弥散的网状或网点状阴影，或在网点状基础上有局限或弥散颗粒阴影。③垂体影像学：部分患者垂体 MRI 可有改变，但与是否尿崩无明确关联。

3. 尿液检查　部分患者可出现尿崩，尿液检查和垂体功能检查提示为中枢性或部分中枢性尿崩。

4. 病理检查　皮疹压片和活检发现 LC 是诊断的重要依据。病理切片作 S-100 蛋白染色和 CDlα 检测有助诊断。有条件应作电镜检查找具有 Birbeck 颗粒的 LC。

**【诊断要点或诊断标准及鉴别诊断】**

1. 诊断　根据临床表现结合 X 线和病理检查结果可诊断本病，病

理检查是本病诊断最可靠的依据。1987 年,国际组织细胞协会制订出基于病理诊断该病的可信度诊断标准:

(1)初诊:皮疹压片和(或)组织活检,在光学显微镜下发现组织细胞浸润。

(2)临床诊断:初诊的基础上,同时具备下述 4 项指标的 2 项或 2 项以上:①ATP 酶阳性;②S-100 蛋白染色阳性;③α-D 甘露糖酶阳性;④花生凝集素结合试验阳性。

(3)确诊:光镜所见结果加上电镜下发现病变细胞内有 Birbeck 颗粒和(或)CDlα(OKT6)单抗染色阳性即可确诊。

2. 临床分级 1987 年,Lavin 和 Osband 根据影响预后的三大因素即发病年龄、受累器官数目及有无功能损害,将本病进行临床分级,以指导治疗和判断预后(表 10-25)。

**表 10-25 LCH 的临床评分及分级**

| 项目 | 类别 | 评分 | 总分 | 分级 |
|---|---|---|---|---|
| 年龄 | >2 岁 | 0 分 | 0 分 | Ⅰ级 |
| | <2 岁 | 1 分 | 1 分 | Ⅱ级 |
| 受累器官 | <4 个 | 0 分 | | |
| | ≥4 个 | 1 分 | 2 分 | Ⅲ级 |
| 器官功能损害* | 无 | 0 分 | | |
| | 有 | 1 分 | 3 分 | Ⅳ级 |

*注:脏器功能损害是指:肝功能有下列 1 项异常者:①低蛋白血症,总蛋白<55g/L 或白蛋白<25g/L;②胆红素>25.7μmol/L(1.5mg/dl);③水肿或腹腔积液。呼吸功能在无感染的情况下,有下列 1 项损害者:呼吸困难、发绀、胸腔积液或气胸等。造血功能损害,出现下列 1 项异常者:血红蛋白<100g/L(除外缺铁性贫血)、白细胞<$4\times10^9$/L 和血小板<$100\times10^9$/L

3. 鉴别诊断 需鉴别的疾病包括白血病、粟粒性肺结核、败血症、骨肿瘤等。

**【防治措施】**

本病主要采用以化学药物和(或)免疫抑制为主的综合治疗。由于本病变化多样、轻重悬殊,治疗方案应根据临床评分和分级而定。预后和疗效与临床分级密切相关,从Ⅰ~Ⅳ级,疗效递减,死亡率递增。凡有脏器功能受累的可造成相应器官的后遗症，如肺纤维化、肝硬化、尿崩等。LCH 患儿死亡的主要原因是严重浸润造成的呼吸功能衰竭或肝功能、骨髓功能衰竭。

根据病情可采用以长春碱、激素、鬼毒素类药物为主的治疗，也可考虑放疗和手术治疗。本病不是恶性细胞疾病，因此不主张强化疗方案以避免严重的毒副作用。如 VP 方案[VCR 1.5～2mg/($m^2$·次)，iv，每周 1 次；Pred 40～60mg/($m^2$·d)，po]，一般 8～10 周可使多数Ⅰ级或Ⅱ级患者获得缓解；VCP 方案为上述方案加 CTX[CTX 200mg/($m^2$·次)，iv，每周 1 次，共 6～8 周]。此后可用 6-MP 和 MTX 维持，或定期用原方案。

出现并发症者采用相应治疗措施。如尿崩症可用加压素治疗，常用药物包括：①长效尿崩停（鞣酸加压素，5U/ml），从 0.1ml 开始深部肌内注射，根据每天尿量情况逐步增加到 0.5～0.7ml/次，注射一次可维持 3～5 天。注射前充分混匀，勿过量引起水中毒。②醋酸去氨加压素（醋酸去氨加压素片，弥凝）：口服，200μg/($m^2$·次)，一天 3 次，每天总剂量为 200μg～1.2mg。

## 四、噬血淋巴细胞组织细胞增生症

**【概述】**

噬血淋巴组织细胞增生症（hemophagocytic lymphohistiocytosis，HLH）包括原发性 HLH 和继发性 HLH。原发性 HLH 即家族性噬血淋巴组织细胞增生症（familial hemophagocytic lymphohistiocytosis，FHL）；继发性 HLH 又分为感染相关性和肿瘤相关性 HLH。HLH 病因和发病机制还不十分清楚。目前认为是一种非肿瘤性增生紊乱性疾病，主要特征为吞噬性巨噬细胞和淋巴细胞广泛堆积、浸润组织器官，同时伴有高细胞因子血症，导致多器官脏器的损害。脾、淋巴结、骨髓、肝、皮肤和脑脊膜是最易受累的部位。FHL 呈常染色体隐性遗传，部分病例发现有基因缺陷。继发性 HLH 中感染相关诱发因素以 EB 病毒最多见，肿瘤相关 HLH 中以淋巴瘤为原发疾病者多见，部分患者继发于原发性免疫缺陷病（如 X-连锁淋巴细胞增殖性疾病即 XLP）或结缔组织疾病（如系统性红斑狼疮）。

**【病史要点】**

1. 发热　患儿多为持续高热 1 周以上，热型为稽留热、弛张热或不规则发热。

2. 贫血起病急，多呈进行性加重，常伴有不同程度黄疸和胆红素尿。

3. 不同程度出血，穿刺部位出血压迫止血困难。

4. 器官功能障碍或衰竭 如呼吸衰竭、心力衰竭等。

【体检要点】

1. 贫血及程度、黄疸、肝脾大，特别是脾大（常>肋下 3cm）。

2. 皮肤黏膜出血，可表现为瘀点、瘀斑或皮下血肿。

3. 常有胸（腹）腔积液、水肿。

4. 呼吸、心率、肺部体征、神经系统体征。

【辅助检查】

1. 血常规 多为三系血细胞减少，至少累及 2 个细胞系。

2. 肝功能检查 常有不同程度肝细胞性黄疸，转氨酶显著增加，乳酸脱氢酶显著增高，低蛋白血症。

3. 凝血功能 常见纤维蛋白原降低，PT、APTT 和 TT 显著延长。

4. 血脂检查 血甘油三酯增高。

5. 铁蛋白 显著增加。

6. 免疫指标检查 NK 细胞活性降低，sCD25（sIL-2R）增加。

7. 骨髓检查或组织活检 有吞噬血细胞现象，无恶性肿瘤细胞浸润的证据。

【诊断标准及鉴别诊断】

目前，HLH 的诊断主要参照国际组织细胞协会 2004 方案并结合新近的进展。

1. 分子诊断符合 FHL（PRF1、UNC13D、STX11、STXBP2、SH2D1A 和 XIAP 其中之一）即可诊断 FHL。

2. 至少符合以下 4 条中的 3 条：①发热。②脾大。③血细胞减少累及至少 2 个细胞系：Hb<90g/L，<4 周者 Hb<100g/L；PLT<$100\times10^9$/L；ANC<$1.0\times10^9$/L。④肝炎表现。同时伴以下 4 条中至少 1 条：①骨髓、脾或淋巴结活检有吞噬血细胞现象，无恶性肿瘤性疾病证据；②铁蛋白≥500μg/L；③sCD25（sIL-2R）增加（与年龄有关）；④NK细胞活性明显降低或缺失。

3. 其他支持 HLH 诊断的证据包括：高甘油三酯血症（空腹甘油三酯≥3.0mmol/L 或 265mg/dl）、低纤维蛋白原血症（≤1.5g/L）、低钠血症等。

【预防治疗措施】

HLH 的诊疗如果能做到早期诊断、早期治疗，可以极大地提高生存率，避免严重并发症的发生。综合支持治疗非常重要，包括积极的输血支持治疗、防治出血、防治感染。主要治疗是联合免疫抑制剂的治疗，方案参考 HLH-2004（表 10-26），此方案的疗效总结尚无报告，有待于持续优化。诊断及治疗后 2 周左右应做脑脊液及脑电图检查，如果有神经系统表现和脑电图、脑脊液异常改变，则需加做腰穿及鞘内注射，1 次/周，连做 4 次（表 10-26）。FHL 是致死性疾病，免疫抑制和支持可以缓解和延长生存，HSCT 是唯一的根治方法。

**表 10-26　HLH-2004 治疗方案**

<table>
<tr><td>初始治疗</td><td colspan="5">Dex：10mg/($m^2$·d)、5mg/($m^2$·d)、2.5mg/($m^2$·d)各×2 周；1.25mg/($m^2$·d)×1 周；第 8 周减停</td></tr>
<tr><td></td><td colspan="5">CsA：起始剂量 6mg/(kg·d)，口服，q12h，调整剂量使谷浓度 200ng/L 左右（单抗法，全血）</td></tr>
<tr><td></td><td colspan="5">VP16：150mg/($m^2$·d)，iv，每周 2 次，用 2 周；150mg/($m^2$·d)，iv，每周 1 次，用 5 周</td></tr>
<tr><td>维持治疗<br>（根据病情决定）</td><td colspan="5">Dex：10mg/($m^2$·d)，每 2 周连用 3 天</td></tr>
<tr><td></td><td colspan="5">VP-16：150mg/($m^2$·d)，iv，每 2 周 1 次</td></tr>
<tr><td></td><td colspan="5">CsA：剂量根据血药浓度调整（同上），注意监测肾功能和肾小球滤过率</td></tr>
<tr><td>鞘注药物及剂量</td><td>药物</td><td><1 岁</td><td>1～2 岁</td><td>2～3 岁</td><td>>3 岁</td></tr>
<tr><td></td><td>MTX</td><td>6mg</td><td>8mg</td><td>10mg</td><td>12mg</td></tr>
<tr><td></td><td>泼尼松龙</td><td>4mg</td><td>6mg</td><td>8mg</td><td>10mg</td></tr>
</table>

# 第五节　弥散性血管内凝血

**【概述】**

弥散性血管内凝血（disseminated intravascular coagulation，DIC）是在多种致病因素基础上发生的一种病理过程。一方面，由于凝血因子和血小板被激活、微循环中纤维蛋白和血小板沉积，导致广泛微血栓形成、微循环障碍，出现微血管栓塞和休克表现；另一方面，由于凝血因子及血小板消耗、继发性纤维溶解系统激活，导致广泛出血和微血管病性溶血（microangiopathic hemolytic anemia）。本病为儿科较常见的疾病，常常是原发疾病的终末期表现；早期诊断和及时采取综合有效治疗可明显降低死亡率，治疗不及时则预后差。

【病史要点】

1. 有无诱发DIC的基础疾病及其临床表现 如严重感染（细菌、病毒、真菌等）、组织损伤（如严重外伤、大手术、大面积烧伤、新生儿硬肿症等）、免疫性疾病（如系统性红斑狼疮等）及肿瘤性疾病（如急性早幼粒细胞性白血病、淋巴瘤等）。

2. 出血 出血是最常见的症状；出血发生的时间（早期高凝状态一般无出血，消耗性低凝状态出血逐渐加重，发生继发性纤溶时出血更加严重）、部位、性质及出血量；有无内脏出血表现，如血尿、黑便等，或意识改变、抽搐等颅内出血表现。

3. 微循环障碍及休克 DIC出现与失血量不一致的组织供血不足。有无休克表现，如表情淡漠、尿量减少甚至无尿等。

4. 血栓栓塞 临床表现随受累器官及其受累程度的不同而异。肺受累时可出现呼吸困难、发绀、咯血、呼吸衰竭；肾脏受累时表现为尿少甚至肾衰竭；胃肠道受累时出现恶心、呕吐、腹痛和消化道出血等；脑栓塞时可出现昏迷、惊厥等。

5. 微血管内溶血 DIC发生微血管内溶血概率为10%～20%。急性溶血表现为黄疸、与出血不一致的贫血、血红蛋白尿等。

【体检要点】

1. 基础疾病的特点 如新生儿硬肿症可出现大腿甚至全身硬肿，白血病可出现肝脾、淋巴结肿大等。

2. 出血 出血的部位及性质，如皮肤黏膜瘀斑、血肿或穿刺处渗血，自发性多部位出血甚至颅内出血。

3. 微循环障碍及休克 有无血压下降、面色青灰、肢端湿冷及大理石样花纹等表现。

4. 微血栓栓塞 有无相应脏器受累表现。

5. 微血管内溶血 有无发热、黄疸、贫血等。

【辅助检查】

DIC的实验室检查主要针对其病理过程中血管内皮细胞、血小板、凝血及纤溶变化，试验主要包括止血、凝血及纤溶功能监测。

1. 反映消耗性凝血障碍的检查 血小板计数（PLT）、出血时间和凝血时间。

2. 凝血酶原时间（PT）、血浆纤维蛋白原（Fib）、活化部分凝血活酶时间（APTT）、抗凝血酶Ⅲ测定、Ⅷ因子测定等。

3. 反映纤维蛋白形成和纤维蛋白溶解亢进的检查 血浆鱼精蛋

白副凝试验（plasma protamine paracoagulation，3P 试验）、血浆纤维蛋白原降解产物（FDP）含量测定、凝血时间测定、D-二聚体（D-dimer）测定等。

4. 其他试验　外周血涂片观察破碎红细胞比例最为常用。其他包括：①反映血管内皮细胞损伤的分子标志物：如组织因子等；②反映血小板激活的分子标志物：如血小板因子 4 等；③反映凝血和纤维蛋白溶解激活的分子标志物：如纤维蛋白肽 A 等。

**【诊断标准及鉴别诊断】**

1. 诊断　DIC 的诊断必须依据临床表现和实验室检查结果进行综合性分析。①临床特点：患儿有诱发 DIC 的基础疾病并在此基础上出现 DIC 临床表现或对抗凝治疗有效即应考虑 DIC；②实验室检查是诊断的重要依据。应根据病情及实验室条件选择检查项目，对化验结果的分析应结合患儿年龄、原发病性质、DIC 不同病程等特点作出判断，动态观察其结果变化对确立诊断的意义更大。以下列出两种诊断标准供参考（表 10-27）：

（1）2001 年全国第 8 届血栓与止血会议基层医疗单位 DIC 实验诊断参考标准（具备以下 3 项以上指标异常即可诊断）：①PLT＜$100\times10^9$/L 或进行性下降；②Fib＜1.5g/L 或进行性下降；③3P 试验阳性或 FDP＞20mg/L；④PT 缩短或延长 3 秒以上或呈动态性变化；⑤外周血破碎红细胞＞10％；⑥血沉（ESR）＜10mm/小时。

（2）2001 年国际血栓止血学会 DIC 分会制定的 DIC 诊断评分标准：如有发生 DIC 的任何高危因素则行风险评估，评分≥5 分，符合典型 DIC；如果积分＜5 分，提示无典型 DIC，其后 1～2 天每天重复积分以除外。

**表 10-27　DIC 诊断标准**

| | 变化程度和相应评分 | | |
|---|---|---|---|
| 血小板计数 | ≥$100\times10^9$/L | ＜$100\times10^9$/L | ＜$50\times10^9$/L |
| | 0 分 | 1 分 | 2 分 |
| 纤维蛋白降解标志 | 无增加 | 中度增加 | 显著增加 |
| （D-dimer、FDP 等） | 0 分 | 2 分 | 3 分 |
| PT 延长 | ＜3 秒 | 3～6 秒 | ＞6 秒 |
| | 0 分 | 1 分 | 2 分 |

续表

| | 变化程度和相应评分 | |
|---|---|---|
| 纤维蛋白原 | ＞1.0g/L | ＜1.0g/L |
| | 0分 | 1分 |

2. 鉴别诊断 主要有原发性纤溶亢进、血栓性血小板减少性紫癜、溶血尿毒综合征、肝硬化、大出血合并DIC等。

**【病情观察及随访要点】**

1. 注意基础疾病(如感染)是否控制。

2. DIC临床表现动态变化,特别是非典型DIC或仅有高凝状态者,需动态随访。

**【治疗】**

1. 控制原发病 早期诊断、及时治疗是提高DIC治愈率的关键。早期治疗引发DIC的基础疾病可显著提高患者生存率。

2. 改善微循环、纠正酸中毒 低分子右旋糖酐,首剂10ml/kg静滴,以后5ml/(kg·次),每6小时1次,全天量不超过30ml/kg;血管活性药物如山莨菪碱、多巴胺等;5%碳酸氢钠等。

3. 血小板和血浆替代治疗 决定血小板、血浆及其成分的输注不仅取决于实验室检查,更重要的是出血情况。

(1)血小板:患儿有严重出血或严重出血倾向(如手术或侵入性操作后)且PLT＜$50\times10^9$/L时需输注血小板;无出血且无出血高危因素者一般不需输注血小板;PLT＜$(10\sim20)\times10^9$/L时可预防性输注血小板。成人推荐起始血小板输注量为$240\times10^9$(按成人60g,儿童可折合为$4\times10^9$/kg)。

(2)DIC患儿伴有活动性出血或接受侵入性操作,若PT、APTT延长,可考虑输注新鲜冷冻血浆(FFP),对于液体负荷较重者可考虑使用凝血酶原复合物,严重低纤维蛋白原血症(Fib＜1g/L)可考虑输注纤维蛋白原或冷沉淀物。

4. 抗凝治疗

(1)抗血小板凝集药物:疑似DIC或高凝状态者,在控制原发病的基础上可单用此类药物,但循证学依据不足。常用药物有:①阿司匹林10mg/(kg·天),分2～3次口服,持续用至血小板数恢复正常后数天;②双嘧达莫(潘生丁)10mg/(kg·天),分2～3次口服。

(2)肝素治疗:肝素多在DIC早期应用。使用指征:①高凝状态者;②有明显栓塞症状者;③消耗性凝血期表现为凝血因子、血小板、纤维蛋白原进行性下降,出血逐渐加重,血压下降或休克者;④准备补充凝血因子(如输血、血浆等)或应用纤溶抑制药物而未能确定促凝物质是否仍在发生作用时,可先应用肝素。以下情况慎用肝素:①颅内或脊髓内出血、肺结核空洞出血、溃疡出血;②伴有血管损伤或新鲜创面的患儿;③DIC晚期以继发性纤溶为主者;④原有重度出血症如血友病等;⑤对合并有严重肝脏病患者,尚有争议,较多作者认为弊多利少。

有明显栓塞(如有动静脉血栓者)、严重暴发性紫癜伴肢端缺血或皮肤血管梗死者可使用治疗剂量肝素;伴有出血高风险者可使用持续普通肝素输注;重症但无出血的DIC患者推荐使用预防剂量的肝素或使用小分子肝素(Grade A,Level ⅠB)。常用方法为:每次60～125U/kg(1mg=125U)加入等渗氯化钠或10%葡萄糖液50～100ml中静滴,约1小时滴完,每4～6小时1次;或先以50～75U/kg静滴,然后按每小时15～25U/kg速度持续静滴;或每次50～100U/kg皮下注射,每4～6小时1次。

在应用肝素期间必须密切观察病情并监测凝血功能。在每次用药前测凝血时间(试管法),用药4小时后再测定1次凝血时间,要求凝血时间控制在20～30分钟内,如<20分钟可加大肝素剂量;如>30分钟且出血加重可能是用量过大,应停用,必要时静脉缓慢注射鱼精蛋白中和。监测APTT可能比较复杂,更重要的是临床观察出血表现(Grade C,Level Ⅳ)。

停药指征:①诱发DIC的原发病已控制或缓解;②用药后病情好转,出血停止,血压稳定;③凝血酶原时间和纤维蛋白原恢复正常或接近正常(前者一般于24小时内恢复,后者于1～3天恢复)时,即可逐渐减量至停药。用药时间一般可持续3～7天。血小板的回升缓慢(数天至数周),不宜作为停药的指征。

(3)抗凝血因子的应用:①蛋白-C浓缩剂:循证医学研究提示伴有严重败血症的DIC患者使用重组人活化蛋白C制剂有效[1g/(kg·h),24小时持续输注,用4天](Grade A,Level Ⅰb)。伴有出血高风险或PLT<$30\times10^9$/L者不宜使用。侵入性检查时蛋白-C制剂应根据临床情况暂停使用(Grade C,Level Ⅳ)。②抗凝血酶Ⅲ(AT-Ⅲ)浓缩剂:用于DIC早期补充AT-Ⅲ并可提升肝素的疗效,但尚无单用AT-Ⅲ的前瞻性随机对照分析的证据。

5. 抗纤溶治疗 根据循证学依据,除原发性纤溶亢进伴有严重出血者使用氨甲环酸可能有效外,其余DIC患儿均不推荐抗纤溶治疗(Grade C,Level Ⅳ)。药物可使用氨甲环酸或6-氨基己酸(每次剂量为0.08～0.12g/kg缓慢静注或稀释后静滴)。

6. 其他 严重贫血者可输注经洗涤的浓缩红细胞。尚无循证学依据支持使用糖皮质激素。如果因治疗原发病需要,可在肝素化的基础上慎用。

(肖剑文 于 洁)

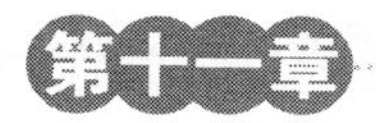

# 第十一章 泌尿系统疾病

## 第一节 总　　论

**【概述】**

泌尿系统疾病分为肾小球疾病、间质肾小管疾病，包括先天性畸形、感染、免疫机制、遗传、损伤、肿瘤等多种因素引起的肾损害。其主要表现在泌尿系统本身，如排尿改变、尿的改变、肿块、疼痛等，但亦可表现在其他方面，如高血压、水肿、贫血等。发病率以肾小球疾病（各型肾小球肾炎及肾病综合征）居首位，其次为尿路感染。2000年，中华医学会儿科分会肾脏病学组修订小儿肾小球疾病的临床分类如下：

1. 原发性肾小球疾病

(1)肾小球肾炎

1)急性肾小球肾炎：起病急，以血尿为主，伴不同程度蛋白尿，可有水肿、高血压或肾功能不全，病程多在1年以内。可分为链球菌感染后肾小球肾炎和非链球菌感染后肾小球肾炎两类。

2)急进性肾小球肾炎：起病急，有尿改变（血尿、蛋白尿、管型尿）、高血压、水肿，并常有持续性少尿或无尿、进行性肾功能减退。若缺乏积极有效的治疗，预后差。

3)迁延性肾小球肾炎：有明确急性肾炎史，血尿和（或）蛋白尿迁延1年以上；或无明确急性肾炎史，持续血尿和蛋白尿超过6个月以上，不伴肾功能不全或高血压。

4)慢性肾小球肾炎：病程超过1年，或隐匿起病，有不同程度肾功能不全和（或）持续肾性高血压的肾小球肾炎。

(2)肾病综合征（定义及诊断标准见本章第四节）

1)依据临床表现，分为单纯型肾病、肾炎型肾病。

2)按糖皮质激素反应分为：①激素敏感型肾病：以泼尼松足量治疗≤8周尿蛋白转阴者；②激素耐药型肾病：以泼尼松足量治疗8周尿蛋

白仍然阳性者；③激素依赖型肾病：对激素敏感，但减量或停药 1 个月内复发，重复 2 次以上者。

(3)孤立性血尿或蛋白尿：仅有血尿或蛋白尿而无其他临床症状、化验改变及肾功异常。

1)孤立性血尿：指肾小球源性血尿，分为持续性和再发性。

2)孤立性蛋白尿：分为体位性、非体位性。

2. 继发性肾小球疾病

(1)紫癜性肾炎。

(2)狼疮性肾炎。

(3)乙肝病毒相关性肾炎。

(4)其他：毒物、药物中毒或其他全身性疾病所致的肾炎及相关性肾炎。

3. 遗传性肾小球疾病

(1)先天性肾病综合征：分为遗传性和原发性。

(2)遗传性进行性肾炎(Alport 综合征)。

(3)家族性再发性血尿。

(4)其他：如甲-髌综合征。

**【临床表现】**

1. 排尿异常　如尿频、尿急、尿痛、排尿困难、尿潴留、尿失禁等。多由膀胱、尿道或其支配神经病变引起。

2. 尿量异常　①少尿：每天尿量＜$250ml/m^2$，尿量小于 1ml/(kg·h)则不能够排出由正常营养代谢所引起的每天渗透压负荷。少尿的后果是蛋白代谢产物的留滞和氮质血症。少尿可由多种原因引起，各种原因在表 11-1 列出。少尿本身并不意味着肾脏损害。②多尿：每天尿量＞2000ml，或＞3ml/(kg·h)，14 岁以上 24 小时＞2500ml。可见于肾脏疾病(急性肾功能不全多尿期、慢性肾功能不全、肾性尿崩症、肾小管性酸中毒)、内分泌疾病(糖尿病、中枢性尿崩症、原发性醛固酮增多症、甲状旁腺功能亢进等)、精神性多尿等。

**表 11-1　少尿原因**

| | |
|---|---|
| 1. 水摄入不足 | 3. 水肿状态 |
| 2. 水丢失增加 | (1)肾病综合征 |
| (1)出汗 | (2)充血性心力衰竭 |
| (2)烧伤 | 4. 急性肾实质肾衰 |
| (3)腹泻 | 5. 慢性肾功能不全 |

3. 尿色异常

(1)红色尿:包括血尿、血红蛋白尿、肌红蛋白尿和卟啉尿。

1)血尿:新鲜未离心尿中尿沉渣红细胞计数＞$8\times10^6$/L、离心尿＞5个/HP即称血尿。尿中红细胞＞50/高倍镜视野时肉眼已能辨别,即称肉眼血尿。血尿可见于各类肾小球肾炎、泌尿系统感染、血管病变、肿瘤、结石、外伤、家族性良性血尿、出血性疾病(血友病、血小板减少性紫癜)以及某些急性传染病(钩端螺旋体病、流行性出血热),以肾小球肾炎引起者最多见。血尿可来源于肾脏内或肾脏外,分为肾小球性血尿和非肾小球性血尿。肾小球性血尿在显微镜下大多数红细胞形态异常,并呈多形性,常伴有大于＋＋蛋白尿或红细胞管型;非肾小球性血尿红细胞形态基本正常,或虽有一定变异,但形态一致(均一型)。判断血尿的病变部位可参考表11-2。

**表11-2 血尿定位诊断的鉴别**

| 鉴别点 | 病变部位 | | | |
|---|---|---|---|---|
| | 肾脏 | | 膀胱 | 尿道 |
| | 肾小球性 | 非肾小球性 | | |
| 尿色 | 暗红或棕红 | | 鲜红或暗红 | 鲜红 |
| 血尿与排尿关系 | 全血尿 | | 全血尿或终末血尿 | 初血尿(前尿道)、终末血尿(后尿道)、滴血 |
| 血块 | 一般无,出现时呈三角形(肾盂)、细虫样(输尿管) | | 可有 | 无 |
| 尿路症状 | 无或轻度尿频急,可伴肾区钝痛、肾绞痛 | | 常有排尿不适,尿频、急、痛 | 明显尿频、急、痛、排尿困难 |
| 水肿、高血压 | 可有 | 一般无 | 无 | 无 |
| 尿蛋白 | 常增多 | 不增或微增 | 不增 | 不增 |
| 尿管型 | 常有 | 一般无 | 无 | 无 |
| 尿中红细胞形态 | 多形型 | 均一型 | 均一型 | 均一型 |
| 氮质血症 | 可有 | 一般无 | 无 | 无 |

2)血红蛋白尿或肌红蛋白尿:急性溶血时,大量血红蛋白由红细胞中释出超过肾阈时可进入尿中,严重肌肉病变或挤压伤引起肌红蛋白尿,均使尿呈暗红或红褐色,此时尿中无红细胞但隐血试验阳性。红色尿与血尿的鉴别为:后者在显微镜下见到大量红细胞,前者则无;离心后,后者可出现红细胞沉渣。

(2)白色浑浊尿

1)结晶尿:正常人尿中含有多种盐类,在尿呈酸性或碱性时可析出使尿呈现浑浊。婴幼儿在寒冷季节尿排出后遇冷可有磷酸盐或碳酸盐析出,尿呈白色浑浊,一般无临床意义。将尿液标本置显微镜下观察结晶形状,然后在玻片上加一滴试剂,可识别各类结晶:加冰醋酸后,磷酸盐、碳酸盐、尿酸盐可溶解,但草酸钙需加浓盐酸方溶解;尿酸、硫酸钙在滴入氨水后溶解;尿酸盐在加热后亦溶,可与脓尿及乳糜尿鉴别。

2)脓尿:尿液浑浊,内含多量白细胞(高倍视野未离心尿>5个,离心尿>10个)者称脓尿或白细胞尿,多由于泌尿道感染引起,但肾小球肾炎、尿路肿瘤、高热、脱水、化学药物刺激时尿中亦可出现白细胞,女孩尿中白细胞亦可来自阴道。

3)乳糜尿:淋巴管中乳糜进入尿中,使尿呈乳白色,可由丝虫病、腹腔结核、肿瘤、创伤或先天淋巴管畸形引起。试管中置尿5ml,加入乙醚2ml,充分振荡后静置,脂肪溶于上层乙醚中,尿转为清亮即证实为乳糜尿。

4. 水肿　肾性水肿与心源性或营养性者不同,往往由面部开始渐波及全身,水肿部位与程度有关,轻者可仅呈眼睑水肿,重者可全身水肿伴胸腔积液、腹腔积液。且常伴尿量减少和尿常规异常,有时合并氮质血症、高血压。

5. 其他　肾脏是维持机体内环境稳定的重要器官,亦为内分泌器官。凡遇原因不明的水、电解质、酸碱失衡、体格矮小、抗维生素D佝偻病、慢性贫血、高血压等均应警惕肾脏因素。

**【辅助检查】**

1. 实验室检查

(1)尿检查

1)尿外观、pH、渗透压或比重:正常尿黄色透明,新生儿初生头几天尿色深,稍浑浊,冷却后可有红色尿酸盐结晶,加热后溶解。尿pH随机体代谢状况波动于4.5~8.0,出现代谢性酸中毒而尿呈碱性时应考虑肾小管酸中毒。一般情况下,尿渗透压约为500~800mOsm/(kg·$H_2O$),比重为1.003~1.030。固定低张尿见于尿崩症、肾功能不全，高张尿见于脱水、糖尿病、心功能不全及肾病综合征少尿期。

2）尿蛋白：正常小儿尿中可有少量蛋白，24小时含量＜100mg/$m^2$。若尿蛋白＞150mg/24h，或＞4mg/($m^2$·h)，蛋白定性试验呈阳性反应即为蛋白尿。150～500mg时可视为轻度蛋白尿；500～2000mg为中度蛋白尿；＞2000mg为重度蛋白尿。热性病、运动后、直立体位时可有轻度一过性蛋白尿。中度或重度蛋白尿常示肾小球疾病。肾小管性蛋白尿系由于肾小管功能损害不能将正常肾小球滤过的蛋白重吸收所致。尿中主要含低分子蛋白质，见于肾小管-间质性肾炎、肾小管酸中毒、某些先天性代谢病（半乳糖血症、糖原累积症等）。

3）尿糖：血糖增高，超过肾阈可致糖尿，如糖尿病、库欣综合征、半乳糖血症等时尿糖阳性。近端肾小管重吸收功能障碍而出现糖尿称肾性糖尿，见于肾性糖尿病、周期性呕吐、药物中毒、Fanconi综合征、肝豆状核变性等。新生儿、严重感染时可有一过性肾性糖尿。

4）细胞、管型及沉渣计数：正常离心尿每高倍镜视野可见到0～3个红细胞、0～5个白细胞、鳞状或移行性上皮细胞。尿沉渣涂片用苏木精伊红染色，油镜下如见到肾小管上皮细胞（圆形）表明肾实质病变。12小时尿沉渣计数（Addis计数）红细胞＜50万/12h、白细胞＜100万/12h、管型＜5000/12h时作为正常。

（2）肾功能检查：完整的肾脏功能包括肾小球的滤过功能，肾小管的分泌、重吸收和调节酸碱及电解质平衡的功能，以及肾脏的内分泌功能。肾功能检查方法繁多，应了解各项检查的临床意义，根据不同目的进行选择。

1）肾小球功能：各项廓清试验如内生肌酐、菊粉、尿素清除率以及血尿素氮、非蛋白氮、肌酐测定等均用作检查肾小球功能。

2）近端肾小管功能：酚红排泌试验、对氨基马尿酸最大排泌量试验可用作检查近端肾小管排泌功能。

3）远端肾小管功能：尿比重、渗透压、浓缩稀释试验、自由水清除率试验可反映肾小管对水、电解质的调节功能。血及尿pH、$HCO_3^-$测定、二氧化碳结合力、氯化铵负荷试验、尿可滴定酸及氨滴定试验可检查肾小管酸碱平衡功能。

4）肾血管系统：肾血流量、肾血浆流量测定、肾脏彩超检查可了解肾血供情况。

（3）免疫学检查：血清免疫球蛋白、补体、循环免疫复合物、抗肾小球基底膜抗体、尿纤维蛋白裂解产物测定及细胞免疫学检查可有助于鉴别不同类型的肾炎、判断活动性和指导治疗。

2. 放射学检查

(1)腹部平片：可一般性了解肾大小、形状、位置、有无泌尿系结石或钙化。

(2)静脉肾盂造影(IVP)：造影剂经静脉注射后由肾小球滤过，使肾盏、肾盂、输尿管、膀胱显影，可分别显示双侧肾排泌功能、尿路畸形或解剖结构异常。

(3)逆行肾盂造影：通过膀胱镜将导管插入输尿管，注入造影剂使肾盏肾盂显影，用于 IVP 显影不良或不宜进行 IVP 而需了解肾盏肾盂、输尿管解剖形态者。

(4)排泄性尿路造影：将造影剂注入膀胱，嘱患者排尿，于排尿时摄片，主要用于检查膀胱输尿管反流及膀胱、尿道异常。

(5)其他：MRI、CT 能辅助诊断肾脏及其附近肿瘤、肾囊肿、肾结石、积水等。脊髓 MRI 能了解有无神经源性膀胱可能。肾动脉或肾静脉造影用于了解肾血管情况，腹膜后充气造影用于检查腹膜后肿瘤，确定肿瘤与肾脏关系，了解肾位置、大小、形状。

(6)超声波检查：较安全简便，目前已广泛使用。可测定肾脏位置、大小、膀胱容量及残余尿，探查肾盂积水、肿瘤、囊肿、结石等。

(7)放射性核素检查：静脉注射能经肾脏迅速排出的放射性核素示踪剂后，在肾区体表测定放射性核素，得出肾区放射性升降曲线(称肾图)，可分别反映两侧肾功能状态及有无尿路梗阻。

3. 肾穿刺活组织检查　经皮肤作肾穿刺取肾组织进行光学显微镜、电镜及免疫荧光检查可有助于了解肾疾病的组织病理学及免疫病理特征，用于诊断不明的肾炎、血尿和蛋白尿、难治性肾病、严重的紫癜肾炎、狼疮肾炎等，以利于指导治疗和判断预后。

4. 分子诊断　遗传性肾炎(Alport 综合征)、难治性肾病等部分由基因突变导致的肾小球疾病可通过基因突变筛查和肾组织蛋白质表达的检测来进一步明确其分子遗传的发病机制。

## 第二节　泌尿道感染

**【概述】**

泌尿道感染(UTI)是指病原微生物侵入泌尿道，在尿液中生长繁殖，并侵犯尿路黏膜或组织而引起的损伤。根据受累的部位，分为肾盂肾炎、膀胱炎或尿道炎。病毒、衣原体、细菌、真菌等均可引起泌尿道感染，但通常乃指泌尿道细菌感染。病原菌以大肠埃希菌居首位(可占

80%)，其次为副大肠埃希菌、变形杆菌或其他肠道菌属；革兰阳性菌较少见。感染途径以泌尿道上行感染为主，但金黄色葡萄球菌、溶血性链球菌常为血行感染。通过淋巴管或由邻近组织蔓延者极罕见。泌尿道先天畸形（尤其是梗阻性畸形如肾盂输尿管连接处狭窄、后尿道瓣膜等）、膀胱输尿管反流、尿路梗阻、泌尿道器械检查以及原发或继发的免疫功能低下等均为重要诱因使机体易感。此类患者常有反复发作或病程迁延，致病菌多为铜绿假单胞菌、产气荚膜杆菌、变形杆菌、粪链球菌等顽固细菌。各年龄均可发病，新生儿期或婴儿早期男性发病较多，6个月后女性发病增多。临床表现随年龄的不同而出现较大差异。年龄越小，全身症状越突出，尿路的局部刺激症状或可缺如，年长儿往往有泌尿系统局部症状。治疗不当或泌尿系统基础疾病不能有效控制，可使感染反复出现，最终可发展为慢性肾盂肾炎甚至肾功能不全。

**【病史要点】**

1. 不同年龄UTI的临床症状不同。

(1)新生儿期：发热、呕吐、腹泻、烦躁或嗜睡、体重不增、发灰或发绀，少数病情严重可有惊厥和黄疸，50%患儿可合并菌血症。

(2)婴幼儿期出现发热、呕吐、腹痛、腹胀、腹泻、生长发育迟缓、尿臭、神萎嗜睡等，部分患儿可有排尿哭吵、排尿中断或夜间遗尿。

(3)儿童期可出现尿频、尿急、尿痛或腰痛，可有夜间遗尿、发热、尿臭等。慢性或反复发作者常有贫血、消瘦、生长迟缓、高血压和肾功能不全。

2. 有泌尿道基础疾病的患儿大多表现为反复的泌尿道感染，病程迁延，追问病史，慢性病例甚至出现贫血、生长发育迟缓、多尿及夜尿增多等慢性肾功能不全的表现。

**【体检要点】**

1. 全身感染中毒症状　婴幼儿应特别注意：

(1)全身表现：有无发热及发热程度、热型，有无寒战，精神、食欲、活动情况。

(2)消化道表现：有无恶心、呕吐、腹胀、腹泻、黄疸。

(3)神经系统表现：有无烦躁、嗜睡、意识改变、惊厥（主要区别高热惊厥或中毒性脑病）。

(4)循环系统表现：有无面色发白、四肢发凉等。

2. 局部症状

(1)肾区疼痛：一侧或双侧，有无放射痛。

(2)尿道口：有无红肿，有无分泌物，有无外观畸形，有无包茎。

(3)腹部有无膀胱及输尿管走行方向的压痛。

3. 有无泌尿系统基础疾病及慢性感染征象

(1)消瘦、精神不振,生长发育落后,贫血,有无高血压。

(2)腹部有无包块,排尿前后包块有无变化,能否扪及肿大的肾脏,有无可引起神经源性膀胱的神经系疾病。

**【辅助检查】**

1. 尿常规 收集清洁中段尿,离心尿白细胞>10个/高倍视野、白细胞成堆或白细胞管型,但也可正常。大多可伴有非小球性血尿,部分可呈肉眼血尿。可有少量蛋白尿。尿常规阴性应复查3次(每天清晨尿)。

2. 涂片找细菌 置新鲜尿一滴于玻片上,干后以革兰染色,油镜下每视野能看到一个或多个细菌者提示有感染(相当于尿培养细菌计数≥$10^5$/ml),找不到细菌时,将尿离心,去沉渣涂片仍未见到细菌者提示阴性。

3. 尿培养及细菌计数 取清洁中段晨尿细菌计数≥$10^5$/ml者可确定泌尿道感染,$10^4$~$10^5$/ml者为可疑,<$10^4$/ml可能为污染。繁殖力低的细菌如粪链球菌或其他肠球菌$10^3$~$10^4$/ml已有诊断意义。耻骨上膀胱穿刺尿培养阳性即有诊断意义。

4. 影像学检查 有泌尿道基础疾病的病例选择相应的影像学检查,怀疑泌尿道畸形可选择泌尿系彩超或CTU、MRI;怀疑有膀胱输尿管反流应选择排泄性尿路造影;疑有神经源性膀胱患儿可选择脊髓MRI。

5. 其他 周围血白细胞计数及中性粒细胞百分比增高。中性粒细胞碱性磷酸酶积分升高、四唑氮蓝试验阳性均提示细菌感染。上尿路感染(肾盂肾炎)时多表现血沉增快,C反应蛋白阳性,尿酶活性增高,尿$\beta_2$微球蛋白排泄量增多,肾小管浓缩功能减退,尿中可发现抗体包裹细菌。疑为败血症者做血培养,慢性者测稀释浓缩功能及检查有无氮质血症。

**【诊断要点或诊断标准及鉴别诊断】**

1. 诊断要点

(1)全身症状:发热、消化道症状等。

(2)尿路刺激症状:尿频、尿急、尿痛、排尿困难及排尿中断。

(3)体检有尿道口局部的红肿、分泌物。

(4)尿常规有白细胞尿、血尿,尿培养细菌计数≥$10^5$/ml者可确定泌尿道感染。细菌计数低,但多次培养均为同一菌株时亦有诊断价值。

2. 鉴别诊断

(1)肾小球肾炎。

(2)肾结核。

(3)急性尿道综合征。

**【病情观察及随访要点】**

1. 记录发热、一般情况及其他症状体征的动态变化。

2. 每天复查尿常规至正常后每 2～3 天复查一次。

3. 实验室检查异常者复查至恢复正常。

4. 观察抗菌药物疗效及副作用,抗菌治疗后 2～3 天复查尿培养,如仍有同一细菌生长应参考药敏试验改换其他抗菌药。停药一周后做尿培养。

5. 急性症状消失、尿常规正常、停药 2 周后尿培养连续 2 次阴性者可视为临床痊愈。慢性尿路感染患儿此后每 1～3 个月复查尿培养,1 年后无复发者视为痊愈。

6. 初发的男孩、复发的女孩或经 2～4 周治疗病情迁延不愈者,应考虑有无泌尿系畸形、尿路梗阻、膀胱输尿管反流等异常。在急性感染控制后作进一步选择影像学检查,筛查有无泌尿系畸形等基础疾病。

**【治疗】**

1. 一般治疗 休息,多饮水、增进营养,全身支持疗法。

2. 抗菌治疗 抗生素使用原则:

(1)急性肾盂肾炎伴发热等全身症状明显的应选择血浓度高的药物,热退后可改为口服给药;对膀胱炎应选择尿浓度高的药物;对上行性感染,首选磺胺类药物,血源性感染多选用青霉素、头孢类抗生素单独或联合治疗。根据尿培养及药敏试验结果,结合临床疗效选用抗生素。最好使用肾功能损害小的杀菌剂。

(2)上尿路感染或有尿路畸形患儿,在做尿细菌培养后即予 2 种抗菌药物,疗程一般 10～14 天。开始治疗后连续 3 天进行细菌培养,若 24 小时后尿培养转阴,表示治疗有效,否则按照尿培养结果调整用药,停药 1 周后再做尿培养一次。

(3)无症状菌尿的治疗:单纯无症状菌尿一般无须治疗,但若合并尿路梗阻、膀胱输尿管反流(VUR)或存在其他尿路畸形,或既往感染使肾脏留有瘢痕者,积极采用抗菌药物治疗,疗程 7～14 天,继之给予小剂量抗菌药物预防,直至尿路畸形被矫正。

(4)复发治疗:在进行尿细菌培养后选用 2 种抗菌药物治疗,疗程 10～14 天,然后予以小剂量药物维持,以防复发。服药期间及停药后每月复查尿培养,维持阴性者每3个月复查一次,共2~3年。

**【预防】**

加强婴幼儿护理,注意会阴部清洁,防止粪便或污物污染。避免长期置放导尿管或不必要的泌尿道器械检查。

## 第三节 急性肾小球肾炎

**【概述】**

急性肾小球肾炎(acute glomerulonephritis,AGN)简称急性肾炎,可分为急性链球菌感染后肾小球肾炎(acute poststreptococcal glomerulonephritis,APSGN)和非链球菌感染后肾小球肾炎,儿童绝大多数是APSGN,本节主要讲述APSGN的治疗。

APSGN多见于5~14岁儿童,小于2岁少见。90%病例有链球菌的前驱感染,以呼吸道及皮肤感染为主。水肿是最常见及最早出现的症状,50%~70%患者有肉眼血尿,常伴有不同程度的蛋白尿,30%~80%病例有血压增高,部分患者可有尿量减少及不同程度的氮质血症。可出现无症状性急性肾炎、肾外症状性肾炎、以肾病综合征表现的三种非典型肾炎。重者可合并严重循环充血、高血压脑病、急性肾衰竭。有链球菌前驱感染,急性起病,具备血尿、水肿、高血压等特点,抗链球菌溶血素O滴度增高、$C_3$动态改变(急性期下降,第8周恢复正常),即可诊断APSGN。APSGN预后好,95%能完全恢复,小于5%的患者可有持续尿异常,死亡病例在1%以下。

**【病史要点】**

1. 发病前1~3周有无先驱感染史如咽峡炎、脓皮病等。

2. 水肿发生的时间、部位及进展情况。

3. 尿量、尿色的改变,有无血尿、少尿,有无腰区疼痛。

4. 有无高血压或脑病表现,如头痛、头晕、呕吐、视力障碍(复视、眼花、失明)、精神、意识改变、抽搐等。

5. 有无循环充血及肺水肿表现,如气急、咳嗽、端坐呼吸甚至咳粉红色痰。

6. 有无急性肾功能不全表现,持续少尿或尿闭者注意有无意识障碍、食欲缺乏、呕吐咖啡样物、头晕、头痛、呼吸深快、出血倾向、心包摩擦音等。

7. 过去史中有无类似发病史,其发作时间、发作情况、持续时间、治疗反应等。注意有无可引起继发性肾炎的原发疾病如系统性红斑狼疮、过敏性紫癜等。

**【体检要点】**

1. 目前有无感染征象，体检有无扁桃体炎、皮肤残存感染灶。

2. 检查水肿程度、部位、性质。

3. 有无腰区疼痛、叩痛。

4. 有无高血压或脑病表现，如视力障碍（复视、眼花、失明）、精神、意识改变、抽搐等。常规测血压。有症状者进行详细神经系检查，注意双侧瞳孔大小及光反射，警惕脑病。眼底检查有无视乳头水肿、动脉痉挛。

5. 循环充血及肺水肿表现，注意有无气急、端坐呼吸、肺部哮鸣或湿啰音、心界扩大、心动过缓或过速、心音亢进或低钝、奔马律、肝大及压痛。

6. 有无急性肾功能不全表现，持续少尿或尿闭者注意有无意识障碍、呕吐咖啡样物、头晕、头痛、呼吸深快、出血倾向、心包摩擦音等。

7. 注意有无可引起继发性肾炎的原发疾病（如系统性红斑狼疮、过敏性紫癜等）的体征（蝶形红斑、双侧对称分布的紫癜样皮疹）。

**【辅助检查】**

1. 尿常规　呈肾小球性血尿并常见颗粒管型、红细胞管型，可有＋～＋＋蛋白尿。

2. 血液检查

(1)外周血：红细胞及血红蛋白常因血液稀释而降低。白细胞及中性粒细胞增高者提示感染未清除，血沉增快常提示炎症持续。

(2)血清抗链球菌抗体（如抗溶血素O、抗透明质酸酶、抗脱氧核糖核酸酶）升高表示新近罹患链球菌感染，为诊断链球菌感染后肾炎的依据。

(3)血清总补体、C3在急性期降低，但在8周内恢复正常，并测得循环免疫复合物（CIC）可符合免疫复合物肾炎。

3. 肾功能检查　急性期不同程度肾小球滤过率下降，急性肾功能不全时可呈显著氮质血症、酸中毒、高钾血症等。肾小管功能改变轻微。

4. X线心肺检查可示循环充血征象，肺野可见片状阴影及胸腔积液，心影可轻度增大，心脏搏动强而有力。

**【诊断要点及鉴别诊断】**

1. 诊断要点

(1)有血尿、少尿、水肿、高血压的表现。

(2)有前驱感染的病史及链球菌感染的证据。

(3)重症时可有严重循环充血、急性肾功能不全、高血压脑病表现。

2. 鉴别诊断

(1)其他非链球菌感染后肾炎。

(2)慢性肾炎急性发作。

(3)肾病综合征。

(4)急进性肾炎。

**【病情观察和随访要点】**

1. 尿量是反映肾小球滤过功能和评估病情的重要指标。持续少尿期须警惕严重循环充血、肺水肿和急性肾功能不全的发生。应每天记出入量、体重、呼吸次数、心率、肝大小及水肿程度,直至每天尿量增加,并连续稳定3天。

2. 观察有无高血压和脑病症状,急性期至少每天测血压2次,有高血压脑病需随时监测血压,并观察降压药的疗效和副作用。

3. 血尿、蛋白尿及管型尿可反映肾小球炎症的持续或消退情况,应观察肉眼血尿的发展情况,每2～3天复查尿常规,病程3个月内每1～2周复查一次,3个月以后每月复查一次,直至持续正常。

4. 患者入院应测血清ASO、C3、CIC、BUN。BUN增高者密切随访,有肾功能异常、严重循环充血应积极进行。C3降低、CIC增高者每月复查直至正常。

5. 临床治愈标准 ①临床症状消失且不再出现;②血压、血尿素氮、肌酐持续正常;③尿常规连续检查正常。

6. 出现以下情况者建议作肾活检明确诊断及评估预后:①病程3个月后仍反复出现肾炎症状或血清补体持续降低;②持续血尿、蛋白尿6个月以上;③有持续高血压、氮质血症倾向。

**【治疗】**

1. 清除残余感染灶,肌内注射青霉素10～14天或长效青霉素120万U,青霉素过敏时选用红霉素。

2. 一般治疗

(1)休息:病初2周应卧床休息。水肿消退,血压正常后可逐渐恢复活动,但3个月内仍应避免重体力活动。

(2)饮食:水肿、少尿、高血压者应适当限制钠盐及蛋白质。尿量恢复,血压正常后可开始正常饮食。

经过控制水盐入量仍然少尿者,可用利尿剂分次口服;效果不好用呋塞米静脉注射。

呋塞米：每次1～2mg/kg，每天1～2次静推。

氢氯噻嗪：1～2mg/(kg・d)，分2～3次口服。

经过休息、控制水盐入量、利尿而血压仍高者，应给予降压治疗。一般首选卡托普利，0.3mg/kg，q8h，必要时，每隔8～24小时增加0.3mg/kg。效果不好可加用硝苯地平交替使用。

3. 高血压及高血压脑病的处理

(1)硝普钠：开始每分钟1μg/kg，以后可每5分钟增加0.1～0.2μg/kg，直到产生疗效或出现不良反应，平均每分钟3μg/kg，极量每分钟8μg/kg，在避光的输液瓶中静脉滴注。本剂作用快速，0.5分钟起作用，1～2分钟作用最强，3～5分钟作用消失，故需持续滴注，严密监护血压，随时调节滴注速度，开始时每0.5分钟测压一次。

(2)地西泮止惊。

4. 严重循环充血及肺水肿的处理

(1)严格限制水、钠摄入，试用呋塞米1～2mg/kg静脉缓推，必要时2～3小时后加量重复注射。

(2)明显肺水肿可给予血管扩张剂如硝普钠(用法同上)或酚妥拉明(0.1～0.2mg/kg加入葡萄糖10～20ml中静脉缓慢注射)。

(3)烦躁不安者给予镇静剂，可注射哌替啶或吗啡(0.1～0.2mg/kg)。

(4)经上述处理无效者应考虑血液净化疗法。

5. 急性肾功能不全的处理　见第三篇第九章。

**【预防】**

积极预防链球菌性咽峡炎或脓皮病，一旦确定感染，应肌内注射青霉素7～10天或长效青霉素。

## 第四节　肾病综合征

**【概述】**

肾病综合征(nephrotic syndrome，NS)是一组由多种原因引起的肾小球滤过膜通透性增高，大量蛋白质从尿中丢失而导致的临床综合征，居儿科肾脏疾病住院患儿的第二位，近年发病更有增多趋势。其临床有四大表现：①大量蛋白尿(24小时尿蛋白≥50mg/kg)；②低蛋白血症(血清白蛋白儿童＜30g/L)；③高脂血症；④水肿。以上①、②两项为必备条件。临床可分为原发性、继发性、先天性三种。儿科以原发性肾病综合征为主，约占90%。本节主要讲解原发性肾病综合征(PNS)

的治疗。

PNS又分为2种类型：单纯型、肾炎型。单纯型病理类型主要为微小病变型肾病，肾炎型肾病病理类型大多为非微小病变型肾病（系膜增生性肾炎、膜性肾病、膜增生性肾炎、局灶节段性肾小球硬化），儿童主要以单纯型多见。NS常见的并发症有：感染、高凝状态及血栓形成（可出现肾静脉血栓、下肢血栓、肺血栓）、低血容量、急性肾衰竭、电解质紊乱（如低钙血症）。这些并发症常使病情进一步复杂、加重，甚至导致死亡，并发症的治疗对NS的治疗有很重要的作用。

**【病史要点】**

1. 水肿　询问水肿发生的时间、部位、程度，是否随体位改变而变换部位。

2. 尿改变　有无尿量减少，尿中是否有大量泡沫（提示蛋白尿可能），有无尿色改变，尤其有无血尿，有无并发尿路感染的表现（尿道口有无红肿、有无分泌物）。

3. 有无并发症　全身发育营养情况，精神食欲，目前有无发热、咳嗽等感染表现（尤其呼吸道、皮肤、消化道、尿路感染）。

4. 是否存在继发性肾病综合征的各种病因，特别注意有无发热、皮疹、关节痛、紫癜、蝶性红斑等结缔组织病症状。

5. 有复发的病例应询问复发次数、每次发作诱因、临床表现、治疗情况及疗效。

**【体检要点】**

1. 一般测量　注意血压、腹围（最大腹围、过脐腹围）。

2. 水肿　性质是否为凹陷性水肿，程度及部位（有无颜面、眼睑水肿，大量胸腔积液、腹腔积液，阴囊有无水肿），注意有无固定性不对称的肢体水肿，指端皮温，警惕血栓形成的可能，尤其有股静脉穿刺的病例。

3. 有无感染证据　注意呼吸道体征、腹部有无压痛及皮肤感染灶。

4. 是否存在继发性肾病综合征的各种病因，特别注意有无发热、皮疹、关节痛、紫癜、蝶形红斑等。

**【辅助检查】**

1. 尿液检查　尿常规可见尿蛋白+++～++++++，肾炎型可见红细胞及颗粒管型。24小时尿蛋白定量≥50mg/kg。

2. 血生化　血沉增快，血清总蛋白降低，以白蛋白降低最为显著（<30g/L）。胆固醇增高（>5.7mmol/L）。单纯型肾功能正常，于水肿期可因血容量减少、明显少尿而出现暂时性轻度氮质血症。肾炎型可有不同程度肾功能不全。

3. 免疫学检查 通常血清 IgG 水平降低，单纯型血清补体正常，肾炎型可降低。

**【诊断要点及鉴别诊断】**

1. 诊断步骤

(1)确诊肾病综合征。

(2)判断原发性肾病或继发性肾病。

(3)鉴别单纯型肾病或肾炎型肾病。

(4)有无并发症。

2. 诊断要点

(1)大量蛋白尿：24 小时尿蛋白定量≥50mg/(kg·d)。

(2)低蛋白血症：血浆白蛋白<30g/L。

(3)高胆固醇血症：血清胆固醇>5.7mmol/L。

凡存在四大特征可诊断为肾病综合征，其中以大量蛋白尿及低蛋白血症为必备条件。排除各种可引起继发性肾病综合征的病因后即诊断为原发性。凡有以下一项或多项表现者属肾炎型：①尿检查(分散在2 周内的离心尿检查 3 次以上)红细胞>10 个/高倍镜视野，并证实为肾小球源性血尿；②反复出现高血压(排除皮质激素引起者)；③持续氮质血症 BUN>30mg/ml 或 NPN>50ml/ml(排除血容量不足所致者)；④血总补体或 C3 持续降低。诊断困难或疗效不满意者可作肾穿刺取活组织检查。

3. 鉴别诊断

(1)乙肝病毒相关性肾炎。

(2)继发于结缔组织疾病的肾脏损害。

**【病情观察及随访要点】**

1. 观察水肿的消长情况，每周测体重 1～2 次。

2. 注意尿量、尿色、尿蛋白改变，每周检查尿常规 2 次，观察有无持久血尿。

3. 每天测血压，尤其适用激素治疗的病例，正常者一周后改为每周测 2 次。

4. 治疗前测血清蛋白，胆固醇、BUN、总补体或 C3，治疗后每 2 周复查一次直至正常。

5. 注意并发症的发生

(1)感染：观测体温及全身精神食欲状态，特别警惕呼吸道感染、原发性腹膜炎及皮肤感染。必要时作X线检查、血培养、腹腔积液常规及培养等。

(2)电解质紊乱:长期忌盐、长期利尿剂或激素治疗、胃肠道紊乱者尤应注意。低钾血症可表现面色苍白、精神委靡、乏力、恶心、呕吐、心音低钝、心动过速或过缓、腱反射减弱或消失、四肢发凉,甚至出现休克或意识障碍。低钙血症可出现抽搐。应送血钠、钾、氯、钙、镁测定。

(3)高凝及血栓形成:脱水、大量利尿时易发生低血容量休克,有固定不对称的水肿应警惕静脉血栓形成,指端疼痛、皮温下降、动脉搏动减弱应警惕动脉血栓形成,长期蛋白质丢失致蛋白质营养不良等。

6. 观察皮质激素或免疫抑制剂的毒副作用,应用免疫抑制剂者监测外周血白细胞计数及分类,白细胞降至 $3.0\times10^9/L$ 以下时应停用。

7. 转归判定

(1)基本痊愈:完全缓解并停止治疗3年以上。

(2)完全缓解:消肿,尿蛋白转阴,但停药未满3年。

(3)部分缓解:尿蛋白≤++。

(4)未缓解:尿蛋白≥+++。

(5)肾功能减退。

(6)死亡。

8. 复发或反复情况

(1)复发及反复:复发指完全缓解后7天内至少连续3次尿蛋白≥+++;反复指在治疗过程中尿蛋白转阴后又出现上述情况。

(2)频复发:短程疗法结束后6个月内复发2次、1年内复发3次以上者。

9. 判断有无肾脏病理活检的指针 病例表现为频复发、激素依赖、激素耐药,且没有感染等明确诱因,应及时考虑肾脏活检。

**【治疗】**

原则:采用肾上腺皮质激素为主的综合治疗。

1. 一般治疗

(1)休息:水肿期适当休息,不需卧床,应适当活动。

(2)饮食:限制水钠要适当,不要片面强调低蛋白饮食,以1.5～2g/(kg·d)为宜。

(3)防治感染:预防感染,避免与麻疹、水痘等患儿接触,有感染应积极控制,接种麻疹、水痘、风疹疫苗、有重症感染,应停用免疫抑制剂,必要时可输入静脉丙种球蛋白注射丙种球蛋白。各种预防接种应待症状缓解,停药6个月后进行。

(4)水肿治疗：一般不用利尿，但高度水肿甚至影响呼吸或合并感染时可使用利尿剂，但常需输入白蛋白、血浆提高血浆胶体渗透压扩容后利尿。

2. 激素的使用　原则：初量足、减量快、维持长、个体化。

(1)初次治疗

1)短程疗法：用于单纯型肾病，但复发率高，现大多不主张采用。泼尼松 2mg/(kg·d)(总量不超过 60mg)分 3～4 次口服共 4 周，完全效应者改为 2mg/kg 隔天早餐后顿服共 4 周。疗程 8 周停药。

2)中、长程疗法：用于单纯型或肾炎型。泼尼松 2mg/(kg·d)，分 3～4 次口服，尿蛋白转阴后巩固 2 周(一般用药 4 周，不宜超过 6～8 周)，以后改为 2mg/kg，隔天早餐后顿服，4 周后每 2～4 周减量 2.5～5mg，直至停药。疗程 6 个月(中程)或 9～12 个月(长程)。

(2)复发治疗

1)积极寻找原因(感染、抗凝、降脂等)。

2)调整激素的剂量(如恢复为复发前剂量等)。

3)调整激素的用法(如调整隔天口服为每天口服等)。

4)改用其他制剂的糖皮质激素。

3. 免疫抑制剂

(1)适应证：难治性肾病(频复发、激素依赖、激素耐药)。

(2)药物选择：环磷酰胺、吗替麦考酚酯、他克莫司(FK506)、环孢素 A 等免疫抑制剂。

4. 其他药物

(1)抗凝药：双嘧达莫片、低分子肝素等。

(2)免疫调节剂：黄芪、槐杞黄等增强免疫，减少感染次数。

(3)降脂治疗：鱼油、他汀类降脂药。

(王　墨　李　秋)

## 第五节　继发性肾炎

**【概述】**

过敏性紫癜肾炎(Henöch-Schönlein purpura nephritis，HSPN)是指在过敏性紫癜基础上出现血尿和(或)蛋白尿者。HSPN 常发生于过敏性紫癜起病后 6 个月内，个别发生于皮肤紫癜之前。

【病史要点】

1. 询问皮肤紫癜出现的时间及部位,胸背部有无皮疹,是否对称,有无痒感,有无反复出现的特点,有无眼睑、口唇、手足背、会阴、头皮部位血管神经性水肿。询问有无腹痛、血便、血尿等现象。询问有无关节肿痛、活动受限等情况。

2. 询问既往有无血小板减少病史,有无关节炎、肾脏病病史。

3. 询问有无预防接种,有无药物或食物过敏史。

4. 家属中有无类似紫癜的患者。

【体检要点】

1. 注意寻找皮肤紫癜。过敏性紫癜的皮肤紫癜多见于下肢及臀部,对称分布,分批出现,较重者累及上肢及躯干。紫癜大小不等,呈棕红色斑丘疹,高出平面,压之不褪色,单一或相互融合,消退后可留有色素沉着。可伴有荨麻疹、血管神经性水肿,严重者紫癜融合成大疱伴出血性坏死。

2. 注意有无高血压、少尿、头痛及水肿现象。

【辅助检查】

1. 血液检查　血小板、出血时间、凝血时间、血块退缩时间及凝血酶原时间均正常。外周血白细胞计数正常或轻~中度升高,血沉多升高。

2. 免疫学检查　血清 IgA 升高,IgG、IgM 正常。多在起病后 2 周 IgA 开始升高。C3、C4、CH50 多数正常或增加。

3. 肾功能检查　血尿素氮、肌酐可升高,肌酐清除率可下降。紫癜性肾炎(肾病型)可有血清白蛋白降低,胆固醇升高。

4. 尿液检查　可有镜下及肉眼血尿,部分有不同程度蛋白尿和管型。有肾小管间质损害者,尿 $\beta_2$ 微球蛋白增高,尿溶菌酶增高,尿比重下降等。

【诊断要点或诊断标准及鉴别诊断】

1. HSPN 的诊断标准　在过敏性紫癜病程 6 个月内,出现血尿和(或)蛋白尿。其中血尿和蛋白尿的诊断标准分别为:

(1)血尿:肉眼血尿或镜下血尿。

(2)蛋白尿:满足以下任一项者:①1 周内 3 次尿常规蛋白阳性;②24小时尿蛋白定量>150mg;③1 周内 3 次尿微量白蛋白高于参考值高限。对过敏性紫癜发病 6 个月后或更长时间发生肾脏损伤的患儿,应争取进行肾活检,如为 IgA 系膜区沉积为主的系膜增生性肾小球肾炎,则亦应诊断为紫癜性肾炎。

2. HSPN 的临床分型　①孤立性血尿型；②孤立性蛋白尿型；③血尿和蛋白尿型；④急性肾炎型；⑤肾病综合征型；⑥急进性肾炎型；⑦慢性肾炎型。

3. 目前 HSPN 常用的肾小球病理共分 6 级。

(1)Ⅰ级：肾小球轻微异常。

(2)Ⅱ级：单纯系膜增生，分为：①局灶/节段；②弥漫性。

(3)Ⅲ级：系膜增生，伴有<50%肾小球新月体形成或节段性病变（硬化、粘连、血栓、坏死），其系膜增生可为：①局灶/节段；②弥漫性。

(4)Ⅳ级：病变同Ⅲ级，50%～75%的肾小球伴有上述病变，分为：①局灶或节段；②弥漫性。

(5)Ⅴ级：病变同Ⅲ级，>75%的肾小球伴有上述病变，分为：①局灶或节段；②弥漫性。

(6)Ⅵ级：膜增生性肾小球肾炎。

4. 鉴别诊断

(1)急性肾小球肾炎。

(2)狼疮性肾炎。

(3)IgA 肾病。

**【病情观察及随访要点】**

虽然 HSNP 患儿病情有一定的自限性，但部分患儿病程迁延，甚至可进展为慢性肾功能不全。对过敏性紫癜患儿发病时尿检（应包括尿微量蛋白检查）正常的患儿，至少应监测 6 个月。对病程中尿检异常的患儿则应延长随访时间，建议至少随访 3～5 年。

**【治疗】**

1. 皮质激素治疗　多数学者认为糖皮质激素不能预防 HSPN，也不能缩短 HSPN 的病程，一般病例不主张使用。肾病型可用糖皮质激素治疗，予泼尼松 1～2mg/(kg·d)，6～8 周有效后逐渐减量至停药。对于急进性肾炎、新月体超过 50%或肾脏病变严重、肾功能损害严重的病例，用甲泼尼龙冲击疗法，可改善肾功能，使肾脏病理改变好转。甲泼尼龙冲击疗法：15～30mg/(kg·d)，每天或者隔天 1 次，连续 3 次为一疗程，依据病情 2 周后可重复一疗程，冲击期间及冲击后应使用泼尼松 20～40mg/d，口服维持。

2. 细胞毒类药物　重症 HSPN 单用皮质激素效果不佳者，对肾上腺皮质激素耐药或产生明显副作用的病例，联合使用环磷酰胺口服或冲击治疗，可增强疗效，减少副作用。环磷酰胺治疗应警惕影响性腺功能。

3. 抗凝治疗 HSPN存在血管内皮细胞受损、血小板激活，内皮产生的前列腺素(PGI2)下降，血小板生成的血栓素A2(TXA2)升高，使血管强烈收缩及血小板聚集性增强，常选用血小板抑制剂双嘧达莫3～5mg/(kg·d)。肝素很少单独使用，均与肾上腺素皮质激素、环磷酰胺等合用。常用肝素100～200U/(kg·d)静滴，监测控制凝血时间在20～30分钟，连续4周。

4. 血管扩张剂的应用 钙离子通道阻滞剂能减轻HSPN血管炎本身及肾上腺皮质激素引起的血管痉挛，并有抑制血小板聚集的作用，常用硝苯地平(心痛定)等。其剂量为0.25mg/(kg·d)，最大剂量为1mg/(kg·d)，口服。

5. 血液净化疗法 由于HSPN属免疫复合物性疾病，对急进性肾炎型者，有人主张采用血浆置换疗法，可获满意疗效。至于晚期肾衰竭病例，可进行血液或腹膜透析。

本病有一定自限性，病情轻重不等，临床应尽量结合病理分级和临床分型予以治疗。

(1)孤立性性血尿或病理Ⅰ级：无特殊治疗，给予双嘧达莫、肾复康或清热活血的中药改善肾脏血液循环。

(2)血尿和蛋白尿或病理Ⅱa级：可给予ACEI或ARB类降压药治疗＋双嘧达莫。

(3)急性肾炎型(尿蛋白＞1g/d)或病理Ⅱb、Ⅲa级：先予ACEI或ARB治疗，若蛋白尿仍持续＞1g/(d·1.73$m^2$)、GFR＞50ml/(min·1.73$m^2$)者，建议采用6个月糖皮质激素治疗

(4)肾病综合征型或病理Ⅲb、Ⅳ级：泼尼松＋霉酚酸酯或泼尼松＋CTX冲击治疗，同时给予双嘧达莫＋ACEI或ARB类降压药治疗。泼尼松不宜大量、长期应用，一般于4周后改为隔天口服。

(5)急进性肾炎型或病理Ⅳ、Ⅴ级：甲泼尼龙冲击＋CTX冲击＋肝素＋双嘧达莫四联疗法，必要时透析或者血浆置换。

(张高福 王 墨 李 秋)

## 第六节 急性肾衰竭

**【概述】**

急性肾衰竭(acute renal failure，ARF)简称急性肾衰，是由多种原因引起肾生理功能在短时间内急剧下降或丧失的特殊综合征。病因包括肾前性、肾性、肾后性。肾前性因素指任何原因引起的血容量减少导

致肾血流量下降而出现的少尿或无尿，包括腹泻、呕吐、脱水、大出血、大面积烧伤、重度窒息等均可引起。肾性因素包括肾小球疾病（急性肾炎、过敏性紫癜肾炎、狼疮性肾炎、溶血尿毒综合征等）、肾小管-间质疾病（肾小管坏死、中毒及药物损害）。肾后性包括尿路梗阻、尿路畸形（后尿道瓣膜、输尿管连接部狭窄等）、结石、肿瘤压迫等。肾性肾衰竭是儿科最常见原因，本节重点介绍肾性肾衰竭的治疗。

肾性肾衰竭临床分为少尿期、多尿期和恢复期。少尿期：可突然发生少尿（尿量<250ml/m²）或无尿（尿量<50ml/m²），出现三高三低的电解质紊乱（高钾、高磷、高镁和低钠、低钙、低氯血症）、代谢性酸中毒、氮质血症、高血压等。多尿期：尿量逐渐增多，由于体内大量水分排出，易出现低钠、低钾血症，抵抗力低容易感染。恢复期：血尿素氮、肌酐逐渐恢复正常，肾小球滤过功能恢复较快，肾小管功能恢复较慢，少数可偶留不同程度肾功能损害或转为慢性。无尿量减少为非少尿型 ARF，多由氨基糖苷类抗生素或造影剂所致，一般预后良好，但处理不当可致死亡。

**【病史要点】**

1. 少尿期　一般持续 5～7 天，有时可达 4～6 周。

(1)尿量减少：尿量减少是本症的早期症状。多数表现为少尿，即 24 小时尿量少于 250ml/m²。个别可以无尿，24 小时总尿量少于 30～50ml。部分患者可无少尿甚至尿量增多。

(2)水电解质紊乱和酸碱平衡失调相应常见的临床表现：

1)水肿：随着尿量迅速下降，水肿逐渐加重。

2)氮质血症及酸中毒表现：乏力、精神淡漠、嗜睡、烦躁、厌食、恶心、呕吐、腹泻、呼吸深长，严重者出现贫血、抽搐、昏迷和尿毒症心包炎等。

3)低钠血症：稀释性低钠可表现为体重增加、水肿、倦怠、头痛、精神恍惚，严重可出现抽搐、昏迷。缺钠性低钠多有体液丢失病史，可表现出脱水及血液浓缩。

4)高钾血症：有无烦躁不安、嗜睡、精神恍惚、感觉异常、四肢麻木、心律失常、心率缓慢表现。

5)低钙血症表现：血清总钙量<1.75～1.88mmol/L 或游离钙<1mmol/L 即可发生惊厥或手足搐搦。

6)血压增高：患儿有头痛、眩晕、视物模糊、恶心、呕吐甚至抽搐、昏迷等高血压脑病的表现。

(3)其他系统症状

1)消化系统症状出现较早,注意有无厌食、恶心、呕吐甚至消化道出血、黄疸或肝功能衰竭的表现。

2)心血管系统受累可表现为不能平卧、心率加快、肺底出现湿啰音、肝脏增大等。

3)呼吸系统常有肺水肿及继发感染表现,部分病例可发生呼吸窘迫综合征。

4)神经系统症状有无性格改变、意识障碍及惊厥发作。

5)造血系统常表现为不同程度贫血,严重病例可有出血倾向,甚至出现弥散性血管内凝血。

2. 多尿期　一般历时2～3周。注意尿量有无增多,水肿消退,血压下降,精神、食欲改善的情况。本期易出现多种电解质紊乱,易出现继发感染,故需特别注意。

3. 恢复期　指肾功能基本恢复正常,尿量正常或偏多。此期常见不同程度的贫血。

**【体检要点】**

1. 一般情况　意识状态(神智是否清楚、有无脑病表现)、血压及慢性病容(生长发育落后)。

2. 水肿程度及性质。

3. 有无酸中毒表现　呼吸深长、面色灰、口唇樱红,可伴心律失常。

4. 有无循环充血的体征　肝脏大小、心界大小、肺部有无啰音、能否平卧。

5. 有无肾前性(脱水、烧伤等)、肾后性(结石、先天畸形等)的表现。

**【辅助检查】**

1. 血常规　常见血红蛋白及红细胞轻度降低,个别有血小板降低时警惕溶血尿毒综合征。

2. 尿液检查　尿常规常见尿比重减低和蛋白尿。沉渣镜检可见红细胞、白细胞及管型。如为肾前性因素所致者,早期尿比重常偏高,尿沉渣镜检及尿蛋白定性多无异常发现;肾性因素所致者常有明显的蛋白尿及沉渣镜检的异常。

3. 血生化测定　少尿期改变最为显著。常见尿素氮、肌酐明显上升,碳酸氢根明显下降。可出现多种电解质紊乱,以高钾及低钠最为多见,也可发生低钙和高磷。多尿期早期也多有明显的代谢性酸中毒和氮质血症,血电解质常有异常改变,尤易发生低钾或低钠。

4. B型超声波检查　可观察肾脏大小，同时可提示有无肾脏结石及肾盂积水。如检查示肾脏大小正常，有明显肾盂积水，则强烈提示肾后性病因。

5. 腹部X线平片　用于观察肾脏大小，同时能发现阳性结石。

6. 肾穿刺　适应证为原因不明的急性肾实质性肾衰竭，可了解肾脏病变的病理类型及程度，有助于制定治疗方案及判断预后。

**【诊断要点及鉴别诊断】**

1. 诊断要点

(1)尿量显著减少：出现少尿(每天尿量＜250ml/$m^2$)或无尿(每天尿量＜50ml/$m^2$)。

(2)氮质血症：血清肌酐(Scr)≥176μmol/L、血尿素氮(BUN)≥15mmol/L，或每天Scr增加≥44～88μmol/L，或BUN增加≥3.57～7.5mmol/L，有条件时测肾小球滤过率(如内生性肌酐清除率)常≤30ml/(min·1.73$m^2$)。

(3)常有酸中毒、水电解质紊乱等表现；无尿量减少者为非少尿型急性肾衰。

新生儿肾衰竭诊断要点：①出生后48小时无排尿或出生后少尿[＜1ml/(kg·h)]或无尿[＜0.5ml/(kg·h)]。②氮质血症：Scr≥88～142μmol/L，BUN≥7.5～11mmol/L，或Scr每天增加≥44μmol/L，BUN增加≥3.57mmol/L。③常伴有酸中毒、水电解质紊乱、心力衰竭、惊厥、拒奶、吐奶等表现；若无尿量减少者，则诊断为非少尿性急性肾衰竭。

2. 肾前性肾衰与肾性肾衰的鉴别　见表11-3。

**表11-3　肾前性肾衰与肾性肾衰的鉴别**

| 指标 | 肾性 | 肾前性 |
|---|---|---|
| 1. 症状及体征 | | |
| (1)脱水征 | 无或有 | 有 |
| (2)血压 | 正常或增高 | 下降 |
| 2. 血生化 | | |
| (1)BUN | 增高 | 正常或增高 |
| (2)血钾 | 增高 | 正常增高 |
| 3. 尿检查 | | |

续表

| 指标 | 肾性 | 肾前性 |
| --- | --- | --- |
| (1)常规 | 异常 | 正常 |
| (2)比重 | 1.010 | ＞1.030 |
| 4. 尿诊断指标 | | |
| (1)尿钠排出量 | ＞40mmol/L | ＜20mmol/L |
| (2)尿渗透压 | ＜350mOsm/L | ＞500mOsm/L |
| (3)尿/血渗透压 | ＜1.2 | ＞1.5 |
| (4)钠排泄分数 | ＞1% | ＜1% |
| (5)肾衰指数 | ＞1 | ＜1 |

注:尿诊断指标:

尿钠排出量:肾前性少尿时,肾小管保持完好的浓缩和重吸收钠的能力,因此,较少合并低尿钠(＜20mmol/L)及高渗尿(＞500mOsm/L),而肾小管坏死时,肾小管浓缩和重吸收能力均下降,故呈少尿高尿钠(＞40mmol/L)和低渗尿(＜350mOsm/L)。

钠排泄分数(Fena):是尿诊断指标中最敏感的,阳性率高达98%。

钠排泄分数(Fena)=(尿钠/血钠)×(血肌酐/尿肌酐)×100%

肾衰指数(RFI):肾前性肾衰时,RFI＜1;肾性肾衰时,RFI＞1,可达4~10

3. 补液试验　当可能为脱水、血容量不足时,可做补液试验。2:1液体,15~20ml/kg快速输注(30分钟输完),如2小时内尿量增加至6~10ml/kg,为肾前性少尿。如尿量无增加,则可能为肾实质性肾衰。

4. 利尿试验　如补液试验后无反应,可使用20%甘露醇0.2~0.3mg/kg(或呋塞米1~2mg/kg),在20~30分钟推注,如2小时内尿量增加至6~10ml/kg,表明为肾前性,需继续补液改善循环。如尿量增加不明显,表明为肾实质性肾衰。有循环充血则慎用甘露醇。

**【病情观察及随访要点】**

1. 尿量　是反映肾小球滤过功能和估价病情的重要指标。持续少尿须与急进性肾衰鉴别。应每天记出入量、体重、呼吸次数、心率、肝大小及水肿程度,直至每天尿量超过少尿标准。

2. 观察有无高血压和脑病症状,急性期至少每天测血压2次,并观察降压药的疗效和副作用。

3. 密切随访血尿素氮、肌酐、电解质的变化及有无酸碱失衡,有血液净化指针时需及时进行。

4. 病情进行性加重或原因不明的肾实质性肾衰，建议作肾活检明确诊断及估价预后。

**【治疗】**

1. 鉴别少尿原因　可以试探性补液（用 2∶1 液）或利尿疗法（见鉴别诊断内容）。

2. 少尿期治疗

（1）严格控制液体入量：24 小时液体入量（ml）＝不显性失水＋前一天尿量＋异常丢失量-内生水。每天不显性失水为 $300ml/m^2$，或每小时 1ml/kg，如有发热，则体温上升 1℃，应每天增加 $75ml/m^2$。内生水可按每天 $50\sim100ml/m^2$ 计算。异常丢失量包括呕吐、腹泻、胃肠引流等，可补充 1/2～1/3 张含钠液。其余部分给予不含盐的葡萄糖液。

（2）热量及蛋白质入量：给予基础代谢热量：儿童 30cal/（kg·d），婴儿 50cal/（kg·d）。蛋白质以优质蛋白为主，0.5～1.0mg/（kg·d）。不能口服者，给予静脉营养。

（3）纠正高钾血症：①避免高钾饮食，如果汁等；②避免输入含钾液体，如青霉素钾盐及库存血；③给予足够热量，防止组织分解；④血钾升高达 6～7mmol/L 以上或出现明显症状时，可给予 10%葡萄糖酸钙 0.5～1ml/kg 拮抗钾对心肌的毒性；5%碳酸氢钠 3～5ml/kg 静脉注射，促使钾进入细胞内；也可静脉滴注葡萄糖液和胰岛素，每 3～4g 葡萄糖配 1U 胰岛素，每次用 0.5～1.0g/kg 糖，可暂时降低血钾 1～2mmol/L，15 分钟起效，可持续 12 小时或更长。血钾持续升高时，应采用血液净化疗法。

（4）纠正酸中毒：轻度酸中毒不必特殊治疗，严重酸中毒应给予碳酸氢钠。5%碳酸氢钠 1ml/kg 可提高 $HCO_3^-$ 1mmol/L。以后根据血生化或血气分析结果调整：所需碱性溶液的 mmol 数＝剩余碱（BE）负值×体重×0.3 计算，先给计算量的 1/2。如酸中毒严重难以纠正，则应进行血液净化。

（5）纠正低钠血症：通常为稀释性，不需特殊治疗，如伴明显呕吐及腹泻，可静脉补充适量氯化钠溶液。如血钠低于 120mmol/L，又伴有明显低钠血症表现时，可适当补充 3%氯化钠，1.2ml/kg 可提高血钠 1mmol/L，可先给 3～6ml/kg 提高 2.5～5mmol/L。也可按照体重计算：补钠量（mmol）＝（132－患儿血钠）×体重×0.2，先补半量，复查后再给予含钠液体。

（6）血液净化：是治疗急性肾衰的最有效措施，凡上述治疗无效者均应尽早进行血液净化。血液净化的指征：①严重水潴留，有肺水肿、脑水肿的倾向；②血钾≥6.5mmol/L；③血浆尿素氮>28.6mmol/L，或血浆肌酐>707.2μmmol/L；④严重酸中毒，血浆 $HCO_3^-$ <12mmol/L或动脉血 pH<7.2。根据病情，可选用腹膜透析、血液透析、连续性血液滤过三种方式。

(7)对症降压、利尿等。

(8)恢复期应注意纠正贫血，一般为轻度贫血，输血可缓解，无效时可应用基因重组人促红细胞生成素。

**【预防】**

积极控制因肾血容量不足所致急性肾前性肾衰竭和肾后性肾衰竭的病因，避免进展为肾性肾衰竭。避免肾毒性药物的使用。

（王　墨　李　秋）

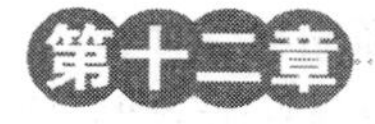


# 神经系统疾病

## 第一节　神经系统总论

【概述】

神经系统是人体重要的组成部分，结构复杂，疾患分布范围广，包括脑、脊髓、周围神经、肌肉、颅腔和椎管内的各种病变，涉及感染、肿瘤、畸形、变性、遗传、免疫、创伤、出血、代谢等病因。尽管神经影像、神经电生理、遗传代谢疾病筛查等诊断技术的发展，显著提高了小儿神经疾病的诊断水平，详尽而准确的病史和细致的神经系统体格检查，始终是医师正确分析病情、合理选择辅助检查、尽早明确诊断的基础。神经疾病的诊断应当包括两个部分：先确定损害的部位（定位诊断），再明确病变的性质（定性诊断）。

1. 定位诊断　根据病史和体格检查确定病变部位。

(1)确定病变是局限性还是弥漫性：能用神经系统局限性病灶解释全部症状和体征者，考虑局限性损害；反之，考虑多灶性或弥漫性病变。具有局限性病灶的患儿，病史中最早出现的症状往往更具有定位诊断价值。

局限性损害主要见于肿瘤和血管意外；感染、中毒、变性、先天性畸形、代谢异常或退行性病变等，往往导致弥漫性损害。

(2)明确是中枢神经系统病变，还是周围神经病变；是大脑皮质的病变，还是脑干或脊髓病变等。

2. 定性诊断　多种病因都可以引起相同的神经系统结构病变，应进一步根据病史特征进行初步病因分析。

(1)起病状况：可呈现爆发性、急性起病或缓慢起病。爆发性起病见于脑外伤、脑血管意外的患儿，神经系统表现多在数分钟或数小时内达高峰；而感染、中毒、电解质紊乱多在一至数天内急性发病，常伴其他系统症状；肿瘤、变性及先天性代谢性疾病进展较缓，可隐匿性起病，在数月甚至数年才具典型神经系统表现。

(2)病情是进行性加重还是相对稳定：先天性畸形或围产期因素造成的脑病变常在生后或生后不久即出现症状，以后病情稳定无明显加重。神经系统退行性病变和慢病毒感染的起病缓慢而进行性加重，常伴有功能衰退。脑血管疾患、外伤和感染呈急性发病，继后神经功能逐渐恢复。而神经症状反复加重又部分缓解，常为脱髓鞘性疾病的典型过程。

**【神经系统疾病常见症状】**

1. 惊厥或癫痫发作　是大脑神经元短暂异常放电引起的脑功能紊乱。应明确每次发作持续时间，有无意识改变、呼吸暂停与面色改变？发作呈全身性，还是局部性？是否有基础疾病或发热？神经系统发育是否正常？有无惊厥或其他神经系统疾病的家族史？有无毒物或药物摄入史？采集病史时，须鉴别非癫痫发作性疾患，如屏气发作、习惯性擦腿、晕厥、发作性眩晕等。

2. 头痛　是儿童和青春期常见的症状。应问明头痛的程度、部位、发生的时间、性质（如跳动样、钝痛、针刺样或压迫感等）；是否伴随恶心、呕吐、视力及精神行为变化。

3. 运动障碍　除明显的瘫痪和共济失调外，步态异常、跛行、蹒跚、不自主运动、熟练动作的衰退等，都意味有运动功能障碍的可能，需靠体检进一步确认。

4. 感觉障碍　小儿很少主诉感觉缺陷，经常到十分明显的程度才被发现。婴儿视物不见或对强光不回避，年长儿逼近所视物体都是视力严重减退的表现。对声响无反应意味着听力严重减退。部分听力丧失往往表现为语言发育的落后。

5. 意识改变　可以表现为精神亢奋和（或）意识混乱。应重点询问近期所患疾病、有无发热、摄入物、过去用药史及可能对意识改变造成影响的家庭环境因素。

6. 发育延迟或倒退　关键是判断是否存在发育缓慢或倒退？明确开始出现的时间、起病是否迅速，或与发病有关的事件？是否存在各个方面的发育都受累（粗大与精细动作、适应力、语言、与外界的交往能力）？

7. 共济失调　肌力正常情况下，广泛性的失去对姿势和运动的协调控制能力。主要见于小脑疾病，也可见于大脑、脊髓后索、周围神经病变。大脑病变导致的共济失调表现为痉挛或偏瘫步态。脊髓后索病变出现本体感觉缺失，患者行走时腿过度高抬，然后再突然落下。视觉代偿发生于感觉性共济失调而不是小脑共济失调。

**【小儿神经系统体格检查】**

1. 一般检查

(1)头部:注意头围、头外形异常,颅缝及前囟大小,前囟紧张度,头颅叩诊。

头围可粗略反映颅内组织容量。头围过大时要注意脑积水、硬膜下血肿、巨脑症等。头围过小警惕脑发育停滞或脑萎缩。注意囟门和颅骨缝,过早闭合见于小头畸形。囟门增大伴膨隆、张力增高、颅缝开裂等均提示颅压增高。

头颅透照试验:暗室中,将灯头前套有橡皮圈的电筒紧贴在头皮上,观察各部位的透光带。正常 2 岁前透光区<3.5cm,光源对侧头颅不透光。一侧透光区扩大表示该侧病变。透照试验阳性者主要见于硬脑膜下积液、脑积水和先天性脑囊肿、脑穿通畸形等。两侧不对称时对诊断有提示作用。

(2)脊柱　有无异常弯曲、脊柱裂和脊膜膨出。

(3)皮肤　某些皮损有合并神经系统发育异常和肿瘤的倾向,即神经皮肤综合征,如面部鲜红斑痣(见于 Sturge-Weber 综合征)、面部皮脂腺瘤、色素减退斑或牛奶咖啡斑(见于结节性硬化)、皮下神经纤维瘤(见于神经纤维瘤病)、背部中线皮肤窦道(见于椎管或颅内皮样囊肿)。

2. 意识和精神状态

(1)意识障碍:包括意识水平改变、意识内容变化。

1)意识水平的判断:应根据小儿对外界的声、光、疼痛、语言等刺激的反应判断有无意识障碍,由轻而重分为嗜睡、昏睡、浅昏迷、昏迷和脑死亡。

2)意识内容改变:结合年龄测定计算力、阅读能力、记忆力和定向力。记忆力一般采用让患儿回忆检查者 5 分钟前告诉他的 3～4 个数字测试。

(2)语言障碍应区别运动性失语(表达障碍)和感觉性失语(理解别人语言困难)。

(3)精神状态:兴奋、谵妄、躁狂、淡漠或抑郁,有无行为异常。

3. 脑神经

(1)嗅神经(Ⅰ):反复观察对香水、薄荷或某些不适气味的反应。先天性节细胞发育不良或额叶、颅底病变者,常有嗅觉障碍。

(2)视神经(Ⅱ):包括视力、视野和眼底检查。

1)视力:婴儿视力可观察其对光线的一般反应、瞳孔对光反射及物体进入视野的反应。未成熟儿已能对强光表现皱眉或不安。足月新生儿对强光刺激表现为眼睑闭合或不安，3个月婴儿开始用双眼注视并跟随移动中物体。1个月婴儿眼睛可随摆动的圆环(直径大于8cm)移动90°(左、右各45°)，3个月婴儿可达180°(左、右各90°)，6个月婴儿可随意视物，1岁婴儿可灵活地注视物体运动。全盲小儿对强光无眨眼及缩瞳反射。仅有光感者常有眼球缓慢的钟摆样左右转动。

根据儿童年龄大小，分别采用图画视力表、标准视力表检查。

2)视野：视野检查非常困难，对5～6个月后的婴儿可进行粗试，检查者站在婴儿背后，用很不亮的电光分别引入视野的4个象限，观察反应；或与其面对面地将色彩鲜艳玩具(对婴儿)或白色视标，由侧面远端缓慢移入视野内，注意婴儿眼和头是否转向玩具或患儿见到视标的表情，并以检查者自己视野作比较，粗测有无视野异常。检查者要多次重复、两侧对比。1岁后可用白色视标代替光源。年长儿可直接用视野计。

3)眼底检查：婴幼儿眼底较困难，必要时扩瞳后进行。正常新生儿因血管少视乳头颜色较白，不可误为视神经萎缩。慢性颅内高压时可见视乳头水肿和视网膜静脉淤血。

(3)动眼(Ⅲ)、滑车(Ⅳ)、外展(Ⅵ)神经：共同支配眼球运动及瞳孔光反射。观察有无眼睑下垂、眼球震颤、斜视等。检查眼球上、下、左、右运动是否受限，瞳孔大小及形状，以及对光反射、会聚和调节反应等。

1)眼球运动：眼球外展运动(Ⅵ)。上睑和眼球其他方向运动(Ⅲ、Ⅳ)。

2)瞳孔：注意形状及两侧是否等大以及对光反射。一侧瞳孔散大时注意是否脑疝使动眼神经受压，一侧瞳孔缩小时考虑霍纳(Horner)征。

3)眼球震颤：小脑、脑干、内耳迷路病变及先天性因素是引起眼球震颤的4个主要原因。小脑及脑干病变时多呈水平震颤，动作粗大。迷路病变时易出现旋转式震颤，不视物体时更明显，常伴眩晕及恶心，先天性者多伴视力弱，休息时呈钟摆样，斜视时出现眼球不规则跳动。

(4)三叉神经(Ⅴ)

1)感觉：观察额、面部皮肤对痛刺激反应。

2)运动：支配颞肌、咀嚼肌。嘱患儿做咀嚼动作，检查者触摸并比较两侧咀嚼肌肌力。一侧咀嚼肌麻痹时张口下腭偏向病侧。

3)角膜反射：检查者用棉花丝从患儿背后轻轻接触角膜引起眨眼反射。反射消失表示三叉神经感觉支障碍。由于其传出纤维属面神经，故面瘫时此反射也消失。

(5)面神经(Ⅶ):其运动纤维支配面部表情肌。由于支配上1/3面肌的面神经核受双侧皮质脑干束支配,中枢性面瘫时,只见病灶对侧下2/3部面肌麻痹;但周围性面瘫时,病灶同侧所有表情肌均麻痹,检查时注意观察患儿于安静、哭、笑、闭眼皱额和露齿状态下面肌活动,比较两侧是否对称,有无不能皱额和鼻唇沟变浅。

(6)听觉和前庭神经(Ⅷ)

1)听力检查:新生儿对大声或铃声刺激可引起拥抱反射、眨眼、睁眼或惊跳反应。2个月时听到声音可停止其活动,表现为安静;3个月时听到母亲的声音有期待表现;5个月时头可转向声音方向;1岁时头及躯干可转向声音方向。乳儿后期如无牙牙欲语或多音节发音而只有单调语音,可能提示耳聋;已经具有语音能力的婴儿以后又消失者,若能除外脑部严重疾患,也提示听力障碍。

2)前庭功能检查:①转体试验:检查者竖直平举婴儿(婴儿面对检查者)后,向一侧原地转体数次,正常可见婴儿双眼向旋转侧偏斜或出现眼球震颤。前庭核或脑干广泛病变时此反射消失。②冰水刺激试验:以0.2ml冰水注入一侧耳道,其反应形式和临床意义与转体试验相同。

(7)舌咽(Ⅸ)及迷走(Ⅹ)神经:这两对神经支配吞咽和发音。一侧性损害时出现鼻音和声音粗糙,两侧损害引起失声和吸气性喘鸣,鼻咽部分泌物壅积、流涎。嘱患儿发"啊"时,发现软腭悬雍垂不能上提。一侧病变时悬雍垂偏向健侧,咽反射消失。

(8)副神经(Ⅺ):支配斜方肌及胸锁乳突肌运动。一侧麻痹时向对侧转头无力,同时抬肩困难。两侧麻痹时不能竖头。

(9)舌下神经(Ⅻ):支配舌肌运动。核上性病变时,伸舌偏向病变对侧,并常伴有偏瘫。核下病变伸舌偏向病灶侧,并有舌肌萎缩和肌纤维颤动。两侧病变时舌不能伸出。两侧性Ⅸ、Ⅹ和Ⅻ对脑神经瘫痪称延髓麻痹,患儿出现吞咽、发音和舌运动障碍。核上性瘫痪者,麻痹不完全,将食物放在舌后部,患者仍能慢慢咽下,锥体束征阳性。核下性瘫痪者其上述功能完全丧失,伴舌肌萎缩、呼吸道阻塞。

4. 运动系统

(1)肌容积:两侧肌肉对比观察有无肌萎缩及肌纤维颤动。小婴儿皮下脂肪丰满,其肌萎缩不易被发现。

(2)肌力:患儿作主动运动,检查者用力对抗,左右对比以发现有无肌力减弱。根据瘫痪程度将肌力分为6级:

1)0 级:肌肉完全无收缩。

2)1 级:有肌收缩现象,但不能产生任何动作。

3)2 级:肢体可在床上滑动,但无法对抗地心引力。

4)3 级:能克服地心引力,抬高肢体,但不能对抗检查者施加的外力。

5)4 级:能对抗一定外力。

6)5 级:正常。

(3)肌张力:患儿全身应放松,检查者摆动其肢体作被动运动,同时触扪肌肉紧张度,两侧对比。肌张力过高见于核上性病变,过低见于核性或核下性病变。

(4)共济运动:幼婴无法检查。较大儿童可观察其运动的准确度、站立是否平衡。年长儿则可做快速反复动作、指鼻试验和跟膝胫试验。能站立者应检查闭目难立征(Romberg 征)。患儿双足并拢直立,观察睁眼和闭眼时能否平衡,摇晃偏倒为阳性。小脑病变时睁、闭眼均不能平衡,前庭或深感觉障碍则以闭眼时最明显。

(5)不自主运动

1)震颤:正常新生儿常有粗大震颤及下颌哆嗦,约生后 2 个月消失。小脑病变时出现意向性震颤,愈接近目标时,手的震颤愈明显。

2)舞蹈样动作:肢体不对称,无目的的快速不自主运动,见于基底节病变。

3)手足徐动:肢体慢而扭曲样不自主运动,也见于基底节病变。

5. 感觉检查　新生儿已具备痛、触觉,但对刺激定位能力差。随小儿发育成熟,感觉功能逐渐精确。痛觉可用针刺皮肤来观察其表情及反应。触觉检查用棉花絮轻触身体各部位。温度觉用盛有冷、温水的试管来测试。年长儿进行位置觉检查。

6. 反射

(1)正常反射

1)浅反射为刺激皮肤、黏膜引起的肌肉收缩反应。不对称性减弱或消失更有意义。包括角膜反射、腹壁反射(上:$T_7$～$T_8$;中:$T_9$～$T_{10}$;下:$T_{11}$～$T_{12}$)、提睾反射($L_1$～$L_2$)。腹壁反射要到 1 岁后才比较容易引出。提睾反射要到出生 4～6 个月后才明显。

2)深反射:异常者减弱或亢进。两侧不对称时更有意义。极度亢进时出现踝阵挛。包括二头肌反射($C_5$～$C_6$)、三头肌反射($C_6$～$C_8$)、膝反射($L_2$～$L_4$)、踝反射($S_1$～$S_2$)。

(2)病理反射:①巴宾斯基(Babinski)征:用竹签沿患者足底外侧

缘，由后向前至小趾跟部并转向内侧，阳性反应为拇趾背伸，余趾呈扇形展开；然而，正常2岁以下婴儿可呈现阳性巴宾斯基征，多表现为拇趾背伸，但少有其他脚趾的扇形分开。检查者用拇指紧压婴儿足底也可引出同样阳性反应。若该反射恒定不对称或2岁后继续阳性时提示锥体束损害。②夏达克（Chaddock）征：用竹签在外踝下方足背外缘，由后向前划至趾跖关节处，阳性表现的意义同Babinski征。③戈登（Gordon）征：检查时用手以一定力量捏压腓肠肌，阳性表现同Babinski征（提示锥体束损害）。④奥本海姆（Oppenheim）征：用拇指及示指沿被检者胫骨前缘用力由上向下滑压，阳性表现同Babinski征。⑤踝阵挛（ankle clonus）：患儿仰卧，髋、膝关节屈曲，检查者一手托住患儿的腘窝部，另一手握住患儿的脚前部，急速用力使其踝关节背屈，若踝关节呈现快速的节律阵挛动作为阳性。⑥霍夫曼（Hoffmann）征：为上肢锥体束征。检查者左手持被检者腕部，然后以右手中指与示指夹住被检者中指并稍向上提，使腕部处于轻度过伸位。以拇指迅速弹刮被检者的中指指甲，引起其余四指轻度掌屈反应则为阳性，较多见于颈髓病变。

（3）婴儿时期暂时性反射：为一组脑干和脊髓的原始反射功能，其出现和消失都有一定的时间规律，大多于出生时或稍晚即出现，到一定时间消失。拥抱反射（以手掌托住新生儿头后枕部向上抬起约3～4cm处，突然松开手，新生儿的头下落。此时新生儿表现双手张开，双上肢外展及前臂屈曲并哭叫呈拥抱状态，此反射约于生后6个月消失）、吸吮反射（将奶头放入新生儿口中或触到其上下唇，即可引出吃奶的吸吮动作。此反射约3～4个月内消失）、觅食反射（用棉棒或手指轻碰新生儿的面颊或唇周围，可致其侧过脸向触碰的那一侧寻找。约3～4个月内消失）、握持反射（测试者的食指从新生儿的小指侧与新生儿手指方向成垂直状按压新生儿的手掌，这时新生儿手即紧握住检查者食指）、踏步反应（抓住新生儿腋下，让其直立，轻轻用手按他一只脚的脚背，即会先后抬起左右脚，似走路状）及颈肢反射（新生儿仰卧位，将其头向一侧转时，可见到与脸转向的同侧的上下肢伸直，对侧上下肢呈屈曲状，此反射大约在6个月时消失）等，随年龄增大而逐渐消失。当它们在应出现的时间内不出现，或该消失的时间不消失，或两侧持续地不对称，都提示神经系统异常。在出现不对称性反应表示一侧性损害。

7. 脑膜刺激征　包括颈强直（颈前屈时有抵抗，头仍可后仰或旋转）、Kernig征（患儿仰卧，屈曲膝、髋关节呈直角，再被动伸小腿，因屈肌痉挛使伸膝受限，腘角小于130°并有疼痛及阻力者为阳性）、Brudz-

inski 征(患儿仰卧,被动颈前屈时有抵抗,双下肢不自主屈曲)。

8. 自主神经系统　血管运动功能(包括血压、脉搏、皮肤潮红或苍白);括约肌功能,正常小儿 2～3 岁后能随意控制排尿。尿潴留或尿失禁提示脊髓骶节反射弧受损。

**【辅助检查】**

1. 腰椎穿刺脑脊液检查　诊断颅内感染必须的辅助检查,对颅内出血、脑肿瘤的诊断也具有一定的价值。一旦怀疑颅内感染,应尽早进行腰穿脑脊液检查;对有禁忌症者,应暂缓。

2. 硬膜下穿刺　对硬膜下积液患儿具有明确诊断和治疗作用。穿刺液应进行与脑脊液相同的检查,并行细菌涂片和培养。大量积液者可反复穿刺放液,每天一侧不超过 15ml,每天或隔天一次。

3. 脑电图　记录大脑皮质神经细胞电活动。正常脑电波由 α、β、θ 和 δ 波组成,不同年龄期基本节律图形不同。癫痫时出现棘波、尖波和棘(尖)-慢综合波等异常放电波。采用过度换气、自然或药物睡眠、闪光刺激等方法可提高阳性率。大脑各种器质性病变也常有异常改变。

4. 肌电图　用记录针插入肌肉内获取肌电活动,能区别原发性肌病和周围神经病。通过测定神经传导速度还可帮助周围神经病的诊断。

5. 计算机体层摄影(CT)　可显示颅内和椎管占位性病变、脑室大小或移位、组织梗死、挫伤、萎缩和畸形等。增强脑扫描可强化脑肿瘤。

6. 磁共振成像(MRI)　显示脑、脊髓结构(尤其颅底、脑中线)异常和病变性质,其影像比 CT 更清晰,但检出钙化斑不及脑 CT 可靠。

7. 脑血管造影　主要用于脑血管疾病(如动-静脉畸形、动脉瘤和栓塞等)诊断。

8. 二维超声波扫描　用 5 或 7MHz 探头能无损伤地迅速检测前囟未闭婴儿脑室大小、颅内出血和肿瘤。

9. 皮质脑干诱发电位　包括视觉诱发电位(VEP)、听觉诱发电位(AEP)和体层诱发电位(SEP)。分别测定这三条感觉通路在中枢神经传入通路的状况。对中枢神经系统脱髓鞘疾病和脑干病变诊断特别有益,同时还能早期诊断新生儿和幼婴的听力和视力丧失。

(蒋　莉)

# 第二节　化脓性脑膜炎

**【概述】**

化脓性脑膜炎(简称化脑)是小儿时期常见的中枢神经系统感染性疾病,以发热、颅内压增高、脑膜刺激征以及脑脊液脓性改变为主要临床特征。

80%以上的化脓性脑膜炎由脑膜炎双球菌、肺炎链球菌和B型流感嗜血杆菌所致。我国新生儿化脑的主要病原菌仍是革兰阴性肠杆菌及金黄色葡萄球菌,B群链球菌脑膜炎的发病率也在逐渐增加。5岁的儿童,肺炎链球菌和脑膜炎奈瑟菌仍是化脑最主要的病原菌。院内获得性脑膜炎革兰阴性杆菌所占比例明显上升,以大肠埃希菌、克雷伯杆菌、铜绿假单胞菌为主。

各种细菌所致化脑的临床表现大致相仿,临床表现与患儿的年龄相关。儿童时期发病急,有高热、头痛、呕吐、食欲缺乏及精神委靡等症状。体检可见患儿意识障碍、脑膜刺激征阳性。婴幼儿期起病急缓不一。由于前囟尚未闭合,骨缝可以裂开,使颅内压增高及脑膜刺激症状出现较晚,临床表现不典型。常出现易激惹、烦躁不安、面色苍白、食欲减低、哭声尖锐、眼神发呆、双目凝视等。前囟饱满是重要体征。

及时使用有效的抗生素是治疗化脑的主要措施。目前,化脑的死亡率<10%,10%~30%遗留后遗症。早期诊断、合理治疗是改善预后的关键。

**【病史要点】**

1. 起病方式,各主要症状如发热、头痛、呕吐、意识障碍和惊厥的特点、发生和发展过程。

2. 院外接受抗菌治疗的药物、剂量和疗程。

3. 有无诱因,如病前中耳炎或其他呼吸道感染史,使用免疫抑制剂或其他免疫缺陷状态。新生儿分娩异常,如羊膜早破、产程延长、手术助产或妊娠后期母体感染等。

**【体检要点】**

1. 意识水平和生命体征判断,是否合并休克表现。

2. 对前囟未闭的婴儿,记录前囟大小、有无隆起、张力及波动感。有无颅缝裂开、头围进行性增大。

3. 脑膜刺激征、锥体束征和局限性定位体征。

4. 眼底检查　本病急性期多无明显眼底乳头水肿,但遇有局限性体征或脑疝征象时应作眼底检查。

5. 耳、鼻、咽、肺和其他部位有无感染灶。

**【辅助检查】**

1. 脑脊液检查 测脑脊液压力，送常规和生化。涂片找细菌和细菌培养对指导诊断和治疗有重要价值。培养阳性者送药敏试验。

未经治疗的化脑患儿，脑脊液 WBC 计数升高，一般在(1～5)×$10^6$/L 范围内，也可低于 0.1×$10^6$/L 或高于 10×$10^6$/L。通常以多核细胞增多为主，在 80%～95%之间，约 10%的患者以单核细胞为主(>50%)。大约 50%～60%的患者 CSF 中糖浓度<40mg/dl；年龄>2 个月患儿，其 CSF 糖浓度与血糖浓度之比≤0.4，诊断化脑的敏感性为 80%，特异性为 98%。新生儿期 CSF 糖浓度与血糖浓度比值较高，比率≤0.6 时则为异常。脑脊液蛋白量增高，可达 1～5g/L，氯化物降低。

2. 皮肤瘀点涂片检菌 刺破瘀点表皮，作刮片找细菌。

3. 血培养 腰穿和治疗前抽取的血培养将有助于证实或排除细菌性脑膜炎的诊断。

4. 影像学检查 对于存在免疫缺陷、新发的惊厥、有可疑的颅内占位的体征或中到重度意识障碍的患者，应在腰穿前先行头颅 CT 扫描。但对于高度怀疑细菌性脑膜炎的患者，应在 CT 检查前开始经验性抗感染治疗。

5. 其他检查 ①脑脊液乳酸水平检测：通常用于鉴别细菌性脑膜炎和非细菌性脑膜炎，前者 CSF 中乳酸水平会升高，但该诊断特异性不高，其他原因(如低氧、缺血等)也可引起升高，诊断价值不大。②血清学检查：乳胶凝集试验、鲎试剂、降钙素原检测等正在逐步应用于临床。③PCR 检测：检测病原菌 DNA 具有灵敏度高、特异性强的优点，是非常有前途的实验室诊断方法。但应严格防止污染，避免假阳性。

**【诊断要点或诊断标准及鉴别诊断】**

1. 诊断 对急性起病、具有发热伴有急性脑功能障碍、颅内压增高、脑膜刺激征表现时，应考虑化脑诊断，脑脊液常规生化均符合化脓性改变者，可确定诊断。血和脑脊液培养进一步明确病原菌。

2. 鉴别诊断

(1)病毒性脑膜炎：急性起病，感染中毒症状一般不严重，病程相对自限，脑脊液检查可以正常或有轻度蛋白、白细胞数增高。

(2)结核性脑膜炎：一般呈亚急性或隐匿性起病，脑病症状进行性加重，早期出现局灶性体征，未进行卡介苗接种，具有结核接触史(年龄越小越重要)，常有脑外结核表现(应积极寻找)，结核菌素试验阳性，脑脊液改变及病原菌检查。

(3)感染中毒性脑病：急性起病，常发生于原发疾病的极期，具有原发病的体征，脑脊液除压力增高外，生化和常规检查正常。

**【病情观察及随访要点】**

1. 急性期密切观察随访生命体征变化，警惕脑疝的发生。

2. 对没有腰椎穿刺禁忌证(生命体征不稳定、严重颅内压增高、穿刺局部有感染病灶、具有出血倾向等)的患儿，应尽早进行脑脊液检查。

3. 记录体温、意识、惊厥和神经系统体征的变化。治疗有效者，体温大多在入院后48～72小时下降，全身情况应随之好转。若体温持续不退及病情无改善者应复查腰穿、寻找病因。体温下降后重新升高伴颅压增高或神经症状者，应考虑硬膜下积液。

4. 婴儿患儿应记录头围、颅缝、前囟大小及其紧张度。疑有硬膜下积液时，作头颅透照试验、超声检查或诊断性硬膜下穿刺。

5. 注意体液出入量。本病急性期易合并垂体抗利尿激素分泌异常综合征，主要表现为水中毒，即稀释性低钠血症、尿钠及尿比重增高，严重者意识障碍和惊厥。可疑者应测血钠、尿钠、尿比重和渗透压。

6. 定期复查脑脊液常规及细菌培养直至正常。

7. 观察有无后遗症，包括脑积水、癫痫、智力低下和各种瘫痪等。某些需数周或数月后方有表现，应出院后门诊随访。

**【治疗】**

1. 抗生素治疗

(1)抗生素选择：临床怀疑为化脓性脑膜炎时，尽管尚未证实其病原菌，应立即开始初步的抗菌治疗。在细菌培养结果明确后再根据药敏结果换用敏感抗生素(表12-1)。

**表12-1 儿童细菌性脑膜炎的常用药物**

| 病原体 | 抗菌药物 | 替代药物 |
|---|---|---|
| 脑膜炎奈瑟球菌感染 | | |
| 药物敏感性未知 | 头孢曲松或头孢噻肟 | 氯霉素 |
| 青霉素敏感 | 青霉素、头孢曲松或头孢噻肟 | 氨苄西林或氯霉素 |
| 青霉素耐药 | 头孢曲松或头孢噻肟 | 氯霉素 |
| 对β内酰胺类药物过敏者 | 氯霉素 | |

续表

| 病原体 | 抗菌药物 | 替代药物 |
| --- | --- | --- |
| 嗜血杆菌感染 | | |
| 药物敏感性未知 | 头孢噻肟、头孢曲松或氨苄西林加氯霉素 | |
| 青霉素敏感 | 氨苄西林、头孢噻肟或头孢曲松 | 氯霉素 |
| 青霉素耐药 | 头孢噻肟或头孢曲松 | 氯霉素 |
| 对β内酰胺类药物过敏者 | 氯霉素 | |
| 肺炎链球菌感染 | | |
| 药物敏感性未知 | 头孢噻肟或头孢曲松加万古霉素 | 氯霉素 |
| 青霉素敏感 | 青霉素、头孢噻肟或头孢曲松 | 氨苄西林或氯霉素 |
| 青霉素中度敏感或耐药 | 头孢噻肟或头孢曲松 | 氯霉素 |
| | 头孢噻肟或头孢曲松加万古霉素[a] | 氯霉素或美罗培南 |
| | 头孢噻肟或头孢曲松加利福平[a,b] | |
| 对β内酰胺类药物过敏者 | 万古霉素加利福平 | 美罗培南 |

注：[a] 不能单独使用；[b] 最低杀菌浓度(MBC)应≤4μg/ml

病原菌未明时，对<1个月的婴儿，首选氨苄西林＋头孢噻肟，备选方案为氨苄西林＋氨基糖苷类药物。>1个月的患儿，首选万古霉素＋三代头孢菌素(头孢曲松或头孢噻肟)(美国儿科学会感染性疾病分会在2003年推荐)。如果脑膜炎患者有头部创伤、脑外科手术或脑室引流史，首选万古霉素＋头孢吡肟。

(2)抗生素治疗原则：足量用药、静脉给药、疗程应足。肺炎链球菌脑膜炎疗程10～14天。流感嗜血杆菌与脑膜炎双球菌疗程7天。B族链球菌脑膜炎疗程14～21天。对革兰阴性杆菌、单核细胞增多性李斯特菌和金黄色葡萄球菌至少需要抗生素治疗3周。病原未明确者，至少使用抗生素2～3周。

2. 支持疗法及其他对症治疗

(1)注意热量和液体的供应,维持水、电解质平衡。病重者可输血或血浆,每次5～10ml/kg,或应用复合氨基酸、脂肪乳等静脉高营养制剂。

(2)肾上腺皮质激素的应用:2003年,美国儿科学会对流感嗜血杆菌脑膜炎患儿推荐使用肾上腺皮质激素;大于6周龄的肺炎链球菌脑膜炎患儿,权衡利弊后再考虑使用;无菌性及部分治疗后脑膜炎,耐β内酰胺酶的肺炎链球菌菌株致化脓性脑膜炎、小于6周的化脓性脑膜炎患儿均不宜使用糖皮质激素治疗。目前提倡在首次使用抗生素前15～30分钟或同时短程使用强而快速的地塞米松。较公认的治疗方案为0.15mg/(kg·次),q6h,连续应用4天,或0.4mg/kg,q12h,连续应用2天。对已应用抗菌药的患儿则不必给予地塞米松,此时用药未必能改善预后。

(3)降低颅内压:选用渗透性利尿剂,如20%甘露醇、甘油果糖和2ml/kg 7.5%的高渗盐水。注意甘露醇多次应用会导致高渗状态,加重脑水肿,影响心排出量以及肾损害。

3. 并发症治疗 ①硬膜下积液:积液少的患儿,多在1～2个月内自行吸收;积液量大或硬膜下积脓时均应穿刺放液,必要时可手术。②脑室管膜炎:侧脑室穿刺引流,并可经脑室注入抗生素。③脑积水:手术治疗。

**【预防】**

1. 抗生素预防 流感嗜血杆菌脑膜炎患儿痊愈出院前口服利福平4天,20mg/(kg·d)。凡家中有小于4岁小儿接触者,全家成员均应同时口服。脑膜炎双球菌患儿全部接触者均使用利福平或磺胺2天。

2. 被动预防 目前已有脑膜炎双球菌荚膜多糖疫苗,七价肺炎球菌结合疫苗(PCV7),b型流感嗜血杆菌疫苗可在流行地区使用。

(胡 越 蒋 莉)

## 第三节 热性惊厥

**【概述】**

热性惊厥(febrile seizures,FS)是小儿时期最常见的惊厥原因,0～4岁小儿发病率为460/10万。儿童期患病率2%～5%。热性惊厥的发作与颅外发热性疾病中体温骤然升高有关,70%以上的FS发生于上呼吸道感染初期。目前对FS定义尚未完全统一,多数学者认为3个月～5 岁的婴幼儿(常见发病年龄为 6 个月～3 岁,高峰年龄为生后 18 个月),体温在 38℃以上时突然出现惊厥,并排除颅内感染和其他导致惊厥的器质性和代谢性疾病,既往无热性惊厥史者,可诊断为 FS。

临床上主要根据惊厥发作形式、发作持续时间、发作次数将热性惊厥分为单纯性热性惊厥和复杂性热性惊厥(表 12-2)。

表 12-2 热性惊厥的临床分类

| | 单纯型 | 复杂型 |
|---|---|---|
| 惊厥发作类型 | 全身性发作 | 局灶性发作 |
| 惊厥持续时间 | <15 分钟 | ≥15 分钟 |
| 1 次热程惊厥次数 | <2 次 | ≥2 次 |
| 发作后有无神经系统阳性体征 | 无 | 可有 |
| 总发作次数 | <5 次 | ≥5 次 |

大多数 FS 的临床经过及预后良好,大约 30%～40%的患儿可出现 FS 复发,严重的 FS(如热性惊厥持续状态)也可引起不同程度的脑损伤,导致脑组织水肿、硬化萎缩及神经元变性坏死等,与日后情感行为异常、学习困难、智能发育落后及颞叶癫痫等存在一定的联系。动物试验也证实了上述改变的存在。

每例 FS 患儿复发情况变化很大,取决于遗传和环境因素(如反复感染高热)的相互作用。大多研究认为 FS 复发的危险因素有:①有 FS 或癫痫家族史;②首次 FS 的年龄<18 个月;③低热出现惊厥;④发热早期出现惊厥。

发生 FS 持续状态的危险因素包括:①首次 FS 年龄小;②首次 FS 为部分性发作;③有癫痫家族史。如果首次 FS 持续时间长,FS 复发往往持续时间也长。部分 FS 患儿可能继发癫痫,尤其是具有以下危险因素者:①复杂性热性惊厥;②有癫痫家族史;③惊厥发作前已经有运动智能发育落后。具有的危险因素越多,FS 复发或继发癫痫的可能性越大。

**【病史要点】**

1. 仔细询问惊厥特征　发作前情况、发作的详细过程(表现、累及部位、面色、意识状态、大小便失禁)、发作持续时间、发作后表现(乏力、肢体瘫痪、思睡、头痛等)。

2. 其他相关病史　患儿年龄、发作时体温、有无上呼吸道和消化道感染表现、颅内高压、脑膜刺激症状。

3. 过去史　既往有无类似病史、初发年龄、复发次数、每次复发时的惊厥类型及持续时间、有无围产期异常、有无颅内感染和外伤史。

4. 生产史和生长发育史　有无出生史、运动及智力发育异常。

5. 家族史　有无热性惊厥、癫痫、智力低下及其他遗传代谢病的家族史。

**【体检要点】**

1. 常规内科体格检查　注意原发疾病体征。

2. 重点是神经系统的检查　包括头围、有无异常皮肤损害(色素脱失、牛奶咖啡斑等),注意有无意识障碍、脑膜刺激征、病理反射及肌力、肌张力的改变。

**【辅助检查】**

1. 本病辅助检查多无特殊发现。如原发病为细菌感染或惊厥持续时间较长,则可见外周血白细胞及中性粒细胞比例增高或伴核左移。

2. 完善电解质、血糖。

3. 需要除外颅内感染时,必须进行脑脊液检查。按美国儿科学会推荐 6 个月以内的小婴儿常需要进行脑脊液检查(除外颅内感染)。

4. 有明显定位体征者,常需要进行头颅影像学检查。

5. 需要与癫痫鉴别时,应该进行脑电图检查。一般在热退后 1 周检查,以除外发作后一周内可能出现的短暂慢波背景改变。

**【诊断要点及鉴别诊断】**

1. 诊断　特定年龄阶段的婴幼儿颅外感染发热导致的惊厥发作,除外其他原因后,即可进行诊断;在诊断热性惊厥后,应进一步诊断是单纯型还是复杂型热性惊厥,并对导致热性惊厥发作的病因进行诊断。

2. 鉴别诊断　不应诊断为热性惊厥的情况:①中枢神经系统感染伴惊厥;②中枢神经系统其他疾病(颅脑外伤、颅内出血、占位、脑水肿、癫痫发作等)伴有发热和惊厥;③严重的全身性生化代谢紊乱,如缺氧、水电解质紊乱、内分泌紊乱、低血糖、低血钙、低血镁、维生素缺乏(或依赖)症以及中毒等伴有惊厥;④遗传性疾病、出生缺陷或神经皮肤综合征、先天代谢异常等伴发热、惊厥;⑤新生儿期惊厥。

目前,从分子遗传学水平已经证实部分热敏感性癫痫综合征与热性惊厥存在某些遗传学联系,尤其是全面性癫痫伴热性惊厥附加症、婴儿严重肌阵挛癫痫。

**【病情观察及随访要点】**

1. 急性期密切观察随访生命体征变化、心电监护;警惕呼吸道分泌物增多引起窒息。

2. 记录体温、意识和神经系统体征的变化。

3. 随访脑电图改变,有无复发或转变为无热惊厥(癫痫)。

4. 根据患儿的临床特征,评估是否具有 FS 复发或继发癫痫的危险性,并对患儿家长进行宣教;决定是否需要进行药物预防。

**【治疗】**

FS 发作的治疗:多数 FS 发作持续时间短,在 10 分钟内很快自行缓解,不需要用止惊药,注意给氧,预防舌咬伤、窒息等。只要及时口服或注射退热药,并治疗原发病,多数惊厥不再复发。

对频繁或长时间惊厥者,应及时进行止惊治疗,目前多首选地西泮静脉缓慢注射,剂量为每次 0.3～0.5mg/kg(一次最大剂量不超过 10mg,静脉注射速度 1mg/min);若静脉通道尚未建立,可予地西泮注射液 0.4～0.5mg/kg 直肠注入。具有热性惊厥复发危险因素者,可予以苯巴比妥 5～8mg/kg 肌内注射防止再次发作。

**【预防】**

虽然有众多临床试验证实长期口服苯巴比妥、扑痫酮及丙戊酸可有效预防热性惊厥的复发,从循证医学的风险和获益角度,2008 年美国儿科学会已经不再推荐上述药物常规用于预防单纯型热性惊厥的复发,也不推荐常规间歇期给予地西泮或者退热剂,因为目前尚无文献报道发热初期口服退热剂可以预防单纯型热性惊厥的复发;间歇口服地西泮具有潜在的副作用,而且部分惊厥发作在温度升高之前已经发生;长期用药具有副作用、依从性困难,而且缺乏足够的数据证明长期用药可以有效降低热性惊厥复发和转化为癫痫的风险。然而,在一些发作比较频繁的患儿,且家长难以面临再次发作时,可考虑使用间歇用药。其主要指征为以 Fukuyama 等于 1996 年提出的关于 FS 处理的共识声明和推荐临床指南建议为主。

日本预防 FS 复发的推荐方案为:

(1)仅临床观察,不需要用药:有 1～2 次 FS 发作,无预警因素,门诊随访。

(2)间断预防性使用地西泮的指征:①有 15～20 分钟以上长时间发作史者;②有 2 项或 2 项以上热性惊厥复发或继发癫痫的危险因素;③有 2 次或更多次 FC 发作史者(比如:12 小时之内 2 次发作,半年之内 3 次发作,1 年及以上,有 4 次发作)。具体治疗方案:当患儿体温≥37.5℃,可给予每次 0.4～0.5mg/kg 的地西泮,直肠或者口服给药;如果发热时间大于 8 小时,可重复给药。如 24 小时之后,仍有发热,可予第三次给药。治疗时间:一般 2 年,至患儿 4～5 岁。如无地西泮,水合氯醛可替代用药，但其效果较地西泮要差。

(3)长时程预防用药指征：①已有2次或更多次低热(<38℃)惊厥发作史；②有超过15～20分钟的长时程发作史，但间歇性短程用药无效或难以实施(如从发热到惊厥出现的间期太短)者。用药：苯巴比妥3～5mg/(kg·d)，丙戊酸20～30mg/(kg·d)，疗程一般1～2年。长时程用药仅能减少FS复发，而不能预防其转化为癫痫。

该方案提出至今已经有10多年历史，虽仍被沿用，但有学者认为大约98%的热性惊厥发生在发热初期的24小时之内，故发热一旦超过24小时，没必要再次给予地西泮治疗。目前获得众多学者共识的是：抗癫痫药物的使用并不能改变复杂热性惊厥转化为癫痫风险及其对运动发育及认知的影响，考虑到抗惊厥药物的诸多副作用，长期使用抗癫痫药物对于复杂性热性惊厥患儿而言，风险大于获益，所以长时程预防用药并不被推荐。

(胡 越 蒋 莉)

## 第四节 癫 痫

**【概述】**

2005年国际抗癫痫联盟(ILAE)对癫痫的定义为：癫痫是以反复发作神经系统功能异常为特征的慢性脑部疾患，应该具备以下的基本条件：①至少1次癫痫发作；②脑内存在持久性损害，从而提示其具有再次复发的极大可能性；③伴随其他方面的多种损害，包括神经生物学损害、认知和心理社会适应性障碍等。我国癫痫的年发病率约为35/10万人口，累计患病率约3.5‰～4.8‰，其中60%的患者是在小儿时期发病。

癫痫国际分类体系已经历了数十年的历史，一直处于不断完善和改进过程中。历史上比较有影响的“癫痫国际分类”包括：1964年提出、1970年修订、1981年定型的“癫痫发作的分类”(classification of epileptic seizures)，以及1984年提出、1989年修订的“癫痫和癫痫综合征的分类”(classification of epilepsies and epileptic syndrome)，2001年“癫痫发作和癫痫诊断方案的建议”，2006年“ILAE分类核心工作组报告”，2010年“发作和癫痫分类框架术语及概念的修订”等。ILAE 1981年提出的“癫痫发作国际分类”是近20年来一直被普遍采用的分类方案，该分类主要以发作期症状描述为基础，并结合脑电图特点，将癫痫发作分为两大类：部分性(限局性或局灶性)发作和全身性(全面性，广泛性,弥漫性)发作。有的病例临床表现不典型或资料不足而难以分类者,被列不能确定为部分或全面性的癫痫发作。临床上全面性发作可分为强直-阵挛、强直、阵挛、失神、肌阵挛和失张力发作。2006 年 ILAE 分类核心工作组的报告中正式用“癫痫性痉挛”(epileptic spasms)这一术语取代之前的“痉挛”,并将此类发作作为不确定的发作分类独成一组。

某些癫痫患者,无论其病因是否相同,因具有一组相同症状与体征,在临床上称癫痫综合征。小儿时期常见的癫痫综合征有中央颞区棘波的儿童良性癫痫、儿童失神癫痫、婴儿痉挛(West 综合征)、Lennox-Gastaut 综合征、全面性癫痫伴热性惊厥附加症等。在 1989 年 ILAE 修订的癫痫和癫痫综合征的国际分类中,癫痫综合征按相应的临床发作特征分为三大类:部分性发作的癫痫、全面性发作的癫痫、难以确定部分性或全面性发作的癫痫。每一大类再根据病因分为特发性、隐源性或继发性。此外,有些特殊情况如热性惊厥、单次惊厥发作或各种诱发因素诱发的癫痫等被列入第四类特殊综合征。

惊厥持续状态指凡一次惊厥发作持续 30 分钟以上,或反复发作而间歇期意识无好转超过 30 分钟者。各种癫痫发作均可发生持续状态,但临床以强直-阵挛持续状态最常见。全身性发作的惊厥持续状态常伴有不同程度的意识、运动功能障碍,严重者有颅压增高表现。即使积极抢救,病死率仍达 3.6%。神经后遗症发生率高达 9%~20%。

**【病史要点】**

1. 发作的详细情况　发作特征是诊断癫痫最重要的依据,应详细了解发作时的情况。包括:首次发作的年龄;发作频率(每年、每月、每周或每天多少次);发作时的状态或诱因(觉醒、困倦、睡眠、饥饿或其他特殊诱发因素);发作开始时的症状(先兆,或最初的感觉或运动性表现);发作的演变过程;发作时观察到的表现(姿势、肌张力、运动症状、自主神经症状、自动症等);发作时的意识状态(知觉和反应性);发作持续的时间(有无持续状态病史);发作后表现(嗜睡、朦胧、Todd 麻痹、失语、遗忘、头痛或立即恢复正常);有无其他形式的发作。

2. 药物治疗史　是否服用抗癫痫药物,服用种类、剂量、疗程及疗效、发病后有无精神运动发育倒退或认知损害。

3. 生产史和发育史　重点应询问围产期情况、生产情况、运动智能的发育情况。

4. 既往史和家族史　有无类似发作史、热性惊厥史。既往有关辅助检查结果。家族成员中有无热性惊厥、癫痫、偏头痛、睡眠障碍及其他发作性疾病，如有相关家族史，应进一步了解患病成员的起病年龄及病情转归，必要时绘制家系图。

**【体检要点】**

1. 全身检查　有无发热、感染。除常规检查外，注意生长发育、运动智力和语言发育情况、意识和精神状态。

2. 异常特征　寻找与癫痫发作病因有关的特征，如皮肤(色素斑、头面部血管瘤、面部血管纤维瘤、皮下纤维瘤等)、毛发(色淡、卷曲)、身体气味(特殊气味见于氨基酸代谢异常)、指(趾)过长、肝脾大、头颅及脊柱畸形、头围大小、外伤及皮肤瘢痕等。

3. 神经系统检查　有无脑的进行性疾患(肿瘤、变性病等)；有无颅内压增高或颈强直；观察行为、语言、步态；眼底检查(视乳头水肿、黄斑变性等)；头颅透照、头颅叩诊、囟门张力及大小；脑神经；运动、感觉和反射检查。

4. 诱发试验　典型失神发作可用过度换气的方法诱发，医生可直接观察发作表现，确定发作类型。如患儿每次发作多有相似的诱因，可重复该诱因观察发作特征。

**【辅助检查】**

1. 脑电图　诊断癫痫最重要的实验室检查，脑电图中出现棘波、尖波、棘-慢复合波等痫样发放波者，有利癫痫的诊断。常规清醒描记脑电图的阳性率不到40%。加上睡眠等各种诱发试验可增至70%。必要时可进一步作动态脑电图或录像脑电图，连续作24小时或更长时程记录，可使阳性率提高至80%～85%。某些特殊的癫痫综合征可能出现特异性的脑电图，如失神发作可有全部性的3Hz棘-慢复合波阵发；婴儿痉挛可见高峰节律紊乱等。

2. 神经影像学检查　影像学检查对确定癫痫的病因有很大帮助。头颅CT，特别是高分辨率的MRI，可发现颅内钙化、占位、变性、畸形、寄生虫及神经元移行障碍等导致癫痫的病因。PET和SPECT分辨率较低，但能反映脑内的血流及代谢改变，可发现某些头颅CT和MRI未能显示的功能性癫痫灶，对癫痫的外科术前定位有较大价值。

3. 其他实验室检查　根据病情特点可选择性检查尿氨基酸筛查、血钙、血糖、电解质、尿素氮、氨基酸、有机酸或其他生化物质，协助查找癫痫病因。疑有中枢神经系统感染时可行腰穿查脑脊液。服用抗癫痫药物后不能控制发作者应检测药物血浓度。智力发育评估对癫痫综合征的诊断也是不可缺少的。

**【诊断要点或诊断标准及鉴别诊断】**

1. 诊断　癫痫的诊断应包括以下3个问题：

(1)其发作究竟是痫性发作，还是非癫痫性？

(2)若系痫性发作，进一步弄清是什么发作类型？抑或属于某一特殊的癫痫综合征？

(3)尽可能明确或推测癫痫发作的病因。对有一次以上的癫痫发作患儿，在除外其他导致发作的病因以后，可以作出癫痫的诊断。

2. 鉴别诊断　在儿童时期可能出现多种形式的非癫痫发作性疾病(婴幼儿屏气发作、睡眠障碍、偏头痛、抽动症、晕厥、癔症性发作等)，容易与癫痫发作相混淆。因此，应该详细询问病史，进行细致的体格检查，结合脑电图改变进行排除。

**【病情观察及随访要点】**

1. 发作期密切观察惊厥发作类型、发作次数、发作时的意识状态、持续时间、发作后表现、全身情况及有无伴随感染。

2. 发作间期正规治疗，定期随访，包括监测血药浓度，注意药物的副作用。

3. 注意有无智力倒退、性格改变、心理负担。

**【防治措施】**

1. 抗癫痫药物治疗　早期合理的抗癫痫治疗，能使90%以上患儿的癫痫发作得到完全或部分控制。抗癫痫药物的使用必须遵循以下原则：

(1)早期治疗：以减少反复的癫痫发作将导致新的脑损伤。首次发作后即需开始用药的情况：①发病年龄小，尤其伴有神经系统异常者(脑瘫、精神运动发育迟滞等)；②患有先天遗传代谢病(苯丙酮酸尿症、结节性硬化症等)；③首次发作为持续状态或成簇发作；④某些癫痫综合征(婴儿痉挛，大田原综合征、Lennox-Gastaut 综合征等)；⑤CT、MRI 明显异常，尤其是局灶性异常；⑥EEG 明显异常(尤其是局灶性异常)。

(2)应根据发作类型选药。分型不明确者可采用常用的有效广谱抗癫痫药，如丙戊酸、氯硝西泮、托吡酯和拉莫三嗪等(表12-3)。

表 12-3　据癫痫发作类型选择药物

| 发作类型 | 传统药 | 新药 |
|---|---|---|
| 局灶性发作 | 卡马西平、苯巴比妥、苯妥英、扑米酮、丙戊酸 | 托吡酯、氨己烯酸、加巴喷丁、噻加宾、奥卡西平、唑尼沙胺 |
| 强直-阵挛发作 | 苯巴比妥、卡马西平、苯妥英、丙戊酸、扑米酮 | 托吡酯、氨己烯酸、奥卡西平、噻加宾、加巴喷丁 |
| 失神发作 | 丙戊酸、乙琥胺、氯硝西泮 | 拉莫三嗪、托吡酯 |
| 肌阵挛、失张力 | 丙戊酸、氯硝安定、硝基西泮 | 拉莫三嗪、托吡酯、非胺脂 |
| 强直发作 | 卡马西平、苯巴比妥、氯硝西泮 | 拉莫三嗪、托吡酯 |
| 婴儿痉挛 | ACTH、泼尼松、氯硝西泮、丙戊酸 | 托吡酯、拉莫三嗪、氨己烯酸 |
| Lennox-Gastaut 综合征 | 丙戊酸、氯硝西泮、硝西泮 | 拉莫三嗪、托吡酯、氨己烯酸 |
| 青少年肌阵挛癫痫 | 丙戊酸 | 托吡酯、拉莫三嗪 |

(3)合理选择单药或联合用药治疗。70%病例仅用一种抗癫痫药物即能控制其发作，而多种发作类型患儿应考虑 2～3 种作用机制互补的药物联合治疗。

(4)用药剂量个体化。

(5)长期规则服药以保证稳定血药浓度。一般应在服药后完全不发作 2～4 年，又经 3～6 个月逐渐减量过程才能停药。

(6)定期复查。密切观察疗效、血药浓度、药物不良反应、脑电图变化。

2. 外科手术治疗　约有 20%～25%的患儿对各种抗癫痫药物治疗无效而被称为难治性癫痫，对其中有明确局灶性癫痫发作起源的难治性癫痫，可考虑手术治疗。

3. 惊厥持续状态处理　地西泮(安定)是儿童各型癫痫状态的首选。0.3～0.5mg/kg 以 1mg/min 速度静脉推注，幼儿可直肠给药，剂量为 0.5mg/kg；如 15 分钟后复发可重复给药。偶可出现呼吸抑制，应停药。有效的支持和对症治疗，如吸氧、吸痰，保持呼吸道通畅，必要时气管切开及辅助人工呼吸维护生命体征。做好舌咬伤、摔伤和骨折的防护等。一般对症处理包括:防治脑水肿、控制感染;高热可物理降温,纠正水、电解质及酸碱平衡失调,并给予营养支持治疗。

**【预防】**

1. 应对癫痫患儿的生活进行系统管理,提供良好的咨询,包括饮食、起居、学习和运动等,尽量避免诱发因素(如过饱或过饥、刺激性食物、睡眠剥夺、疲劳等)。

2. 在疾病未控制前随时有发作的危险。所以,严禁游泳、骑自行车、攀高等,以防事故的发生。

3. 注意患儿和家长的心理疏导,增强战胜疾病的信心,坚持规则、合理的治疗,增加治疗的依从性,提高疗效。

(胡 越 蒋 莉)

## 第五节 吉兰-巴雷综合征

**【概述】**

吉兰-巴雷综合征(Guillain-Barré syndrome,GBS)又称急性感染性多发性神经根神经炎,是目前我国引起小儿急性弛缓性瘫痪的最常见原因。多数研究提示本病是一种急性免疫性周围神经病,感染或疫苗接种可诱发。周围神经内巨噬细胞和淋巴细胞浸润以及神经纤维脱髓鞘、轴索变性。临床上以进行性对称性弛缓性肢体瘫痪为主要特征,常伴有脑神经受累,Ⅸ、Ⅹ、Ⅻ后组脑神经麻痹时引起吞咽困难、构音障碍和咳嗽无力,易引起吸入性肺炎和窒息。严重时可出现呼吸肌麻痹。本病感觉障碍相对较轻,以主观感觉异常和神经根痛为主。部分患儿可有一过性尿潴留、体位性低血压、窦性心动过速、出汗异常等自主神经功能障碍。病程自限,瘫痪进展期不超过4周,绝大多数患儿于数周或数月恢复,10%~15%患儿于起病后1年遗留不同程度的肌无力,个别患儿(1.7%~5.0%)急性期死于呼吸衰竭。

**【病史要点】**

1. 病前2~4周是否有前驱感染(如上呼吸道感染、腹泻、出疹性疾病、流感、病毒性肝炎、传染性单核细胞增多症等)或预防接种史。

2. 起病形式,瘫痪发生的时间,瘫痪的部位和发展(多从双下肢开始,上行性发展,或由双上肢开始,下行性发展),瘫痪的程度和持续进展的时间,尤其应注意是否伴有流涎、呛咳、吞咽困难、声嘶、咳嗽无力以及呼吸困难。

3. 询问有无神经根痛，有无肢体的感觉异常，如手足发麻、疼痛，手套或袜套样的感觉减退。

4. 询问有无一过性尿潴留、有无多汗等。

5. 既往是否有过类似的瘫痪病史。

**【体检要点】**

1. 全面的神经系统检查，注意四肢肌力降低及其程度、肌张力降低、腱反射减弱或消失、病理征阴性、有无早期出现的肌萎缩。有无脑神经麻痹，尤其是Ⅸ、Ⅹ、Ⅻ后组脑神经。

2. 一般体检中注意血压、呼吸、心率，尤其注意有无呼吸肌麻痹，有无胸式呼吸或腹式呼吸的减弱或消失，有无青紫、呼吸困难及心律失常。

**【辅助检查】**

1. 脑脊液检查　典型的脑脊液改变呈“蛋白-细胞分离”现象，脑脊液中白细胞计数正常，而蛋白含量增高。“蛋白-细胞分离”于病程后1周逐渐明显，第2、3周达高峰。

2. 神经传导功能检查　运动和感觉神经传导速度减慢、F波缺如或潜伏期延长；或神经传导波幅明显降低。

**【诊断要点或诊断标准及鉴别诊断】**

1. 诊断　对于急性进行性对称性弛缓性瘫痪的患儿，应考虑GBS的诊断，结合脑脊液的“蛋白-细胞分离”现象和以脱髓鞘及(或)轴索变性为主要改变的神经传导特点，进一步确诊。

2. 诊断标准　可参考2004年Ryan提出儿童GBS的诊断标准。

(1)GBS的临床表现：进行性、对称性肢体瘫痪。

1)起病1周内深部腱反射减弱或消失。

2)病程进展不超过4周。

3)四肢感觉障碍。

(2)支持GBS诊断的实验室检查及电生理诊断标准：起病3周内，脑脊液中蛋白含量高于0.45g/L，至少两侧肢体异常神经电生理特点支持急性炎症性多发性神经病变：①运动神经和感觉神经传导速度减慢(小于年龄正常下限的80%)；②传导阻滞或暂时性的复合肌肉动作电位(CMAP)弥散；③远端潜伏期延长；④F波异常(缺失、弥散)；⑤轴索病变特点：CMAP波幅缺失；或者感觉神经的动作电位幅度小于年龄正常下限的80%。

(3)排除GBS诊断的特征：①持续性、非对称性肢体瘫痪；②有明显的或可感知的感觉平面；③明显的膀胱括约肌功能障碍和肠道功能紊乱;④脑脊液中单核细胞数目大于50/ml。

3. 鉴别诊断

(1)急性脊髓灰质炎或急性脊髓灰质炎样综合征:脊髓灰质炎系脊髓灰质炎病毒所致脊髓前角细胞病变,以非对称性肢体弛缓性瘫痪(常为下肢单瘫)为特点,无感觉障碍,脑脊液在早期白细胞增多,运动神经传导功能见H反射异常,而无传导速度及波幅的改变,大便病毒分离可证实,目前我国已经宣布消灭脊髓灰质炎。而临床上存在与脊髓灰质炎表现类似的疾病,称为脊髓灰质炎样综合征,系由柯萨奇病毒、埃可病毒等肠道病毒感染引起,但瘫痪程度较轻,恢复较快,预后相对较好。

(2)急性横贯性脊髓炎:本病在脊髓休克期表现为急性弛缓性瘫痪,需与GBS鉴别,但脊髓休克期后出现上运动神经元瘫痪,同时伴有受损平面以下完全性感觉障碍及持续性括约肌功能障碍,脑脊液蛋白与白细胞均增高,而周围神经传导功能正常,脊髓MRI检查可见脊髓肿胀。

**【病情观察及随访要点】**

1. 瘫痪的进展或恢复。随访肌力和腱反射的变化。

2. 一旦发生呼吸肌麻痹,应严密随访呼吸功能的变化,监测动脉血气分析。

3. 注意有无后组脑神经麻痹,预防吸入性肺炎和窒息。

4. 并发症　注意压疮、肺不张和肺炎的发生。

**【防治措施】**

1. 急性期卧床休息,勤翻身,注意保持功能位,预防压疮和坠积性肺炎。

2. 注意营养及水、电解质平衡。吞咽困难者给予鼻饲饮食。

3. 保持呼吸道通畅,维持正常通气功能,出现呼吸肌麻痹或窒息时,需要气管插管和机械通气。

4. IVIG　无免疫球蛋白过敏或先天性IgA缺乏等禁忌证者,400mg/(kg·d),连用5天,或总剂量2g/kg,在1~2天静脉滴注。

5. 血浆置换　安全有效,但需专用设备,价格昂贵,儿科应用受限。

6. 肾上腺皮质激素　无明显疗效,有可能减轻疼痛。

7. 康复治疗　恢复期加强肢体功能锻炼,促进瘫痪恢复,预防肌萎缩和关节挛缩。

(洪思琦　蒋　莉)

## 第六节 瑞氏综合征

**【概述】**

瑞氏综合征(Reye syndrome)即急性脑病合并内脏脂肪变性综合征,是由于细胞内线粒体功能障碍引起的以脑水肿和肝功能障碍为特征的一组综合征。多发生于生后6个月～15岁的儿童,临床上在前驱的病毒感染后,出现呕吐、意识障碍、惊厥、严重颅压增高等脑症状以及肝功能异常和代谢紊乱。病因不明,多认为与流感和水痘关系密切,尤其是有水痘或有流感症状的孩子服用阿司匹林后,本病的发生率可能更高。大多预后差,可因严重脑水肿导致脑疝而死亡。然而,本病为自限性疾病,早期诊断、积极控制颅内高压,可降低患儿的病残率和病死率。

**【病史要点】**

1. 询问前驱疾病情况　病前2周内有无上呼吸道和消化道病毒感染病史,有无接触流感或水痘流行,有无服用水杨酸制剂药物、进食霉变粮食制品。

2. 病情变化过程　有无前驱疾病治疗好转后病情又突然加重表现。

3. 神经系统症状　有无恶心、呕吐、意识改变、惊厥等症状,症状的发生、发展过程和严重程度;病情达高峰的时间。

4. 其他　有无黄疸、出血症状。

**【体检要点】**

1. 判断意识障碍水平,有无去皮质或去脑强直等表现。有无腱反射亢进、锥体束征。

2. 观察瞳孔大小及光反应、呼吸频率和节律、血压、心率等生命体征,注意有无过度换气式呼吸。

3. 有40%患儿肝脏轻度增大,少数有中等程度肝大,质地柔软。

4. 急性期不应有局限性神经体征。眼底视乳头水肿常不明显。黄疸大多不明显或偶有轻度黄疸。

**【辅助检查】**

1. 肝功能检查　有诊断价值。可表现出多种指标的异常,主要见转氨酶增高、血氨增高、凝血酶原时间延长。血浆游离脂肪酸和短链脂肪酸升高。胆红素正常或略增高。部分患儿有低血糖症,尤其以5岁以下多见。

2. 血气分析　可见代谢性酸中毒和呼吸性碱中毒。对重症病例，也作为呼吸功能的监测。

3. 腰椎穿刺　除脑脊液压力增高，脑脊液常规和生化检查大多正常。有时伴有脑脊液糖降低和蛋白增高。

4. 其他　血常规：白细胞总数大多明显增高，分类以中性粒细胞增高为主。肾功能轻度障碍。脑电图呈弥漫性高波幅慢波，可见痫性放电。影像学检查：头颅 CT 和 MRI 检查有助于排除脑部占位性病变。

**【诊断要点或诊断标准及鉴别诊断】**

1. 诊断标准

(1)病前前驱病毒感染。

(2)前期感染后急性进行性脑病表现，没有神经系统局灶体征。

(3)实验室检查呈肝功能异常；脑脊液压力高但无炎症改变等特点。

(4)排除其他类似疾病如脑炎、脑膜炎、其他脑病(感染中毒性、肝性脑病)等。

(5)必要时肝活检证实脂肪浸润。

2. 鉴别诊断

(1)中枢神经系统感染疾病：主要区别是其脑脊液有炎症改变。

(2)感染中毒性脑病：与瑞氏综合征的共同点是常与全身性感染有关，临床表现也是惊厥和意识障碍等颅内压增高的症状，脑部病理变化也是有脑水肿，没有炎症细胞浸润。但感染中毒性脑病有原发感染性疾病表现，常发生于原发疾病极期。无高氨血症。没有线粒体病变，不伴内脏脂肪变性。

(3)肝性脑病：与瑞氏综合征的主要区别是持续性肝功能损害，常伴有明显黄疸。

(4)遗传代谢性疾病：如线粒体脑病、尿素循环的酶系统缺陷，全身性肉碱缺乏症，中链和长链脂肪酸酰基辅酶、脱氢酶缺陷等，许多都伴有高氨血症。其特点是：有家族史，起病较早且有相同症状的反复发生或周期出现，肝不大，生长发育迟缓，常因进食大量其所不能代谢的食物而诱发。确诊要靠生化代谢分析、酶测定、基因分析等方法。

**【病情观察与随访要点】**

1. 密切监测重要生命体征　呼吸、血压、心率等生命体征。

2. 注意神经系统症状与体征变化　呕吐、惊厥、肢体活动状况、对外界反应的改变。

3. 警惕脑疝的发生 动态观察瞳孔大小及其对光反射、有无动眼神经麻痹、呼吸节律和异常呼吸、意识障碍加深。

4. 监测肝功能与电解质变化。

**【防治措施】**

1. 降低颅压防治脑疝是降低病死率的关键。使用脱水剂[20%甘露醇1～2g/(kg·次),每4～8小时一次;甘油0.5～2g/(kg·次),每8～12小时一次;地塞米松0.25～0.5mg/(kg·d)];严重病例借助呼吸机过度换气呼吸降低 $PCO_2$;也可试用苯巴比妥以减低脑细胞的代谢率。对重症病例争取持续颅压监测,保证脑的血流灌注压大于50mmHg。

2. 支持治疗

(1)维持水、电解质平衡:边补边脱,60～80ml/(kg·d),保持轻微脱水状,纠正低血糖,纠正酸中毒、低血钾症,维持正常血渗透压。

(2)维护肝脏功能:维生素K肌注,输注高渗葡萄糖液,控制高氨血症;精氨酸;必要时可进行血浆交换。

(3)保证足够的呼吸功能:血气监测,给氧。呼吸衰竭时使用人工机械呼吸。

(4)惊厥发作使用止惊剂:地西泮静注、苯巴比妥。

(5)避免使用水杨酸类、吩噻嗪类药物。

(蒋 莉)

## 第七节 急性横贯性脊髓炎

**【概述】**

急性横贯性脊髓炎(acute transverse myelitis,ATM)又称急性横贯性非特异性脊髓炎,是一原因尚不明确、急性或亚急性起病、进展迅速的横贯性炎性脊髓损害。目前多认为本病可能为各种感染或预防接种所诱发的免疫介导性疾病。病变可累及脊髓的任何节段,以胸髓最常受累。临床上以双下肢截瘫最为多见,伴受损平面以下完全性感觉障碍以及持续性的括约肌功能障碍为特点。肢体瘫痪程度因病变程度而不同,主要为上运动神经元瘫痪,疾病早期可出现脊髓休克,脊髓休克期持续数天～数周不等。高位颈髓病变者呈现四肢瘫痪,并可出现呼吸功能障碍而需要人工辅助呼吸。本病预后差异大,约44%预后良好，约33%可独立行走但存在痉挛性步态、感觉障碍或括约肌功能障碍，23%患儿遗留严重后遗症不能独立行走。早期使用甲泼尼龙冲击治疗对改善预后有重要作用。

**【病史要点】**

1. 病前2～4周是否有前驱感染（如上呼吸道感染、腹泻、出疹性疾病、流感、病毒性肝炎、传染性单核细胞增多症、HIV等）或预防接种史（如狂犬病、破伤风、麻疹、乙肝疫苗等）。

2. 起病形式，是否伴有发热，是否有后背及下肢疼痛，病前是否有明确的外伤史。

3. 瘫痪发生的时间，瘫痪的部位（截瘫或四肢瘫），瘫痪的程度和进展，尤其应注意是否伴有流涎、呛咳、吞咽困难、声嘶、咳嗽无力以及呼吸困难。

4. 感觉障碍的表现和进展。

5. 括约肌功能障碍　是否有持续性的尿潴留、大小便失禁或便秘。

**【体检要点】**

1. 运动障碍　注意四肢肌力、肌张力、腱反射、病理征的检查。

2. 感觉障碍　全面的浅深感觉检查。

3. 脊柱　外观有无畸形，脊柱旁有无包块，有无脊柱压痛。

4. 脑神经　尤应注意Ⅸ、Ⅹ、Ⅻ后组脑神经有无麻痹表现。

5. 呼吸肌　肋间肌和膈肌功能。

6. 一般体检中注意血压、呼吸、心率，尤应注意有无青紫、呼吸困难及心律失常。

**【辅助检查】**

1. 脑脊液　半数以上患儿脑脊液可有轻度白细胞数增多和蛋白升高，糖及氯化物正常，病原学检查阴性。感染诱发者可有脑脊液IgG合成率升高。

2. 神经电生理检查　体感诱发电位（SEP）常有异常，运动神经传导速度（NCV）正常，可与周围神经疾病相鉴别；视觉诱发电位（VEP）正常，可与视神经脊髓炎、多发性硬化相鉴别。

3. 脊髓MRI　可显示脊髓病变的部位、范围和性质，排除脊髓占位性病变。患儿受累节段脊髓肿胀，脊髓内呈斑片状或纵行梭形长$T_1$长$T_2$异常信号，部分患儿MRI无特异性改变。

**【诊断要点或诊断标准及鉴别诊断】**

1. 诊断　对于以双侧肢体无力，伴受损平面以下完全性感觉障碍以及持续性括约肌功能障碍的患儿，应考虑急性横贯性脊髓炎的诊断。同时应注意除外由于放射性脊髓损伤、脊髓血管病变、脊髓肿瘤、结缔组织病、中枢神经系统感染以及多发性硬化。

2. 鉴别诊断

(1)吉兰-巴雷综合征：临床以急性对称性弛缓性瘫痪、非传导束性感觉障碍(主观感觉异常)、一过性括约肌功能障碍、运动神经传导功能异常、脑脊液呈"蛋白-细胞分离"为特点。

(2)急性脊髓灰质炎：脊髓灰质炎系脊髓灰质炎病毒所致脊髓前角细胞病变，以非对称性肢体弛缓性瘫痪(常为下肢单瘫)为特点，无感觉障碍，脑脊液在早期白细胞增多，运动神经传导功能检测可见 H 反射异常，大便病毒分离可证实。

(3)视神经脊髓炎：除脊髓病变外，伴有视力下降或视觉诱发电位异常，视神经病变可出现在脊髓病变前、同时或之后。

(4)脊髓血管病：起病急骤，脊髓缺血常表现为脊前动脉综合征，除截瘫、持续性括约肌功能障碍外，伴有分离性感觉障碍(痛温觉丧失而深感觉存在)；脊髓出血则常由外伤或血管畸形引起，脊髓 MRI 及脊髓血管造影助诊。

(5)椎管内肿瘤：起病缓慢，常以根痛或运动障碍为首发症状，其后逐渐出现脊髓压迫症状，脊髓 MRI 示椎管内占位。

**【病情观察及随访要点】**

1. 瘫痪的进展或恢复，随访肌力和腱反射、病理征的变化。

2. 感觉障碍的进展或恢复，随访感觉平面的变化。

3. 括约肌功能障碍的恢复。

4. 一旦发生呼吸肌麻痹，应严密随访呼吸功能的变化，监测动脉血气分析。

5. 并发症　注意预防肺不张、坠积性肺炎、压疮的发生，留置导尿者应注意预防尿路感染。

**【防治措施】**

1. 糖皮质激素　尚有争议，多数研究认为有助于改善预后。甲泼尼龙 15～20mg/(kg·d)，连用 3～5 天，其后改为泼尼松 1～1.5mg/(kg·d)，足量 2 周后逐渐减量，总疗程 1～2 个月。

2. IVIG　400mg/(kg·d)，连用 3～5 天。

3. 神经营养药物。

4. 急性期卧床者，勤翻身，注意营养和预防感染。

5. 尿潴留者应定时按压膀胱帮助排尿，无效者留置尿管导尿，定时开放尿管并予以膀胱冲洗。加强膀胱和直肠功能训练。

6. 康复训练，加强肢体功能训练和锻炼，辅以按摩、针灸、理疗，促进瘫痪恢复。

（洪思琦　蒋　莉）

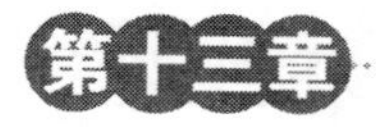

# 内分泌与遗传代谢性疾病

## 第一节　生长激素缺乏症

**【概述】**

生长激素缺乏症(growth hormone deficiency,GHD)是由于腺垂体合成和分泌生长激素部分或完全缺乏,或由于生长激素分子结构异常、受体缺陷等所致的生长发育障碍性疾病。患儿身高处于同年龄、同性别正常健康儿童生长曲线第3百分位数以下或低于平均数减2个标准差,符合矮身材标准。发生率约为20/10万～25/10万。

**【病史要点】**

1. 询问患儿何时开始生长减慢,每年生长速度多少。

2. 询问有无挑食及食欲差。有无多饮多尿、呕吐、头痛、视物模糊、多汗、心慌、怕冷等。

3. 询问智力有无落后、出牙和换牙的时间。

4. 出生时有无窒息及难产。

5. 既往有无脑炎、脑外伤病史。头部是否接受过放射线治疗等。

6. 家庭成员身高情况,特别是父母及近亲的身高。

**【体检要点】**

1. 测量以下指标　身高、体重、上部量、下部量、皮下脂肪厚度、指间距、头围。

2. 观察身材是否匀称,有无面容幼稚、面痣多、腹脂堆积,外生殖器发育状况。

**【辅助检查】**

1. 骨龄。

2. 生长激素激发试验。

3. 血胰岛素样生长因子-1(IGF-1)及胰岛素样生长因子结合蛋白(IGFBPs)。

4. 头颅垂体 MRI。

5. 甲状腺功能测定。

**【诊断要点】**

1. 身高＜2 标准差或低于第 3 百分位。

2. 生长速率＜5cm/年。

3. 智力正常。

4. 骨龄落后＞2 岁。

5. 两种药物刺激生长激素峰值＜10μg/L。

6. 骨龄较实际年龄落后 2 年。

7. 血胰岛素样生长因子-1(IGF-1)及胰岛素样生长因子结合蛋白(IGFBPs)降低。

具备上述第 1～5 项，可确诊为生长激素缺乏症。

**【鉴别诊断】**

1. 体质性青春期生长延迟　男孩多见，身高在正常低限，生长速度＞5cm/年，骨龄落后 1～2 岁，青春发育延迟，父母大多有类似既往史，一旦进入青春期生长迅速，最终身高属正常范围。

2. 家族性矮小症　父母身高均矮，患儿身高在第 3 百分位数左右，生长速度＞5cm/年，智力和性发育均正常，骨龄与年龄相称，生长激素正常。

3. 宫内发育迟缓　出生时身高体重低于同胎龄儿第 10 百分位，生长速度在正常低限，特殊外面：瘦小、匀称，前额宽、小下颌，耳位低。骨龄正常或略落后实际年龄。生长激素多正常。

4. 先天性卵巢发育不全(Turner 综合征)　女孩矮小必须与该病鉴别。身材矮小、匀称，第二性征不发育，发际低、颈短、颈蹼、盾胸、乳距开、肘外翻。智力略落后或正常。骨龄与年龄平行或略落后。盆腔 B 超：子宫呈条索状，卵巢未发育。染色体异常：45，X，或 45，X/46，XX。

5. 甲状腺功能减退症。

6. 骨骼发育异常　如各种骨、软骨发育不良，有特殊外貌及体态，骨骼 X 线片有不同程度改变。

7. 全身性疾病引起的生长发育落后　除矮小外还合并相关疾病的临床表现。

**【病情观察及随访要点】**

1. 是否合并垂体其他激素缺乏的表现，如甲状腺素、糖皮质激素、性腺激素缺乏的相应表现。

2. 定期随访身高、体重的变化，青春发育情况，骨龄变化。

【治疗】

生长激素替代疗法：应用重组人生长激素（r-hGH），0.1U/（kg·d）H qn 6～7 次/周，睡前 1 小时皮下注射，疗程以持续到骨骺愈合或年生长率低于 2cm。开始治疗年龄愈小疗效愈好，应注意有颅内占位性病变者，不用生长激素治疗。建议在内分泌专科医师指导下用药。

【预防】

治疗过程中避免剧烈运动以免造成股骨头滑脱。

（罗雁红　熊　丰）

## 第二节　中枢性尿崩症

【概述】

尿崩症（diabetes insipidus，DI）是由于患儿完全或部分丧失尿液浓缩功能，以多饮多尿、尿比重低为特点的临床综合征。造成尿崩症的原因很多，其中较多见的是由于抗利尿激素（antidiuretic hormore，ADH）分泌或释放不足引起，称中枢性尿崩症。

【病史要点】

1. 多饮多尿发生的时间和进展程度　是否伴有食欲减退、乏力、烦躁、有无发热等。

2. 详细询问既往史　有无头颅外伤、头颅手术及颅内肿瘤及感染病史。有无朗格汉斯细胞组织细胞增生症或白血病等。

3. 详细询问家族史，父母是否为近亲结婚，家中是否有类似多饮多尿患者。

4. 既往治疗情况，是否用过醋酸去氨加压素或其他治疗尿崩症的药物。

【体检要点】

1. 有无脱水及其程度，注意唇干燥、眼眶凹陷及皮肤弹性情况。

2. 体格发育、营养状态、精神反应。

3. 体温、呼吸、心率、血压情况。

【辅助检查】

1. 尿液检查　每天尿量可达 4～10L，色淡，尿比重小于 1.005，尿渗透压低于 200mmol/L，尿蛋白、尿糖及有形成分均为阴性。

2. 血生化检查　肌酐、尿素氮正常，血钠正常或稍增高。血渗透压正常或增高。血渗透压＝2×（血钠＋血钾）＋血糖＋血尿素氮，计数单位均用 mmol/L。

3. 禁水试验 自试验前晚上 8 时开始禁食，直至试验结束。于次日早晨 8 时开始，试验前先排尿，测体重、尿量、尿比重及尿渗透压，测血钠和血浆渗透压。于 1 小时内饮水 20ml/kg，随后禁饮 6～8 小时，每 1 小时收集一次尿，测尿量、尿比重及尿渗透压，称体重，共收集 6 次。试验结束时采血测血钠及血浆渗透压。禁饮还不到 6 小时，而体重已较原来下降 3%～5%，或血压明显下降者，立即停止试验。

结果判断：正常儿童禁饮后不出现脱水症状，每小时尿量逐渐减少，尿比重逐渐上升。尿渗透压可达 800mmol/L 以上，而血钠和血渗透压均正常。尿崩症患者血钠和血渗透压分别上升超过 145mmol/L 和 295mmol/L，体重下降超过 3%～5%。尿渗透压低于血渗透压。

4. 加压素试验 禁水试验结束后，皮下注射精氨酸加压素 0.1U/kg，然后 2 小时内多次留尿，测定尿渗透压。如尿渗透压上升峰值超过给药前的 50%，则为完全中枢性尿崩症；在 9%～50%者为部分性尿崩症。

**【诊断要点及鉴别诊断】**

1. 诊断要点 本病可发生于任何年龄，以烦渴多饮多尿为主要症状。饮水多(可大于 3000ml/$m^2$)，尿量可达 4～10L 甚至更多，尿比重低，夜尿增加，可出现遗尿。婴儿期发病者，由于供水不足及慢性脱水，常有发热、烦躁不安及呕吐，甚至出现生长障碍。年长儿发病的，其生长正常，无明显体征。禁水试验及加压素试验呈阳性反应。

2. 鉴别诊断

(1)原发性肾性尿崩症：为 X 连锁或常染色体显性遗传病，是肾小管受体对 ADH 反应缺陷。多为男性，有家族史。出生时症状已存在，病情可轻可重，有的可在新生儿期发病，有的一生中症状轻微。严重患儿除多尿外，往往有脱水、体重不增加、发热、便秘甚至休克。此病用加压素无效。

(2)精神性多饮：常有精神因素存在，可通过禁水试验进行鉴别。

(3)继发性肾性多尿：慢性肾炎、慢性肾盂肾炎等疾病导致慢性肾功能衰退时，一般夜尿多，尿常规及肾功能可有改变。

(4)高钙尿症：见于维生素 D 中毒、甲状旁腺功能亢进症等引起的尿，其原因为血钙及肾髓质中钙含量升高，肾浓缩功能下降。

(5)低钾血症：见于原发性醛固酮增多症、慢性腹泻、Batter 综合征，由于肾小管空泡变性，尿浓缩功能障碍，同时对 ADH 反应性降低也出现多尿，随着低钾的纠正，细胞损伤可恢复。

**【病情观察及随访要点】**

1. 醋酸去氨加压素（弥凝，Minirin）或鞣酸加压素（长效尿崩停）治疗后注意多饮、多尿好转情况。

2. 药物治疗3天后，检查尿量、尿比重、尿渗透压、血钠及血渗透压。

3. 长期随访头颅磁共振，有报道特发性中枢性尿崩症实际上继发于颅内肿瘤。

**【治疗】**

1. 病因治疗　对有原发病灶的患儿必须针对病因治疗。肿瘤可手术切除。特发性中枢性尿崩症，应检查有无垂体及其他激素缺乏情况。除药物治疗外要供给充分的水分，尤其是新生儿和小婴儿，避免脱水及高钠血症。

2. 药物治疗

(1)鞣酸加压素（长效尿崩停）：为混悬液，用药前需稍加温并摇匀，再进行深部肌内注射，开始注射剂量为0.1～0.2ml，作用可维持3～7天，需待多饮多尿症状出现时再给用药，根据药效调整剂量。

(2)1-脱氨-8-D-精氨酸加压素（DDAVP）：为合成的AVP类似物。口服片剂：醋酸去氨加压素（弥凝，Minirin），每次50～100μg，每天1～2次。DDAVP的副作用很小，偶可引起头痛或腹部不适。DDAVP是目前治疗中枢性尿崩症最理想的药物。

(3)非激素疗法：

1)氢氯噻嗪：每天3～4mg/kg，分次服用。用药期间应限钠补钾，适用于轻型或部分性尿崩症，长期使用可能会损害肾小管浓缩功能。

2)氯磺丙尿：增强肾脏髓质腺苷环化酶对AVP的反应，每天150mg/m$^2$，1次口服。副作用为低血糖、白细胞减少、肝功能损害、低血钠或水中毒。

3)氯贝丁酯（安妥明）：增加AVP的分泌或加强AVP的作用，每天15～25mg/kg，分次口服。副作用为胃肠反应、肝功能损害等。

4)卡马西平：具有使AVP释放作用，每天10～15mg/kg。副作用为头痛、恶心、疲乏、眩晕、肝损害与白细胞减少。

**【预防】**

1. 避免头颅外伤。

2. 积极防治颅内感染。

3. 禁止近亲婚配。

（王付丽　熊　丰）

## 第三节 先天性甲状腺功能减退症

【概述】

先天性甲状腺功能减退症（congenital hypothyroidism）是一种常见的小儿内分泌疾病，是由于先天因素，使甲状腺激素合成不足，导致小儿代谢低下、生长发育迟缓、智力发育障碍。小儿出生前后发病可致中枢神经系统不可逆损害，终身智力低下。根据病因的不同可分为 2 类：①散发性：系先天性甲状腺发育不良或甲状腺激素合成途径中酶缺陷所造成，发生率为 1/4000 万；②地方性：多见于甲状腺肿流行的山区，是由于该地区水、土和食物中碘缺乏所致，随着我国碘化食盐的广泛应用，其发病率明显下降。根据病变部位可分为：①原发性甲状腺功能减退症：是由于甲状腺本身疾病所致；②继发性甲状腺功能减退症：病变位于垂体或下丘脑，又称为中枢性甲状腺功能减退症。

【病史要点】

1. 新生儿期甲状腺功能减退症的病史无特异性，表现为各种生理功能低下。主要询问有无黄疸消退延迟及少吃、少哭、少动、哭声低哑、吸吮力差、喂养困难、便秘、体温低等。

2. 婴幼儿及儿童期甲状腺功能减退症主要询问有无反应迟钝、表情呆滞、生长发育落后、智力低下、出牙延迟、安静少动、怕冷、便秘、腹胀、食欲差等。

3. 是否为过期产。是否为巨大儿，出生体重多少。

4. 询问生长发育史。

5. 询问孕母有无甲状腺功能亢进症及服用抗甲状腺药物；孕母是否食用碘盐；家族中是否有类似患者；家庭是否居住于甲状腺肿流行的地区；父母是否近亲结婚。

【体检要点】

1. 新生儿甲状腺功能减退症的体征亦无特异性，主要表现为各种生理功能低下。体检要点：体温、对外界反应低下、黄疸消退延迟、前囟和后囟闭合延迟、心率缓慢、心音低钝、有腹胀和脐疝等。

2. 婴幼儿和年长儿体检要点

(1)一般测量：体温、心率、身高、体重、上部量、下部量。

(2)一般情况：是否有智力低下、反应迟钝、表情淡漠、头发稀疏而无光泽、皮肤粗糙、身材矮小、躯干长、四肢短等体征。

(3)特殊面容：头大、颈短、颜面苍黄伴黏液水肿、鼻梁低平、眼距宽、舌大常伸出口外。

(4)其他体征：甲状腺能否扪及。心音、心脏大小、心包有无积液。是否有腹胀、脐疝、肝大、肠鸣音减弱。四肢肢端是否发凉等。

**【辅助检查】**

1. 新生儿筛查　目前多采用出生后3天的新生儿干血滴纸片测验TSH浓度作为初筛，结果大于15～20mU/L时，再检测血清$T_4$、TSH以确诊。

2. 血清$T_4$、$T_3$、TSH测定　任何新生儿筛查结果可疑或临床可疑等小儿都应检测血清$T_4$、TSH浓度，如$T_4$降低、TSH明显升高即可确诊。血清$T_3$浓度可降低或正常。

3. TRH刺激试验　若血清$T_4$、TSH均低，则疑中枢性甲状腺功能减退症，TRH、TSH分泌不足，可进一步做TRH试验。

4. X线检查　患儿骨龄常明显落后于实际年龄。注意＜6个月患儿摄膝部，＞6个月患儿摄腕部。

5. 核素检查　采用静脉注射$^{99m}$TC后以单光子发射计算机体层摄影术(SPECT)检测患儿甲状腺的大小、形状和位置。

6. 甲状腺B超　了解患儿甲状腺发育情况及甲状腺的大小、形状和位置。

**【诊断要点】**

1. 新生儿甲状腺功能减退症　新生儿甲状腺功能减退症的临床症状和体征均无特异性，表现为各种生理功能低下：①患儿常为过期产，出生体重常大于4000g，身长和头围可正常。②胎便排出延迟；黄疸消退延迟；嗜睡、少哭、哭声低哑、吸吮无力、腹胀、便秘、体温低、前囟大、后囟未闭、四肢冷、心率缓慢、心音低钝、脐疝。

2. 典型先天性甲状腺功能减退症　多数先天性甲状腺功能减退症患儿常在出生6个月后出现典型症状。

(1)特殊面容和体态：头大，颈短，皮肤粗糙、面色苍黄，毛发稀疏、无光泽，面部黏液水肿，眼距宽，鼻梁低平，舌大常伸出口外。患儿身材矮小，躯干长而四肢短小，上部量/下部量＞1.5，腹部膨隆，常有脐疝。

(2)神经系统症状：智能发育低下，表情呆板、淡薄，神经反射迟钝；运动发育障碍，如翻身、坐、立走的时间都延迟。

(3)各种生理功能及脏器功能低下：精神差，安静少动，对周围事物反应少，嗜睡，食欲缺乏，声音低哑，体温低而怕冷，脉搏、呼吸缓慢；心音低钝，可伴心包积液；腹胀，肝大、肠蠕动慢，便秘；肌张力低。

3. 地方性甲状腺功能减退症 临床表现有神经型、黏液水肿型和混合型3种。

4. 甲状腺功能测定 $T_4$降低、TSH升高即可确诊。

5. X线检查 骨龄明显落后。

6. 甲状腺B超 甲状腺常较同龄儿小。

具有上述1～3项之一，同时具备第4项，可诊断为先天性甲状腺功能减退症。

【鉴别诊断】

根据典型临床症状和甲状腺功能测定，诊断不甚困难。但在新生儿期不易确诊，应对新生儿进行群体筛查。年长儿应与下列疾病鉴别：

1. 先天性巨结肠 患儿出生后即开始便秘、腹胀，并常有脐疝，但其面容、精神反应及哭声等均正常，钡灌肠可见结肠痉挛段与扩张段。甲状腺功能检查正常可鉴别。

2. 21-三体综合征 患儿智能及动作发育落后，但有特殊面容：眼距宽、外眼眵上斜、鼻梁低、舌伸出口外，皮肤及毛发正常，无黏液性水肿，常伴有其他先天畸形。染色体核型分析可鉴别。

3. 骨骼发育障碍的疾病 如骨软骨发育不良、黏多糖病等都有生长迟缓症状，骨骼X线片和尿中代谢物检查可资鉴别。

【病情观察及随访要点】

1. 近期观察临床低代谢综合征是否好转。

2. 远期观察身高、体重增加情况，智力变化。

3. 注意有无药物过量 发生腹泻、心悸、多汗、烦躁、发热、消瘦提示药物过量。

4. 每年随访骨龄。

5. 治疗2周复查甲状腺功能，甲状腺功能正常后调整为维持量。之后3个月复查一次。第2～3年每6个月复查一次。3年后一年复查一次。

【治疗】

1. 一旦诊断，尽早治疗，减轻神经系统后遗症。

2. 首选左旋甲状腺素片（L-$T_4$），每天一次。新生儿10μg/kg，婴儿期6～8μg/kg，儿童5μg/kg。

3. 注意病情重的患儿开始量宜偏小，缓慢增加。

**【预防】**

1. 尽量普及对新生儿进行群体筛查，达到早诊断和早治疗的目的。

2. 新生儿筛查阳性者确诊后应即开始正规治疗，预后良好。

（罗雁红　熊　丰）

## 第四节　性　早　熟

**【定义和病因分类】**

性早熟(sexual precocity)是指女孩在8岁前、男孩在9岁前呈现第二性征的发育异常性疾病。按发病机制不同，性早熟可分为两大类：中枢性性早熟(central precocious puberty，CPP)[又称真性性早熟或促性腺激素释放激素(GnRH)依赖性性早熟]和外周性性早熟(peripheral precocious puberty)(又称假性性早熟或非GnRH依赖性性早熟)。中枢性性早熟是缘于下丘脑-垂体-性腺轴(HPGA)提前发动，提前激活性腺轴的功能，导致性腺发育、内外生殖器发育和第二性征呈现。外周性性早熟是缘于各种原因引起体内性激素升高至青春期水平，HPGA没有发动，故只有第二性征早现，没有性腺的发育。部分性中枢性性早熟(PICPP)是CPP的特殊类型，其机制不完全明确，多数认为是HPGA部分被激活，表现为单纯性乳房早发育或单纯性阴毛早现，大部分PICPP患儿病程呈自限性，少数会转化为完全性的CPP。性早熟的病因分类见表13-1。

**表13-1　性早熟的病因分类**

| 性早熟的病因分类 |
|---|
| 中枢性性早熟(GnRH依赖性) |
| 　特发性 |
| 　中枢神经系统异常 |
| 　　获得性(放疗、炎症、外伤、手术、肿瘤、积水、颅内压升高) |
| 　　先天性(蛛网膜囊肿、脑积水、下丘脑异构瘤、鞍上囊肿、中隔-视神经发育不良) |
| 　其他：原发性甲状腺功能减低，继发于长期接触甾体激素等 |
| 外围性性早熟(非GnRH依赖性) |
| 　肾上腺疾病 |
| 　　先天性肾上腺皮质增生症、肾上腺肿瘤等 |
| 　性腺肿瘤 |
| 　　卵巢肿瘤、畸胎瘤、睾丸间质细胞瘤等 |

续表

| |
|---|
| 外源性甾体激素摄入 |
| 其他:McCune-Albright 综合征、肝母细胞瘤等 |
| 部分性中枢性性性早熟 |
| 单纯性乳房早发育 |
| 单纯性阴毛早发育 |
| 单纯性早初潮 |

【病史要点】

1. 详细询问性发育的时间、顺序、是否呈进行性以及进展速度。

2. 详细询问近期是否接触避孕药和其他含激素的保健品或药物。

3. 了解有无窒息、产伤、颅脑外伤和感染的病史。

4. 了解父母青春期发动的年龄。

5. 了解生活环境、饮食习惯、生长和智力情况。

【体检要点】

1. 评估第二性征发育程度(按 Tanner 标准分期),乳房、外阴有无着色,处女膜有无水肿。乳房、睾丸双侧大小和质地。

2. 皮肤有无咖啡斑、色素沉着、水肿和多毛。

3. 身高、体重、智力、甲状腺大小,腹部有无肿块。

【辅助检查】

1. 下丘脑-垂体-性腺轴激素检查

(1)基础血清促卵泡素(FSH)、促黄体素(LH)、雌二醇($E_2$)或睾酮(T)水平。

(2)促性腺激素释放激素激发试验。

2. 骨龄检查。

3. 颅脑 MRI 或 CT。

4. 盆腔超声检查　子宫、卵巢、卵泡。

5. 睾丸超声检查。

6. 其他(选择性)　血清绒毛膜促性腺激素(hCG)、脱氢表雄酮(DHS)、雄烯二酮($A_2$)、双氢睾酮(DHT)、17-羟孕酮(17-OHP)、肾上腺促皮质激素(ACTH)和肾上腺 CT 检查。

【诊断要点】

1. 中枢性性早熟　以下诊断依据中 1～3 条是必须具备的,4～6 条在中枢性和外周性性早熟均可表现。

(1)第二性征提前出现,并按正常发育程序进展。

(2)血清促性腺激素升高达青春期水平:①LH基础值:第二性征已达到青春中期程度并LH基础值>5.0IU/L;②GnRH激发试验呈青春期反应:LH峰值:女孩>12.0IU/L,男孩>25.0IU/L;LH峰/FSH峰>0.6~1.0(放射免疫法);或两性LH峰值>5.0IU/L,LH峰/FSH峰>0.6(化学发光法)。

(3)性腺增大:女孩在超声下见卵巢容积>1ml,并可见多个直径>4mm的卵泡;男孩睾丸容积>4ml。

(4)线性生长加速。

(5)骨龄超越年龄1年或1年以上。

(6)血清性激素升高至青春期水平。

2. 外周性性早熟

(1)第二性征提前出现(符合定义的年龄)。

(2)性征的发育不按正常发育程序进展。

(3)血清促性腺激素在青春前期水平。

(4)性腺大小在青春前期水平。

**【鉴别诊断】**

1. 单纯性乳房早发育　即PICPP,多见于2岁以内的女孩,乳房发育可单侧或双侧,一般维持在TannerⅡ~Ⅲ期,无其他副性征共存。与CPP不同,GnRH激发后FSH明显升高,而LH升高不明显(多数<5.0IU/L),且LH峰/FSH峰<0.6。大部分PICPP患儿发育的乳房会自行消退,少数可在无任何先兆的情况下转化为CPP。

2. 外周性性早熟可以转化为CPP,如先天性肾上腺皮质增生症(CAH)、McCune-Albright综合征等在长期高雌激素血症暴露下,骨龄加速,当骨龄进展到一定程度就可能转化为CPP。

**【病情观察及随访要点】**

1. 观察男女童性征发育的进展情况,女童是否出现月经、男童是否有遗精等。

2. 随访患者身高增长、骨龄进展情况。

**【治疗】**

1. 真性性早熟的治疗

(1)治疗的原则:核心是改善患儿成年后的终身高(FAH),控制性发育的速度,预防月经早潮,恢复其实际年龄应有的心理行为。

如果能找到病因的对因治疗,肿瘤大多采取外科治疗,甲状腺功能低下用甲状腺激素替代治疗。单纯性乳房早发育可密切观察,暂时无须治疗。

(2)药物治疗

1)促性腺激素释放激素类似物(GnRH-a):制剂有曲普瑞林(triptorelin)(商品名:达菲林、达必佳)和醋酸亮丙瑞林(leuprorelin)(商品名:抑那通)。GnRH-a能有效抑制LH的分泌,使性腺暂停发育,性激素下降到青春前期水平,骨成熟减缓,延长生长年限,改善最终成年期身高。

用药指征:①骨龄大于年龄2岁或以上,女孩骨龄≤11.5岁,男孩骨龄≤12.5岁;②预测成年期身高,女孩<150cm,男孩<160cm,或低于其遗传靶身高-2$s$;③骨龄/年龄>1,骨龄/身高年龄>1,或以骨龄判断的身高SDS<-2$s$;④性发育进程迅速,骨龄的增长大于年龄的增长。

慎用的指征:以下情况改善成年身高效果较差,要慎重考虑。①女孩骨龄>11.5岁,男孩骨龄>12.5岁;②遗传靶身高低于正常参考值2个标准差。

不宜用药的指征:对剩余生长潜能较小,单用GnRH-a不能有效改善成年期身高者。①女孩骨龄≥12.5岁,男孩骨龄≥13.5岁;②女孩初潮后或男孩遗精后1年。

暂时不需治疗的指征:①性发育进程缓慢,骨龄的增加不超过年龄的增加;②骨龄和身高同步提前,身高年龄≥骨龄,预测成年期身高不受损者。

常用剂量:首剂80~100μg/kg,2周后加强1次,以后每4周1次。用药3个月复查GnRH激发试验,可根据性腺轴的抑制情况适当加减药物剂量,维持量一般60~80μg/kg。治疗过程中每2~3个月测量身高及检查副性征,每6个月复查骨龄,女孩同时复查子宫、卵巢B超。

疗程:疗程一般2年左右,骨龄达到12~12.5岁可停止治疗。对年龄较小就开始治疗者,若年龄已追赶上骨龄,且骨龄达到正常青春期启动年龄(≥8岁),预测身高达到其遗传靶身高时可以停药。

副作用:长期使用GnRH-a无严重的不良反应报道。有人认为有增加多囊卵巢综合征(PCOS)的风险,尤其是有阴毛早现或胰岛素抵抗的人群PCOS的风险更大。部分患儿在治疗0.5~2年后生长速度减慢,若生长速度低于4cm/yr,此时单用GnRH-a不能有效改善成年期身高,应当联合基因重组人生长激素(GH)治疗。GH宜采取药理治疗量,0.15U/(kg·d),要掌握好适应证。

2)甲羟孕酮:甲羟孕酮(安宫黄体酮,medroxyprogesterone)为一高效的孕激素,它能反馈抑制垂体分泌促性腺激素,使性激素水平下降,性发育得到抑制。但此类药不能延缓骨的成熟,因此不能改善最终身高。长期使用可引起垂体 ACTH 分泌受抑制、体重增加、肝功能受损。剂量为每天 20～60mg，分 3 次服用；或甲地孕酮(megestrol)剂量为每天 6～8mg，分 3 次服用。出现疗效后逐渐减量维持。定期随访肝功能。

3)达那唑：达那唑(danazol)系睾酮类的衍生物，兼有蛋白同化作用。可反馈抑制垂体分泌促性腺激素，并作用于卵巢影响性激素的合成，使雌激素水平下降，性发育得到抑制。达那唑有轻度的雄激素作用，用药期间可出现水肿、多毛、痤疮等男性化表现。有一定的肝毒性作用，要定期随访肝功能。剂量为每天 5～10mg/kg，分 1～2 次服用。

4)中医中药：中医认为性早熟的病机是肾阴虚相火旺。治疗宜滋肾阴泻相火。生药有生地、炙龟板、黄柏、知母等；成药有大补阴丸和知柏地黄丸。适用于对病情相对较轻、年龄较小、骨龄提前小于 1 年的患儿。

2. 外周性性早熟的治疗　外周性性早熟按不同的病因分别处理，如各类肿瘤的手术治疗，先天性肾上腺皮质增生症用皮质醇替代治疗，外源性甾体激素摄入暂时无须治疗。

**【预防】**

避免误服避孕药。

(雷培芸)

## 第五节　先天性肾上腺皮质增生症

**【概述】**

先天性肾上腺皮质增生症(congenital adrenal hydroxylase，CAH)是肾上腺皮质激素合成途径中酶缺陷，导致皮质醇合成不足，继发下丘脑 CRH 和垂体 ACTH 代偿分泌增加，导致肾上腺皮质增生症的一组疾病。属常染色体隐性遗传病。其中 21-羟化酶缺乏最常见，约占 90%以上。根据不同的临床表现分为三型：失盐型、单纯男性化型及非典型 21-羟化酶缺陷症。

**【病史要点】**

1. 失盐型　女性患儿由于出生时外生殖器异常，伴发皮肤色素沉着和失盐表现，易于诊断。故生后外生殖器异常、未触及睾丸、染色体核型为 46，XX 者，首先考虑 21-OHD。男性患儿外生殖器多正常，诊断较为困难。当新生儿期出现失盐表现，血电解质示低钠、高钾者，伴皮肤色素沉着，应首先考虑 21-OHD。

2. 单纯男性化型　多在2岁后出现阴毛早现、面部多毛、阴茎增大、生长加速伴骨龄提前等周围性性早熟表现。在受累女孩多表现为外生殖器男性化。未早期诊断的女孩也渐出现阴毛早现、多毛、生长骨龄加速等周围性性早熟表现。而两性周围性性早熟到一定年龄时触发中枢性性早熟。未治疗女孩阴蒂进一步增大，多毛、痤疮，乳房发育不良，月经紊乱，原发性闭经或继发性闭经，类多囊卵巢综合征样表现。

3. 非典型21-羟化酶缺陷症　临床症状出现更晚，一般表现为青春期前或围青春期出现周围性性早熟伴男性化表现，生长加速伴骨龄提前，阴毛早现伴脱氢表雄酮升高，雄激素增高的体征或无症状。

**【体检要点】**

1. 重视出生时外生殖器检查，女孩多表现为外生殖器男性化，表现为阴蒂肥大，增长似阴茎，阴唇不同程度融合。男孩外生殖器多正常。

2. 皮肤不同程度色素沉着，尤以外生殖器、乳晕、牙龈、皮肤皱褶处明显。

3. 小婴儿出现体重不增或下降、脱水体征、肢端循环。

4. 周围性性早熟的体征　男孩，多在2岁后出现阴毛早现、面部多毛、阴茎增大、生长加速等周围性性早熟表现，其与中枢性性早熟的显著差别是睾丸不增大，为青春期前睾丸大小。受累女孩多表现为阴蒂肥大，增长似阴茎，阴唇不同程度融合。未早期诊断的女孩也渐出现阴毛早现、多毛、生长加速等周围性性早熟表现。

5. 青春期前或围青春期出现周围性性早熟伴男性化表现。

**【辅助检查】**

1. 17-OHP增高是其标志性临床诊断依据。急诊测定血17-OHP、ACTH、睾酮、肾素或肾素活性、醛固酮、电解质、脱氢表雄酮等明确诊断。

2. 急诊进行内生殖器、肾上腺超声检查、染色体核型或快速FISH性染色体检查明确性别。

3. 骨龄提前、阴毛早现时常伴脱氢表雄酮升高。

4. 性激素激发试验明确是中枢性或周围性性早熟。

**【诊断要点及鉴别诊断】**

1. 诊断要点

(1)失盐型：生后体重不增、消瘦、脱水、皮肤色素沉着、低血钠、高血钾，伴17-OHP等增高。

(2)单纯男性化型：周围性性早熟伴17-OHP等增高。

(3)非典型:需 ACTH 兴奋试验或基因检查确诊。

2. 鉴别诊断

(1)皮肤色素沉着需与发绀鉴别:皮肤色素沉着分布不均匀,以外生殖器、乳晕、牙龈、皮肤皱褶处明显。发绀为毛细血管丰富处、甲床等明显。

(2)女孩的外生殖器异常需与其他性发育异常鉴别:21-羟化酶缺陷症女孩外生殖器不同程度男性化,但不能触及睾丸。用染色体核型等相鉴别。

(3)低钠高钾需与肾功能不全鉴别:肾功能不全者有小便、肾功能等改变。

**【病情观察及随访要点】**

失盐型一经诊断,开始正规治疗。

随访及药物剂量调整:<3 个月常需要每月一次监测,>3 个月～2 岁需要每 3 个月一次,>2 岁每 6 个月一次随访监测,监测指标包括体重、身高、血压、骨龄、血电解质、血 17-OHP、睾酮、ACTH、肾素活性、醛固酮等。根据 17-OHP、睾酮、ACTH 调整糖皮质激素剂量,根据血压、肾素活性、电解质等调整盐皮质激素剂量,应将睾酮、雄烯二酮、肾素活性控制在同年龄同性别的正常范围内,而 17-OHP 应控制在轻度升高,高于正常水平。17-OHP 在正常水平提示治疗过度。

定期随访骨龄、身高、体重和性征的发育。

**【治疗】**

治疗的目的:治疗的目标是替代所缺皮质激素,同时,抑制肾上腺性激素,抑制 21-羟化酶反应前皮质类固醇的过多分泌;防止男性化,维持正常的生长发育,保护生育潜能。故治疗剂量大于生理需要量。

1. 失盐型的治疗

(1)糖皮质激素:在婴儿期,为降低显著升高的肾上腺性激素所需要氢化可的松(HC)的初始治疗剂量常高达 25～50mg/($m^2$·d),而后续控制治疗剂量多为 10～15mg/($m^2$·d)。氢化可的松是首选制剂。醋酸可的松需要在体内进一步转变为生物活性形式,故不作为首选。当线性生长完成后,可选用长效激素,如泼尼松或泼尼松龙,剂量 2～4mg/($m^2$·d),分为一天 2 次;地塞米松 0.25～0.375mg/($m^2$·d),一天一次。

(2)盐皮质激素:所有失盐型均需要盐皮质激素氟氢可的松治疗,剂量多为 0.05～0.3mg/d,盐皮质激素补充能有效减少糖皮质激素的用量。

(3)食盐的补充:在婴幼儿时期常需要1～3g/d,分数次服入。

(4)应激时处理:由于应激时正常人体内的皮质醇水平明显升高,故CAH患儿在应激时应增加糖皮质激素的剂量。当CAH患者能口服药物时,应激剂量是维持剂量的2～3倍。当某些严重疾病(如骨折、肺炎)时,口服应激剂量应维持2～3天。对不能口服、创伤和手术时,CAH患儿应给予肌注或静脉输注氢化可的松。

(5)外科治疗:对生殖器异常的CAH女孩应予以外科手术,手术目标:①构建女性外生殖器;②构建功能正常的尿道;③尽量保留成人期性功能和生育功能。手术包括阴蒂成形术、阴唇成形术和阴道成形术。轻度阴蒂延长不必要手术治疗,阴道成形术的手术时机推荐2～6个月时,1～10岁年龄之间尽量避免生殖器的手术探查。

(6)CAH外科手术时:进手术室前肌注氢化可的松100mg/m²,术中静滴氢化可的松100mg/m²,术后分3～4次静滴氢化可的松100mg/(m²·24h),病情稳定后逐渐减量,每天减50%直至口服维持剂量。当术后大剂量氢化可的松超过5天以上,需间隔几天一次减量。

(7)肾上腺危象治疗:有休克时,30～60分钟内静脉推注糖盐水(5%葡萄糖生理盐水)450ml/m² 扩容,而后继续按3200ml/(m²·d)纠正脱水,静脉滴注至病情稳定。氢化可的松每次2.5～5mg/kg,q6～8h,病情稳定后逐渐减量,每天减50%直至口服维持剂量。严重低血糖时,静脉输注10%葡萄糖液2～4ml/kg纠正低血糖;高血钾时,当心电图改变只有高尖T波时应密切随访观察,当出现其他心电图改变时应紧急处理,措施包括:①10%葡萄糖酸钙0.5ml/kg;②葡萄糖胰岛素联合输注(即5～6g葡萄糖联合一个单位胰岛素);③纠正酸中毒。

2. 单纯男性化型的治疗　早期诊断(新生儿筛查或外生殖器异常的女孩)的患儿在婴幼儿期需要氢化可的松和氟氢可的松,以后则根据血压及肾素活性决定是否继续用盐皮质激素治疗。以周围性性早熟就诊的患儿需要氢化可的松治疗,如肾素活性升高,可加用氟氢可的松治疗(12.5～37.5μg/d),可减少氢化可的松的剂量。当出现中枢性性早熟时应加用GnRH治疗,治疗至女孩骨龄12岁6个月,男孩骨龄13岁。

3. 非典型21-羟化酶缺陷症治疗　激素仅用于有症状的患者,对于那些骨龄提前伴预测身高异常的患儿,多毛、严重痤疮、月经紊乱、睾丸肿块和不孕、不育的患者可予以激素治疗。

在女性，有高雄激素血症、月经紊乱、不孕时才能予以激素治疗。但月经不规则、痤疮常需要地塞米松每天 0.25mg/m² 持续 3 个月，而多毛则需要 30 个月的治疗，所以非典型 CAH 女性多选用口服避孕药和抗雄激素治疗。

在非典型 CAH 男性，只有在肾上腺残余瘤或精子减少症时才用激素治疗

4. 治疗高雄激素血症 一些典型和非典型 CAH 需要口服避孕药，其目的是调节月经周期，预防卵巢型多囊卵巢综合征。对于严重的高雄激素血症，口服避孕药和抗雄激素药物（环丙孕酮和螺内酯）可能有效，两者治疗高雄激素血症，尤其对于多毛，优于激素。

**【预防】**

1. 产前诊断，产前治疗，预防女性患儿的外生殖器男性化。早期治疗，预防失盐的发生及相应损害。

2. 早期诊断单纯男性化和非典型患者，预防其骨龄提前和相关症状发生，预防非典型患者向多囊卵巢综合征发展。

（朱 岷 熊 丰）

## 第六节 儿童糖尿病

**【概述】**

儿童糖尿病（diabetes mellitus，DM）是由于胰岛素缺乏所造成的糖、脂肪、蛋白质代谢紊乱症。分为原发性和继发性两类。原发性糖尿病又可分为：①1 型糖尿病：由于胰岛 β 细胞破坏，胰岛素绝对分泌不足所造成，必须使用胰岛素治疗，故又称胰岛素依赖性糖尿病；②2 型糖尿病：由于胰岛细胞分泌胰岛素不足或靶细胞对胰岛素不敏感（胰岛素抵抗）所致；③青少年成熟期发病型：是一种罕见的遗传性 β 细胞功能缺陷症，属常染色体显性遗传。继发性糖尿病大多由一些遗传综合征和内分泌疾病所引起。95%的儿童糖尿病为 1 型糖尿病，2 型糖尿病较少，但随着儿童肥胖症的增多而有增加趋势。

**【病史要点】**

1. 多饮、多尿、多食和体重下降（即三多一少）发生的时间和进展程度。是否伴倦怠乏力、精神不振、反复感染。是否伴神志改变、恶心、呕吐、腹痛、关节或肌肉疼痛。

2. 详细询问有无糖尿病家族史。

3. 了解有无流行性腮腺炎病史及胰腺炎病史。

4. 既往治疗情况，是否用过胰岛素，有无突然中断胰岛素治疗。

【体检要点】

1. 消瘦程度，生长发育有无落后。

2. 有无脱水征、呼吸深长，呼吸有无酮味，有无神志改变。

3. 体格发育，肝脏大小，有无腹胀、腹压痛。

4. 血压、呼吸、心率、心音、四肢末端循环。

【辅助检查】

1. 尿液检查 尿糖、尿酮体、尿蛋白。

2. 血液检查 血糖、血脂、血气分析、糖化血红蛋白、电解质、肝肾功能。

3. 葡萄糖耐量试验。

4. 胰岛素及C肽释放试验。

【诊断要点及鉴别诊断】

典型病例症状为多饮、多尿、多食和体重下降（即三多一少）。空腹血糖≥7.0mmol/L，随机血糖≥11.1mmol/L，尿糖阳性。对有多饮、消瘦、遗尿症状的患儿，或有糖尿病家族史者，或有不明原因的脱水、酸中毒的患儿，都应考虑本病的可能性，避免误诊。胰岛素、C肽释放试验有确诊意义。

本病应与下列情况相鉴别：

1. 婴儿暂时性糖尿 病因不明，可能与患儿胰岛β细胞功能发育不够成熟有关。多在出生后6周内发病，表现为发热、呕吐、体重不增、脱水等症状。血糖增高，尿糖及酮体阳性，给予小剂量的胰岛素即可恢复。需进行葡萄糖耐量试验和长期随访。

2. 糖尿病高渗性非酮症性昏迷 糖尿病昏迷伴高血糖（血糖往往达41.7mmol/L以上），但无酸中毒，血、尿酮体无明显增高者要考虑。患者血浆渗透压>310mmol/L，有时可达371mmol/L。

【病情观察及随访要点】

1. 注意精神、食欲、生长发育情况、有无合并感染。

2. 每天监测血糖或尿糖，根据血糖或尿糖结果，可每2天调节1次胰岛素，避免发生低血糖。

3. 运动前减少胰岛素用量或加餐，避免发生运动后低血糖。

4. 积极预防微血管继发损害所造成的肾功能不全、视网膜和心肌等病变。

【治疗】

1. 胰岛素治疗 糖尿病初治患者先用短效胰岛素（RI）治疗，初始剂量每天0.5～1.0U/kg，分4次，于早、中、晚餐前30分钟皮下注射，晚睡前再注射一次（每天总量分配：早餐前30%，中餐前30%，晚餐前30%，睡前10%），病情控制后可取消晚睡前的一次。病初患者也可一开始就用中效胰岛素（NPH）加短效胰岛素（RI）治疗，按2∶1混合，每天皮下注射2次：早餐前30分钟，2/3总量；晚餐前30分钟，1/3总量。

应根据血糖检测调整胰岛素用量，具体方法如下：如果早餐后2小时血糖高或午餐前血糖高，则增加早餐前的RI；如果午餐后2小时或晚餐前血糖高，则增加早餐前的NPH；如果晚餐后2小时或睡前血糖高，则增加晚餐前的RI；早上空腹血糖高，可增加晚餐前的NPH。

2. 糖尿病酮症酸中毒的治疗

（1）体液治疗：体液治疗主要针对脱水、酸中毒和电解质紊乱。酮症酸中毒时脱水量约为100ml/kg，一般为等渗性脱水，按下列原则输液：

输液开始的第一小时，按20ml/kg快速静滴0.9%氯化钠溶液，以纠正血容量、改善血循环和肾功能。第2小时，按10ml/kg静滴0.45%氯化钠溶液。当血糖<17mmol/L后，改用含有0.2%氯化钠的5%葡萄糖液静滴。要求在开始的12小时内至少补足累积丢失量的1/2，在此后的24小时内，可视情况按60～80ml/L静滴同样的液体，以供给生理需要量和补充继续丢失量。

患儿在输液开始前由于酸中毒、分解代谢和脱水的共同作用血清钾较高，但总体体内缺钾严重。随着液体的输入，尤其是应用胰岛素后，血钾迅速降低。因此，在患儿开始排尿后应立即在输入液体中加入氯化钾溶液，一般每天2～3mmol/kg，输液浓度不得>40mmol/L。

酮症酸中毒时的酸中毒主要是由于酮体和乳酸的堆积，补充水分和胰岛素可以矫正酸中毒。为了避免发生脑细胞酸中毒和高钠血症，对酮症酸中毒不宜常规使用碳酸氢钠溶液，仅在pH<7.1、$HCO_3^-$<12mmol/L时，可按2mmol/L给予1.4%碳酸氢钠溶液静滴，先用半量，当血pH≥7.2时即停用，避免酸中毒纠正过快加重脑水肿。

在治疗过程中，应仔细检测生命体征、电解质、血糖和血气分析，以避免酮症酸中毒治疗过程产生并发症，如脑水肿其表现为：头痛、呕吐、意识不清和嗜睡等。

（2）胰岛素治疗：糖尿病酮症酸中毒时多采用小剂量胰岛素静滴治疗。将正规胰岛素（短效）25U/kg加入等渗盐水250ml中，按每小时0.1U/kg，从另一静脉通道缓慢匀速输入。输入1～2小时后，复查血糖以调整输入量。当血糖<17mmol/L后，改用含有0.2%氯化钠的

5%葡萄糖液静滴，并停止静滴胰岛素，改为皮下注射，每次0.25U/kg，每6小时1次，直至患儿进食、血糖稳定为止。

(3)控制感染：酮症酸中毒常并发感染，应在治疗的同时采用有效的抗生素治疗。

3. 饮食治疗

(1)每天总热量需要量：每天总热量的需要量应满足正常生长发育。按下列公式计算：每天总热量kcal（千卡）＝1000＋（年龄×80～100），对年幼儿宜稍偏高。此外，还要考虑体重、食欲及运动量。

(2)食物的成分和比例：饮食中能量的分配为：蛋白质15%～20%，碳水化合物50%～55%，脂肪30%。蛋白质成分在3岁以下应稍多，其中1/2以上应为动物蛋白，因其含有必需的氨基酸。碳水化合物则以含纤维素高的（如粗粮）为主，因其造成的血糖波动较小。应避免蔗糖等精制糖。脂肪应以含多价不饱和脂肪酸的植物油为主。蔬菜选用含糖较少的蔬菜。

4. 运动治疗 运动可减少胰岛素用量，坚持每天运动有利于摄入热量和胰岛素用量的调节，并能控制体重及促进心血管功能。

**【预防】**

积极预防感染性疾病，如风疹病毒、腮腺炎病毒及柯萨奇病毒等，加强锻炼，提高自身免疫力。

（王付丽 熊 丰）

## 第七节 低血糖症

**【概述】**

各种原因导致血糖浓度低于正常水平称低血糖症（hypoglycemia），是儿童特别是新生儿和婴幼儿时期常见的代谢紊乱。新生儿生后24小时内低于2.2mmol/L（40mg/dl），24小时后低于2.8mmol/L（50mg/dl），为新生儿低血糖症。婴儿及儿童时期血糖低于2.8mmol/L（50mg/dl）为低血糖症。葡萄糖是细胞能量代谢的主要原料，发育中的脑组织对低血糖极为敏感，反复或持续性低血糖可产生不可逆的脑损伤，导致大脑发育延迟和癫痫发作。按发生时间分为：①新生儿时期低血糖；②婴儿及儿童时期低血糖。新生儿时期低血糖：多由于早产或成熟障碍，主要与酶底物储存不足、酶基因缺陷、高胰岛素血症及激素水平不足有关。发病率约1.5%～3%，是新生儿疾病的重要原因。婴儿及儿童时期低血糖：此时期低血糖少见，多由于轻度高胰岛素血症、激素缺乏或先天性代谢缺陷所致。

**【低血糖症的分类】**

1. 新生儿暂时性低血糖

(1)酶底物不足和酶功能不成熟:可见于正常新生儿,但高危新生儿的发生率数倍增加,如早产儿、小于胎龄儿(small for gestational age,SGA)、双胎体重较轻者、呼吸窘迫患儿、母亲患毒血症新生儿等。

(2)高胰岛素血症:糖尿病母亲的婴儿、胎儿红细胞增多症的婴儿、一些围产期窒息和SGA的婴儿可出现暂时性的高胰岛素血症而促使低血糖的发生。

2. 新生儿、婴儿或儿童持续性低血糖

(1)高胰岛素血症:见于$K_{ATP}$通道缺陷、葡萄糖激酶的活性突变、谷氨酸脱氢酶的活性突变、β细胞增生、β细胞腺瘤和Beckwith-Wiedemann综合征、先天性糖基化异常等。

(2)拮抗激素缺乏:见于垂体功能减退症、生长激素缺乏、ACTH缺乏、肾上腺皮质功能减退症、胰高糖素缺乏、肾上腺素缺乏等。

(3)酶底物水平缺陷:酮症低血糖、支链性酮尿(枫糖尿病)。

(4)糖原贮积病:葡萄糖-6-磷酸酯酶的缺乏(糖原贮积病Ⅰ型)、淀粉-1,6-葡萄糖苷酶缺乏(糖原贮积病Ⅲ型)、肝磷酸化酶缺乏(糖原贮积病Ⅵ型)、糖原合成酶缺陷。

(5)糖异生紊乱:肉碱缺乏、中长链乙酰辅酶A脱氢酶缺乏、急性乙醇中毒、丙戊酸摄入水杨酸中毒、果糖-1,6-二磷酸酶缺乏、丙酮酸羧化酶缺乏、磷酸烯醇丙酮酸羧激酶缺乏。

(6)其他酶缺陷:半乳糖血症、果糖不耐受症。

(7)系统性疾病:严重的系统性疾病与婴儿和儿童低血糖有关,如新生儿败血症、严重营养不良、肠吸收不良、高黏滞综合征、心力衰竭、肾衰竭等。

**【病史要点】**

1. 临床表现　包括自主神经系统激活及肾上腺素释放和脑组织低血糖的一系列症状两方面。在年龄大的儿童表现为出汗、神经质、颤抖、无力、心悸、饥饿感、恶心呕吐、头痛、神志恍惚、意识混乱、性格异常、注意力不集中、视力障碍、嗜睡、昏迷和抽搐等。在婴儿,以上表现可很轻微,以致临床上容易被忽视,表现为发作性发绀、呼吸暂停、窒息、拒食、体温过低、肌张力下降、间歇性委靡不振、食欲缺乏、嗜睡和抽搐。在新生儿,瞬间低血糖可没有症状。长期低血糖可因多食而肥胖。

2. 低血糖的症状无特异性，非常重要的是证实症状发生与低血糖同时出现，并随血糖的恢复而症状消失。

3. 应注意询问新生儿孕期、出生体重、是否双胎、有无围产期窒息、呼吸窘迫、喂奶时间。母亲孕期疾病(糖尿病、妊娠高血压疾病等)。婴儿或儿童询问与进食和食量的关系、过疲劳或感染史、药物史(乙醇、丙戊酸、水杨酸)。以前有无类似发作、家族类似病史和家族遗传代谢病史。

**【体检要点】**

1. 低血糖发作时的体征　注意有无面色苍白、多汗、心动过速、颤抖、肢端凉、皮肤湿冷等交感神经兴奋体征；有无神志恍惚、意识混乱、性格异常、注意力不集中、视力障碍、嗜睡、昏迷和抽搐等脑组织低血糖的体征。小婴儿特别注意发作性发绀、呼吸暂停、窒息、拒食、体温过低、肌张力下降、间歇性委靡不振、食欲缺乏、嗜睡和抽搐等。

2. 巨大儿、体型肥大　注意高胰岛素血症、糖尿病母亲的婴儿、Beckwith-Wiedemann 综合征。

3. 肝大　注意糖代谢酶缺乏。

4. 皮肤色素沉着　注意肾上腺皮质功能低下。

5. 男性婴儿小阴茎　注意垂体功能低下。

6. 尿异味　注意先天性代谢异常，如枫糖尿病。

7. 系统性疾病的症状体征。

**【辅助检查】**

1. 空腹血糖及随机血糖、血尿酮体、血气分析、血电解质、血氨、血乳酸、血脂、胰岛素、生长激素、皮质醇、甲状腺素、ACTH、胰高血糖素、肾上腺素等，必要时串联质谱遗传代谢分析。

2. 在低血糖症状出现时，了解病因很关键的检查是静脉或肌内注射 30μg/kg 胰高糖素，注射前和注射 30 分钟后采血查葡萄糖、游离脂肪酸、酮体、乳酸、尿酸、胰岛素、生长激素、皮质醇、甲状腺激素($T_4$、$T_3$、TSH)、胰高血糖素等。

3. 在无低血糖症状时，可在严密监护下禁食 24～36 小时，激发低血糖的出现，并行第 2 项检查。但怀疑脂肪酸氧化缺陷时，禁食试验为禁忌。

4. 胰腺 B 超、CT。

5. 有指征行肝活检，测定酶。

6. 怀疑青少年低血糖，行口服糖耐量试验。

**【诊断要点及处理】**

1. 新生儿暂时性低血糖　低血糖一般在生后6～10小时发生，多见于高危新生儿。处理提倡产后尽早母乳喂养（出生或产后4～6小时内），单靠喂养不能维持血糖在2.8mmol/L以上时应静脉输入葡萄糖6～8mg/(kg·min)。婴儿通常在出生2～3天后能自行维持其血糖水平。

2. 高胰岛素血症　多见于婴儿期，重症生后第一天出现低血糖，轻症生后几周至几个月后才表现出来。低血糖时血浆中胰岛素常超过5～10μU/ml，胰岛素/葡萄糖比值大于0.4。酮体、游离脂肪酸水平低，酸中毒不明显，注射胰高糖素血糖升高大于40mg/dl。纠正低血糖要求的葡萄糖输入速度常大于10～15mg/(kg·min)。处理：中央静脉导管给予高张15%～20%葡萄糖溶液。肌内注射氢化可的松5mg/(kg·24h)，q8h。或口服泼尼松1～2mg/(kg·24)，q6～12h。口服二氮嗪10～25mg/(kg·24h)，q6h。皮下注射奥曲肽20～50mg/(6～12h)。药物不能控制低血糖时行胰腺次全切除术。

3. 激素缺乏　肾上腺皮质功能不全易发生低血糖，见于先天性肾上腺皮质增生症、先天性肾上腺发育不全、肾上腺出血、ACTH缺乏，电解质紊乱、低血钠、高血钾和外生殖器畸形、皮肤黏膜色素沉着等可提供诊断线索。新生儿低血糖合并男性小阴茎提示垂体功能低下。低血糖时，生长激素水平小于10U/L提示生长激素缺乏症。一经诊断明确，相关激素替代治疗可明显改善症状。

4. 酮症低血糖　1～6岁儿童低血糖最常见原因，多8～9岁自动缓解。低血糖的典型发作常出现在合并疾病期间，食物摄入受限时；或有进食不足和不进晚餐病史；或常发生在夜间长时间处于空腹状态和延迟早餐时。酮症低血糖的特点：血糖及胰岛素水平低，而血和尿酮体增高。胰高糖素刺激试验时血糖升高正常。禁食12～24小时可诱发低血糖发作。经典的治疗是高碳水化合物、高蛋白饮食，每天多餐喂养。疾病期间注意检查尿酮体，鼓励饮用高糖饮料，必要时6～8mg/(kg·min)的葡萄糖静脉输注，以避免严重低血糖发生。

5. 枫糖尿病　该病为酶底物缺乏。表现为出生3～5天开始拒食，反应差，惊厥，昏迷，角弓反张，多在婴儿早期死亡。婴儿晚期发病者，有低血糖发作、共济失调、嗜睡、行为异常，可有智力障碍，尿出现枫糖味，严重者发生惊厥、昏迷。血及尿中亮氨酸、异亮氨酸与缬氨酸等支链氨基酸水平显著增多。治疗方法是急性发作时腹膜或血液透析、低支链氨基酸饮食、大剂量维生素$B_1$和肝移植。

6. 糖原贮积病 表现为饥饿性低血糖、生长不良、肝大、腹部膨隆、慢性酸中毒、血乳酸、尿酸、丙酮酸增高和高脂血症。胰高糖素刺激试验时血乳酸升高而血糖无反应。肝组织活检和酶活性测定可明确诊断。白天多餐进食结合夜间持续鼻饲高碳水化合物或玉米淀粉治疗，可改善症状。肝移植术可长期治愈本病。

7. 脂肪酸代谢缺陷 引起糖异生紊乱。各种先天性酶缺陷引起卡尼汀和脂肪酸代谢缺陷多见于卡尼汀缺乏和中长链脂肪酸脱氢酶的缺乏。表现为空腹低血糖、肝大、肌张力低下、心肌病、低酮性代谢性酸中毒，严重者表现为严重复发性低血糖发作、Reye 综合征、昏迷、心跳呼吸暂停、婴儿猝死综合征。诊断需肝组织活检或成纤维细胞中酶活性测定。治疗是避免饥饿和补充肉碱。

8. 其他糖异生紊乱 急性乙醇中毒、丙戊酸摄入、水杨酸中毒、果糖-1,6-二磷酸酶缺乏、丙酮酸羧化酶缺乏、磷酸烯醇丙酮酸羧激酶缺乏，也可引起低血糖、肝大、酸中毒等相应表现。

9. 半乳糖血症 见于母乳或牛乳喂养。生后第一周发病，出现呕吐、拒食、烦躁不安，并伴有黄疸、消瘦、腹胀，严重者发生肝功能衰竭、出血甚至死亡。瘦小，反应差，智力发育障碍，白内障，肝大，肌力、肌张力可低下。尿还原糖阳性，而尿葡萄糖阴性，可有蛋白尿及氨基酸尿。用无乳糖饮食治疗。

10. 果糖不耐受症 主要表现在进食果糖后出现低血糖症状，常伴有黄疸、肝大、生长发育障碍。矮小，反应差，皮肤巩膜黄疸、多汗，腹胀，肝大。发作时血糖及空腹血糖降低。氨基酸尿、果糖尿(仅见于餐后)。红细胞测定：1-磷酸果糖醛缩酶缺乏。用非果糖饮食治疗。

**【病情观察及随访要点】**

1. 注意低血糖发作时交感神经兴奋和脑低血糖症状，特别是小婴儿的不典型表现。

2. 注意是否反复发作、与进食的关系、是否合并酸中毒、酮症、特殊汗尿味、肝脏大小。

3. 注意随访体格发育和神经系统发育。

**【预防】**

1. 避免过度饥饿。

2. 产前和新生儿遗传代谢筛查，早期诊断，尽早治疗。

(朱 岷 熊 丰)

# 第八节 21-三体综合征

**【概述】**

21-三体综合征(trisomy 21 syndrome)又称唐氏综合征(Down's syndrome)或先天愚型,是21号染色体呈三倍体而引起的常染色体畸变疾病。本病是人类最早发现、最为常见的染色体畸变。其在活产婴儿的发生率为1/600～1/1000。是导致儿童智力低下的常见原因,也是导致胎儿流产的主要原因之一。

**【病史要点】**

1. 家族史 患儿出生时父母的年龄,尤其是母亲的年龄。父母亲有无长期接触化学品、药品、放射线等可能致畸的物质。母孕期是否有羊水过多等表现,孕期是否做过唐氏筛查及羊水染色体检查。家族中有无类似患者。

2. 出生史 出生体重、身长。有无窒息、早产。

3. 喂养史 生后有无喂养困难、嗜睡。

4. 生长发育史 出生后患儿体格发育及智力发育有无落后。

5. 过去史 有无反复感染。有无先天性心脏病、白血病、先天性甲状腺功能减退症、白内障、脐疝、十二指肠闭锁等消化道畸形。

**【体检要点】**

1. 特殊面容 表情呆滞。睑裂小,眼距宽,外眦上斜,可有内眦赘肉。鼻梁低平。外耳小。硬腭窄小,常张口伸舌,流涎多。头小而圆,前囟大且闭合延迟,枕部扁平,婴儿颅缝较宽。皮肤光滑。头发细软而少,后发际低。颈短而宽,可有颈蹼。

2. 皮纹特点 通贯掌,轴三角(atd角)大于45°。

3. 手足表现 四肢短,手指粗短,小指尤其短,小指向内弯曲,只有一个横褶纹。中间指骨短宽,且向内弯曲。第4、5指桡箕增多。草鞋足,足底纹少。

4. 智能落后 不同程度的智力发育落后。随年龄增长有退行性变趋势。嵌合体患儿智能落后程度与异常细胞比例成正相关。

5. 生长发育迟缓 出生时体重、身长均较正常儿童低。生后体格发育、动作发育均迟缓。身材矮小、骨龄落后于实际年龄。出牙延迟且顺序异常。

6. 伴发畸形 50%患儿有先天性心脏病。其次是消化道畸形。男孩可有隐睾,成年后多无生育能力。女孩无月经,少数可有生育能力。先天性甲状腺功能减退症及白血病发生率高于正常人群。免疫功能低下，易患感染性疾病。可患白内障、晶状体浑浊。

7. 其他　韧带松弛，关节可过度弯曲，髌骨脱位，骨盆发育不良，肌张力低下。

**【辅助检查】**

1. 外周血染色体核型分析　可用于确诊本病。能对染色体核型进行分型：标准型：47，XX（或 XY），+21；易位型：46，XX（或 XY），-14，+t(14q21q)；嵌合型：46，XX（或 XY）/47，XX（或 XY），+21。

2. 荧光原位杂交技术（fluorescence in situ hybridization，FISH）是一种准确、灵敏、特异性高的检测方法。可用于确诊本病，便于计数更多细胞，利于计算嵌合体患者异常细胞百分比。

3. 其他检查　心脏彩超有助于诊断伴发的先天性心脏病；X 线钡餐有助于检查伴发的消化道畸形；甲状腺功能检查有助于诊断甲状腺功能减退症；眼科检查有助于了解有无白内障、晶状体浑浊。

**【诊断要点及鉴别诊断】**

1. 诊断要点　典型病例根据特殊面容、皮纹特点、智能落后及生长发育落后不难作出临床诊断。但应做外周血染色体核型分析确诊。新生儿或嵌合型症状不典型者更需进行外周血染色体核型分析或 FISH 分析确诊。

2. 鉴别诊断　注意与先天性甲状腺功能减退症、18-三体综合征等染色体疾病进行鉴别。

**【病情观察及随访要点】**

1. 随访智力及体格发育情况。

2. 注意有无合并感染。

3. 对于合并先天性心脏病的患儿随访心脏情况，注意心功能情况。择期介入或手术治疗。

4. 对于合并消化道畸形或白内障的患儿，根据病情选择手术治疗。

5. 对于合并先天性甲状腺功能减退症、白血病的患儿应给予相应治疗。

**【治疗】**

1. 本病无有效治疗，采取综合措施。对患儿进行体能训练，加强教育，培养生活自理能力与社会适应能力，帮助患儿掌握一定的生活及工作技能。

2. 注意预防感染，及时治疗已经发生的感染。

3. 对伴有先天性心脏病、消化道畸形、白内障或其他畸形的患儿，可手术矫治。

【预防】

1. 避免高龄妊娠。

2. 避免21q22q平衡易位携带者女性妊娠。

3. 婚前检查和生育指导，避免接触致畸、诱变物质。

4. 定期产前检查，进行唐氏筛查，高危孕妇可常规做羊水细胞或绒毛膜细胞染色体核型分析，进行产前诊断。

(宋　萃　熊　丰)

## 第九节　苯丙酮尿症

【概述】

苯丙酮尿症(phenylketonuria，PKU)是由于苯丙氨酸代谢途径中的酶缺陷引起的常染色体隐性遗传病，是先天性氨基酸代谢障碍中最常见的一种。因患儿尿中排出大量苯丙酮酸代谢产物而得名。病因分类：①经典型：占98%，是由于缺乏苯丙氨酸羟化酶所致；②四氢生物蝶呤缺乏型：占2%，是由于缺乏三磷酸鸟苷环化水合酶、6-丙酮酰四氢蝶呤合成酶、二氢生物蝶呤还原酶、甲醇胺脱水酶所致。本病发病率有种族和地域差异，我国发病率为1∶16 500，北方人群高于南方人群。

【病史要点】

1. 现病史　开始出现症状的年龄，症状明显时的年龄。有无智力发育落后、语言发育障碍，有无生长迟缓。有无抽搐、嗜睡、易激惹、行为异常，如兴奋不安、忧郁、多动、孤僻、攻击行为、自伤、自闭症、精神异常等。有无皮肤白皙、头发变黄、反复皮肤湿疹、皮肤干燥。尿及汗液有无鼠尿臭味。

2. 出生史　出生时体重、身长、反应等。出生后有无进行新生儿筛查，筛查结果如何。

3. 喂养史　出生后喂养情况，有无接受低苯丙氨酸饮食，添加辅食以哪类食物为主。

4. 生长发育史　出生后患儿体格发育、智力发育、动作及语言等发育情况。

5. 过去史　有无反复湿疹史。

6. 家族史　父母是否近亲婚配，母亲是否是PKU患者，家族中有无智力低下或类似患者。

【体检要点】

1. 一般情况　可有小头畸形、生长落后。

2. 皮肤黏膜　毛发、皮肤、虹膜色泽呈浅色，皮肤干燥，可见湿疹。

3. 神经系统　注意智力与运动发育是否落后。肌张力增高或降低、步态异常、腱反射亢进、角弓反张、手震颤、重复动作、兴奋不安或嗜睡、表情淡漠、流涎等。

4. 体味　尿液和汗液可有鼠尿臭味。

【辅助检查】

1. 筛查试验

(1)新生儿疾病筛查：是早期诊断苯丙酮尿症的重要措施。新生儿哺乳3天，针刺足跟采集外周血，滴于专用采血滤纸片，晾干后寄往筛查实验室进行苯丙氨酸浓度测定，如苯丙氨酸浓度大于切割值，进一步鉴别诊断和确诊。

(2)尿三氯化铁及2,4-二硝基苯肼试验：一般用于较大儿童的初筛，患儿常为阳性(尿中苯丙氨酸增多，出现绿色反应)。此法特异性较差，需做确诊实验。

2. 确诊实验

(1)血苯丙氨酸浓度测定：正常浓度＜120μmol/L(2mg/dl)。经典型PKU，苯丙氨酸浓度≥1200μmol/L(≥20mg/dl)。

(2)四氢生物蝶呤负荷试验：血苯丙氨酸浓度较高(＞600μmol/L)，直接给予口服四氢生物蝶呤片20mg/kg，$BH_4$服前、服后2、4、6、8、24小时分别取血测苯丙氨酸。经典型PKU患儿血苯丙氨酸浓度在服用四氢生物蝶呤前后无大改变，四氢生物蝶呤缺乏型患儿在服用4小时后血浆苯丙氨酸即明显下降。

(3)酶活性测定：外周血中的红细胞、白细胞或皮肤成纤维细胞内三磷酸鸟苷环化水合酶、6-丙酮酰四氢蝶呤合成酶、二氢生物蝶呤还原酶活性低下。

(4)基因诊断：现对苯丙氨酸羟化酶、6-丙酮酰四氢蝶呤合成酶、二氢生物蝶呤还原酶等基因缺陷可做基因突变检测。

3. 其他检查

(1)脑电图：约80％患儿有脑电图异常，可表现为高峰节律紊乱、局灶或多灶性棘波等。

(2)头颅CT或MRI：可见弥漫性脑皮质萎缩。

(3)智力测定：患儿有不同程度的智力低下，约60％属于重型低下(IQ低于50)，余为中、轻型，只有1％～4％未经治疗的经典型PKU患儿 IQ 大于或等于 80。

**【诊断要点】**

1. 临床表现　出生时正常，以后出现喂养困难、呕吐、激惹、多动、癫痫。3～4 个月后逐渐出现智力与运动发育落后。1 岁左右症状明显。常有小头畸形，湿疹、皮肤干燥，肌张力异常，皮肤白皙，毛发、虹膜色泽变浅，行为异常、震颤等。部分患儿可表现正常，或仅有智力稍低下或不同程度的皮肤白皙。

2. 新生儿筛查　尿三氯化铁试验、二硝基苯肼试验可为阳性，但须除外黑酸尿症、枫糖尿病、酪氨酸病等代谢病及口服水杨酸、吩噻嗪类药物。

3. 确诊检查　血苯丙氨酸浓度测定>1200μmol/L（正常浓度小于 120μmol/L）。

具有 1、2 可拟诊本病，同时具有确诊检查，排除一过性高苯丙氨酸血症与苯丙氨酸转氨酶缺乏症，可确诊本病。

**【鉴别诊断】**

需要与一过性高苯丙氨酸血症与苯丙氨酸转氨酶缺乏症、二氢蝶呤还原酶缺陷、二氢生物蝶呤合成酶缺陷等鉴别。

**【病情观察及随访要点】**

1. 随访患儿体格发育及智能发育情况。

2. 观察有无惊厥发作，观察皮肤、毛发颜色。

3. 随访血苯丙氨酸浓度、脑电图的改变。

4. 对于进行低苯丙氨酸治疗的患儿应注意随访可能出现的不良反应，如低血糖、低蛋白血症、巨幼红细胞性贫血、生长发育落后、糙皮样皮疹、腹泻等。

**【治疗】**

一旦诊断，立即治疗。治疗开始时间越早，预后越好。

1. 低苯丙氨酸治疗　低苯丙氨酸治疗原则是使苯丙氨酸摄入量既能保证生长发育和体内代谢的最低需要，又不使血中苯丙氨酸过高。

主要食用低苯丙氨酸奶粉，其需要量因年龄而异：生后 2 个月以内 50～70mg/(kg·d)，3～6 个月 40～60mg/(kg·d)，6 个月～1 岁 30～50mg/(kg·d)，1～2 岁 20～40mg/(kg·d)，2～3 岁 20～30mg/(kg·d)，4 岁以上 10～30mg/(kg·d)。维持血苯丙氨酸在 0.24～0.61mmol/L 血浓度。

特制的低苯丙氨酸饮食基础上加用其他低蛋白食物和少量乳类可达到既限制苯丙氨酸摄入，又保证足够营养的目的。

2. 药物治疗　四氢生物蝶呤缺乏型患儿应依据酶缺陷情况予以不同药物治疗。

二氢生物蝶呤还原酶、甲醇胺脱水酶缺陷者应给予低苯丙氨酸饮食，每天口服左旋多巴 30～50mg/kg 和 5-羟色氨酸 3～8mg/kg。

三磷酸鸟苷环化水合酶、6-丙酮酰四氢蝶呤合成酶缺陷者每天口服四氢生物蝶呤 2～5mg/kg，并辅以左旋多巴和 5-羟色氨酸治疗，不需低苯丙氨酸饮食。

左旋多巴、5-羟色氨酸的应用须从小剂量开始，逐渐加到治疗剂量。

**【预防】**

避免近亲婚配。开展婚前检查，杂合子之间不应婚配。对高危家族，开展产前诊断以决定是否选择人工流产。开展新生儿筛查以早期发现患儿，早期接受治疗。

（宋　萃　熊　丰）

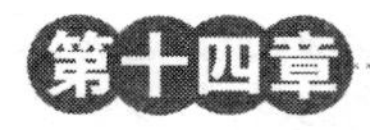

# 第十四章 原发免疫缺陷病和免疫相关性疾病

## 第一节　原发性免疫缺陷病

原发性免疫缺陷病(primary immunodeficiency disease,PID)系因相关基因突变导致免疫细胞或其组成成分量或质的变化,导致机体对多种病原体易感性显著增高的疾病。在骨髓多能干细胞发育成为各种功能齐全的免疫细胞的各个阶段,均接受数量巨大的基因群调控,其中某个或某些基因的突变可导致这一分化过程受阻,影响免疫细胞的数量和(或)功能,重者可出现症状,即为 PID。PID 多为单基因遗传病,在迄今已发现的约 160 种 PID 中,已有一百三十余个基因突变被明确。

### (一) PID 的发病情况

PID 为少见病,多数病例于儿童时期起病,我国尚缺乏基于人群的发病率资料。国外流行病学研究发现,如将选择性 IgA 缺陷、IgG 亚类缺陷等轻型 PID 统计在内,发病率可高达 1/200～1/300 活产婴。重症 PID 发病率也可达 1/5000～1/10 000 活产婴,但仅有极少部分被早期诊断和及时治疗。

### (二) PID 的分类

PID 可传统分为抗体产生缺陷、联合免疫缺陷、吞噬细胞缺陷及补体缺陷。国际免疫学会联盟(international union of immunological societies)最近将 PID 分为 8 类,即:联合免疫缺陷(combined T-cell and B-cell immunodeficiencies)、以抗体为主的缺陷(predominantly antibody deficiencies)、其他明确定义的免疫缺陷(other well defined immunodeficiency syndromes)、免疫调节失衡性疾病(diseases of immune dysregulation)、吞噬细胞数量和(或)功能缺陷(congenital defects of phagocyte number, function, or both)、固有免疫缺陷(defects in innate immunity)、自身炎症性疾病(autoinflammatory disorders)和补体缺陷(complement deficiencies)。

### (三) PID 常见临床表现

PID 临床表现差异巨大,重者如严重联合免疫缺陷(severe combined immunodeficiency, SCID),患儿起病早、感染病情重,通常于 1 岁内死亡;轻者如普通变异型免疫缺陷(CVID)和选择性 IgA 缺陷(IgAD)发病率很高,但短期内极少导致死亡。

PID 最常见表现为感染。抗体缺陷者可罹患细菌病原(尤其是荚膜细菌)所致呼吸道感染,也可发生肠道病毒急、慢性感染;联合免疫缺陷感染病原谱广,包括细菌、病毒、真菌、原虫等;吞噬细胞缺陷和补体缺陷则多为细菌感染,常需要静脉抗生素治疗方能清除。多数 PID 对多种病原体易感性同时增高,但近来发现某些 PID 可仅对个别病原体易感性增高,如 EB 病毒、结核分枝杆菌、肺炎链球菌和单纯疱疹病毒等。

自身免疫现象或自身免疫疾病是 PID 病程中常见的表现,多种 PID 可伴有自身免疫性溶血性贫血、血小板减少和白细胞减少,部分病例尚可发生关节炎、血管炎、自身免疫性肾脏疾病、系统性红斑狼疮等,偶有自身免疫性内分泌腺体、消化道损害。

由于免疫监视能力下降,PID 患儿发生恶性肿瘤(尤其是淋巴系统恶性肿瘤)风险剧增。细胞免疫功能缺陷和伴有淋巴增生表现的 PID 更易发生恶性肿瘤,病程中应密切监测。

幼年夭折家族史(尤其是死于各种感染者)、生长发育停滞或迟缓、反复或慢性腹泻、婴儿期淋巴结明显肿大等可为 PID 常见表现。

### (四) PID 早期识别

根据临床特殊表现早期疑诊 PID,并及时转诊至有条件进行确诊实验的单位或专科医生是 PID 诊治的关键环节。为早期识别 PID,国际上已提出十大预警症状:①一年内发生 4 次以上新发耳部感染;②一年内 2 次以上严重鼻窦感染;③2 个月以上口服抗生素治疗无明显疗效;④一年内 2 次以上肺炎;⑤婴儿期生长发育迟缓或停滞;⑥反复深部皮肤或脏器脓肿;⑦持续鹅口疮或皮肤真菌感染;⑧需静脉抗生素治疗才能清除感染;⑨超过 2 次深部感染(包括败血症);⑩PID 家族史。以上预警症状为国际专家意见,临床价值尚有待研究,是否适合我国国情更未可知。

以下为我们根据多年临床经验总结的 PID 部分筛查指征:

1. 疫苗感染　减毒活疫苗(如卡介苗、口服脊髓灰质炎疫苗)在 PID 患儿体内具有潜在生长、复制和致病能力,如卡介苗接种后发生局部脓肿、区域性淋巴结肿大或脓肿,甚至播散性感染,应怀疑严重联合免疫缺陷病(SCID)、高 IgM 综合征(HIM)、慢性肉芽肿病(CGD)或一系列仅对结核分枝杆菌易感性增高的 PID。口服脊髓灰质炎疫苗感染则高度提示无丙种球蛋白血症或联合免疫缺陷。后附健康小儿血清免疫球蛋白含量(表 14-1)及各年龄段儿童外周血淋巴细胞亚群绝对计数参考值(表 14-2)以供筛查时参考。

表 14-1　健康小儿血清免疫球蛋白含量(g/L)

| 年龄组 | 测定人数 | IgG | IgA | IgM |
|---|---|---|---|---|
| 新生儿 | 7 | 5.190～10.790(8.490) | 0.001～0.018(0.009) | 0.018～0.120(0.069) |
| 4个月 | 11 | 3.050～6.870(4.970) | 0.110～0.450(0.280) | 0.310～0.850(0.580) |
| 7个月 | 20 | 4.090～7.030(5.560) | 0.210～0.470(0.340) | 0.330～0.730(0.530) |
| 1岁 | 60 | 5.090～10.090(7.590) | 0.310～0.670(0.490) | 0.980～1.780(1.380) |
| 3岁 | 85 | 6.600～10.390(8.240) | 0.580～1.000(0.790) | 1.100～1.800(1.450) |
| 7岁 | 50 | 7.910～13.070(10.720) | 0.850～1.710(1.280) | 1.200～2.260(1.730) |
| 12岁 | 30 | 8.270～14.170(11.220) | 0.860～1.920(1.390) | 1.220～2.560(1.890) |

注:表内数字为 $\bar{x}-2s\sim\bar{x}+2s$,括弧内为均值

表 14-2 各年龄段儿童外周血淋巴细胞亚群绝对计数参考值($\times 10^9$/L)

| 淋巴细胞亚群 | 年龄 | | | | | | | | | |
|---|---|---|---|---|---|---|---|---|---|---|
| | **Neonatal**<br>($n$=35) | **1w～2m**<br>($n$=13) | **2～5m**<br>($n$=46) | **5～9m**<br>($n$=105) | **9～15m**<br>($n$=70) | **15～24m**<br>($n$=33) | **2～5y**<br>($n$=33) | **5～10y**<br>($n$=35) | **10～16y**<br>($n$=23) | **成人**<br>($n$=51) |
| 淋巴细胞 | 4.1<br>(2.2～6.9)<br>(1.8～7.4) | 6.7<br>(4.0～11.3) | 5.9<br>(3.9～8.6)<br>(3.7～9.6) | 6.0<br>(4.0～9.0)<br>(3.8～9.9) | 5.5<br>(3.1～8.7)<br>(2.6～10.4) | 5.6<br>(3.4～8.9)<br>(2.7～11.9) | 3.3<br>(2.3～5.6)<br>(1.7～6.9) | 2.8<br>(1.6～4.3)<br>(1.1～5.9) | 2.2<br>(1.3～3.0)<br>(1.0～5.3) | 1.8<br>(1.1～2.5)<br>(1.0～2.8) |
| $CD19^+$ B 淋巴细胞 | 0.5<br>(0.2～1.0)<br>(0.1～1.1) | 1.0<br>(0.3～1.7) | 1.3<br>(0.8～2.6)<br>(0.6～3.0) | 1.3<br>(0.8～2.2)<br>(0.7～2.5) | 1.4<br>(0.7～2.4)<br>(0.6～2.7) | 1.3<br>(0.9～2.5)<br>(0.6～3.1) | 0.8<br>(0.4～1.5)<br>(0.2～2.1) | 0.5<br>(0.3～0.7)<br>(0.2～1.6) | 0.3<br>(0.2～0.5)<br>(0.2～0.6) | 0.2<br>(0.1～0.4)<br>(0.1～0.5) |
| $CD3^+$ T 淋巴细胞 | 2.5<br>(1.1～4.2)<br>(0.8～4.9) | 4.6<br>(2.8～6.5) | 3.6<br>(2.4～5.6)<br>(2.3～6.5) | 3.8<br>(2.7～6.1)<br>(2.4～6.9) | 3.4<br>(1.8～5.9)<br>(1.6～6.7) | 3.5<br>(2.2～5.5)<br>(1.4～8.0) | 2.3<br>(1.4～3.6)<br>(0.9～4.5) | 1.9<br>(1.1～2.8)<br>(0.7～4.2) | 1.5<br>(1.0～2.0)<br>(0.8～3.5) | 1.2<br>(0.7～1.9)<br>(0.7～2.1) |
| $CD3^+$/$CD4^+$ T 淋巴细胞 | 1.8<br>(0.8～2.9)<br>(0.5～3.4) | 3.5<br>(2.1～4.9) | 2.5<br>(1.6～4.2)<br>(1.5～5.0) | 2.8<br>(1.7～4.1)<br>(1.4～5.1) | 2.3<br>(1.3～4.1)<br>(1.0～4.6) | 2.2<br>(1.1～3.6)<br>(0.9～5.5) | 1.3<br>(0.7～2.0)<br>(0.5～2.4) | 1.0<br>(0.5～1.8)<br>(0.3～2.0) | 0.8<br>(0.5～1.3)<br>(0.4～2.1) | 0.7<br>(0.4～1.3)<br>(0.3～1.4) |
| $CD3^+$/$CD8^+$ T 淋巴细胞 | 0.8<br>(0.3～1.8)<br>(0.2～1.9) | 1.0<br>(0.5～1.6) | 1.0<br>(0.7～1.5)<br>(0.5～1.6) | 1.1<br>(0.7～1.8)<br>(0.6～2.2) | 1.1<br>(0.5～1.6)<br>(0.4～2.1) | 1.2<br>(0.5～1.8)<br>(0.4～2.3) | 0.8<br>(0.5～1.4)<br>(0.3～1.6) | 0.8<br>(0.4～1.2)<br>(0.3～1.8) | 0.4<br>(0.3～0.8)<br>(0.2～1.2) | 0.4<br>(0.2～0.7)<br>(0.2～1.2) |

续表

| 淋巴细胞亚群 | 年龄 | | | | | | | | | |
|---|---|---|---|---|---|---|---|---|---|---|
| | Neonatal (*n*=35) | 1w～2m (*n*=13) | 2～5m (*n*=46) | 5～9m (*n*=105) | 9～15m (*n*=70) | 15～24m (*n*=33) | 2～5y (*n*=33) | 5～10y (*n*=35) | 10～16y (*n*=23) | 成人 (*n*=51) |
| $CD3^+$/TCRαβ+T淋巴细胞 | 2.4<br>(1.1～4.0)<br>(0.8～4.7) | 4.4<br>(2.6～6.2) | 3.2<br>(2.2～5.3)<br>(2.1～6.3) | 3.5<br>(2.5～5.9)<br>(2.1～6.6) | 3.3<br>(1.7～5.5)<br>(1.5～6.4) | 3.2<br>(2.0～5.4)<br>(1.2～7.5) | 2.1<br>(1.4～3.6)<br>(1.1～4.4) | 1.6<br>(1.0～2.6)<br>(0.8～3.5) | 1.3<br>(0.8～1.8)<br>(0.7～2.9) | 1.2<br>(0.7～1.8)<br>(0.6～2.0) |
| $CD3^+$/TCRγδ+T淋巴细胞 | 0.06<br>(0.03～0.2)<br>(0.02～0.3) | 0.01<br>(0.02～0.2) | 0.1<br>(0.08～0.3)<br>(0.06～0.3) | 0.2<br>(0.09～0.3)<br>(0.08～0.4) | 0.2<br>(0.07～0.4)<br>(0.05～0.5) | 0.3<br>(0.08～0.5)<br>(0.06～0.8) | 0.2<br>(0.1～0.3)<br>(0.08～0.3) | 0.2<br>(0.07～0.5)<br>(0.06～0.6) | 0.1<br>(0.04～0.2)<br>(0.04～0.2) | 0.06<br>(0.02～0.2)<br>(0.02～0.2) |
| $CD3^-$/CD16.56+NK细胞 | 0.8<br>(0.2～1.8)<br>(0.1～1.9) | 0.5<br>(0.3～0.8) | 0.3<br>(0.2～0.9)<br>(0.1～1.3) | 0.3<br>(0.2～0.8)<br>(0.1～1.0) | 0.4<br>(0.2～0.9)<br>(0.2～1.2) | 0.4<br>(0.1～1.1)<br>(0.1～1.4) | 0.4<br>(0.1～0.7)<br>(0.1～1.0) | 0.3<br>(0.1～0.6)<br>(0.09～0.9) | 0.3<br>(0.1～0.7)<br>(0.07～1.2) | 0.3<br>(0.1～0.4)<br>(0.09～0.6) |

注：1w～2m组为均数±1.282标准差，该数据接近10～90百分位；其他各组为10～90和5～95百分位

2. 慢性破坏性气道感染 包括慢性鼻窦炎、支气管扩张、肺大疱、慢性阻塞性肺病等，提示无丙种球蛋白血症、普通变异型免疫缺陷病。需注意血清球蛋白水平，如显著降低，应及时进行血清免疫球蛋白、外周血B淋巴细胞计数等检查。

3. 反复皮肤软组织感染 各部位皮肤软组织脓肿形成，可伴有深部脓肿及反复呼吸道感染提示粒细胞数量和（或）功能缺陷，如慢性肉芽肿病，需进行中性粒细胞计数、四唑氮蓝筛查实验或中性粒细胞呼吸爆发实验以助诊。如未能发现粒细胞缺陷且患儿具备8～12岁后自限趋势，则可考虑MyD88等固有免疫分子缺陷。

4. 男性、早发、血小板顽固减少 婴儿期出现血小板减少及出血倾向，常规治疗无效或疗效短暂的男性患儿，需进行多次手工血小板体积评估，如同时伴有血小板体积减小，应怀疑X连锁血小板减少症（XLT）。该病为湿疹、血小板减少、免疫缺陷综合征（WAS）轻型，通常仅有极轻甚或缺乏感染及湿疹表现。

5. 婴儿期外周血淋巴细胞计数明显降低 淋巴细胞绝对计数 $<3\times10^9/L$ 时，应复查。如仍低于 $3\times10^9/L$，应启动免疫学筛查，首先进行外周血淋巴细胞亚群、人类免疫缺陷病毒等检测，以寻找SCID证据、除外HIV感染。

6. 男性婴儿糖尿病伴严重水泻 男性婴儿1型糖尿病，多伴有严重、顽固水样腹泻，可有皮疹、内分泌腺体功能异常和肾脏损害（如血尿、蛋白尿），家族中常有死胎或幼年夭折史，提示X连锁肠病、多内分泌病、免疫缺陷综合征（IPEX），需进行 *FoxP3* 基因分析确诊。

7. 男性重症EB病毒感染 常发生严重肝炎、噬血淋巴组织细胞增生症（HLH），预后极差，即便存活，亦可发生低免疫球蛋白血症。如母系男性具有EB病毒相关幼年夭折或淋巴瘤病史，应高度怀疑X连锁淋巴细胞增生症（XLP），需进行SAP蛋白分析和基因分析。如表现为HLH或反复HLH，伴明显脾大，家族史阴性，则可考虑XLP2型，需检测XIAP蛋白及基因。

8. 婴幼儿HLH 如伴有家族史，应及早进行自然杀伤（NK）细胞和细胞毒性细胞（CTL）CD107a表达检查，如表达阴性，提示家族性HLH，需进行相应基因分析以确诊。

9. 良性淋巴结、脾大伴自身免疫 可有发热、脾大明显、外周血淋巴细胞为主，伴有1～3系自身免疫性血细胞减少，应怀疑自身免疫性淋巴增生综合征（ALPS），需进行外周血双阴性T细胞检查，如 $CD3^+$、$CD4^-$、$CD8^-$、α、β、T细胞比例明显增高，可进行相应基因检查确诊。

10. 严重过敏伴高 IgE　早发(甚至早至新生儿期)皮肤过敏症，伴或不伴皮肤及气道金黄色葡萄球菌感染、骨骼异常及严重病毒感染，如单纯疱疹病毒、人乳头状瘤病毒等，可考虑 *STAT3* 或 *DOCK8* 等基因突变所致的高 IgE 综合征，可进行相应基因分析确诊。

PID 治疗原则：

1. 隔离　轻症 PID 不需严格隔离，医务人员应尤其注意手卫生。SCID 等重症 PID 需较严格隔离。

2. 疫苗接种　灭活疫苗可帮助 PID 患儿建立部分保护性应答，多可降低感染频次或减轻感染病情。活疫苗原则上应禁止接种。

3. 预防感染、治疗感染　细胞免疫缺陷者有时需预防性使用抗菌药物，如采用复方磺胺甲噁唑预防卡氏肺孢子虫及普通细菌感染、采用伊曲康唑预防深部真菌感染。PID 发生感染时应针对免疫缺陷特点、易感病原和药敏试验结果选用抗感染药物，及时、足量、联合用药，减少感染组织破坏和并发症。

4. 替代治疗　抗体缺陷病患儿应采用规范静脉注射丙种球蛋白替代治疗，治疗间隔时间和剂量应尽量个体化，以保证合适的血清 IgG 水平和不发生严重感染为考量。

5. 造血干细胞移植　采用异基因造血干细胞移植重建免疫功能是细胞免疫缺陷患儿根治的主要手段，HLA 完全配型的同胞兄妹为最佳供者，可采用脐带血、外周血或骨髓移植等多种方式。

6. 基因治疗　国外已开展第二代基因治疗根治 PID，安全性明显提高，但目前国内尚未开展。

## 第二节　无丙种球蛋白血症

**【概述】**

无丙种球蛋白血症(agammaglobulinemia)是一种由于 B 细胞早期发育障碍所致的外周血 B 淋巴细胞缺乏和血清各种免疫球蛋白水平极为低下的 PID，有 X 连锁和常染色体隐性遗传两种遗传方式，主要由参与前 B 细胞受体(Pre-BCR)组装的基因突变所致。X-连锁无丙种球蛋白血症(XLA)系 Bruton 酪氨酸激酶(Btk)基因突变所致。男性患病，多于生后 4～12 个月开始出现反复多部位感染，尤以荚膜性细菌感染常见，如溶血性链球菌、肺炎链球菌、金黄色葡萄球菌等。临床表现为反复中耳炎、慢性鼻窦炎、肺炎、脓皮病、化脓性关节炎等。慢性下呼吸道感染可导致支气管扩张和肺脓肿等慢性肺病，是影响远期预后的关键。本病病程中自身免疫现象较为少见。XLA患儿对某些肠道病毒（如埃可病毒、柯萨奇病毒及脊髓灰质炎病毒）的易感性明显增高，甚至发生慢性进行性病毒性脑膜脑炎。反复或慢性感染常致生长、发育延迟。体格检查发现扁桃体、腺样体、浅表淋巴结很小或缺如。外周血中IgG、IgM、IgA和IgE水平较同龄健康儿童显著降低或测不出，$CD19^+$或$CD20^+$ B淋巴细胞数量极低（＜2%）。Btk基因分析及蛋白测定可确诊本病。

**【病史要点】**

1. 感染病史　感染发生的年龄、部位、频率、严重程度、既往检查的病原学证据、感染控制的效果。

2. 关节炎病史　有无关节肿痛、活动障碍、畸形，有无关节腔穿刺病史，有无病原学证据。

3. 疫苗接种史　是否口服脊髓灰质炎活疫苗。

4. 家族史　母系男性有无反复感染、生长发育落后及幼年夭折史。常染色体隐性遗传患儿常无家族史。

**【体检要点】**

1. 一般情况　生长发育和营养情况，皮肤有无瘢痕。

2. 浅表淋巴结是否缺如，扁桃体是否可见。

3. 外耳道、鼻腔有无脓液；肺部急慢性感染体征。

4. 肝脾有无增大。

5. 有无杵状指，关节有无肿胀、活动障碍。

**【辅助检查】**

1. 血生化　注意肝功球蛋白水平，如较正常同龄儿水平显著降低，提示免疫球蛋白缺乏。

2. 病原学检查　采集痰液、血液、胸腔积液、脑脊液、关节液、脓液等各种标本进行细菌培养。如有水样腹泻、脑膜脑炎或软瘫表现者，应采集大便标本进行肠道病毒病原检测。呼吸道感染时应注意寻找支原体感染证据。由于抗体产生缺陷，血清学检查价值十分有限。

3. 胸部X线　急性感染可采用胸片，如怀疑慢性肺病，需采用胸部CT检查，必要时增强CT或气道三维重建。

4. 免疫学检查　血清免疫球蛋白水平、外周血B淋巴细胞计数。

**【诊断要点或诊断标准及鉴别诊断】**

1. 生后6个月起病的反复感染，生长发育及营养落后。

2. 阳性家族史。

3. 血清免疫球蛋白水平明显下降。

4. 外周血 B 淋巴细胞相对计数<2%。

**【病情观察及随访要点】**

1. 有无反复感染及慢性感染 包括中耳炎、鼻窦炎、肺炎、关节炎等。

2. 静脉注射免疫球蛋白替代治疗是否规范、有效血清免疫球蛋白水平及临床情况。

3. 慢性肺病 定期观察肺部组织结构是否正常、肺功能情况。

4. 关节炎 负重关节及小关节有无肿胀、活动障碍。

5. 恶性肿瘤 长程发热、骨痛、面色苍白等。

**【治疗】**

1. 控制感染 由于 XLA 患儿感染细菌病原常局限于荚膜细菌、支原体和肠道病毒，经验选用抗感染药物时应有针对性，及时采用病原学和药敏结果指导进一步抗感染治疗。

2. IVIG 替代治疗 300～800mg/kg 输注，每 3～4 周一次，保证血清 IgG 水平高于 5g/L。IVIG 替代治疗方案应个体化。

3. 关节炎治疗 关节炎多随 IVIG 替代治疗好转，如无明显改善，可采用非甾体类抗炎药治疗，一般不需缓解病情抗风湿病药物如甲氨蝶呤等。

**【预防】**

具有 XLA 家族史患儿应及早进行遗传咨询和产前诊断，可避免患儿出生。

## 第三节 高 IgM 综合征

**【概述】**

高 IgM 综合征系一组由于免疫球蛋白类别转换和(或)体细胞超突变障碍导致的免疫缺陷病，有 X 连锁和常染色体隐性两种遗传方式，X-连锁高 IgM 血症(XHIM)为表达于活化 T 细胞表面的 CD40 配体(CD40L)基因突变，导致 B 细胞免疫球蛋白类别转换障碍，血清 IgG、IgA、IgE 水平明显降低，而 IgM 正常或升高。本病本质上为联合免疫缺陷病。男性患病，以反复感染为特征。常于生后 6 个月～2 岁出现反复上下呼吸道感染、细菌性中耳炎和肺炎；卡氏肺囊虫肺炎可为本病最早的表现。胃肠道并发症和吸收障碍也较为常见，贾第鞭毛虫和隐孢子虫感染可导致迁延性水样便腹泻，隐孢子虫和巨细胞病毒

(CMV)感染还可引起硬化性胆管炎及肝功能严重受损。皮肤和软组织感染常见。扁桃体、肝脾淋巴结肿大是XHIM的共同表现；大于50%的XHIM患儿有间断或持续性中性粒细胞减少症，25%伴贫血及自身免疫性血小板减少。可发生淋巴组织肿瘤，也可发生肝脏和胆道肿瘤。

**【病史要点】**

1. 呼吸道感染病史　感染发生的年龄、频率、上下呼吸道受累情况、病原学证据、感染控制效果。

2. 消化道症状　腹泻、大便性状、腹胀、黄疸、厌油、有无喝生水等。

3. 口腔溃疡　频率、单发、多发、治疗难易程度。

4. 自身免疫表现　有无皮肤黏膜出血、皮疹、关节肿痛。

5. 家族史　母系男性有无反复感染、生长发育落后及幼年夭折史。

**【体检要点】**

1. 一般情况　生长发育和营养情况。

2. 浅表淋巴结是否肿大，卡介苗接种侧腋下、颈部淋巴结是否肿大、压痛。

3. 卡介苗接种处有无渗液、脓肿形成或较大瘢痕。

4. 外耳道、鼻腔有无脓液；肺部急慢性感染体征。

5. 腹部是否膨隆，腹壁静脉是否显露，有无移动性浊音等。

6. 肝脾大小、质地、有无触痛。

7. 关节有无肿胀。

**【辅助检查】**

1. 血常规　各系血细胞有无降低，尤其是中性粒细胞和血小板。

2. 病原学检查　呼吸道标本寻找细菌、真菌、结核和病毒证据。粪便、消化道组织标本、肝脏组织标本中寻找各种原虫。

3. 血生化检查　动态观察肝脏功能，注意隐孢子虫感染和自身免疫所致肝脏损害。

4. PPD皮试。

5. 胸部X线　发现肺部感染和免疫相关肺间质病变。

6. 超声检查　动态观察腹腔脏器形态、回声情况，了解淋巴结情况。

7. 免疫学检查　是否存在IgG、IgA水平极低，而IgM水平正常或显著增高；外周血B淋巴细胞计数是否正常。

**【诊断要点或诊断标准及鉴别诊断】**

1. 自幼反复感染，生长发育及营养落后。

2. 阳性家族史。

3. 血清 IgA、IgG 明显降低，IgM 水平正常或明显升高。

4. 外周血 B 淋巴细胞相对计数正常或接近正常。

5. CD40 配体流式细胞术检测呈阴性，基因分析发现相关基因致病突变。

**【病情观察及随访要点】**

1. 有无反复感染及慢性感染　包括中耳炎、鼻窦炎、肺炎等。

2. 静脉注射免疫球蛋白替代治疗是否规范、有效。血清免疫球蛋白水平及临床情况。

3. 消化系统表现　反复慢性腹泻和肝功能情况。

4. 自身免疫表现。

**【治疗】**

1. 控制感染　感染病原较为广泛，尤其应注意结核、真菌、隐孢子虫等特殊病原感染的防治。避免喝生水。小年龄阶段宜采用复方磺胺甲噁唑预防肺孢子虫肺炎。

2. IVIG 替代治疗　可采用规范 IVIG 替代治疗，剂量应个体化。

3. 自身免疫反应控制　多种自身免疫相关情况可十分严重甚至危及生命，是本病难治的重要原因之一，可考虑采用激素(必要时冲击治疗)、生物制剂等控制。

4. 干细胞移植　本病多需造血干细胞移植重建免疫功能，否则患儿多于儿童期死亡。

**【预防】**

进行遗传咨询和产前诊断，避免患儿出生。

## 第四节　严重联合免疫缺陷病

**【概述】**

严重联合免疫缺陷病(SCID)是一类 T 淋巴细胞发育与功能严重异常的疾病，多数患儿如无规范治疗于 1 岁内死亡。X 连锁 SCID(X-SCID)由编码白细胞介素(IL)-2 受体共同 $\gamma$ 链的基因突变所致，约占 SCID 总病例数的 1/2。该基因突变导致多种细胞因子信号传入胞内受阻，典型患儿外周血中缺乏 T 细胞和自然杀伤(NK)细胞，B 细胞数量虽然正常，但抗体合成能力严重缺乏。患儿通常于生后数月出现鹅口疮、持续性腹泻，导致生长发育停滞，各种细菌、病毒感染，呼吸道感染常见。卡介苗接种可致部分患儿发生局部、区域性甚或全身播散性疫苗感染。男性婴儿发生严重肺炎、男性早年夭折家族史、外周血淋巴细胞绝对值低于 $1.5\times10^9$/L 应高度怀疑本病，进一步检查 T 细胞、NK 细胞相对数和绝对数明显减低、胸部 X 线检查缺乏胸腺影、IgA 和 IgM 水平显著减低（IgG 水平可能受母源性 IgG 干扰）等支持诊断。

**【病史要点】**

1. 感染病史　感染发生时间、部位、严重程度、抗生素治疗应答情况。

2. 消化道情况　有无腹泻，大便性状。

3. 生长情况　有无生长发育迟缓或停滞，发生时间及与感染的关系。

4. 皮肤情况　有无皮疹、脱屑、渗液。

5. 疫苗接种　是否接种过卡介苗，有无异常反应。

6. 家族史　过半本病患儿可有幼年夭折家族史，是疑诊本病的重要依据。

**【体检要点】**

1. 一般情况　生长发育和营养情况，如已发生感染，患儿常呈进行性消耗和生长停滞表现。

2. 有无特殊面容　X-SCID 常无特殊面容，但发现特殊面容可与其他遗传性疾病如胸腺发育不良等 PID 鉴别。

3. 皮肤黏膜　有无皮疹，如出现大面积严重皮疹，常提示母源性 T 细胞植入所致的移植物抗宿主病（GvHD）。有无鹅口疮。卡介苗接种处有无脓肿形成。有无皮肤软组织感染。

4. 浅表淋巴结　如卡介苗接种侧淋巴结肿大，应考虑区域性或播散性卡介苗感染可能。如系统性淋巴结肿大，则应怀疑 GvHD 或特殊类型 SCID 如 Omenn 综合征。

5. 呼吸道体征　有无呼吸困难、喘息、发绀、啰音等。

**【辅助检查】**

1. 血常规　白细胞、中性粒细胞和 C 反应蛋白水平可明显增高，但淋巴细胞相对值和绝对计数常显著降低，如婴儿期外周血淋巴细胞绝对计数 $<1.5\times10^9$/L，应立即怀疑本病。贫血通常不重，如伴有 GvHD，血小板水平可明显降低。如粒细胞水平亦明显降低，应怀疑 SCID 特殊类型——网状发育不全。

2. 病原学检查　应根据临床提示选择针对性检查，SCID 病原广泛，感染部位多变，尤应注意细菌、病毒、结核等感染。

3. 胸部X线　呼吸道感染常见且严重，呼吸道症状、体征和X线表现程度不吻合，后者明显严重。

4. 免疫球蛋白　多全面下降。

5. 淋巴细胞计数及亚群分析　为SCID最重要检查，可发现T细胞和NK细胞水平极低，B细胞相对增高，绝对值正常或升高。其他类型SCID具有不同淋巴细胞亚群分布特点。少部分SCID可有正常或接近正常T细胞数量，称为T＋SCID，如X-SCID伴有GvHD及Omenn综合征等，诊断难度较大。

6. T细胞增殖反应　尤其是对T＋SCID，应进行本检查。可采用以T细胞增殖为基础的染色体核型分析为依据。

7. 人类免疫缺陷病毒筛查　除外HIV感染。

**【诊断要点或诊断标准及鉴别诊断】**

1. 早发(通常于生后2～4个月内)严重感染，包括病毒或卡介苗感染。

2. 生长发育迟缓甚至停滞。

3. 母系男性幼年夭折家族史。

4. 外周血淋巴细胞绝对计数<$1.5\times10^9$/L。

5. 淋巴细胞亚群示T细胞和NK细胞数量明显减少。

6. IL2RG基因分析发现致病突变。

7. 如外周血中T细胞数量接近正常但仍怀疑X-SCID诊断者，应细致分析T细胞表型和遗传学特点，明确是否母源性。

**【病情观察及随访要点】**

1. 各种感染转归，与抗感染药物治疗的关系。

2. 生长发育情况。

3. GvHD控制情况。

**【治疗】**

1. 积极防控感染　足量、长疗程、联合应用敏感抗感染药物。采用复方磺胺甲噁唑预防卡氏肺囊虫感染。如已有卡氏肺囊虫肺炎，可考虑采用静脉磺胺制剂或卡泊芬净治疗。病毒感染可采用抗病毒药物或新型单克隆抗体，如针对呼吸道合胞病毒的Palivizumab治疗。

2. IVIG及其他支持治疗　应常规使用IVIG替代，输注的血液制品应经过辐照以清除具有增殖能力的T细胞。

3. 异基因造血干细胞移植　为挽救生命的唯一手段，在感染控制情况下，应尽早启动本治疗。HLA同型同胞兄妹为最佳供者，如无理想供者，可考虑父母造血干细胞移植（单倍体配型），但风险较大。

【预防】

进行遗传咨询和产前诊断，避免患儿出生。

## 第五节 湿疹、血小板减少伴免疫缺陷综合征

【概述】

湿疹、血小板减少伴免疫缺陷综合征（WAS）系一种以血小板减少、血小板体积减小、湿疹、反复感染、易患自身免疫性疾病和细胞系统恶性肿瘤为特点的X连锁隐性遗传性疾病，由WAS蛋白（WASp）基因突变所致。WASp基因突变除可导致典型WAS外，还可致病情相对较轻的X连锁血小板减少症（XLT）和特殊类型的X连锁粒细胞减少症（XLN），三者统称为WAS相关疾病。典型WAS病例通常于生后短期出现皮肤瘀斑、瘀点和血便（通常为血丝便），逐渐出现湿疹和反复感染。湿疹与感染程度差异很大，部分XLT患儿甚至可无湿疹及反复感染。男性早发血小板减少症伴血小板体积减小应考虑本病，如母系男性具有出血性疾病家族史更应高度怀疑。采用流式细胞术证实淋巴细胞WASp表达缺如或明显减少可作为快速诊断依据，确诊需发现WASp编码基因突变。

本病治疗原则为改善营养、加强感染治疗和预防性使用IVIG。典型WAS患儿，尤其是已证实WASp表达阴性者，早期采用异基因造血干细胞移植已成为根治治疗和挽救生命的主要手段。我国WAS造血干细胞移植经验尚欠缺，但已接受移植的十余例患儿70%以上取得了稳定中长期疗效。

【病史要点】

1. 出血表现　发生时间（多于新生儿期出现）、出血部位、出血量、贫血程度、贫血发展速度；注意特殊部位出血表现，如消化道出血、颅内出血。

2. 血小板水平　详细询问既往血小板水平变化，平均血小板体积是否减小，对XLT患儿尤为重要；血小板输注史，输注效果和维持时间。

3. 湿疹　发生时间、部位、是否感染、出血等。

4. 感染　发生时间、部位、频率、严重程度、既往病原学依据等。

5. 自身免疫表现　有无突发溶血性贫血、关节炎、血尿或蛋白尿等表现。

6. 肿瘤迹象 有无长程发热、淋巴结肿大、各部位包块等。

7. 粒细胞减少 此项可单独存在，伴有口腔溃疡及各种感染，男性、早发粒细胞减少、家族史阳性者应怀疑 XLN。

8. 家族史 母系男性有无血小板减少、出血、顽固湿疹等。

**【体检要点】**

1. 一般情况 面色、神智、生长发育和营养状况。

2. 皮肤黏膜 有无瘀斑、瘀点、溃疡，有无贫血貌，湿疹分布情况、皮损形态、有无感染等。

3. 上下呼吸道感染 鼻窦、中耳、气管支气管、肺部有无活动性感染表现。

4. 肝脾有无肿大，有无脾功能亢进对血小板水平的影响。

5. 神经系统体征 注意有无近期颅内出血和后遗症表现。

**【辅助检查】**

1. 常规检查 血常规应注意血小板水平、平均血小板体积、贫血程度、粒细胞水平；尿常规有无异常成分；大便隐血是否阳性等。

2. 血生化 球蛋白水平、肾功能是否正常。

3. 病原学检查 多种病原筛查，尤应注意病毒病原如巨细胞病毒、EB 病毒、单纯疱疹病毒和人类疱疹病毒等。

4. 影像学检查 有内脏出血时采用头颅 CT、超声、磁共振等评估；采用超声了解腹部脏器情况。

5. 免疫学检查 血清免疫球蛋白水平、淋巴细胞亚群、T 细胞增殖反应等评估免疫功能状态和过敏状态。必要时可检测血小板抗体。

6. WASp 流式细胞术检查 检测外周血单个核细胞是否表达 WASp，如不表达，可确诊 WAS，并可提示患儿临床表型较重，多需造血干细胞移植治疗。XLT 可表达正常或接近正常水平 WASp。

7. WASp 基因分析 对 WASp 基因 RNA 或基因组 DNA 进行序列分析，以发现致病基因突变，为确诊依据。

**【诊断要点或诊断标准及鉴别诊断】**

1. 男性，早发血小板减少或粒细胞减少，可有血小板体积减小，对相应治疗应答差。

2. 可伴有湿疹，常较顽固、多发。

3. 可有各部位感染，呼吸道感染多见。

4. PBMC 表达 WASp 下降或不表达。

5. WASp 基因突变。

【病情观察及随访要点】

1. 密切注意血小板水平变化及出血表现。

2. 湿疹及治疗效果。

3. 感染情况 年龄越大，感染通常越频繁和严重；已行脾切除者更应注意暴发性感染征兆。

4. IVIG 及预防性抗感染药物如复方磺胺甲噁唑是否规范使用。

5. 有无自身免疫和肿瘤发生迹象。

【治疗】

1. 不应接种活病毒疫苗。

2. 湿疹治疗 以保湿、止痒、局部使用激素制剂治疗为主；严重者可采用小剂量口服皮质激素治疗。

3. 感染防控 小年龄期间宜采用复方磺胺甲噁唑预防卡氏肺囊虫感染；脾切除者可采用抗生素预防感染。发生急性感染时应尽量寻找病原学依据，针对性使用抗感染药物。

4. IVIG 支持治疗 本病需要规范 IVIG 支持治疗，每 3～4 周输注一次，300～600mg/kg，观察其对血小板水平及感染的治疗效果。

5. 严重血小板减少的治疗 一般情况下，不主张输注血小板，可能导致血小板抗体滴度不断增高，使输入的血小板迅速被破坏；顽固血小板减少，内科治疗疗效甚微者，可考虑脾脏切除，但应仔细评估各方面风险因素。

6. 异基因造血干细胞移植 典型 WAS 或 WASp 表达阴性者，应尽早进行移植。

7. 基因治疗 国外尚处在临床试验阶段。

【预防】

进行遗传咨询和产前诊断，避免患儿出生。

## 第六节 慢性肉芽肿病

【概述】

慢性肉芽肿病(CGD)为一种少见的原发性吞噬细胞功能缺陷病，由于基因突变引起吞噬细胞还原型辅酶Ⅱ(NAPDH)氧化酶缺陷，导致吞噬细胞不能杀伤过氧化物酶阳性细菌与真菌。约 65％CGD 患者为 CYBB 基因突变引起的 X-连锁隐性遗传病(X-CGD)，35％为 CYBA、*NCF*1、*NCF*2 基因突变引起的常染色体隐性遗传病(AR-CGD)。临床表现以反复发生严重感染以及在反复感染的部位形成肉芽肿为特征。通常在生后数月出现发热，反复化脓性皮肤感染，形成瘢痕伴局部淋巴结肿大，白细胞增多，血沉增快。感染部位为皮肤、肺部以及肛周组织，慢性鼻炎和结膜炎也常发生。脓肿形成是CGD的重要表现，可发生在机体的任何部位，尤其常见于肝脏、脾脏、肺及骨骼。曲霉菌所致肺炎较普遍，曲霉菌脑脓肿往往致命。常见感染病原体包括金黄色葡萄球菌、沙门菌属、大肠埃希菌、结核分枝杆菌等。几乎所有的CGD患儿都并发肺部疾病，包括反复肺炎、肺门淋巴结病、脓胸以及肺脓肿。黏膜并发症包括溃疡性口腔炎、齿龈炎、腹泻较为多见；肠炎和结肠炎也可发生，甚至伴有肛瘘。CGD常因肉芽肿引起胃肠道和泌尿生殖道阻塞，包括胃窦狭窄、食管、肠梗阻，输尿管的阻塞等。

**【病史要点】**

1. 感染病史　发生时间、部位、病原体；皮肤软组织感染有无脓液、肉芽肿形成、愈合规律；有无肛周脓肿、肝脓肿等少见感染情况。

2. 消化道情况　有无反复腹泻、消化道梗阻、口腔炎、齿龈炎等。

3. 卡介苗接种异常反应　局部反应、区域性淋巴结肿大或播散性感染。

4. 生长发育情况。

5. 结核接触史。

6. 家族史　母系男性幼年夭折史。常染色体隐性遗传CGD通常无家族史。

**【体检要点】**

1. 生长发育及营养状况。

2. 皮肤黏膜　皮肤有无瘢痕、结节及感染后肉芽肿形成，长期不愈；黏膜有无溃疡。

3. 呼吸道　上下呼吸道有无活动性感染，尤其注意肺部体征可能和病变严重程度不符。

4. 腹部　有无压痛、包块；肝脾有无肿大、触痛等。

**【辅助检查】**

1. 常规检查　白细胞总数中中性粒细胞比例多增高，反复感染可致贫血。

2. 病原学检查　皮肤软组织多为超氧化物歧化酶阳性细菌感染，注意肺部、中枢神经系统真菌（尤其是曲霉菌）感染，注意结核或卡介苗感染。

3. 影像学检查　采用超声对腹腔及脏器进行仔细扫查，尤其注意肝脓肿、膈下脓肿等。肝脓肿通常回声不均，液化区和肉芽肿形成混杂，部分病例可无明显液化。肺部X线检查可发现明显重于临床表现的影像学表现，肺实质病变为主，可伴有淋巴结病变。

4. 四唑氮蓝试验(NBT) 为CGD最为重要的筛查实验。

5. 免疫学检查 免疫球蛋白水平常因反复感染而增高；淋巴细胞亚群分布多正常。

6. 白细胞呼吸爆发试验 采用流式细胞术检测中性粒细胞氧化酶活性(DHR法)可快速诊断CGD。

7. 基因分析 根据家系成员受累情况选作CYBB或其他相关致病基因，可确诊CGD。

**【诊断要点或诊断标准及鉴别诊断】**

1. 严重、反复感染，尤其是肺部、皮肤软组织和肝实质感染。

2. NBT刺激活化后阳性细胞≤10%可怀疑。

3. 白细胞呼吸爆发试验证实中性粒细胞氧化功能缺陷。

4. 基因分析

**【病情观察及随访要点】**

1. 有无反复感染及感染程度和转归，与抗感染药物治疗的关系。

2. 血细胞水平 中性粒细胞水平，有无贫血。

3. 注意感染及肉芽肿有关并发症。

**【治疗】**

1. 疫苗接种 卡介苗之外的所有灭活疫苗和活疫苗均可接种。

2. 感染防控 应注意皮肤清洁，避免接触某些致病病原体，如避免接触含曲霉菌较多的干草、麦秆等。常规使用复方磺胺甲噁唑预防感染。可采用伊曲康唑预防真菌感染。如一旦发生感染需要强有力的针对致病菌的抗感染治疗。

3. 阻塞性病变的治疗 强有力抗生素治疗，有时需使用激素以缓解症状，外科手术可治疗CGD患者的阻塞性病变，但术后并发症较为常见。

4. 白细胞输注 仅在危及生命的感染发生时考虑使用。

5. 人重组干扰素-γ 部分病例有效，可减少感染严重程度和频率。

6. 异基因造血干细胞移植 由于患儿T、B细胞功能健全，移植难度较大，但仍为重症患儿挽救生命的重要手段。

7. 基因治疗 尚处在临床试验阶段。

**【预防】**

进行遗传咨询和产前诊断，避免患儿出生。

# 第七节　川　崎　病

**【概述】**

川崎病(Kawasaki disease,KD)是一种病因未明的急性、自限性全身血管炎症,以发热、非化脓性结膜炎、口唇及口腔黏膜发红、肢端改变、皮疹和颈淋巴结肿大为特征。现已成为最常见的儿童获得性心脏病。KD好发于< 5岁儿童,男∶女＝1.5∶1。发热为首发症状,常急性发作,稽留高热,可持续数周。皮疹为播散性多形性红斑、丘疹、斑丘疹,偶有小脓疱,亦可类似荨麻疹和猩红热皮疹。分布于四肢、躯干,亚急性期甲下沿膜状脱皮,可出现卡介苗接种处红斑硬结。发热后短期内发生双侧球结膜充血,无明显渗出,通常无痛,不伴结膜水肿及角膜溃疡。口唇充血、发干甚至皲裂出血,口腔黏膜发红和水肿,杨梅舌,不伴口腔溃疡和渗出性咽峡炎。非化脓性淋巴结炎为KD较少出现的表现,颈部为主,单侧淋巴结肿大多见。掌跖红斑肿胀(急性期)/脱皮(亚急性期)。

KD的其他临床表现包括:关节炎或关节痛;程度较轻的心肌炎,冠状动脉损害;胃肠道症状,如轻度肝大、肝功能异常、黄疸、呕吐、腹泻;神经系统表现,如极度烦躁、惊厥、嗜睡、感觉神经性听力丧失、暂时性面神经瘫痪;泌尿生殖系统表现,如睾丸肿痛、尿道炎、白细胞尿,后期肾动脉狭窄前扩张或动脉瘤,发生高血压;咳嗽、气急等呼吸系统表现等。

实验室检查尚可发现外周血白细胞增高、中性粒细胞增高、正常红细胞贫血、血小板降低(急性期)或增高(起病一周后);急性炎症性反应:血沉或CRP增高、轻度低白蛋白血症、转氨酶和心肌肌钙蛋白上升、无菌性白细胞尿;心电图可见窦性心动过速、非特异性ST-T改变、心肌缺血和心律失常。

**【病史要点】**

1. 发热　持续时间、体温、热型、退热药效果、抗生素治疗对发热的影响。

2. 皮疹　出现时间、发展速度、形态、有无瘙痒、脓疱、与用药的关系。

3. 眼部表现　眼红出现时间、是否双侧、有无渗出、畏光、疼痛、痒感。

4. 肢端表现　有无肢端发硬、发红、疼痛、脱屑。

5. 颈部包块　发生时间、单侧或双侧，有无疼痛、触痛、吞咽疼痛。

6. 其他　有无上呼吸道卡他症状、咳嗽、气急、皮肤发黄、腹泻、腹胀、抽搐、嗜睡、尿频、尿急等。

**【体检要点】**

川崎病为全身性血管炎症，可累及多脏器和组织，应进行全面体格检查，体检重点如下：

1. 一般情况　体温、意识、面色等。

2. 皮肤黏膜　有无皮肤黄染，皮疹分布、形态，口唇及口腔黏膜充血、干裂、出血，杨梅舌，鉴别有无麻疹黏膜斑。

3. 眼部表现　双侧球结膜是否充血、睑结膜是否充血、有无渗出，鉴别有否角膜溃疡。

4. 颈部　淋巴结大小、分布、是否粘连、有无波动感，肿大淋巴结皮表温度与颜色。

5. 心脏　心界是否增大、心率是否增快、心音是否正常、心律是否整齐等。

6. 腹部　有无腹胀、肠鸣音减弱、有无肝脾大等。

7. 四肢及关节　四肢肢端有无充血、硬肿，有无雷诺现象，有无肢端坏死迹象；关节有否肿胀、活动障碍。

8. 肛门及会阴　急性期肛周及会阴部皮肤发红，恢复早期有无脱屑。

9. 神经系统　有无脑膜刺激征、病理征、面瘫等。

**【辅助检查】**

1. 常规检查　血常规白细胞总数、中性粒细胞水平增高；轻～中度正细胞正色素贫血；血小板急性期可下降，恢复期进行性增高；可有无菌性白细胞尿；大便常规可有红细胞、白细胞或吞噬细胞，但通常并非感染。

2. 炎症指标　血沉增快，C反应蛋白明显增高。

3. 血生化　可有转氨酶、胆红素增高、白蛋白下降；个别病例可出现肾功能不全；心肌酶谱可出现异常。怀疑有巨噬细胞活化综合征并发症者，应进行凝血功能状态、血脂、铁蛋白等检查。

4. 免疫学检查　免疫球蛋白可增高，补体正常，个别病例可出现抗中性粒细胞胞质抗体。

5. 心电图　可出现窦性心动过速、传导阻滞、心律失常、缺血性改变甚至心肌梗死现象。

6. 心脏彩超　本病最重要检查，价廉、无创，可作为心脏动态随访的主要辅助检查。除观察冠状动脉各分支内径外，尚需细致观察冠状动脉内有无血栓形成、血流速度、冠脉周围回声、房室大小、室壁动度、有无心包积液等。

7. 冠脉造影　有心肌缺血或心功能不全等严重表现，心脏彩超无法解释病情时，应行此项检查，可发现彩超通常无法发现的冠脉狭窄及远端冠脉病变。

8. 心脏高分辨影像学检查　如CT、磁共振等，必要时选用。

**【诊断要点或诊断标准及鉴别诊断】**

1. 完全KD

(1)不明原因发热5天或以上。

(2)双侧球结膜充血。

(3)口唇及口腔黏膜充血、杨梅舌。

(4)肢端改变：急性期硬肿、掌跖红斑，恢复期甲床周围膜片状脱屑。

(5)皮疹：可为多形性皮损，播散性红斑最为常见。

(6)颈淋巴结肿大：大于同龄儿童测值，常为单侧甚至单个淋巴结肿大。

发热加(2)～(6)中4项可确诊为完全KD。KD的症状和体征并非同时出现，须注意动态观察病情进展以助诊断。

2. 不完全(不典型)KD

(1)＜6个月婴儿，发热≥7天，排除其他疾病者，应检查炎症指标，必要时应作心脏彩超，如有冠脉病变可确诊。

(2)发热5天以上，具有2项或以上上述(2)～(6)主要临床表现，超声心动图提示冠脉扩张者可确诊。如无冠脉扩张，但血沉增高(＞40mm/h)和(或)C反应蛋白＞30mg/L，应动态随访心脏情况，除外其他疾病情况下可使用IVIG＋阿司匹林标准治疗方案。

3. KD需与咽结膜热、麻疹、药疹、多形性渗出性红斑、化脓性颈淋巴结炎、猩红热、葡萄球菌烫伤样皮肤综合征、幼年特发性关节炎等疾病鉴别。

**【病情观察及随访要点】**

1. 急性期症状恢复是否满意。

2. 有无严重并发症(如巨噬细胞活化综合征)发生。

3. 有无特殊脏器(如肾脏、肾血管等)损害。

4. 心脏及冠脉　冠脉瘤患儿应密集随访心脏情况，有无血栓形成，有无心肌缺血改变。

【治疗】

1. 标准治疗方案 IVIG加阿司匹林方案，适用于所有确诊患儿。于病程第5～10天内，IVIG 2g/kg一次输注，8～12小时内输完，病程超过10天仍有急性炎症反应者，可考虑按标准方案治疗；阿司匹林30～50mg/(kg·d)，分2～3次服用，直至体温降至正常72小时减至3～5mg/(kg·d)，如有冠脉病变，减量过程可放缓。

2. IVIG无应答KD治疗 使用标准方案治疗后36小时仍发热，或IVIG输注后体温下降而于一周内体温复升，伴有至少一项KD主要临床表现及炎症指标，可除外感染者，应判断为IVIG无应答型KD，需进行第二次IVIG输注，仍无效者可考虑采用甲泼尼龙2mg/(kg·d)，分2次输注，连续使用3～5天。

3. 抗血小板凝聚 通常采用双嘧达莫3～8mg/(kg·d)治疗。

4. 抗凝治疗 有冠脉病变及高凝状态者可采用。

5. 其他治疗 严重冠脉病变介入治疗、手术治疗等。

（赵晓东）

## 第八节 过敏性紫癜

【概述】

过敏性紫癜（anaphylactoid purpura）又称许兰-亨诺（Schonlein-Henoch）综合征，是一种以小血管炎为主要病变的系统性血管炎，多发于学龄前和学龄期儿童，男孩多于女孩，一年四季均有发病，以春秋两季居多，食物、药物、微生物等可致本病。病理改变以广泛小血管炎为主。临床因受累器官和病变程度不一而有不同表现，以皮肤、关节、胃肠道和（或）肾脏症状最常见。部分病例有复发倾向。预后一般良好，伴肾损害者病程较长，严重者可发展为慢性肾功能不全。

【病史要点】

1. 询问起病前有无诱因，如进食特殊食物药品、预防接种或呼吸道感染史等。

2. 首发症状一般以皮肤紫癜为主，部分病例腹痛、关节炎或肾脏症状首先出现。肾脏症状多数在起病一个月内出现，亦可在病程更晚期发生。起病前1～3周常有上呼吸道感染史。

3. 以往有无类似发作，家族中有无同样疾病史。

【体检要点】

1. 皮肤症状 皮疹分布、颜色、形态，是否对称、伴水肿及出血，有无疱疹或坏死，有无血管神经性水肿或荨麻疹伴发。

2. 胃肠道症状　腹痛程度及部位，呕吐或便血情况，腹部体征，有无包块，注意鉴别肠套叠、肠出血、肠穿孔等外科急腹症。

3. 关节症状　关节受累部位，有无红肿、触痛及活动受限。

4. 肾脏症状　是否伴发水肿、少尿、血尿情况，有无高血压症状等。肾脏症状轻重不一，多数患儿出现血尿、蛋白尿和管型尿，伴血压增高及水肿，少数呈肾病综合征表现；血尿、蛋白尿可持续数月甚至数年，但大多数能完全恢复，少数发展为慢性肾炎。

5. 其他　偶可发生颅内出血，导致惊厥、瘫痪、昏迷，还可见鼻出血、牙龈出血、咯血等出血表现，偶尔累及循环系统发生心肌炎、心包炎，或累及呼吸系统发生喉头水肿、哮喘和肺出血。

**【辅助检查】**

1. 血液检查　外周血白细胞计数增高，血小板正常或增高，出血、凝血时间正常，各项凝血试验均正常，血块退缩试验正常，部分患儿毛细血管脆性试验阳性。血沉可增快。

2. 尿常规　可有红细胞、蛋白、管型，少数有肉眼血尿。

3. 粪便检查　胃肠道受累者常大便隐血试验阳性。

4. 其他血液检查　血沉正常或增快；血清 IgA 可升高，IgG、IgM 正常或轻度升高，补体正常；严重肾损害者可有低蛋白血症、高胆固醇血症或不同程度氮质血症。

5. 腹部超声检查有利于早期诊断肠套叠等外科急腹症；有中枢神经系统症状患儿可予脑电图或头颅 MRI 助诊；肾脏症状较重或迁延者可行肾穿刺以了解紫癜肾炎病理类型，给予相应治疗。

**【诊断要点】**

典型病例诊断不难，一旦出现以双下肢伸侧为主、对称出现、大小不等、高出皮面的红色斑丘疹，同时满足外周血血小板数量不减少者，即可诊断。若临床表现不典型、皮肤紫癜未出现时，容易误诊为其他疾病，需与免疫性血小板减少性紫癜（ITP）、风湿性关节炎以及外科急腹症等鉴别。

**【病情观察及随访要点】**

1. 本症各症状出现先后不一，皮疹可反复再现，故病程中应注意观察各症状进展情况，记录新症状或新皮疹的出现。

2. 胃肠道症状以腹痛、便血最常见，应观察大便颜色，可疑者测隐血。剧烈腹痛须与外科急腹症鉴别。少数患者可出现大量便血致休克，或发生肠套叠甚至肠坏死，应随时警惕。

3. 肾损害大多在起病1个月内出现，但亦有作为首发症状或在紫癜出现后数月或更晚发生者。轻者仅呈蛋白尿或镜下血尿，重者表现为肾炎或肾炎性肾病。应观察每天尿量、尿色，密切随访尿常规及肾功能变化。

4. 本症偶可累及呼吸系统（喉头水肿、哮喘、肺出血）、循环系统（心肌炎、心包炎）、中枢神经系统（惊厥、昏迷、瘫痪）或其他脏器，应注意全面观察。

5. 本病大多可在1～2个月内自然缓解，少数迁延或反复发作数月至数年。肾脏病变是本症远期预后的决定性因素。多数病例表现为局灶性节段性肾炎，以系膜增殖型为主，预后较好。部分可发展为慢性肾炎甚至终末期肾病而需要肾移植。故出院后应长期随访，必要时作肾活检以估计预后及指导治疗。

**【治疗】**

1. 一般治疗　急性期应卧床休息，注意探寻病因，尤其在反复发作者应注意查找致敏原，尽可能予以清除。同时注意补充维生素。

2. 对症治疗　有皮肤血管性水肿时，应用抗组胺药物和钙剂。发热、关节肿痛可给予解热镇痛剂。腹痛时应用解痉剂，胃肠道少量出血时应限制饮食，大量出血者须禁食，可静脉注射西咪替丁每天20～40mg/kg，必要时输血。

3. 肾上腺皮质激素　急性期对腹痛和关节痛可予缓解，但不能预防皮疹及肾脏损害的发生，亦不能影响预后。可用泼尼松每天1～2mg/kg，分次口服，或用地塞米松、甲泼尼龙静脉滴注，症状缓解后即可停用。重症可用免疫抑制剂如环磷酰胺。

4. 抗血小板聚集药物　阿司匹林3～5mg/kg，或每天25～50mg，每天2次服用；双嘧达莫（潘生丁）每天3～5mg/kg，分次服用。

5. 其他　中成药如复方丹参片、银杏叶片，口服3～6个月，可补肾益气和活血化瘀，有利血管炎的恢复。

**【预防】**

本病预后一般良好，除少数重症患儿可死于外科急腹症或急性肾衰竭外，大多痊愈。病程中注意预防呼吸道感染，急性期避免可疑的过敏食物，减少运动可有效预防疾病反复。肾脏病变常较迁延，部分病例有复发倾向。

# 第九节　风　湿　热

**【概述】**

风湿热(rheumatic fever)是A组β溶血性链球菌感染后发生的一种变态反应性疾病,好发于5～15岁。主要表现为心肌炎、游走性关节炎、舞蹈病、环形红斑及皮下小结,具有反复发作的特点。心肌炎是本病最严重的表现,直接威胁患儿生命。反复发作后可发生急性重症风湿热而导致患儿死亡,慢性反复发作可形成风湿性心瓣膜病,遗留持久心脏瓣膜病变,严重影响患者的劳动力。目前,风湿热仍是全世界儿童和青少年后天性心脏病中最常见的病因之一。

**【病史要点】**

1. 有无以下症状,详述其发生发展的经过以及各症状出现的先后关系,严重程度等。

(1)心悸、气急、水肿、苍白、发绀等心脏受累表现。

(2)游走性大关节(腕、肘、肩、踝、膝、髋)红、肿、热、痛。

(3)有无皮下小结、环形红斑等皮肤表现。

(4)有无不自主肌肉动作如皱眉、呶嘴、吐舌、眨眼、手足舞蹈样动作、语言及咀嚼障碍等舞蹈病表现。

2. 询问病前1～3周有无溶血性链球菌咽峡炎或猩红热史,有无细菌学证据。

3. 询问过去有无类似发病、发病次数、每次发病的详细经过,是否经过特殊检查,结果怎样?是否曾确诊为风湿性心脏病(确切的时间),用何种药物预防,用药是否规范。

4. 询问家族中有无风湿热患者,家庭居住环境是否潮湿。

**【体检要点】**

1. 一般情况　有无气急、发绀、双颊紫红、精神状况,有无不自主肌肉运动等。

2. 有无心肌炎及心瓣膜疾病的表现　注意心前区是否隆起,心界大小,有无心律不齐,心率加快及心音情况,有无收缩期杂音,各瓣膜区杂音的时限、性质、强度、传导方向,有无震颤、心包摩擦音以及心力衰竭的体征。应注意各瓣膜区有无狭窄及关闭不全等杂音,有无肺动脉高压,有无毛细血管搏动、股动脉枪击音等主动脉关闭不全的周围血管征。

3. 详细描记各关节红肿热痛,活动是否受限,皮下小结及环形红斑的数量、分布、大小等。

4. 详细记录神经系统检查结果，有无共济失调及锥体束定位征，同时需观察除外颅内占位性病变。

**【辅助检查】**

1. 血常规　白细胞中度增高，轻～中等度正色素性贫血。

2. 血沉增快，C反应蛋白阳性。

3. 抗链球菌溶血素O效价高于200U。

4. 心电图检查　P-R间期延长、原发性ST-T改变、期前收缩及其他心律失常的表现。

5. X线检查　可表现心影扩大、搏动微弱、肺淤血等。

6. B型超声心动图检查　可了解心脏大小、心包积液及各瓣膜活动情况。

**【诊断标准及鉴别诊断】**

1. 诊断标准　风湿热的诊断仍参照1992年修改的Jones诊断标准，包括3个部分，在确定链球菌感染证据的前提下，有2项主要表现或一项主要表现伴2项次要表现即可作出诊断(表14-3)。

**表14-3　风湿热诊断标准**

| 主要表现 | 次要表现 | 链球菌感染证据 |
| --- | --- | --- |
| 1. 心脏炎 | 1. 发热 | 1. 咽拭子培养阳性或快速链球菌抗原试验阳性 |
| 2. 多关节炎 | 2. 关节痛 | |
| 3. 舞蹈病 | 3. 既往风湿热发作史或存在风心病史 | 2. 抗链球菌抗体滴度升高 |
| 4. 环形红斑 | 4. 血沉增高，CRP阳性 | |
| 5. 皮下小结 | 5. 心电图提示P-R间期延长 | |

注：主要表现为关节炎者，关节痛不再作为次要表现；主要表现为心脏炎者，P-R间期延长不再作为次要表现

2. 诊断风湿热应同时除外幼年特发性关节炎(JIA)多关节及少关节炎型、感染性心内膜炎以及肿瘤性疾病。

**【病情观察及随访要点】**

1. 注意一般情况如精神、食欲、情绪、体温等的变化。

2. 详细记录各症状体征的转归，如关节红肿及环形红斑消失的经过，皮下小结有无增多或减少、消失。尤其应注意心力衰竭表现、心脏杂音及心包摩擦音的演变过程。

3. 活动期每2周随访心电图、X线及血沉、C反应蛋白及免疫学指

标，警惕风湿热活动。

**【治疗】**

1. 休息　急性期应卧床休息，期限取决于心脏受累程度和心功能状态，心脏炎者应卧床至症状控制后1～2周，逐渐增加活动，4～8个月内恢复正常活动量，同时给予高营养饮食，口服多种维生素。

2. 控制链球菌感染　应用大剂量青霉素静脉滴注或肌内注射10～14天，以彻底清除链球菌感染。青霉素过敏可改用其他有效抗生素如红霉素等。

3. 抗风湿治疗　心肌炎时宜早期使用肾上腺皮质激素，泼尼松每天2mg/kg，分3次口服，最大量≤60mg/d，2～4周后减量，总疗程8～12周；关节炎患儿可用阿司匹林，每天80～100mg/kg，最大量≤3g/d，分次服用，2周后逐渐减量，疗程4～8周，同时注意药物所致恶心、呕吐等胃肠道反应。

4. 心脏炎的治疗　单纯心肌炎者，一般不用洋地黄类药物；心肌炎合并心瓣膜病者，首选大剂量皮质激素，以控制心肌炎症；若同时合并心力衰竭者，以皮质激素联合给予小剂量洋地黄治疗；单纯心瓣膜病者儿童少见，必要时给予洋地黄维持治疗，但应随时调整剂量，以防中毒反应。

5. 对症治疗　有充血性心力衰竭时，除低盐饮食、氧气吸入外，可给予利尿剂、洋地黄制剂和血管扩张剂，并注意限制液体入量，纠正电解质紊乱；舞蹈病时无特效治疗，必要时给予苯巴比妥、地西泮等镇静剂；关节肿痛时应予适当制动。

**【预防】**

反复A族β溶血性链球菌咽峡炎是风湿热复发的直接原因，因此，积极控制风湿活动，有效预防及彻底治疗A族β溶血性链球菌咽峡炎，是防治风湿热的关键。本病预后主要取决于心肌炎的严重程度、首次发作是否得到正确治疗以及是否按期进行预防风湿热复发措施。严重心肌炎伴充血性心力衰竭患儿预后较差。

1. 预防链球菌感染　清除慢性病灶如扁桃体炎、鼻窦炎、中耳炎、龋齿等。

2. 药物预防　经青霉素注射10天，清除链球菌感染后，任选以下一种药物预防：每3～4周肌内注射苄星青霉素G（长效青霉素）120万U，预防注射期限至少5年；对青霉素过敏者可改用红霉素类药物口服，每月6～7天，持续时间同前。有风湿性心脏病者，宜作终生药物预防。在上述药物预防的基础上，一旦出现咽痛、发热、咳嗽等上呼吸道感染症状，应早期给予青霉素治疗量10天，再改为预防剂量。风湿热或风湿性心脏病患儿，当拔牙或行其他手术时，术前、术后应用抗生素静脉注射，以预防发生感染性心内膜炎。

## 第十节 幼年特发性关节炎

**【概述】**

幼年特发性关节炎(juvenile idiopathic arthritis，JIA)是儿童时期常见的风湿性疾病，以慢性关节滑膜炎为主要特征，伴全身多脏器损害。与成人型(发病年龄大于16岁者)类风湿关节炎(rheumatoid arthritis，RA)的临床表现不同，本病除关节炎症和畸形外，全身症状可以很明显，如发热、皮疹、肝脾及淋巴结肿大、胸膜炎及心包炎等。根据2001年国际风湿病学会联盟(ILAR)分类标准，将16岁以下、不明原因、持续6周以上的关节肿胀、疼痛统一命名为幼年特发性关节炎(JIA)，可分为幼年特发性关节炎(JIA)全身型、多关节炎型(RF阴性型)、多关节炎型(RF阳性型)、少关节炎型(持续型及扩展型)、银屑病性关节炎、与附着点炎症相关的关节炎及其他未分类关节炎等。多数病例预后良好，随年龄增长症状可缓解，但少数可发展为慢性关节炎而影响运动功能，或因慢性虹膜睫状体炎而致视力受损。

**【病史要点】**

1. 起病年龄、起病的缓急、发热的特点(弛张高热，常伴寒战)。

2. 全身情况是否良好，有无贫血，发热时是否伴随其他系统症状。

3. 发热时是否伴发皮疹，皮疹出现的时间、持续多久、分布情况、形态颜色及有无瘙痒。

4. 关节肿、痛发生及持续的时间、部位(大关节或者小关节)、数目、是否对称性和游走性。

**【体检要点】**

1. 发热的热型及时间规律，是否弛张热，是否大于2周。

2. 发热时检查躯干及四肢是否伴有皮疹，皮疹一般为充血性，不伴瘙痒，且随着热退而隐退。

3. 有无关节肿胀、疼痛及活动受限，关节是否强直变畸，发生的时间和部位。

4. 肝脾和淋巴结肿大发生的时间、程度；有无胸部叩诊变浊和心界扩大，心音低钝和心包摩擦音等胸膜炎、心包炎等征象；有无虹膜睫状体充血等眼部病变。

**【辅助检查】**

1. 血常规　急性期可有轻～中度贫血，白细胞增多及核左移，中性粒细胞计数增高，可呈类白血病反应。

2. JIA 活动期血沉增快，C 反应蛋白多数呈阳性，但少关节型患者血沉结果多数正常，在多关节型和全身型患者中急性期反应物（C 反应蛋白、血沉等）检测并无确诊价值，但在病程随访时作为疾病活动的指标之一。

3. 类风湿因子（RF）在成人类风湿关节炎检测中几乎均为阳性结果，但 JIA 患者 RF 阳性检出率极低，只有年长女孩易见阳性，约占 JIA 的 15%。RF 阳性患者常伴有严重关节病变，预后不佳。全身型及少关节型 JIA 患儿 RF 检测均为阴性。

4. 免疫球蛋白及抗核抗体　JIA 患儿血清 IgG、IgM、IgA 均增高，部分病例血清抗核抗体可阳性，ANA 阳性可能与少关节型 JIA 患者发生慢性虹膜睫状体炎有关，临床上 ANA 阳性可以作为预测患儿是否发生慢性虹膜睫状体炎的指标。

5. 抗环瓜氨酸肽抗体（ACCP）　RF 阳性多关节型 JIA 患儿中约 50%以上 ACCP 抗体为阳性，但 ACCP 在 JIA 中总的阳性率不高，故 ACCP 难以作为 JIA 诊断的筛选手段，敏感性不高，但是一旦检测到 ACCP 阳性，则具有较强的特异性，且与多关节型发病、病程和关节破坏程度有关。

6. 关节滑膜液分析不能确诊 JIA，但可以鉴别感染性关节炎（如化脓性关节炎、结核性关节炎等），化脓性关节炎液外观呈混浊的绿、黄色，有大量的白细胞，以多形核细胞为主；滑膜活检可除外慢性化脓性关节炎、结核性关节炎及其他少见病如滑膜肿瘤等。

7. X 线检查　早期示关节附近软组织肿胀，关节腔增宽，近关节处骨质疏松，指趾关节常有骨膜下新骨形成。后期关节面骨质破坏，骨骺早期关闭，关节腔变窄甚至消失。胸部 X 线还可显示全身型 JIA 患儿有胸膜炎或心包炎所致心影扩大以及风湿性肺病变等。磁共振可发现早期骨关节病变。

**【诊断标准及鉴别诊断】**

JIA 的诊断缺乏特异的实验室检查，应注意排除其他疾病。以少关节炎为表现的患者应注意除外化脓性关节炎、结核性关节炎、骨髓炎、莱姆关节炎；全身症状为主的 JIA 应注意与系统性红斑狼疮、风湿热、白血病和败血症等疾病鉴别；有腰、骶部疼痛者要注意与儿童强直性脊柱炎、炎症性肠症、瑞特病等相鉴别。确诊 JIA 至少需要观察 6 周以上，尤其是关节炎症状应有慢性、持续性的特征。同时需要排除其他疾病。全身型JIA可能发生严重并发症，如巨噬细胞活化综合征(macrophage activation syndrome，MAS)，临床表现为快速进展的肝功能受损、脑病、全血细胞减少甚至死亡，需严加鉴别。

**【病情观察及随访要点】**

1. 观察热型及皮疹，肝脾淋巴结肿大，腹痛、关节肿痛的关系，密切随访有无胸膜炎、心包炎、心力衰竭、虹膜睫状体炎的发生；关节受累是否由游走转为固定，定位于何处，受累关节数目。

2. 定期复查血沉、C反应蛋白，以帮助了解疾病的活动程度。复查X线骨片以了解骨关节受损情况。

**【治疗】**

1. 一般治疗　保证患儿适当休息和足够的营养。除急性发热外，不主张过多地卧床休息，鼓励患儿参加适宜的运动。采用医疗体育、理疗等措施可防止关节强直和软组织挛缩。已有畸形者，可行矫形术如滑膜切除术等。

2. 心理治疗　甚为重要，增强患儿战胜疾病的自信心。

3. 药物

(1)非甾体抗炎药(NSAIDs)：不能延缓或防止关节损害，但能减轻炎症、疼痛、肿胀等症状，是临床基本用药之一。

1)布洛芬：每天20～40mg/kg，分2～3次口服，副作用为胃肠道反应，一般较轻。

2)萘普生：剂量为每天10mg/kg，分2次口服，副作用与布洛芬近似。

3)阿司匹林：每天60～80mg/kg，分3～4次口服。注意出血倾向、酸碱失衡、肝肾功能异常等副作用的发生，偶可诱发瑞氏综合征。

(2)改变病情抗风湿药(DMARDs)：NSAIDs不能延缓或阻止病情发展，临床常需联合DMARDs以稳定病情和减少远期致残率。

1)甲氨蝶呤(MTX)：每周服用中剂量MTX(10～15mg/$m^2$)，是长期有效和安全的。次日给予叶酸(25%～50% MTX量)可减少恶心、口腔溃疡、肝酶异常，且不降低MTX的疗效。用药期间应定期查肝肾功能及血细胞检查。

2)其他DMARDs：包括来氟米特、柳氮磺吡啶、硫酸羟氯喹等，对顽固的JIA患儿有一定疗效，但应重视这类药物的副作用。

(3)肾上腺皮质激素类：用于NSAIDs药物不能控制的全身表现，特别是发生重要脏器功能损害者，可口服泼尼松每天1～2mg/kg，短程使用;局部使用肾上腺皮质激素对虹膜睫状体炎无效者,每天或隔天口服泼尼松 1～2mg/kg。

(4)生物制剂:根据 JIA 类型选择不同的生物制剂,多关节炎型可选择抗 TNF-α 抗体,包括 etanercept(依那西普)、infliximab(英夫利昔单抗)和 adalimumab(阿达木单抗)、全身型 JIA 可选择抗 IL-6 受体单克隆抗体。etanercept(依那西普)已批准应用于 2 岁以上儿童 JIA。在缓解症状和体征方面,TNF-α 抑制剂与 MTX 相似,而改善放射学进展方面,TNF-α 抑制剂更胜一筹,两者联合治疗早期 JIA 疗效优于各自单药治疗。因此,建议对 MTX 反应欠佳的患者早期加用 TNF-α 抑制剂或 IL-6 受体拮抗剂疗效更佳。

(5)其他药物:金盐、青霉胺、环磷酰胺等,因其副作用大,现已较少应用。

**【预防】**

JIA 总体预后较好。尽量避免患儿的呼吸道感染可有效减少 JIA 疾病活动,适当的关节功能锻炼能预防关节畸形发生。

## 第十一节 系统性红斑狼疮

**【概述】**

系统性红斑狼疮(systemic lupus erythematosus,SLE)是一种累及多系统的自身免疫性疾病,病理特征为广泛的血管炎,存在抗核抗体(ANA),抗 dsDNA 和抗 Sm 抗体阳性。儿童 SLE 临床表现复杂,发病年龄以学龄期及年长儿多见,女孩多见。与成人系统性红斑狼疮相比较,小儿病例较早累及泌尿、神经、心血管、血液等多个系统,表现为中～重度多脏器损害,临床表现复杂,极易误诊漏诊;病情发展迅速,若治疗不当,儿童 SLE 的预后比成人更严重。

**【病史要点】**

1. 了解起病的急缓、病程、首发症状及各症状先后出现的顺序。有无诱发因素(如长期服药史或免疫缺陷病史),家族中有无过敏性疾病患者。

2. 注意发热的热型、时间,对抗菌药物的反应;皮疹发生的时间、部位,有无口腔黏膜溃疡,有无皮肤及眼光过敏,有无指端发麻、苍白等现象;关节疼痛发生的时间,是否对称。

3. 有无心悸、气促,有无咳嗽、咳痰及痰中带血,有无夜间睡眠障碍。

4. 有无血尿、高血压、水肿、少尿。

5. 注意有无头昏、头痛、性格改变、谵妄、抽搐、昏迷、偏瘫及神经系统定位体征。

6. 注意有无贫血、黄疸、腹痛、腹泻、恶心、呕吐等其他系统症状。

**【体检要点】**

1. 注意皮疹分布部位及形态，有无典型的面部蝶形红斑，有无皮下出血、肢端发绀、皮肤色素减退和萎缩。

2. 注意有无心脏扩大、心音低钝、心尖区收缩期杂音、心包摩擦音，有无呼吸音减低、胸部叩诊变浊等胸膜炎征象。

3. 注意水肿的性质、部位、严重程度、有无腹腔积液等。

4. 注意有无关节红肿、疼痛及活动受限，有无关节畸形等功能障碍。

5. 注意有无肝脾及淋巴结肿大、口腔溃疡、脱发等多系统受累。

**【辅助检查】**

1. 血常规　典型SLE常伴轻～中度贫血，白细胞、血小板下降，以白细胞、血小板下降更为显著。

2. 多种自身抗体阳性是SLE的特征性表现之一，且儿童SLE自身抗体阳性率高于成人。血清抗核抗体、抗双链DNA抗体阳性率达85%以上，但其特异性不强，高滴度的ANA高度提示SLE的可能。抗Sm抗体阳性率仅20%，但特异性强，仅见于系统性红斑狼疮患者。同时测定抗核抗体和抗Sm抗体可提高特异性和敏感性。抗磷脂抗体也是SLE患儿较常见的自身抗体，在神经精神性狼疮中阳性率更高。

3. 急性炎症反应的指标明显增高，包括血沉增快，C反应蛋白(CRP)升高，血清Y球蛋白、IgG增高。同时存在循环免疫复合物阳性及低补体(C3)血症。C3的降低常和病情活动度以及肾脏损害有关，少数可出现类风湿因子阳性。

4. 血液或骨髓涂片　部分可见红斑狼疮细胞，反复多次检查可提高阳性率。部分患者可伴肝功能异常及肾功能不全。

**【诊断标准及鉴别诊断】**

目前多采用1997年美国风湿病学会(ACR)修订的SLE诊断标准，符合其中4项或以上即可诊断为SLE。

1. 颊部红斑。

2. 盘状红斑。

3. 光过敏。

4. 口腔溃疡。

5. 关节炎。

6. 浆膜炎。

7. 肾脏病变。

8. 神经系统异常。

9. 血液系统异常。

10. 免疫学异常　抗 dsDNA 抗体阳性或抗 Sm 抗体阳性。

11. 抗核抗体　ANA 抗体滴度升高。

注意诊断 SLE 需同时排除感染性疾病(如败血症、全身结核感染、支原体肺炎等)及其他非感染性疾病(如肿瘤性疾病以及 JIA 等其他风湿性疾病)。

**【病情观察及随访要点】**

1. 观察体温、皮疹的动态变化,注意全身情况、贫血的波动情况。

2. 注意心脏、胸腔、腹腔有无积液,观察肝脏、脾脏及淋巴结动态变化。

3. 注意全身水肿、咳嗽、性格、神志等变化,预防狼疮肾炎、狼疮肺炎及神经精神狼疮等并发症的发生。

4. 应定期复查外周血象、血清抗核抗体、免疫球蛋白及补体,警惕狼疮活动。

5. 应用 SLEDAI 评分进行 SLE 活动度的评估,警惕狼疮危象发生。

**【治疗】**

SLE 治疗原则为积极控制狼疮活动、改善和阻止脏器损害,坚持长期、规律治疗,加强随访,尽可能减少药物副作用以改善患儿生活质量。

1. 一般治疗　首先对家长和患儿进行相关知识的宣传,树立患儿战胜疾病的信心。避免阳光或紫外光直接照射,除去感染病灶,防止感染。

2. 皮质类固醇　糖皮质激素是治疗儿童 SLE 的主要用药。一般用泼尼松每天 1～2mg/kg,直至血清学缓解,病情危重时可采用静脉甲泼尼龙冲击,剂量为每次 15～30mg/kg(最大量不超过 1g/次),连用 3 天为一疗程,可连用 2～3 个疗程,稳定后改为口服泼尼松维持。缓解期可每 2 周减少泼尼松用量 5～10mg,以最小剂量维持。

3. 免疫抑制剂　常需根据病情选用以下药物与皮质激素联合使用。

(1)羟氯喹(HCQ):用于治疗轻症 SLE,常用剂量为 4～6mg/

(kg·d),可改善皮疹及关节症状;HCQ 使用较为安全,不良反应少见,但因注意避免大剂量使用所致视网膜病变,建议每 3～6 个月进行一次眼科检查。

(2)霉酚酸酯(MMF):MMF 联合激素治疗狼疮性肾炎具有较好疗效,副作用轻,是 SLE 维持期有效且安全的治疗药物。MMF 常用剂量为 15～30mg/(kg·d),不良反应主要为白细胞减少和感染。

(3)环磷酰胺(CTX):早期与糖皮质激素联合应用能有效地缓解 SLE 活动,改善远期预后。主要用于重症 SLE 或狼疮危象,如狼疮性肾炎、严重神经精神狼疮、严重肺间质病变或肺出血等。国内推荐使用方案为 CTX 静脉冲击治疗,用法:CTX 8～12mg/(kg·d),每 2 周连用 2 天为一疗程,6 个疗程后逐渐延长给药间隔,维持 1～3 年,CTX 最大剂量不超过 250mg/kg。冲击当天应进行水化。主要不良反应有胃肠道反应、骨髓抑制、出血性膀胱炎、脱发和性腺损伤。

(4)其他免疫抑制剂:硫唑嘌呤(AZA)多用于 CTX 冲击治疗以后的续贯治疗,每天 1～2mg/kg 口服;环孢霉素(CsA)联合皮质激素能缓解狼疮性肾炎,常用剂量为 4～6mg/(kg·d),不良反应有高血压、高血脂、齿龈增生、多毛等;来氟米特(LEF)治疗轻中度 SLE 患者能降低狼疮活动,成人用量为初始剂量 40～60mg/d,然后改为 20mg/d 维持,儿童一般为 1mg/(kg·d)连用 3 天,以后改为 0.3mg/(kg·d)维持,副作用较轻。另外,甲氨蝶呤(MTX)、长春新碱(VCR)等均可作为轻症或维持期 SLE 患者免疫抑制治疗的药物之一。

4. 其他药物治疗　包括抗凝治疗,可选择应用双嘧达莫、肝素、阿司匹林等。静脉注射丙种免疫球蛋白(IVIG)联合免疫抑制剂可用于重症 SLE 的治疗,剂量为 400mg/(kg·d),连续 3～5 天,可减少感染所致狼疮活动。生物制剂治疗 SLE 可用于重症狼疮,目前常用抗 CD20 分子的鼠/人嵌合的单克隆抗体——利妥昔单抗(rituximab),可抑制 B 淋巴细胞的成熟和分化,减少自身抗体产生,利妥昔单抗常用剂量为 375mg/$m^2$,每周 1 次,共 4 次,安全有效,不良反应为轻度输液反应,感染的发生率与传统免疫抑制剂类似。

5. 其他治疗　血浆置换可用于活动性重症 SLE,可改善临床症状和免疫学指标,但仅能缓解近期症状,远期疗效需依靠皮质激素及免疫抑制剂发挥作用。干细胞移植可选择用于药物治疗无效的重症 SLE 患者,对常规治疗无效的严重自身免疫病者可达到 5 年以上的持续缓解。

**【预防】**

SLE是一种慢性自身免疫性疾病，定期规律随访、坚持规范治疗能有效减少疾病复发，达到长期缓解。

## 第十二节 幼年型皮肌炎

**【概述】**

幼年型皮肌炎(juvenile dermatomyositis，JDM)是一种累及多系统的自身免疫性疾病，特点是皮肤和横纹肌的急慢性非化脓性炎症，早期存在不同程度的闭塞性血管病，晚期发生钙化。少数合并恶性肿瘤。各年龄均可发病，6岁左右为发病高峰。严重者可因呼吸衰竭死亡。

**【病史要点】**

1. 发热的特点　发热时是否伴发皮疹，皮疹出现的部位、形态颜色及有无瘙痒，皮疹是否伴随局部或全身水肿。

2. 全身肌肉症状　是否伴随骨骼肌疼痛、肌肉僵硬、肌无力及肌力下降；有无行走困难、不能上楼梯、不能抬头和维持坐位；有无咽喉肌受累，导致吞咽困难；有无肌肉萎缩和关节挛缩。

3. 关节肿痛发生及持续的时间、部位、数目，是否对称性和游走性。

4. 是否常诉乏力不适、厌食和体重减轻。

**【体检要点】**

1. 发热的热型及时间规律。

2. 皮肤改变　可为首发症状，亦可肌肉症状出现数周后才出现。

(1)上眼睑皮肤变为紫红色，伴有水肿；颈部和上胸部“V”字区、躯干部及四肢伸侧等处可出现弥漫性或局限性暗红色斑。皮疹轻重程度及持续时间不等，消退后可留有色素沉着。

(2)关节伸侧对称性出现红斑样萎缩性鳞片状斑，称为Gottron征，常见于近端指间关节，其次掌指关节、远端指间关节；肘、膝、踝关节伸侧亦可累及。

(3)甲襞皮肤明显发红，甲襞毛细血管扩张、增厚、弯曲和中断。

(4)晚期可产生皮下钙化和皮肤溃疡，从破溃处排出白色钙盐。

3. 肌肉症状　是否伴随肌痛或肌肉僵硬、肌无力，尤其下肢肢带肌、颈前屈肌和背肌无力导致不能抬头和维持坐位。病变肌肉是否对称分布，是否呈水肿样，有无压痛；每天评估四肢肌力；有无咽喉肌受累，导致吞咽困难；深腱反射一般存在。晚期可有肌肉萎缩。

4. 有无关节肿胀、疼痛及活动受限，关节是否强直变畸和关节挛缩，发生的时间和部位。

5. 有无口咽部溃疡、腹痛、消化道出血，警惕出现胃肠道穿孔及麻痹性肠梗阻。

6. 其他　可有黄疸、肝脾大和肝功能异常、淋巴结肿大、雷诺现象。

**【辅助检查】**

1. 血象　急性期白细胞增多，可伴轻度贫血。

2. 急性期炎症反应　血沉增快，CRP 阳性，但变化较轻微。

3. 血清酶学检查　肌酸激酶(CK)、乳酸脱氢酶(LDH)、谷草转氨酶(AST)等明显升高，尤以 CK 增高为著。

4. 抗核抗体　可呈阳性，但 dsDNA 和抗 Sm 抗体阴性，可有特异性抗 JO-1 抗体阳性。

5. X 线检查可见骨关节周围有钙化，或弥漫性软组织及皮肤钙化；MRI 可显示肌肉异常部位及范围，有利于监测病情和指导肌活检。

6. 肌电图　收缩时呈短时限、低振幅、多相性电位等肌源性变化。

7. 肌肉活检　可见到血管周围炎性细胞浸润，肌束周围肌纤维萎缩和坏死，肌纤维再生现象。

**【治疗】**

1. 一般治疗　注意避免阳光照射，皮肤护理，避免继发感染；肌力下降者注意进行肌肉按摩和理疗。

2. 皮质激素　急性期可用甲泼尼龙大剂量(每天 10～30mg/kg，最大剂量≤1000mg)冲击疗法，随后泼尼松分次服用维持，逐渐减量，连用 2 年以上。

3. 免疫抑制剂　可选用羟氯喹(HCQ)、甲氨蝶呤(MTX)、环磷酰胺(CTX)硫唑嘌呤(AZA)等，重症可联用 2 种免疫抑制剂。

4. 其他　重症 JDM 对皮质激素耐药或皮质激素依赖患儿可选用 IVIG 每次 1～2g/kg，每月 1 次，或生物制剂如 TNF-α 抑制剂和 CD20 单抗，以及血浆置换、造血干细胞移植等。

**【预防】**

皮肤改变明显者注意防晒，肌力下降者加强康复治疗，皮质激素应用期间注意预防继发感染，无重要脏器受累者远期预后较好。

(唐雪梅)

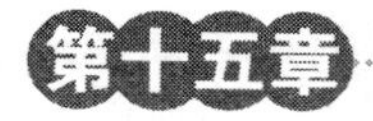

# 皮肤疾病

## 第一节　细菌性皮肤病

**【概述】**

细菌性皮肤病是小儿皮肤科的常见病之一，包括由细菌（主要为化脓性球菌）直接感染皮肤和皮下组织导致的化脓性皮肤病以及由细菌释放的毒素所致的中毒性病变。前者因感染的深浅不同表现为脓疱疮、毛囊炎、疖、化脓性汗腺炎、丹毒、蜂窝织炎等，后者因细菌在局部繁殖产生毒素入血，形成毒血症并作用于皮肤，产生相应的皮肤病变，如金黄色葡萄球菌分泌的毒素引发的葡萄球菌烫伤样皮肤综合征（SSSS）、中毒休克综合征等。化脓性皮肤病的病原菌主要为葡萄球菌、链球菌或两者混合感染。

**【病史要点】**

1. 皮疹发生的时间和进展程度，是否伴有发热、乏力、头痛等全身症状。

2. 详细询问继往病史，发病前皮肤外伤史，鼻咽、外耳道或脐部感染史，是否曾患痱子、特应性皮炎、足癣等瘙痒性皮肤病或贫血、营养不良及免疫缺陷病等。

3. 了解生活环境、生活习惯、卫生习惯。

**【体检要点】**

1. 皮损的部位、形态、大小、性质及数目，尼氏征。
2. 皮损感觉，疼痛、瘙痒或灼热。
3. 近卫淋巴结及全身淋巴结。
4. 发热、精神反应、营养状况。

**【辅助检查】**

1. 血常规　皮损广泛及重症患者外周血白细胞总数升高，中性粒细胞比例升高。

2. 脓培养　脓液或糜烂面分泌物培养可分离出金黄色葡萄球菌、

溶血性链球菌等化脓性致病菌。SSSS综合征的皮损为细菌毒素所致，因此表皮剥脱处细菌培养为阴性，应寻找其原发皮肤感染灶，鼻咽部、结膜或外耳道、新生儿脐部分泌物做培养，可得到阳性结果。

3. 血培养 对皮损广泛及全身中毒症状重的患者应进行血培养。SSSS综合征患者血培养多为阴性，阳性则提示预后不良。

**【诊断要点或诊断标准及鉴别诊断】**

1. 诊断要点 化脓性皮肤病种类颇多，根据各自典型临床表现容易诊断。

(1)脓疱疮：好发于颜面、口鼻周围及四肢暴露部位，典型皮损为潮湿的糜烂面上蜜黄色结痂(见彩图15-1)，或蚕豆至指头大小的脓疱，脓液常坠积于疱底呈半月状(见彩图15-2)。

(2)毛囊炎：为毛囊口的化脓性炎症，针头至米粒大小红色毛囊性丘疹或脓疱，中心有毛发贯穿，有轻微疼痛感(见彩图15-3)。

(3)疖：为毛囊深部和毛囊周围的化脓感染，表现为触痛性红色硬结，中心常有坏死性脓栓(见彩图15-4)。多个相邻的疖可融合成肿块，称为痈。

(4)化脓性汗腺炎：好发于顶泌汗腺分布区域，如腋窝、肛周和外生殖器，为一个或多个红色结节，表面无脓头，早期质地坚硬、疼痛明显，以后触之波动或破溃流出脓液。

(5)丹毒：由A组β溶血性链球菌侵犯真皮淋巴管所致，发病前常有皮肤感染病灶或皮肤黏膜细微破损。常先有发热、全身不适等前驱症状，继而皮肤局部发生境界清楚的水肿性红斑，表面紧张发亮，有时皮损表面可出现水疱，自觉灼热或疼痛，近卫淋巴结肿大。

(6)蜂窝织炎：为皮肤和皮下疏松结缔组织弥漫性化脓性炎症。呈局限性疼痛性肿块，病变部位红、肿、热、痛，伴局部淋巴结肿大。

(7)葡萄球菌烫伤样皮肤综合征(SSSS)：由凝固酶阳性的金黄色葡萄球菌引起，原发感染灶可在皮肤、鼻咽部、结膜或外耳道、新生儿脐部等。细菌在原发感染灶繁殖并释放表皮剥脱毒素A或B，毒素经血循环到达表皮颗粒层，破坏表皮细胞之间的连接导致表皮剥脱。多见于5岁以内婴幼儿，早期典型皮损为以眼、口为中心和颈、腋下、腹股沟皱褶部位为主的红斑，迅速波及全身(见彩图15-5)。1～2天后，红斑基础上可出现松弛性大疱或表皮剥脱，似烫伤样，尼氏征阳性(见彩图15-6)。皮肤触痛明显，小婴儿表现为拒抱和哭闹。后期眼、口周围出现特征性的放射状结痂或皲裂。无黏膜受累。

2. 鉴别诊断 脓疱疮需与水痘、丘疹性荨麻疹、角层下脓疱病、脓痱等鉴别。疖应与化脓性汗腺炎、脓癣鉴别。蜂窝织炎应与丹毒、接触性皮炎、虫咬皮炎、血管性水肿等鉴别。SSSS综合征主要应与药物所致的中毒性表皮坏死松解症及红皮病鉴别。

**【病情观察及随访要点】**

1. 抗感染治疗后皮损改善情况，淋巴结变化。

2. 体温、精神、食欲等相关症状好转情况。

3. 尿液和肾功能检查，链球菌（特别是M49链球菌）感染脓疱疮，25%患者在18～21天后发生急性肾小球肾炎。

**【治疗】**

1. 局部治疗　可用清洁剂如1∶8000高锰酸钾，0.02%呋喃西林溶液清洗皮损，脓疱空针抽吸。外用药物常用的有莫匹罗星（百多邦）和2%夫西地酸乳膏。

2. 全身治疗　对皮损广泛，伴有发热或淋巴结炎者应及时系统应用抗生素，SSSS综合征更应早期静脉滴注抗生素治疗。首选新青霉素、广谱半合成青霉素或第一、二代头孢菌素。最好能参照药敏试验选择。

**【预防】**

1. 注意个人卫生，保持皮肤清洁，脓疱疮患者应及时隔离，接触物品消毒。

2. 及时治疗各种瘙痒性皮肤病和处理皮肤损伤。

## 第二节　荨麻疹和血管性水肿

**【概述】**

荨麻疹是一种皮肤黏膜的局限性水肿反应，是由于皮肤真皮浅层小血管扩张及通透性增加使血浆外溢到周围组织所致。急性荨麻疹常突然起病，先觉皮肤瘙痒，随后出现大小不等、形态不一的风团块（见彩图15-7）。红斑风团持续数分钟至数小时消退，但又可在其他部位新发，常此起彼伏，瘙痒剧烈。病情严重者可伴心慌、恶心、呕吐、脉搏细弱甚至血压降低等过敏性休克症状。胃肠道受累可发生腹痛、腹泻，累及气道和喉黏膜时，出现胸闷、吞咽或呼吸困难甚至窒息。如果风团反复发作>6周，称为慢性荨麻疹，其全身症状一般较轻，有的以早晨或夜间好发，有的则无一定规律，可持续数月甚至数年。此外，临床上还可见到一些特殊类型的荨麻疹，如物理性荨麻疹（皮肤划痕症、寒冷性、日光性、压力性荨麻疹）、胆碱能性荨麻疹及水源性荨麻疹等。儿童急性荨麻疹的病因主要为感染、食物和药物，而慢性荨麻疹大多无法寻找到确切原因，自身免疫或全身性疾病与其密切相关。

血管性水肿也称为巨大荨麻疹或血管神经性水肿，是由于真皮深部或皮下组织小血管扩张、通透性增加，血浆进入疏松组织形成，其病变部位较荨麻疹深。血管性水肿分为获得性（普通型）和遗传性（HAE）两种。前者的病因与荨麻疹类似，后者为常染色体显性遗传性疾病，患者因C1抑制物（C1INH）基因缺陷导致C1INH缺乏或功能不全而发病。此外，一些B-淋巴细胞恶性肿瘤和血管紧张素转化酶抑制剂（ACEIs）或血管紧张素Ⅱ受体拮抗剂的使用者可因获得性C1INH缺陷（AAE）而诱发本病。血管性水肿表现为皮下组织疏松的部位，如眼、口周围和外阴及肢端突然发生的局限性、非凹陷性肿胀，皮肤紧张发亮、边界不清（见彩图15-8），经几十分钟至数天消退，不留痕迹。部分患者累及胃肠或呼吸道，出现吞咽、呼吸困难、腹痛甚至因喉头水肿而窒息。获得性血管性水肿的患者往往同时伴发荨麻疹，而遗传性血管性水肿不伴有荨麻疹，且多有家族史、反复发作及外伤诱发史。

**【病史要点】**

1. 风团发生时间、每批发作持续和消退的时间，发作频率，有无规律。

2. 是否伴有瘙痒、发热、心慌、恶心、呕吐、腹痛、腹泻、胸闷、吞咽或呼吸困难等症状。

3. 详细询问诱发因素　发病前上呼吸道、皮肤软组织、胃肠道等感染史。发病前进食食物、药物史。血管性水肿患者注意询问有无家族史，是否反复发作及外伤诱发，是否使用ACEIs和血管紧张素Ⅱ受体拮抗剂。

4. 详细询问继往病史　过敏性疾病史，如哮喘、过敏性鼻炎、特应性皮炎和湿疹；全身性疾病史，如结缔组织病、自身免疫性疾病、内分泌疾病、恶性贫血及肿瘤等。

**【体检要点】**

1. 风团的部位、形态、大小、数量多少。

2. 呼吸、心率、血压。

3. 血管性水肿发生部位，是否压痛，是否同时伴发风团。

**【辅助检查】**

荨麻疹的诊断主要依靠临床表现，辅助检查应根据病史的提示和荨麻疹的类型来选择，其目的在于明确荨麻疹的病因和诱发因素，同时提供鉴别诊断的依据。对所有患者不加选择地进行全面的实验室检查是不必要的。

1. 急性荨麻疹　可针对性选择：

(1)血常规、CRP及嗜酸性粒细胞计数。

(2)过敏原检测：血清抗原特异性IgE，皮肤点刺试验。

(3)可疑食物、药物、假过敏原(食物添加剂或阿司匹林等)回避。

(4)食物或假过敏原激发试验。

2. 慢性荨麻疹除上述辅助检查外，还可根据病史选择：

(1)血沉(ESR)：在荨麻疹性血管炎、自身炎症反应综合征往往升高。

(2)幽门螺杆菌感染检测。

(3)自身抗体。

(4)甲状腺功能和甲状腺自身抗体。

(5)自体血清皮试(ASST)。

3. 物理性荨麻疹　物理性荨麻疹可单独发生，也可与普通荨麻疹同时存在。对疑为物理性荨麻疹的患者可选择相应的物理激发试验，如皮肤划痕试验、冷激发试验、光照试验和压力试验。

4. 血管性水肿

(1)血清C4：可作为遗传性血管性水肿(HAE)的初筛试验，如果血清C4低于参考值30%或以上，则应进行C1抑制物检查。

(2)血清C1抑制物(C1INH)：Ⅰ型HAE患者C1抑制物含量和功能均降低，Ⅱ型HAE则仅有功能异常。

(3)血清C1q：获得性C1INH缺乏患者血清C1q水平降低。

5. 荨麻疹性血管炎

(1)皮肤活检：可见典型小血管血管炎。

(2)血清C3、C4：荨麻疹性血管炎患者降低。

**【诊断要点或诊断标准及鉴别诊断】**

1. 诊断要点　荨麻疹和血管性水肿的诊断主要依靠临床表现，根据突然发生的典型风团和(或)血管性水肿损害容易作出诊断。但典型风团应具有三大特征：①形态、大小不一，中央水肿隆起，边沿充血性红斑围绕；②瘙痒或烧灼感；③一过性，风团1～24小时内消退，消退后皮肤外观恢复如常。血管性水肿特征为：①真皮或皮下组织突然发生的非凹陷性水肿，局部紧张发亮、边界不清；②瘙痒或疼痛；③好发于皮肤黏膜交界处；④消退比风团慢，可持续长达72小时。

除病史和体格检查外，可利用基本实验室检查排除严重的系统性疾病。特殊的激发试验(如食物或假过敏原激发试验)以及实验室检查有助于明确慢性荨麻疹的潜在病因，但不适用于物理性荨麻疹和其他可诱导的荨麻疹。对后两种类型荨麻疹需要扩展的诊断试验，其步骤和诊断方案见图 15-9。

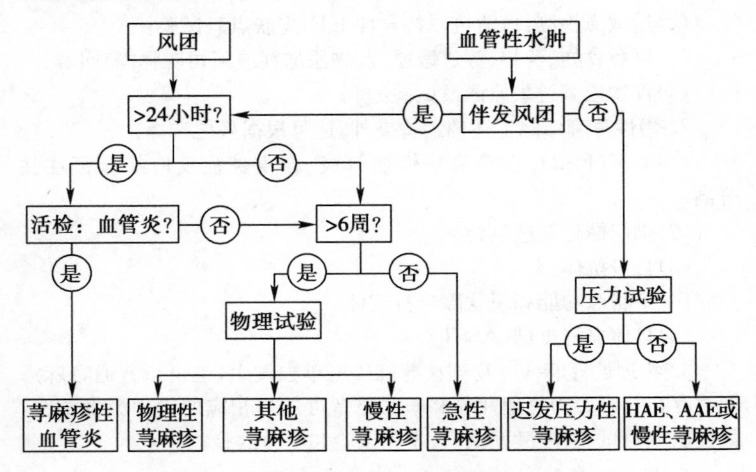


**图 15-9 荨麻疹的诊断流程**

2. 鉴别诊断 荨麻疹和血管性水肿需要与表现类似于荨麻疹或血管性水肿的其他皮肤病和系统性疾病相鉴别。

(1)皮肤疾病

1)丘疹性荨麻疹：节肢类昆虫叮咬引起的超敏反应，为多发性花生米大小红色风团样丘疹，顶端可有水疱。好发于春、夏季节，分布于腰腹部和四肢，皮疹发生后部位固定，数天或数周才会消退(见彩图 15-10)。

2)虫咬皮炎：多见于暴露部位，局部红肿、瘙痒而无明显压痛。红肿区内可见叮咬处的风团或水疱(见彩图 15-11)。

3)接触性皮炎：接触部位形态与接触物一致的水肿性红斑，反应剧烈者红斑表面可发生水疱(见彩图 15-12)。

4)药疹：斑丘疹型药疹临床最为常见，多见于躯干，呈双侧对称分布，有时外观与荨麻疹非常相似，但具有明显融合倾向，同时伴有低热。数天以后可以消退并遗留色素沉着和脱屑。

5)肥大细胞增生症(色素性荨麻疹)：典型皮疹为钱币大小褐色斑疹或斑块，躯干、四肢多见。荨麻疹样风团常在摩擦、热或光等刺激后诱发或自然发生，消退后留有色素沉着。Darier 征呈阳性(见彩图 15-13)。

此外，还有一些需要与荨麻疹进行鉴别的皮肤疾病，因其较少见或主要发生于成人，在此不详述。这些疾病包括：自身免疫性疱病、荨麻疹样皮炎（urticarial dermatitis）、妊娠瘙痒性荨麻疹样丘疹斑块病、自身免疫性黄体酮皮炎、间质性肉芽肿皮炎、嗜酸性细胞蜂窝织炎（Wells综合征）、荨麻疹样毛囊黏蛋白病等。

（2）系统性疾病：一些系统性疾病或综合征可出现荨麻疹样皮疹或以荨麻疹为其主要表现之一，如荨麻疹性血管炎、Schnitzler 综合征、Waldenstrom 巨球蛋白血症、冷球蛋白血症、嗜酸性细胞增多综合征、Gleich 综合征、自身炎症反应综合征等。这些系统性疾病除荨麻疹外往往有其他系统受累的表现，并同时伴有其他类型的皮疹。而且，其单个风团持续时间>24 小时，消退后多有色素沉着或紫癜。

荨麻疹性血管炎：累及皮肤为主的小血管，是需要与慢性荨麻疹进行鉴别的主要疾病。表现为荨麻疹样皮疹，其风团往往持续 24 小时以上，自觉烧灼而非瘙痒，同时伴有紫癜或坏死等皮疹。风团消退后遗留色素沉着。荨麻疹性血管炎多与结缔组织病或 Churg-Strauss 综合征有关，因此可发现相应的体征。确诊需皮肤活检。

**【病情观察及随访要点】**

1. 皮疹　观察风团的颜色、形态、出现和消退时间，治疗后变化。

2. 呼吸道症状　呼吸频率，呼吸困难，口唇是否发绀，是否有喉头水肿。

3. 消化道症状　恶心、呕吐、腹痛、腹泻。

4. 休克早期表现　注意观察面色、心率、血压。

**【治疗】**

荨麻疹的治疗应包括两个方面：

1. 病因治疗　荨麻疹的根本治疗是除去病因，但对部分患者却不适用，尤其对于慢性荨麻疹。其次是避免诱发和刺激因素。在治疗前应力求寻找致病原因，再根据病因采取相应的治疗措施。

（1）感染：感染是儿童急、慢性荨麻疹的常见原因。包括细菌感染、病毒感染、胃肠道幽门螺杆菌感染、肠道寄生虫感染等。另外，由于其他不同疾病导致的慢性炎症过程也可能是慢性荨麻疹的潜在原因，尤其是胃炎、反流性食管炎、胆管炎或胆囊炎等。应采取相应的抗感染治疗或清除感染灶。

（2）食物：如能明确食物过敏原，应采取食物回避。食品中的防腐剂和添加剂是常见的假过敏原，在患者饮食中应注意排除。

（3）药物：如果怀疑药物在荨麻疹发生中起作用，应该立即完全停止使用。另外，部分药物如非甾体类抗炎药、阿司匹林及血管紧张素转化酶抑制剂可通过非免疫途径促使肥大细胞脱颗粒，不仅能够诱发荨麻疹，还能加重已有的慢性荨麻疹的症状，因此只有停止使用才能改善症状。

(4)物理刺激：对于物理性荨麻疹，避免各种物理刺激是重要的治疗措施。但对于很多患者，相关物理诱发因素的阈值很低，要完全避免症状的发生相当困难。

(5)自身抗体：对于自身抗体阳性、对其他治疗都无效的慢性荨麻疹患者，可考虑免疫调节治疗，包括：IVIG、环孢霉素、甲氨蝶呤、硫唑嘌呤、麦考酚酯、环磷酰胺、抗-IgE 抗体(omalizumab)等。

2. 对症治疗　对症治疗主要是降低肥大细胞炎症介质在靶器官的作用，因此，抗组胺药在荨麻疹的治疗中占有重要地位。在各国荨麻疹治疗指南中均将第二代非镇静抗组胺药列为各型荨麻疹治疗的一线药物。推荐的治疗流程见图 15-14。

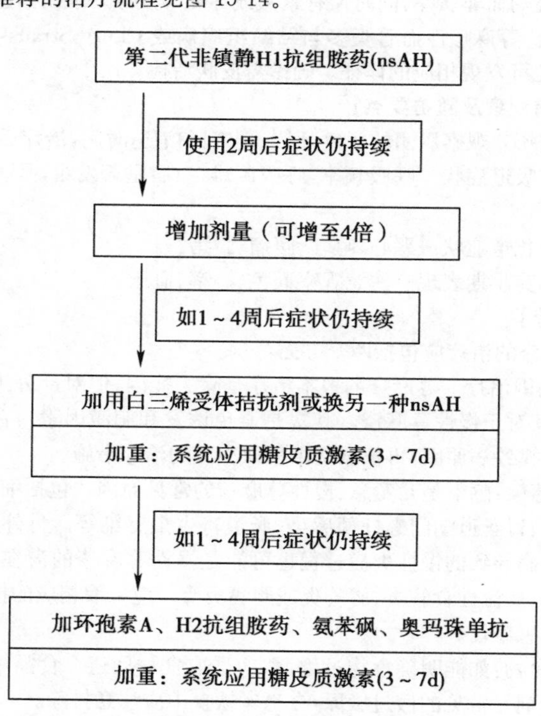


图 15-14　荨麻疹治疗流程

3. 重症荨麻疹和血管性水肿的抢救 对起病急骤、皮疹广泛并伴有呼吸困难、休克或喉头水肿者，应立即抢救：①皮下注射 0.1%肾上腺素 0.3～0.5ml；②地塞米松 5～10mg 肌注，然后将氢化可的松加入 5%～10%葡萄糖溶液内静滴，用量相当于泼尼松 1～2mg/(kg·d)，同时应用抗组胺药；③给予吸氧，支气管痉挛严重可静注氨茶碱，喉头水肿阻塞气道时可行气管切开；④心跳呼吸骤停时，按心肺复苏处理。

## 第三节 特应性皮炎

**【概述】**

特应性皮炎(atopic dermatitis，AD)是一种与遗传过敏素质有关的慢性、复发性、炎症性皮肤病，常常伴有剧烈瘙痒。在欧美及日本，儿童 AD 的患病率高达 10%～20%。2002 年，我国 10 城市对 1～7 岁儿童进行的调查显示，AD 的患病率为 3.07%。近年来，随着我国城市化和工业化进程，儿童 AD 的患病率有明显增高的趋势。本病 60%的患者在 1 岁前发病，为特应性进程(atopic march)的早期表现，随着年龄增长，大部分 AD 患者症状逐渐消失或演变为过敏性哮喘、过敏性鼻炎，但到 7 岁时仍有 37%的患者皮损呈持续或间断性的发作，严重影响患儿生活质量和生长发育。

AD 的临床表现在不同年龄阶段具有不同特点，通常分为婴儿期(1 个月～2 岁)、儿童期(2～12 岁)、青年及成人期(>12 岁)。婴儿期 AD 又称婴儿湿疹，皮疹主要累及头面和四肢伸侧，渗出特别明显(见彩图 15-15)。儿童期、青年及成人期皮疹转移至四肢，多见于肘窝、腘窝、颈周，渗出减少，以干燥性丘疹和苔藓化为主(见彩图15-16)。AD 患者本人或亲属中常可追问到过敏性鼻炎、哮喘或湿疹等过敏性疾病病史。

**【病史要点】**

1. 初次发病年龄，发作规律、季节。

2. 皮肤干燥史，屈侧皮肤受累史。瘙痒程度，尤其是出汗后瘙痒情况。

3. 本人和家族过敏性疾病史。

4. 诱发和加重因素 1 岁以内婴儿应询问喂养史、预防接种史、食物和吸入物过敏史。3 岁以内儿童尤其应注意食物与皮疹发作或加重之间的关系(中～重度 AD 患儿中，30%～50%存在一种或多种食物过敏)。

【体检要点】

1. 皮疹的分布、形态及严重程度(可进行 SCORAD 或 EASI 评分)。

2. 有无皮肤干燥或鱼鳞病,屈侧皮肤受累情况。

3. 有无 AD 的伴发症状,如毛周角化、Dennie-Morgan 眶下皱褶、眶周黑晕、唇炎、颈前皱褶、乳头湿疹、耳根皲裂性湿疹、皮肤白色划痕征等。

4. AD 的并发症,如卡波西水痘样疹、传染性软疣、细菌感染等。

【辅助检查】

1. 血常规 外周血嗜酸性粒细胞比例和绝对计数升高。

2. 血液生化 血清总 IgE 水平升高。

3. 过敏原检测 对食物和吸入性过敏原可采用皮肤点刺试验和血清特异性 IgE 检测方法,但结果解释必须结合病史。特应性斑贴试验(atopy patch test,APT)对吸入性过敏原的诊断有较大价值,但对食物过敏原的诊断尚有争议。

【诊断要点或诊断标准及鉴别诊断】

1. 诊断标准 1980 年,Hanifin 和 Rajka 提出 AD 诊断标准,该标准涉及 4 项基本特征和 23 项次要特征,较为复杂,目前被国际广泛用于 AD 的研究。1994 年,Williams 对其进行了简化,便于临床操作,该标准已被广泛用于 AD 的临床诊断和流行病学调查(表 15-1)。

**表 15-1 特应性皮炎 Williams 诊断标准**

| 主要标准:皮肤瘙痒(或婴儿摩擦、搔抓皮肤史) |
|---|
| 次要标准:<br>1. 屈侧皮炎湿疹史,包括肘窝、腘窝、踝前、颈部(10 岁以下儿童包括颊部)<br>2. 有哮喘或过敏性鼻炎史(或 4 岁以下患儿的一级亲属中有特应性疾病史)<br>3. 近年来全身皮肤干燥史<br>4. 屈侧湿疹(或 4 岁以下患儿有面颊部或前额和四肢伸侧湿疹)<br>5. 在 2 岁前发病(适用于 4 岁以上患者) |
| 特应性皮炎的诊断:主要标准+3 条或以上次要标准 |

2. 鉴别诊断 特应性皮炎主要应与一般湿疹相鉴别,婴儿期要与婴儿脂溢性皮炎、婴儿疥疮鉴别。此外,AD 亦常发生在一些原发性免疫缺陷病和遗传代谢性疾病中,如 Wiskott-Aldrich 综合征、高 IgE 综合征、Netherton 综合征、性连锁无丙种球蛋白血症、选择性 IgA 缺乏症、苯丙酮尿症、组氨酸缺乏症等。对治疗抵抗或伴反复感染的 AD,

应高度警惕上述疾病的可能。

**【病情观察及随访要点】**

1. 治疗反应、皮损和瘙痒是否缓解、缓解时间长度以及停药后复发情况。

2. 诱发病情复发的因素，如食物、吸入物、接触物、预防接种及感染等。

3. 外用激素或钙调神经磷酸酶抑制剂的频率和时长。

4. 外用激素的副作用，如皮肤萎缩、毛细血管扩张、色素沉着或减退、局部多毛、生长发育抑制等。

**【治疗】**

治疗目标：①缓解症状和体征；②预防或减少复发；③有效控制病情并延长无发作时间；④改变疾病发展进程，防止和减少发展成过敏性鼻炎或哮喘。

治疗方案：2006 年由欧洲变态反应和临床免疫学会（EAACI）以及美国变态反应、哮喘和免疫学会（AAAAI）共同倡导的阶梯治疗模式被国际广泛采用（图 15-17）。

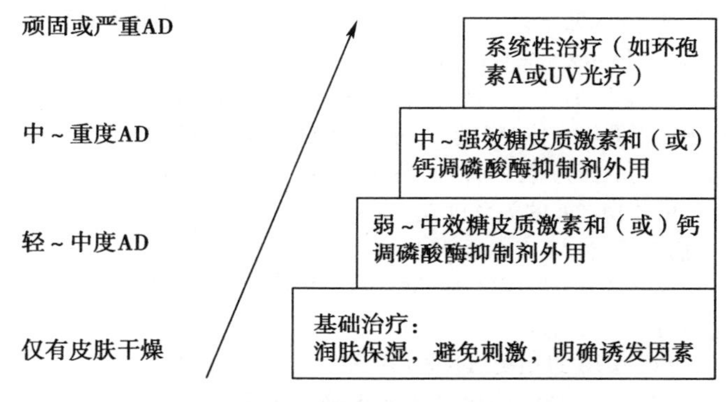


**图 15-17 特应性皮炎阶梯治疗模式**

**【预防】**

1. 喂养　对于<6 个月、有过敏性疾病家族史的婴儿，应提倡纯母乳喂养。前瞻性研究表明，纯母乳喂养 4 个月可以提高食物耐受性，减少过敏性皮肤病的发生。如果不能进行母乳喂养时，可用低敏性食物配方替代。此外，固体食物的添加应推迟到 6 个月以后。

2. 日常生活　AD 患儿宜选择棉质宽松衣着，避免羊毛、化纤和羽绒。沐浴水温 38℃左右为宜，使用不含皂基的香皂或沐浴液洗涤。房间要求通风凉爽，避免尘螨吸入。

3. 润肤保湿　AD患儿需长期规则使用含神经酰胺的润肤剂，纠正其皮肤屏障功能。

## 第四节　药物性皮炎

**【概述】**

药物性皮炎又称为药疹（drug eruption），是指药物通过口服、注射、吸入等途径进入体内后导致的皮肤、黏膜炎症反应。临床上最容易引起药疹的药物包括抗生素、解热镇痛类药、抗痛风药、镇静安眠及抗癫痫药、血清及疫苗制品、中成药。药疹可由免疫性或非免疫性机制诱发，前者见于少数有过敏体质的患者，称变态反应性药疹，其发病与用药的剂量及药理作用无关，可通过Ⅰ、Ⅱ、Ⅲ、Ⅳ型变态反应机制发病。

药疹的临床表现多样，根据皮疹形态可分为：麻疹样或猩红热样型（出疹型，见彩图15-18）、固定性红斑型（见彩图15-19）、荨麻疹型、急性泛发性脓疱型（见彩图15-20）、血管炎型、重症型（包括重症多形红斑型或Stevens-Johnson综合征、剥脱性皮炎、大疱性表皮坏死松解症，见彩图15-21～彩图15-23）及药物超敏反应综合征（见彩图15-24）等。同一种药物在不同的个体可引起不同类型的药疹，而一种类型的药疹又可由完全不同的药物导致，即“同药异疹，异药同疹”现象，药疹的皮疹类型与致敏药物之间的关系没有一定的规律可循。

**【病史要点】**

1. 皮疹发生前的详细用药情况，一般应追溯到出疹前2～3周，推断用药与出疹的时间关系。

2. 继往药物过敏史、过敏性疾病个人史及家族史。

3. 对出疹型药疹，询问发热与出疹的时间关系、出疹顺序和演变过程。

4. 预防接种史和传染性出疹性疾病史，如麻疹、风疹、猩红热等患病史。

**【体检要点】**

1. 皮疹的分布、形态、性质、颜色，是否累及黏膜。

2. 伴随症状，是否发热、瘙痒、有无黄疸。

3. 肝脏、脾脏、淋巴结是否肿大。

4. 其他系统受累的症状和体征。

**【辅助检查】**

目前尚无特异性的实验室检测手段可确诊药疹，药物激发试验由于存在伦理风险，临床很少采用。相关辅助检查对诊断有一定帮助。

1. 碱性粒细胞活化试验（basophil activation test，BAT） 对速发型药物过敏反应和非甾体类药物过敏反应的诊断有一定价值，敏感性可达50%。

2. HLA检测 卡马西平等芳香类抗癫痫药物所致的药物超敏反应综合征与汉族人HLA-B$_*$1502有明确的关系，美国FDA在该类药物说明书上已规定，华人血统在使用该类药物前应常规进行HLA-B$_*$1502筛查，阳性者应避免使用。

3. 血常规 部分病例白细胞增高、嗜酸性细胞增多，部分可出现不典型淋巴细胞或无其他原因可解释的血小板减少。

4. 血液生化 系统受累时，肝肾功能可出现异常。

**【诊断要点或诊断标准及鉴别诊断】**

药疹的诊断主要依据临床表现。

1. 诊断要点

（1）有明确的用药史。

（2）有一定的潜伏期，首次用药一般在5～20天左右，已致敏者再次用药则在数分钟到数小时内发病。剥脱性皮炎和药物超敏反应综合征潜伏期较长，一般在2～3周左右。

（3）有符合各型药疹特征的皮疹，并能除外其他疾病或引起相同皮疹的其他原因。

（4）有伴随症状，如发热、明显的瘙痒，重症型药疹通常伴有黏膜和内脏损害。

2. 鉴别诊断 药疹的临床类型较多，往往需要排除其他疾病才能诊断药疹，因此鉴别诊断尤为重要。固定型药疹发生于黏膜部位时需要与单纯疱疹、白塞病等鉴别。Stevens-Johnson综合征和大疱性表皮坏死松解型药疹应与SSSS综合征鉴别，剥脱性皮炎型药疹需与先天梅毒、其他类型红皮病鉴别。出疹型药疹表现为麻疹样或猩红热样皮疹，与儿童时期常见的传染性出疹性疾病非常相似，重点与麻疹、风疹、猩红热、传染性单核细胞增多症及川崎病等鉴别。

**【病情观察及随访要点】**

1. 停用可疑致敏药物后，皮疹有无缓解、瘙痒是否减轻、体温是否下降。

2. 重症药疹 肝、肾功能，水、电解质平衡，皮损是否合并感染。

3. 注意眼、口腔黏膜损害及其并发症。

【治疗】

1. 停用致敏药物、加速药物的排泄　初诊为药疹后应立即停用一切可疑致敏药物及与致敏药物化学结构相似或含有相同成分的复方制剂。

2. 皮质类固醇激素　对重症药疹应早期足量使用糖皮质激素，病情极重者采用冲击治疗，如甲泼尼龙15～20mg/(kg·d)，3～7天后改为泼尼松1～2mg/(kg·d)口服，待皮损控制后逐渐减量停药，疗程一般2～4周。

3. IVIG治疗　0.5g/(kg·d)连续3～5天，早期应用可缩短病程，降低死亡率。

4. 防止继发感染　注意消毒隔离和无菌操作，对有继发感染者选用与致敏药物不同种类或不易发生交叉过敏的抗生素治疗。

5. 对症支持　注意保证蛋白质摄入量，及时纠正水电解质紊乱。

【预防】

1. 杜绝滥用药物，尽可能减少用药品种。

2. 用药前注意询问过敏史。

3. 注意药疹的早期症状，如发热、瘙痒、轻度红斑等，及时停药。

4. 严格遵照操作规范，对要求皮试的药物在用药前进行皮试。

（王　华）

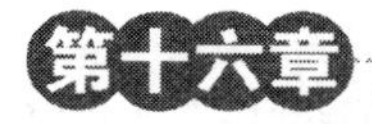


# 儿科影像学

## 第一节　普通X线

**【概述】**

普通X线是临床常用的检查方法，自1895年伦琴发现X线不久就用于人体疾病的检查，产生了X线诊断学。经过一百多年的发展，在影像设备、检查方法、造影剂等有了飞速的发展，传统的模拟X线成像发展为数字成像。

普通X线广泛运用于临床的疾病诊断，但是普通X线有一定的局限性，而某些X线征象缺乏特征性，可出现同病异影和同影异病等情况，因此，临床医生应正确掌握普通X线检查的应用范围及适应证；放射科医师也应结合病史和其他临床资料，加以全面分析，才能充分发挥普通X线的作用，得到准确的诊断。

**【检查技术】**

1. 荧光透视(fluoroscopy)　荧光透视即透视，荧光透视在荧光屏上所显示的图像亮度很弱，已基本不用，现多采用影像增强电视系统(TV)透视，可将很弱的荧光增强几千倍，可在电视屏上看到高亮度、高分辨力和反差适中的X线图像。

透视是一种简便而常用的方法，但不能留下记录，曝光时间长，射线量较大，对较厚和没有密度对比的部位不易透过而显影不清，所以现在一般不单独应用，常作为摄片的补充的检查，主要是用于需要观察动态的部位，如需观察心脏大血管搏动、膈肌运动、纵隔摆动的胸部和胃肠钡餐等。对骨骼系统、头颅、腹部等组织一般不做透视。

2. 摄片(plain film)　摄片可用于人体任何部位，是目前临床最常用的影像检查方法。常用的投照位置为正位，其次为侧位，不少部位需同时正侧位，有时需左右侧摄片以便进行比较。X线摄片可得到对比度和清晰度均较透视好的影像，并可留下客观记录，便于随访比较。但X线摄片是X线束穿透人体组织结构后的投影总和，因此某些组织结构和病灶的投影因叠加而得到很好的显示，而一些组织和病灶的投影被掩盖而显示不清，但X线图像可覆盖较大范围，其空间分辨率高，可对于某一组织结构进行整体观察。

3. 造影检查(contrast examination)　摄片和透视是利用人体自身的天然对比而成像，而某些器官和组织的密度与邻近组织相差较小，摄片不能显示，这时需人为地引入一种与它们密度差别比较大的物质，称对比剂，可借明显的对比而获得较为清晰的影像。

常用的密度较低的对比剂有空气、二氧化碳和氧气，密度高的有钡剂和碘剂。利用气体的造影有空气灌肠、胃肠双重对比、气腹造影、腹膜后充气造影、关节腔造影、气脑和脑室造影等。钡剂主要用于胃肠道检查，碘剂可用于心脏、泌尿系统、血管、胆道系统、支气管、生殖系统等的造影。

4. 数字X线成像　将光学和计算机技术运用在X线摄片中，使普通的胶片数字化，从而适应了图像处理、存档、传输以及远程放射学和信息放射学的发展。包括计算机X线摄影(computed radiography CR)或数字化摄影(digital　radiography，DR)

CR是将透过人体的X线影像信息记录于影像板(image plate，IP)上，记录在IP上的影像信息经过计算机读取、处理和显示等步骤，显示出数字化图像。

DR是用平板探测器将X线信息直接或间接转换成数字化，成像时间短，图像质量好。

数字化图像质量优于传统X线成像，能达到最佳的视觉效果，投照条件的宽容范围较大，患者接受的X线量较少，图像信息可由磁盘或光盘储存，并进行传输。

5. 数字减影血管造影(digital subtraction angiography，DSA)　在血管中注入对比剂，使血管显影，通过计算机处理数字影像信息，消除骨骼和软组织影，使血管清晰显影的成像技术。DSA使用于心脏血管的检查，血管内介入等。

6. 图像存档与传输系统(picture archiving and communicating system，PACS)　是以计算机为中心，由图像信息的获取、传输与存档和处理等部分组成。PACS系统可减少患者等候时间，避免多次重复检查；免去繁琐的借、还片手续，还可以进行远程会诊，方便与以前的片子和其他检查的对比，有利于提高诊断；可减少X线和各类影像资料的保管、借与还片的业务；随时得到医院各影像设备运行情况的数据；是现代医院发展的必然趋势。

**【检查前准备】**

1. 荧光透视前准备　简单向患者说明检查的目的和需要配合的姿势，应尽量除去透视部位的厚层衣物及影响 X 线穿透的物品，如发夹、金属饰物、膏药、敷料等，以免干扰检查结果，影响诊断治疗。

2. 摄片前准备　了解会诊单摄片目的，向患者解释摄影的目的、方法、注意事项，应尽量除去透视部位的厚层衣物及影响 X 线穿透的物品，如发夹、金属饰物、膏药、敷料等。对不配合的小孩，应有 2 个大人固定其位置。对儿童特殊部位和家属应采取必要的射线防护措施。外伤患者摄片时，应尽量少搬动，危重患者摄片必须有临床医护人员监护。

3. 特殊检查前准备

(1)首先从会诊单上了解检查的目的，如病史不清的地方应与临床医生或患者及患者家属了解病史，做到检查前影像医生心中有数。

(2)医患沟通：造影前，必须了解患者有无严重肝、肾功能损害或过敏体质等禁忌证。还应做好必要的准备工作。应向患者作必要的解释，以取得合作。

(3)皮试：静脉肾盂造影前应做清洁灌肠等，使用碘剂造影时，必须先做碘过敏试验，并做好处理过敏反应的一切抢救准备工作。

(4)空腹：胃肠钡餐造影前检查前 3 天禁服影响胃肠道功能的药物和含钾、镁、钙等重金属药物；一般大儿童禁食 10 小时以上；小婴儿一般禁食 4～6 小时，有幽门梗阻者检查前应先抽出胃内滞留物。

(5)清洁灌肠：肠息肉做钡灌肠前应严格地清洁灌肠，以清除结肠内容物。

**【在儿科各系统的临床应用】**

1. 头颅

(1)适应证：常规摄头颅正侧位片，主要了解头颅骨情况，其适应证主要包括：①头颅外伤骨折；②颅骨畸形；③颅骨包块；④颅骨破坏等。

(2)常见颅脑疾病的 X 线图像特征

1)头颅外伤：摄片可了解头颅骨折情况，一般摄正侧位，有时可加照切线位或汤氏位。头颅骨折表现为边缘锐利的透亮线。凹陷骨折可加照切线位。颅内出血等情况需做 CT 检查。

2)颅缝早闭：头颅外形改变和颅缝早闭的部位，呈舟状头、短头型、尖头型。

3)嗜酸性肉芽肿：颅骨多发破坏，边缘清楚，呈地图样。

(3)临床价值：头颅包块、颅骨缺损、颅内压增高、先天性畸形等需了解颅骨或钙化等情况可用平片。对骨折、骨髓炎、骨结核、颅内压增高、颅骨发育异常、骨纤维异常增生症、嗜酸性肉芽肿等有诊断价值。但X线平片由于图像重叠，密度分辨率差，许多器官和病变的解剖关系无法清楚显示，所以头颅平片可作为疾病的筛查手段，在X线平片无阳性发现或不能作出肯定诊断时，还需进一步CT或MRI检查。

脑血管造影可了解颅内占位病变、肿瘤循环的诊断、血管畸形、动静脉瘘、动脉瘤、烟雾病等血管病变，是诊断脑血管病变的金标准。但脑血管造影作为一种有创检查，对新生儿神经系统的检查不适合，现在多层螺旋CT重建技术和MRA可较好显示血管病变。

2. 颈部

(1)适应证：①颈部偏斜；②颈部外伤；③咽后壁脓肿；④颈椎病变等。

(2)常见颈部疾病的X线图像特征

1)咽后壁脓肿：常摄颈部侧位片，X线表现：①椎前间隙软组织增厚；②颈椎生理曲度变直。

2)颈椎半脱位：常颈椎张口位、侧位，X线表现：①颈1寰椎侧块到齿状突的距离不相等；②颈1前结节到齿状突的距离增大。

3)儿童钙化性椎间盘病：①椎间隙见钙化影；②相邻椎体变扁，稍凹形成嵌合征。

(3)临床价值：常摄颈部正侧位片，有时加照张口位片；由于平片密度分辨率较低，难以显示细微结构，对观察腔内、腔壁及邻近软组织的情况，目前CT、MRI逐渐成为最重要的检查方法。

3. 胸部

(1)适应证：胸部是普通X线运用最多的部位。①肺部疾病：肺炎、结核、肺实变、肺不张、先天性肺囊肿等；②胸腔积液；③纵隔疾病：纵隔肿瘤、脓肿；④横膈及膈下疾病：先天性膈疝、膈下脓肿；⑤新生儿胸部病变：肺透明膜病、吸入性肺炎、湿肺病。

(2)常见胸部疾病的X线图像特征：

1)肺透明膜病：常发生在早产儿，X线表现为肺野透光度减低，呈毛玻璃样改变，双肺充气差，可见支气管充气征。出生时胸部平片可基本正常，随着临床症状的加重，胸部表现加重，常在24小时病变迅速进展，3天后临床症状和影像表现逐渐吸收，因此这类疾病常需6～12小时随访胸部X线片，以观察胸部疾病演变情况。

2)吸入性肺炎：双肺较多密度较高的斑点或小斑片影，伴间质性肺气肿，可见肺实变或肺不张改变，严重时常并发纵隔气肿、气胸等。

3)湿肺病:双肺分布广泛的小斑片、颗粒状和小结节影,下肺较多,可呈毛玻璃样改变,常有叶间积液、间质积液、肺气肿、无或有少量支气管充气征;需与肺透明膜病相鉴别。24 小时可迅速吸收,一般在 2～3 天吸收消失。

4)支气管肺炎:双中下肺中内带为主的沿支气管分布的片、条絮影,支气管增多、模糊,肺气肿征。

5)金黄色葡萄球菌肺炎:双肺广泛渗出性病变,多发小脓肿形成;形态多变的肺气囊;易出现脓胸和脓气胸。

6)肺结核:儿童以原发性肺结核多见。①原发综合征:原发病灶;淋巴管炎;淋巴结肿大。②淋巴结结核:淋巴结肿大,分成浸润型和结节型。③血行播散型肺结核:病灶大小均匀一致、密度均匀、分布均匀的粟粒状影,正常肺纹理不易辨认。

7)先天性肺囊肿:肺内单个或多个囊肿,壁菲薄,可有液气平,随访可见体积、大小、其内的液体变化比较大。

8)支气管异物:阻塞性肺气肿,有时可见阻塞性肺炎或肺不张,透视见纵隔摆动。

(3)临床价值

1)凡是有发热、咳嗽、气急、发绀等呼吸症状的患者均需做胸部 X 线平片。

2)如平片怀疑结核患者可做 CT 检查,以明确纵隔、肺门有无肿大的淋巴结影以及与周围大血管的关系,气管受压的情况。

3)如临床症状重而胸部平片表现轻或正常,应进一步 CT 或纤维支气管镜检查,以了解气管和支气管发育情况、纵隔内情况、小气道病变等,为临床诊断提供帮助。

4. 循环系统

(1)适应证:①先天性心脏病;②风湿性心脏病;③心包积液。

(2)常见循环系统的 X 线图像特征

1)先天性心脏病:常摄胸正位、左前斜位、左侧位三位片,了解肺多血或肺少血以及心脏的轮廓、大小、形态。

2)风湿性心脏病:常摄胸正位、右前斜位、左侧位的三位片;可以了解肺淤血及心脏各房室增大情况。

3)心包积液:心影增大,普大型或烧瓶状,心脏搏动减弱消失。

(3)临床价值:

1)胸部平片主要观察心脏大血管的轮廓、形态以及肺血改变情况。

2)胸部平片对循环系统的显示是非常有限的,常首选 B 超,可以清楚了解心内情况，如需了解大血管情况可进一步多层螺旋 CT 检查，如有的情况还需明确可做心血管造影。

3)心血管造影是目前诊断心脏大血管疾病的金标准，它能为心脏、大血管疾病(尤其是先天性心脏病)的诊断和治疗提供重要资料，部分先天性心脏病可在心血管造影的指导下进行缺损的堵塞治疗。

5. 消化系统

(1)适应证

1)急腹症：肠梗阻、胃肠穿孔、坏死性小肠结肠炎、急性出血性肠炎。

2)高密度病变：泌尿系统结石、肠系膜淋巴结钙化、胃肠道不透 X 光异物。

3)先天性畸形：先天性无肛、胎粪性腹膜炎、先天性食管裂孔疝。

(2)常见消化疾病的 X 图像特征

1)小肠机械性肠梗阻：①梗阻点以上肠曲明显扩张；②充气扩张的肠曲内高低不等、长短不一的液气平，呈弓形；③远端肠曲无明显充气。

2)气腹：最常在肠梗阻、坏死性小肠结肠炎、先天性胃壁肌层发育缺陷时发生。①腹部立位片：膈下见新月形或大量游离气体影；②在仰卧位水平投照腹部侧位上，极少量的气体也能在肝与右腹壁之间清楚显示为短而细的线状透亮影；③右侧卧位水平投照正位：腹壁下肝上见游离气体影；④肠壁内、外壁显示。

3)坏死性小肠结肠炎：①早期充气肠曲增多、连续，呈动力性改变；②充气肠曲部分变窄，形态僵硬；③肠壁积气征；④门脉积气征；⑤腹腔积液；⑥扩张肠袢固定；⑦气腹。

4)先天性食管闭锁：①导管插入 10～12cm 受阻，卷曲，返回口腔；②患儿注入 1～2ml 稀钡或碘剂观察食管盲端情况；③注意观察腹部消化道有无充气，以推断食管闭锁的类型。

5)食管狭窄：最好卧位时吞服稠钡。注意食管狭窄的鉴别诊断，如食管壁内气管软骨异位症，除食管下段狭窄外尚有钟摆征，壁内细小分支特异征象，贲门失弛缓症的食管下端的管腔呈漏斗状狭窄，边缘光滑，黏膜皱襞正常。

6)先天性肠旋转不良：①十二指肠屈氏韧带和空肠的位置异常；②回盲部位置可固定在从左上象限到右下象限范围内的相应位置；③可出现部分上消化道梗阻征象。

7)先天性巨结肠：常钡灌肠检查，表现：①痉挛段：结肠的神经节缺乏段呈痉挛段改变；②根据痉挛段的长短分成短段型、常见性、长段型、全结肠神经节细胞缺乏型；③痉挛段以近结肠扩张；④痉挛段和扩张段之间为移行段。

8)急性肠套叠：平片呈肠梗阻表现，但不能明确诊断。空气灌肠可明确诊断和治疗。①注气后见肠套叠的套头在气柱的顶端形成杯口状；②逐渐加压后套头影逐渐退至回盲部；③套头影逐渐变小、消失；④小肠进入大量气体，压力突然变小消失。

(3)临床价值

1)钡餐和钡灌肠是消化系统最主要的检查方法，主要了解消化道腔内情况。

2)腹部X线片是常用的方法，主要用于急腹症、高密度病变。

3)钡餐检查前一般应禁食6小时以上，婴幼儿一般应禁食4小时。

4)钡灌肠是检查结肠器质性病变的主要方法，检查前，一般需作清洁灌肠，排去肠内积粪；而6个月以下的便秘的小儿不必作清洁灌肠。怀疑肠息肉的小儿，应作彻底的清洁灌肠，再注入钡剂，观察其充盈后排除钡剂再注入空气，仔细观察结肠情况。

6. 泌尿系统

(1)适应证：①泌尿系统结石：肾结石、输尿管结石、膀胱结石；②肿瘤：肾母细胞瘤、神经母细胞瘤、畸胎瘤；③肾积水；④先天性畸形：重复畸形、巨输尿管、输尿管囊肿；⑤血管性病变。

(2)常见泌尿疾病的X图像特征：

1)肾结石：平片可发现阳性结石，静脉肾盂造影可了解肾脏功能以及肾积水情况，还可发现阴性结石。①肾结石：肾区见高密度致密影；②输尿管结石：呈梭形，其长轴方向与输尿管走行方向一致；③膀胱结石：单发或多发，呈类圆形或椭圆形，移动度大；④尿道结石：尿道走形方向见高密度影。

2)肾积水：静脉肾盂造影是常用的方法。表现：①肾盂肾盏变平、外突、明显扩大，重度可呈球形；②寻找肾积水的原因，显示狭窄段；③全程输尿管扩张，可显示输尿管开口情况。

3)肾盂、输尿管重复畸形：①重复肾可见双肾盂肾盏；②如上位肾或下位肾不显影，须进一步检查；③双输尿管或单输尿管；④显示输尿管开口情况，有无开口异位。

(3)临床价值

1)X线检查是诊断泌尿系结石、肿瘤、先天性畸形和血管性疾病的主要手段之一。

2)尿路结石大多含有钙盐，因此，一般平片即可发现。但欲了解有无梗阻、肾盂积水或肾功能损害，则需进行造影检查。

3)其他泌尿系疾病，如肿瘤和先天性畸形等病变均需作肾盂造影检查才能显示。

7. 骨骼系统

(1)适应证：①外伤骨折；②感染性病变：急性化脓性骨髓炎、慢性化脓性骨髓炎、骨结核；③骨肿瘤；④关节脱位；⑤先天性发育畸形；⑥全身体质性疾病等。

(2)常见骨骼系统疾病的X线图像特征

1)骨折：①骨的连续性中断，骨折断端有无移位和成角；②青枝骨折：儿童特有骨折，骨折而不断，皮质皱折或骨小梁致密、紊乱；③骺离骨折：骨折线通过骺板，分成5型。

2)脊柱分节畸形：①椎体融合；②寰枕融合；③脊椎裂；④侧向半椎体及矢状椎体裂；⑤移行椎。

3)软骨发育不全：①四肢长骨及关节：管状骨短粗，干骺端膨大、倾斜，甚至可呈“喇叭”状。②脊柱：椎体如弹头，腰椎椎弓根间距逐渐变小，且前后径小；③骨盆：髂骨底小翼大，坐骨大切迹呈“鱼口”状，髋臼宽、平；④肢端骨：短粗，三叉指；⑤颅骨：颅底小，颅盖大。

4)成骨不全：①多发骨折、骨皮质菲薄和骨密度减低，骨折处常有过量骨痂形成。②早发型：胎儿、婴儿期起病，常管状骨短粗，甚至呈多发囊样形，伴多发骨折和弯曲畸形；③迟发型：发病较迟而轻，长骨骨干明显变细，干骺端相对较宽，伴多发骨折和弯曲畸形。④颅骨改变：头颅呈短头畸形，两侧颞骨突出，颅板变薄，颅缝增宽，囟门增大，闭合延迟，常有缝间骨。⑤椎体改变：密度减低，伴双凹变形，亦可普遍性变扁或呈楔形。肋骨变细，皮质变薄，密度减低，常有多发骨折。

5)颅锁发育不全：①膜内成骨和软骨内成骨的骨骼均受累，表现为骨化不全、生长迟滞和变形；②颅骨：短头，额骨和顶骨膨突，颅板薄，囟门、颅缝宽大，较多缝间骨；③锁骨：部分、完全缺如；④骨盆：小，坐、耻骨和髋臼发育不良或缺如。

6)急性骨髓炎：①软组织肿胀；②骨质破坏：早期骨质稀疏改变，起病10～14天后，出现局限性骨质吸收，骨小梁结构模糊，骨松质内出现小片状骨质破坏区，逐渐融合、增大，儿童因骺板阻止大多不侵及骨骺；③骨膜反应；④死骨：密度高于周围骨的阴影，大小不定，可为小碎骨片或大块骨。

7)骨结核：①脊柱结核：椎体破坏，椎间隙变窄，脊柱后突畸形，椎旁脓肿。②骨骺干骺端结核：骨质破坏，内见泥沙样死骨，骨质稀疏明显，常累及骺板到骨化中心；肢体萎缩，骨膜反应少。③短管状骨骨结核：早期软组织肿胀，指、趾梭形增粗，进而骨质破坏，骨干膨大、皮质变薄，称为骨气臌；骨膜反应明显，骨髓腔内见死骨形成。

(3)临床价值

1)X线检查是首选的方法。

2)X线检查常规正、侧位，应包括骨的两端关节或至少一端关节，必要时加照斜位或切线位。有时可加照对侧比较如怀疑正常变异。

3)透视由于X线射线量较大且图像不清晰已少用，仅在骨折复位或关节脱位整复、异物定位等用。

4)CT对骨骺、复杂关节、细小病变以及周围软组织内病变的显示率较X线平片高，但它不能单独确定病变的性质，不能也不应代替骨骼系统常规X线摄片，只能是常规平片的补充。

## 第二节　CT检查

**【概述】**

计算机X线体层摄影(computed tomography，CT)是用X线对人体进行扫描，X线透过人体后通过探测器采集数据取得信息，经计算机处理获得重建图像。CT的密度分辨率高，目前广泛应用于临床，扩大了对人体的检查范围，提高了对病变的检出率和诊断的准确率。

第一代、第二代CT只能用做头颅扫描，要一个层面一个层面地扫描，扫描时间长，图像分辨率低。1989年，成功设计螺旋CT，可以连续扫描，不仅扩大了检查的范围，而且扫描时间大大缩短，图像质量明显提高。此后，CT设备不断改进，扫描技术也不断进展。短短30多年间，CT机由第一代单一笔形束扫描发展到第二代扇形束扫描、第三和四代宽扇形束扫描以及近来的螺旋扫描、多层螺旋CT、双源CT等。扫描时间缩短、图像清晰，容积扫描，可多层面重建，容易完成难于合作或难以制动的患儿扫描，对心脏、小血管均能显示，大大提高了诊断准确率。

**【检查技术】**

1. 普通扫描　又称平扫(plain scan)或非增强扫描，是指不用对比增强或造影的扫描。常规CT检查一般均先作平扫，平扫可发现钙化或出血等成分，并可作为增强扫描的基础。

2. 增强扫描　是指静脉注射有机碘对比剂的扫描。注射对比剂后血液内碘浓度增高，血管或血供丰富的器官或病变组织碘含量较高，而血供少的病变组织则碘含量较低，使正常组织和病变组织之间碘的浓度产生差别，形成密度差，有利于发现平扫时未显示或显示不清的病变，同时可根据病变的强化特点对病变定性诊断。

儿童CT增强，对比剂用量为每千克体重1.5～2.0ml，注射速度以0.5～1.5ml/min为宜。根据注射对比剂后扫描方法的不同，有多种增强扫描方式：

(1)常规增强扫描：注射碘对比剂后按普通扫描方法进行扫描。注射方法有快速静脉滴注法、静脉团注法、静脉注射-滴注法。

(2)动态增强扫描：是指静脉注射对比剂后在短时间内对兴趣区进行快速连续扫描，包括进床式动态扫描和同层动态扫描，前者有利于发现病灶，后者可获得时间-密度曲线，观察扫描层面病变的血供变化特点，有利于病变的定性。

(3)两快一长增强扫描：两快是指注射对比剂速度快和起始扫描的时间快，一长是指扫描持续时间要足够长。此种增强扫描方式主要用于肝海绵状血管瘤、肝内胆管细胞型肝癌以及肺内孤立结节的诊断和鉴别诊断。

(4)延迟增强扫描：是指一次注射大剂量对比剂4～6小时后的增强扫描。有利于肝脏小病灶的发现。双期或多期增强扫描：主要用于肝脏、胰腺以及肾脏病变的发现和定性。

3. 特殊检查方法

(1)薄层扫描：是指小于或等于5mm的扫描。其优点是减少部分容积效应，真实反映病灶及组织器官内部的结构。常用于脑垂体、肾上腺、胰腺、眼眶及内耳的检查。

(2)靶扫描：是指对兴趣区进行局部放大后扫描。可增加单位面积的像素数目，提高空间分辨率。常用于内耳、鞍区、脊柱、肾上腺和胰头等小器官和小病灶的显示。

(3)高分辨率扫描(high resolution CT，HRCT)：是指通过采用薄层厚、高电压、高电流、靶扫描以及高空间分辨率算法，在较短的时间内获得良好空间分辨率图像的扫描技术。HRCT具有极好的空间分辨率，对显示小病灶和病灶的细微结构明显优于常规CT。常用于肺部弥漫性与结节性病灶、垂体微腺瘤、内耳和肾上腺等的检查。

4. 三维重建技术　是指在特定的工作站上应用计算机软件将螺旋扫描所获取的容积数据进行后处理，重建出直观的立体图像。目前常用的后处理技术有4种，即多层面重建(MPR)、多层面容积重建(MPVR)、表面遮盖显示(SSD)和CT仿真内镜成像术(CTVE)。其中多层面容积重建又包括最大密度投影(MIP)、最小密度投影(MinIP)和平均密度投影。

**【检查前准备】**

1. 工作人员准备　仔细阅读会诊单,了解患儿的既往史、现病史、主要症状和体征以及其他的有关检查资料;了解有无严重的心脏病、肝肾功能情况、循环呼吸障碍、发热、皮疹等;了解本次检查的目的,必要时与家属和临床医师联系,充分掌握病情。

2. 扫描前准备　取下检查部位的各种饰物以免产生伪影而影响诊断。对5岁以上的小孩进行心理护理,检查前向患儿耐心解释,消除其恐惧心理,必要时让家长陪同。

3. 镇静　检查时要求患儿保持固定体位,正常情况下,学龄前期或智力低下儿童很难配合完成检查,为保证图像质量和检查成功率,需要采用药物镇静。一般镇静剂用10%水合氯醛,口服或保留灌肠,或用苯巴比妥(鲁米那)肌内注射。

4. 放射防护　患者及家属穿戴或覆盖防护服,患儿被检部位处于静止状态。

5. 增强扫描的准备　家属了解增强过程及可能出现的风险,表示理解,并在增强同意书上签字。造影剂一般采用非离子型碘剂,增强前做过敏试验,开放静脉,预防性用药,做好急救准备工作,确保检查安全进行。

**【在儿科各系统的临床应用】**

1. 头颅中枢系统

(1)适应证:①急性颅内出血:硬膜外出血、硬膜下出血、蛛网膜下腔出血、脑内血肿、脑挫伤;②肿瘤:室管膜瘤、胶质瘤、脑膜瘤、颅咽管瘤、髓母细胞瘤、生殖细胞肿瘤;③颅脑外伤;④脑先天性畸形:胼胝体发育畸形、脑膨出、神经元移行障碍、前脑无裂畸形、Chiari畸形、小脑发育不全;⑤神经皮肤综合征:神经纤维瘤病、结节硬化、Sturge-Weber病;⑥脑血管畸形:脑内血管畸形、脑内动脉瘤、Galen静脉畸形、烟雾病;⑦颅内感染性疾病;⑧遗传代谢性疾病。

(2)常见头颅疾病的CT图像特征

1)颅脑外伤:X线片仅能显示颅骨骨折,但儿童颅缝太多可干扰细微骨折的显示,同时不能显示颅内情况。因此,大部分患儿需行CT检查,可了解颅内有无出血以及程度,特别是多排螺旋CT三维重建可了解少量出血、细微骨折、颅底骨折、凹陷骨折等。因此,颅脑外伤首选的检查方法是CT。

2)颅内出血:①硬膜外血肿:颅板下梭形高密度影,内缘多光滑锐利,占位效应较轻,常伴有颅骨骨折。②硬膜下血肿:颅板下新月形或半月形高密度影,范围较广泛,常跨颅缝,多有占位效应,可合并脑挫裂伤。③蛛网膜下腔出血:出血部位的蛛网膜下腔密度增高并增宽,常见于纵裂池、侧裂池、小脑上池和环池等。④脑内血肿和挫裂伤:出血块大于2cm时称脑内血肿;小于2cm且多发时称脑挫裂伤。血肿周围常伴有低密度水肿带,脑挫裂伤表现为多发小的点状或斑片状出血,并混杂以斑片状低密度水肿。⑤脑室内出血:多见于侧脑室,也可见于四脑室或三脑室,表现为脑室内高密度影,多位于侧脑室后脚,出血较多时,可形成脑室铸形,四脑室或三脑室出血还可导致阻塞性脑积水。

3)头皮血肿:根据发生部位可分为浅筋膜血肿、帽状腱膜下血肿以及骨膜下血肿。浅筋膜血肿多较局限,呈丘状突起,吸收较快。帽状腱膜下血肿一般范围较广,出血量较多,常跨颅缝。骨膜下血肿表现为紧贴颅骨外的新月形软组织块影,范围小,多不跨颅缝,常合并相应部位骨折。头皮血肿长期不吸收,可发生钙化或骨化。

4)颅骨损伤:包括骨折和颅缝分离,一般分为线性骨折、颅缝分离、凹陷骨折,CT对骨折的显示率较平片低,这是由于当CT轴位扫描时骨折线与之平行,由于容积效应,而不能显示。但多层螺旋CT三维重建可清楚显示骨折情况,特别是一些特殊骨折(如颅缝分离、颅底骨折)可清楚显示,对凹陷骨折不但可以显示凹陷情况,并可测量凹陷程度、骨片大小以及对脑组织的压迫情况。

5)化脓性脑脓肿:早期CT平扫显示中央由坏死组织和脓液组成,呈略低密度,其外为纤维包膜层,呈等密度,最外层为反应性水肿带,呈低密度。增强扫描显示包膜呈环形强化。脓肿形成期,中央坏死组织完全液化,纤维包膜增厚,周围水肿减轻。CT平扫显示中央密度更低,包膜完整,密度增高,水肿范围缩小。增强扫描示环形强化,壁厚增加,邻近脑膜强化。

6)结核性脑膜炎:①脑池、脑沟和脑裂,特别是脑底部脑脊液间隙(如鞍上池、环池、侧裂池和四叠体池等)变窄、消失或密度增高,增强扫描显示脑膜呈斑片样或脑回样强化,有些脑池、脑沟密度增高呈铸形或造影样表现;②交通性脑积水较为常见;③晚期脑膜可发生斑片样或斑点样钙化。

7)结核瘤:多呈弥漫性,平扫早期为低或等密度,晚期呈等或高密度,少数出现钙化,灶周多有水肿。增强后多有明显强化,呈结节状或环形。本病应与细菌性脑脓肿或脑转移瘤鉴别。根据其病灶较小、多发、钙化、灶周水肿较轻以及临床结核中毒症状等特征一般鉴别不难。

8)颅内肿瘤:可作 CT 平扫、增强扫描、CTA,CT 多可发现病变,如有钙化和出血可以清楚显示,骨窗能够发现病变对邻近颅板骨质的改变,增强和血管重建可以显示肿瘤的血供和供血血管、引流血管等情况。如颅咽管瘤、少枝胶质细胞瘤、脑膜瘤、脉络丛乳头状瘤及松果体细胞瘤较易发生钙化,且钙化多有一定特征。黑色素瘤以及部分转移瘤易发生出血。

(3)临床价值

1)CT 检查是头颅中枢系统最常用的检查,由于方法简便,其适用证范围相对较广,患儿及家属容易接受。

2)多层螺旋 CT 低剂量扫描、扫描速度快,特别是三维重建技术可多方位观察病变,适合不合作的婴儿、急诊危重患者的快速检查,减低了风险,提高了图像质量。

3)增强扫描使病变增强后更清楚,进一步明确病变的性质。CT 血管造影(CT angiography,CTA)能从任意角度观察血管细微改变等优点,同时可提供血管内外情况的影像信息以及相邻组织的关系,在临床广泛运用。CTA 能更好、更直接地诊断各种血管疾病,显示肿瘤病变的供血动脉、引流静脉及肿块和邻近血管的关系,了解肿瘤与邻近结构(尤其颅骨)的关系,为临床手术提供参考和定位。

2. 胸部疾病

(1)适应证

1)凡是怀疑有胸部疾病、X 线胸片发现疾病或未发现病变,不能解释临床症状时可采用胸部 CT 检查,因此胸部 CT 是胸部 X 线片最好的补充和重要的检查方法。

2)多层螺旋 CT 三维重建能显示心脏大血管、肿瘤血管、血管畸形等情况,对复杂性先天性心脏病,特别是大血管病变、胸部肿瘤、先天性病变的显示有重要诊断价值。

(2)常见胸部疾病的 CT 图像特征

1)气管病变:多层螺旋 CT 重建技术可清楚显示气管有无狭窄,根据气管狭窄情况分析是管内病变或是管外的压迫,如是管外压迫,通过血管重建可显示是否为先天性异常血管(如血管环)压迫所致。管内狭窄可是先天性气管支气管发育异常或气管、支气管异物,可显示气管支气管发育畸形的情况,气管支气管异物的大小、形态、位置,对气管支气管病变有重要价值。

2)新生儿肺部疾病:肺炎、湿肺、急性呼吸窘迫综合征等可首先做胸部平片检查，但如需要发现细微病变或平片不能解释时可做CT检查，CT可早期发现是否有支气管肺发育不良、早期的肺出现纤维化的表现。患者突然出现呼吸困难，平片怀疑胸内并发症时，CT可以发现气胸、纵隔气肿、胸腔积液的位置、体积以及心脏大血管受压情况。

3)肺炎：①准确定位病变的位置；②病变内有无坏死、有无空洞形成，病变血管情况等；③大叶性肺炎可表现为一叶或节段的大片实变，特点是体积不变或轻微缩小，增强后均匀强化，无坏死，淋巴结可轻微增大。

4)急性粟粒性肺结核：①HRCT可以显示早期、细小的病变，表现为全肺或部分肺叶分布的细小点状高密度影，具有终末细支气管形态呈树枝状，称之为树芽征改变；②部分患者可伴淋巴结肿大，增强后可有不规则的环形强化的低密度坏死影。

5)支气管扩张：常做HRCT，表现支气管扩张呈囊状或柱状，合并感染可有液气平，可清楚显示病变的部位、形态、大小、分类，支气管壁早期的增厚、轻度的扩大就可显示，是目前最好的检查方法，而支气管造影由于有创、复杂、需要麻醉已基本不用。

6)纵隔肿瘤：①CT可清楚显示肿块的部位、大小、体积等；②明确肿块内有无钙化、脂肪以及出血等改变；③是囊性或是实质性；④增强扫描、三维重建技术可了解肿块的血供情况以及与心脏大血管之间的关系，判断是良性或是恶性，从而对肿块作出定性诊断。

7)胸膜病变：CT发现胸膜病变非常敏感，不仅能显示较轻微的胸膜反应，还可发现平片不易发现的肺底或纵隔胸膜积液，对包裹性胸腔积液和胸壁肿块的鉴别也较有价值。此外，还可根据CT值的大小判断胸腔积液的性质。

(3)临床价值

1)CT的横断位扫描能显示X胸片上重叠的、隐形的不能显示的部分，对纵隔内的解剖结构也能清晰显示出来，CT值还能测量肿块内有无钙化、空洞、脂肪及囊变等；能清楚显示肺部细小结构对早期诊断肺部疾病提供重要价值；对肺内大片病变、较小的淋巴结肿大以及淋巴结肿大内情况，血供是否均匀，有无坏死，从而对病变的定性诊断有帮助。

2)CT在肺病病变的转归和并发症的出现方面有重要作用，如肺部感染控制之后，仍出现气促、肺功能受损的患儿，HRCT可显示小气道有无改变，如出现小气道壁增厚、扩张、马赛克征象、局限性充气不均匀等小气道阻塞改变，应警惕早期肺纤维化、闭塞性毛细支气管炎产生。

3)肺内的先天性病变、球形病变 CT 可清楚显示,根据病灶的大小、形态、边缘以及增强后有无强化等,可鉴别是良性或是恶性、是先天性或是后天性病变。

3. 腹部疾病

(1)适应证

1)肝胆疾病:①肝脏弥漫性病变;②肝脏或胆道占位性病变;③肝及肝周脓肿;④肝血管疾病;⑤肝胆寄生虫病;⑥右上腹部疼痛,可疑胆结石或胆道炎症等;⑦肝移植监测;⑧黄疸等。

2)脾脏疾病:①脾脏弥漫性肿大;②脾脏含液性病变;③脾实质性占位病变;④脾血管病变等。

3)胰腺疾病:①急性、慢性胰腺炎症;②胰腺囊性病变;③胰腺肿瘤;④先天性胰腺异常。

4)腹部外伤。

5)腹腔积液。

(2)常见腹部疾病的 CT 图像特征

1)肝脏损伤:①表现为肝影的增大,密度不均匀,增强后明显显示损伤的部位、范围;②包膜下血肿在增强时包膜与强化的肝实质之间的半圆形低密度影,如有活动性出血,增强后对比剂渗透到血肿内或腹腔内;③CTA 显示肝裂伤或肝实质血肿有无肝静脉和下腔静脉的损伤;④还可显示外伤后假性动脉瘤。

2)肝脏脓肿:①平扫时呈边缘较清楚的圆形或类圆形均匀低密度影;②增强后脓肿壁呈环形增强,高于周围肝组织,脓腔不增强,增强外可有水肿带,呈双环征;③部分病例脓腔内可出现液气平。

3)肝脏肿瘤:常平扫+增强检查:①可以显示肿瘤的大小、形态特点、血供,有的具有特征性表现,如肝脏血管瘤平扫呈低密度影,增强后呈典型的周围开始逐渐向中央部位强化;②肝母细胞瘤平扫呈低密度,有时为等密度而难以发现,增强时肿瘤组织与正常肝组织强化不一致,可呈不均匀强化,还能发现异常的肿瘤血管,清楚显示与周围组织的关系,根据肿瘤的影像特点,可以对肿瘤进行定位和定性诊断。

4)脾脏疾病:①CT 平扫时密度略低于肝脏,脾脏增强后强化明显,能显示脾脏大体病理解剖变化的病变,所以常被采用;②副脾常见于脾门附近,有时可误为腹膜后肿物或其他脏器,CT 增强扫描时副脾与脾脏同样增强即可诊断;③门静脉高压引起的脾脏增大,CT 可以清楚显示其大小、异常增粗的血管以及侧支血管的情况。

5)消化道疾病:①急腹症病情急、变化快,消化道有气体对比,首选的检查方法是平片。但平片表现不能解释的症状和体征或无法显示的病变,可以用CT检查。②急性腹膜炎平片主要表现为腹腔积液和麻痹性肠梗阻,但其腹腔积液的量和位置、是否有脓肿形成,CT较敏感,可准确显示腹腔积液的量和位置,还能显示脓肿的部位,可导向引流。③腹部囊肿,平片一般难以发现,或囊肿较大时,根据充气消化道推移情况进行判断可能有占位病变,而CT可以清楚显示囊肿情况,呈圆形或椭圆形低密度影,其内呈均匀的水样密度,不强化,诊断较为容易。

6)腹膜后肿瘤:①CT可以横断面、冠状面显示腹膜后间隙的解剖关系,从而诊断腹膜后间隙的病变。②CT可以清楚显示肿瘤的大小、密度,与周围组织的关系,血供的情况。③与肾脏关系密切,从而判断是来源于肾脏的肾母细胞瘤。④跨中线,对肾脏主要是推移关系,可能是神经来源的神经母细胞瘤。⑤肿瘤内有钙化、脂肪组织,可能是畸胎瘤。⑥沿淋巴走行范围的肿块,增强后均匀强化可能是淋巴瘤或淋巴结病变。CTU可以显示肾脏、输尿管、膀胱的情况,还可显示肾脏的动脉、静脉,对泌尿系统疾病的诊断非常重要。

(3)临床价值

1)CT由于是横断位扫描,密度分辨率高,在腹部广泛应用。

2)一般是平扫和增强,平扫可以发现腹部的钙化、结石、肿瘤内钙化、外伤后出血等;增强一般是在平扫的基础上进行,可以提高病变的检出率,了解病变局部的血供情况。

3)多层螺旋CTA可以清楚显示周围组织和血管结构,帮助定位和定性诊断。

4. 骨骼肌肉系统疾病

(1)适应证:①特殊位置的骨折;②骨肿瘤;③感染性疾病等。

(2)常见骨骼肌肉疾病的CT图像特征

1)骨骺损伤:X线是首选的影像学检查方法,CT薄层平扫结合三维重建有助于诊断,同时对损伤后骺板早闭、骨桥形成有一定帮助。

2)骨肉瘤:X线平片是首选的影像学检查,CT明确肿瘤向外扩展的范围极有价值,尤其是复杂部位如头颅、脊柱、肋骨、骨盆等,增强后可更显示病变的范围、血供等。对放疗计划的制订和估计肿瘤对放、化疗反应方面有帮助。

3)血管瘤:CT平扫见软组织块影,有时可观察到血管瘤对骨质的侵犯、骨过度生长和关节的异常改变,增强后可见特征性改变:非常显著地强化,延迟仍有强化。

(3)临床价值

1)平片是首选的检查方法,CT可显示骨骼复杂的解剖部位,如颅底、面颅骨及脊柱的病变以及病变的细微结构。

2)CT具有良好的软组织分辨力,对显示软组织病变、关节腔积液等较平片优越。

3)多层螺旋CT的三维重建技术加深了对病变的空间方面的认识。

4)骨骼系统的CT扫描一般是平扫加三维重建,在四肢扫描时尽可能双侧对称扫描,这样可以提供正常解剖的对照,在诊断畸形和外伤时尤为重要。

5)如是血管性病变或软组织病变,应该增强检查,以了解血管、血供情况。

6)一般需要用骨窗和软组织窗观察,对螺旋数据可进行多平面重建和三维重建。因此,CT是平片的良好补充。

## 第三节　MRI检查

**【概述】**

磁共振(magnetic resonance,MR)是一种核物理现象。1973年,Lauterbur开发了MR成像(MRI)技术,并应用于医学领域。MRI检查以多参数、多序列、多方位成像、组织分辨率高、无射线辐射损伤等特点,目前已广泛用于人体各系统和各部位的疾病检查和诊断。MRI能够行水成像、血管成像、功能成像和波谱成像等独特优势,能够较早地发现病变,对病变的诊断更为准确。

**【检查技术】**

1. 脉冲序列　最常用的脉冲序列为SE序列、梯度回波序列、回波平面成像等。

2. 脂肪抑制　将图像上脂肪成分形成的高信号抑制掉,而非脂肪成分信号不变,用以验证高信号区是否为脂肪组织。

3. MRI对比增强检查　常用Gd-DTPA做对比剂,有利于鉴别病变性质。

4. MR血管造影(MR angiography,MRA)　无须或仅用少量对比剂,常用技术有时间飞跃(time of flight,TOF)和相位对比(phase contrast,PC)方法。

5. 水成像(hydrography)　又称液体成像,是采用长TE技术,获得重$T_2$WI,突出水的信号,使含水器官清晰显示,主要有MR胰胆管成像(MR cholangiopancreatography,MRCP)、MR 尿路造影(MR urography,MRU)、MR 脊髓造影(MR myelography,MRM)、MR 内耳成像及 MR 涎腺成像等。

6. 功能性 MR 成像(functional MRI,fMRI) 是在病变尚未出现形态变化之前,利用功能变化来形成图像,以达到早期诊断的目的。包括弥散成像(diffusion imaging,DI)、灌注成像(perfusion imaging,PI)和皮质激发功能定位成像等。

**【检查前准备】**

1. 预约 由于检查时间长、检查患者多、噪声大、对运动敏感、大部分小孩需要镇静,预约可以合理地统筹安排患者检查,节约时间,提高工作效率。

2. 扫描前准备 工作人员应仔细阅读会诊单,了解患儿的既往史、现病史、主要症状和体征以及其他的有关检查资料;了解患者体内有无金属物质等 MRI 检查禁忌证,了解本次检查的目的,必要时与家属和临床医师联系,充分掌握病情。取下检查部位的各种饰物以免产生伪影,影响诊断。

3. 心理护理 对年长的小孩进行心理护理,检查前向患儿耐心解释,说明此次检查的目的,消除其恐惧心理,必要时让家长陪同。

4. 镇静 检查时要求患儿保持固定体位,正常情况下,学龄前期或智力低下儿童很难配合完成检查,为保证图像质量和检查成功率,检查前数小时限制睡眠,检查时用镇静剂,一般用 10%水合氯醛口服或保留灌肠,或用苯巴比妥(鲁米那)肌内注射。

5. 特殊准备 增强扫描前家属需了解增强过程及可能出现的风险,表示理解,并在增强同意书上签字,做好急救准备工作。胆道检查患者需禁食数小时。

6. 隔音措施 检查时患者双耳塞隔音棉球,再戴耳塞,以减少噪声对小孩的干扰。

**【在儿科各系统的临床应用】**

1. 中枢神经系统疾病

(1)适应证

1)肿瘤:室管膜瘤、胶质瘤、脑膜瘤、颅咽管瘤、髓母细胞瘤、生殖细胞肿瘤;

2)脑先天性畸形:胼胝体发育畸形、脑膨出、神经元移行障碍、前脑无裂畸形、Chiari 畸形、小脑发育不全。

3)神经皮肤综合征:神经纤维瘤病、结节硬化、Sturge-Weber 病。

4)脑血管畸形:脑内血管畸形、脑内动脉瘤、Galen 静脉畸形、烟雾病。

5)颅内感染性疾病:化脓性脑膜炎、结核性脑膜炎、寄生虫脑病。

6)遗传代谢性疾病:脑白质病变、肝豆状核变形、溶酶体储积病、线粒体脑肌病。

(2)常见中枢神经系统疾病的 MRI 图像特征:

1)新生儿缺氧缺血性脑病:MRI 是最好的检查方法,能准确反映脑内病变的部位、范围性质及其与周围组织的关系,同时弥散成像对评估病情轻重程度、判断预后有很大帮助。如足月新生儿缺氧缺血性脑病时出现皮质和皮质下沿脑回有迂曲点条状高信号,幕上、蛛网膜下腔有少量出血为轻度;除上述改变外,额叶深部白质出现对称性点状高信号影、沿侧室壁条状高信号,伴局限性脑水肿为中度;除上述外,有下列之一:弥漫性脑水肿、脑梗死,基底节区、丘脑高信号、内囊后肢低信号;脑室内出血、病侧脑室扩大;皮质下囊状坏死,为重度。

2)胼胝体发育不良:MRI 可从多个方位成像,很好显示胼胝体的嘴部、膝部、体部及压部各部的畸形,是首选的检查方法。

3)脑血管畸形时 MRI 可不需增强,利用 MRI 的流空效应,MRA 成像,可显示畸形血管、静脉血窦、动静脉畸形、血管瘤等病变。MRI 能早期发现缺血性脑梗死,对出血性脑血管疾病也有较高的诊断价值,不仅可以发现小灶性或 CT 不能显示的等密度血肿,还可根据血肿的信号判断出血的时间。在神经皮肤综合征的一组疾病中,MRI 对神经纤维瘤病、结节性硬化、Sturge-Weber 综合征、毛细血管扩张性运动失调等疾病脑皮质和脑白质有特征性表现。

4)脑肿瘤:由于 MRI 避免了骨伪影的干扰,对后颅凹部位的肿瘤的显示明显优于 CT,在空间定位方面有明显优势,特别是 MRI 的新技术(如白质纤维束成像)可以对轴突纤维束进行辨别和 3D 成像,可以描绘出脑干纤维束、联合纤维束、投射纤维束、边缘系的纤维束,明显脑肿瘤和这些纤维束的关系;MRI 灌注成像对肿瘤早期诊断,判断肿瘤有无复发以及指导穿刺活检部位有帮助;MRI 波谱能通过测定代谢产物,在肿瘤的诊断和治疗有重要意义。

5)颅脑损伤:MRI 对脑挫伤引起的缺氧、水肿等较为敏感,尤其对颅底的脑挫伤、弥漫性轴索损伤、脑水肿以及 CT 扫描呈等密度的颅内血肿有独特的价值。

6)颅内感染:MRI 可以发现炎症病灶较敏感,增强扫描可显示脑膜有无病变、静脉窦血栓形成、静脉性脑梗死等 CT 上难以显示的病变，可准确判断炎症波及的范围和程度。

7)脊髓肿瘤：MRI是评价脊髓肿瘤的首选方法，不仅能够清晰地显示肿瘤及其毗邻结构，而且还可对肿瘤作出髓内或髓外的定位诊断，对瘤内的实质性或囊性成分也可作出正确的区分。髓内肿瘤常见的有星形细胞瘤、室管膜瘤、神经胶质瘤等；髓外硬膜下肿瘤主要有神经鞘瘤、脊膜瘤、神经根肿瘤、硬膜外肿瘤转移瘤、神经母细胞瘤多见。

8)脊柱神经管闭合不全：MRI是评价椎管内结构的首选方法，可显示是脊髓脊膜膨出还是脊膜膨出，腰部包块内的情况，有无延髓的下降、小脑蚓部下疝、脊髓积水、脊髓纵裂等情况均可显示。

9)椎间盘病变：MRI能发现椎间盘突出的程度以及对神经根和硬膜囊压迫、移位等情况。但MRI对椎间盘变性时的钙化不如CT敏感。

(3)临床价值：MRI对软组织有极好的分辨率高，对脑灰白质的分辨异常清楚，而且是无创性、无X线辐射的危害，可一次性完成轴位、矢状位及冠状位成像，特别是近年MRI功能成像技术的应用，不但能从形态上显示病变，还能从功能上对病变进行研究，是唯一能在活体上观察脑髓鞘化进程的方法，是目前应用最广泛和深入的系统。

2. 胸部疾病

(1)适应证

1)大血管疾病：①主动脉缩窄；②肺静脉异位引流；③主动脉中断；④肺静脉起源异常。

2)心脏疾病：①心脏肿瘤；②心肌病变；③心包积液。

3)纵隔病变：①胸腺增生；②胸腺瘤；③淋巴瘤；④淋巴管瘤；⑤畸胎瘤；⑥气管囊肿；⑦神经源性肿瘤。

(2)常见胸部疾病的MRI图像特征

1)纵隔病变：MRI可清楚显示病变的形态、位置与周围组织的关系，可明确病变是囊性或是实质性，增强扫描可见血供情况以及周围血管的关系，对病变的定位和定性有重要意义。

2)大血管病变：①MRI对这些病变常能提供比心脏超声更多的信息；②可显示心脏外如肝脏、脾脏、气管、支气管形态、下腔静脉、腹主动脉的相互关系，是确定心房位置的最可靠依据，在心脏病的诊断上有重要价值。

(3)临床价值

1)由于肺部以空气为主，MRI在胸部主要用于纵隔、心脏和大血管疾病，尤其是大血管的先天性发育异常或后天性病变。

2)只要未装有起搏器的所有心脏疾病均可做MRI,但由于MRI价格比较贵,实际工作中心脏超声已明确诊断,MRI不能提供更多信息的心脏病可不做MRI检查。

3. 腹部疾病

(1)适应证

1)肝脏肿瘤:肝母细胞瘤、血管瘤、血管内皮细胞瘤、间充质错构瘤、未分化性胚胎肉瘤。

2)胆道系统疾病:胆总管囊肿、先天性胆道闭锁、胆石症、胆道横纹肌肉瘤。

3)胰腺疾病:胰腺肿瘤、胰腺变异、胰管畸形、急性胰腺炎、胰腺囊肿。

4)腹膜后肿瘤:淋巴瘤、神经母细胞瘤、神经源性良性肿瘤、脂肪瘤、畸胎瘤。

5)腹腔肿瘤。

(2)常见腹部疾病的MRI图像特征

1)先天性胆道闭锁:MRI和MRCP是首选的检查方法,表现:①胆总管闭锁不显影;②在$T_2$WI上肝门部有类似三角形的高信号;③胆囊小或不显影;④肝脾增大。

2)胆总管囊肿:MRCP能准确显示病变,表现:①胆总管扩张,可进行准确分型;②显示胰、胆管畸形汇合情况;③并发症:胆囊结石、胆总管结石、脓肿、胰腺炎及肝硬化等。

3)肝脓肿:①在$T_1$WI上呈圆形或椭圆形低信号,信号强度可以稍不均匀,呈“双环征”;②在$T_2$WI上急性肝脓肿可为大片高信号区,慢性肝脓肿脓腔信号较均匀,脓肿壁的边界较清楚;增强后脓肿壁明显强化。

4)肝囊肿:①边缘锐利,信号均匀,在$T_1$WI上呈极低信号,在$T_2$WI上呈高信号;②在强化一般无强化。

5)肝血管瘤:①在$T_1$WI上肿瘤组织较相邻肝组织信号低;②在$T_2$WI上信号较高;③增强后:在$T_1$WI上呈均匀强化或边缘部分强化,随时间延长强化逐渐向中央扩展,最后与肝脏信号相等。

6)肝母细胞瘤:MRI是检查此病最佳方法。①$T_1$WI上肿瘤与周围肝实质对比多为低信号或等信号,内如有出血为斑片状高信号;②在$T_2$WI上肿瘤为不均匀高信号,部分病例呈等信号;③增强后肿瘤明显强化。

7)胰母细胞瘤:在$T_1$WI上表现为低信号,在$T_2$WI上表现为不均匀高信号，肿瘤内有出血时，$T_1WI$出现高信号，肿瘤有囊变时$T_1WI$呈低信号，$T_2WI$呈高信号。

（3）临床价值

1）对胆道闭锁和新生儿肝炎鉴别诊断最好的检查方法是MRCP，可通过肝内外导管、胆囊等征象的显示来诊断和鉴别诊断。MRI是诊断胆总管囊肿较准确和直接的方法，利用水成像技术进行磁共振胆管胰管造影术（MRCP），多方位显示胆总管的全貌，准确提供病变特点及病变。

2）MRI对肝内小病灶检出率较高，敏感性高于CT和B超，能明确病变的大小、位置及其与肝门和肝内血管的关系。容易鉴别囊肿和实质性病变，根据病变在$T_2W_1$、$T_2W_2$的信号的差别对疾病的诊断和鉴别诊断有意义。

3）MRI能区分肾脏的髓质和皮质，能显示肾脏肿瘤的大小、位置、信号变化及其与肾血管、下腔静脉的关系，能明确有无瘤栓以及淋巴结转移等情况，借以判断肿瘤的分期，对术前评估较有意义。对肾囊肿、多囊肾、肾错构瘤等良性肿瘤可凭借病变内特殊的组织成分作出诊断，确诊率极高。另外，MRI可做冠状位、矢状位等大范围成像，有利于发现马蹄肾、异位肾等先天性畸形。MRI较CT的优越性在于可通过对信号的分析判断肿瘤的良、恶性，对肾上腺腺瘤和肾上腺增生的检出效果与高分辨率CT相当。

4．骨骼肌肉系统病变

（1）适应证

1）外伤：①骨挫伤；②骨骺损伤；③关节软骨损伤。

2）感染性疾病：①急性化脓性骨髓炎；②骨结核。

3）肿瘤性疾病：①骨肉瘤；②软骨肉瘤；③骨软骨瘤。

（2）常见骨骼肌肉系统疾病的MRI图像特征

1）股骨头无菌性坏死：可早期发现，表现为股骨头信号异常，而形态可未改变。

2）发育性髋关节脱位：X线是首选方法，MRI显示关节囊、圆韧带、头臼间异常填充物方面有较高的敏感性。

3）急性化脓性骨髓炎：MRI具有更高的组织分辨率，可早期显示髓腔的炎症，也适用于对骨髓间隙较小的结构作检查。表现：骨髓组织$T_1$、$T_2$明显延长，软组织肿胀。

（3）临床价值：MRI对软组织的分辨率比CT高，最能反映组织的成分和变化，特别是肌肉系统表现最为明显，MRI能确定软组织肿块的界限，显示邻近血管、神经的受侵信息，根据信号特点判断肿块的组织成分，有助于评价或确定肿瘤的性质和恶性程度。MRI 能清晰地显示髓腔、软骨、肌肉和肌腱，但在显示骨皮质的改变和钙化方面逊于 CT，但总的来说对骨关节损伤、肿瘤、无菌坏死以及骨关节炎症的早期诊断、分期、术前评估、治疗后的随访有较高的价值，现已成为 X 线平片重要的补充检查手段。

（何 玲）

## 第四节 超声检查

**【检查技术】**

超声检查是一种安全无创、便捷快速的成像技术，近年来已被广泛应用于临床，成为儿科疾病诊断的有利工具。

超声（ultrasound）是振动频率每秒在 20 000 次（Hz，赫兹）以上，超过人耳听觉阈值上限的声波。医用超声是利用超声波的物理特性和人体器官组织声学特性互相作用后产生的信息进行疾病诊断的影像检查方法。超声检查方法有不同的类型，用于显示组织结构的 B 型超声和显示血流的彩色多普勒超声是目前儿科超声诊断的主要技术。

儿科超声检查适用于全身各部位软组织及实质性脏器疾病的诊断，并能在超声监测下行穿刺活检、介入治疗或外科术中监测。因其物理学特性所限，超声成像也具有一定局限性，如：图像易受气体和皮下脂肪干扰；显示组织结构范围相对局限；伪像干扰等。

**【检查前准备】**

1. 仔细了解病史、临床体征、申请检查的目的和要求，严格掌握检查的适应证，介入性超声等特殊检查应向患儿家属简要说明目的、方法、操作中可能出现的不适感觉和危险等。

2. 探头定期清洁消毒，检查新生儿前操作者应洗手。

3. 患儿准备

（1）空腹：胆道系统、胃肠道及胰腺等超声检查需空腹，禁食时间：新生儿及婴儿 2～3 小时，幼儿 3～4 小时，年长儿 6～8 小时。空腹的糖尿病患儿应尽快安排检查，并提醒家长随身携带食物。

（2）膀胱充盈：泌尿道、盆腔检查等应充盈膀胱，婴儿饮奶或水后约 30 分钟，年长儿以自觉尿胀为准。

（3）镇静：不合作的患儿需自然睡眠或给予药物催眠后检查，可口服 10％水合氯醛（0.5ml/kg）或肌内注射苯巴比妥。

(4)介入性超声检查前需常规检测出、凝血时间和血型等,并严格把握指征,确定有无禁忌证,年幼儿需在基础麻醉下进行超声引导操作。

**【在儿科各系统临床的应用】**

1. 中枢神经系统

(1)适应证

1)颅脑B型超声适用于新生儿或前囟未闭的婴幼儿,其适应证主要包括:①脑积水;②惊厥;③颅内出血;④前囟膨隆;⑤缺氧损伤;⑥脑脊膜膨出等先天畸形;⑦宫内感染;⑧小头畸形;⑨颅内感染;⑩外伤。

2)经颅彩色多普勒超声可显示颅内血管结构,其适应证主要包括:①脑动静脉畸形;②颅内动脉瘤;③偏头痛;④烟雾病;⑤颈动脉海绵窦瘘;⑥脑动脉狭窄和闭塞。

(2)常见颅脑疾病超声图像特征:

1)颅内出血:①室管膜下出血:病变早期于侧脑室前角外下方探及一个或多个强回声团,病变可为双侧或单侧,血肿较大时压迫侧脑室;②脑室内出血:侧脑室内探及团块状强回声,足月儿可表现为脉络膜丛增宽或不规则,可伴有不同程度脑室扩张。

2)新生儿缺氧缺血性脑病:①脑水肿:脑室周围实质回声广泛均匀的增强,常伴脑室及脑沟变窄;②脑室周围白质软化:在侧脑室的外上方及颞、后侧可见沿侧脑室的边缘上方分布的回声增强区,形态可不规则,晚期于侧脑室周围出现多发性囊腔改变。

3)脑积水:侧脑室前角变圆钝,侧脑室体部增宽,大脑皮质不同程度变薄。

4)脊膜膨出:后正中线或略偏向一侧探及囊状结构,脊神经由椎管内经椎弓缺损处膨出,脊神经呈线状强回声。

5)烟雾病:受累血管由于管腔狭窄或闭塞表现为血流信号消失,彩色及频谱多普勒均无法测及血流信号或仅探及极微弱的血流信号,颅底烟雾血管血流信号呈星点状,血流频谱显示低速、低搏动血流特征。

(3)临床价值

1)超声无放射线辐射,可在新生儿监护室进行床旁检查,宜作为常规筛查新生儿(尤其早产儿)早期有无颅内病变的首选方法。

2)超声对颅内中央部位病变及囊性病变分辨力高。

3)可方便易行地随访颅内病变转归。

4)经颅彩色多普勒超声是无创评价颅底血管血流动力学改变的影像检测方法,若颅骨较厚、透声窗有限可影响检测结果的准确性。

2. 颈部和胸部

(1)适应证:

1)颈部:①甲状腺疾病:先天性甲状腺畸形、甲状腺弥漫性或局限性疾病;②甲状旁腺增生或肿瘤;③颈部肿块:甲状舌管囊肿、鳃裂囊肿、颈静脉扩张症、颈淋巴结炎、淋巴管瘤、血管瘤等。

2)胸部:①胸腔积液;②肺部疾病:肺实变、肺不张、先天性肺囊肿等;③纵隔疾病:纵隔肿瘤、脓肿;④横膈及膈下疾病:先天性膈疝、膈下脓肿。

(2)常见颈、胸部疾病超声图像特征

1)先天性甲状腺畸形:甲状腺缺如患儿颈前无甲状腺显示;部分缺如或发育不全时,甲状腺体积明显缩小、边缘不光滑;异位甲状腺则在异位区探及一中等均质实质性团块,边界清晰,大小不一,可随吞咽上下移动。

2)甲状腺功能亢进:双侧甲状腺对称弥漫肿大,实质回声增强,分布不均,血流增多呈“火海状”,血流速度增快。

3)甲状舌管囊肿:颈前正中探及一圆形或椭圆形无回声区,边界清,有包膜,后方回声增强,合并感染时无回声区内混杂细密点状强回声。

4)颈静脉扩张症:患儿屏气时颈静脉异常扩张,常呈梭形,血管前后径测值 2 倍于平静呼吸时即可诊断。

5)甲状旁腺增生:甲状旁腺(共 4 个)有不同程度增大,呈梭形、椭圆形或分叶状,无明显包膜,内多为低回声。

6)胸腔积液:经肋间扫查,胸腔内探及无回声区,积液量少时无回声区呈条、带状,积液量多则呈三角形或大片无回声区;包裹性积液局限于叶间或肺底等处,壁厚,内部见点条状分隔。脓胸在无回声区内见密集点状或条带状低回声漂浮。

7)先天性膈疝:于病变膈肌相应部位的胸腔内可见疝入脏器的轮廓与形态,禁食后再饮水能实时显示食管下段及胃的结构移至膈上。

(3)临床价值

1)小儿颈部相对较短,触诊较困难,超声能较清晰地分辨甲状腺、肌肉、血管及淋巴结等结构,有利于协助临床鉴别颈部肿块性质和来源。

2)超声是甲状旁腺增生或腺瘤的常用检查方法,但正常甲状旁腺因其体积很小,且回声与甲状腺相似或略低,超声难以显示;甲状旁腺存在数目和部位的变异,超声有时不能扫查到全部病变。

3)超声诊断胸腔积液简便迅速,尤其对少量积液、包裹性积液诊断准确性优于X线,但对叶间积液及观察胸部全貌不如X线;且超声能协助临床定位穿刺。

4)肺组织内充满气体,影响超声观察肺部疾病,但小儿胸壁薄,胸骨及肋骨骨化程度低,便于超声检查。超声仅限于对实变的肺及肺内液化病变进行观察。

5)婴幼儿胸腺常较发达,应注意勿误诊为纵隔肿瘤。

6)先天性膈疝传统均采用放射检查诊断,但超声诊断为无创性,且能实时观察疝入胸腔脏器的活动情况,有助于本病的筛查。

3. 心血管系统

(1)适应证

1)先天性心脏病。

2)小儿获得性心血管疾病:①风湿热;②川崎病;③感染性心内膜炎;④扩张型心肌病;⑤肥厚型心肌病;⑥与人类免疫缺陷病毒(HIV)或其他病毒感染相关的心脏疾病;⑦结缔组织病的相关心血管疾病。

3)心律失常的病因鉴别。

4)心脏肿瘤。

5)心包疾病:①心包积液;②缩窄性心包炎;③心脏压塞。

6)介入筛查及术中监护。

7)术后随访。

8)肺动脉高压的诊断及疗效评估。

(2)常见心血管疾病超声图像特征

1)室间隔缺损:①室间隔缺损相应部位的室间隔回声连续中断,断端粗糙;②左心容量负荷增加,左室径增大,室壁运动增加;③彩色多普勒显示以红色为主的多彩过隔分流束,该处可记录到心室水平左向右分流的高速射流血流。

2)房间隔缺损:①正常房间隔回声带中出现不连续即局部回声失落;②右心容量负荷增加,右室、右房增大,室间隔与左室后壁呈同向运动;③彩色多普勒显示过隔分流,脉冲多普勒记录到以舒张期为主的分流频谱。

3)动脉导管未闭:①探及肺动脉分叉或左肺动脉根部与降主动脉之间相连通的未闭动脉导管腔;②主肺动脉及左、右肺动脉扩大;③左心容量负荷增加;④彩色多普勒显示分流束呈以红色为主的五彩血流,起自降主动脉,经动脉导管进入肺动脉,该处可记录到双期正向高速湍流。

4)法洛四联症:①室间隔上部连续中断,彩色多普勒可见蓝色为主的双向分流血流;②增宽的升主动脉骑跨于室间隔上;③可探及从右室流出道漏斗部到左右肺动脉分支的一处或多处狭窄;④右室壁增厚。

5)完全型大动脉转位:①正常大血管交叉关系消失,呈平行排列;②大血管与心室连接关系异常:主动脉发自右室,肺动脉发自左室;③合并其他畸形时可显示相应超声征象,如室间隔缺损、动脉导管未闭、肺动脉狭窄等。

6)川崎病:①冠状动脉异常:冠状动脉内径增宽,管壁回声毛糙,可呈瘤样、梭状或串珠样改变;②心脏改变:病情较重者可出现心腔扩大、心肌收缩力减低、室壁节段性运动异常、心包积液、二尖瓣关闭不全等瓣膜病变;③外周血管改变:腋动脉、髂动脉或肾动脉瘤样增宽,管腔内可探及血栓。

7)心内膜弹力纤维增生症:①左房、左室扩大,左室或左、右室心肌普遍收缩功能减弱;②心内膜弥漫性或不规则增厚,回声增强,可累及二尖瓣乳头肌、腱索及瓣叶;③多合并二尖瓣反流。

8)原发性心脏肿瘤:①横纹肌瘤:局限于心室壁内圆形或椭圆形的强回声团块,单发或多发,边界清楚,突入心腔内可致流出道梗阻;②黏液瘤:心腔内分叶或菜花状回声团块,边界不规则,借蒂附着于心内间隔或室壁上,随心动周期活动于心房及心室之间。

9)心包积液:①心包腔内出现无回声区,依据无回声区宽度可大致判断积液量;②壁层心包运动减弱或消失;③大量心包积液时出现心脏摆动征。

(3)临床价值

1)超声心动图能协助临床诊断多种类型的先天性心脏病,能提供有关心内分流、梗阻性病变、瓣膜先天性发育异常和动脉或静脉异常连接等疾病的诊断依据,尤其可对心脏复杂畸形进行分段诊断,有助于临床选择合适的治疗方式及恰当的治疗时机,评估预后。

2)超声心动图是诊断和连续长期随访儿科获得性心血管疾病的首选影像检查方法。

3)超声心动图是目前最可靠的心包疾病无创性检查方法,对心包积液患者怀疑有心脏压塞时可行急诊超声检查并引导心包穿刺引流。

4)有结节性硬化症家族史或临床表现的小儿,应常规行超声心动图筛查有无心脏肿瘤;较大儿童有外周血管栓塞迹象时应使用超声筛查有无黏液瘤存在。

4. 肝脏、胆囊、脾脏及胰腺

(1)适应证

1)肝胆疾病:①肝脏弥漫性病变;②肝脏或胆道占位性病变;③肝及肝周脓肿;④肝血管疾病;⑤肝胆寄生虫病;⑥右上腹部疼痛,可疑胆结石或胆道炎症等;⑦肝移植监测;⑧黄疸等。

2)脾脏疾病:①脾脏弥漫性肿大;②脾脏含液性病变;③脾实质性占位病变;④脾血管病变等。

3)胰腺疾病:①急性、慢性胰腺炎症;②胰腺囊性病变;③胰腺肿瘤;④先天性胰腺异常。

4)腹部外伤。

5)腹腔积液病因鉴别。

(2)常见疾病超声图像特征

1)肝脓肿:肝内显示单发或多发的病变区,脓肿壁为厚薄不均的强回声,坏死液化期脓腔内多为无回声区,后壁回声增强,混杂有点状回声漂浮。

2)肝硬化:早期肝脏肿大,晚期肝脏萎缩变小;被膜欠光滑,肝内非均匀性回声增强;门静脉内径可能增宽,血流速度减慢或正常;亦可见脾大及腹腔积液。

3)肝母细胞瘤:肝大,包膜局限性隆起;肝内圆形或椭圆形边界清楚的团块回声,单个或多个融合成团,内部回声强弱不等,瘤体含有钙化可见强回声团伴声影;门静脉内可见癌栓。

4)先天性胆总管囊肿:肝门处门静脉前方探及囊性包块,椭圆形或纺锤形,壁薄光滑,近端与肝管相连通;胆囊形态正常。

5)胆囊结石:胆囊内探及强回声团,伴有后方声影,强回声团位置随体位改变而移动;合并胆囊炎时胆囊可增大,胆囊壁增厚,边缘毛糙,回声增强。

6)急性胰腺炎:胰腺增大,轮廓欠清晰,实质回声杂乱,多为弥漫性或局限性回声减低;出血坏死型胰腺炎可于胰腺周围探及异常无回声区。

7)脾外伤破裂:脾大,脾被膜连续性中断,脾实质内液性无回声区与脾周相连,可于脾脏周围及腹腔内探及无回声区混杂点状回声。

(3)临床价值

1)肝脏结构复杂,超声可观察肝脏形态、包膜、实质及肝内管道,有助于临床寻找肝大原因,证实或排除肝内占位性病变,彩色多普勒有助于诊断门静脉海绵样病变或巴德-吉(基)亚利综合征等血管病变。

2)胆道梗阻常见病因有结石、炎症、肿瘤和胆道蛔虫等,超声能较为准确地进行鉴别。

3)超声可作为临床诊断胰腺疾病的首选影像检查方法，因其解剖位置较深，多体位或饮水后观察有助于提高超声诊断准确率。

4)脾脏是腹部钝性外伤时最易受损伤的腹腔内器官，超声可对脾血肿、脾破裂准确诊断，还可同时观察其他脏器损伤及腹腔积血情况，有助于临床及时救治。

5)肝脏或脾脏实质内肿块性质难以确定时，可经超声引导活检。

5. 胃肠道

(1)适应证

1)胃病变：①先天性肥厚性幽门狭窄；②急性胃扩张；③胃黏膜脱垂；④胃肿瘤。

2)肠道病变：①先天性肠旋转不良；②胎粪性腹膜炎；③梅克尔憩室；④肠套叠；⑤阑尾炎；⑥肠梗阻；⑦Crohn 病；⑧肠蛔虫；⑨肠重复畸形；⑩先天性肛直肠畸形。

3)消化道穿孔。

(2)常见疾病超声图像特征

1)先天性肥厚性幽门狭窄：①幽门部胃壁呈环状增厚，中心为高回声；②幽门短轴呈均匀性中等或低回声环，长轴呈梭形或橄榄形；③幽门管长≥2.0cm，厚度≥0.4cm，管径≥1.4cm；④胃内容物通过幽门受阻。

2)先天性肠旋转不良：①胃内容物潴留，十二指肠扩张；②合并肠扭转时，肠系膜根部血管异常环绕，彩色多普勒显示红蓝相间的螺旋状血流信号。

3)坏死性小肠结肠炎：①肠壁均匀增厚；②肠壁积气时在增厚的肠壁内可见星点状气体强回声；③病变后期亦可见到门静脉内气体回声。

4)肠套叠：①套叠肠管短轴切面呈靶环征，长轴切面呈假肾征；②套入部有淋巴结时呈偏心性环状低回声，中央可见团状低回声；③缺血坏死时，彩色多普勒显示局部肠壁血流信号消失。

5)阑尾炎：①单纯性：阑尾轻度肿大，壁增厚；②化脓性：阑尾明显肿大，膨胀呈囊状，腔内有大量点、斑或团块回声区；③坏疽性：阑尾壁明显增厚，轮廓不清，呈不规则低回声区；④阑尾穿孔：阑尾周围及局部肠间隙可见不规则低回声混杂无回声，盆、腹腔探及积液。

6)先天性肛直肠畸形：①直肠管腔较正常扩大，直肠盲端呈圆弧状，与肛门表皮无沟通；②有瘘管时，直肠前壁连续中断，与膀胱、尿道前列腺部或阴道上部呈管状沟通。

(3)临床价值

1)超声能显示胃肠管腔的充盈和排空,显示管壁厚度、层次结构和蠕动。

2)能发现胃肠壁增厚性病变或肿瘤,了解肿瘤的周围关系及浸润情况,明确有无周围淋巴结和其他器官的转移。

3)能诊断管腔扩张性疾病,有助于鉴别胃肠梗阻的部分病因。

4)胃肠道气体对超声成像干扰明显,尤其对小肠疾病显示困难,需结合放射检查鉴别确诊。

6. 泌尿系统及腹膜后

(1)适应证

1)肾脏疾病:①肾脏囊性病变;②肾脏实质性占位病变;③肾脏先天性异常;④肾积水;⑤肾结石;⑥弥漫性肾脏疾病;⑦尿路感染;⑧肾血管性疾病;⑨肾外伤;⑩超声引导肾活检。

2)输尿管疾病:①输尿管先天性异常;②输尿管结石;③尿路梗阻;④肿瘤。

3)膀胱疾病:①膀胱肿瘤;②膀胱结石;③膀胱异物;④膀胱憩室;⑤膀胱炎;⑥膀胱容量、残余尿量测定。

4)血尿病因鉴别。

5)肾上腺疾病:①肾上腺出血;②肾上腺皮质增生;③嗜铬细胞瘤。

6)腹主动脉瘤。

7)腹膜后肿瘤:①畸胎瘤;②卵黄囊瘤;③神经母细胞瘤;④横纹肌肉瘤等。

(2)常见疾病超声图像特征

1)肾母细胞瘤:①患肾形态失常,仅见呈杯口状的残肾;②肾内肿块形态较规则,多为均匀实质性回声,坏死可见不规则无回声,瘤内血供较丰富;③下腔静脉内可探及瘤栓。

2)多囊肾:双肾布满多个大小不等囊性结构,部分囊肿呈出血性点状回声;残存的肾实质较少且难以辨认;可合并多囊肝的表现。

3)尿路梗阻:①上尿路梗阻表现为肾积水,声像图显示肾盂扩张,肾盂和肾盏内出现液性无回声区,肾实质受压变薄;②下尿路梗阻可见膀胱增大,双侧输尿管积水扩张。

4)泌尿道结石:①肾结石超声表现为肾窦区的点状或团状强回声伴后方声影;②输尿管结石多为肾结石下移所致,声像图显示患侧肾盂分离,输尿管内径扩张,其内可见强回声团伴声影;③膀胱结石超声显示膀胱内强回声团块伴声影,团块可随体位的改变而移动。

5)肾盂、输尿管重复畸形:①重复肾无积水时,肾外形轮廓常无明显异常，肾长径大于正常；肾窦回声分离为不相连接的上下两部分；②伴积水者常显示上肾段肾盂扩张呈无回声区，与之相连的输尿管扩张，下肾段回声结构无明显异常。

6)神经母细胞瘤：①腹膜后或脊柱旁探及肿块，常越过中线，包膜多不完整，内为基本均质中等偏强回声，混杂分散的强回声钙化成分；②瘤内血管增粗增多，血供丰富；③腹部大血管移位或被包绕，肾脏被推移；④可探及肝脏转移病灶。

7)畸胎瘤：①肿块圆形、分叶状或不规则，被膜完整，瘤内可见多房状分隔、脂液分层现象及块状强回声伴后方声影等；②可压迫直肠或膀胱致粪块或尿液潴留。

8)肾上腺出血：①单侧或双侧肾上腺形态失常，边界扩大形成肿块；②血凝块早期为无回声区或低回声区，以后回声逐渐增强，血肿吸收时病变区范围缩小；③病变区内无血供显示。

(3)临床价值：

1)能检出泌尿道、肾上腺及腹膜后的占位性病变，初步判别其性质，了解肿瘤对周围组织侵犯、淋巴结转移及血管内瘤栓情况。

2)对多种泌尿道先天性异常作出诊断和鉴别诊断。

3)能协助判断尿路梗阻部位、程度及部分病例的梗阻原因。

4)能检出≥0.3cm的肾和膀胱结石及部分输尿管结石。

5)可在超声引导下行肾脏或腹膜后肿块穿刺活检，协助明确诊断。

7. 生殖系统

(1)适应证：

1)女性生殖系统：①子宫阴道积液；②性早熟；③多囊卵巢；④卵巢肿瘤；⑤卵巢囊肿；⑥早期妊娠。

2)男性生殖系统：①隐睾；②鞘膜积液；③睾丸或附睾炎；④睾丸或睾丸附件扭转；⑤睾丸损伤；⑥精索静脉曲张等。

3)真性或假性两性畸形。

4)性腺发育不全。

(2)常见疾病超声图像特征

1)子宫阴道积液：①积液量不同，子宫及阴道扩张程度不同；②阴道积液量多时呈膀胱后方梨形囊性肿块，上方与子宫相连，伴有子宫积液时纵切面呈葫芦形；③压迫输尿管时致一侧或双侧肾积水。

2)卵巢囊肿：①盆腔一侧类圆形囊性肿块，壁薄，单房或多房，合并出血时囊内有细密点状回声；②囊肿扭转时瘤内无血流信号；③囊壁或囊内显示实质性回声时提示恶变可能。

3)女性性早熟:①子宫卵巢较正常同龄儿增大,出现子宫内膜增厚,卵泡增多增大;②盆腔少量积液;③乳腺增大,呈青春期乳腺声像图改变。

4)隐睾:①患侧阴囊内未显示睾丸;②可在腹股沟管、腹腔内、腹膜后探及睾丸,呈椭圆形,均匀低回声,可较健侧小,其内血供多较健侧减少。

5)睾丸扭转:①患侧睾丸明显肿大,轴向位置异常,回声不均匀;②患侧睾丸内血供减少或消失。

6)精索静脉曲张:精索静脉迂曲扩张,呈"蚯蚓状",曲张静脉内径≥0.2cm。

(3)临床价值

1)超声诊断方法简便安全,是生殖器病变的首选影像检查方法。

2)隐睾或睾丸发育不全时,超声未显示睾丸者需经手术进一步确诊。

3)生殖器肿块需仔细探查其来源,了解与周围组织的关系,并随访监测其变化,必要时可超声引导穿刺活检。

4)两性畸形其生殖器病变状况复杂多变,需仔细探查睾丸、子宫或卵巢是否存在及其发育情况,协助临床为患儿作出合理的性别决定。

8. 骨骼肌肉系统

(1)适应证

1)先天性肌性斜颈。

2)先天性髋关节发育不良。

3)急性髋关节一过性滑膜炎。

4)股骨头缺血性坏死(Perthes 病)。

5)急性化脓性关节炎。

6)髂腰肌脓肿。

7)骨髓炎。

8)腘窝囊肿。

9)腱鞘囊肿。

10)骨肿瘤。

11)臀肌挛缩等。

(2)常见疾病超声图像特征

1)先天性肌性斜颈:胸锁乳突肌局灶性或弥漫性增粗,内为中等或略低回声,伴有纤维化时内部出现不均质强回声。

2)急性髋关节一过性滑膜炎:关节滑膜增厚,关节腔轻度增宽,内为无回声区，病程超过一周后关节腔积液减少或消失。

3)腘窝囊肿：腘窝处皮下椭圆形无回声区，壁薄光滑，膝关节屈伸时囊肿大小无明显变化，多数患者膝关节腔不增宽。

4)髂腰肌脓肿：髂腰肌肿胀，其内探及欠规则低回声区或无回声区混杂细小点状回声，病变内可见分隔或多个脓腔。

(3)临床价值

1)超声检查对肌肉组织及其病变有较高的分辨率。

2)新生儿及6月龄以内的小婴儿，股骨头组织成分以透明软骨为主，透声性良好，适合选用超声对婴幼儿发育性髋关节异常进行监测和随访。

3)骨的病变具备能使超声束穿透的条件，如骨皮质变薄或被破坏、病变向骨外生长、骨组织断裂等，超声也能得到较为可靠的图像协助诊断。

(王　荞)

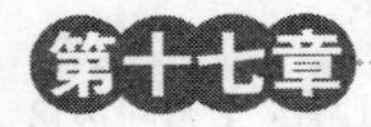

# 第十七章 儿科常用诊疗操作

## 一、股静脉穿刺术

**【适应证】**

适用于危重及不宜翻身的婴幼儿采血。

**【禁忌证】**

有出血倾向或凝血功能障碍者禁用。

**【方法】**

1. 患儿仰卧位，垫高穿刺侧臀部，展平腹股沟，大腿外展外旋，膝关节呈 90°，助手固定。

2. 术者用左手示指在腹股沟中 1/3 与内 1/3 交界处摸到股动脉搏动后，消毒取血部位局部皮肤和左手示指。

3. 以左手示指固定于股动脉搏动明显处，右手持注射器沿搏动最明显处内侧垂直刺入，或在腹股沟韧带下约 1～3cm 处，沿股动脉内侧，与皮肤呈 45°角进针，见有回血后停止进针，并固定，抽取血液至所需量。拔针时以消毒棉球压迫进针部位，拔出针头，继续压迫 2～3 分钟，观察有无出血，胶布固定。

4. 若针头刺入 1/3 处或 1/2 左右不见回血，可将注射针边退边回抽，直至抽得血液。若仍无回血，将针头退至皮下，改变方向和深度，再行按上法抽取。

## 二、腰椎穿刺术

**【适应证】**

用于检查脑脊液的性质、压力，鉴别各种脑膜炎、脑炎等中枢神经系统疾病；也可用于鞘内注射药物。

**【方法】**

1. 患儿侧卧于硬板床上，背部与床面垂直，头埋于胸前，屈髋屈膝，两手抱膝紧贴腹部，使躯干尽可能弯曲成弓形，或由助手在术者对面用一手挽患者头部，另一手挽双下肢腘窝处并用力抱紧，使脊柱尽量后凸以增宽椎间隙，便于进针。

2. 以髂后上棘连线与后正中线交汇处为穿刺点，相当于第3～4腰椎棘突间隙。小婴儿脊髓相对较长，穿刺部位宜选择第4～5腰椎间隙。

3. 常规皮肤消毒，戴无菌手套，盖洞巾，用1%普鲁卡因自皮肤到椎间韧带作局部麻醉。

4. 术者左手固定穿刺点皮肤，右手持无菌纱布覆盖针身的腰椎穿刺针，垂直于背部，针头稍向头侧倾斜，沿穿刺点缓慢刺入。有阻力突然消失落空感时，停止进针，将针芯慢慢抽出，使脑脊液自动流出。

5. 放液前先接测压管测压力，压力过高者，取液时以针芯部分堵塞针孔，使脑脊液缓慢滴出2～5ml送检。

6. 取液毕，将针芯插入针孔，无菌纱布紧压穿刺处，拔出穿刺针，覆盖消毒纱布，用胶布固定。

7. 术后去枕平卧6小时。

8. 若术中脑脊液流出不畅，可将针略旋转或略调整深浅。若穿刺无脑脊液流出，应插入针芯，将针退至皮下，略调整方向，再行穿刺。

**【注意事项】**

颅内压升高明显，因病情需要必须穿刺者，应先行降颅压处理再行穿刺，否则有引起脑疝的危险；穿刺部位皮肤有化脓性感染者，不宜穿刺，以免引起感染。

## 三、硬脑膜下穿刺术

**【适应证】**

适用于细菌性脑膜炎后期疑有硬脑膜下积液，或疑有硬脑膜下积血，须明确诊断或施行治疗者。

**【方法】**

1. 患儿仰卧位，剃去前囟及其周围约3～4cm内头发，助手固定头部，被单包裹好小儿。

2. 局部皮肤常规消毒，术者戴无菌手套，铺无菌洞巾，以前囟侧角最外点为穿刺点，可1%普鲁卡因局麻，持腰椎穿刺针于穿刺点垂直刺入约0.2～0.5cm，有穿过坚硬膜感时即进入硬脑膜下腔。有积液或积血者可有黄色、脓性液体或血性液体流出。

3. 任液体自然流出，按需要分送细菌培养、生化及常规检验。术后无菌纱布压迫拔针，按压数分钟，胶布固定。

4. 每次可穿刺一侧或两侧，可用颅透光试验定位或B超协助定位，一侧放液量不超过10ml。

## 四、胸腔穿刺术

【适应证】

用于胸腔积液性质不明者，作诊断性穿刺；胸膜腔积液量大或伴有液气胸，导致呼吸循环障碍者；脓胸等需胸腔内注入药物者。

【方法】

1. 年长儿反向坐于靠背椅上，双手臂平置于椅背上缘，头伏于前臂；婴幼儿由助手胸对胸怀抱，双下肢夹于助手双腿间，患侧手臂高举过头，暴露背部并使之突出。

2. 穿刺部位取胸部叩诊实音区最低部位，一般为：肩胛角线第7～8肋间；腋前线第5肋间；腋中线第6肋间；腋后线第7肋间。包裹性积液，宜根据X线或超声检查所见决定穿刺部位。穿刺点选定后可用甲紫在皮肤上作标记。

3. 常规消毒皮肤，戴手套，铺洞巾，以1％普鲁卡因局部逐层浸润麻醉至胸膜。

4. 检查穿刺针是否通畅，然后将针尾连接的橡胶管用止血钳夹紧。左手示指与中指固定穿刺处皮肤，右手将穿刺针沿下位肋骨之上缘垂直缓慢刺入，针尖抵抗感突然消失时，即达壁层胸膜。橡胶管尾端接注射器，放开止血钳即可抽液。抽液时助手用止血钳协助固定穿刺针，注射器抽满取下前，助手以止血钳夹紧橡胶管，以防空气进入胸腔。抽取液按需送检。

5. 穿刺抽液结束后，无菌纱布压迫拔针，胶布固定纱布。

6. 抽液量视病情而异，一次穿刺抽取液量不应超过500ml，年长儿最多不超过800ml。

## 五、心包穿刺术

【适应证】

用于大量积液有心脏压塞症状者；心包积液需确定病因者；需心包腔内冲洗或注入药物者。

【方法】

1. 患儿取半卧位，操作者叩出心浊音界，亦可结合超声心动定穿刺点（用甲紫在皮肤上作标记），一般有两种进针部位：①胸左第5肋间，心浊音界内1cm处；②胸骨剑突与左肋缘交点处，穿刺方向与腹前壁成 30°～45°角，针刺向上、后、稍向左，缓慢推进。

2. 常规消毒皮肤，戴手套，铺洞巾，以 1%普鲁卡因局部麻醉。操作者左手固定穿刺点，右手持连接有橡胶管（先以止血钳夹紧）的穿刺针，缓慢进针，一般进针 2～3cm 有落空感，即已进入心包，如感觉穿刺针搏动，停止进针，开放止血钳，试着抽取心包液，若未抽出液体，则边退针边抽取，至抽得液体。抽液时固定针头不得移动，注射器每次取下前，助手以止血钳夹紧橡胶管，以防空气进入。抽取液按需送检。

3. 穿刺抽液结束后，无菌纱布压迫拔针，胶布固定纱布。

4. 抽液要缓慢，每分钟勿超过 20～30ml，第一次抽液量不宜超过 100ml，以免出现大量抽吸减压后，回心血量骤增导致的急性肺水肿。

## 六、骨髓穿刺术

**【选择穿刺部位】**

1. 髂后上棘穿刺点　患儿取俯卧或侧卧（腹部膨隆者），位于臀部上方、骶椎两侧显著突出的部位。2 岁以上小儿常选的穿刺部位。

2. 髂前上棘穿刺点　患儿取仰卧位或半侧位，位于髂前上棘后下方 1～2cm 处。适用于年长儿。

3. 胸骨穿刺点　患儿仰卧位，胸骨正中线上相当于第 2、3 肋间隙的位置。适用于各年龄阶段患儿，但胸骨较薄，其后方为心房和大血管，严防穿通胸骨发生意外，需慎重选择。严重出血倾向或穿刺局部皮肤感染者禁选。

4. 胫骨穿刺点　患儿仰卧位，以胫骨前内侧胫骨粗隆与胫骨内髁间为穿刺点。适用于新生儿、婴儿及个别幼儿。年长儿骨质硬，不易穿入。

5. 脊椎棘突穿刺点　患儿侧卧或俯卧，在 2～4 腰椎中选棘突最大者作穿刺部位。适用于幼儿。

**【方法】**

1. 常规消毒局部皮肤，术者戴无菌手套，铺无菌洞巾以 1%普鲁卡因作局部皮肤、皮下及骨膜麻醉。

2. 将骨髓穿刺针固定器固定在适当的长度上（距针尖约 1～1.5cm 处，因患儿年龄大小及穿刺部位而异），左手示指、拇指固定皮肤，右手持穿刺针从穿刺点垂直旋转刺入，有阻力消失感、穿刺针可竖立固定时，拔出针芯，接上干燥的注射器。为避免抽吸过多，骨髓液被周围血稀释，影响骨髓象准确性，抽吸刚见红色液体时，即取 0.2～0.3ml 由助手快速作骨髓液涂片，需作骨髓培养等检查，再行抽吸

1～2ml。

3. 术毕，注射器连同针芯一同以消毒棉球压迫拔针，局部用纱布按压1～2分钟后，以胶布固定。

4. 若为选择胸骨穿刺，局部不必用麻醉药；穿刺针直接用5～10ml、针头7～8号的一次性干燥注射器；穿刺时，术者位于患儿右侧，注射器针头斜面朝下，针尖朝向头侧方向，与胸骨呈45°～60°角，于穿刺点刺入。

5. 若一次抽取未成功，可将针退至皮下，调整方向，再行穿刺。

## 七、膀胱穿刺术

**【适应证】**

用于新生儿败血症及婴儿疑有泌尿道感染需行尿液检查及细菌培养，但收集清洁尿有困难者，腹胀有肠粘连时不宜进行。

**【方法】**

1. 穿刺前应叩膀胱区确定膀胱充盈，但不能充盈过度，以防拔针后因膀胱压力过大而尿液外渗。

2. 患儿仰卧，常规消毒皮肤。以5～10ml注射器连接6号或7号针头，于耻骨联合上缘(新生儿在缘上1～2cm)，腹正中线处垂直刺入，或与腹壁呈30°角朝尾骨方向穿入，深度约2～4cm，抽吸尿液后送检。

3. 拔出针头，以75%乙醇消毒，覆盖纱布。

## 八、腹腔穿刺术

**【适应证】**

用于大量腹腔积液需穿刺排液以减轻症状或取腹腔积液查找病因，明确诊断。

**【禁忌证】**

严重肠道充气或肠曲与腹膜有粘连者禁止腹穿，以防穿破肠壁。

**【方法】**

1. 嘱患儿先排空尿液，以免刺伤膀胱。患儿取坐位或半卧位，穿刺点常选左下腹部脐与髂前上棘连线中1/3与外1/3交点处或脐至耻骨联合中点旁3～4cm处。需大量放腹腔积液者应准备好多头绷带包扎腹部。对少量或包裹性腹腔积液，常须B超指导下定位穿刺。

2. 局部消毒，戴手套，铺洞巾，用1%普鲁卡因逐层局部浸润麻醉至腹膜壁层。将穿刺针稍倾斜刺入腹壁，感阻力消失即可用针筒抽取腹腔积液送检。

3. 放液量根据需要而定，应缓慢引流。需放出较多量时，可用橡胶管连接针头，将腹腔积液引流于器皿中。边引流，边将多头绷带收紧，以防腹压骤降，引起休克。一次放液量不可过多(每次不超过1000ml)，否则易导致水盐紊乱及蛋白质大量丢失。

4. 操作完毕，局部盖以纱布及胶布固定。放液量较多者以多头绷带紧绑腹部。

## 九、肝脏穿刺术

**【适应证】**

用于肝病病因诊断不明、预后判断或肝脓肿穿刺排脓，需取肝活组织检查。可行全身麻醉后，在B超引导下行肝脏穿刺。

**【禁忌证】**

凡有出血倾向或凝血障碍、重症黄疸、右胸腔急性感染与不能合作的小儿禁忌。

**【方法】**

1. 术前测血小板、出血和凝血时间、凝血酶原时间，并配血备用。有异常者暂缓施行。

2. 肝脓肿穿刺抽脓者，先以B超定位或以压痛最巨，隆起最显著处做穿刺点。患儿仰卧或稍侧向左，背垫枕头或沙袋，右臂上举固定于头上。局部消毒，戴手套，铺洞巾，用1%～2%普鲁卡因麻醉至肝包膜。以连接橡胶管的粗针头(12或16号)于穿刺点垂直刺入(穿刺时将皮管折叠或用钳夹紧)，站在不同深浅处抽吸脓液。穿刺针切勿在肝脏内搅动，需改变方向时应先退至皮下再行刺入。脓液太黏稠、抽吸不畅时，可用温热无菌生理盐水边冲洗边抽吸。

3. 取肝活组织检查时，穿刺部位常选右腋前线第8肋或第9肋间(此处肝距胸壁最近，且无重要血管)，或选右锁骨中线肋缘下(肝大者)。患儿体位及局部消毒、麻醉同上述。将肝穿针通过橡胶管与注射器相连，内吸无菌生理盐水3～5ml。穿刺针垂直刺入0.5～1.0cm处，于进入肝脏前将注射器内盐水推出0.5～1.0ml，以便把针头内可能残留的皮肤及皮下组织冲出。然后由助手拉出注射器芯约5ml以形成负压，并嘱患儿深吸气后屏气片刻(术前先练习)或趁患儿呼气末迅速将针向肝脏刺入后立即拔针(应在1秒钟内完成)，穿刺针不可在肝脏的内部摆动。

4. 将抽出的脓液作涂片找细菌、细菌培养或其他病原学检查；抽出的肝组织注入10%甲醛液或4%多聚甲醛中(肝糖原染色者置于无水乙醇中，电镜标本用2.5%戊二醛液固定）。术毕，以纱布压迫穿刺处数分钟，用胶布固定，并以多头绷带紧绑腹部。术后应卧床休息24小时。每15～30分钟监测脉搏、血压，如无异常，2小时后改为1次/小时，8小时后为4次/小时，注意有无出血。

## 十、肾脏穿刺术

**【适应证】**

用于疑难肾脏疾病经其他检查不能确诊、治疗和预后等问题未解决且无禁忌证。可行全身麻醉后，在B超引导下作肾脏穿刺。

**【禁忌证】**

有明显出血倾向、用抗凝剂、孤立肾、马蹄肾、肾内肿瘤和固缩肾等以及不合作的小儿禁忌。

**【方法】**

1. 术前血小板计数、测出血和凝血时间、凝血酶原时间，并配血备用。有异常者暂缓。

2. 一般选右肾下极为穿刺点，B超定位。令患儿俯卧，腹部垫枕头或沙袋。常规局部皮肤消毒，戴手套，铺洞巾，用1%普鲁卡因局麻。以22号腰穿针由定位点刺入，触及肾囊表面，见穿刺针随患儿呼吸摆动，记录测量深度，与超声检查深度相核对。拔出腰穿针，于穿刺点做小切口，用Tru～Cut型穿刺针于穿刺点按测得深度刺入，见穿刺针随呼吸明显摆动时，固定套管，嘱患儿屏气，立即将针芯刺入肾组织后固定针芯，再向下推动套管针至针芯尖端后，随即拔出穿刺针。术毕，局部压迫10～15分钟，以腹带加压包扎，继续俯卧2～4小时，后可换仰卧位，卧床24小时，密切观察血压、脉搏、排尿情况。嘱多饮水，以防形成血块阻塞尿路。如无异常，24小时后下床活动。

3. 取出的标本分别送光镜、电镜及免疫学检查。

## 十一、胃管灌食法

**【适应证】**

用于不能吸吮的早产儿、昏迷患儿、重症营养不良伴极度厌食者。

**【方法】**

1. 依据年龄大小选择胃管，新生儿、早产儿宜用硅胶管，婴儿可用导尿管，煮沸消毒备用。

2. 患儿仰卧，清除鼻垢，测量鼻根至剑突的长度（即为胃管插入深度）并在胃管做好标记。以温水或液状石蜡润滑管端，由鼻腔徐徐插入

（未出牙者亦可由口腔插入），在鼻咽部可略遇阻力，患儿常有恶心，应快速继续插入。如出现呛咳、青紫等须立即拔出，待好转后重新插入，直达预计深度。

3. 胃管插入后检查是否在胃内。可将胃管末端放入盛清水的杯中，无气泡逸出时，可用注射器接胃管抽吸，有胃液或残存食物抽出时表示管在胃内，以胶布绕管一周后固定于鼻旁。管口用纱布包裹，以夹子夹紧。

4. 每次灌食前应检查胃管是否在胃内。将乳或流质饮食加入接于胃管的注射器内，抬高注射器，任其自然流入，年龄稍大者可用注射器缓慢推入，若遇呛咳，立即停止。灌食后，用少量温开水冲净管内食物，再以干净纱布包好管端并夹紧。

5. 需长时间灌食者，每2～3天更换胃管一次。拔管时，管口应夹紧，以防管内液体进入气管。

## 十二、中心静脉压测定

**【适应证】**

用于急性循环衰竭、大手术或急救过程，以指导输血、补液的速度和数量。

中心静脉压（CVP）测定参考值为0.6～1.2kPa（6～12cm$H_2O$）。中心静脉压下降伴血压下降，提示有效循环量不足；增高伴血压下降，提示心脏排血量降低，血容量相对过多，应严格控制输液速度或暂停输液。

**【方法】**

1. 在输液管下端接1个三通管，一端接静脉导管，一端接测压管，另一端接输液瓶。测压管垂直固定。

2. 一般选头正中静脉、锁骨下静脉或颈外静脉测上腔静脉压；亦可选择大隐静测下腔静脉压。

3. 患儿仰卧，皮肤消毒，铺无菌巾。

4. 选定静脉穿刺或切开后插入导管，至右心房与上、下腔静脉交界处。

5. 将测压管的零点调到右心房中点水平（腋中线）。

6. 测压时先使测压管与输液管相通，待液体充满测压管后关闭输液管。再将静脉导管与测压管相通，则测压管内的液体迅速下降，到一定水平不再下降时，观察液面在测压管零点以上的水平即为CVP的高度。不测压时，使输液管与静脉导管相通，保持导管通畅（管道抗凝维护）。

7. 如测压过程中发现静脉压突然出现显著波动性升高时，提示导管尖端进入右心室，立即退出一小段后再测。

8. 测压导管留置时间一般不超过5天。注意勿使血液倒流入测压管，如有血液流入，每次测压后须洗净。拔管后局部消毒，盖以纱布，胶布固定。

## 十三、青霉素过敏试验

**【适应证】**

凡3天内未用过青霉素者，在使用前都应先做皮肤试验。

**【禁忌证】**

曾有青霉素过敏者，忌用，亦不做青霉素皮试。

**【方法】**

1. 划痕法　消毒前臂屈侧皮肤，滴1～2滴青霉素溶液（青霉素1万U/ml），用消毒针头在该处皮肤表面划痕数条，长约5mm，勿使出血。

2. 皮内法　以0.1ml青霉素试验液（含20～50U）在前臂屈侧作皮内注射。

3. 于20分钟后观察反应，如局部红肿、发痒且硬块超过直径1cm范围者为阳性反应。如局部红晕周围有伪足，伴小水疱或周围散在小红疹，即使硬块直径不足1cm，亦为阳性反应。

4. 青霉素皮试偶可引起高度过敏者出现面色苍白、冷汗、胸闷、气促等，应立即使患儿平卧，针刺人中、十宣、涌泉，皮下注射肾上腺素（0.01mg/kg）。严重者按过敏性休克处理。

## 十四、PPD皮试

**【适应证】**

用于结核病辅助诊断，卡介苗接种3个月后了解机体对卡介苗的细胞反应，判断过敏体质（atopy）患儿的预后。

**【方法】**

1. 于前臂曲侧面皮内注射用纯结核蛋白衍生物（PPD）0.1ml（含1U，0.0001mg）。

2. PPD皮内注射后48～72小时测量注射局部硬结长径与短径，计算平均值（即长径与短径之和的1/2）。无硬结或硬结直径平均值＜5mm为阴性反应；硬结直径平均值在5～9mm为轻度阳性反应（＋）；

硬结直径平均值在10～19mm为中度阳性反应(＋＋)；硬结直径平均值≥20mm为强阳性反应(＋＋＋)；除硬结外，尚有水疱、破溃、淋巴管炎和双圈反应者为极强阳性反应(＋＋＋＋)。

3. 在辅助诊断结核病时，PPD皮试阴性应注意以下情况：皮内注射失败、PPD失效、患儿细胞免疫功能低下(①结核伴麻疹、百日咳、猩红热、肝炎等传染病后1～2个月内；②结核伴慢性疾病与重度营养不良以及结核患儿接种麻疹疫苗短期内)、严重结核感染等。PPD皮试不能区别卡介苗接种与结核分枝杆菌自然感染所致的免疫反应及非结核分枝杆菌感染和结核菌感染。

## 十五、淋巴结穿刺术

**【适应证】**

淋巴结穿刺术用于淋巴结肿大诊断不明确者。

**【禁忌证】**

淋巴结局部有明显炎症反应或即将溃烂者，不宜穿刺。

**【方法】**

1. 选择较大的浅表淋巴结作为穿刺对象。

2. 常规消毒穿刺部位，1%普鲁卡因在穿刺点的表面局部浸润麻醉。

3. 穿刺者左手拇指、示指及中指用75%乙醇擦洗消毒后，固定穿刺淋巴结，右手持带有1号针头的10ml消毒注射器，将针头以垂直方向或45°方向刺入淋巴结中心，用力抽取内容物，抽出物作涂片、细菌培养或其他病理学检查。

4. 术毕，拔出针头，局部压迫，用无菌纱布覆盖，胶布固定。

5. 经淋巴结穿刺涂片不能确诊者，怀疑淋巴瘤白血病、恶性组织细胞病、结核、肿瘤转移或结节病，应选择淋巴结活检。选取肿大的淋巴结(尽量不取腹股沟淋巴结)，摘除后立即用10%甲醛或95%乙醇固定送检。

(李奇志)

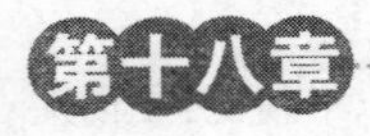

# 第十八章 儿科常用药物剂量

| 药名 | 常用剂型/规格 | 儿童常用用法用量 | 备注 |
|---|---|---|---|
| 青霉素钠 benzylpenicillin | 针剂，0.48g（80万U）/支、0.96g(160万U)/支 | 肌内注射:2.5万U/kg,每12小时给药1次;新生儿(足月产)一次5万U/kg,出生第一周每12小时1次,一周以上者每8小时1次,严重感染每6小时1次<br>静脉滴注:5万～20万/(kg·d),分2～4次给药;新生儿(足月产)同肌内注射;早产儿一次3万U/kg,出生第一周每12小时1次,2～4周每8小时1次;以后每6小时1次 | 应用本品前需详细询问药物过敏史并进行青霉素皮肤试验,对本品过敏者禁用 |
| 苄星青霉素 benzathine benzylpenicillin | 针剂:120万U/支 | 临用前加适量灭菌注射用水使成混悬液。肌内注射:一次30万～60万U,2～4周1次 | 有青霉素类药物过敏史者或皮肤试验阳性患者禁用 |
| 青霉素V phenoxymethylpenicillin | 片剂:60万U/片 | 口服:一次4000～15 000U/kg,每4小时1次;或一次4000～22 000U/kg,每6小时1次;或一次8000～30 000U/kg,每8小时1次 | 患者首次开始服用前,必须先进行青霉素皮试 |

续表

| 药名 | 常用剂型/规格 | 儿童常用用法用量 | 备注 |
|---|---|---|---|
| 苯唑西林 oxacillin | 针剂:0.5g/支 | 肌内或静脉注射:体重<40kg者每6小时12.5~25mg/kg,体重>40kg者同成人剂量;新生儿体重<2kg者,日龄1~14天者每12小时25mg/kg,日龄15~30天者每8小时25mg/kg;新生儿体重>2kg者,日龄1~14天者每8小时25mg/kg,日龄15~30天者每6小时25mg/kg | 用前须皮试,对本品过敏者禁用 |
| 氟氯西林 flucloxacil-lin | 片剂:0.125g/片;针剂:0.5g/支 | 肌内注射或静脉推注:2岁以下按成人量的1/4;2~10岁按成人量的1/2,根据体重适当调整。也可按照每天25~50mg/kg,分次给予<br>口服:文献报道,2岁以下按成人口服剂量的1/4给药;2~10岁按成人剂量的1/3给药 | 应用前须作本品或青霉素过敏试验,方法同青霉素。过敏者禁用 |
| 氨苄西林 ampicillin | 胶囊:0.125g/粒、0.25g/粒;针剂:0.5g/支、1.0g/支 | 口服:宜空腹。6~12岁0.25g,2~6岁0.17g,每天3次。1岁以下按0.05~0.15g/(kg·d),分3~4次服用。或遵医嘱<br>肌内注射:每天50~100mg/kg,分4次给药<br>静脉滴注或注射:100~200mg/(kg·d),分2~4次给药,每天最高剂量为300mg/kg;足月新生儿:一次12.5~25mg/kg,出生第1、2天每12小时1次,第3天~2周每8小时1次,以 | 应用本品前需详细询问药物过敏史并进行青霉素皮肤试验<br>静脉滴注液的浓度不宜>30mg/ml |

续表

| 药名 | 常用剂型/规格 | 儿童常用用法用量 | 备注 |
|---|---|---|---|
| | | 后每6小时1次;早产儿:出生第1周、1～4周和4周以上一次12.5～50mg/kg,分别为每12小时、8小时和6小时1次,静脉滴注给药 | |
| 阿莫西林 amoxicillin | 片剂:0.125g/片、0.25g/片;胶囊:0.25g/粒、0.5g/粒;干混悬剂或颗粒剂:0.125g/袋、0.25g/袋;针剂:0.5g/支 | 口服:每天20～40mg/kg,每8小时一次;3个月以下婴儿每天30mg/kg,每12小时一次<br>肌内注射或稀释后静脉滴注给药:每天50～100mg/kg,分3～4次给药 | 青霉素过敏及青霉素皮肤试验阳性患者禁用 |
| 阿莫西林克拉维酸钾 amoxicillin and clavulanate potassium | 片剂:312.5mg(250mg/62.5mg)/片;颗粒剂156.25mg(0.125g/31.25mg)/袋;分散片156.25mg(0.125g/31.25mg)/片;干混悬剂228.5mg(200mg/28.5mg)/袋;针剂:0.6g(0.5g/0.1g)/支 | 口服:(片剂)12岁以上一次1.0g,每天3次。严重感染时剂量可加倍。(干混悬剂、颗粒剂、咀嚼片、分散片)新生儿及3个月以内婴儿(按阿莫西林计算,下同)一次15mg/kg,每12小时1次;体重≤40kg者:一般感染一次25mg/kg,每12小时1次或一次20mg/kg,每8小时1次;较重感染一次45mg/kg,每12小时1次或一次40mg/kg,每8小时1次。疗程7～10天。其他感染剂量减半。40kg以上儿童可按成人剂量给药<br>静脉注射或静脉滴注:12岁以上一次1.2g,每8小时一次,严重感染可每6小时一次;3个月～12岁一次30mg/kg,每8小时1次,严重感染可每6小时一次;新生儿与3个月以内婴儿一次30mg/kg,每12小时一次,随后每8小时一次 | 一次开始使用前,必须先进行青霉素皮试<br>与其他青霉素类和头孢菌素类药物之间有交叉过敏性 |

续表

| 药名 | 常用剂型/规格 | 儿童常用用法用量 | 备注 |
|---|---|---|---|
| 哌拉西林钠/他唑巴坦钠 piperacillin sodium and tazobatam | 针剂：0.5625g (0.5g/0.0625g)/支 | 静脉滴注：12岁以上一次4.5g，每8小时1次或一次3.375g，每6小时1次 | 用药前须做青霉素皮肤试验，阳性者禁用 |
| 美洛西林钠 mezlocillin | 针剂：0.5g/支、1g/支 | 肌内注射、静脉注射或静脉滴注：每天0.1～0.2g/kg，严重感染者可增至0.3g/kg | 用药前须做青霉素皮肤试验，阳性者禁用 |
| 阿洛西林 azlocillin | 针剂：0.5g/支、1g/支 | 加入适量5%葡萄糖氯化钠注射液或5%～10%葡萄糖注射液中，静脉滴注：每天75mg/kg，婴儿及新生儿每天100mg/kg，分2～4次滴注 | 用药前须做青霉素皮肤试验，阳性者禁用 |
| 阿莫西林/氟氯西林钠 amoxicillin sodium and flucloxacillin sodium | 针剂：0.5g (0.25g/0.25g)/支 | 静脉滴注：先用0.9%氯化钠注射液稀释，并在4小时内用完。常规剂量为每天50～200mg/kg，分次静脉滴注 | 对本药任一成分或其他青霉素类药物过敏者禁用 |
| 头孢唑林 cefazolin | 针剂：0.5g/支 | 静脉缓慢推注、静脉滴注或肌内注射：每天50～100mg/kg，分2～3次<br>小儿肾功能减退者：先给予12.5mg/kg，继而按其肌酐清除率调节维持量：>70ml/min时，按正常剂量；为40～70ml/min时，每12小时12.5～30mg/kg；为20～40ml/min时，每12小时3.1～12.5mg/kg；为5～20ml/min时，每24小时2.5～10mg/kg | 对青霉素过敏或过敏体质者慎用 |

续表

| 药名 | 常用剂型/规格 | 儿童常用用法用量 | 备注 |
|---|---|---|---|
| 头孢拉定 cefradine | 胶囊或片剂：0.25g/粒；干混悬剂/颗粒：0.125g/袋、0.25g/袋；针剂：0.5g/支 | 口服：一次6.25～12.5mg/kg，每6小时1次。静脉滴注、静脉注射或肌内注射：1岁以上一次12.5～25mg/kg，每6小时1次。 | 用前须详细询问患者对头孢菌素类、青霉素类及其他药物过敏史 |
| 头孢氨苄 cefalexin | 胶囊或片剂：0.125g/粒、0.25g/粒；颗粒剂：50mg/袋、125mg/袋；缓释胶囊：0.25g/粒 | 口服：(片剂、颗粒剂、干混悬剂、胶囊剂）每天25～50mg/kg，每天4次；皮肤软组织感染及链球菌咽峡炎患者一次12.5～50mg/kg，每天2次(缓释胶囊)＞20kg儿童常用量每天1～2g，＜20kg儿童一天40～60mg/kg，分2次于早、晚餐后口服 | 用前须详细询问患者对头孢菌素类、青霉素类及其他药物过敏史 |
| 头孢羟氨苄 cefadroxil | 片剂或胶囊：0.125g/片、0.25g/片；颗粒剂：0.125g/袋、0.25g/袋 | 口服：(胶囊剂、片剂）一次15～20mg/kg，每天2次；A组溶血性链球菌咽炎及扁桃体炎每12小时15mg/kg；疗程至少10天。(颗粒剂)溶于40℃以下的温开水内口服，每天30mg/kg，分2次服。或遵医嘱 | 有青霉素类药物过敏史者不可应用本品 |
| 头孢硫脒 cefathiamidine | 针剂：0.5g/支、1.0g/支 | 肌内注射：一天50～100mg/kg，分3～4次给药；静脉注射：每天50～100mg/kg，分2～4次给药 | 对青霉素类药物过敏者应用本品时应权衡利弊 |
| 头孢噻吩 cefalotin | 针剂：0.5g/支 | 肌内注射、静脉滴注：一天50～100mg/kg，分4次；1周内的新生儿一次20mg/kg，每12小时一次；一周以上新生儿一次20mg/kg，每8小时一次；预防术后感染：一次20～30mg/kg，术前0.5～1小时和术中给药，术后每6小时一次 | 本品应在皮试阴性后用药 |

续表

| 药名 | 常用剂型/规格 | 儿童常用用法用量 | 备注 |
|---|---|---|---|
| 头孢孟多酯 cefamandole | 针剂:0.5g/支 | 肌内注射、静脉滴注:1个月以上一天50～100mg/kg,分3～4次,严重感染者每天150mg/kg | 对头孢菌素过敏者禁用 |
| 头孢呋辛 cefuroxime | 针剂:0.25g/支、0.5g/支、0.75g/支、1.0g/支 | 静脉注射或滴注:3个月以上的患儿一天50～100mg/kg,分3～4次给药;重症感染一天用量不低于0.1g/kg,骨和关节感染每天0.15g/kg(均不得超过成人使用的最高剂量),分3次给药;脑膜炎患者一天0.2～0.24g/kg,分3～4次给药。肾功能不全患儿参照肾功能不全成人患者用药量进行调整。 | 对青霉素类药物过敏者慎用 |
| 头孢呋辛酯 cefuroxime axetil | 片剂或胶囊:0.125g/片、0.25g/片;干混悬剂:0.125g/袋 | 口服:急性咽炎或急性扁桃体炎一天20mg/kg,分2次服用,每天不超过0.5g;急性中耳炎、脓疱病:每天30mg/kg,分2次服用,每天不超过1g | 对青霉素类、青霉素衍生物、青霉胺及头霉素类过敏者慎用 |
| 头孢克洛 cefaclor | 片剂:0.125g/片、0.25g/片;干混悬剂/颗粒:0.125g/袋、0.25g/袋 | 口服。常用剂量:一天20～40mg/kg,分3次口服;轻微的尿路感染、中耳炎:一天20mg/kg,分2～3次;严重感染,如严重的中耳炎或严重的细菌感染:一天40mg/kg,分3次口服。6岁或6岁以下儿童一天最大剂量不宜超过1g | 使用前要注意患者以前是否对其他头孢菌素、青霉素或其他药物过敏 |

续表

| 药名 | 常用剂型/规格 | 儿童常用用法用量 | 备注 |
|---|---|---|---|
| 头孢替安 cefotiam | 针剂：0.5g/支、1.0g/支 | 肌内注射、静脉注射或滴注：每天 40～80mg/kg，严重感染可增至每天 160mg/kg，分 3～4 次给予 | 对头孢菌素类抗生素过敏者禁用 |
| 头孢西丁 cefoxitin | 针剂：0.5g/支、1g/支 | 静脉滴注：3 个月以上一次 13.3～26.7mg/kg，每 6 小时一次；或一次 20～40mg/kg，每 8 小时一次 | 对本品及头孢菌素类抗生素过敏者禁用 |
| 头孢地尼 cefdinir | 分散片：50mg/片、100mg/片 | 口服：每天 9～18mg/kg，分 3 次口服，可依年龄、症状进行适量增减 | 对本品有休克史者禁用 |
| 头孢米诺 cefminox | 针剂：0.25g/支、0.5g/支 | 静脉注射或滴注：每次 20mg/kg，每天 3～4 次 | 对本品或头孢烯类抗生素过敏的患者禁用 |
| 头孢唑肟 ceftizoxime | 针剂：0.5g/支、0.75g/支、1g/支 | 静脉滴注：6 个月及 6 个月以上的婴儿和儿童一次 50mg/kg，每 6～8 小时 1 次 | 对本品及其他头孢菌素过敏者禁用 |
| 头孢丙烯 cefprozil | 片剂：0.25g/片、0.5g/片；干混悬剂：0.125g/袋 | 口服。2～12 岁：①上呼吸道感染：一次 7.5mg/kg，每天 2 次；②皮肤或皮肤软组织感染：一次 20mg/kg，每天 1 次。6 个月～12 岁：①中耳炎：一次 15mg/kg，每天 2 次；②急性鼻窦炎：一次 7.5mg/kg，严重病例一次 15mg/kg，每天 2 次。疗程一般 7～14 天，但 β 溶血性链球菌所致急性扁桃体炎、咽炎的疗程至少 10 天。13 岁或以上按成人剂量 | 有青霉素过敏史者应慎用 |

续表

| 药名 | 常用剂型/规格 | 儿童常用用法用量 | 备注 |
| --- | --- | --- | --- |
| 头孢噻肟 cefotaxime | 针剂：0.5g/支、1.0g/支 | 静脉注射、滴注：新生儿日龄≤7天者每12小时50mg/kg，>7天者每8小时50mg/kg；脑膜炎患者可增至每6小时75mg/kg | 用药前需进行过敏试验 |
| 头孢曲松 ceftriaxone | 针剂：0.25g/支、0.5g/支、0.75g/支、1.0g/支 | 肌内注射或静脉注射、滴注。12岁以上：剂量1～2g，一天一次（每24小时），危重病例或由中度敏感菌引起的感染，剂量可增至4g，每天一次；14天以下新生儿每天剂量20～50mg/kg，不超过50mg/kg，每天一次；婴儿及儿童（15天～12岁）每天剂量20～80mg/kg，一天一次；体重≥50kg的儿童使用成人剂量 | 对青霉素过敏患者应用本品时应根据患者情况权衡利弊后决定；不加入含钙溶液中使用 |
| 头孢哌酮 cefoperazone | 针剂：0.5g/支、1.0g/支、1.5g/支 | 静脉滴注：一天50～200mg/kg，分2～3次 | 对头孢菌素类过敏及有青霉素过敏休克和即刻反应史者禁用本品 |
| 头孢哌酮舒巴坦 cefoperazone and sulbactam | 针剂：1.0g(0.5g/0.5g)/支、0.75g(0.5g/0.25g)/支、1.5g(1.0g/0.5g)/支 | 静脉滴注：常用量一天40～80mg/kg，分2～4次；严重或难治性感染可增至一天160mg/kg，分2～4次；新生儿出生第一周内，应每隔12小时给药一次，舒巴坦一天最高剂量不超过80mg/kg | 对青霉素类、舒巴坦、头孢哌酮及其他头孢菌素类抗生素过敏者禁用 |

续表

| 药名 | 常用剂型/规格 | 儿童常用用法用量 | 备注 |
| --- | --- | --- | --- |
| 头孢地嗪 cefodizime | 针剂：0.25g/支、0.5g/支 | 肌内注射、静脉滴注：一天0.02～0.1g/kg，分3～4次；脑膜炎患者一天0.2g/kg，分4次 | 对本品及其他头孢菌素过敏者禁用 |
| 头孢他啶 ceftazidime | 针剂：0.25g/支、0.5g/支、1g/支 | 静脉给药或深部肌内注射给药：2个月以上的儿童一般的剂量范围是一天30～100mg/kg，分2或3次给药；免疫受抑制或患有纤维化囊肿的感染或患有脑膜炎的儿童：一天150mg/kg(最高剂量一天6g)，分3次给药；新生儿～2个月龄的婴儿：一天25～60mg/kg，分2次给药 | 在应用前应仔细询问对头孢菌素类、青霉素类或其他药物的过敏反应史 |
| 头孢克肟 cefixime | 颗粒剂或干混悬剂：50mg/袋；片剂：50mg/片、100mg/片 | 口服：一次1.5～3mg(效价)/kg，一天2次，可根据症状进行适当增减；对于重症患者可一次口服6mg(效价)/kg，一天2次；体重>30kg的儿童一次50～100mg(效价)，一天2次 | 对头孢克肟及其成分或其他头孢菌素类药物过敏者禁用 |
| 头孢泊肟酯 cefpodoxime proxetil | 干混悬剂：50mg/袋、100mg/袋；片剂：0.1g/片、0.2g/片 | 餐后口服。急性中耳炎：一次10mg/kg，一天1次；或一次5mg/kg，一天2次(一天最大剂量不超过400mg)；或一次200mg，一天2次，疗程10天。扁桃体炎、鼻窦炎：一天10mg/kg(最大剂量不超过200mg/d)，分2次服用，疗程5～10天 | 对头孢菌素过敏者及有青霉素过敏性休克或即刻反应史者禁用 |

续表

| 药名 | 常用剂型/规格 | 儿童常用用法用量 | 备注 |
|---|---|---|---|
| 头孢吡肟 cefepime | 针剂：0.5g/支、1.0g/支 | 静脉滴注：①2个月龄以下儿童：30mg/kg，每8或12小时一次；②2月龄～12岁儿童：一次40mg/kg，最大剂量不超过成人剂量（即一次2g），每12小时1次，疗程7～14天；③细菌性脑脊髓膜炎儿童患者：50mg/kg，每8小时一次；④儿童中性粒细胞减少伴发热经验治疗：50mg/kg，每12小时一次，疗程与成人相同；⑤16岁以上儿童或体重＞40kg以上者：一次1～2g，每12小时一次，疗程7～10天 | 对于任何有过敏（特别是药物过敏）史的患者应谨慎 |
| 头孢匹胺 cefpiramide | 针剂：0.5g/支 | 静脉滴注：一天30～80mg/kg，分2～3次给药；难治性或严重感染可增至一天150mg/kg，分2～3次给药 | 对本药成分或头孢菌素类抗生素有过敏史的患者禁用 |
| 头孢甲肟 cefmenoxime | 针剂：0.5g/支 | 静脉滴注：一天40～80mg/kg，中、重度感染可一天160mg/kg，脑脊膜炎患者一天200mg/kg，均分3～4次给药 | 对本品过敏者禁用 |
| 拉氧头孢 latamoxef | 针剂：1g/支、2g/支 | 静脉注射或滴注：一天60～80mg/kg，分3～4次给药；早产儿、新生儿：一次20mg/kg，出生后3天内一天分2～3次，4天以后一天分3～4次给药。可依年龄、症状适当增减，早产儿、新生儿、儿童可增量到一天150mg/kg，分3～4次给药 | 对本品过敏者禁用 |

续表

| 药名 | 常用剂型/规格 | 儿童常用用法用量 | 备注 |
| --- | --- | --- | --- |
| 头孢美唑 cefmetazole | 针剂：0.5g/支、1g/支 | 静脉注射或滴注：一天25～100mg(效价)/kg，分2～4次；难治性或严重感染可随症状将一天量增至150mg(效价)/kg，分2～4次 | 对本剂成分有过敏性休克史患者禁用 |
| 氨曲南 aztreonam | 针剂：0.5g/支、1g/支 | (成人)静脉滴注。尿路感染：0.5g或1g/次，每8或12小时一次；全身中重度感染：1g/次或2g/次，每8或12小时一次；全身严重感染或危及生命感染：2g/次，每6或8小时一次 | 对青霉素、头孢菌素过敏及过敏体质者慎用 |
| 亚胺培南-西司他丁 imipenem-cilastatin | 针剂：0.5g(0.25g/0.25g)/支、1g(0.5g/0.5g)/支 | 静脉滴注。儿童体重≥40kg：可按成人剂量给予；儿童和婴儿体重＜40kg者：可按15mg/kg，每6小时一次给药，每天总剂量不超过2g；对3个月以内的婴儿或肾功能损害的患儿(血清肌酐＞2mg/dl)，尚无足够的临床资料作为推荐依据 | 使用前应详细询问患者过去有无对β-内酰胺抗生素的过敏史 |
| 美罗培南 meropenem | 针剂：0.25g/支、0.5g/支 | 静脉滴注：3个月～12岁的儿童一次10～20mg/kg，每8小时一次；体重大于50kg的儿童按成人剂量给药；脑膜炎患者一次40mg/kg，每8小时一次 | 对本品及其他碳青霉烯类抗生素有过敏史的患者禁用 |
| 帕尼培南倍他米隆 panipenem-betamipron | 针剂：0.5g/支、1.0g/支 | 静脉滴注(按帕尼培南计，下同)：一天30～60mg/kg，分3次给药，一次静脉滴注30分钟以上；重症或难治愈的感染症患者可增至一天100mg/kg，分3～4次给药，一天不得超过2g | 推荐使用前进行皮试 |

续表

| 药名 | 常用剂型/规格 | 儿童常用用法用量 | 备注 |
|---|---|---|---|
| 链霉素 streptomycin | 针剂：1.0g(100万U)/支、2g(200万U)/支 | 肌内注射：一天15～25mg/kg，分2次给药；治疗结核病：20mg/kg，一天1次，一天最大剂量不超过1g，与其他抗结核药合用 | 对链霉素或其他氨基糖苷类过敏的患者禁用 |
| 庆大霉素 gentamycin | 针剂：1ml：40mg(4万U)/支 | 肌内注射或稀释后静脉滴注：一次2.5mg/kg，每12小时1次；或一次1.7mg/kg，每8小时1次，疗程7～14天，期间应尽可能监测血药浓度，尤其新生儿或婴儿。鞘内及脑室内给药：3个月以上一次1～2mg，每2～3天1次。血液透析后可按感染严重程度，3个月以上一次补给2～2.5mg/kg | 对本品或其他氨基糖苷类过敏者禁用；本品有抑制呼吸作用，不得静脉推注 |
| 奈替米星 netilmicin | 针剂：1ml：5万U/支；2ml：10万U/支 | 肌内注射或稀释后静脉滴注：6周以内者每12小时2～3mg/kg，6周～12岁者每8小时1.7～2.3mg/kg或每12小时2.5～3.5mg/kg，疗程均为7～14天 | 对奈替米星或任何一种氨基糖苷类抗生素过敏或有严重毒性反应者禁用 |
| 小诺霉素 micronomicin | 针剂：1ml：30 000U/支 | 肌内注射或稀释后静脉滴注：3～4mg/kg，分2～3次给药 | 对本品或其他氨基糖苷类过敏者禁用 |
| 四环素 tetracycline | 针剂：0.125g/支、0.25g/支；片剂：0.125g/片、0.25g/片 | 静脉滴注：8岁以上小儿一天10～20mg/kg，分2次给药，一天剂量不超过1g；口服：8岁以上儿童一天25～50mg/kg，分4次服用。疗程7～14天，支原体肺炎、布鲁菌病需3周 | 8岁以下小儿不宜使用 |

续表

| 药名 | 常用剂型/规格 | 儿童常用用法用量 | 备注 |
| --- | --- | --- | --- |
| 多西环素 doxycycline | 片剂：0.05g/片、0.1g/片 | 口服：8岁以上者1天2.2mg/kg，每12小时1次，继以2.2～4.4mg/kg，一天1次或2.2mg/kg，每12小时1次；体重超过45kg者用量同成人 | 8岁以下儿童禁用 |
| 红霉素 erythromycin | 针剂：0.25g(25万U)/支；颗粒：50mg(5万U)/袋；片剂：0.125g（12.5万U）/片、0.25g（25万U)/片；栓剂：0.1g/粒 | 静脉滴注：一天20～30mg/kg，分2～3次；口服：一天20～40mg/kg，分3～4次；直肠给药：一天20～30mg/kg | 对红霉素类药物过敏者禁用；肝病患者和严重肾功能损害者剂量适当减少 |
| 依托红霉素 erythromycin estolate | 片剂：0.125g/片；颗粒剂(干糖浆)：0.25g/包；混悬液：10ml×6支/盒 | 口服：每天30～50mg/kg，分3～4次服用 | 对本药或其他大环内酯类药过敏者禁用 |
| 琥乙红霉素 erythromycin ethylsuccinate | 片剂：200mg/片、400mg/片 | 口服：一次7.5～12.5mg/kg，一天4次或一次15～25mg/kg，一天2次；严重感染每天量可加倍，分4次服用。百日咳患儿一次10～12.5mg/kg，一天4次，疗程14天 | 对本品或其他红霉素制剂过敏者、慢性肝病患者、肝功损害者及孕妇禁用 |
| 乙酰螺旋霉素 acetylspiramycin | 片剂：0.1g(10万U)/片 | 口服：一天20～30mg/kg，分4次服 | 对本品或其他红霉素制剂过敏者禁用 |

续表

| 药名 | 常用剂型/规格 | 儿童常用用法用量 | 备注 |
|---|---|---|---|
| 麦迪霉素 midecamycin | 片剂：0.1g/片；颗粒剂：0.2g/袋 | 口服：一天30～40mg/kg，分3～4次服用 | 肝肾功能不全者慎用 |
| 交沙霉素 josamycin | 片剂：50mg/片；颗粒剂：0.1g/袋 | 口服：一天30mg/kg，分3～4次服用 | 餐前1小时或餐后3～4小时服用 |
| 克拉霉素 clarithromycin | 片剂或胶囊：0.125g（12.5万U）/粒、0.25g（25万U）/粒；颗粒/干混悬剂：0.125g（12.5万U）/袋、0.25g（25万U）/袋 | 口服：6个月以上者一次7.5mg/kg，每12小时1次。根据感染的严重程度应连续服用5～10天 | 对克拉霉素或大环内酯类药物过敏者禁用；肝功能损害、中度至严重肾功能损害者慎用 |
| 罗红霉素 roxithromycin | 分散片：50mg/片；软胶囊：0.15g/粒 | 口服：一次2.5～5mg/kg，一天2次 | 对本品过敏者禁用 |
| 阿奇霉素 azithromycin | 片剂：0.125g/片、0.25g/片；颗粒/干混悬剂：0.125g/袋、0.25g/袋；针剂：0.125g/支 | 口服：饭前1小时或餐后2小时服用。中耳炎、肺炎：第1天10mg/kg顿服（一天最大量不超过0.5g），第2～5天一天5mg/kg顿服（一天最大量不超过0.25g）；咽炎、扁桃体炎：一天12mg/kg顿服（一天最大量不超过0.5g），连用5天 | 对阿奇霉素、红霉素或其他任何一种大环内酯类药物过敏者禁用；肝功能不全者慎用 |
| 氯霉素 chloramphenicol | 片剂或胶囊：0.25g/粒；颗粒：0.1g/袋；针剂：0.125g/支、0.25g/支 | 口服：一天25～50mg/kg，分3～4次服用；新生儿一天不超过25mg/kg，分4次服用<br>静脉滴注：一天25～50mg/kg，分3～4次给予；新生儿 | 对本品过敏者禁用；可能发生不可逆性骨髓抑制，应避免重复疗程使用 |

续表

| 药名 | 常用剂型/规格 | 儿童常用用法用量 | 备注 |
| --- | --- | --- | --- |
| | | 一天不超过 25mg/kg,分 4 次给予,新生儿用药在条件许可时须监测血药浓度,根据结果调整给药方案,无监测条件者不宜应用 | |
| 克林霉素 clindamycin | 颗粒剂:37.5mg/袋、75mg/袋;针剂:2ml:0.15g/支、2ml:0.3g/支 | 口服:4 周或 4 周以上小儿一天 8～16mg/kg,分 3～4 次<br>肌内注射或静脉滴注:4 周及 4 周以上小儿一天 15～25mg/kg,分 3～4 次应用;严重感染一天 25～40mg/kg,分 3～4 次应用 | 对克林霉素或林可霉素有过敏史者禁用;小于 4 周者不用 |
| 利福平 rifampicin | 片剂或胶囊:0.15g/粒、0.3g/粒 | 口服。抗结核治疗:1 个月以上者一天 10～20mg/kg,空腹顿服,一天量不超过 0.6g;脑膜炎奈瑟菌带菌者:1 个月以上者一天 10mg/kg,每 12 小时 1 次,连服 4 次 | 服药后便尿、唾液、汗液、痰液、泪液等均可显橘红色 |
| 万古霉素 vancomycin | 针剂:500mg/支、1g/支<br>胶囊:0.125g/粒、0.25g/粒 | 口服(用于治疗由难辨梭状杆菌引起的与使用抗生素有关的抗生素相关性肠炎):一天总剂量 40mg/kg,分 3～4 次服用,连服 7～10 天,一天量不超过 2g<br>静脉滴注:一次总量 10mg/kg,每 6 小时滴注一次,一次给药时间至少为 60 分钟以上;新生儿及婴儿初用剂量 15mg/kg,以后 10mg/kg;出生一周的初生儿每 12 小时给药一次,出生一周后至一个月者每 8 小时一次,一次给药时间至少 60 分钟以上 | 对万古霉素过敏及严重肝、肾功能不全者禁用;不宜肌内注射;治疗过程中应监测血药浓度 |

续表

| 药名 | 常用剂型/规格 | 儿童常用用法用量 | 备注 |
|---|---|---|---|
| 去甲万古霉素 norvancomycin | 针剂：0.4g/支、0.8g/支 | 静脉缓慢滴注：一天16～24mg/kg，分2次静脉滴注 | 不可肌内注射或静脉推注 |
| 替考拉宁 teicoplanin | 针剂：0.2g/支 | 肌内或静脉注射、静脉滴注。<br>严重感染和中性粒细胞减少者：10mg/kg，前3剂负荷剂量每12小时静脉注射1次，随后剂量为10mg/kg，静脉或肌内注射，一天1次。中度感染：前3剂负荷剂量一次10mg/kg，每12小时静脉注射1次；随后维持剂量6mg/kg，静脉或肌内注射，一天1次；小于2个月者：第一天的负荷剂量16mg/kg，只用一剂，随后8mg/kg，一天1次。静脉滴注时间不少于30分钟 | 有替考拉宁过敏史者禁用；替考拉宁与万古霉素可能有交叉过敏反应，对万古霉素过敏者慎用 |
| 呋喃妥因 nitrofurantoin | 片剂或胶囊：50mg/粒 | 口服：1个月以上小儿一天5～7mg/kg，分4次服，疗程至少1周或用至尿培养转阴后至少3天；预防尿路感染反复发作：一天1mg/kg | 不良反应严重者可发生周围神经炎 |
| 呋喃唑酮 furazolidone | 片剂：10mg/片、30mg/片 | 口服：一天5～10mg/kg，分4次服，肠道感染疗程为5～7天，贾第鞭毛虫病疗程为7～10天 | 用药期间饮酒可引起双硫仑样反应 |

续表

| 药名 | 常用剂型/规格 | 儿童常用用法用量 | 备注 |
| --- | --- | --- | --- |
| 甲硝唑 metronidazole | 片剂:0.2g/片<br>注射液:100ml:0.2g/瓶、100ml:0.5g/瓶 | 口服:①阿米巴病:一天35～50mg/kg,分3次服,疗程10天;②贾第虫病、麦地那龙线虫病、小袋虫病、滴虫病:一天15～25mg/kg,分3次服,连服10天;③厌氧菌感染:一天20～50mg/kg<br>静脉滴注:厌氧菌感染,首次15mg/kg,维持量7.5mg/kg,每6～8小时静脉滴注一次 | 本品的代谢产物可使尿液呈深红色;用药期间应戒酒 |
| 替硝唑 tinidazole | 片剂:0.5g/片 | 口服:①阴道滴虫病、贾第虫病:50mg/kg顿服,间隔3～5天可重复1次;②肠阿米巴病:一天50mg/kg顿服,连续3天 | 12岁以下患者禁用 |
| 奥硝唑 ornidazole | 注射液:100ml:0.5g/瓶、250ml:0.5g/瓶 | 静脉滴注:每天20～30mg/kg,每12小时静滴一次,每瓶滴注时间不少于30分钟 | 禁用于对硝基咪唑类药物过敏的患者 |
| 磺胺甲噁唑 sulfamethoxazole | 片剂:0.5g/片 | 口服(用于治疗2个月以上婴儿及小儿的一般感染):首剂50～60mg/kg(总剂量不超过一天2g),以后一天按50～60mg/kg,分2次服用 | 对磺胺类药过敏者、小于2个月的婴儿和重度肝肾功能损害者禁用 |
| 磺胺嘧啶 sulfadiazine | 片剂:0.5g/片<br>针剂:0.4g/支、1g/支 | 口服:①用于一般感染:2个月以上婴儿及小儿一次25～30mg/kg,一天2次,首次剂量加倍(总量不超过2g);②用于预防流行性脑脊髓膜炎:2个月以上婴儿及小儿一天0.5g,疗程2～3天 | 对磺胺类药过敏者、小于2个月以下婴儿和肝、肾功能不良者禁用 |

续表

| 药名 | 常用剂型/规格 | 儿童常用用法用量 | 备注 |
| --- | --- | --- | --- |
| | | 缓慢静脉注射或静脉滴注：一般感染，2个月以上小儿一天50～75mg/kg，分2次应用 | |
| 吡哌酸 pipemidic acid | 片剂：0.25g/片、0.5g/片 | 口服（成人）：一次0.5g，一天1～2g | 18岁以下小儿及青少年禁用 |
| 诺氟沙星 norfloxacin | 胶囊：0.1g/粒 | 口服（成人）：100～200mg/次，一天3～4次 | 18岁以下儿童禁用 |
| 夫西地酸 fusidic acid | 混悬液：50ml：2.5g/瓶；针剂：0.125g/支、0.5g/支；软膏：15g：0.3g/支 | 口服：1岁以下儿童一天50mg/kg；1～5岁一次250mg；5岁以上按成人量，分次给予<br>静脉滴注：儿童及婴儿一天20mg/kg，分3次给药。 | 对夫西地酸过敏者禁用 |
| 利奈唑胺 linezolid | 针剂：100ml：0.2g/瓶；利奈唑胺片：200mg/片；混悬液：5ml：100mg/瓶 | 口服或静脉滴注：①复杂性皮肤或皮肤软组织感染、社区获得性肺炎及伴发的菌血症、院内获得性肺炎：12岁以上儿童每12小时静脉滴注或口服600mg，新生儿～11岁每8小时静注或口服10mg/kg，疗程10～14天。②万古霉素耐药的屎肠球菌感染及伴发的菌血症：12岁以上儿童每12小时静脉滴注或口服600mg，新生儿～11岁每8小时静脉滴注或口服10mg/kg，疗程14～28天。③单纯性皮肤或皮肤软组织感染：12岁以上儿童每12小时口服400mg，青少年每12小时 | 对利奈唑胺或其制剂中的成分过敏的患者禁用；静脉滴注时间30～120分钟；从静脉给药转换成口服给药时无须调整剂量 |

续表

| 药名 | 常用剂型/规格 | 儿童常用用法用量 | 备注 |
| --- | --- | --- | --- |
| | | 口服 600mg,5 岁以下儿童每 8 小时 10mg/kg 口服,5～11 岁每 12 小时 10mg/kg 口服,疗程 10～14 天。④甲氧西林耐药金葡菌感染:新生儿 10mg/kg,每 8 小时一次,疗程 7 天;出生 7 天以内的早产(<34 孕周)患儿初始剂量 10mg/kg,每 12 小时 1 次,临床效果不佳时,按 10mg/kg 每 8 小时给药 | |
| 异烟肼 isoniazid | 片剂:50mg/片、100mg/片、300mg/片;针剂:2ml:50mg/支、2ml:100mg/支 | 口服:①预防:一天 10mg/kg,最高 0.3g,顿服;②治疗:一天 10～20mg/kg,最高 0.3g,顿服;③某些严重结核病(如结核性脑膜炎):一天 30mg/kg(最高 500mg)<br>肌内注射、静脉注射或静脉滴注:一天 10～15mg/kg,最高 0.3g。 | 注意肝功能损害和周围神经炎的发生 |
| 乙胺丁醇 ethambutol | 片剂或胶囊:0.25g/粒 | 口服(与其他抗结核药合用)。13 岁以上儿童:结核初治,15mg/kg,一天一次顿服或一次 25～30mg/kg,最高 2.5g,一周 3 次或 50mg/kg,最高 2.5g,一周 2 次;结核复治,25mg/kg,一天一次顿服,连续 60 天,继以按体重 15mg/kg,一天一次顿服。非典型分枝杆菌感染:一天 15～25mg/kg,一次顿服 | 痛风、视神经炎、肾功能减退慎用;治疗期间应检查眼部视野、视力、红绿鉴别力等 |

续表

| 药名 | 常用剂型/规格 | 儿童常用用法用量 | 备注 |
|---|---|---|---|
| 对氨基水杨酸钠 sodium aminosalicylate | 片剂：0.5g/片；针剂：2g/支、4g/支 | 口服：一天0.2～0.3g/kg，分3～4次服，一天剂量不超过12g<br>静脉滴注：一天0.2～0.3g/kg | 本品与其他水杨酸类有交叉过敏反应 |
| 利巴韦林 ribavirin | 颗粒剂：50mg/袋；分散片：0.1g/片；针剂：1ml：0.1g/支 | 口服：0.5～1岁，50mg/次；2～5岁，100mg/次；6～12岁，150mg/次，均一天3次<br>静脉滴注：一天10～15mg/kg，分2次，每次滴注20分钟以上 | 有严重贫血、肝功能异常者慎用 |
| 金刚烷胺 amantadine | 片剂或胶囊：0.1g/粒 | 口服。抗病毒：1～9岁一次1.5～3mg/kg，8小时一次，或一次2.2～4.4mg/kg，12小时一次；9～12岁每12小时口服100mg；12岁及12岁以上用量同成人 | 对金刚烷胺过敏者、新生儿和1岁以下婴儿禁用 |
| 阿昔洛韦 aciclovir | 片剂或胶囊：0.1g/粒、0.2g/粒；针剂：0.25g/支、0.5g/支；注射剂：100ml：0.1g/瓶、250ml：0.25g/瓶 | 静脉滴注：①重症生殖器疱疹初治：婴儿与12岁以下小儿按体表面积一次250mg/m²，一天3次，每8小时1次，共5天。②免疫缺陷者皮肤黏膜单纯疱疹：婴儿与12岁以下小儿按体表面积一次250mg/m²，一天3次，每8小时1次，共7天，12岁以上按成人量。③单纯疱疹性脑炎：一次10mg/kg，一天3次，每8小时1次，共10天。④免疫缺陷者合并水痘：一次10mg/kg，或按体表面积一次500mg/m²，一天3次，每8小时1次，共10天<br>口服：水痘，一次20mg/kg，一天4次，5天为一疗程 | 宜缓慢静脉滴注，一次滴注时间在1小时以上；2岁以下慎用 |

续表

| 药名 | 常用剂型/规格 | 儿童常用用法用量 | 备注 |
|---|---|---|---|
| 更昔洛韦 ganciclovir | 注射液：5ml：0.25g/支、10ml：0.5g/支 | 静脉滴注(成人)：①巨细胞病毒视网膜炎：初始量每次5mg/kg，每12小时一次，维持量每次5mg/kg，一天1次，一周5天；②预防器官移植受者的巨细胞病毒感染：初始量每次5mg/kg，每12小时一次，维持量每次5mg/kg，一天1次 | 静脉滴注一次至少滴注1小时以上，患者需给予充足水分 |
| 奥司他韦 oseltamivir | 片剂或胶囊：75mg/粒 | 口服：在流感症状开始的第一天或第二天开始治疗。青少年(13岁以上)：一次75mg，一天2次，共5天。儿童(1岁以上)：体重≤15kg，一次30mg，一天2次，共5天；体重>15～23kg，一次45mg，一天2次，共5天；体重>23～40kg，一次60mg，一天2次，共5天；体重>40kg，一次75mg，一天2次，共5天 | 对本品及制剂中任何成分过敏者禁用；密切监测患者自我伤害和谵妄事件 |
| 两性霉素B amphotericin B | 针剂：5mg(5000U)/支、25mg(2.5万U)/支、50mg(5万U)/支 | 静脉滴注：(成人)开始时1～5mg或一次0.02～0.1mg/kg给药，以后根据患者情况一天或隔天增加5mg，当增至一次0.6～0.7mg/kg时即可暂停增加剂量，成人最高一天不超过1mg/kg，一天或间隔1～2天1次，累积总量1.5～3.0g，疗程1～6个月，视病情及疾病种类而定 | 儿童静脉及鞘内给药剂量以体重计算均同成人，应限用最小有效剂量 |

续表

| 药名 | 常用剂型/规格 | 儿童常用用法用量 | 备注 |
| --- | --- | --- | --- |
| 两性霉素B脂质体 amphotencin B liposome | 针剂：2mg（2000U）/支、10mg（1万U）/支、50mg（5万U）/支 | 静脉滴注：起始剂量一天0.1mg/kg，如无不良反应，第二天开始增加一天0.25～0.50mg/kg，剂量逐天递增至维持剂量：一天1～3mg/kg。中枢神经系统感染最大剂量1mg/kg | 滴速不得超过30滴/分，前2小时每小时监测体温、脉搏、呼吸、血压各1次 |
| 制霉素 nysfungin | 片剂：50万U/片 | 口腔等局部给药：10～20万U/次，一天4次 | 对全身真菌感染无作用 |
| 氟康唑 fluconazole | 针剂：50ml：0.1g/瓶 | 静脉滴注：大于1岁且肾功能正常，浅表感染每天1～2mg/kg，全身性感染每天3～6mg/kg | 静脉滴注时最大速率每小时200mg |
| 酮康唑 ketoconazole | 片剂：0.2g/片 | 口服：①一般感染：2岁以上一天3.3～6.6mg/kg，分1～2次；②深部真菌感染：一天4～8mg/kg；③皮肤感染：体重＜15kg者20mg/次，一天3次，15～30kg者100mg/次，一天1次，30kg以上同成人 | 2岁以下不宜使用，2岁以上用药应权衡利弊 |
| 伊曲康唑 itraconazole | 片剂或胶囊：0.1g/粒 | 口服：全身感染一天3～5mg/kg或遵医嘱 | 儿童用药应权衡利弊 |
| 伏立康唑 voriconazole | 片剂或胶囊：50mg/粒；针剂：0.1g/支 | 2岁～12岁：口服和静脉给药不用负荷剂量。静脉滴注：一天2次，一次7mg/kg，如不能耐受可减为一天2次，一次4mg/kg。口服：一天2次，一次200mg | 治疗前或治疗期间应监测血电解质，如有电解质紊乱应及时纠正 |

续表

| 药名 | 常用剂型/规格 | 儿童常用用法用量 | 备注 |
| --- | --- | --- | --- |
| 硝酸咪康唑 miconazole nitrate | 散剂:20g/瓶 | 外用:撒适量药粉于患处。一天2次,疗程可为2～6周。在所有症状消失后,应继续用药一周后方可停药 | 已知对硝酸咪康唑或本品其他成分过敏者禁用 |
| 氯喹 chloroquine | 磷酸氯喹片:0.075g/片、0.25g/片 | 口服:①间日疟:首次剂量10mg/kg(以氯喹计,下同),最大量不超过600mg,6小时后5mg/kg再服1次,第2、3天一天5mg/kg;②肠外阿米巴病:一天10mg/kg(最大量不超过600mg),分2～3次服,连服2周,休息1周后,可重复一疗程 | 久服可致视网膜轻度水肿和色素聚集,影响视力,常为不可逆 |
| 乙胺嘧啶 pyrimethamine | 片剂:6.25mg/片 | 口服:①预防用药:一次0.9mg/kg,一周服1次,最高剂量以成人量为限;②耐氯喹虫株所致的恶性疟:一次0.3mg/kg,一天3次,疗程3天;③弓形虫病:一天1mg/kg,分2次服,服用1～3天后改为一天0.5mg/kg,分2次服,疗程4～6周 | 大剂量应用时,连服1个月以上会出现叶酸缺乏现象 |
| 阿苯达唑 albendazole | 片剂:0.1g/片、0.2g/片、0.4g/片 | 口服(成人):①蛔虫及蛲虫病:一次400mg顿服;②钩虫病、鞭虫病:一次400mg,一天2次,连服3天;③旋毛虫病:一次400mg,一天2次,连服7天;④囊虫病:一天20mg/kg,分3次口服,10天为1个疗程,一般需1～3个疗程;⑤包虫病:一天20mg/kg,分2次口服,疗程1个月,一般需5个疗程以上,疗程间隔为7～10天 | 12岁以下儿童用量减半;2岁以下儿童不宜服用 |

续表

| 药名 | 常用剂型/规格 | 儿童常用用法用量 | 备注 |
| --- | --- | --- | --- |
| 甲苯达唑 mebendazole | 片剂或胶囊：50mg/粒、100mg/粒 | 口服（成人）：①蛔虫病、蛲虫病：200mg顿服。②鞭虫病、钩虫病：一次200mg，一天2次，连服3天。第1疗程未完全治愈者3～4周后可服用第2疗程。③绦虫病：一次300mg，一天2次，连服3天。④粪类圆线虫病：一次100mg，一天2次，连服3天 | 4岁以上儿童用量同成人剂量；4岁以下儿童减半；2岁以下婴幼儿禁用 |
| 哌嗪 piperazine | 片剂：0.25g/片、0.5g/片；糖浆：16% | 口服：①驱蛔虫：一次0.15g/kg，一天量不超过3g，睡前顿服，连服2天；②驱蛲虫：一天60mg/kg，2次分服，一天量不超过2g，连服7～10天 | 儿童应避免长期或过量服用 |
| 左旋咪唑 levamisole | 片剂：15mg/片、25mg/片、50mg/片；糖浆：100ml：0.8g/瓶 | 口服：驱蛔虫，空腹或睡前顿服，2～3mg/kg | 肝肾功能不全者、肝炎活动期患者禁用 |
| 特布他林 terbutaline | 雾化液：2ml：5.0mg/支；片剂：2.5mg/片 | （雾化液）吸入：20kg以上儿童一次5mg，一天3次；20kg以下儿童一次2.5mg，一天3次，不应超过4次<br>口服：一次0.065mg/kg（一次总量不应超过1.25mg），一天3次 | 长期应用可产生耐受性，疗效降低 |

续表

| 药名 | 常用剂型/规格 | 儿童常用用法用量 | 备注 |
|---|---|---|---|
| 沙丁胺醇 salbutamol | 吸入气雾剂：100μg/揿，200揿/罐；<br>吸入用溶液：100mg：20ml/瓶、50mg：10ml/瓶；<br>片剂：2.4mg/片 | 吸入：①气雾剂：儿童缓解症状或运动及接触过敏原之前10～15分钟给药，一次100～200μg；长期治疗，最大剂量一天4次，一次200μg。②溶液：12岁以下儿童的最小起始剂量为一次2.5mg<br>口服(成人)：一次2～4片，一天3次 | 本品不能过量使用；久用易产生耐受性；吸入主要用来缓解急性发作症状 |
| 丙卡特罗 procaterol hydrochloride | 片剂：25μg/片；口服溶液：60ml：300μg/瓶 | 口服：6岁以上儿童一次25μg，一天2次，清晨及睡前服用或一次25μg，一天1次，睡前服用 | 儿童可依据年龄、症状和体重用量酌情增减 |
| 福莫特罗 formoterol | 干粉吸入剂：每吸4.5μg，60吸/支；每吸9μg，60吸/支 | 吸入：成人常用量为一次4.5～9μg，一天1～2次，早晨和晚间用药或一次9～18μg，一天1～2次，一天最高剂量36μg | 哮喘夜间发作，可于晚间给药1次 |
| 沙美特罗 salmeterol | 粉雾剂胶囊：50μg；气雾剂：25μg/喷（60喷、120喷）；沙美特罗氟替卡松干粉吸入剂：每喷含沙美特罗50μg/丙酸氟替卡松100μg或沙美特罗50μg/丙酸氟替卡松250μg(60喷) | 粉雾吸入：一次1吸(25μg)，一天2次；气雾吸入剂量用法同粉雾吸入；沙美特罗替卡松粉吸入剂：≥12岁的青少年根据病情选择3种规格中的任何一种，一次1吸，一天2次；≥4岁的儿童：50μg/100μg(沙美特罗/丙酸氟替卡松)，一次1吸，一天2次。本品可逐渐减量至一天1次 | 对本品过敏者、对牛奶过敏的患者禁用 |

续表

| 药名 | 常用剂型/规格 | 儿童常用用法用量 | 备注 |
| --- | --- | --- | --- |
| 异丙肾上腺素 isoprenaline | 针剂:1mg/支 | 静滴:一次 0.1μg/kg | |
| 异丙托溴铵 ipratropine | 吸入溶液:2ml:50μg/支、2ml:250μg/支;<br>气雾剂:20μg/揿,200 揿/支;40μg/揿,200 揿/支 | 吸入:①溶液:12 岁以上青少年一次一个单剂量小瓶(500μg),一天 3~4 次,急性发作的患者病情稳定前可重复给药;②气雾剂:学龄儿童推荐剂量:一次 40~80μg,一天 3~4 次 | 对阿托品及其衍生物过敏患者禁用 |
| 氨茶碱 aminophylline | 片剂:0.1g/片;针剂:0.25g/支 | 口服:一天 3~5mg/kg,分 2~3 次服<br>静脉注射:一次 2~4mg/kg | 本品不用于哮喘持续状态或急性支气管痉挛发作 |
| 多索茶碱 doxofylline | 片剂:200mg/片、300mg/片;针剂:0.1g/支 | 口服:(成人)一次 0.2~0.4g,一天 2 次,餐前或餐后 3 小时服用<br>静滴:(成人)每次 200mg,12 小时一次 | 对本品或黄嘌呤衍生物类过敏、急性心肌梗死者禁用 |
| 倍氯米松 beclomethasone dipropionate | 气雾剂:每揿含丙酸倍氯米松 50μg 或 250μg;粉吸入剂:每吸含丙酸倍氯米松 50μg、100μg 或 200μg | 吸入:①12 岁以上儿童:轻微哮喘,一天 200~400μg 或以上,分 2~4 次用药;中度哮喘,一天 600~1200μg,分 2~4 次用药;严重哮喘,一天 1000~2000μg,分 2~4 次用药。②5~12 岁儿童:一天 200~1000μg。③4 岁以下儿童,一天总剂量 100~400μg,分次用药 | 本品不适用于患有重度哮喘的患者;不用于哮喘的初始治疗;一次用药后用水漱口 |

续表

| 药名 | 常用剂型/规格 | 儿童常用用法用量 | 备注 |
|---|---|---|---|
| 布地奈德 budesonide | 气雾剂：50μg/喷，200喷/瓶；或200μg/喷，100喷/瓶；<br>吸入用粉剂：100μg/喷，200喷/支；<br>混悬液：2ml∶0.5mg/支、2ml∶1mg/支；<br>布地奈德福莫特罗粉吸入剂：布地奈德80μg，富马酸福莫特罗4.5μg，60喷/支；布地奈德160μg，富马酸福莫特罗4.5μg，60喷/支；120喷/支 | 吸入<br>气雾剂：2～7岁一天200～400μg，分2～4次吸入；7岁以上一天200～800μg，分2～4次吸入<br>粉吸入剂：≥6岁儿童治疗哮喘：①原未使用口服糖皮质激素，一次200～400μg，一天1次或一次100～200μg，一天2次；②原使用口服糖皮质激素，一次200～400μg，一天1次；儿童的最高推荐剂量为一次400μg，一天2次<br>治疗哮喘维持剂量的范围：一天100～800μg<br>吸入用混悬液：一次0.5～1mg，一天2次<br>布地奈德福莫特罗粉吸入剂：①160μg或4.5μg/喷，≥12岁患者一次1～2喷，一天2次；②80μg或4.5μg/喷，12～17岁一次1～2喷，一天2次；≥6岁一次2喷，一天2次 | 在常规治疗中，当一天2次剂量可有效控制症状时，应逐渐减少剂量直至最低有效剂量，甚至一天1次给予本品 |
| 氟替卡松 fluticasone propionate | 气雾剂：50μg/揿；125μg/揿；250μg/揿；每罐60或120揿<br>氟替卡松沙美特罗干粉吸入剂：沙美特罗50μg，丙酸氟替卡松100μg（60或28泡）；沙美特罗50μg，丙酸氟替卡松250μg（60或28泡） | 吸入：16岁以上儿童一次100～1000μg，一天2次；一般一次250μg，一天2次。初始剂量：轻度哮喘一次100～250μg，一天2次；中度哮喘一次250～500μg，一天2次；重度哮喘一次500～1000μg，一天2次。4岁以上儿童一次50～100μg，一天2次 | 本品不用于快速缓解急性哮喘症状；长期接受吸入性糖皮质激素治疗者应定期监测身高；一次用药后用水漱口 |

续表

| 药名 | 常用剂型/规格 | 儿童常用用法用量 | 备注 |
| --- | --- | --- | --- |
| 酮替芬 ketotifen | (以酮替芬计)片剂或胶囊：0.5mg/粒、1mg/粒 | 口服：4～6岁一次0.4mg，6～9岁一次0.5mg，9～14岁一次0.6mg，一天1～2次 | 对本品过敏、车辆驾驶员、机械操作者禁用 |
| 孟鲁司特 monte-lukast | 片剂：4mg/片、5mg/片；咀嚼片：4mg/片、5mg/片 | 口服：15岁以上儿童一次10mg，一天1次；6～14岁一次5mg，一天1次；2～5岁一次4mg，一天1次，睡前服用咀嚼片 | 口服本品不用于急性哮喘发作 |
| 扎鲁司特 zafirlukast | 片剂：20mg/片、40mg/片 | 口服：12岁以上儿童起始剂量一次20mg，一天2次；维持剂量，一次20mg，一天2次。剂量可根据临床反应逐步增至一次最大量40mg，一天2次时疗效更佳 | 不宜用本品突然替代吸入或口服糖皮质激素 |
| 苯海拉明 diphen-hydramine | 片剂：12.5mg/片、25mg/片；糖浆剂：100ml：250mg/瓶；针剂：1ml：20mg/支 | (成人)口服：一次25～50mg，一天2～3次，餐后服用<br>深部肌内注射：一次20mg，一天1～2次 | 新生儿、早产儿禁用；驾驶车船、从事高空作业、机械作业者工作期间禁用 |
| 氯苯那敏 chlorphen-amine | 片剂：4mg/片；<br>针剂：1ml：10mg/支、2ml：20mg/支 | 口服：一天0.35mg/kg，分3～4次。<br>肌内注射：(成人)一次5～20mg，一天1～2次 | 对本品过敏者以及高空作业者、车辆驾驶人员、机械操作人员工作时间禁用 |
| 赛庚啶 cyprohep-tadine | 片剂：2mg/片 | 口服：一天0.25mg/kg，分2～3次 | 青光眼、尿潴留和幽门梗阻患者禁用 |

续表

| 药名 | 常用剂型/规格 | 儿童常用用法用量 | 备注 |
| --- | --- | --- | --- |
| 异丙嗪 promethazine | 片剂:12.5mg/片、25mg/片;针剂:2ml:50mg/支 | 口服:一次 0.125mg/kg 或按体表面积 3.75mg/m$^2$,每 4~6 小时 1 次<br>肌内注射:①抗过敏:一次 0.125mg/kg 或按体表面积 3.75mg/m$^2$,每 4~6 小时一次。②止吐:一次 0.25~0.5mg/kg 或按体表面积 7.5~15mg/m$^2$,必要时每 4~6 小时重复;或一次 12.5~25mg,必要时每 4~6 小时重复。③镇静催眠:必要时一次 0.5~1mg/kg 或一次 12.5~25mg。④抗眩晕:睡前可按需给予,0.25~0.5mg/kg 或按体表面积 7.5~15mg/m$^2$;或一次 6.25~12.5mg,一天 3 次 | 禁用于新生儿、早产儿和婴儿;应用异丙嗪时应特别注意有无肠梗阻或药物的逾量、中毒等 |
| 阿司咪唑 astemizole | 片剂:10mg/片 | 口服:12 岁以上儿童一次 10mg,一天 1 次;6~12 岁儿一次 5mg;6 岁以下一次 0.2mg/kg | 有先天性 QT-综合征或同服可能延长 QT 间期的药物及低钾血症的患者应尽量避免服用 |
| 茶苯海明 dimenhydrinate | 片剂:25mg/片、50mg/片;含片:20mg/片 | 出现恶心、呕吐、眩晕等症状时含服:7~12 岁一次 10mg,一天 3~6 次,一天不超过 120mg | 新生儿、早产儿禁用 |
| 氯雷他定 loratadine | 糖浆剂:60ml,60mg/瓶;咀嚼片:5mg/片;片剂:10mg/片 | 口服:①大于 12 岁的儿童一次 10mg,一天 1 次。②2~12 岁儿童:体重>30kg,一次 10mg,一天 1 次;体重≤30kg,一次 5mg,一天 1 次 | 有心律失常病史者应慎用 |

续表

| 药名 | 常用剂型/规格 | 儿童常用用法用量 | 备注 |
|---|---|---|---|
| 地氯雷他定 desloratadine | 片剂：5mg/片；干混悬剂：2.5mg/袋 | 口服：12岁以上儿童一次5mg，一天1次<br>干混悬剂：2～5岁每次半袋，6～11岁每次1袋，>12岁每次2袋，每天一次 | 作皮试前48小时内不得使用本品 |
| 曲普利啶 triprolidine | 片剂或胶囊：2.5mg/粒 | 口服：7～12岁儿童一次1.25mg，一天2次；2～6岁儿童一次0.8mg，一天2次；2岁以下0.05mg/kg，一天2次；或遵医嘱 | 急性哮喘发作期内的患者、早产婴儿及新生儿禁用 |
| 西替利嗪 cetirizine | 片剂：10mg/片；糖浆剂：120ml/瓶；滴剂：20ml/瓶 | 口服：12岁以上一次10mg，一天1次或遵医嘱，如出现不良反应，可改为早晚各5mg；6～11岁儿童根据症状的严重程度不同，推荐起始剂量为5mg或10mg，一天1次；2～5岁推荐起始剂量为2.5mg，一天1次，最大剂量可增至5mg，一天1次，或2.5mg每12小时1次 | 肾功能损害者用量应减半 |
| 左西替利嗪 levocetirizine | 分散片：5mg/片；口服溶液：10ml：5mg/瓶 | 口服：6岁以上一次5mg，一天1次 | 6岁以下慎用 |
| 特非那定 terfenadine | 片剂或胶囊：30mg/粒、60mg/粒；混悬剂：5ml，30mg/瓶 | 口服：12岁以上一次60mg，一天2次；6～12岁一次30mg，一天2次；或遵医嘱 | 器质性心脏病，尤其是房室传导阻滞、先天性心电图QT间期延长综合征者禁用 |

续表

| 药名 | 常用剂型/规格 | 儿童常用用法用量 | 备注 |
| --- | --- | --- | --- |
| 尼可刹米 nikethamide | 针剂：1.5ml：375mg/支、2ml：500mg/支 | 皮下注射、肌内注射、静脉注射：6个月以下一次75mg；一岁一次0.125g；4～7岁一次0.175g | 抽搐、惊厥、重症哮喘、呼吸道机械性梗阻禁用 |
| 洛贝林 lobeline | 针剂：1ml：3mg/支、1ml：10mg/支 | 静脉注射：一次0.3～3mg，必要时每隔30分钟可重复使用；新生儿窒息可注入脐静脉3mg<br>皮下或肌内注射：一次1～3mg | |
| 溴己新 bromhexine | 片剂：8mg/片 | 口服：（成人）一次8～16mg，一天3次 | |
| 氨溴索 ambroxol | 片剂：30mg/片；溶液：5ml：15mg/瓶、5ml：30mg/瓶、60ml：180mg/瓶；针剂：2ml：15mg/支 | 口服：12岁以上一次30mg，一天3次，餐后口服。长期服用一次30mg，一天2次。缓释胶囊一次75mg，一天1次，餐后口服。5～12岁，一次15mg，一天3次；2～5岁，一次7.5mg，一天3次；2岁以下，一次7.5mg，一天2次；餐后口服。长期服用者一天2次即可。缓释胶囊一天1.2～1.6mg/kg<br>静脉注射：12岁以上一次15mg，一天2～3次，严重病例可以增至一次30mg。6～12岁，一次15mg，一天2～3次；2～6岁，一次7.5mg，一天3次；2岁以下，一次7.5mg，一天2次。婴儿呼吸窘迫综合征（IRDS）：一次7.5mg/kg，一天4次，静脉注射时间至少5分钟 | 静脉注射应缓慢；避免与中枢性镇咳药（如右美沙芬等）同时使用 |

续表

| 药名 | 常用剂型/规格 | 儿童常用用法用量 | 备注 |
|---|---|---|---|
| 乙酰半胱氨酸 acetylcysteine | 胶囊：200mg/粒；颗粒剂：100mg/袋、200mg/袋 | 口服：一次 0.1g，一天 2～3次 | 有消化道溃疡病史者慎用 |
| 桃金娘油 myrtol | 胶囊：成人装，300mg/粒；儿童装，120mg/粒 | 口服：4～10 岁服用儿童装，急性患者一次 1 粒，一天 3～4 次；慢性患者一次 1 粒，一天 2 次 | 本品为肠溶胶囊，不可打开或嚼破后服用 |
| 羧甲司坦 carbocisteine | 片剂：100mg/片、250mg/片；颗粒：200mg/袋、500mg/袋；糖浆：2%(20mg/ml) | 口服：2～4 岁一次 0.1g，一天 3 次；5～8 岁一次 0.2g，一天 3 次；8～12 岁一次 0.25g，一天 3 次 | 对本品过敏、消化道溃疡活动期禁用 |
| 可待因 codeine | 片剂：15mg/片、30mg/片；糖浆剂：10ml/瓶、100ml/瓶 | 口服：一天 1～1.5mg/kg，分 3 次服 | 本品为国家特殊管理的麻醉药品 |
| 福尔可定 pholcodine | 片剂：5mg/片、10mg/片 | 口服：1～5 岁，一次 2～2.5mg，一天 3 次；5 岁以上，一次 2.5～5mg，一天 3次 | 可致依赖性 |
| 喷托维林 pentoxyverine | 片剂：25mg/片 | 口服：5 岁以上，一次 6.25～12.5mg，一天 2～3次 | 本品无祛痰作用 |
| 右美沙芬 dextromethorphan | 片剂或胶囊：10mg/粒、15mg/粒；缓释混悬液：100ml：0.6g/瓶 | 口服：2～6 岁，一次 2.5～5mg，一天 3～4 次；6～12 岁，一次 5～10mg，一天 3～4 次 | 哮喘、痰多者慎用；2 岁以下不宜用 |

续表

| 药名 | 常用剂型/规格 | 儿童常用用法用量 | 备注 |
| --- | --- | --- | --- |
| 氯化铵 ammonium chloride | 片剂:0.3g/片 | 口服:一天 40～60mg/kg 或按体表面积 1.5g/$m^2$,分 4 次服 | 用于干燥及痰不易咳出者 |
| 复方甘草口服溶液 compound glycyrrhiza oral solution | 合剂:100ml(每 10ml 含甘草流浸膏 1.2ml、复方樟脑酊 1.2ml、酒石酸锑钾 2.4ml)/瓶 | 口服:小儿每岁每次 1ml,每天 3～4 次 | 胃炎及胃溃疡慎用;服用不宜超过 7 天 |
| 尼莫地平 nimodipine | 片剂:10mg/片、20mg/片 | 口服:7～18 岁,10～20mg/次,一天 3 次 | 肝功能不全者应慎用 |
| 氟桂利嗪 flunarizine | 片剂:5mg/片、6mg/片;胶囊:3mg/粒、5mg/粒 | 口服:40kg 以下每天 5mg,单次服用;急性偏头痛发作,每天 5～10mg | 有抑郁病史者及其他锥体外系疾病患者禁用 |
| 地芬尼多 difenidol | 片剂:25mg/片、50mg/片 | 口服:6 个月以上小儿一次 0.9mg/kg,一天 3 次,12 岁以下用量咨询医师或药师 | 6 个月以内婴儿禁用 |
| 甲氯芬酯 meclofenoxate | 胶囊:0.1g/粒、0.2g/粒;针剂:0.1g/支 | 口服:0.05～0.1g/次,一天 3 次;或 0.1～0.2g/次,每晚 1 次。肌内注射:0.06～0.1g/次,一天 2 次。静脉滴注:0.06～0.1g/次,一天 2 次。新生儿缺氧症:0.06g/次,每 2 小时一次 | 锥体外系疾病患者禁用 |
| 吡拉西坦 piracetam | 片剂:0.4g/片 | 口服:一次 0.8～1.6g,一天 3 次,4～8 周为一疗程,儿童用量减半 | 新生儿禁用 |

续表

| 药名 | 常用剂型/规格 | 儿童常用用法用量 | 备注 |
|---|---|---|---|
| 苯妥英钠 phenytoin sodium | 片剂：50mg/片、100mg/片 | 口服：开始一天 5mg/kg，分 2～3 次服用，按需调整，一天不超过 250mg，维持量为 4～8mg/kg 或按体表面积 250mg/m$^2$，分 2～3 次服用 | 应经常检测血药浓度以决定用药次数和用量 |
| 卡马西平 carbamazepine | 片剂：0.1g/片、0.2g/片、0.4g/片 | 口服：一天 10～20mg/kg，1 岁以下一天 100～200mg，1～5 岁一天 200～400mg，6～10 岁一天 400～600mg，11～15 岁一天 600～1000mg，分 3～4 次服用。维持量调整到血药浓度为 4～12μg/ml 之间 | 用药前、后及用药时应监测全血细胞计数及血清铁检查 |
| 丙戊酸钠 sodium valproate | 片剂或胶囊：0.1g/粒、0.2g/粒；口服溶液：300ml：12g/瓶；缓释片：0.5g/片 | 口服：按体重计与成人相同，即一天 15mg/kg 或一天 0.6～1.2g，分 2～3 次服。开始时 5～10mg/kg，一周后递增，至发作控制为止；一天用量超过 250mg 时应分次服用，一天最大剂量不超过 30mg/kg 或一天 1.8～2.4g。也可一天 20～30mg/kg，分 2～3 次服；或一天 15mg/kg，按需每隔一周增加 5～10mg/kg 至有效或不能耐受为止 | 3 岁以下儿童使用本品发生肝功能损害的危险较大，需引起注意；必要时监测血浆丙戊酸钠浓度 |
| 丙戊酸镁 magnesium valproate | 缓释片：0.25g/片 | 口服：6 岁以上一天 20～30mg/kg，分 3～4 次 | 6 岁以下禁用 |
| 托吡酯 topiramate | 片剂：25mg/片、50mg/片、100mg/片；胶囊：100mg/粒 | 口服（抗癫痫治疗）：一天 0.5～1mg/kg 开始，每周增加一天 0.5～1mg/kg，维持剂量为一天 3～6mg/kg | 停药时应逐渐减量 |

续表

| 药名 | 常用剂型/规格 | 儿童常用用法用量 | 备注 |
| --- | --- | --- | --- |
| 拉莫三嗪 lamotrigine | 片剂：25mg/片、50mg/片、100mg/片 | 口服：2～12岁，与丙戊酸合用，初始量一天0.15mg/kg，一天1次，此后每隔1～2周最大增量一次0.3mg/kg直至最佳疗效；常用量一天1～5mg/kg，分1～2次服；与具酶诱导作用的抗癫痫药合用，初始量一天0.6mg/kg，分2次，连服2周，随后2周一天1.2mg/kg，后每隔1～2周最大增量为每次1.2mg/kg直至最佳疗效，常用量一天5～15mg/kg，分2次服用；12岁以上同成人 | 2～12岁不宜使用本品单药治疗 |
| 左乙拉西坦 levetiracetam | 片剂：0.25g/片、0.5g/片、1g/片 | 口服：①青少年和儿童推荐剂量：起始剂量10mg/kg，每天2次；最大剂量30mg/kg，每天2次。②体重15kg：起始剂量每次150mg，每天2次；最大剂量每次450mg，每天2次。③体重20kg：起始剂量每次200mg，每天2次；最大剂量每次600mg，每天2次。④体重25kg：起始剂量每次250mg，每天2次；最大剂量每次750mg，每天2次。⑤体重50kg或以上：起始剂量每次500mg，每天2次；最大剂量每次1500mg，每天2次 | 如需停止服用本品，建议逐渐停药；应尽量使用最低有效剂量 |

续表

| 药名 | 常用剂型/规格 | 儿童常用用法用量 | 备注 |
|---|---|---|---|
| 奥卡西平 oxcarbazepine | 片剂：150mg/片、300mg/片、600mg/片；混悬液：60mg/ml，250ml/瓶 | 口服(用于癫痫辅助治疗)：起始剂量8～10mg/kg，分2次服，一天不超过600mg，在2周内达到维持剂量，体重为20～29kg时，维持量为一天900mg；体重为29.1～39kg时，维持量为一天1200mg；体重>39kg时，维持量为一天1800mg | 本品与卡马西平可能存在交叉过敏；停用本品治疗时应逐减剂量 |
| 加巴喷丁 gabapentin | 胶囊：0.1g/粒 | 口服：3～12岁，开始剂量一天10～15mg/kg，每天3次，约3天达到有效剂量；5岁以上有效剂量一天25～35mg/kg，每天3次；3～4岁有效剂量一天40mg/kg，每天3次 | 本品与其他抗癫痫药合用进行联合治疗 |
| 去痛片 compound aminopyrine phenacetin tablets | 片剂：每片含氨基比林0.15g、非那西丁0.15g、咖啡因0.05g、苯巴比妥0.015g | 口服：5岁以上儿童一次0.5～1片 | 长期大量用药应定期监测骨髓造血功能、肝肾功能 |
| 罗通定 rotundine | 片剂：30mg/片、60mg/片 | 口服：(成人)一次30～60mg，一天3次。用于助眠，一次30～90mg，睡前服 | 本品与中枢神经系统抑制药合用时应慎重 |
| 哌甲酯 methylphenidate | 片剂：10mg/片；控释片：18mg/片、36mg/片 | 口服：6岁以上一次5mg，一天2次，于早餐及午餐前服。以后根据疗效调整剂量，每周递增5～10mg，1天总量不宜超过40mg | 控释剂型必须整片吞服 |

续表

| 药名 | 常用剂型/规格 | 儿童常用用法用量 | 备注 |
|---|---|---|---|
| 托莫西汀 tomoxetine | 胶囊：5mg/粒、10mg/粒、25mg/粒 | 口服：体重＞70kg，起始剂量一天 40mg，7 天后根据效果不断增加剂量，通常维持在一天 80mg，最大剂量不超过一天 100mg；6 岁以上的儿童和体重＜70kg 的青少年，起始剂量一天 0.5mg/kg，7 天后根据效果增加剂量，通常维持在一天 1.2mg/kg | 治疗剂量可于早晨一次性给药或早、晚分 2 次给药 |
| 氟哌啶醇 haloperidol | 片剂：2mg/片、4mg/片；针剂：1ml，5mg/支 | 口服：（成人）治疗抽动秽语综合征，一次 1～2mg，一天 2～3 次<br>肌内注射：治疗抽动秽语综合征，一次 2.5～5mg，一天 2～3 次，安静后改为口服给药 | 应定期监测肝功能与白细胞计数 |
| 硫必利 tiapride | 片剂：0.1g/片 | 口服：7～12 岁，50mg/次，一天 1～2 次 | 严重循环系统、肝肾功能障碍、脱水营养不良患者慎用 |
| 苯巴比妥 phenobarbital | 片剂：15mg/片、30mg/片、100mg/片；针剂：50mg/支、100mg/支 | 口服：儿童用药应个体化。镇静：一次 2mg/kg 或 60mg/m$^2$，一天 2～3 次；抗癫痫：一次 2mg/kg，一天 2 次；抗惊厥：一次 3～5mg/kg；抗高胆红素血症：一天 5～8mg/kg，分次服用<br>肌内注射：镇静、抗癫痫，一次 16～100mg | 作为催眠治疗应以几种作用机制不同的药物交替服用，长期服用者不可突然停药 |

续表

| 药名 | 常用剂型/规格 | 儿童常用用法用量 | 备注 |
|---|---|---|---|
| 地西泮 diazepam | 片剂：2.5mg/片、5mg/片；针剂：2ml：10mg/支 | 口服：6个月以上，一次1～2.5mg或40～200μg/kg或按体表面积1.17～6mg/$m^2$，一天3～4次，可根据情况酌量增减，最大剂量不超过10mg<br>肌内或静脉注射：①抗癫痫、癫痫持续状态和严重复发性癫痫时：＜5岁，肌内或静脉注射（以静脉注射为宜），每2～5分钟0.2～0.5mg，最大限用量5mg；5岁，肌内或静脉注射（以静脉注射为宜），每2～5分钟1mg，最大限用量10mg。如需要，在2～4小时内可重复上述剂量治疗。②重症破伤风解痉：＜5岁，1～2mg，必要时3～4小时重复注射；＞5岁，注射5～10mg/次<br>静注宜缓慢，3分钟内不超过0.25mg/kg，间隔15～30分钟后可重复 | 静注过快给药可致呼吸暂停、低血压、心动过缓等；原则上不应作连续静脉滴注，癫痫持续状态时例外；6个月以下不用；新生儿应慎用 |
| 硝西泮 nitrazepam | 片剂：5mg/片 | 口服：30kg以下，一天0.3～1mg/kg，一天3次 | 长期使用可有轻度依赖性 |
| 氯硝西泮 clonazepam | 片剂：2mg/片 | 口服：10岁以下起始量，一天0.01～0.03mg/kg，一天2～3次，后每3天增加0.25～0.5mg，直至疗效最佳并避免不良反应，疗程不应超过3～6个月。 | 幼儿慎用，新生儿禁用 |

续表

| 药名 | 常用剂型/规格 | 儿童常用用法用量 | 备注 |
| --- | --- | --- | --- |
| 氟西汀 fluoxetine | 片剂：10mg/片；胶囊：20mg/粒 | 口服：抑郁症，8岁以上一天10～20mg，一天1次；强迫症，7岁以上，开始10mg/次，一天1次 | 不推荐儿童使用 |
| 氯米帕明 clomipramine | 片剂：25mg/片 | 口服：开始一天10mg，10天后5～7岁者增至20mg，8～14岁增至20～25mg，14岁增至50mg，分次服用 | 宜从小剂量开始逐渐加至最适剂量 |
| 丙米嗪 imipramine | 片剂：25mg/片 | 口服：用于小儿遗尿症，6岁以上一天25～50mg，睡前1小时顿服 | 对三环类药物过敏者禁用 |
| 阿普唑仑 alprazolam | 片剂：0.4mg/片 | 口服（成人）：①抗焦虑：起始量0.4mg/次，一天3次，后递增，限量4mg/d；②镇静催眠：睡前服，0.4～0.8mg/次；③抗恐惧：0.4mg/次，一天3次，按需递增，最大10mg/d；④抗抑郁，0.8mg/次，一天3次 | |
| 氯丙嗪 chlorpromazine | 针剂：10mg/支、25mg/支；片剂：25mg/片 | 肌内注射：行为障碍，0.55mg/kg，每6～8小时一次<br>口服：①行为障碍：0.55mg/kg，每4～6小时一次；②恶心和呕吐：0.55mg/kg，每4～6小时一次；③术前恐惧：一次0.55mg/kg，术前2～3小时给药 | 注意避免日光直射；长期用药应监测肝功能 |
| 氟哌利多 droperidol | 针剂：5mg/支 | 静脉注射：62.5～300.0μg/kg | |

续表

| 药名 | 常用剂型/规格 | 儿童常用用法用量 | 备注 |
| --- | --- | --- | --- |
| 舒必利 sulpiride | 片剂:0.1g/片 | 口服(成人):用于治疗精神分裂症,开始剂量为一次100mg,一天2~3次,逐渐增至治疗量一天400~800mg,维持剂量为一天200~600mg。用于止呕,一次50~100mg,一天2~3次 | 如出现迟发性运动障碍,应停用所有的抗精神病药 |
| 利培酮 risperidone | 片剂:1mg/片 | 口服(成人):一般初始剂量为一次1mg,一天1~2次,以后每隔3~5天酌情增加1mg,一般剂量为4~6mg,分1~2次服用。一天剂量一般不超过10mg | 尚缺乏15岁以下儿童安全有效用药资料 |
| 地高辛 digoxin | 片剂:0.25mg/片;酏剂:(0.005%)30ml/瓶;针剂:2ml:0.5mg/支 | 口服。一天总量:早产儿,0.02~0.03mg/kg;1个月以下新生儿,0.03~0.04mg/kg;1个月~2岁,0.05~0.06mg/kg;2~5岁,0.03~0.04mg/kg;5~10岁,0.02~0.035mg/kg;≥10岁,照成人常用量。总量分3次或每6~8小时1次给予,维持剂量为总量的1/5~1/3,分2次,每12小时1次或一天1次。<br>静脉注射。按下列剂量分3次或每6~8小时给予:早产新生儿,0.015~0.025mg/kg;足月新生儿,0.02~0.03mg/kg;1个月~2岁,0.04~0.05mg/kg;2~5岁,0.025~0.035mg/kg;5~10岁,0.015~0.03mg/kg;≥10岁,照成人常用量 | 应用本品剂量应个体化;不能与含钙注射剂合用;用药期间应定期监测地高辛血药浓度、血压、心功能、电解质、肾功能;疑有中毒时应作地高辛血药浓度测定 |

续表

| 药名 | 常用剂型/规格 | 儿童常用用法用量 | 备注 |
|---|---|---|---|
| 毒毛花苷K strophanthin K | 针剂：1ml：0.25mg/支 | 静脉注射：常用量一天0.007～0.010mg/kg或按体表面积0.3mg/$m^2$，首剂给予1/2剂量，其余分成几个相等部分，间隔0.5～2小时给予 | 近1周内用过洋地黄制剂者不宜应用 |
| 去乙酰毛花苷 deslanoside | 针剂：2ml：0.4mg/支 | 肌内注射或静脉注射。按下列剂量分2～3次间隔3～4小时给予：早产儿和足月新生儿或肾功能减退、心肌炎患儿，一天0.022mg/kg；2周～3岁，一天0.025mg/kg | 静脉注射获满意疗效后，可改用地高辛常用维持量 |
| 米力农 milrinone | 针剂：5mg/支、10mg/支 | 非高动力性感染性休克，静脉注射负荷量75μg/kg，继以0.75～1μg/(kg·min)的速度静脉滴注；心脏外科手术后的低心排血量，5分钟内静脉注射负荷剂量50μg/kg，继以约3μg/(kg·min)的速度静脉滴注30分钟，之后以0.5μg/(kg·min)的速度静脉滴注维持 | 用药期间应监测心率、心律、血压、必要时调整剂量 |
| 普萘洛尔 propranolol | 片剂：10mg/片；针剂：5mg/支 | 口服：一次0.5～1.0mg/kg，分次口服<br>静脉注射：一次0.01～0.1mg/kg，缓慢注入(大于10分钟)，不宜超过1mg | 用量须个体化，首次使用时需从小剂量开始 |
| 美托洛尔 metoprolol | 片剂：50mg/片 | 口服(成人)：100～200mg/次，一天2次或遵医嘱 | 心动过缓不宜使用 |

续表

| 药名 | 常用剂型/规格 | 儿童常用用法用量 | 备注 |
| --- | --- | --- | --- |
| 普罗帕酮 propafenone | 片剂或胶囊：50mg/粒、100mg/粒；针剂：35mg/支 | 口服：一次5～7mg/kg，一天3次，起效后减半<br>静脉注射：1mg/kg，静注5分钟，必要时20分钟后重复1次 | |
| 胺碘酮 amiodarone | 针剂：0.15g/支 | 静脉滴注（成人）：负荷量3～5mg/kg，一般为150mg，加入5%葡萄糖溶液250ml，在20分钟内滴入，然后以1～1.5mg/min维持，6小时后减至0.5～1mg/min，一天总量1200mg。以后逐渐减量 | 静脉滴注持续不应超过3～4天 |
| 门冬氨酸钾镁 potassium magnesium aspartate | 针剂：10ml/支；片剂：298mg/片 | 静脉滴注：成人10～20ml/次，一天1次。儿童用量酌减<br>口服（成人）：1～2片/次，可增至3片/次，一天3次 | 不宜与保钾利尿药合用 |
| 环磷腺苷 adenosine cyclophosphate | 针剂：20mg/支 | 静脉滴注：0.5～1mg/kg | |
| 辅酶A coenzyme A | 针剂：50U/支、100U/支、200U/支 | 静脉滴注、肌内注射（成人）：50～200U/次，一天50～400U | 与三磷酸腺苷、细胞色素C等合用，效果更好 |
| 环磷腺苷葡胺 meglumine adenosine cyclophosphate | 针剂：30mg/支 | 静脉滴注（成人）：60～180mg/次，一天1次；静脉推注（成人）：90mg/次，一天1次 | 本品禁与氨茶碱同时静脉给药 |

续表

| 药名 | 常用剂型/规格 | 儿童常用用法用量 | 备注 |
|---|---|---|---|
| 辅酶 Q10 coenzyme Q10 | 片剂：5mg/片、10mg/片 | 口服：3 岁以下 3.33～5mg/次，3 岁以上 10mg/次，一天 3 次，饭后服 | |
| 三磷酸腺苷二钠 adenosine triphosphate | 针剂：10mg/支、20mg/支 | 肌内注射或静脉注射（成人）：一次 10～20mg，一天 1～2 次 | 静脉注射宜缓慢 |
| 果糖二磷酸钠 fructose sodium diphosphate | 针剂：5g/支；口服液：1g/支 | 静脉滴注：70～160mg/kg<br>口服（成人）：1～2g/次，一天 2～3 次 | 本品宜单用；儿童用药应权衡利弊 |
| 卡托普利 captopril | 片剂/胶囊：25mg/粒 | 口服。儿童常用量（降压与治疗心衰）：初始剂量，一次 0.3mg/kg，一天 3 次，必要时每 8～24 小时增加 0.3mg/kg | 宜在餐前 1 小时服药 |
| 肾上腺素 adrenaline | 针剂：0.5mg/支、1mg/支 | 皮下注射：支气管痉挛，0.01mg/kg，一次最大剂量为 0.5mg，必要时每隔 15 分钟重复给药 1 次，共 2 次，以后每 4 小时 1 次；低血糖，0.01mg/kg<br>肌内注射：低血糖同皮下注射。静脉注射：心脏停搏，0.005～0.01mg/kg<br>心内注射：心脏停搏同静脉注射 | 一次局麻使用剂量不可超过 300μg；抗过敏休克时须补充血容量 |
| 去甲肾上腺素 noradrenaline | 针剂：2mg/支、10mg/支 | 本品宜用 5%葡萄糖注射液或葡萄糖氯化钠注射液稀释<br>静脉滴注：开始以每分钟 0.02～0.1μg/kg 速度滴注，按需要调节滴速 | 儿童应选择粗大静脉，并需更换注射部位 |

续表

| 药名 | 常用剂型/规格 | 儿童常用用法用量 | 备注 |
|---|---|---|---|
| 多巴酚丁胺 dobutamine | 针剂：20mg/支 | 静脉滴注(成人)：250mg 加入 5%葡萄糖或 0.9%氯化钠注射液中稀释后静滴，滴注速度为 2.5～10μg/(kg·min) | 用药期间应定期或连续监测心电图、血压等，必要或可能时监测肺毛细血管嵌压 |
| 多巴胺 dopamine | 针剂：5mg/支、10mg/支、20mg/支 | 静脉滴注(成人)：抗休克开始 5μg/(kg·min)，逐渐增至 5～10μg/(kg·min)，最大剂量为 20μg/(kg·min) | 滴注本品时须监测血压、心排血量、心电图及尿量 |
| 间羟胺 metaraminol | 针剂：10mg/支、50mg/支 | 肌内或皮下注射：用于严重休克，0.1mg/kg<br>静脉滴注：0.4mg/kg 或按体表面积 12mg/m²，滴速以维持合适的血压水平为度 | 血容量不足者应先纠正后再用本品 |
| 阿司匹林肠溶片 aspirin enteric-coated tablets | 片剂：25mg/片、100mg/片 | 口服：①解热、镇痛：一天 5～10mg/kg，必要时 4～6 小时 1 次；②抗风湿：一天 80～100mg/kg，分 3～4 次；③川崎病：开始一天 50～100mg/kg，热退 2～3 天后改为一天 30mg/kg，分 3～4 次，连服 2 个月或更久 | 对本品过敏者禁用 |
| 氨基己酸 aminocaproic acid | 片剂：0.5g/片；针剂：2g/支 | 口服：一次 0.1g/kg，一天 3～4 次<br>静脉滴注：拔牙术后出血和鼻出血，自术前 4 小时始，每 6 小时给药 0.05～0.1g/kg，持续 2～3 天 | 有血栓形成倾向或有血管栓塞病史忌用 |
| 酚磺乙胺 etamsylate | 针剂：0.5g/支 | 术前预防出血：术前 15～30 分钟肌注 0.25～0.5g，必要时 2 小时后再注射 0.25g；治疗出血：肌注或静注每次 10mg/kg，一天 3 次，也可静滴，0.25～0.75g/次，一天 2～3 次 | 不可与氨基己酸混合使用 |

续表

| 药名 | 常用剂型/规格 | 儿童常用用法用量 | 备注 |
| --- | --- | --- | --- |
| 氨甲苯酸 aminomethylbenzoic acid | 片剂：0.125g/片、0.25g/片；针剂：0.05g/支、0.1g/支 | 口服：5岁以下一次0.1～0.125g，一天2～3次<br>静脉注射：新生儿一次0.02～0.03g，5岁以下一次0.05～0.1g | 有血栓栓塞病史者禁用 |
| 甲萘氢醌 menadiol | 片剂：2mg/片、4mg/片；针剂：5mg/支、10mg/支 | 口服(成人)：一次2～4mg，一天3次<br>肌内或皮下注射：一次5～10mg，一天1～2次 | 用药期间应定期测定凝血酶原时间 |
| 维生素 $K_1$ vitamin $K_1$ | 针剂：10mg/支 | 肌注或皮下注射：新生儿出血症0.5～1mg/次，8小时后可重复给药；儿童凝血因子Ⅱ缺乏一天2mg<br>静脉注射：较大儿童凝血因子Ⅱ缺乏，5～10mg缓慢静注 | 对肝素引起的出血倾向无效；静脉注射宜缓慢 |
| 鱼精蛋白 protamine | 针剂：5ml：50mg/支；10ml：100mg/支 | 静脉滴注：抗自发性出血，一天5～8mg/kg，分2次，间隔6小时，每次以300～500ml氯化钠注射液稀释后使用，3天后改用半量。一次用量不超25mg<br>缓慢静注：抗肝素过量，用量与最后1次肝素使用量相当。一般用其1%溶液，每次不超过2.5ml(25mg) | 本品口服无效，禁与碱性物质接触 |
| 凝血酶 thrombin | 冻干粉针：200U/瓶、500U/瓶、1000U/瓶 | 局部止血：溶液喷雾或用本品干粉喷洒于创面<br>消化道止血：溶液口服或局部灌注 | 严禁注射；用0.9%氯化钠注射液溶解成溶液 |
| 血凝酶 hemocoagulase | 针剂：1kU/支。进口血凝酶1kU为国产血凝酶1单位 | 灭菌注射用水溶解，静脉、肌内或皮下注射，也可局部用药<br>一般出血：0.3～0.5kU | |

续表

| 药名 | 常用剂型/规格 | 儿童常用用法用量 | 备注 |
|---|---|---|---|
| 凝血酶原复合物 prothrombin complex | 针剂:100 血浆当量单位(PE)/支、200PE/支、300PE/支 | 静脉滴注:一次 10PE/kg,必要时 2~3 小时后重复 1 次;肝病一次 200~400PE | 不得用于静脉外给药 |
| 人凝血因子Ⅷ human blood coagulation factor Ⅷ | 针剂:200U/支 | 静脉滴注(成人):一天 5~10U/kg,每 12~24 小时一次 | 用药过程中定期作抗体测定和定期监测血浆因子Ⅷ浓度 |
| 卡络磺钠 carbazochrome sodium sulfonate | 针剂:20mg/支、60mg/支;片剂:10mg/片 | 肌内注射(成人):20mg/次,一天 2 次<br>静脉滴注:60~80mg/次<br>口服:5 岁以上每天 30~90mg,每天 3 次;5 岁以下用量减半 | 有过敏史的患者慎用 |
| 肝素钠 heparin | 针剂:1000U/支、5000U/支、12 500U/支 | 静脉注射:一次 50U/kg,以后每 4 小时给予 50~100U<br>静脉滴注:50U/kg,以后按体表面积 24 小时给予 20 000U/$m^2$,加至氯化钠注射液中缓慢滴注 | 不可肌内注射;用药期间定期检测凝血时间 |
| 低分子肝素钙 low-molecular-weight heparins calcium | 针剂:4100U/支、5000U/支 | 静脉给药:4~16 岁儿童血液透析一次 300U/kg | 治疗期间应定期监测血小板计数 |
| 尿激酶 urokinase | 针剂:5000U/支、10 000U/支 | 静脉注射(成人):一天 2 万~4 万 U,分 1~2 次 | 用药期间应密切观察患者反应 |

续表

| 药名 | 常用剂型/规格 | 儿童常用用法用量 | 备注 |
| --- | --- | --- | --- |
| 前列地尔 alprostadil fat emulsiom | 针剂：5μg/支 | 静脉滴注：儿童先天性心脏病输注速度为 5ng/(kg·min) | 脂微球为载体的制剂用量遵医嘱 |
| 低分子右旋糖酐 40 dextran 40 | 注射液：6%：500ml/瓶、10%：500ml/瓶 | 静滴：婴儿一天 5ml/kg，儿童一天 10ml/kg | 每天每千克体重≤20ml |
| 双嘧达莫 dipyridamole | 片剂：25mg/片 | 口服(成人)：①长期抗凝治疗：400mg/d，分 3 次；②血栓栓塞性疾病：100mg/次，一天总量 400mg；③慢性心绞痛、预防血栓形成：25～50mg/次，一天 3 次 | |
| 重组人白细胞介素-11 recombinant human interleukin-11 | 针剂：3mg/支 | 皮下注射(成人)：5～50μg/kg，每天一次，疗程 7～14 天 | |
| 重组人白细胞介素-2 recombinant human interleukin-2 | 针剂：50 万 U/支 | 静脉滴注(成人)：一次 10 万～20 万 U/m²，一天 1 次 | 使用本品应严格掌握安全剂量 |
| 叶酸 folic acid | 片剂：5mg/片 | 口服：5mg/次，一天 3 次，或 5～15mg/d，分 3 次 | 诊断明确后再用药 |

续表

| 药名 | 常用剂型/规格 | 儿童常用用法用量 | 备注 |
|---|---|---|---|
| 维生素 $B_{12}$ vitamin $B_{12}$ | 针剂：0.05mg/支、0.1mg/支、0.25mg/支、0.5mg/支 | 肌内注射：一次 25～100μg，一天或隔天 1 次 | 避免同一部位反复给药 |
| 重组人促红素 recombinant human erythropoietin | 针剂：2000U/瓶 | 静脉或皮下注射：每周分 2～3 次给药，治疗期开始推荐剂量，血液透析患者每周 100～150U/kg，腹膜透析和非透析患者每周 75～100U/kg。最高增加剂量不可超过每周 30U/kg；维持治疗阶段，推荐将剂量调整至治疗期剂量的 2/3 | 血细胞比容每周增加少于 0.5vol%，可于 4 周后按 15～30U/kg 增加剂量 |
| 硫酸亚铁 ferrous sulfate | 片剂：0.3g(元素铁 60mg)/片；糖浆：2.5%：60ml | 口服：①预防量：一天 5mg/kg。②治疗量：1 岁以下，一次 60mg，一天 3 次；1～5 岁，一次 120mg，一天 3 次；6～12 岁，一次 0.3g，一天 2 次<br>2.5% 糖浆：一天 0.6～1.2ml/kg | 本品可减少肠蠕动，引起便秘，并排黑便 |
| 富马酸亚铁 ferrous fumarate | 片剂：0.2g(元素铁 66mg)/片 | 口服：1 岁以下，一次 35mg，一天 3 次；1～5 岁，一次 70mg，一天 3 次；6～12 岁，一次 140mg，一天 3 次 | 应用铁剂治疗期间大便颜色发黑 |
| 右旋糖酐铁 iron dextran | 针剂：2ml：50mg(铁元素)/支、2ml：100mg(铁元素)/支 | 肌内、静脉注射或静脉滴注：(成人)每天 100～200mg 铁，根据补铁总量确定，一周 2～3 次 | 婴儿尽量避免肌内注射 |

续表

| 药名 | 常用剂型/规格 | 儿童常用用法用量 | 备注 |
| --- | --- | --- | --- |
| 肌苷 inosine | 片剂：0.2g/片；针剂：100mg/支、200mg/支 | 口服：一次 200mg，一天 3 次<br>静脉注射或静脉滴注：0.1～0.2g/次，一天 1～2 次 | 过敏体质者慎用 |
| 利血生 leucogen | 片剂：10mg/片、20mg/片 | 口服：10mg/次，一天 2～3 次 | 急、慢性髓细胞白血病患者慎用 |
| 鲨肝醇 batylalcohol | 片剂：20mg/片、25mg/片、50mg/片 | 口服：一次 1～2mg/kg，一天 3 次 | 用药期间应经常检查外周血象 |
| 腺嘌呤 adenine | 片剂：10mg/片、25mg/片 | 口服：一次 5～10mg，一天 2 次 | 连续使用一个月左右才能显效 |
| 重组人粒细胞集落刺激因子 recombinant human granulocyte colony stimulating facotor | 针剂：75μg/支、150μg/支 | 皮下注射或静脉注射：①肿瘤：2～5μg/kg，一天 1 次；②周期性中性粒细胞减少症、自身免疫性中性粒细胞减少症和慢性中性粒细胞减少症（中性粒细胞低于 $1\times10^9$/L）：1μg/kg，一天 1 次；③促进骨髓移植患者中性粒细胞增加：2μg/kg，一天 1 次 | 本品应在化疗药物给药结束后 24～48 小时开始使用 |
| 重组人粒细胞-巨噬细胞集落刺激因子 recombinant human granulocyte macrophage colony stimulating factor | 针剂：75μg/支、100μg/支、150μg/支 | 静脉滴注（成人）：造血干细胞移植，一天 5～10μg/kg；皮下注射：造血干细胞移植及白血病化疗，一天 5μg/kg | 治疗前后定期观察外周血白细胞或中性粒细胞、血小板计数的变化 |

续表

| 药名 | 常用剂型/规格 | 儿童常用用法用量 | 备注 |
| --- | --- | --- | --- |
| 伊达比星 idarubicin | 针剂：5mg/支、10mg/支 | 静脉注射：急性淋巴细胞性白血病，作为单独用药，儿童 $10mg/m^2$，连续3天 | 治疗过程中应仔细监测血象、心脏功能 |
| 维A酸 tretinoin | 片剂或胶囊：5mg/粒、10mg/粒、20mg/粒 | 急性早幼粒细胞白血病：一天0.5～1mg/kg，分1～3次口服。6～8周为一疗程。完全缓解后，应继续治疗（与其他化疗药物交替治疗），至少维持2～3年 | 口服本品出现不良反应时应控制剂量 |
| 亚砷酸 arsenious acid | 针剂：5mg/支、10mg/支 | 静脉滴注：一次0.16mg/kg | 儿童不宜作为首选药 |
| 环孢素 ciclosporin | 胶囊：10mg/粒、25mg/粒、50mg/粒、100mg/粒；微乳化溶液：50ml：5g/瓶；针剂：5ml：250mg/支 | 口服：①器官移植：采用三联免疫抑制方案时，起始剂量一天6～11mg/kg，并根据血药浓度调整剂量，每2周减量一天0.5～1mg/kg，维持剂量一天2～6mg/kg，分2次口服；②骨髓移植预防GVHD：移植前一天起先用环孢素注射液，一天2.5mg/kg，分2次静脉滴注，待胃肠反应消失后改服本品口服制剂，起始剂量一天6mg/kg，分2次口服，一个月后缓慢减量，总疗程6个月左右；③治疗GVHD：单独或在原用糖皮质激素基础上加用本品，一天2～3mg/kg，分2次口服，待病情稳定后缓慢减量，总疗程6个月以上；④狼疮肾炎、难治性肾病综合征：初始剂量一天4～5mg/kg，分2～3次口服，出现明显疗效后缓慢减量至一天2～3mg/kg，疗程3～6个月以上 | 常规监测环孢素血浓度并根据其结果决定本品的剂量；大部分病例推荐口服治疗；儿童用量可按或稍大于成人剂量计算 |

续表

| 药名 | 常用剂型/规格 | 儿童常用用法用量 | 备注 |
| --- | --- | --- | --- |
| 麦考酚吗乙酯 mycophenolate mofetil | 胶囊或分散片：250mg/粒、500mg/粒 | (成人)预防排斥：应于移植72小时内开始服用，肾移植患者服用推荐剂量为一次1g，一天2次；治疗难治性排斥：首次和维持剂量推荐为一次1.5g，一天2次；严重肾功能损害：对肾小球滤过率＜25ml/(min·1.73m²)的患者应避免超过1g/次、一天2次的剂量(移植后即刻使用除外) | 中性粒细胞计数绝对值＜$1.3\times10^9$/L应停止或减量 |
| 他克莫司 tacrolimus | 胶囊：0.5mg/粒、1mg/粒、5mg/粒；针剂：1ml:5mg/支 | 儿童通常需要建议成人剂量的1.5～2倍，才能达到相同的治疗血浓度(肝功能、肾功能受损者情况除外)<br>口服：肝脏及肾脏移植，一天0.3mg/kg，分2次给药<br>静脉滴注：起始静脉剂量肝移植患者为一天0.05mg/kg，肾移植患者为一天0.1mg/kg，持续24小时滴注 | 建议剂量只有起始剂量，治疗过程中应由临床判定并辅以血药浓度监测以调整剂量 |
| 呋塞米 furosemide | 针剂：20mg/支；片剂：20mg/片 | 儿童水肿性疾病：静脉给药，初始量1mg/kg，必要时每2小时追加1mg/kg；口服：2mg/kg，必要时每4～6小时追加1～2mg/kg | 一天最高不超过40mg |
| 氢氯噻嗪 hydrochlorothiazide | 片剂：10mg/片、25mg/片 | 口服：一天1～2mg/kg，分1～2次，＜6个月婴儿可一天3mg/kg | 用药期间定期检查电解质、血糖等 |
| 螺内酯 spironolactone | 片剂或胶囊：20mg/粒 | 口服：治疗水肿性疾病，开始一天1～3mg/kg或按体表面积一天30～90mg/m²，单次或分2～4次服，连服5天后酌情调整剂量 | 用药前应了解患者血钾浓度 |

续表

| 药名 | 常用剂型/规格 | 儿童常用用法用量 | 备注 |
| --- | --- | --- | --- |
| 氨苯蝶啶 triamterene | 片剂：50mg/片 | 口服：初始量一天 2～4mg/kg 或按体表面积 120mg/$m^2$，分 2 次服用，一天或隔天疗法，以后酌情调整剂量。最大剂量不超过一天 6mg/kg 或 300mg/$m^2$ | 高钾血症者禁用 |
| 20%甘露醇 mannitol | 注射液：50ml/瓶、100ml/瓶、250ml/瓶 | 静脉滴注：①利尿：0.25～2g/kg；②脑水肿、颅内高压和青光眼：1～2g/kg | 使用过程中应注意水、电解质平衡 |
| 甘油果糖 glycerol and fructose | 注射液：250ml/瓶（每 1ml 中含甘油 100mg、果糖 50mg、氯化钠 2.25mg） | 静脉滴注（成人）：一次 250～500ml，一天 1～2 次；减小脑容积 500ml/次，降低眼压和减小眼容积 250～500ml/次 | 250ml 滴注时间控制在 1～1.5 小时 |
| 去氨加压素 desmopressin | 片剂：0.1mg/片 | 口服：中枢性尿崩症初始量 0.1mg/次，一天 3 次；夜间遗尿症初始量为睡前 0.2mg，如疗效不显著可增至 0.4mg | |
| 硫唑嘌呤 azathioprine | 片剂：25mg/片、50mg/片 | 口服：器官移植，一天 5mg/kg，维持量一天 1～3mg/kg | 用药期间应 1 周检查血常规 1 次 |
| 布洛芬 ibuprofen | 片剂或胶囊：0.1g/粒、0.2g/粒 | 口服：用于风湿疼痛，一次 5～10mg/kg，一天 3 次。儿童日最大剂量为 2.0g | 长期用药应定期检查血象及肝肾功能 |
| 雷公藤总苷 tripterygium wilfordii glycosides | 片剂：10mg/片 | 口服（成人）：正常量一天 60mg，分 3 次餐后口服，控制症状后减量。维持量一天 20～30mg，分次口服 | 服用过程中定期监测血象和肝肾功能 |
| 白芍总苷 total glucosides of paeony | 胶囊：0.3g（含芍药苷不少于 104mg）/粒 | 口服：一天 30mg/kg，分 2 次早晚服 | |

续表

| 药名 | 常用剂型/规格 | 儿童常用用法用量 | 备注 |
| --- | --- | --- | --- |
| 羟氯喹 hydroxy-chloro-quine | 片剂:0.1g/片 | 口服:用于治疗红斑狼疮或类风湿关节炎,一天5～7mg/kg,分次服用 | 连续服用一年应作眼底及视野筛查 |
| 胸腺肽 thymopep-tide | 针剂:10mg/支、30mg/支 | 皮下注射或肌内注射(成人):10～20mg/次,一天1次<br>静脉滴注:20～80mg/次,一天1次 | |
| 胸腺五肽 thymopen-tin | 针剂:1mg/支 | 肌内注射或静脉慢速单独滴注:一次1支,一天1～2次,15～30天为一个疗程;或遵医嘱 | 器官移植初期需免疫抑制者禁用 |
| 甘露聚糖肽 mannatide | 胶囊:5mg×36粒/盒 | (成人)口服:5～20mg/次,一天2～3次。儿童用量酌减或遵医嘱 | 过敏性体质者慎用 |
| 匹多莫德 pidotimod | 口服液:400mg,10ml×6支/盒;颗粒剂:2g/袋 | 口服:①急性期:400mg/次,早晚各一次,共2周;②预防用药:早餐前400mg,至少60天 | 饭后或饭前2小时服用 |
| 羧甲淀粉钠 carboxy-meth ylstarch sodium | 溶液:22.5g,100ml/瓶;45g,100ml/瓶 | 口服:1～4岁7ml/次,4～7岁10ml/次,7～14岁7ml/次,一天3次,3～6个月为一疗程 | 少数患者服用初期大便次数可能增多或呈糊状 |
| 脾氨肽 spleen aminopep-tide | 口服冻干粉:2mg/支 | 口服:2mg/次,用10ml凉开水溶解后服用,隔天或每天一次 | 药品性状发生改变时禁用 |

续表

| 药名 | 常用剂型/规格 | 儿童常用用法用量 | 备注 |
|---|---|---|---|
| 草分枝杆菌 F. U. 36 mycobacterium phlei F. U. 36 | 针剂，共4种规格，每一规格安瓿装量均为1ml，分别为0.172μg/支、1.72μg/支、17.2μg/支、172μg/支 | 深部肌内注射：起始量0.172μg，无异常逐步过渡；0.172μg/支、1.72μg/支每周1支，17.2μg/支每2～3周1支，172μg/支每8～12周1支，疗程6～9个月。也可根据病情，遵医嘱使用 | 使用前需振摇 |
| 左旋咪唑 levamisole | 片剂：15mg/片、25mg/片、50mg/片 | （成人）口服：原发性免疫缺陷病的辅助治疗，100～150mg/d，分3次服，一周用药2天或100～150mg/d，分3次服，一周用药3天 | 干燥综合征患者慎用 |
| 香菇菌多糖 lentinus edodes mycelia polysaccharide | 片剂：10mg/片 | （成人）口服：10mg/次，一天3次 | |
| 西咪替丁 cimetidine | 胶囊：0.2g/粒、0.4g/粒；针剂：0.2g/支 | 口服：一次5～10mg/kg，一天2～4次，重症者睡前加服1次<br>肌内注射：剂量同口服给药<br>静脉注射或滴注：1岁以上，一天20～25mg/kg；1～12个月，一天20mg/kg；新生儿，一天10～15mg/kg。分2～3次 | 幼儿慎用 |
| 雷尼替丁 ranitidine | 片剂或胶囊：0.15g/粒、0.3g/粒 | 口服：一次2～4mg/kg，一天2次，一天最高剂量300mg | 8岁以下儿童禁用 |
| 阿托品 atropine | 片剂：0.3mg/片；针剂：1ml：0.5mg/支、1ml：1mg/支 | 口服给药：0.01mg/kg，每4～6小时一次<br>静脉注射：儿童耐受性差，0.2～10mg可中毒致死 | 婴幼儿对本品的毒性反应极其敏感 |

续表

| 药名 | 常用剂型/规格 | 儿童常用用法用量 | 备注 |
| --- | --- | --- | --- |
| 颠茄合剂 belladonna mixture | 溶液:60ml/瓶 | 口服:1ml/岁,或遵医嘱 | |
| 溴丙胺太林 propantheline bromide | 片剂:15mg/片 | (成人)口服:15mg/次,疼痛时服,必要时4小时后可重复1次。儿童在医师指导下服用 | |
| 多潘立酮 domperidone | 混悬液:100ml:100mg/瓶;片剂:10mg/片 | 口服:一次0.3mg/kg,一天3~4次,餐前15~30分钟服用 | 血清催乳素水平可升高 |
| 甲氧氯普胺 metoclopramide | 片剂:5mg/片、10mg/片、20mg/片;针剂:10mg/支、20mg/支 | 口服(成人):一般性治疗,一次5~10mg,一天10~30mg,餐前30分钟服用;糖尿病性胃排空功能障碍,于症状出现前30分钟口服10mg,或于三餐前及睡前口服5~10mg,一天4次<br>肌内注射:一次10~20mg<br>静脉滴注:一次10~20mg,严重肾功能不全患者剂量至少需减少60% | 小儿不宜长期应用;肌内注射一天剂量不宜超过0.5mg/kg |
| 胰酶 pancereatin | 肠溶片:0.3g/片、0.5g/片;胶囊:0.15g/粒、0.22g/粒 | 口服:5岁以上的儿童一次0.3g,一天3次,餐前或进餐时服 | |
| 胃蛋白酶 pepsin | 片剂:0.1g/片 | 口服:5岁以上儿童一次1片,一天3次,餐前服用 | |
| 乳酶生 lactasin | 片剂:0.1g/片、0.15g/片、0.3g/片 | 口服:1岁以下一次0.1g;5岁以下一次0.2~0.3g;5岁以上儿童一次0.3~0.6g;均一天3次,餐前服用 | 本品应在冷暗处保存 |
| 柳氮磺吡啶 sulfasalazine | 肠溶片:250mg/片 | 口服:一天40~60mg/kg,分3~6次服用。防止复发:一天20~30mg/kg,分3~6次服用 | 2岁以下儿童禁用 |

续表

| 药名 | 常用剂型/规格 | 儿童常用用法用量 | 备注 |
| --- | --- | --- | --- |
| 双歧三联活菌制剂 bifid triple viable | 胶囊:210mg(0.5×$10^8$ 个活菌)/粒;片剂:0.5g(0.5 亿个活菌)/片 | 口服:1 岁以下一次 105mg,1～6 岁一次 210mg,6～13 岁一次 210～420mg,均为一天 2～3 次。婴幼儿可剥开胶囊倒出药粉或可将药片碾碎溶于温热(约 40℃)牛奶中服用。幼儿可直接嚼服 | 服用本品期间应停用其他抗菌药物 |
| 双八面体蒙脱石 dioctahedral smectite | 散剂:3g/袋 | 口服:1 岁以下一天 3g,分 2 次服用。1～2 岁,一次 3g;2 岁以上一次 3g,均一天 1～2 次。急性腹泻者首次剂量加倍。将 3g 倒入 50ml 温水中,摇匀吞服用 | 服用本品之前 1 小时服用其他药物 |
| 复方地芬诺酯 compound diphenoxylate | 片剂:每片含地芬诺酯 2.5mg、硫酸阿托品 0.025mg | 口服:2～5 岁,一次 1 片,一天 2 次;6～8 岁,一次 1 片,一天 3 次;8～12 岁,一次 1 片,一天 4 次 | 2 岁以下小儿禁用 |
| 消旋卡多曲 racecadotril | 颗粒剂:10mg/包;口腔崩解片:6mg/片;胶囊:100mg/粒 | 口服:1～9 个月(体重<9kg)10mg/次,9～30 个月(体重 9～13kg)20mg/次,30 个月～9 岁(13kg～27kg)30mg/次,9 岁以上(体重>27kg)60mg/次,一天 3 次 | 连续服用不超过 7 天 |
| 乳果糖 lactulose | 糖粉:5g/包;溶液:10ml:5g/支、100ml:50g/瓶 | 口服:用于便秘,6～12 岁一次 5g,1～5 岁一次 3g,婴儿一次 1.5g,均一天 1～2 次<br>用于肝性脑病者,儿童和婴儿的初始量为 1.7～6.7g,分次给予;年龄较大的儿童和青少年一天 27～60g,后调整剂量到每天 2～3 次软便 | 本品疗效有个体差异性,须调节剂量 |

续表

| 药名 | 常用剂型/规格 | 儿童常用用法用量 | 备注 |
|---|---|---|---|
| 聚乙二醇4000 macrogol 4000 | 粉剂:10g/袋 | 口服:8岁以上儿童一次10g,一天1～2次;或一天20g,一次顿服,将每袋本品溶解在一杯水中服用 | 儿童应为短期治疗 |
| 开塞露 glycerine enema | 本品10ml/支,含山梨醇45%～50%(g/ml)、硫酸镁10%(g/ml) | 塞肛通便:儿童一次10ml | 刺破或剪开后的注药导管的开口应光滑 |
| 甘油 glycerol | 甘油灌肠剂:110ml/支;开塞露(甘油):10ml/支、20ml/支 | 灌肠:成人110ml/次,重复2～3次,便秘一次60ml,小儿酌减<br>塞肛通便:儿童遵医嘱 | |
| 枯草杆菌、肠球菌二联活菌多维颗粒 combined bacillus subtilis and enterococcus faeciun granules with multivitamines, live | 散剂:1g/袋 | 口服:2岁以下,一次1袋,1天1～2次;2岁以上,一次1～2袋,一天1～2次,用40℃以下温开水或牛奶冲服,也可直接服用 | 直接服用时应注意避免呛咳,不满3岁的婴幼儿不宜直接服用;切勿将本品置于高温处 |
| 复方嗜酸乳杆菌 eosinophil-lac tobacilli compositae | 片剂:0.5g/片 | 口服:成人一次0.5～1g,一天3次,重症加倍。儿童减半服用,可溶于小于40℃牛奶中服用 | 本品性状发生改变时禁用 |
| 西甲硅油 simethicone | 乳剂:30ml/瓶 | 口服:1～6岁,1ml/次,一天3～5次;6～14岁,1～2ml/次,一天3～5次 | |

续表

| 药名 | 常用剂型/规格 | 儿童常用用法用量 | 备注 |
|---|---|---|---|
| 乌司他丁 ulinastatin | 针剂：2.5 万U/支、5 万 U/支、10 万 U/支 | (成人)急性胰腺炎、慢性复发性胰腺炎：静脉滴注，初期每次 10 万 U，每天 1～3 次，以后随症状消退而减量；急性循环衰竭：静脉滴注，每次 10 万 U，每天 1～3 次，或每次 10 万 U，每天缓慢静脉推注 1～3 次。并可根据年龄、症状适当增减 | 本品用于急性循环衰竭时不能代替一般的休克疗法 |
| 联苯双酯 bifendate | 滴丸：1.5mg×250 丸/瓶；片剂：25mg/片、50mg/片 | 口服：0.5mg/kg，每天 3 次，连用 3～6 个月 | 应用本品治疗需持续 2～3 个月 |
| 还原型谷胱甘肽 reduced glutathione | 针剂：0.3g/支、0.6g/支 | 肌内注射或静脉滴注(成人)：肝脏疾病轻症 0.3g/次，重症 0.6g/次，每天 1～2 次；化疗患者按 1.5g/m² 计，15 分钟内静脉输注，第 2～5 天肌注 600mg/d | 儿童慎用，尤其是肌内注射 |
| 门冬氨酸鸟氨酸 L-ornithine-L-aspartate | 针剂：2.5g/瓶、5g/瓶 | 静脉滴注(成人)：急性肝炎，每天 5～10g；慢性肝炎或肝硬化，每天 10～20g，每天不超过 40g | 儿童慎用 |
| 重组人生长激素 recombinant human growth hormone | 针剂：2.5U/支、3U/支、30U/支 | 用于促儿童生长的剂量因人而异，推荐剂量为每天 0.1～0.15U/kg，一天一次，皮下注射，疗程 3 个月～3 年，或遵医嘱 | |

续表

| 药名 | 常用剂型/规格 | 儿童常用用法用量 | 备注 |
| --- | --- | --- | --- |
| 氢化可的松 hydrocortisone | 针剂：50mg/支、100mg/支 | 肌内注射或静脉滴注：①抗炎和抑制免疫：每天1～5mg/kg，每12～24小时一次。②生理替代治疗：一次0.25～0.35mg/kg，一天1次。③急性肾上腺皮质功能不全：婴幼儿和较小儿童负荷量1～2mg/kg，然后25～150mg/d，每6～8小时一次；较大儿童负荷量1～2mg/kg，然后150～250mg/d，每6～8小时一次。④用于各种原因的休克：5mg/kg | 儿童宜尽量应用小剂量；注射液必须稀释至0.2mg/ml浓度后滴注；肝功能受损者宜选择氢化可的松琥珀酸钠注射液 |
| 地塞米松 dexamethasone | 针剂：5mg/支；片剂：0.75mg/片 | 口服：每天0.1～0.25mg/kg，一天3次；静脉注射、肌内注射：一次0.5～1mg/kg，一天2次 | 用药过程中应监测患者血红蛋白、血糖等 |
| 泼尼松 prednisone | 片剂：5mg/片 | 口服：每天1～2mg/kg，一天3次，连续2～3天 | 与抗菌药物并用时应在抗生素使用之后使用 |
| 泼尼松龙 prednisolone | 针剂：5ml：125mg/支；片剂：5mg/片 | 静脉滴注：每天2mg/kg，分2或3次<br>口服：每天1～2mg/kg，分2～3次给药 | 不适用于原发性肾上腺皮质功能不全者 |
| 甲泼尼龙 methylprednisolone | 针剂：40mg/支、500mg/支 | （成人）静脉给药：重症患者30mg/kg，器官移植排异反应24～48小时给药0.5～2g，免疫复合征常每天1次给药1g或隔天1g或连续3天内每天用1g<br>婴儿及儿童剂量可酌减 | 用药时可能掩蔽感染症状或并发新感染 |

续表

| 药名 | 常用剂型/规格 | 儿童常用用法用量 | 备注 |
|---|---|---|---|
| 曲安奈德 triamcinolone acetonide | 针剂：40mg/支、80mg/支 | 肌内注射(成人)：用于支气管哮喘，一次 40mg，每 3 周 1 次，连续 5 次为 1 疗程，症状较重一次 80mg；6～12 岁儿童剂量减半，在必要时 3～6 岁儿童可用成人剂量的 1/3<br>关节或局部注射(成人)：一次 2.5～20mg，一周 2～3 次或隔天 1 次，症状好转后一周 1～2 次，每 4～5 次为 1 个疗程 | 本品不宜作静脉注射 |
| 促皮质素 adrenocorticotropine | 针剂：25U/支 | 肌内注射：12.5～25U/次，每天 2 次；多发性硬皮病的重急症：80～120U/d，分次给予<br>静脉滴注：12.5～25U/次，每天 1 次。静滴时不宜与中性及偏碱性的注射液等配伍 | 停药时逐渐减量 |
| 绒促性素 chorionic gonadotrophin | 针剂：1000U/支、2000U/支 | 肌内注射：①发育性迟缓者睾丸功能测定：一次 2000U，每天 1 次，连用 3 天；②青春期前隐睾症：一次 1000～5000U，一周 2～3 次，出现良好效应后即停用，总注射次数不多于 10 次 | 用于治疗隐睾症时偶可发生男性性早熟 |
| 曲普瑞林 triptorelin | 针剂：0.1mg/支、3.75mg/支 | 肌内注射：中枢性性早熟，>30kg 的儿童 3.75mg/次，第 1 个月每 2 周 1 次，以后 1 个月 1 次；20～30kg 的儿童 2.5mg/次；<20kg 的儿童 1.875mg/次 | 可能导致女孩出现少量阴道出血 |

续表

| 药名 | 常用剂型/规格 | 儿童常用用法用量 | 备注 |
| --- | --- | --- | --- |
| 十一酸睾酮 testosterone undecanoate | 胶囊或胶丸：40mg/粒 | 口服(成人)：必须在专科医生指导下使用。开始剂量为 120～160mg/d，用药 2 周后以 40～120mg/d 维持，早、晚于餐后服用 | 长期应用可致儿童早熟 |
| 苯丙酸诺龙 nandrolone phenylpropionate | 针剂：10mg/支、25mg/支 | 肌内注射：1 岁以上 10mg/次，婴儿 5mg/次 | 本品有轻微男性化作用 |
| 普通胰岛素 regular Insulin | 针剂：400U/支；笔芯注射剂：300U/支 | 使用方法及剂量应个体化，皮下注射 | 低血糖者忌用 |
| 二甲双胍 metformin | 片剂：0.25g/片、0.5g/片 | 口服：10～16 岁的 2 型糖尿病患者的每天最高剂量为 2g | 10 岁以下忌用 |
| 甲状腺片 thyroid tablets | 片剂：40mg/片 | 口服：用药应高度个体化，每天按时服药。＜1 岁 8～15mg，1～2 岁 20～45mg，2～7 岁 45～60mg，＞7 岁 60～120mg | 治疗中根据临床症状及实验室检查调整剂量 |
| 左甲状腺素 levothyroxine | 片剂：25μg/片、50μg/片 | 口服：儿童需要较高的剂量，大约每天 2μg/kg；每天完全替代剂量为：6 个月以内，6～8μg/kg；6～12 个月，6μg/kg；1～5 岁，5μg/kg；6～12 岁，4μg/kg。开始时应用完全替代量的 1/3～1/2，以后每 2 周逐渐增量。每天剂量应个体化 | 应于早餐前 30 分钟空腹将一天剂量一次给予；治疗中根据实验室及临床检查结果调整剂量 |

续表

| 药名 | 常用剂型/规格 | 儿童常用用法用量 | 备注 |
|---|---|---|---|
| 丙硫氧嘧啶 propylthiouracil | 片剂：50mg/片 | 口服:用药剂量应个体化，根据病情、治疗反应及甲状腺功能检查结果随时调整。用于甲状腺功能亢进，儿童开始剂量为每天4mg/kg，分次口服，维持量酌减 | 一天剂量分次口服，间隔时间尽可能平均 |
| 甲巯咪唑 thiamazole | 片剂：5mg/片、10mg/片 | 口服:用于儿童甲亢，开始时剂量为每天0.4mg/kg，最大剂量为30mg，分次口服。维持量约减半或按病情轻重调节 | 外周血白细胞数偏低者慎用 |
| 环磷酰胺 cyclophosphamide | 针剂：100mg/支、200mg/支、500mg/支 | 静脉给药，一次10～15mg/kg，加生理盐水20ml稀释后缓慢注射，每周1次，连用2次，休息1～2周重复。也可肌内注射 | 大剂量应用时应水化、利尿，同时给予美司钠 |
| 异环磷酰胺 ifosfamide | 针剂：0.5g/支、1.0g/支 | (成人)单药治疗：每天1.2～2.4g/m²，静脉滴注30～120分钟，连续5天为1个疗程；联合用药：每天1.2～2.0g/m²，静脉滴注，连续5天为1个疗程。每个疗程间隔3～4周 | 大剂量应用时应水化、利尿，同时给予美司钠 |
| 美司钠 mesna | 针剂：0.2g/支、0.4g/支 | 静脉注射:常用剂量为异环磷酰胺和环磷酰胺的20%，时间为0时段、4小时后及8小时后的时段 | 本品保护作用只限于泌尿系统 |
| 白消安 busulfan | 片剂：0.5mg/片、2mg/片 | 口服：诱导剂量为一天0.06～0.12mg/kg或按体表面积一天1.8～3.6mg/m²。以后根据血象、病情及疗效调整剂量，以维持白细胞计数在20×10⁹/L以上 | 治疗前及疗程中每周1～2次定期随访血象与肝肾功能 |

续表

| 药名 | 常用剂型/规格 | 儿童常用用法用量 | 备注 |
| --- | --- | --- | --- |
| 卡莫司汀 carmustine | 针剂：2g：125mg/支 | 静脉给药（成人）：按体表面积100mg/m²，一天一次，连用2～3天；或200mg/m²，用一次，每6～8周重复。5%葡萄糖或生理盐水150ml中快速静脉滴注 | 用药期间应注意检查血常规、肝肾功能等 |
| 顺铂 cisplatin | 针剂：10mg/支、20mg/支 30mg/支、50mg/支 | 0.9%氯化钠注射液或5%葡萄糖溶液稀释后静脉滴注，以下剂量供参考：单次化疗（每4周一次），一次用量50～120mg/m²；化疗每周一次，共2次，一次用量50mg/m²；化疗一天1次，连用5天，一次用量15～20mg/m² | 剂量视化疗效果和个体反应而定；仅能由静脉、动脉或腔内给药 |
| 卡铂 carboplatin | 针剂：50mg/支、100mg/支、150mg/支 | 静脉滴注（成人）：按体表面积一次200～400mg/m²，每3～4周给药1次；2～4次为一疗程。也可采用按体表面积一次50mg/m²，一天1次，连用5天，间隔4周重复 | 治疗期间至少每周检查1次白细胞与血小板 |
| 多柔比星（阿霉素）doxorubicin | 针剂：10mg/支、50mg/支 | 静脉冲入、静脉滴注或动脉注射（成人）：静脉冲入，单药50～60mg/m²，每3～4周1次或一天20mg/m²，连用3天，停用2～3周后重复；联合用药为40mg/m²，每3周1次或25mg/m²，每周1次，连续2周，3周重复 | 总剂量不宜超过400mg/m²；分次用药心肌毒性等为轻 |

续表

| 药名 | 常用剂型/规格 | 儿童常用用法用量 | 备注 |
| --- | --- | --- | --- |
| 表柔比星 epirubicin | 针剂：10mg/支、50mg/支 | 静脉注射(成人)：单药治疗一次 60～90mg/$m^2$，联合化疗时一次 50～60mg/$m^2$。儿童常规剂量约为成人的 1/3～1/2 | 用药 1～2 天内可出现尿液红染 |
| 柔红霉素 daunorubicin | 针剂：10mg/支、20mg/支 | 静脉注射：一次 20mg/$m^2$，2 岁以下及体表面积<0.5$m^2$者，剂量为一次 0.5～1mg/kg，一周 1 次，3～4 周为一疗程 | 成人或儿童总剂量不能超过 20mg/kg |
| 博来霉素 bleomycin | 针剂：15mg/支 | 静脉注射、肌内注射、动脉注射：一次 10mg/$m^2$，一天 1 次或一周 2～3 次 | 总用量<300mg |
| 平阳霉素 pingyangmycin | 针剂：8mg/支 | 静脉注射、肌内注射、动脉注射(成人)：一次 8mg，一周 2～3 次 | 给药后如出现发热可给予退烧药 |
| 甲氨蝶呤 methotrexate | 针剂：5mg/支、50mg/支、100mg/支、0.5g/支、1g/支；片剂：2.5mg/片 | 急性白血病：肌内或静脉注射，一次 20～30mg/$m^2$，一周 1 次，或视骨髓情况而定 | 大剂量疗法须经住院并随时监测其血药浓度 |
| 亚叶酸钙 calcium folinate | 针剂：50mg/支 | 肌内注射：9～15mg/$m^2$，每 6～8 小时一次，持续 2 天，直至甲氨蝶呤血清浓度<$5\times10^{-8}$mol/L | |
| 巯嘌呤 mercaptopurine | 片剂：50mg/片 | 口服：一天 1.5～2.5mg/kg 或 50mg/$m^2$，一天 1 次或分次服 | 定期检查外周血象及肝肾功能 |

续表

| 药名 | 常用剂型/规格 | 儿童常用用法用量 | 备注 |
| --- | --- | --- | --- |
| 羟基脲 hydroxy-carbamide | 片剂:0.5g/片 | 口服:非霍奇金淋巴瘤维持剂量为一天 $2.4g/m^2$,连用4天;镰状细胞贫血初始剂量为一天15mg/kg,每8周增加5mg/kg,直至达到最高耐受剂量25.6mg/kg | 服用本品时适当增加液体摄入;定期监测白细胞、血小板等 |
| 阿糖胞苷 cytarabine | 针剂:100mg/支、500mg/支 | 静脉注射、肌内注射和皮下注射:急性白血病诱导治疗,一天 $100mg/m^2$,连用5~7天<br>儿童诱导及巩固治疗可参照成人剂量计算,并根据年龄、体重、体表面积等因素作相应调整 | 用药期间定期检查周围血象、血细胞等 |
| 放线菌素D dactinomy-cin | 针剂:0.2mg/支 | 静脉注射:一天 $0.45mg/m^2$,连续5天,3~6周为一疗程 | 1岁以下慎用 |
| 拓扑替康 topotecan | 针剂:1mg/支、2mg/支 | 静脉滴注(成人):一次 $1.2mg/m^2$,一天1次,滴注30分钟,连续5天,21天为1个疗程 | 治疗期间须监测外周血象 |
| 依托泊苷 etoposide | 针剂:0.1g/支 | 静脉滴注:用氯化钠注射液稀释,浓度不超过0.25mg/ml,一天100~$150mg/m^2$,连续3~4天 | 本品禁用于儿童肌内注射 |
| 替尼泊苷 teniposide | 针剂:50mg/支 | 静脉滴注:急性淋巴细胞白血病,含阿糖胞苷的诱导治疗失败者,本药一次 $165mg/m^2$,每周2次;长春新碱和泼尼松初始诱导治疗失败者,本药一次 $250mg/m^2$,每周1次 | 定期检测白细胞和血小板计数;保证药液输入静脉 |

续表

| 药名 | 常用剂型/规格 | 儿童常用用法用量 | 备注 |
| --- | --- | --- | --- |
| 长春新碱 vincristine | 针剂:1mg/支 | 静脉注射或冲入:一次 $2mg/m^2$ 或一次 75μg/kg,一周1次。联合化疗,连续2周为一周期 | 2岁以下慎用 |
| 长春碱 vinblastine | 针剂:10mg/支 | 静脉注射或滴注:一次 2.5～7.5mg/$m^2$,不得超过 12.5mg/$m^2$,一周1次,剂量逐渐递增 | 严禁鞘内注射 |
| 长春地辛 vindensine | 针剂:1mg/支、4mg/支 | 静脉滴注(成人):单药一次 3mg/$m^2$,一周1次,联合化疗时剂量酌减。连续用药4～6次完成疗程 | 静脉滴注持续6～12小时 |
| 门冬酰胺酶 asparaginase | 针剂:5000U/支、10 000U/支 | 静脉滴注(成人):根据病种和治疗方案的不同,用量存在较大差异。急淋诱导缓解方案:一天 500U/$m^2$,或一天 1000U/$m^2$,最高可达一天 2000U/$m^2$,10～20天为一疗程 | 儿童慎用;忌用0.9%氯化钠注射液溶解 |
| 达卡巴嗪 dacarbazine | 针剂:100mg/支、200mg/支 | 静脉滴注(成人):一次 2.5～6mg/kg 或一次 200～400mg/$m^2$,滴注30分钟以上,一天1次,连续5～10天为一疗程,每3～6周重复给药;单次大剂量:650～1450 mg/$m^2$,每4～6周1次<br>静脉注射(成人):一次 200mg/$m^2$,一天1次,连续5天,每3～4周重复给药 | 用药期间禁止接种活性病毒疫苗;定期检查血尿素氮、血肌酐、血尿酸等 |
| 高三尖杉酯碱 homoharringtonine | 针剂:1mg/支 | 静脉滴注:一天 0.05～0.1mg/kg,4～6天为1个疗程 | 定期检查周围血象、肝肾功能、心电图等 |

续表

| 药名 | 常用剂型/规格 | 儿童常用用法用量 | 备注 |
|---|---|---|---|
| 昂丹司琼 ondansetron | 针剂：4mg/支；片剂：4mg/片 | 4岁以上儿童，化疗前15分钟内静脉输注 $5mg/m^2$，接着每8小时服4mg，连用5天 | |
| 格拉司琼 granisetron | 分散片：1mg/片 | 口服：一次20μg/kg，一天2次，治疗5天 | |

# 附录1 处方管理办法

## 中华人民共和国原卫生部令
## 第53号

《处方管理办法》已于2006年11月27日经原卫生部部务会议讨论通过，现予发布，自2007年5月1日起施行。

部长 高强

二〇〇七年二月十四日

## 处方管理办法

### 第一章 总 则

第一条 为规范处方管理，提高处方质量，促进合理用药，保障医疗安全，根据《执业医师法》、《药品管理法》、《医疗机构管理条例》、《麻醉药品和精神药品管理条例》等有关法律、法规，制定本办法。

第二条 本办法所称处方，是指由注册的执业医师和执业助理医师（以下简称医师）在诊疗活动中为患者开具的、由取得药学专业技术职务任职资格的药学专业技术人员（以下简称药师）审核、调配、核对，并作为患者用药凭证的医疗文书。处方包括医疗机构病区用药医嘱单。

本办法适用于与处方开具、调剂、保管相关的医疗机构及其人员。

第三条 卫生部负责全国处方开具、调剂、保管相关工作的监督管理。

县级以上地方卫生行政部门负责本行政区域内处方开具、调剂、保管相关工作的监督管理。

第四条 医师开具处方和药师调剂处方应当遵循安全、有效、经济的原则。

处方药应当凭医师处方销售、调剂和使用。

## 第二章 处方管理的一般规定

第五条 处方标准由卫生部统一规定，处方格式由省、自治区、直辖市卫生行政部门(以下简称省级卫生行政部门)统一制定，处方由医疗机构按照规定的标准和格式印制。

第六条 处方书写应当符合下列规则：

(一) 患者一般情况、临床诊断填写清晰、完整，并与病历记载相一致。

(二) 每张处方限于一名患者的用药。

(三) 字迹清楚，不得涂改；如需修改，应当在修改处签名并注明修改日期。

(四) 药品名称应当使用规范的中文名称书写，没有中文名称的可以使用规范的英文名称书写；医疗机构或者医师、药师不得自行编制药品缩写名称或者使用代号；书写药品名称、剂量、规格、用法、用量要准确规范，药品用法可用规范的中文、英文、拉丁文或者缩写体书写，但不得使用“遵医嘱”、“自用”等含糊不清字句。

(五) 患者年龄应当填写实足年龄，新生儿、婴幼儿写日、月龄，必要时要注明体重。

(六) 西药和中成药可以分别开具处方，也可以开具一张处方，中药饮片应当单独开具处方。

(七) 开具西药、中成药处方，每一种药品应当另起一行，每张处方不得超过 5 种药品。

(八) 中药饮片处方的书写，一般应当按照“君、臣、佐、使”的顺序排列；调剂、煎煮的特殊要求注明在药品右上方，并加括号，如布包、先煎、后下等；对饮片的产地、炮制有特殊要求的，应当在药品名称之前写明。

(九) 药品用法用量应当按照药品说明书规定的常规用法用量使用，特殊情况需要超剂量使用时，应当注明原因并再次签名。

(十) 除特殊情况外，应当注明临床诊断。

(十一) 开具处方后的空白处画一斜线以示处方完毕。

(十二) 处方医师的签名式样和专用签章应当与院内药学部门留样备查的式样相一致，不得任意改动，否则应当重新登记留样备案。

第七条 药品剂量与数量用阿拉伯数字书写。剂量应当使用法定剂量单位：重量以克(g)、毫克(mg)、微克(μg)、纳克(ng)为单位；容量以升(L)、毫升(ml)为单位；国际单位(IU)、单位(U)；中药饮片以克(g)为单位。

片剂、丸剂、胶囊剂、颗粒剂分别以片、丸、粒、袋为单位；溶液剂以支、瓶为单位；软膏及乳膏剂以支、盒为单位；注射剂以支、瓶为单位，应当注明含量；中药饮片以剂为单位。

第三章 处方权的获得

第八条 经注册的执业医师在执业地点取得相应的处方权。

经注册的执业助理医师在医疗机构开具的处方，应当经所在执业地点执业医师签名或加盖专用签章后方有效。

第九条 经注册的执业助理医师在乡、民族乡、镇、村的医疗机构独立从事一般的执业活动，可以在注册的执业地点取得相应的处方权。

第十条 医师应当在注册的医疗机构签名留样或者专用签章备案后，方可开具处方。

第十一条 医疗机构应当按照有关规定，对本机构执业医师和药师进行麻醉药品和精神药品使用知识和规范化管理的培训。执业医师经考核合格后取得麻醉药品和第一类精神药品的处方权，药师经考核合格后取得麻醉药品和第一类精神药品调剂资格。

医师取得麻醉药品和第一类精神药品处方权后，方可在本机构开具麻醉药品和第一类精神药品处方，但不得为自己开具该类药品处方。药师取得麻醉药品和第一类精神药品调剂资格后，方可在本机构调剂麻醉药品和第一类精神药品。

第十二条 试用期人员开具处方，应当经所在医疗机构有处方权的执业医师审核并签名或加盖专用签章后方有效。

第十三条 进修医师由接收进修的医疗机构对其胜任本专业工作的实际情况进行认定后授予相应的处方权。

第四章 处方的开具

第十四条 医师应当根据医疗、预防、保健需要，按照诊疗规范、药品说明书中的药品适应证、药理作用、用法、用量、禁忌、不良反应和注意事项等开具处方。

开具医疗用毒性药品、放射性药品的处方应当严格遵守有关法律、法规和规章的规定。

第十五条 医疗机构应当根据本机构性质、功能、任务，制定药品处方集。

第十六条　医疗机构应当按照经药品监督管理部门批准并公布的药品通用名称购进药品。同一通用名称药品的品种，注射剂型和口服剂型各不得超过 2 种，处方组成类同的复方制剂 1～2 种。因特殊诊疗需要使用其他剂型和剂量规格药品的情况除外。

第十七条　医师开具处方应当使用经药品监督管理部门批准并公布的药品通用名称、新活性化合物的专利药品名称和复方制剂药品名称。

医师开具院内制剂处方时应当使用经省级卫生行政部门审核、药品监督管理部门批准的名称。

医师可以使用由卫生部公布的药品习惯名称开具处方。

第十八条　处方开具当日有效。特殊情况下需延长有效期的，由开具处方的医师注明有效期限，但有效期最长不得超过 3 天。

第十九条　处方一般不得超过 7 天用量；急诊处方一般不得超过 3 天用量；对于某些慢性病、老年病或特殊情况，处方用量可适当延长，但医师应当注明理由。

医疗用毒性药品、放射性药品的处方用量应当严格按照国家有关规定执行。

第二十条　医师应当按照卫生部制定的麻醉药品和精神药品临床应用指导原则，开具麻醉药品、第一类精神药品处方。

第二十一条　门(急)诊癌症疼痛患者和中、重度慢性疼痛患者需长期使用麻醉药品和第一类精神药品的，首诊医师应当亲自诊查患者，建立相应的病历，要求其签署《知情同意书》。

病历中应当留存下列材料复印件：

(一) 二级以上医院开具的诊断证明。

(二) 患者户籍簿、身份证或者其他相关有效身份证明文件。

(三) 为患者代办人员身份证明文件。

第二十二条　除需长期使用麻醉药品和第一类精神药品的门(急)诊癌症疼痛患者和中、重度慢性疼痛患者外，麻醉药品注射剂仅限于医疗机构内使用。

第二十三条　为门(急)诊患者开具的麻醉药品注射剂，每张处方为一次常用量；控缓释制剂，每张处方不得超过 7 天常用量；其他剂型，每张处方不得超过 3 天常用量。

第一类精神药品注射剂，每张处方为一次常用量；控缓释制剂，每张处方不得超过 7 天常用量；其他剂型，每张处方不得超过 3 天常用量。哌甲酯用于治疗儿童多动症时，每张处方不得超过 15 天常用量。

第二类精神药品一般每张处方不得超过 7 天常用量；对于慢性病或某些特殊情况的患者，处方用量可以适当延长，医师应当注明理由。

第二十四条　为门(急)诊癌症疼痛患者和中、重度慢性疼痛患者开具的麻醉药品、第一类精神药品注射剂，每张处方不得超过 3 天常用量；控缓释制剂，每张处方不得超过 15 天常用量；其他剂型，每张处方不得超过 7 天常用量。

第二十五条　为住院患者开具的麻醉药品和第一类精神药品处方应当逐日开具，每张处方为 1 天常用量。

第二十六条　对于需要特别加强管制的麻醉药品，盐酸二氢埃托啡处方为一次常用量，仅限于二级以上医院内使用；盐酸哌替啶处方为一次常用量，仅限于医疗机构内使用。

第二十七条　医疗机构应当要求长期使用麻醉药品和第一类精神药品的门(急)诊癌症患者和中、重度慢性疼痛患者，每 3 个月复诊或者随诊一次。

第二十八条　医师利用计算机开具、传递普通处方时，应当同时打印出纸质处方，其格式与手写处方一致；打印的纸质处方经签名或者加盖签章后有效。药师核发药品时，应当核对打印的纸质处方，无误后发给药品，并将打印的纸质处方与计算机传递处方同时收存备查。

## 第五章　处方的调剂

第二十九条　取得药学专业技术职务任职资格的人员方可从事处方调剂工作。

第三十条　药师在执业的医疗机构取得处方调剂资格。药师签名或者专用签章式样应当在本机构留样备查。

第三十一条　具有药师以上专业技术职务任职资格的人员负责处方审核、评估、核对、发药以及安全用药指导；药士从事处方调配工作。

第三十二条　药师应当凭医师处方调剂处方药品，非经医师处方不得调剂。

第三十三条　药师应当按照操作规程调剂处方药品：认真审核处方，准确调配药品，正确书写药袋或粘贴标签，注明患者姓名和药品名称、用法、用量、包装；向患者交付药品时，按照药品说明书或者处方用法，进行用药交代与指导，包括每种药品的用法、用量、注意事项等。

第三十四条　药师应当认真逐项检查处方前记、正文和后记书写是否清晰、完整，并确认处方的合法性。

第三十五条　药师应当对处方用药适宜性进行审核，审核内容包括：

（一）规定必须做皮试的药品，处方医师是否注明过敏试验及结果的判定。

（二）处方用药与临床诊断的相符性。

（三）剂量、用法的正确性。

（四）选用剂型与给药途径的合理性。

（五）是否有重复给药现象。

（六）是否有潜在临床意义的药物相互作用和配伍禁忌。

（七）其他用药不适宜情况。

第三十六条　药师经处方审核后，认为存在用药不适宜时，应当告知处方医师，请其确认或者重新开具处方。

药师发现严重不合理用药或者用药错误，应当拒绝调剂，及时告知处方医师，并应当记录，按照有关规定报告。

第三十七条　药师调剂处方时必须做到“四查十对”：查处方，对科别、姓名、年龄；查药品，对药名、剂型、规格、数量；查配伍禁忌，对药品性状、用法用量；查用药合理性，对临床诊断。

第三十八条　药师在完成处方调剂后，应当在处方上签名或者加盖专用签章。

第三十九条　药师应当对麻醉药品和第一类精神药品处方，按年月日逐日编制顺序号。

第四十条　药师对于不规范处方或者不能判定其合法性的处方，不得调剂。

第四十一条　医疗机构应当将本机构基本用药供应目录内同类药品相关信息告知患者。

第四十二条　除麻醉药品、精神药品、医疗用毒性药品和儿科处方外，医疗机构不得限制门诊就诊人员持处方到药品零售企业购药。

## 第六章　监 督 管 理

第四十三条　医疗机构应当加强对本机构处方开具、调剂和保管的管理。

第四十四条　医疗机构应当建立处方点评制度，填写处方评价表，对处方实施动态监测及超常预警，登记并通报不合理处方，对不合理用药及时予以干预。

第四十五条　医疗机构应当对出现超常处方 3 次以上且无正当理由的医师提出警告，限制其处方权；限制处方权后，仍连续 2 次以上出现超常处方且无正当理由的，取消其处方权。

第四十六条　医师出现下列情形之一的，处方权由其所在医疗机构予以取消：

（一）被责令暂停执业。

（二）考核不合格离岗培训期间。

（三）被注销、吊销执业证书。

（四）不按照规定开具处方，造成严重后果的。

（五）不按照规定使用药品，造成严重后果的。

（六）因开具处方牟取私利。

第四十七条 未取得处方权的人员及被取消处方权的医师不得开具处方。未取得麻醉药品和第一类精神药品处方资格的医师不得开具麻醉药品和第一类精神药品处方。

第四十八条 除治疗需要外，医师不得开具麻醉药品、精神药品、医疗用毒性药品和放射性药品处方。

第四十九条 未取得药学专业技术职务任职资格的人员不得从事处方调剂工作。

第五十条 处方由调剂处方药品的医疗机构妥善保存。普通处方、急诊处方、儿科处方保存期限为1年，医疗用毒性药品、第二类精神药品处方保存期限为2年，麻醉药品和第一类精神药品处方保存期限为3年。

处方保存期满后，经医疗机构主要负责人批准、登记备案，方可销毁。

第五十一条 医疗机构应当根据麻醉药品和精神药品处方开具情况，按照麻醉药品和精神药品品种、规格对其消耗量进行专册登记，登记内容包括发药日期、患者姓名、用药数量。专册保存期限为3年。

第五十二条 县级以上地方卫生行政部门应当定期对本行政区域内医疗机构处方管理情况进行监督检查。

县级以上卫生行政部门在对医疗机构实施监督管理过程中，发现医师出现本办法第四十六条规定情形的，应当责令医疗机构取消医师处方权。

第五十三条 卫生行政部门的工作人员依法对医疗机构处方管理情况进行监督检查时，应当出示证件；被检查的医疗机构应当予以配合，如实反映情况，提供必要的资料，不得拒绝、阻碍、隐瞒。

## 第七章 法律责任

第五十四条 医疗机构有下列情形之一的，由县级以上卫生行政部门按照《医疗机构管理条例》第四十八条的规定，责令限期改正，并可处以5000元以下的罚款；情节严重的，吊销其《医疗机构执业许可证》：

（一）使用未取得处方权的人员、被取消处方权的医师开具处方的。

（二）使用未取得麻醉药品和第一类精神药品处方资格的医师开具麻醉药品和第一类精神药品处方的。

（三）使用未取得药学专业技术职务任职资格的人员从事处方调剂工作的。

第五十五条　医疗机构未按照规定保管麻醉药品和精神药品处方，或者未依照规定进行专册登记的，按照《麻醉药品和精神药品管理条例》第七十二条的规定，由设区的市级卫生行政部门责令限期改正，给予警告；逾期不改正的，处5000元以上1万元以下的罚款；情节严重的，吊销其印鉴卡；对直接负责的主管人员和其他直接责任人员，依法给予降级、撤职、开除的处分。

第五十六条　医师和药师出现下列情形之一的，由县级以上卫生行政部门按照《麻醉药品和精神药品管理条例》第七十三条的规定予以处罚：

（一）未取得麻醉药品和第一类精神药品处方资格的医师擅自开具麻醉药品和第一类精神药品处方的。

（二）具有麻醉药品和第一类精神药品处方医师未按照规定开具麻醉药品和第一类精神药品处方，或者未按照卫生部制定的麻醉药品和精神药品临床应用指导原则使用麻醉药品和第一类精神药品的。

（三）药师未按照规定调剂麻醉药品、精神药品处方的。

第五十七条　医师出现下列情形之一的，按照《执业医师法》第三十七条的规定，由县级以上卫生行政部门给予警告或者责令暂停6个月以上一年以下执业活动；情节严重的，吊销其执业证书。

（一）未取得处方权或者被取消处方权后开具药品处方的。

（二）未按照本办法规定开具药品处方的。

（三）违反本办法其他规定的。

第五十八条　药师未按照规定调剂处方药品，情节严重的，由县级以上卫生行政部门责令改正、通报批评、给予警告；并由所在医疗机构或者其上级单位给予纪律处分。

第五十九条　县级以上地方卫生行政部门未按照本办法规定履行监管职责的，由上级卫生行政部门责令改正。

## 第八章　附　　则

第六十条　乡村医生按照《乡村医生从业管理条例》的规定，在省级卫生行政部门制定的乡村医生基本用药目录范围内开具药品处方。

第六十一条　本办法所称药学专业技术人员，是指按照卫生部《卫生技术人员职务试行条例》规定，取得药学专业技术职务任职资格人员，包括主任药师、副主任药师、主管药师、药师、药士。

第六十二条 本办法所称医疗机构，是指按照《医疗机构管理条例》批准登记的从事疾病诊断、治疗活动的医院、社区卫生服务中心（站）、妇幼保健院、卫生院、疗养院、门诊部、诊所、卫生室（所）、急救中心（站）、专科疾病防治院（所、站）以及护理院（站）等医疗机构。

第六十三条 本办法自2007年5月1日起施行。《处方管理办法（试行）》（卫医发[2004]269号）和《麻醉药品、精神药品处方管理规定》（卫医法[2005]436号）同时废止。

# 附录2 常用药物的皮肤敏感试验

## 常用药物的皮肤敏感试验

有些药品如抗生素（β-内酰胺类的青霉素、头孢菌素；氨基糖苷类抗生素的链霉素、庆大霉素）、维生素、有机碘造影剂、局麻药、免疫调节剂、生物药品（酶、抗毒素、类毒素、血清、菌苗、疫苗）等药品在给药后极易引起过敏反应，甚至出现过敏性休克。为安全起见，需在注射给药前进行皮肤敏感试验，皮试后观察15～20分钟，以确定阳性或阴性反应。

对青霉素、头孢菌素、破伤风抗毒素等易致过敏反应的药品，注意提示患者在用药前（或治疗结束后再次应用时）进行皮肤敏感试验，在明确药品敏感试验结果为阴性后，再调配药品；对尚未进行皮试者、结果阳性或结果未明确者拒绝调配药品，同时注意提示有家族过敏史或既往有药品过敏史者在应用时提高警惕性，于注射后休息和观察30分钟，或采用脱敏方法给药。

鉴于头孢菌素类抗生素可引起过敏性反应或过敏性休克，同时与青霉素类抗生素存在有交叉过敏性，概率在3%～15%，但目前头孢菌素应用前是否做皮肤试验的临床意义尚有极大争议，《中华人民共和国药典临床用药须知》（2005年版）等相关著作尚无定论。国外文献证实：若患者以前发生过青霉素过敏性休克者，应禁用头孢菌素；若过敏反应轻微，必要时可在严密监护下，给予头孢菌素类抗生素。但近年来有多例报道，头孢菌素可致过敏性休克甚至死亡。为慎重起见和对患者的安全用药负责，建议在应用前做皮肤试验，并提示应用所注射的药品品种进行皮试。另外，具体到药物是否需要做药物皮肤敏感试验，请参照药品说明书和官方的药物治疗指南。鉴于各药品生产企业的产品标准不同而对皮肤试验的要求不一，在用药前宜仔细阅读药品说明书。《中华人民共和国药典临床用药须知》（2005年版）中必须做皮肤敏感试验的药物情况，见附表 18-1。

此外，在部分权威性较高的二次文献中，对部分常用药品也记载应做皮肤敏感试验，在此也列附表 18-2 提示。

**附表 18-1 常用药物皮肤敏感试验的药液浓度和给药方法与剂量**

| 药物名称 | 皮试药液浓度(ml) | 给药方法与剂量 |
|---|---|---|
| 细胞色素 C 注射剂 | 0.03mg(皮内注射)<br>注射液原液(划痕)<br>5mg 滴眼 | 皮内注 0.03～0.05ml<br>划痕 1 滴<br>滴眼 1 滴 |
| 降纤酶注射剂 | 0.1BU | 皮内注射 0.1ml |
| 门冬酰胺酶注射剂 | 20U | 皮内注射 0.02ml |
| 青霉素钾注射剂 | 500U | 皮内注射 0.1ml |
| 青霉素钠注射剂 | 500U | 皮内注射 0.1ml<br>划痕 1 滴 |
| 青霉素 V 钾片 | 500U | 皮内注射 0.1ml |
| 普鲁卡因青霉素注射剂-青霉素 | 500U | 皮内注射 0.1ml |
| 普鲁卡因青霉素注射剂-普鲁卡因 | 2.5mg | 皮内注射 0.1ml |
| 苄星青霉素注射剂 | 500U | 皮内注射 0.1ml |
| 抑肽酶注射剂 | 2500kU | 静脉注射 0.1ml |
| 胸腺素注射剂 | 25μg | 皮内注射 0.1ml |
| 白喉抗毒素注射剂 | 稀释 20 倍 | 皮内注射 0.1ml |
| 破伤风抗毒素注射剂 | 75U(稀释 20 倍) | 皮内注射 0.1ml |
| 多价气性坏疽抗毒素注射剂 | 250U(稀释 20 倍) | 皮内注射 0.1ml |
| 抗蛇毒血清注射剂 | 稀释 20 倍 | 皮内注射 0.1ml |
| 抗炭疽血清注射剂 | 稀释 20 倍 | 皮内注射 0.1ml |
| 抗狂犬病血清注射剂 | 20U(稀释 20 倍) | 皮内注射 0.1ml |
| 肉毒抗毒素注射剂 | 稀释 10 倍 | 皮内注射 0.05ml |
| 玻璃酸酶注射剂 | 150U | 皮内注射 0.1ml |
| α-糜蛋白酶注射剂 | 500μg | 皮内注射 0.1ml |
| 鱼肝油酸钠注射剂 | 1mg | 皮内注射 0.1～0.2ml |

苯唑西林钠、氯唑西林钠、氨苄西林钠、阿莫西林、羧苄西林钠、哌拉西林钠、磺苄西林钠注射剂和青霉胺片剂等皮试药液浓度和给药剂量同青霉素

附表 18-2 部分提示应做皮肤敏感试验药物的药液浓度和给药方法与剂量

| 药物名称 | 皮试药液浓度(ml) | 给药方法与剂量 |
| --- | --- | --- |
| 链霉素注射剂 | 1mg | 皮内注射 0.1ml |
| 头孢菌素类注射剂 | 300μg 或 500μg | 皮内注射 0.1ml |
| 庆大霉素注射剂 | 400U | 皮内注射 20～40U<br>儿童 5～10U |
| 甲氧西林钠注射剂 | 250μg | 皮内注射 0.1ml |
| 氯唑西林钠注射剂 | 250μg | 皮内注射 0.1ml |
| 苯唑西林钠注射剂 | 500μg | 皮内注射 0.1ml |
| 萘夫西林钠注射剂 | 250μg | 皮内注射 0.1ml |
| 氨氯西林钠注射剂 | 250μg | 皮内注射 0.1ml |
| 氟氯西林钠注射剂 | 500μg | 皮内注射 0.1ml |
| 磷酸组胺注射剂 | 0.1mg | 皮内注射 0.1ml |
| 右旋糖酐注射剂 | 原液 | 皮内注射 0.1ml |
| 维生素 $B_1$ 注射剂 | 5mg | 皮内注射 0.1ml |
| 普鲁卡因注射剂 | 2.5mg | 皮内注射 0.1ml |
| 促皮质素注射剂 | 1U | 皮内注射 0.1ml |
| 绒促性素注射剂 | 500U | 皮内注射 0.1ml |
| 胰蛋白酶 | 0.5mg | 皮内注射 0.1ml |
| 胸腺 5 肽 | 0.1mg | 皮内注射 0.1ml |
| 胸腺素 α1 | 1.6mg | 皮内注射 0.05～0.1ml |
| 胸腺素生成素 | 0.1mg | 皮内注射 0.1ml |
| 甘露聚糖肽 | 2.5mg | 皮内注射 0.1ml |
| 蕲蛇酶 | 0.75U | 皮内注射 0.1ml |
| 鲑降钙素注射剂 | 10U | 皮内注射 0.1ml |
| 天花粉蛋白 | 0.5μg | 皮内注射 0.1ml |
| 有机碘造影剂 | 30%溶液 | 静脉注射 1ml<br>皮内注射 0.1ml |

注意:①凡头孢菌素规格(每瓶)为 0.5、0.75、1g 的先依次应用 0.9%氯化钠注射液 10、15、20ml 稀释原药后,抽取 0.1ml,再用 0.9%氯化钠注射液稀释至 10ml,抽取 0.1ml 做皮试。规格为 1.5g、2g 的依次用 0.9%氯化钠注射液 15ml、20ml 稀释原药后,抽取 0.05ml,再用 0.9%氯化钠注射液稀释至 10ml,抽取 0.05ml 做皮试。②若皮试为阳性反应,可采取脱敏治疗给药;有机碘造影在应用中仍可出现过敏反应,尚需注意

(贾运涛)

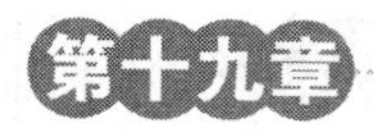


# 儿童常规生物参考区间

## 一、临床血液部分

表 19-1　不同年龄人群血细胞参考区间

| 项目 | 参考区间 | | | |
|---|---|---|---|---|
| | WBC ($\times 10^9$/L) | RBC ($\times 10^{12}$/L) | HGB (g/L) | PLT ($\times 10^9$/L) |
| 成人(男) | 3.97～9.15 | 4.09～5.74 | 131～172 | 85～303 |
| 成人(女) | 3.69～9.16 | 3.68～5.13 | 113～151 | 101～320 |
| 儿童 | 8～10 | 4.0～4.5 | 120～140 | 100～300 |
| 婴儿 | 11～12 | 4.0～4.3 | 110～120 | 100～300 |
| 新生儿 | 20 | 5.2～6.4 | 180～190 | 100～300 |

表 19-2　不同年龄人群白细胞计数及参考值范围

<table>
<tr><th rowspan="2">项目</th><th colspan="5">参考值($\times 10^9$/L)</th></tr>
<tr><th>成人</th><th>儿童</th><th>婴儿</th><th colspan="2">新生儿</th></tr>
<tr><td rowspan="6">中性粒细胞</td><td rowspan="6">2.04～7.6</td><td rowspan="6">1.32～7.90</td><td rowspan="6">1.32～7.90</td><td>0h</td><td>5.0～13.0</td></tr>
<tr><td>12h</td><td>9.0～18.0</td></tr>
<tr><td>72h</td><td>2.0～7.0</td></tr>
<tr><td>144h</td><td>2.0～6.0</td></tr>
<tr><td>7d</td><td>1.5～10.0</td></tr>
<tr><td>14d</td><td>1.0～9.5</td></tr>
</table>

续表

| 项目 | 参考值(×10⁹/L) | | | | |
|---|---|---|---|---|---|
| | 成人 | 儿童 | 婴儿 | 新生儿 | |
| 嗜酸性粒细胞 | 0.5～5 | 0.00～0.05 | 0.02～0.05 | 0h | 0.2～2.0 |
| | | | | 12h | 0.2～2.0 |
| | | | | 72h | 0.2～1.0 |
| | | | | 144h | 0.2～0.8 |
| | | | | 7d | 0.07～1.1 |
| | | | | 14d | 0.7～1.0 |
| 嗜碱性粒细胞 | 0～1 | 0.00～0.10 | 0.00～0.10 | 0h | — |
| | | | | 12h | — |
| | | | | 72h | — |
| | | | | 144h | — |
| | | | | 7d | 0.0～0.25 |
| | | | | 14d | 0.0～0.23 |
| 淋巴细胞 | 0.8～4 | 1.20～6.00 | 1.20～6.00 | 0h | 3.5～8.5 |
| | | | | 12h | 3.0～7.0 |
| | | | | 72h | 2.0～5.0 |
| | | | | 144h | 3.0～6.0 |
| | | | | 7d | 2.0～17.0 |
| | | | | 14d | 2.0～17.0 |
| 单核细胞 | 0.12～1 | 0.08～0.80 | 0.08～0.80 | 0h | 0.7～1.5 |
| | | | | 12h | 1.0～2.0 |
| | | | | 72h | 0.5～1.0 |
| | | | | 144h | 0.7～1.2 |
| | | | | 7d | 0.3～2.7 |
| | | | | 14d | 0.2～2.4 |

**表 19-3　新生儿或婴儿血红蛋白(HGB)及血细胞比容(HCT)按体重计数参考值范围**

| 体重(孕周) | HGB 参考值(g/L)<br>HCT 参考值 | | | | | | | |
|---|---|---|---|---|---|---|---|---|
| | 3天 | 1周 | 2周 | 3周 | 4周 | 6周 | 8周 | 10周 |
| <1500g(28～32) | 175±15 | 155±15 | 135±11 | 115±10 | 100±9 | 85±5 | 85±5 | 90±5 |
| | 0.54±0.05 | 0.48±0.05 | 0.42±0.04 | 0.35±0.04 | 0.30±0.03 | 0.25±0.02 | 0.25±0.02 | 0.28±0.03 |
| 1500～2000g(32～34) | 190±20 | 165±15 | 145±11 | 130±11 | 120±20 | 95±8 | 95±5 | 95±5 |
| | 0.59±0.06 | 0.51±0.05 | 0.44±0.05 | 0.39±0.04 | 0.36±0.04 | 0.28±0.03 | 0.28±0.03 | 0.29±0.03 |
| 2000～2500g(34～36) | 190±20 | 165±15 | 150±15 | 140±11 | 125±10 | 105±9 | 105±9 | 110±10 |
| | 0.59±0.06 | 0.51±0.05 | 0.45±0.05 | 0.43±0.04 | 0.37±0.04 | 0.31±0.03 | 0.31±0.03 | 0.33±0.03 |
| >2500g(足月儿) | 190±20 | 170±15 | 155±15 | 140±11 | 125±10 | 110±10 | 115±10 | 120±10 |
| | 0.59±0.06 | 0.51±0.05 | 0.46±0.05 | 0.43±0.04 | 0.37±0.04 | 0.33±0.03 | 0.34±0.03 | 0.36±0.03 |

**表 19-4　不同年龄儿童红细胞相关参数按年龄计算参考值范围**

| 项目 | HGB(g/L) | HCT | MCV(fl) | MCH(pg) | MCHC(g/L) | RET(%) |
|---|---|---|---|---|---|---|
| 孕 28W | >145 | 0.45 | 120 | 40 | 310 | 0.05～0.1 |
| 孕 34W | >150 | 0.47 | 118 | 38 | 320 | 0.03～0.10 |
| 足月儿脐带血 | 137～218 | 0.53 | 107 | 34 | 300～350 | 0.03～0.07 |
| 1天 | 140～220 | 0.58 | 108 | 35 | 330 | 0.03～0.07 |
| 3天 | 138～218 | 0.55 | 99 | 33 | 330 | 0.01～0.03 |
| 7天 | 140～200 | 0.54 | 98 | 32.5 | 330 | 0～0.01 |
| 14天 | 138～198 | 0.52 | 96 | 31.5 | 330 | 0～0.01 |
| 儿童 | 110～160 | 0.37～0.50(37%～50%) | 80～100 | 26～32 | 320～360 | 0.005～0.015 |

儿童红细胞分布宽度变异系数(RDW-CV)(%)　<15.5

儿童红细胞分布宽度标准差(RDW-SD)(%)　40～80

NRBC#(有核红细胞计数) 0

NRBC%(有核红细胞比例) 0

儿童网织红细胞(RET)计数 (0.025～0.075)×$10^{12}$/L

儿童低荧光强度网织红细胞(LFR)比例 81.33%～90.87%

儿童中荧光强度网织红细胞(MRF)比例 7.16%～15.44%

儿童高荧光强度网织红细胞(HRF)比例 0.87%～4.33%

表 19-5 不同年龄儿童血小板计数(PLT)参考值范围

| 小儿日龄 | 正常足月儿 (×$10^9$/L) | 正常低体重儿 (×$10^9$/L) | 儿童 (×$10^9$/L) |
|---|---|---|---|
| 脐血或0天 | 100～280 | 80～356 | 100～300 |
| 1天 | 100～260 | — | |
| 3天 | 80～320 | 61～335 | |
| 5天 | — | 100～502 | |
| 7天 | 100～300 | 124～678 | |
| 10天 | — | 172～680 | |
| 14天 | 100～300 | 147～670 | |
| 21天 | — | 201～720 | |
| 28天 | — | 212～625 | |

血小板平均体积(MPV)(fl) 9.4～12.5

血小板分布宽度(PDW)(%) 9.0～17.0

血小板比率(P-LCR)(%) 13.0～43.0

红细胞沉降率(mm/h)男 1～15

女 0～20

血块退缩试验 1小时开始收缩

24小时完全收缩

红斑狼疮细胞 无红斑狼疮细胞

全血CRP测定(mg/L) <8

葡萄糖-6-磷酸脱氢酶(U) 10～30

红细胞盐水渗透脆性实验 开始溶血:0.42%～0.46%

完全溶血:0.28%～0.32%

患者与正常人相差2管以上才有诊断价值

## 二、临床体液部分

### （一）尿液

1. 尿液常规

尿量　　新生儿　30～60ml/24h

　　　　3～8岁　600～1000ml/24h

透明度　新鲜尿多为透明

颜色　　淡黄色

固体总量　30～70g/24h

2. 尿液生化

表 19-6　尿液检查参考值范围

| 检测项目 | 结果 | 方法 |
|---|---|---|
| 儿童尿 pH | 随机尿：4.6～8.0，多数 5.5～6.5，平均 6.0 | 干化学法 |
| 儿童尿蛋白 | 阴性 | 干化学法 |
| 儿童尿比密 | 1.003～1.030 | 干化学法 |
| 儿童尿葡萄糖 | 正常为阴性 | 干化学法 |
| 儿童酮体 | 阴性 | 干化学法 |
| 尿胆红素 | 阴性 | 干化学法 |
| NIT | 阴性 | 干化学法 |
| LEU | 阴性 | 干化学法 |
| BLD | 阴性 | 干化学法 |
| URO（阳性验证方法：改良欧立法） | 正常时为微量，1∶20 稀释后为阴性 | 干化学法 |
| 镜检：白细胞 | 0～5/HP（离心后） | |
| 镜检：红细胞 | 0～3/HP（离心后） | |
| 镜检：管型 | 透明管型 0～1/LP | |
| 尿钙定性 | 正常为（+）以上 | 沉淀法 |
| 艾迪计数 | 红细胞<50 万/12 小时尿<br>白细胞<100 万/12 小时尿<br>管型<5000/12 小时尿 | 直接镜检 |
| 尿/胸（腹）腔积液水乳糜试验 | 阴性 | 直接镜检 |
| 尿中找巨细胞包涵体 | 阴性 | 直接镜检 |

| | |
|---|---|
| 尿淀粉酶(AMY) | 59～401U/L |
| 尿 MCV | 80～100fl |
| 尿渗透压 | 600～1000mOsm/kg |
| 狼疮细胞检查 | 阴性 |
| 肌酐(CREA) | 8.8～13.2mmol/24h |
| 24h 尿蛋白定量(24UQ) | 0～0.12g |
| 24h 尿钙定量(24hUCA) | 1.0～8.8mmol/24h |
| 钙(Ca) | 0～0.2mmol/(kg·d) |

## (二) 粪便

表 19-7 粪便检查参考值

| 项目 | 结果 | 方法 |
|---|---|---|
| 大便隐血试验 | 阴性 | 金标法 |
| 大便轮状病毒抗原检测 | 阴性 | 金标法 |
| 大便虫卵浓缩试验 | 阴性 | 直接镜检 |

## (三) 脑脊液

1. 脑脊液常规

表 19-8 脑脊液常规检查参考值范围

| 项目 | 结果 | 方法 |
|---|---|---|
| 儿童 | 颜色:正常脑脊液为无色透明液体<br>透明度:正常为透明脑脊液<br>凝块:正常时无 | 理学检查 |
| 儿童 | 主要做脑脊液球蛋白定性<br>正常脑脊液为阴性或极微弱阳性 | 化学检查:PANDY 定性 |
| 儿童 | 无红细胞<br>白细胞少:儿童脑室(0～15)×$10^6$/L,新生儿脑室(0～30)×$10^6$/L<br>异常细胞及寄生虫、细菌等<br>少量白细胞多为单个核细胞,其淋巴细胞与单核细胞比为 6∶4 或 7∶3 | 显微镜检查 |
| 成人 | 无红细胞,无异常细胞及寄生虫、细菌等<br>白细胞少:腰池成人(0～10)×$10^6$/L,脑室成人(0～5)×$10^6$/L<br>少量白细胞多为单个核细胞,其淋巴细胞与单核细胞比为 6∶4 或 7∶3 | 显微镜检查 |

2. 脑脊液生化

| | |
|---|---|
| 微量蛋白(mPRO) | 0.15～0.45g/L |
| 葡萄糖(GLU) | 2.44～4.44mmol/L |
| 氯离子($Cl^-$) | 102.7～132.1mmol/L |

## (四) 滑膜液

| | | |
|---|---|---|
| 外观 | 清黄色,很黏 | |
| 白细胞 | <0.1×$10^9$/L(<100/$mm^3$) | |
| 蛋白定量 | <25g/L(<2.5g/dl) | |
| 黏蛋白 | 1 或 2 型 | |
| 葡萄糖 | 0.56mmol/L(10mg/dl) | |
| 结晶 | 0 | |
| 补体定量(约为血清值的百分比) | 0.1(10%) | |
| 蛋白电泳 | 白蛋白 | 0.66(66%) |
| | 球蛋白 α1 | 0.09(9%) |
| | 球蛋白 α2 | 0.04(4%) |
| | 球蛋白 β | 0.10(10%) |
| | 球蛋白 γ | 0.11(11%) |

## (五) 十二指肠液

一般性状

A 胆液:10～20ml,金黄色,pH7.0,相对密度 1.007～1.012,略黏稠,透明。

B 胆液:30～60ml,深褐色,pH6.8,相对密度 1.01～1.032,黏稠,透明。

C 胆液:量随引流时间而异,淡黄色,pH7.4,相对密度 1.007～1.010。

D 液(十二指肠液):10～20ml,无色、灰白色或淡黄色,pH7.6,稀薄,透明。

| | |
|---|---|
| 白细胞 | <20 个/HP,无红细胞 |
| 上皮细胞 | 少许 |
| 细菌 | 阴性 |
| 寄生虫 | 阴性 |
| 胆固醇 | 阴性 |
| 胆红素结晶 | 阴性 |
| 淀粉酶 | >1200U/全标本 |
| 胰蛋白酶 | 0.35～1.6(35%～160%) |

## 三、临床生化

### (一) 临床生化(湿化学)

| 项目 | 参考区间 |
|---|---|
| 葡萄糖(GLU) | 3.90～6.11mmol/L |
| 总胆红素(TBIL) | 1.8～21μmol/L |
| 直接胆红素(DBIL) | 0～6.7μmol/L |
| 总蛋白(TP) | 60～83g/L |
| 白蛋白(ALB) | 35～55g/L |
| 球蛋白(GOLB) | 15.3～35g/L |
| 谷丙转氨酶(ALT) | 0～50U/L |
| 谷草转氨酶(AST) | 0～50U/L |
| 谷草/谷丙(AS/AL) | 0.23～2.47 |
| 碱性磷酸酶(ALP) | 100～390U/L |
| 谷氨酰转肽酶(GGT) | 5～38U/L |
| 前白蛋白(PA) | 100～300mg/L |
| 乳酸脱氢酶(LDH) | 110～330U/L |
| 胆汁酸(TBA) | 0～25μmol/L |
| 尿素氮(BUN) | 2.87～7.14mmol/L |
| 肌酐(CREA) | 14.4～88.4μmol/L |
| 尿酸(URCA) | 90～420μmol/L |
| 胱氨酸蛋白酶抑制剂(CYS-C) | 0.55～1.1mg/L |
| 钾离子($K^+$) | 3.50～5.50mmol/L |
| 钠离子($Na^+$) | 132～149mmol/L |
| 氯离子($Cl^-$) | 97～111mmol/L |
| 镁(Mg) | 0.53～1.11mmol/L |
| 磷(Phos) | 1.29～2.26mmol/L |
| 总胆固醇(TC) | 2.7～5.5mmol/L |
| 甘油三酯(TG) | 0.3～1.8mmol/L |
| 高密度脂蛋白(HDL) | 0.91～2.27 mmol/L |
| 低密度脂蛋白(LDL) | 0～3.36mmol/L |
| 总钙(Ca) | 2.2～3.0mmol/L |
| α羟丁酸脱氢酶测定(HBDH) | 120～270U/L |
| 肌酸激酶(CK) | 20～190U/L |
| 肌酸激酶 MB 同工酶(CK-MB) | 0～27U/L |
| 淀粉酶(AMY) | 30～118U/L |

### (二) 血气分析

| | |
|---|---|
| 葡萄糖(GLU) | 3.90～6.11mmol/L |
| pH值(pH) | 7.35～7.45 |
| 二氧化碳分压($PCO_2$) | 4.65～5.98kPa |
| 氧分压($PO_2$) | 10.64～13.3kPa |
| 碳酸氢根浓度($HCO_3^-$) | 21.4～27.3mmol/L |
| 二氧化碳总量($TCO_2$) | 24～32mmol/L |
| 实际碱剩余(ABE) | －3～3mmol/L |
| 标准碱剩余(SBE) | －3～3mmol/L |
| 标准碳酸氢盐(SBC) | 21.3～24.8mmol/L |
| 血氧饱和度(SAT) | 0.919～0.981 |
| 乳酸(LAC) | 0.7～2.1mmol/L |

### (三) 微量元素

| | | |
|---|---|---|
| 钙(Ca) | | 2.00～2.74mmol/L(血清) |
| 镁(Mg) | | 0.66～1.19mmol/L(血清) |
| 铁(Fe) | | 10.7～34μmol/L(血清) |
| | | 11～30μmol/L(静脉血) |
| 铜(Cu) | 0～4岁 | 4.7～26.4μmol/L(血清) |
| | ＞4岁 | 11.0～26.4μmol/L(血清) |
| 锌(Zn) | | 9.2～22.9μmol/L(血清) |

## 四、内分泌项目检测

表 19-9　儿童甲状腺激素检测参考值范围

| 甲状腺激素名称 | 不同年龄段检测参考值 | | |
|---|---|---|---|
| | 0～4岁 | 4～9岁 | 9～14岁 |
| 三碘甲状腺原氨酸($TT_3$)(nmol/L) | 0.65～3.93 | 0.65～3.62 | 0.63～3.21 |
| 总甲状腺素($TT_4$)(nmol/L) | 45～224 | 50～185 | 53～185 |
| 促甲状腺素(TSH)(mIU/L) | 0.33～8.6 | 0.33～6.3 | 0.36～5.5 |

表 19-10　儿童甲状腺抗体检测参考值范围

| 甲状腺抗体名称 | 不同年龄段检测参考值 | |
|---|---|---|
| | 0～7岁 | 8～14岁 |
| 甲状腺球蛋白抗体(TGAb) | ＜0.05(＜5%) | ＜0.15(＜15%) |
| 甲状腺微粒体抗体(TMAb) | ＜0.03(＜3%) | ＜0.12(12%) |

**表 19-11-1 儿童性激素检测参考值范围**

| 性激素名称 | | 不同年龄段检测参考值 | | | |
|---|---|---|---|---|---|
| | | 1～5 岁 | 6～8 岁 | 9～11 岁 | 12～15 岁 |
| 脱氢表雄酮(DHS)(μmol/L) | 男 | <0.407 | 0.407～1.26 | 0.407～3.61 | 0.551～3.37 |
| | 女 | <0.407 | 0.407～1.02 | 0.407～4.15 | 0.97～5.18 |
| 雄烯二酮(AND)(μmol/L) | 男 | <1.05 | 1.05～3.61 | 1.05～3.71 | 1.41～5.50 |
| | 女 | <1.05 | 1.05～3.92 | 1.05～4.9 | 2.2～8.86 |

**表 19-11-2 儿童性激素检测参考值范围**

| 性激素名称 | | 不同年龄段检测参考值 | | |
|---|---|---|---|---|
| | | 2～8 岁 | 9～11 岁 | 12～15 岁 |
| 卵泡刺激素(FSH) | 男 | 0.2～0.85 | 0.6～3.1 | 1.8～9.6 |
| | 女 | 1.1～4.3 | 0.51～5 | 1.5～9.8 |
| 黄体生成素(LH) | 男 | 0.1～0.27 | 0.13～1.4 | 0.8～10.1 |
| | 女 | 0.12～0.2 | 0.2～3.4 | 1.2～8 |
| 催乳素(PRL) | 男 | | 0～22 | |
| | 女 | | 0～29 | |
| 雌二醇(E2) | 男 | 0～73.4 | 0～73.4 | 0～143.1 |
| | 女 | 0～73.4 | 0～146.8 | 0～723.1 |
| 睾酮(T) | 男 | 0～0.69 | 0～1.87 | 0.87～13.27 |
| | 女 | 0～0.69 | 0～0.72 | 0～1.59 |

## 五、不同情况儿童临床生化常规项目

**表 19-12 新生儿总胆红素(μmol/L)参考值范围**

| 小儿年龄 | 总胆红素 | | | | | | |
|---|---|---|---|---|---|---|---|
| | 1 天 | 2 天 | 3 天 | 4 天 | 5 天 | 6 天 | 7 天 |
| 新生儿 | 81±29 | 124±36 | 162±44 | 186±50 | 195±53 | 191±56 | 181±59 |

表 19-13　足月新生儿黄疸干预标准总胆红素(μmol/L)参考范围

| 时龄(小时) | 考虑光疗 | 光疗 | 光疗失败换血 | 换血加光疗 |
|---|---|---|---|---|
| ～24 | ≥103 | ≥154 | ≥205 | ≥257 |
| ～48 | ≥154 | ≥205 | ≥291 | ≥342 |
| ～72 | ≥205 | ≥257 | ≥342 | ≥428 |
| >72 | ≥257 | ≥291 | ≥376 | ≥428 |

表 19-14　早产新生儿黄疸干预标准(μmol/L)总胆红素参考范围

| 胎龄/出生体重 | 出生～24 小时 | | ～48 小时 | | ～72 小时 | |
|---|---|---|---|---|---|---|
| | 光疗 | 换血 | 光疗 | 换血 | 光疗 | 换血 |
| ～28 周<br><1000g | ≥17～86 | ≥86～120 | ≥86～120 | ≥120～154 | ≥120 | ≥154～171 |
| 28～31 周<br>1000～1500g | ≥17～103 | ≥86～154 | ≥103～154 | ≥137～222 | ≥154 | ≥188～257 |
| 32～34 周<br>1500～2000g | ≥17～103 | ≥86～171 | ≥103～171 | ≥171～257 | ≥171～205 | ≥257～291 |
| 35～36 周<br>2000～2500g | ≥17～120 | ≥86～188 | ≥120～205 | ≥205～291 | ≥205～239 | ≥274～308 |

婴儿及儿童黄疸干预标准

总胆红素参考范围(μmol/L)　1.8～21.0

直接胆红素(μmol/L)　0～6.7

表 19-15　足月新生儿 TP 参考范围(g/L)

| 出生时间 | 脐血 | 1～12 小时 | ～24 小时 | ～48 小时 | ～72 小时 |
|---|---|---|---|---|---|
| 范围 | 48～73 | 56～85 | 58～82 | 59～82 | 60～85 |

表 19-16　低体重新生儿 TP 参考范围(g/L)

| 出生时间 | 1 周 | 3 周 | 5 周 | 7 周 |
|---|---|---|---|---|
| 范围 | 44～62.6 | 42.8～67.0 | 41.4～69.0 | 40.2～58.6 |

表 19-17 低体重新生儿第一天 TP 参考范围(g/L)

| 出生时间 | <1000 | 1000～1500 | 1500～2000 | 2000～2500 |
|---|---|---|---|---|
| 范围 | 48 | 48 | 52 | 53 |

婴儿、儿童 TP 参考范围(g/L)　　60～83

表 19-18 低体重新生儿 ALB 参考范围(g/L)

| 出生时间 | 1 周 | 3 周 | 5 周 | 7 周 |
|---|---|---|---|---|
| 范围 | 32.8～45 | 31.6～52.6 | 32.0～43.4 | 34.0～46.0 |

足月新生儿 ALB 参考范围(g/L)　　33.2～52.1
婴儿、儿童 ALB 参考范围(g/L)　　35～55
婴儿、儿童 Pa 参考范围(mg/ L)　　100～300
婴儿、儿童 GLOB(g/L)　　15.3～35
ALT(U/L)　　0～50
AST(U/L)　　0～50
AS/AL　　0.23～2.47
ALP(U/L)　　100～390
GGT(U/L)　　5～38
LDH(U/L)　　110～330

表 19-19 足月新生儿 BUN 参考范围(g/L)

| 出生时间 | 脐血 | 1～12 小时 | ～24 小时 | ～48 小时 | ～72 小时 |
|---|---|---|---|---|---|
| 范围 | 3.51～6.68 | 1.34～4.01 | 1.50～10.52 | 2.17～12.86 | 2.17～11.36 |

表 19-20 低体重新生儿 BUN 参考范围(g/L)

| 出生时间 | 1 周 | 3 周 | 5 周 | 7 周 |
|---|---|---|---|---|
| 范围 | 1.11～9.10 | 0.75～11.21 | 0.71～9.46 | 0.89～10.89 |

表 19-21 足月新生儿 BUN 参考范围(g/L)

| 体重(g) | <1000 | 1000～1500 | 1500～2000 | 2000～2500 |
|---|---|---|---|---|
| 结果 | 7.9 | 7.5 | 5.7 | 5.7 |

| | |
|---|---|
| 婴儿、儿童 BUN 参考范围(mmol/L) | 2.85～7.14 |
| 婴儿、儿童 CREA(μmol/L) | 14.4～88.4 |
| 婴儿、儿童 URCA(μmol/L) | 90～420 |
| 儿童 TC(mmol/L) | 2.7～5.5(新生儿、婴儿偏低) |
| 儿童 TG(mmol/L) | 0.3～1.8 |
| 儿童 HDL-C(mmol/L) | 0.7～2.27 |
| CYC-S 0～6 个月(mg/L) | 0.55～2.30 |
| LDL-C 6～12 个月(mg/L) | 0.55～1.10 |
| 24 小时尿蛋白(g/24 小时尿) | 0～0.12 |
| 足月新生儿脑脊液蛋白(g/L) | 0.2～1.7 |
| 早产新生儿脑脊液蛋白(g/L) | 0.65～1.5 |
| 儿童脑脊液蛋白(g/L) | 0.15～0.45 |
| 侧脑室脑脊液蛋白(g/L) | 0.05～0.15 |
| 小脑延髓池脑脊液蛋白(g/L) | 0.01～0.25 |
| 足月新生儿脑脊液糖(mmol/L) | 1.904～6.664 |
| 早产新生儿脑脊液糖(mmol/L) | 1.344～3.53 |
| 婴儿脑脊液糖(mmol/L) | 3.9～5.0 |
| 儿童脑脊液糖(mmol/L) | 2.44～4.44 |
| 婴儿脑脊液氯化物(mmol/L) | 110～122 |
| 儿童脑脊液氯化物(mmol/L) | 102.7～132.1 |

**表 19-22　足月新生儿 $K^+$ 参考范围(mmol/L)**

| 出生时间 | 脐血 | 1～12 小时 | ～24 小时 | ～48 小时 | ～72 小时 |
|---|---|---|---|---|---|
| 范围 | 5.6～12 | 5.3～7.3 | 5.3～8.9 | 5.2～7.3 | 5.6～12 |

**表 19-23　低体重新生儿 $K^+$ 参考范围(mmol/L)**

| 出生时间 | 1 周 | 3 周 | 5 周 | 7 周 |
|---|---|---|---|---|
| 范围 | 1.11～9.10 | 0.75～11.21 | 0.71～9.46 | 0.89～10.89 |

**表 19-24　低体重新生儿第 1 天 $K^+$ 参考范围(mmol/L)**

| 出生时间 | <1000 | 1000～1500 | 1500～2000 | 2000～2500 |
|---|---|---|---|---|
| 范围 | 6.4 | 6.0 | 5.4 | 5.6 |

儿童 $K^+$ 参考范围(mmol/L) 3.50～5.50

表 19-25 足月新生儿 $Na^+$ 参考范围(mmol/L)

| 出生时间 | 脐血 | 1～12 小时 | ～24 小时 | ～48 小时 | ～72 小时 |
|---|---|---|---|---|---|
| 范围 | 126～166 | 124～156 | 132～159 | 134～160 | 139～162 |

表 19-26 低体重新生儿 $Na^+$ 参考范围(mmol/L)

| 出生时间 | 1 周 | 3 周 | 5 周 | 7 周 |
|---|---|---|---|---|
| 范围 | 133～146 | 129～142 | 133～148 | 133～142 |

表 19-27 低体重新生儿第 1 天 $Na^+$ 参考范围(mmol/L)

| 出生时间 | <1000 | 1000～1500 | 1500～2000 | 2000～2500 |
|---|---|---|---|---|
| 范围 | 138 | 133 | 135 | 134 |

儿童 $Na^+$ 浓度参考范围(mmol/L) 132～149

表 19-28 足月新生儿 $Cl^-$ 参考范围(mmol/L)

| 出生时间 | 脐血 | 1～12 小时 | ～24 小时 | ～48 小时 | ～72 小时 |
|---|---|---|---|---|---|
| 范围 | 98～110 | 90～111 | 87～114 | 92～114 | 93～112 |

表 19-29 低体重新生儿 $Cl^-$ 参考范围 (mmol/L)

| 出生时间 | 1 周 | 3 周 | 5 周 | 7 周 |
|---|---|---|---|---|
| 范围 | 100～117 | 102～116 | 100～115 | 101～115 |

表 19-30 低体重新生儿第 1 天 $Cl^-$ 参考范围(mmol/L)

| 出生时间 | <1000 | 1000～1500 | 1500～2000 | 2000～2500 |
|---|---|---|---|---|
| 范围 | 100 | 101 | 105 | 104 |

儿童 $Cl^-$ 浓度参考范围(mmol/L) 99～110

nCa 参考范围(mmol/L) 1.09～1.35

表 19-31　足月新生儿总 $Ca^{2+}$ 参考范围(mmol/L)

| 出生时间 | 脐血 | 1～12 小时 | ～24 小时 | ～48 小时 | ～72 小时 |
|---|---|---|---|---|---|
| 范围 | 2.05～2.78 | 1.82～2.3 | 1.73～2.35 | 1.53～2.48 | 1.48～2.43 |

表 19-32　低体重新生儿总 $Ca^{2+}$ 参考范围(mmol/L)

| 出生时间 | 1 周 | 3 周 | 5 周 | 7 周 |
|---|---|---|---|---|
| 范围 | 1.53～2.9 | 2.03～2.75 | 2.15～2.63 | 2.15～2.7 |

儿童总 $Ca^{2+}$ 参考范围(mmol/L)　2.20～3.00
Mg(mmol/L)　0.53～1.11
AM 血清　30～118U/L
尿　59～401U/24h
TBA(μmol/L)　0～25

表 19-33　足月新生儿磷(Phos)参考范围(mmol/L)

| 出生时间 | 脐血 | 1～12 小时 | ～24 小时 | ～48 小时 | ～72 小时 |
|---|---|---|---|---|---|
| 范围 | 1.2～2.62 | 1.13～2.78 | 0.94～2.62 | 0.97～2.81 | 0.90～2.45 |

表 19-34　低体重新生儿磷(Phos)参考范围(mmol/L)

| 出生时间 | 1 周 | 3 周 | 5 周 |
|---|---|---|---|
| 范围 | 5.4～10.9 | 6.2～8.7 | 5.6～7.9 |

儿童磷(Phos)参考范围(mmol/L)　1.29～2.26

表 19-35　新生儿 GLU 参考值范围(mmol/L)

| 出生时间 | 脐血 | 1～12 小时 | ～24 小时 | ～48 小时 | ～72 小时 |
|---|---|---|---|---|---|
| 范围 | 2.52～5.38 | 2.24～5.43 | 2.35～5.82 | 1.68～5.10 | 2.24～5.04 |

儿童 GLU(mmol/L)　3.89～6.11

表 19-36　新生儿和儿童尿 K 参考值范围

| 年龄 | 参考值 |
|---|---|
| 新生儿 | 10～40 mmol/L |
| 儿童 | (1.03±0.7)mmol/(kg·24h 尿) |

表 19-37 新生儿和儿童尿 $Na^+$ 参考值范围

| 年龄 | 参考值 |
|---|---|
| 新生儿 | 18～60 mmol/L |
| 儿童 | ＜5. 0mmol/（kg · 24h 尿） |

表 19-38 新生儿和儿童尿 $Cl^-$ 参考值范围

| 年龄 | 参考值 |
|---|---|
| 新生儿 | 1. 7～8. 5 mmol/L |
| 儿童 | ＜4. 0mmol/（kg · 24 小时尿） |

表 19-39 儿童尿 $Ca^{2+}$ 参考值范围

| 年龄 | 参考值 |
|---|---|
| 新生儿 | ＜2. 0 mmol/L |
| 婴儿 | ＜1. 0mmol/（kg · 24h 尿） |
| 儿童 | ＜0. 2mmol/（kg · 24h 尿） |

表 19-40 儿童尿 P 参考值范围

| 年龄 | 参考值 |
|---|---|
| 婴儿 | ＜6. 4mmol/24h 尿 |
| 儿童 | 16～48mmol 或 0. 5～0. 6mmol/（kg · 24h 尿） |

表 19-41 儿童尿 CER 参考值范围

| 年龄 | 参考值（mmol/L） |
|---|---|
| 早产儿 | 73. 0～175. 1μmol/（kg · 24h 尿） |
| 足月儿 | 88～136. 4μmol/（kg · 24h 尿） |
| 婴儿 | 88～176μmol/（kg · 24h 尿） |
| 儿童 | 44～352μmol/（kg · 24h 尿） |

## 六、凝血象

表 19-42　不同年龄儿童凝血酶原时间(PT)数值及参考值范围

| 年龄 | 参考值(s) | | | |
|---|---|---|---|---|
| 新生儿、婴儿 | 28～31 孕周 | 32～36 孕周 | 足月儿 | 达成人标准 |
| | 23± | 12～21<br>(平均 17) | 13～20<br>(平均 16) | 出生 1 周后 |
| 儿童 | 9.27～11.91(国际标准化比值 INR:0.8～1.5)(患者结果超过正常对照 3 秒以上有临床意义) | | | |

表 19-43　不同年龄儿童活化的凝血活酶时间(APTT)数值及参考值范围

| 年龄 | 参考值(s) | | | |
|---|---|---|---|---|
| 新生儿、婴儿 | 28～31 孕周 | 32～36 孕周 | 足月儿 | 达成人标准 |
| | — | 70± | 55±10 | 出生 2～9 个月 |
| 儿童 | 19.46～35.13s(患者结果超过正常对照 10 秒以上有临床意义) | | | |

儿童纤维蛋白原(FIB)(g/L)　　1.33～3.28g/L

表 19-44　不同年龄儿童血浆凝血酶时间(TT)数值及参考值范围

| 年龄 | 参考值(s) | | | |
|---|---|---|---|---|
| 新生儿、婴儿 | 28～31 孕周 | 32～36 孕周 | 足月儿 | 达成人标准 |
| | 16～28 | 11.7～17<br>(平均 14) | 10～16<br>(平均 12) | 出生后<br>数天 |
| 儿童 | 14.82～20.17s(患者结果超过正常对照 3 秒以上有临床意义) | | | |

新生儿、婴儿、儿童 DD(μg/L)　　<500

## 七、免疫相关项目检测(儿童)

表 19-45　常规免疫项目指标参考值范围 1

| 项目 | 结果 |
|---|---|
| 乙肝表面抗原(HBsAg) | 阴性 |
| 乙肝 e 抗原(HBeAg) | 阴性 |
| 乙肝核心抗体(HBcAb) | 阴性 |
| 乙肝前 S1 抗原(PS1Ag) | 阴性 |
| 丙肝(HCV)抗体 | 阴性 |
| 戊肝(HEV)抗体 | 阴性 |
| 甲肝(HAV)抗体 | 阴性 |
| 抗链球菌溶血素 O 抗体(ASO) | 阴性 |
| 类风湿因子(RF) | 阴性 |
| 嗜异性凝集试验 | 阴性 |
| 结核抗体 | 阴性 |
| 梅毒抗体 | 阴性 |
| HIV 抗体(ELISA 法) | 阴性 |
| HIV 抗体(金标法) | 阴性 |
| CRP(血清) | ＜8mg/ L |
| 抗核抗体(ANA) | 阴性 |
| 抗单链 DNA(ss-DNA)抗体 | 阴性 |
| 抗 nRNP/Sm(u1-nRNP)抗体(nRNP/Sm) | 阴性 |
| 抗 Sm 抗体(Sm) | 阴性 |
| 抗 SS-A 抗体(SSA) | 阴性 |
| 抗 Ro-52 抗体(Ro-52) | 阴性 |
| 抗 SS-B 抗体(SSB) | 阴性 |
| 抗 SCL-70 抗体(Scl-70) | 阴性 |
| 抗 Jo-1 抗体(Jo-1) | 阴性 |
| 抗着丝点抗体(ACA) | 阴性 |

续表

| 项目 | 结果 |
| --- | --- |
| 抗 ds-DNA 抗体(ds-DNA) | 阴性 |
| 抗核小体抗体(AnuA) | 阴性 |
| 抗组蛋白抗体(AHA) | 阴性 |
| 抗核糖体 P 蛋白抗体(ARPA) | 阴性 |
| 合胞病毒抗原(RSV) | 阴性 |
| 腺病毒抗原(Adv) | 阴性 |
| 流感病毒 A 抗原(IV-A) | 阴性 |
| 流感病毒 B 抗原(IV-B) | 阴性 |
| 副流感病毒 1 抗原(PIV-1) | 阴性 |
| 副流感病毒 2 抗原(PIV-2) | 阴性 |
| 副流感病毒 1 抗原(PIV-3) | 阴性 |
| 骨髓过氧化物酶-抗中性粒细胞包浆抗体(MPO-ANCA) | 阴性 |
| 蛋白酶 3-抗中性粒细胞包浆抗体(PR3-ANCA) | 阴性 |
| 抗 pANCA 抗体(pANCA) | 阴性 |
| 巨细胞病毒抗体 IgM(CMV-IgM) | 阴性 |
| 巨细胞病毒抗体(CMV-IgG) | 阴性 |
| EB 病毒抗体(EBV-IgM) | 阴性 |
| EB 病毒抗体 IgG(EBV-IgG) | 阴性 |
| B19-IgM | 阴性 |
| 柯萨奇病毒抗体(CBV-IgM) | 阴性 |
| 单纯疱疹病毒抗体(HSV-IgM) | 阴性 |
| 弓形体抗体(TOX-IgM) | 阴性 |
| 风疹病毒抗体(RuV-IgM) | 阴性 |
| 呼吸道合胞病毒抗体(RSV-IgM) | 阴性 |
| 腺病毒抗体(AdV-IgM) | 阴性 |
| 风疹病毒抗体(MeV-IgM) | 阴性 |
| 流行性乙型脑炎抗体(JEV-IgG) | 阴性 |

续表

| 项目 | 结果 |
| --- | --- |
| 流行性乙型脑炎病毒 IgM(JEV-IgM) | 阴性 |
| 腮腺病毒抗体(MumpV-IgM) | 阴性 |
| CP-IgM | 阴性 |
| MP-Ab | <1∶160 |
| D1 | <0.35 |
| H1 | <0.35 |
| T70 | <0.35 |
| E1 | <0.35 |
| E5 | <0.35 |
| I6 | <0.35 |
| W14 | <0.35 |
| F1 | <0.35 |
| F2 | <0.35 |
| F24 | <0.35 |
| F27 | <0.35 |
| F37 | <0.35 |
| F23 | <0.35 |
| F91 | <0.35 |
| F202 | <0.35 |
| F210 | <0.35 |
| Mx3 | <0.35 |
| WxCHN | <0.35 |
| TxCHN | <0.35 |
| 总 IgE | >200 |

表 19-46　常规免疫指标参考值范围 2*

| 项目 | 参考值(g/L) | | | | | | |
|---|---|---|---|---|---|---|---|
| | 新生儿 | 1～4 个月 | 4～7 个月 | 7～12 个月 | 1～3 岁 | 3～7 岁 | 7～14 岁 |
| 免疫球蛋白 G(IgG) | 4.93～11.55 | 2.75～12.3 | 1.698～6.402 | 2.444～9.164 | 3.914～11.224 | 4.758～13.294 | 6.432～15.408 |
| 免疫球蛋白 A(IgA) | <0.094 | <0.361 | <0.375 | <0.653 | 0.167～0.779 | 0.355～1.687 | 0.363～2.923 |
| 免疫球蛋白 M(IgM) | <0.725 | 0.104～0.764 | 0.097～1.225 | 0.132～1.76 | 0.404～2.004 | 0.44～2.384 | 0.463～2.367 |
| 补体 C3 | 0.391～1.371 | 0.28～1.216 | 0.453～1.521 | 0.475～1.699 | 0.615～1.707 | 0.7～1.628 | 0.704～1.7 |
| 补体 C4 | <0.313 | 0.062～0.25 | 0.061～0.317 | 0.08～0.348 | 0.08～0.372 | 0.081～0.365 | 0.094～0.338 |

* 贝克曼 IMMAGE800 特殊蛋白分析仪

## 八、微生物相关检测项目

表 19-47 微生物相关检测项目参考值

| 项目 | 结果 | 染色方法 |
| --- | --- | --- |
| 各种标本一般细菌涂片(痰、咽拭子除外) | 未找到细菌 | 革兰染色 |
| 各种标本抗酸杆菌涂片 | 未找到抗酸杆菌 | 抗酸染色 |
| 各种标本新型隐球菌涂片 | 未找到新型隐球菌 | 墨汁染色 |
| 各种标本真菌涂片 | 未找到真菌孢子及菌丝 | 革兰染色 |
| 一般细菌涂片(痰、咽拭子) | 未找到细菌;找到革兰阳性球菌或(和)革兰阴性双球菌 | 革兰染色 |
| 各种标本(痰、咽拭子、大便除外) | 2 天无菌生长、血液 7 天无菌生长 | |
| 大便培养 | 未培养出真菌及致病性大肠埃希菌 | |
| 痰、咽拭子培养 | 正常菌群或无菌生长 | |

(刘　岚　张鹏辉)

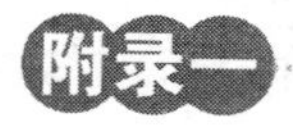

# 儿童体表面积

体表面积(body surface area,BSA)的计算方法：

成人的BSA(按体重70kg计算)为1.73$m^2$。

儿童的BSA的计算如下：

1. 体重低于30kg儿童的BSA($m^2$)=(年龄+5)×0.07

或BSA($m^2$)=0.035($m^2$/kg)×体重(kg)+0.1($m^2$)

2. 体重>30kg的儿童，在30kg体重的BSA=1.15$m^2$的基础上，每增加体重5kg，BSA增加0.1$m^2$，如35kg的儿童为1.25$m^2$。体重超过50kg时，则每增加体重10kg，BSA增加0.1$m^2$。

儿童年龄—体重—体表面积折算，见下表：

| 年龄 | 体重(kg) | 体表面积($m^2$) |
|---|---|---|
| 出生 | 3 | 0.21 |
| 1月龄 | 4 | 0.24 |
| 2月龄 | 4.5 | 0.26 |
| 3月龄 | 5 | 0.27 |
| 4月龄 | 5.5 | 0.28 |
| 5月龄 | 6 | 0.31 |
| 6月龄 | 6.5 | 0.33 |
| 7月龄 | 7 | 0.35 |
| 8月龄 | 7.5 | 0.36 |
| 9月龄 | 8 | 0.38 |
| 10月龄 | 8.5 | 0.40 |
| 11月龄 | 9 | 0.42 |
| 12月龄 | 10 | 0.44 |
| 2岁 | 12 | 0.52 |
| 3岁 | 14 | 0.59 |

续表

| 年龄 | 体重(kg) | 体表面积($m^2$) |
| --- | --- | --- |
| 4岁 | 16 | 0.66 |
| 5岁 | 18 | 0.73 |
| 6岁 | 20 | 0.80 |
| 7岁 | 22 | 0.89 |
| 8岁 | 24 | 0.94 |
| 9岁 | 26 | 1.00 |
| 10岁 | 28 | 1.08 |
| 11岁 | 30 | 1.15 |
| 12岁 | 33 | 1.19 |
| 13岁 | 36 | 1.26 |
| 14岁 | 40 | 1.33 |
| 15岁 | 45 | 1.43 |
| 16岁 | 50 | 1.50 |
| 17岁 | 55 | 1.55 |
| 18岁 | 60 | 1.60 |

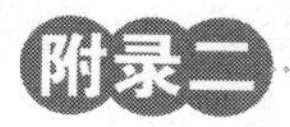

# 法定计量单位及新旧单位换算表

| 项目名称 | 法定单位 | 传统单位 | 换算系数(旧→新) |
|---|---|---|---|
| 血液： | | | |
| 红细胞数 | $10^{12}$/L | $10^{6}$/$mm^{3}$ | 1 |
| 血红蛋白 | g/L | g/dl | 10 |
| 白细胞数 | $10^{9}$/L | /$mm^{3}$ | 0.001 |
| 嗜酸性粒细胞直接计数 | $10^{9}$/L | /$mm^{3}$ | 0.001 |
| 血小板数 | $10^{9}$/L | /$mm^{3}$ | 0.001 |
| 血液化学： | | | |
| 葡萄糖 | mmol/L | mg/dl | 0.0556 |
| 总胆红素 | μmol/L | mg/dl | 17.10 |
| 结合胆红素 | μmol/L | mg/dl | 17.10 |
| 血清总蛋白 | g/L | g/dl | 10 |
| 血清白蛋白 | g/L | g/dl | 10 |
| 血清球蛋白 | g/L | g/dl | 10 |
| 尿素氮 | mmol/L | mg/dl | 0.3570 |
| 尿素 | mmol/L | mg/dl | 0.1665 |
| 尿酸 | μmol/L | mg/dl | 59.48 |
| 肌酐 | μmol/L | mg/dl | 88.402 |
| 肌酸 | μmol/L | mg/dl | 76.26 |
| 血清钾 | mmol/L | mEq/L | 1 |
| | mmol/L | mg/dl | 0.2558 |
| 血清钠 | mmol/L | mEq/L | 1 |
| | mmol/L | mg/dl | 0.4350 |
| 血清氯化物 | mmol/L | mEq/L | 1 |
| | mmol/L | mg/dl | 0.2821 |

续表

| 项目名称 | 法定单位 | 传统单位 | 换算系数（旧→新） |
| --- | --- | --- | --- |
| 血清钙 | mmol/L | mEq/L | 0.5 |
| | mmol/L | mg/dl | 0.2495 |
| 血清无机磷 | mmol/L | mg/dl | 0.3229 |
| 血清铁 | μmol/L | μg/dl | 0.1791 |
| 血清铜 | μmol/L | μg/dl | 0.1574 |
| 血清镁 | mmol/L | mg/dl | 0.4114 |
| 血清锌 | μmol/L | μg/dl | 0.1530 |
| 血清铅 | μmol/L | μg/dl | 0.0483 |
| 蛋白结合碘 | nmol/L | μg/dl | 78.80 |
| 胆固醇 | mmol/L | mg/dl | 0.0259 |
| 磷脂 | mmol/L | mg/dl | 0.0129 |
| 甘油三酯 | mmol/L | mg/dl | 0.0113 |
| 丙酮 | μmol/L | mg/dl | 172.0 |
| 纤维蛋白原 | g/L | g/dl | 10 |
| 二氧化碳结合力 | mmol/L | 容积% | 0.4492 |
| 免疫球蛋白（IgA、IgG、IgM） | g/L | mg/dl | 0.01 |
| 免疫球蛋白（IgD、IgE） | mg/L | mg/dl | 10 |
| 甲胎球蛋白 | μg/L | ng/ml | 1 |
| 骨髓： | | | |
| 骨髓液有核细胞数 | $10^9$/L | /$mm^3$ | 0.001 |
| 脑脊液： | | | |
| 脑脊液细胞计数 | $\times 10^6$/L | /$mm^3$ | 1 |
| 蛋白质定量 | g/L | mg/dl | 0.01 |
| 糖 | mmol/L | mg/dl | 0.0556 |
| 氯化物 | mmol/L | mg/dl | 0.2821 |
| 其他： | | | |
| 压力 | kPa | mmHg | 0.1333 |
| | kPa | $mmH_2O$ | 0.0098 |

（冉素娟）

# 参考文献

1. Pediatric Basic Life Support: 2010 American Heart Association Guidelines for Cardiopulmonary Resuscitation and Emergency Cardiovascular Care. Circulation, 2010, 122(Suppl 3): S862-S875
2. Pediatric Advanced Life Support: 2010 American Heart Association Guidelines for Cardiopulmonary Resuscitation and Emergency Cardiovascular Care. Circulation, 2010, 122(suppl 3): S876-S908
3. 胡亚美,江载芳. 诸福棠实用儿科学. 第 7 版. 北京:人民卫生出版社,2002
4. 赵祥文. 儿科急诊医学. 第 3 版. 北京:人民卫生出版社,2010:149-154
5. 王卫平. 儿科学. 第 8 版. 北京:人民卫生出版社,2013
6. American Heart Association. 2005 American Heart Association (AHA) Guidelines for Cardiopulmonary Resuscitation (CPR) and Emergency Cardiovascular Care (ECC) of Pediatric and Neonatal Patients: Pediatric Advanced Life Support. Pediatrics, 2006, 117: e1005-e1028
7. Watson RS, Carcillo JA. Scope and epidemiology of pediatric sepsis. Pediatr Crit Care Med, 2005, 6(Suppl): S3-S5
8. 中华医学会儿科学分会急救学组,中华医学会急诊医学分会儿科组,中华儿科杂志. 儿科感染性休克(脓毒性休克)诊疗推荐方案. 中国小儿急救医学,2005,13(4):313-315
9. Dellinger RP, LevyMM, Carlet JM, et a1. Surviving Sepsis Campaign: International guidelines for management of Severe sepsis and septic shock 2008. Crit Care Med, 2008, 36(1): 296-327
10. Task Force for Diagnosis and Treatment of Acute and Chronic Heart Failure 2008 of European Society of Cardioiosy. Dicksteh K, Cohen-Solal A, et a1. ESC Guidelines for the diagnosis and treatment of acute and chronic heart failure 2008: the Task Force force the Diagnosis end Treatment of Acute and Chronic Heart

11. Failure 2008 of the European Society of Cardiology. Developed in collaboration with the Heart Failure Association of the ESC(HFA) and endorsed by the European Society of Intensive Care Medicine (ESICM). Eur Heart J,2008,29:2388-2442
12. 中华医学会儿科学分会心血管学组,《中华儿科杂志》编辑委员会. 小儿心力衰竭诊断与治疗建议. 中华儿科杂志,2006,44(10):753-757
13. Hsu DT,Pearson GD. Heart failure in children: part I: history, etiology, and pathophysiology. Circ Heart Fail,2009,2(1):63-70
14. Heart failure in children: part II: diagnosis, treatment, and future directions. Circ Heart Fail,2009,2(5):490-498
15. 樊寻梅. 实用儿科急诊医学. 第2版. 北京:北京出版社,2005:245-265
16. 董声焕. 现代儿科危重症医学. 北京:人民军医出版社,1999:305-319
17. Lunetta P,Modell JH. Macropathological, Microscopical, and Laboparatory Findings in Drowning Victims. In: Tsokos M. Forensic Pathology Reviews, Vol 3. Totowa, NJ: Humana Pres Inc,2005:4-77
18. Idris AH,Berg RA,Bierens J,et a1. Recommended guidelines for uniform reporting of data from drowning: the "Utstein style". Resuscitation,2003,59:45-57
19. Torres SF,Rodríguez M,Iolster T,et al. Near drowning in a pediatric population: epidemiology and prognosis. Arch Argent Pediatr,2009,107(3):234-240
20. 程佩萱. 儿科疾病诊疗指南. 北京:科学出版社,2005
21. 徐新献,王兴勇,陈平. 现代儿科急重症急救学. 成都:四川科学技术出版社,1998
22. 孙承业. 急性毒鼠强中毒的诊断与治疗原则. 中华预防医学杂志,2005,39(2):98
23. Bradley PF, Jerry JZ. Pediatric Critical care. 3rd ed. Philadelphia, PA, USA,2006
24. 邓静. 现代儿科液体疗法. 福州:福建科学技术出版社,2002
25. 杨锡强,易著文. 儿科学. 第6版. 北京:人民卫生出版社,2008
26. Taeusch HW,Ballard RA,Gleason CA. Elsevier Saunders: Avery's diseases of the newborn,8th ed,2005

27. 朱启镕,方峰. 小儿传染病学. 第3版. 北京:人民卫生出版社,2009
28. 段恕诚,刘湘云,朱启镕. 儿科感染病学. 上海:上海科学技术出版社,2003
29. 孙琨,沈颖. 小儿内科学. 第4版. 北京:人民卫生出版社,2009
30. 中华医学会儿科分会儿童保健学组,《中华儿科杂志》编辑委员会. 婴幼儿食物过敏诊治指南. 中华儿科杂志,2011,49(5):344-348
31. Kliegman RM,Stanton BF St,Geme JW Ⅲ,et al. Nelson Textbook of Pediatrics. 19th ed. Philadelphia PA:Elsevier Saunders,2011
32. 中华医学会儿科学分会肾脏病学组. 儿童常见肾脏疾病诊治循证指南(二):紫癜性肾炎的诊治循证指南(试行). 中华儿科杂志,2009,47(12):911-913
33. 吴升华. 儿科住院医师手册. 第2版. 南京:江苏科学技术出版社,2008:224-231
34. 吴莉. 现代小儿肾脏病学. 福州:福建科技出版社,2003:271-275
35. 曾畿生,王德芬. 现代儿科内分泌学——基础与临床. 上海:上海科学技术文献出版社,2001
36. 颜纯,王幕荻. 小儿内分泌学. 第2版. 北京:人民卫生出版社,2006:316-331
37. 薛辛东,杜立中,毛萌,等. 儿科学. 北京:人民卫生出版社,2010:156-157
38. 宋萃,朱岷,熊丰. 唐氏综合征患儿 MTHFR C677T 基因多态性及血浆同型半胱氨酸水平研究. 第三军医大学学报,2010,32(24):2640-2643
39. Mark A,Sperling MA. The Adrenal Cortex,Pediatric Eendocrinology. 2rd ed. Phihadelphia:Elsevier Science,USA,2002:385-438
40. Norman Lavin. Manual of Endocrinology and Metabolism. 4th ed. Phihadelphia. Lippincott Williams & Wilkins, 2009: 172-184, 227-235
41. Kyriakie Sarafoglou. Disorders of the adrenals. Pediatric Endocrinology and Inborn Errors of Metabolism. New York: Mcgraw-hill Companies,2009:385-440
42. Richard E Behrman, Robbert M Kliegman, Hal B Jenson. Nelson Textbook of Pediatrics. 17th ed. Elsevier Limited,2007:2406-2425
43. Cryer PE, Polonsky KS. Glucose Homeostasis and Hypoglycemia. In:Willson JD, Foster DW, Kronerberg HM, et al, eds. Williams

Textbook of Endocrinology. 9th ed. Phihadelphia: WB Sanders Company,1998:942-957
44. 杨锡强. 儿童免疫学. 北京:人民卫生出版社,2000
45. Waleed Al-Herz, Aziz Bousfiha, Jean-Laurent Casanova, et al. Primary immunodeficiency diseases: an update on the classification from the International Union of Immunological Societies Expert Committee for Primary Immunodeficiency. Front Immunol,2011,2:54
46. Zhang ZY, Xiao HQ, Jiang LP, et al. Analysis of clinical and molecular characteristic of Wiskott-Aldrich syndrome in 24 patients from 23 unrelated Chinese families. Pediatric Allergy Immunol,2010,21:522-532
47. Zhang ZY, Zhao XD. Clinical characteristics and molecular analysis of 21 Chinese children with congenital agammaglobulinemia. Scandinavian Journal of Immunology,2010,72:454-459
48. An YF, Zhao Y, Zhao XD. Clinical and molecular characterization of X-linked Hyper-IgM Syndrome patients in China. Scand J Immunol,2010,72:50-56
49. Zhang ZY, Zhao XD, Jiang LP, et al. Clinical characteristics and molecular analysis of three Chinese children with Omenn syndrome. Pediatr Allergy Immunol,2011,22(5):482-487
50. An YF, Zhao Y, Zhao XD. Two cases of immune dysregulation, polyendocrinopathy, enteropathy, X-linked syndrome (IPEX) with novel FOXP3 mutations in China. Scand J Immunol,2011,74(3):304-309
51. 赵晓东,杨锡强. 我国原发性免疫缺陷病的诊治现状与发展方向. 中华儿科杂志,2008,46:801-804
52. 左晓霞,等,主译. 凯利风湿病学. 第 7 版. 北京:人民卫生出版社,2006
53. James T Cassidy, Ross E Petty, et al. Textbook of Pediatric Rheumatology. 6th ed. Philadelphia: WB Saunders,2011
54. 赵辩. 中国临床皮肤病学. 南京:江苏科学技术出版社,2010
55. Harper J, Oranje A, Prose N. Textbook of Pediatric Dermatology. Massachusetts: Blackwell Publishing,2000
56. Ladhani S, Joannou CL, Lochrie DP, et al. Clinical, Microbial, and

Biochemical Aspects of the Exfoliative Toxins Causing Staphylococcal Scalded-Skin Syndrome. Clinical Microbiology Reviews, 1999:224-242

57. Akdis C, Akdis M, Bieber T, et al. Diagnosis and treatment of atopic dermatitis in children and adults: European Academy of Allergology and Clinical Immunology/American Academy of Allergy, Asthma and Immunology/ PRACTALL Consensus Report. J Allergy Clin Immunol, 2006, 118(1): 152-169
58. Segal AR, Doherty KM, Leggott J, et al. Cutaneous reactions to drugs in children. Pediatrics, 2007, 120(4): 1082-1096
59. 潘恩源,陈丽英. 儿科影像诊断学. 北京:人民卫生出版社,2007
60. 吴恩惠,冯敢生. 医学影像学. 北京:人民卫生出版社,2008
61. 尚克中. 中华影像医学,消化系统卷. 北京:人民卫生出版社,2002
62. 陈沅. 儿科症状鉴别诊断. 上海:上海科学技术出版社,2005
63. 朱杰明. 儿童 CT 诊断学. 上海:上海科学技术出版社,2003
64. 叶滨宾. 儿科影像诊断与临床:头颈与神经系统卷. 北京:人民军医出版社,2009
65. 张云亭. 医学影像检查技术学. 北京:人民卫生出版社,2010
66. Sandra L, Hagen-Ansert. Textbook of Diagnostic Ultrasonography. Mosby, Inc. , 2001
67. 李越,译. 超声心动图临床应用指南. 北京:科学技术文献出版社,2005
68. 夏焙. 小儿超声诊断学. 第 2 版. 北京:人民卫生出版社,2013
69. 北京协和医院编. 超声医学科诊疗常规. 北京:人民卫生出版社,2007
70. 中国医师协会超声医师分会编著. 血管和浅表器官超声检查指南. 北京:人民军医出版社,2011
71. 贾利群,王晓曼. 实用儿科腹部超声诊断学. 北京:人民卫生出版社,2009
72. 中国国家处方集编委会. 中国国家处方集·化学药品与生物制品卷. 北京:人民军医出版社,2010
73. 中华医学会编著. 临床技术操作规范·儿科学分册. 北京:人民军医出版社,2009
74. 邵肖梅、叶鸿瑁、丘小汕. 实用新生儿学. 第 4 版. 北京:人民卫生出版社,2011

75. 全国临床检验操作规程. 第 3 版. 南京:东南大学出版社,2006
76. 邓家栋. 血液病实验室诊断. 天津:天津科学技术出版社,1985
77. 许蓓,叶瑞云,等. 改良斑氏试剂法对粪便还原糖的检测. 中华儿科杂志,1994,32(1):37
78. 中华医学会儿科学分会新生儿学组. 全国新生儿黄疸与感染学术研讨会记要(附新生儿黄疸干预推荐方案). 中华儿科杂志,2001,39(3):185-186.

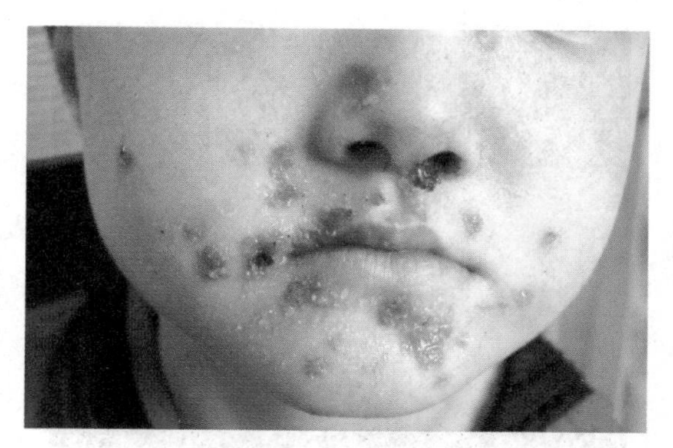

图 15-1　脓疱疮

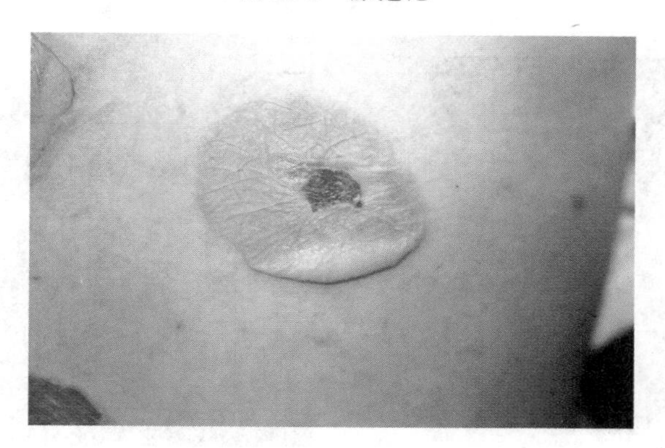

图 15-2　脓疱疮

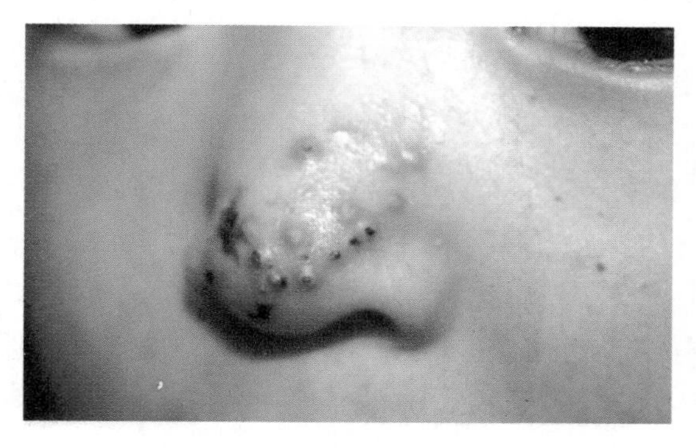

图 15-3　毛囊炎

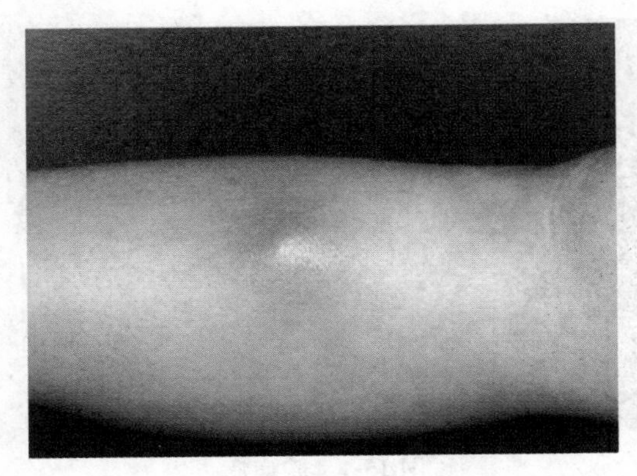

图 15-4 疖

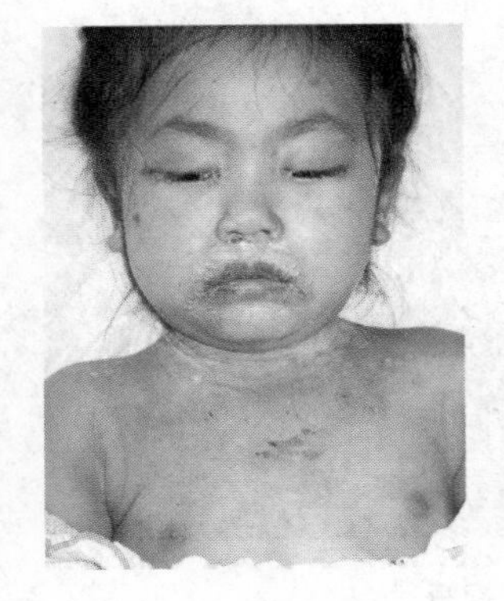

图 15-5 SSSS 综合征

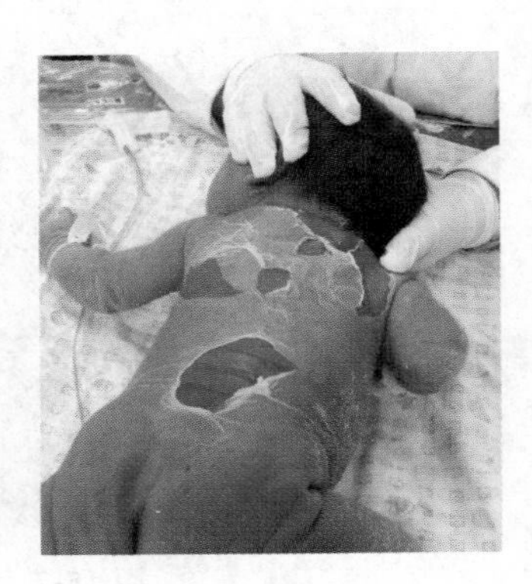

图 15-6 SSSS 综合征

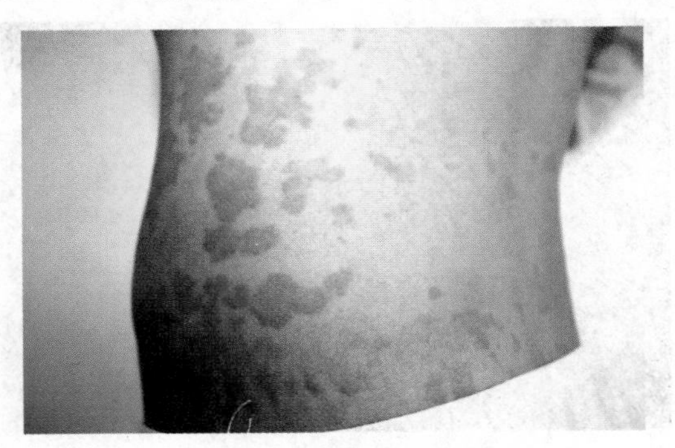

图 15-7 荨麻疹

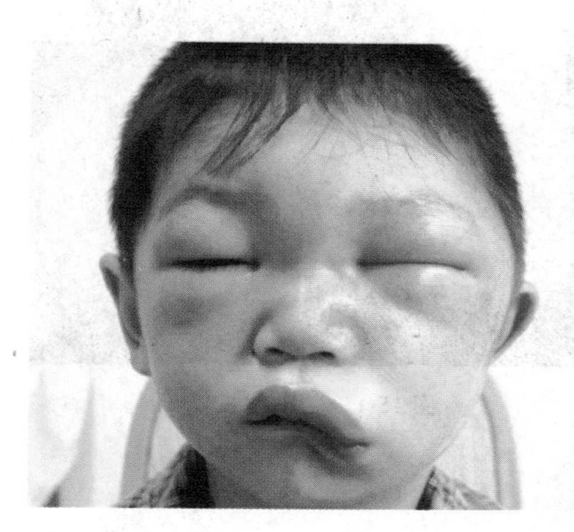

图 15-8 血管性水肿

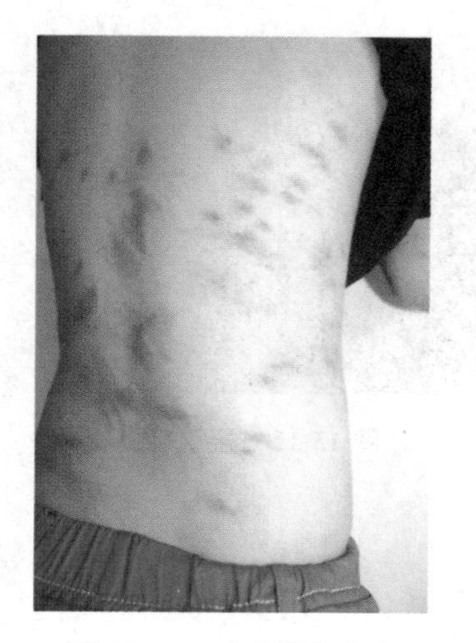

图 15-10 丘疹性荨麻疹

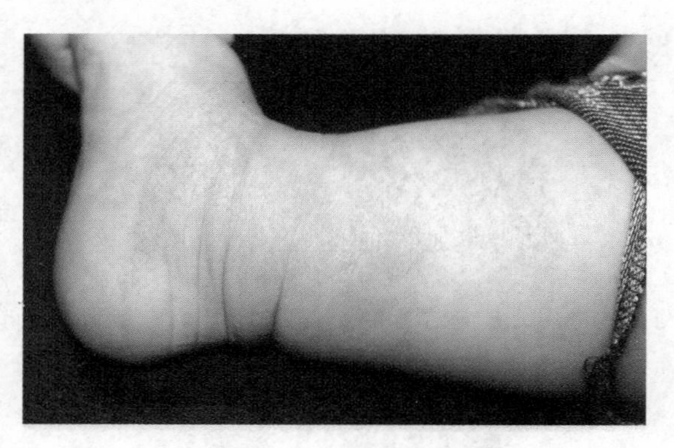

图 15-11　虫咬皮炎

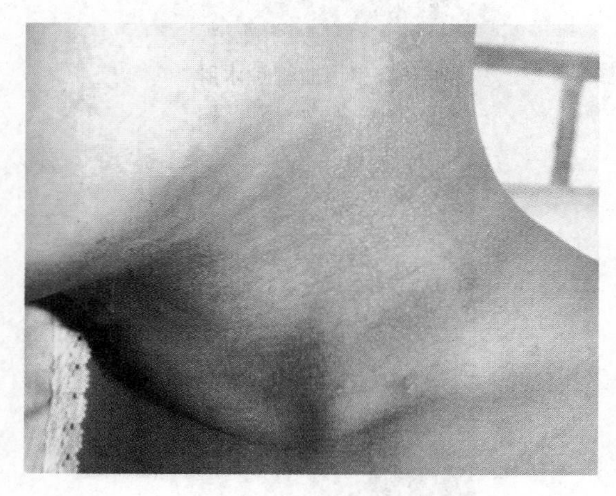

图 15-12　接触性皮炎

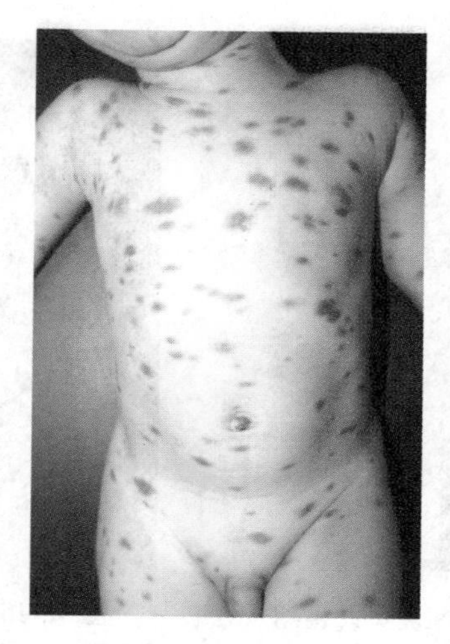

图 15-13　肥大细胞增生症（色素性荨麻疹）

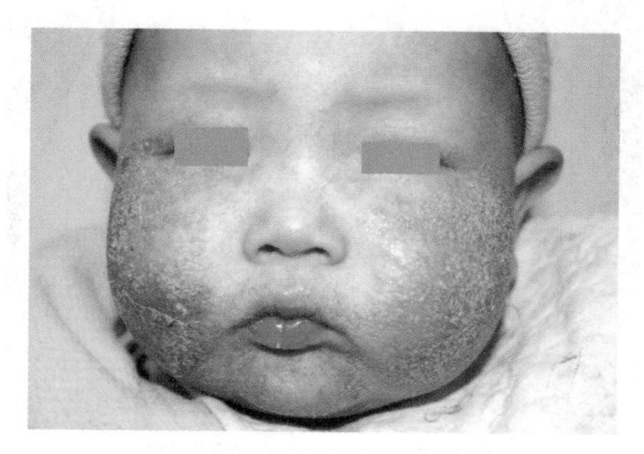

图 15-15　特应性皮炎婴儿期

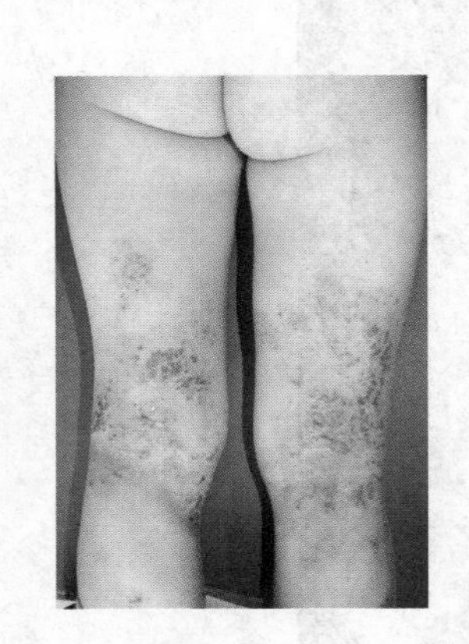

图 15-16　特应性皮炎儿童期

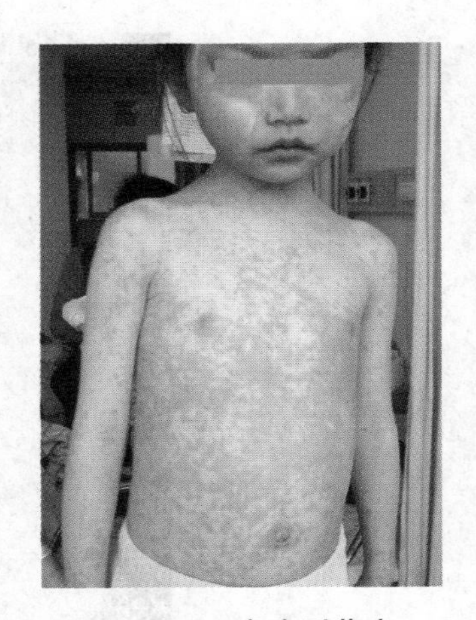

图 15-18　出疹型药疹

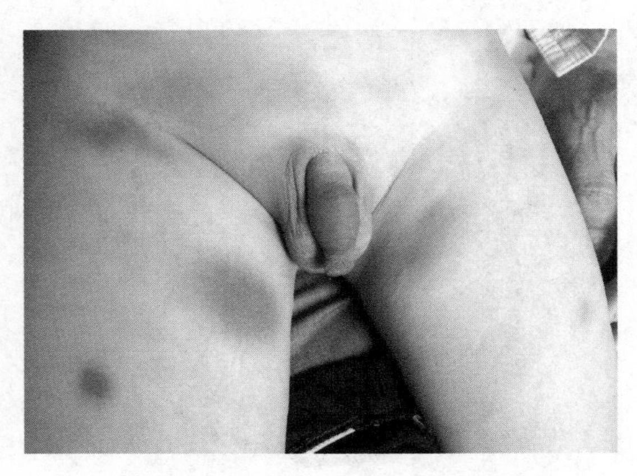

图 15-19　固定性红斑型药疹

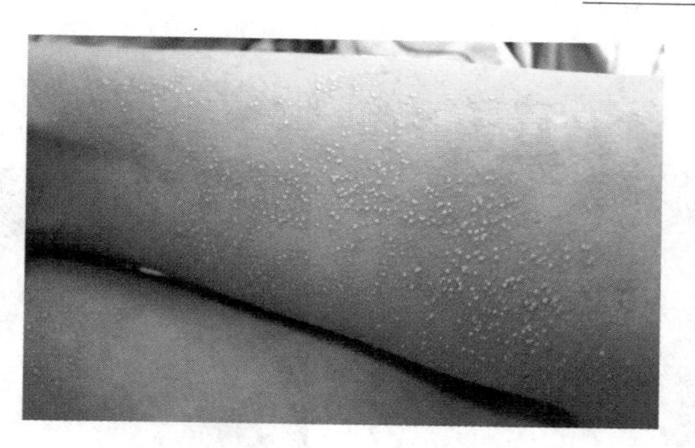

图 15-20　急性泛发性发疹性脓疱病

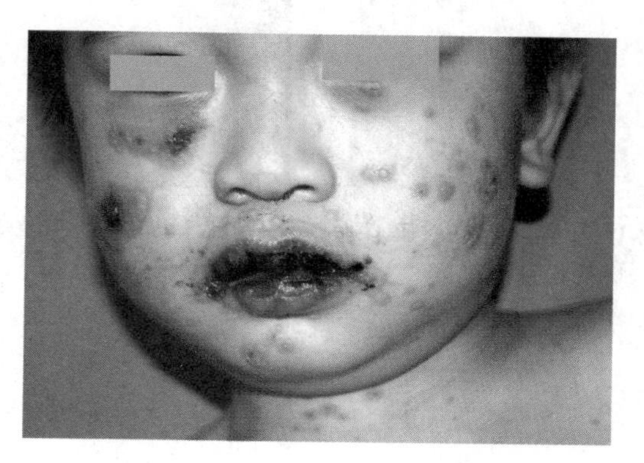

图 15-21　Stevens-Johnson 综合征

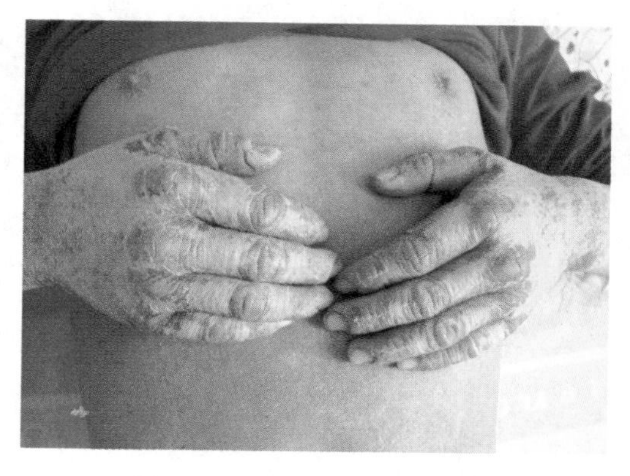

图 15-22　剥脱性皮炎型药疹

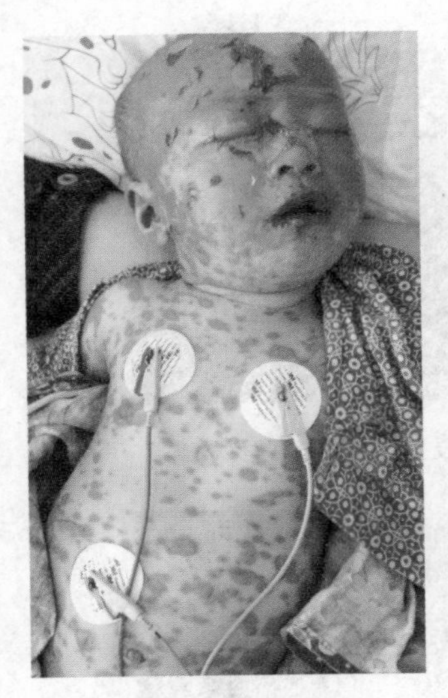

图 15-23　大疱性表皮坏死松解型药疹

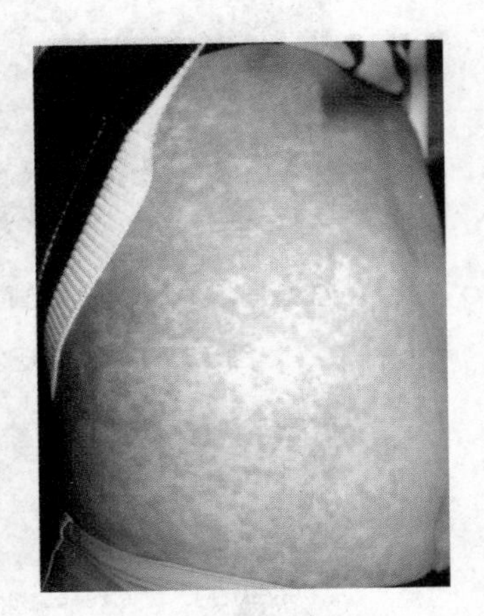

图 15-24　药物超敏反应综合征